中国中医药年鉴

周谷城题

2015

· 学术卷

· 主办　国家中医药管理局

· 承办　上海中医药大学

· 编审　《中国中医药年鉴》（学术卷）编辑委员会

· 上海辞书出版社

U0194090

图书在版编目(CIP)数据

中国中医药年鉴.2015.学术卷 /《中国中医药年鉴·学术卷》编辑委员会编.—上海：上海辞书出版社，2016.1

ISBN 978-7-5326-4557-2

Ⅰ.①中… Ⅱ.①中… Ⅲ.①中国医药学-2015-年鉴 Ⅳ.①R2-54

中国版本图书馆 CIP 数据核字(2016)第 003226 号

中国中医药年鉴(学术卷)2015

《中国中医药年鉴·学术卷》编辑委员会编
责任编辑/朱荣所　助理编辑/李文娟　装帧设计/姜明

上海世纪出版股份有限公司
辞书出版社出版
200040　上海市陕西北路 457 号　www.cishu.com.cn
上海世纪出版股份有限公司发行中心发行
200001　上海市福建中路 193 号　www.ewen.co
苏州越洋印刷有限公司印刷

开本 889 毫米×1194 毫米　1/16　印张 32.75　插页 12　字数 800 000
2016 年 1 月第 1 版　2016 年 1 月第 1 次印刷
ISBN 978-7-5326-4557-2/R·63
定价：280.00 元

本书如有质量问题，请与承印厂质量科联系。T：0512—68180638

《中国中医药年鉴》（学术卷）编辑委员会

前　言

　　由国家中医药管理局主办、上海中医药大学承办的《中国中医药年鉴》是反映我国中医药事业和学术进展的资料性工具书。1983年，《中国中医药年鉴》创刊（原名《中医年鉴》），至今已连续编撰出版了32卷。2003年，国家中医药管理局决定，《中国中医药年鉴》分为行政卷和学术卷，行政卷由中国中医药出版社承办，学术卷由上海中医药大学承办。《中国中医药年鉴》（学术卷）（以下简称《年鉴》），从2012年起改由上海辞书出版社出版。

　　2015年《年鉴》以上一年度全国公开发行的中医药学术期刊和全国性学术会议中发表的优秀论文为依据，由《年鉴》撰稿人进行初选，提交编辑部学科编辑筛选论证，列出入选条目后，由学科编辑、相关学科编委和专家共同商讨，确定最终撰写条目。全书经学科编辑初审，副主编、主编复审，由《年鉴》编辑委员会最终审定。

　　本书由纸质和光盘两部分组成。

　　纸质部分除原有特载、专论、校院长论坛、学术进展、记事、索引等栏目外，本卷新增"重大学术成果"栏目。附录内容新增：《年鉴》文献来源前50种期刊排名、《年鉴》文献来源前30个机构排名、《年鉴》撰稿人名单。对学术进展的选条，密切追踪各学科重大项目的连续性报道。如基础性研究条目突出反映在中医药理论指导下开展的各项实验研究，侧重理论与实践相结合；临床各科栏目，重点反映中医药对常见病、多发病、疑难疾病的治疗特色和用药经验。本卷《年鉴》引用论文6300篇，源自于公开发行的中医药期刊杂志以及国家"973"计划、国家自然科学基金、国家科技部、国家中医药管理局等资助项目成果。

　　光盘部分设有新订中医药规范、原则、标准，中医药科研获奖项目，中草药中的新成分研究，中医药出版新书目，中医药期刊杂志一览表，中医药学术期刊论文分类目录。本书期刊论文目录索引约200万字，具有多途径的检索功能，为读者查询上一年度的中医药文献信息提供了便利。

　　诚如王国强副主任所说："《年鉴》是中医药事业的历史记录，是当代整个行业的一面镜子，是今后各项工作的起点。我们必须要站在这样的高度来认识《年鉴》编纂的重要性。"《年鉴》是一项承上启下、继往开来、服务当代、有益后世的文化基础事业，全体编者将以严谨求实的态度和崇高的历史使命感，进一步提高《年鉴》的编撰水平和学术影响力，充分发挥其资政、存史和育人的作用。

编　者

2015年9月

Preface

Traditional Chinese Medicine Yearbook of China, sponsored by the State Administration of Traditional Chinese Medicine (SATCM), and compiled by the Shanghai University of Traditional Chinese Medicine (SUTCM), is the reference reflecting the academic advance of Traditional Chinese Medicine. Thirty-two volumes have been consecutively published since its first publication in 1983. The State Administration of Traditional Chinese Medicine decided to divide the Yearbook into two volumes, being administration volume and academic volume respectively in 2003. The administration volume is compiled by China Publishing House of Traditional Chinese Medicine and the academic volume is compiled by Shanghai University of Traditional Chinese Medicine. The Traditional Chinese Medicine Yearbook of China (academic volume) is published by Shanghai Lexicographical Publishing House now.

The Traditional Chinese Medicine Yearbook of China of 2015 (academic volume) includes articles published in TCM journals and presented in TCM conferences in 2014. Editors select and refine items from the list initially recommended by writers. Professional editors, relevant professional editing committee, and experts finalize the items for composition after detailed discussion. The Yearbook is published after proofreading successively by the editors, the deputy editor-in-chief, the editor-in-chief, and the editing committee.

Traditional Chinese Medicine Yearbook of China 2015 (academic volume) consists of paper version and CD - ROM.

The paper version newly includes the column of academic achievement, in addition to special reprint, special papers, university president forum, academic progress, news and events, and index. The appendix newly includes top 50 journals ranking of references, top 30 authors' organizations ranking of references and the name list of writers. The academic progress focuses on and follows up key projects. The contents of theoretical researches largely reflect the experimental studies and their application in clinic practice in accordance with the TCM theories. The contents of clinic specialties emphasize the specific therapies and prescription experience in commonly-encountered and difficult diseases. There are about 6,300 articles from the projects sponsored by "National 973 Plan", National Natural Science Foundation of China, Ministry of Science and Technology and SATCM being cited.

The CD - ROM includes the newly published specification, principles and standards, the list of award, the study of new ingredients and components of Chinese material medica, the lists of newly published TCM books and the TCM journals, and categorized contents of journal articles. The content indexes of TCM articles contain 2,000,000 characters with multi – way retrieval function, providing easy access for readers to find the useful TCM literature of 2014.

Wang Guoqiang, the Vice-Minister of Health China, says, "Traditional Chinese Medicine Yearbook of China is the historical recording of TCM career, is the mirror reflecting the status quo of TCM development, and is the starting point of work in future. We need to understand the importance of compiling Traditional Chinese Medicine Yearbook of China on such a high plane." The Yearbook is essential for academic inheritance and innovation. It will not only serve the contemporary but also benefit the future. The editors, with down-to-the-earth attitude and full of mission, will improve the compilation quality and promote the academic influence of the Yearbook, which is conducive for policy making, information preservation, and people education.

Editor

September 2015

目 录

特 载

专 论

校院长论坛

重大学术成果

学术进展

记　事

索　引

附　录

2015 年《中国中医药年鉴》（学术卷）光盘目录

一、2014 年新订中医药规范、原则、标准

    1. 中华人民共和国中医药法（征求意见稿）

    2. 中国公民中医养生保健素养

    3. 健康教育中医基本内容

    4. 人感染 H7N9 禽流感中医医疗救治专家共识（2014 版）

    5. 中医医院"治未病"科建设与管理指南（修订版）

二、2014 年中医药科研获奖项目

    1. 2014 年度国家科学技术进步奖获奖项目（中医类）

    2. 2014 年中华医学会科技奖获奖项目（中医类）

    3. 2014 年度中华中医药学会科学技术奖获奖项目

    4. 2014 年度中华中医药学会科学技术奖政策研究奖获奖项目

    5. 2014 年度李时珍医药创新奖

    6. 中华中医药学会首届中青年创新人才及优秀管理人才奖获奖名单

    7. 2014 年度中国中西医结合学会科学技术奖获奖项目

    8. 2014 年度中国针灸学会科学技术奖获奖项目

三、2014 年中草药中的新成分研究

四、2014 年中医药出版新书目

五、2014 年中医药期刊杂志一览表

六、2014 年中医药学术期刊论文分类目录

Contents

Academic Progress

Events

Traditional Knowledge Protection
Branch Association, World Federation

Index

Appendix

CD Contents of the Yearbook of Traditional Chinese Medicine of China (Academic Volume, 2015)

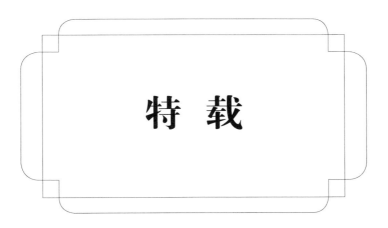

特 载

建立融合东西医学优势的现代医学体系

陈　竺　全国人大常委会副委员长

众所周知，中医药学是中国人民几千年来与疾病做斗争的实践经验总结，其理论体系蕴含了中国古典哲学的精髓，集中体现了中国文化对人自身以及人与自然辩证关系的深刻思辨，为中华民族的繁衍昌盛作出了不可磨灭的贡献。中医药学也是世界医学宝库中独具特色的财富，并很早就通过丝绸之路等对外交流渠道，对世界文明作出贡献。

近些年来随着人们健康观念的变化和医学模式的转变，注重"治未病"和遵循整体论、系统论的中国传统医学迎来了新的发展，不仅对许多常见病、多发病疗效显著，而且在重大疑难疾病和新发传染病的防治中发挥了重要作用，更为现代医药工业和健康服务业的发展、医学科学的演进提供了知识技术来源和研发思路。

中国政府一直致力于推动中国传统医学和现代西方医学的结合，为近年的中西医汇聚和系统医学研究奠定了基础。在中国特色医疗卫生事业发展中，在深化医疗卫生体制改革进程中，中国政府始终坚持中西医并重的方针，把中医药与西医药摆在同等重要的位置。实践证明两种医学体系优势互补、相互促进，已成为中国特色医药卫生事业的显著特征和优势，正在为中国医学科学发展提供独特的动力，也为健康中国的实现发挥着日益重大的作用。

中国传统医学将为现代医学发展提供新的哲学理念和应用选择

中国传统医学充满着古代智慧和哲学思辨，例如中医提倡治未病，中国的预防医学就从中获益良多。中医把人体看成整体，注重内在平衡的调整，相对疾病更加关注病人，采用系统疗法，至今已有2 000多年。作为一名血液学工作者，我本人在治疗急性早幼粒细胞白血病的研究中就受到启发，通过三氧化二砷和维甲酸的协同靶向治疗，将肿瘤细胞转化为分化的细胞，效果优于用细胞毒方法单纯杀伤肿瘤细胞，其中对三氧化二砷的使用则体现了中国传统医学以毒攻毒的治疗思想。大家都知道青蒿素的发明也得益于1 600多年前东晋学者葛洪的《肘后备急方》。

中国传统医学是宝库，这些古代智慧应该得到尊重并应用于现代医学体系，可以说东西方两种认知交汇，能够为现代医学提供更多的选择和更广的视野。

中国传统医学哲学和现代西方医学的发展理念日益趋同

当前，健康观念和医学模式都在发生深刻的转变，西方医学发展趋势也更加注重预防、自我保健与环境的协调统一，更加注重系统化治疗和个体化治疗，从以疾病为中心向以病人为中心转变，这与中国传统医学千百年来坚持的"上工治未病""天人合一"的理念相吻合，与其整体观、辨证施治的本质特征相一致。中医认为人的健康和自然相互关联，并受其支配，人要和自然保持和谐，人体内部是一个系统整体，各主要脏腑间的关系可以用五行来描述，健康取决于阴阳平衡，中国传统医学通过这一系统论引导医生预防和治疗疾病。

然而,不是所有的临床问题都可以用中国传统医学的理论来解释,现代西方医学的新概念、新突破,有时也难以为中国传统医学理论框架所接受。因此,要实现两者的交流汇聚,迫切需要将中国传统医学的理论翻译成现代生命科学的语言,中国的几万种方剂大多是按照"君臣佐使"原则配置的复方,这种复方的协同作用可以在增强效果的同时减少毒副作用,但如何用系统生物医学的语言解释"君臣佐使",进而揭示它们在一个复方中各自的作用机制,特别是如何对免疫系统、肠道菌群、人体自我调节能力产生影响是关键所在。要做到这一点不容易,但对于帮助中国传统医学真正走向国际学术界,进而在未来焕发出新的生机活力是非常重要的。

现代医学体系的构建需要东西方医学的汇聚相长

即使是在中国,对传统医学的态度也处于两个极端,有的人认为中医是伪科学,应该予以取缔,而另一些人则认为拥有几千年临床实践的中医,臻于完美,对其进行所谓现代化只会扭曲其精髓,病人和医生有时会陷入这两种极端。

中西方医学的目的都是最大程度地保护健康,我们应该逐步突破中西医学之间的壁垒,充分发挥各自优势。一方面我们要充分运用现代西方医学的新理论、新技术和多学科交叉渗透的思路和方法,加快传统医学理论与技术的革新;另一方面,我们要充分发挥传统医学在生命观、健康观、医学模式等方面的特色优势,为现代西方医学提供更多的治疗思想和方法手段。这方面特别需要强调的是多中心临床研究以确定疗效,标准化以确保安全、质量和结果的可重复性,以及监管的强化。在疗效基础上,阐明中医药作用的物质基础和作用机理。

我以为我们完全有可能建立一个融合东西医学优势的现代医学体系,这种医学体系富有包容性,既不故步自封,又兼收并蓄;既立足于历史,又着眼于未来;既高于传统的中医,可能也高于目前的西医。各位专家,各位同道,哲人有言:"如果分担挑战,挑战将分之;如果分享成果,成果将倍之。"

让我们拥有更广阔的视野、更多维的思考、更开放的心态,在维护和增进人类健康这一神圣事业面前,门户不同、学派相左都不重要,我们相信中国传统医学和西方现代医学的汇聚,不仅会让我们比单纯应用其中一种获得更好的健康效果,造福人类福祉,而且,将有可能在不远的将来为我们打开一条通往更广阔天地的大门,促进健康服务业发展,促进经济的转型升级。

转载自《中国中医药报》2014－3－24(1)

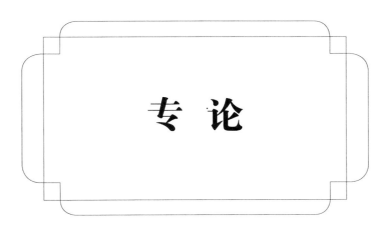

专 论

毛泽东：把中医提到对全世界有贡献的高度

韩洪洪　中共中央文献研究室

编者按：新中国成立后，振兴和发展中医药事业是我国卫生事业中一项极其重要而艰巨的任务。为此，党的第一代中央领导集体核心毛泽东进行了不懈探索。2013 年 12 月，中共中央文献研究室出版了 6 卷本《毛泽东年谱（1949—1976）》，首次披露了多条毛泽东关于中医药工作的重要论述。中共中央文献研究室韩洪洪结合这些最新材料，为我们解读毛泽东在振兴和发展新中国中医药事业中所作的贡献。

客观审视中医药的历史意义和现实价值

"我们中国如果说有东西贡献全世界，我看中医是一项。"

与西医相比，中医药学的人文属性很突出，它的发展根植于中国传统文化，其有效性为两千多年的中医学实践所证明。中国传统文化是毛泽东一生重要的思想土壤，他历来十分重视包括中医药学在内的中华民族优秀文化遗产的传承。

新中国成立前后，我国的卫生医疗工作状况不容乐观。为了尽快改变疾病丛生、缺医少药的严峻局面，动员广大中医有效投入到新中国卫生医疗工作中来，毛泽东立足中国国情，从中国社会发展的实际出发，对中医药学的历史地位和现实价值进行了科学的、实事求是的审视和评价。

1949 年 9 月，毛泽东在接见全国卫生行政人员代表时，从保护和发展中医药的角度着重指出，只有很好地团结中医，提高中医，搞好中医工作，才能担负起几亿人口艰巨的卫生工作任务。他还进一步强调："卫生工作方针问题……要以预防为主，发挥中西医药人员的作用，这个方针是对的。"1950 年 8 月，第一届全国卫生工作会议在北京开幕。毛泽东专门为大会题词："团结新老中西各部分医药卫生人员，组成巩固的统一战线，为开展伟大的人民卫生工作而奋斗。"

1953 年 12 月，毛泽东在听取卫生部副部长贺诚汇报工作时，给予中医高度评价："我们中国如果说有东西贡献全世界，我看中医是一项。我们的西医少，广大人民迫切需要，在目前是依靠中医。对中医的团结要加强，对中西医要有正确的认识。"

1954 年 4 月 21 日，毛泽东审阅了中共中央关于加强中医工作的指示（草案），并对以下内容进行了修改：在指示草案的"对待中医的问题，实际上是关系四万万七千万农民的疾病医疗问题"一句中的"四万万七千万农民"之后，加上"及一部分城市居民"；在"我们应该有批判地接受这一部分文化遗产，去其糟粕，存其精华，把它的合理部分增加到医学中去，更好地为治疗疾病，增进人民健康服务"一句中的"医学"之后，加上"科学"二字，在"治疗疾病"之前加上"预防疾病"，在"依靠中西医合作，根据中医实际应用的经验，进行一种谨慎的长期的科学研究工作"之后，加上"和说服教育工作"；在"将中医团结起来，安定下来，把他们现有经验保存下来……"这段话中的"现有经验"改为"现有的合理经验"。

不难看出，毛泽东对这个指示草案的修改是非常仔细的，所做修改更加准确地说明了中医药在新中国卫生医疗工作体系中的地位、作用以及发展方向。

1954年6月5日，毛泽东在与时任北京医院院长周泽昭谈话时，着重指出："对中医问题，不只是给几个人看好病的问题，而是文化遗产的问题。要把中医提高到对全世界有贡献的问题。"

1958年10月，毛泽东再次给予中医药充分肯定，他指出："中国医药学是一个伟大的宝库，应当努力发掘，加以提高。"

除中医外，毛泽东对中药、针灸、中医典籍也很重视。1954年，毛泽东作出重要批示："中药应当很好地保护与发展，我国中药有几千年的历史，是祖国极宝贵的财富，如果任其衰落下去，那是我们的罪过。中医书籍应进行整理。应组织有学问的中医，有计划有重点地先将某些有用的，从古文译成现代文，时机成熟时应组织他们结合自己的经验编出一套系统的中医医书来。"

1955年4月15日下午，毛泽东派汪东兴到针灸专家朱琏住处看望并传达指示：针灸是中医里面的精华之精华，要好好地推广、研究，它将来的前途很广。

全面纠正影响中西医团结的错误倾向

"中西医要团结，互相看不起是不好的，一定要打破宗派主义。"

新中国成立后，社会上轻视、歧视和排斥中医药的现象有所抬头，"中医不科学""西医学中医是开倒车、向后看""中医中药没有科学根据"等思想还有一定的社会影响，这在一定程度上影响了中医药政策的制定，致使大多数中医不符合入职条件，从而引起广大中医和人民群众的不满。毛泽东对于这种片面甚至错误对待中医药发展的思想和做法产生了警惕，着手全面纠正影响中西医团结的错误倾向。

1953年12月，毛泽东在听取卫生部副部长贺诚等汇报工作时，就如何正确认识和科学发展中医药事业，如何实现中西医团结阐述了自己的观点，他说："中医是在农业与手工业的基础上产生出来的。这是一大笔遗产，必须批判地接受，把其积极的一面吸收过来加以发挥，使它科学化；另一面，对不合理的要研究，分析批判。中医的金、木、水、火、土是不合理的，西医说大脑、小脑、细胞、细菌是科学的。什么是科学？有系统的、正确的知识，这才是科学。西医也有不合理的部分，不合理的要批判。中西医要团结，互相看不起是不好的，一定要打破宗派主义。中医学习一点西医是好的。"

1954年6月5日，毛泽东在与时任北京医院院长周泽昭谈话时，认为看不起中医药是一种很恶劣的崇洋媚外的思想作风，他指出："对新来的外国东西重视了，对自己本国的东西倒轻视了。按摩，连剃头的、修脚的都能做，就看不起，不叫按摩疗法。看不起本国的东西，看不起中医，这种思想作风是很坏的，很恶劣的。"

这次谈话过后不久，7月9日，毛泽东即委托刘少奇召集会议，专门传达了他关于中医工作的指示。传达的主要内容包括：团结中西医是卫生工作的方针之一。中西医团结问题没有做好，原因是西医存在很大问题，主要是西医有宗派作风。西医传到中国以后，有很大一部分人就把中医忽视了。必须把中医重视起来。把中医提得过高也是不正确的。团结中医的目的，是为了发展中国医药科学。首先要弄清楚，这不仅是为了中国的问题，同时是为了世界。掌握中医中药，必须要有西医参加，也要吸收有经验的中医，靠单方面是不够的，单有西医没有中医不行，有中医没有西医也不行。中医问题，关系到几亿劳动人民防治疾病的问题，是关系到我们中华民族的尊严、独立和提高民族自信心的一部分工作。我们中国的医学，历史是最久的，有丰富的内容，当然也有糟粕。在医学上，我们是有条件创造自己的新医学的。中国人口能达到六亿,这里面中医就有一部分功劳嘛。西医到中国来,也不过百把年。当然,西医是近代的,有好的东西。但什么都是"舶来品"好,这是奴化思想的影响。看不起中国的东西,不尊重民族文化遗产,这是极端卑鄙恶劣的资产阶级的心理在作怪。如果西医没有宗派作风的话,对中医能治好病的效能,可以用科学方法把它整理起来。对中医的"汤头"不能单从化学上研究,要与临床上的研究结合起来,才能提高中医。中国古书上这样说:"上医医国,中医医人,下医医病。"这意思就是强调人的整体性,和巴甫洛夫学说是一致的。中医在几千年前就用了新的技术,如"体育""按摩"等,里面虽有些唯心的东西,但我们可以将其中好的提炼出来。中医要进大医院,中医要进医科大学,中医还要出国。中药要发展,要建立研究机构,要出版中医中药书籍。西医要跟中医学习,具备两套本领,以便中西医结合,有统一的中国新医学、新药学。这些工作一定要制定出具体措施。

为了落实毛泽东关于中医的指示,党中央采取了一系列重大措施,专门成立了由中宣部、文化中央教育委员会、卫生部指定人员组成的中医问题临时工作组,向各地卫生行政负责人和北京、天津的中西医传达中共中央关于中医工作的指示。召开中共中央、华北和北京市各有关部门的中西医座谈会,反复讨论关于学习和研究中医、扩大中医业务、出版中医书籍等问题。与此同时,卫生部对自身不能正确对待中医的思想和做法进行了反省和检查。

10月26日,中央文化教育委员会党组向中央提交了《关于改进中医工作问题的报告》,对"限制和排挤中医"的问题提出了相关改进措施,如成立中医研究院、吸收中医参加大医院工作、扩大和改进中医的业务、改善中医进修工作、加强对中药产销的管理、整理出版中医书籍等。

1955年11月5日,中共中央批准了这一报告,并要求各地遵照报告精神,制定改进中医工作的具体方案,务必采取积极措施,在一定时间内切实做

出成绩,彻底扭转在卫生部门中歧视和排斥中医的现象。在党的中医政策的指引下,中医的政治地位和社会地位得到了极大的提高。

1955年4月15日下午,毛泽东派汪东兴向针灸专家朱琏传达的指示中又专门谈到他对一段时间以来贯彻对待中医正确政策的认识和思考:"有些同志坚持努力,是有成绩的,也证实了中医政策的提出是正确的。中国医学的经验是很丰富的,它有几千年的历史了,要有同志去整理它。这项工作是难做的,首先是卫生部行政领导上不支持,去年七月以后可能好一些,但还没有具体行动。我是支持的,我可以当卫生部长,也可以把这项工作做起来。不要以为我不懂医就不能做,这不是懂不懂医的问题,而是思想问题。"

提出"中西医结合"的基本原则

"应该学习外国的长处,来整理中国的,创造出中国自己的、有独特的民族风格的东西。"

自西医进入中国之后,中医一直被一个关乎其生死存亡的重大问题所困扰:中医药学究竟应该如何发展才能在现代社会中被认可、接纳并取得发展?是按中医内在的学科特点来发展,还是借鉴外部的方法与手段来改造?毛泽东从卫生医疗制度建设的角度出发,提出了取消中西医界限、实现中西医结合进而走出一条具有中国特色的新医药科学发展之路的思想。

1950年8月,第一届全国卫生会议召开。毛泽东提出"面向工农兵、预防为主、中西医结合"是新中国卫生工作的三个基本原则。1954年10月20日,根据毛泽东关于中医工作的指示精神,《人民日报》发表题为《贯彻对待中医的正确政策》的社论,认为发展中医就是"如何通过认真的学习、研究和实践,逐渐使它和现代科学理论相结合的问题,就是要根据现代科学的理论,用科学方法来整理中医学的学理和总结它的临床经验,吸取它的精华,去掉它的糟粕,使它逐渐和现代医学科学合流,成

专论

为现代医学科学的重要组成部分"。

1955年4月15日晚上，毛泽东在杭州刘庄同针灸专家朱琏谈话。毛泽东结合巴甫洛夫的高级神经活动学说与针灸的科学性谈了如何通过中西医结合丰富与充实现代医学的问题。他说："巴甫洛夫的高级神经活动学说的理论，对针灸治病的神秘提供了解释的钥匙，反过来针灸又能够给它提供丰富的实际材料，如进一步研究，一定可以发挥更大的效果，丰富与充实现代的医学。研究针灸对医学理论的改革将发生极大的作用。你们不要以为针灸是土东西，针灸不是土东西，针灸是科学的，将来世界各国都要用它。中医的经验要有西医参加整理，单靠中医本身是很难整理的。"

1956年8月24日，毛泽东接见了参加第一届全国音乐周的代表，并同中国音乐家协会负责人谈话。这次谈话，是新中国成立后毛泽东谈中西方文化、谈"中国化"最集中的一次。毛泽东深刻地论述了"中国化"何以必要的道理，特别是论述了外来文化（包括马克思主义）和中国传统文化相结合的基本原则。毛泽东为了印证这一原则，多处以中西医为例进行阐述，其中就蕴含着丰富而全面的"中西医结合"思想。他指出："如果先学了西医，先学了解剖学、药物学等等，再来研究中医、中药，是可以快一点把中国的东西搞好的。""要把根本道理讲清楚：基本原理，西洋的也要学。解剖刀一定要用中国式的，讲不通。就医学来说，要以西方的近代科学来研究中国的传统医学的规律，发展中国的新医学。""你们是'西医'，但是要中国化，要学到一套以后来研究中国的东西，把学的东西中国化。""应该学习外国的长处，来整理中国的，创造出中国自己的、有独特的民族风格的东西。这样道理才能讲通，也才不会丧失民族信心。"

至此，毛泽东已清晰完整地表达了他关于"中西医结合"思想的思考：通过西医学习中医，中医学习现代科学技术，中西医学密切合作，应用现代科学技术继承和发扬祖国医学遗产，从而走出一条具有中国特色的新医药学发展之路。从此，我国的中西医结合工作迅速起步，创立了一批行之有效的具体措施，有力推动了我国医疗卫生事业向前发展。毛泽东这一思想，也得到中共八大的充分肯定。

开展中西医互学运动

"要尊重我国有悠久历史的文化遗产，看得起中医，也才能学得进去。"

在"团结中西医""中西医结合"指导方针的引导下，卫生医疗界兴起了中西医互学运动。

关于中西医互相学习的问题，毛泽东不仅从宏观上积极倡导，而且提出了许多具体措施。毛泽东认为，中西医互相学习的中心环节首先应该是西医学习中医。西医学习中医是光荣的，因为经过学习与提高，就可以把中西医界限取消，成为中国统一的医学，以贡献于世界。

那么，西医如何学习中医呢？1954年6月5日，毛泽东在与时任北京医院院长周泽昭谈话时着重指出："第一，思想作风上要转变。要尊重我国有悠久历史的文化遗产，看得起中医，也才能学得进去。第二，要建立研究机构。不尊重，不学习，就谈不上研究。不研究，就不能提高。总是有精华和糟粕的嘛。这项工作，卫生部没有人干，我来干。"毛泽东还提出："要抽调100名至200名医科大学或医学院的毕业生交给有名的中医，去学他们的临床经验，而学习就应当抱着虚心的态度。"

1958年10月11日，毛泽东在给杨尚昆的信中还谈到西医离职学习中医的问题，"我看如能在一九五八年每个省、市、自治区办一个七十到八十人的西医离职学习班，以两年为期，则在一九六〇年冬或一九六一年春，我们就有大约二千名这样的中西结合的高级医生，其中可能出几个高明的理论家。"

毛泽东对"西医学习中医"的重视，在当时鼓舞了一大批西医投身到学习中医的浪潮之中。

从 1955 年底到 1956 年初，卫生部在北京、上海、广州、武汉、成都、天津等地举办了 6 期西医离职学习中医班，从全国范围内抽调部分医学院校毕业生及有一定临床经验的西医参加，系统学习中医理论和治疗技术两年半，参加学习的共有 300 多人。

1958 年 11 月 11 日，毛泽东在中共卫生部党组 9 月 25 日关于组织西医学中医离职学习班的总结报告上作了重要批示，肯定了这一做法，说举办西医离职学习中医班"是一件大事，不可等闲视之"。11 月 18 日，党中央转发了卫生部党组的总结报告。11 月 20 日，《人民日报》发表了中央转发这个总结报告的指示和总结报告。据统计，1960 年，全国范围内西医在职学习中医的约有 3.6 万人，一些中高级医药院校出现了一批认真学习中医的积极分子，并已有一些一流的西医专家开始钻进中医药学的伟大宝库，着手进行了一些理论探索，从而有力地促进了中医药事业的发展和繁荣。

对于今天发展中医药事业的启示

处理好继承和创新的关系；坚持中西医结合，互相促进，互为补充；走健康、持续、可发展的道路。

毛泽东的上述探索，对于我们今天发展好中医药事业具有重要的启示意义，具体表现为三个方面：

第一，发展中医药事业要立足国情，从保护中华优秀传统文化的角度出发，坚持科学、客观的态度，正确处理好继承和创新的关系。毛泽东反复强调，发展中医药应该立足中国国情批判地继承，去其糟粕，存其精华，努力发掘，加以提高。2014 年 9 月 24 日，习近平总书记也着重指出："努力实现传统文化的创造性转化、创新性发展，使之与现实文化相融相通，共同服务以文化人的时代任务。"所以，当前发展中医药事业，我们一定要立足国情，从保护中华优秀传统文化的角度出发，正确处理好中医药继承和创新的关系，努力实现中医药文化的创造性转化、创新性发展。

第二，发展中医药事业要辩证地处理好与西医的关系，坚持中西医结合的原则，互相促进，互为补充。50 多年之前，毛泽东提出"中西医结合"的思想，符合我国国情和医学科学发展规律。经过 50 多年的发展，我国中西医结合工作取得长足发展，对于世界范围内"结合医学"（也称"整合医学"）的兴起和发展，起到了引领和示范作用。2013 年 8 月 21 日，习近平总书记在会见世界卫生组织总干事陈冯富珍时，也提出发展中医药事业，要"促进中西医结合"。这一点意义深远，只有真正做到这一点，中医药事业才能为全面建成小康社会提供有力保障，为人类社会健康保健事业作出中华民族应有的贡献。

第三，发展中医药事业要走健康、持续、可发展的道路。回溯历史，我们不难看出，毛泽东等老一辈革命家为了振兴中医药事业，付出了大量心血。当前，我国中医药事业迎来了难得的战略机遇期，同时，我们也要看到，我国中医药发展也面临许多新情况、新问题。这就需要我们积极发展中医医疗和预防保健服务，加强中医药人才队伍建设，提升中药产业发展水平，加快民族医药发展，繁荣发展中医药文化，推动中医药走向世界，完善中医药事业发展保障措施，从而走出一条健康、持续、可发展的中国新医学发展之路。

转载自《中国中医药报》2014-11-19(3)

建议将中医药发展列为国家战略

王国强　全国政协委员　国家卫生与计划生育委员会副主任
国家中医药管理局局长

近年来,特别是深化医改以来,在党中央、国务院的高度重视和正确领导下,在相关部门关心和支持下,中医药事业发展环境越来越好,呈现了持续健康的良好发展态势。确定了中医药医疗、保健、科研、教育、产业、文化"六位一体"全面协调发展的总体思路,提出了"整体思维、系统运行、三观互动、六位一体、统筹协调、科学发展"的运行机制。大力发展中医医疗预防保健服务,服务的可及性明显提高,服务领域进一步拓宽。充分发挥中医药特色优势,中医药不但在常见病、多发病防治中发挥了重要作用,也在突发事件卫生应急和重大传染病防治中发挥了独特作用。加强中医药人才队伍建设,基本建立起多形式、多层次、多途径的中医药教育体系,中医药人才素质明显提高。加快推进中医药继承和创新,名老中医药专家学术思想与经验继承工作得到了加强,初步建立了中医药科技创新体系,基本形成多学科、多层次的科研格局。大力弘扬中医药文化,开展"中医中药中国行"活动,推动中医药进农村、进社区、进家庭,中医药更加贴近百姓。积极推进中药现代化,中医药产业不断壮大,中药产业占医药产业规模的三成多,中医药健康服务成为正在兴起的新型业态。积极推动中医药海外发展,提升了我国的国际影响力。总体看,初步形成了中医药医疗、保健、科研、教育、产业、文化"六位一体"全面协调发展的新格局。中医药改革发展丰富了中国特色基本医疗卫生制度,放大了医改的惠民效果,缓解了群众看病就医的困难,彰显了传统中医药文化的软实力,提升了中医药在经济社会发展中的地位和作用。

当前,中医药发展处于难得的新的战略机遇期。中国特色社会主义"五位一体"总布局和中国梦的提出,为中医药事业发展带来了历史性新机遇。一是中医药作为我国独特的卫生资源,可以为深化医改、维护健康、改善民生发挥更大作用。中医药临床疗效确切、预防保健作用独特、治疗方式灵活、费用比较低廉,十分符合公共卫生和基本医疗服务的要求,有助于建立政府承受得了、群众负担得起、财政可持续保障、中西医并重的中国特色医疗保障制度和医疗卫生发展模式。二是中医药作为潜力巨大的经济资源,可以为加快转变经济发展方式发挥更大作用。中医药健康产业,贯穿整个产业链,是发展潜力巨大的重要战略性新兴产业。三是中医药作为具有原创优势的科技资源,可以为实施创新驱动发展战略发挥更大作用。中医药是我国为数不多具有原创优势的领域,可以也应当成为我国科技创新的突破口和增长点。四是中医药作为优秀的文化资源,可以为培育和弘扬社会主义核心价值观发挥更大作用。中医药是中华民族优秀传统文化,是我国文化软实力的重要体现。繁荣发展中医药文化,有助于建设社会主义核心价值体系,增强中华文化国际影响力。五是中医药作为重要的生态资源,可以为推进生态文明建设发挥更大作用。中医药产业是典型的绿色产业、生态产业,有助于推进绿色发展、低碳发展。此外,积极发展中医药服务贸易,推动中医药海外发展,有助于我国公共外交、经济外交,促进我国开放型经济发展。但也应该清醒地看到,中医药发展还面临着不少困难和挑战,中医药特色与优势还没有得到充分发挥,符合中医药特点规律和发展要求的政策机制、制度体系还不健全,还需从国家战略的高度进行顶层设计,统筹规划。

为加快推进中医药发展,使中医药更好地服务于中国特色社会主义"五位一体"总布局和民族复兴的伟大中国梦,为全面建成小康社会作出更大贡献,建议:

(一)将中医药发展列为国家战略,编制实施国家中医药中长期发展专项规划。希望在国务院的支持和指导下,按照《国务院关于扶持和促进中医药事业发展的若干意见》的要求,编制实施国家中医药中长期发展专项规划。

(二)完善中药发展跨部门协调机制。建议由国务院领导牵头,涉及中药的国务院相关部门负责同志为成员,办公室挂靠的部门承担协调联络工作,以研究解决中医药工作中的重点、难点问题,完善政策机制,推动政策措施的贯彻落实。

(三)加快推进中医药法立法进程。中医药法草案已提交国务院法制办,希望抓紧对法律草案进行修改完善,尽快提交国务院常务会议审议。

转载自《中国中医药报》2014-3-5(1)

专论

中医药在当代的地位和作用

陈凯先　全国政协委员　中国科学院院士

中医药学的蓬勃发展和它与现代医学的汇聚和互补已经成为迅速发展的时代潮流,这一潮流不仅成为医学科学发展的强大推动力量,而且也已成为临床实践中提高医疗保健水平、降低医疗费用和社会成本的有效手段。

当代科学技术正出现从分析向综合回归的显著趋势。通过多学科交叉,应用信息科学、系统科学、复杂科学等新理论和新方法来认识生命奥秘和疾病现象已成热点,从而为认识中医学的整体观念、辨证论治、因人施治、复方用药等优势和特色提供了机遇和条件。

随着中医药国际化不断深入,中医药发展过程中对生命和疾病的系统性和复杂性等关键问题认识的突破,将对生物医学、生命科学乃至整个现代科学的发展产生重大影响,将会促进多学科的融合和新学科的产生,使人类对生命和疾病的认识得到进一步提高和完善。

当代的两种医学体系

当代社会存在着两种不同的医学体系,一种是发源于西方、近 200 年得到快速发展的现代医学体系,另一种是发源于东方、已有数千年历史的传统医学体系。中医学产生于经验医学时代,强调整体观念,注重系统调节。中医整体论体现在生命的精神层面、整体层面、动态层面,其朴素的系统论源于"天人合一"的哲学理念。中医的思维方式较多地应用模拟推理、经验总结,中药方剂通过多种有效组分对机体多系统、多途径、多靶点的综合调节,达到祛病养生的目的。中医强调整体和多因素的相互联系,重"辨证",用哲学思维阐释发病机理,着眼于调治"患病的人",重视整体效果。

现代医学产生于实验医学时代,其突出特点是强调分析和还原,但整体综合显得不足。西医认为,人体由组织器官等组合而成,偏向于采用还原论和"物理-化学"反应的纯生物医学模式,多强调单一活性化合物对机体靶点的作用,因而采用的药物往往偏重高度的选择性,具有明显的对抗性。西医比较倾向于形态、局部医学,注重直接的因果关系,重"看病",治"人的病",重视直接效果。

由此可见,两种医学体系具有不同的理论基础、思维方式和医疗模式,显示出各自不同的显著特点。

当代医学面临的挑战

当代社会,医学面临着两方面的严峻挑战。第一方面的挑战主要表现在人类疾病谱发生的重大变化。随着经济和社会发展转型,当前人类所面临的全球性健康威胁已转变为非传染性的慢性病(NCD),如心脑血管疾病、神经退行性疾病、代谢障碍性疾病、肿瘤等,这些疾病都是病原体不明确、多因素导致的复杂疾病。以线性思维和还原分析为特点的西方医学因此遇到严峻挑战,在阐明复杂生命系统的整体行为特征和系统活动规律方面遇到严重困难。在寻找治疗多因素导致的严重复杂慢性病(如肿瘤、神经退行性疾病、代谢性疾病等)和病毒感染性疾病(如艾滋病、肝炎等)的有效药物方面,至今进展迟缓,迫切需要发展新的思路和方法。

第二方面的挑战是医学模式面临的困境。一是以征服心脑血管、癌症等非传染性慢性病为目标的第二次卫生革命受阻,促使人们对现代医学模式——生物(治疗)医学模式进行深刻反思。美国对 1 岁以上人群死亡率居前 10 位疾病的致病因素大样本流行病学调查结果表明:对于非传染性慢性病的发生而言,生活方式和行为的作用远大于生物学因素。显然,这类疾病的有效控制,要求医学模式必须有根本变革,要从生物医学模式转向生理-心理-社会-环境四者相结合的新医学模式。二是医疗费用恶性膨胀引发的全球医疗危机,迫使人们对医学的目的(GOM)、医学的核心价值进行深刻反思。1992 年,WHO 组织了 GOM 国际研究小组,四年后该小组总结报告明确指出:目前医学的发展是在全世界制造供不起的、不公正的医学,许多国家已经走到了可供性的边缘。

以人均卫生投入最高的美国为例:1950～1976 年人均医疗费用上涨了 302.6%(以不变价美元计),而平均寿命无明显提高。1980～2005 年,其医疗费用从 GDP 1.2% 升至 17%。按这一趋势,如果不采取有力的应对措施,到 2028 年美国医保体系将无钱可用。"导致这场迫在眉睫危机的根源是医学的目的,而不是手段出了问题。""错误的医学目的,必然导致医学知识和技术的误用。"要解决这场全球性的医疗危机,必须对医学的目的作根本性的调整,把医学发展的战略优先从"以治愈疾病为目的的高技术追求"转向"预防疾病和损伤,维持和促进健康"。只有以"预防疾病、促进健康"为首要目的的医学,"才是供得起,因而可持续的医学","才有可能是'公平的'和'公正的'医学"。

中医药的地位和作用不可替代

当代人类健康和现代医学发展面临的这些严峻挑战,引发了人们对于中医药在当代地位和作用的重新认识和深入审视。中医学具有悠久的历史和丰富的临床实践积累。其优势在于具有整体论的生命科学理论、辨证论治的治疗方法和以"治未病"为指导的综合调理养生保健理论。中医药学的这些特点,使得它在当代生命科学前沿探索、应对当代面临的以非传染性慢性病等复杂疾病为主的健康挑战、实现医学模式的调整和转变等方面,将发挥不可替代的重要作用,显示出强大的生命力和勃勃生机。

当代生命科学的探索和发展在很多方面与中医药学有密切关系,人们可以从中医药中得到非常深刻的启示。例如,以中药黄连活性成分——小檗碱为探针,揭示了人体内一条新的血脂调控通路;温肾阳中药显示出促进干细胞增殖的作用,这些例子表明中医药可以在化学生物学、干细胞研究等生命科学前沿研究领域作出重要贡献。中医学的很多思想、理论和实践,实际上走在了当代科学的前面,历久而弥新。

为了应对疾病谱转变而带来的健康挑战,现代医学的思路必须调整,必须有系统性的思考。因此,中医整体的、多靶点的、多层次的作用和调节,就显示出重要的价值和意义。近年来,中医药在治疗白血病和实体肿瘤、慢性肝肾疾病等重大复杂疾病方面取得了具有重要意义的成就和进展,引起国内外的高度关注。

不仅如此,传统中医药学对于医学的目的和模式也有着非常深刻的思考和先进的思想。中国传统医学的核心理念——"上工治未病"和 21 世纪医学目的调整的方向完全一致,集中体现了医学目的调整和医学模式转变的核心价值。中国传统医学的基础是身心统一的生命整体观,人与社会、人与自然统一的天人合一论,体现了"生理-心理-社会-环境"相结合的新医学模式。这种模式已经过了数千年亿万人实践的检验。显而易见,"治未病"的医学正是"关于健康的科学"。

上面论述表明,具有悠久历史的中医药学在应对当代面临的严重健康挑战中可以发挥独特的优势和特色,具有不可替代的重要地位和作用。事实上,我们已经看到,中医药学的蓬勃发展和它与现代医学的汇聚和互补已经成为迅速发展的时代潮流。这一潮流不仅成为医学科学发展的强大推动力量,而且也已成为临床实践中提高医疗保健水平、降低医疗费用和社会成本的有效手段。

科学技术的发展为东西方医学的汇聚创造了现实的可能性。当代科学技术正出现从分析向综合回归的显著趋势。通过多学科交叉,应用信息科学、系统科学、复杂科学等新理论和新方法来认识生命奥秘和疾病现象已成热点,从而为认识中医学的整体观念、辨证论治、因人施治、复方用药等优势和特色提供了机遇和条件。

中医药的国际化是东西方医学共同发展的必由之路。随着中医药国际化的不断深入,中医药发展过程中对生命和疾病的系统性和复杂性等关键问题认识的突破,将对生物医学、生命科学乃至整个现代科学的发展产生重大影响,将会促进多学科的融合和新学科的产生,使人类对生命和疾病的认识得到进一步提高和完善。

当代科学正展现整体与局部并重、综合与分析并重、经验与实验并重的发展趋势。当代的医学也正在由实验医学时代向整体医学时代逐步过渡,中医药必将为人类健康作出新的重大贡献,迎来一个大放异彩的新时期。

转载自《中国中医药报》2014 - 8 - 4(3)

校院长论坛

培养学生"原汁原味"的中医思维

王省良　广州中医药大学校长

编者按：在 2014 年长沙举行的全国中医药院校校长论坛上，广州中医药大学校长王省良与《中国中医药报》记者刘步平就中医药教育存在问题及出路何在等问题进行了对话，本文据对话内容整理。

一、理解和尊重学生毕业后转行

中医药教育发展很快，但中医在全国卫生资源中的比例还是不高。为什么这样？至少与四个因素有关。一是办学规模。中医药院校与西医药院校相比，无论数量还是招生人数都要少，培养出来的中医自然没有西医多。二是传统观念。虽然中医治疗急症效果不错，但不少人认为中医是慢郎中、中药煎煮麻烦，迫于生活节奏过快，不太愿意看中医、用中药。三是中医难学。现在的小孩长期接触现代科学，很少接触传统文化，不容易理解中医药理论，感觉学中医比学西医难，不太愿意学中医。四是收入不高。中医的收入比不上西医，中医望闻问切不收费，西医检查收费贵，中药也比西药便宜，一些看重经济收入的人不愿意学中医。

坚持学中医的人都很伟大。他们充满梦想，头脑聪明，充满仁心，意志坚定，能耐寂寞，能受清贫。部分学生毕业后改行，不是中医药特有的现象，其他专业也有。教育应该让学生成为自己。中医院校的毕业生，全干中医，是素质教育的悲哀；多数不干中医，是中医教育的悲哀。对学生毕业后转行，我们能理解和尊重。

二、培养"原汁原味"的中医思维

1. 关于中医教育西医化的倾向和理想的中医人才培养模式

现在的中医药教育，既教中医药，也教西医药，主要是希望学生掌握中、西两套医学本领，促进未来医学发展。但是，学生同时学习中、西两套医学理论，容易搞混。而且，西医理论比中医理论容易接受，很多人先入为主，接受西医后对中医产生怀疑。中医药独具特色，有自己的规律，人才培养不应克隆西医药教育，首先应该培养学生的中医思维，让学生对中医充满自信，愿意"原汁原味"地使用中医，成为坚守中医理论的"铁杆中医"。

2. 关于中医本科教育普遍采用基础、临床、实习三段教学模式，及中医的培养特点

现代医学基础、临床、实习的教学模式不太适合中医。中医的知识体系是一个整体，不容易分割，不好说哪些是基础知识、哪些是临床基础知识、哪些又是临床知识。这与西医不同。西医基础与临床的界限相对比较清晰，从事基础研究和教学的人员一般不从事临床工作。中医不同，基础课的老师不会开方看病，很难讲好中医理论。中医的命脉在临床，中医教学应该反复临床，不断强化中医思维。

3. 关于中医教育在课程、教材、教学方法等方面的问题

教育有共性规律，也有自身规律，还有时代规律。中医教育的成绩不容忽视，在课程体系上，一是分量不够，中医药课程的课时比例偏少；二是内容重复,临床课也讲基础理论;三是体系不全,交叉地带缺乏系统介绍,相关基础课如哲学、国学等远远不够。在教材建设上,不能越编越厚,最好能以中医经典著作为主,重回中医药教育的本质;同时突出区域特色,满足中医注重个体化医疗的特殊需要。在教学方法上,要以激发自主学习为重点,不断深化教学方法改革,积极应用现代教育技术,培养更多高素质人才。当前,可以推进"慕课""微课"等试点,建立教学直播录播系统等支撑,打破教学的地域、场地等限制,全程贯穿"翻转课堂"的理念。

三、院校教育需紧密结合师承教育

1. 关于中医教育中师承教育和院校教育

在中国办教育,应切合国情,符合规律,兼顾规范化和系统性。院校教育好比"高速公路",可以快速培养大量的标准化人才,但处理不好,培养出来的学生容易"千人一面"。师承教育好比"闲庭信步",有利于中医思维和个性的传承,但处理不好,培养出来的徒弟容易"挂一漏万"。院校教育和师承教育应该紧密结合,取长补短。现在的问题,是既缺中医药的专业人才,更缺习惯中医药思维的铁杆人才,应创新师承教育,发展院校教育。

2. 关于师承教育推进

目前师承教育难以推进,原因很多,关键在创新不够。广州中医药大学在这方面进行了五十多年的探索。早在1962年,学校就把首届毕业生派给广东的名老中医做徒弟,其中十多人后来成为了广东省名中医。1984年开始,学校又实行附属医院和临床医学院合一管理,并在附属医院为中医经典课程设立专门的病区,实现了经典课程教学由纯理论传授向渗透实践经验、由纯经文讲解向结合经方病证、由纯传统介绍向融合科研新知的"三大转变",被教育部专家组认定为本科教学工作特色项目。进入21世纪,学校第二附属医院(广东省中医院)又组织"名师共同带徒、弟子集体跟师",创立"集体带、带集体,一代带二代,跨地跟名师"的师承

教育模式,其中多人成为省级以上中医药学术组织的主任委员、中医药学科带头人。近年来,学校不仅启动全国老中医药专家学术经验继承人攻读临床医学专业学位试点工作,还被国家中医药管理局指定为全国唯一的学术流派传承基地。2013年,学校又将附属深圳中医院建成深圳临床医学院,先后招收两届120名学生,学生上午跟师门诊(查房),下午课堂学习,实践教学时数增加1倍。我们体会,贯彻"让学生早临床、多临床、跟名师反复临床"的理念,吸纳院校教育的先进做法,创新师承教育的传统模式,一代带一代,一批带一批,对破解中医教育的现有难题非常有利。

四、工作回归到以"育人"为中心

1. 现行的中医政策和就业市场导向对中医教育产生的影响

最突出的影响,就是要强化社会服务功能,在推进区域发展中作贡献。用中医药解决世界医改难题,就是全球第一。中医教育不能一味追求高大上、过于强调学术创新,各项工作都应回归到"育人"这个中心上来。近年来,广州中医药大学力促育人举措与社会需求"无缝对接",一方面主动对接经济社会发展的主战场,牵头成立中华中医药学会科研产业化分会和广东省中医药产学研联盟,与多个地级市、知名企业签订战略合作协议,向近百家企业选派科技顾问,与几十家校外单位联合培养博士后,及时掌握了经济社会的发展需求;另一方面,持续深化教育教学改革,将现实问题如医疗纠纷防范、重大传染病防控、突发卫生事件救护等纳入教学内容,成立创业学院、创业基地鼓励学生创新创业,提前帮助学生适应了经济社会建设的需要。学生参加全国各类竞赛屡获大奖,执业医师考试通过率连续多年位居全国第一,近十年毕业生一次性就业率保持在95%以上。当然,一些政策如果能够分类指导,效果会更好一些。例如望闻问切需要花费很多心力,刮痧拔罐等特色疗法还需要花费不少

体力,但这些项目或者没有收费、或者收费甚少,收入与付出不成比例,严重影响了相关技能的创新和传承。

2. 从 2014 年开始的"规培"对中医教育的影响

住院医师规范化培训曾在上海试点,2014 年才在全国实施。现在谈规培对中医教育的影响还是早了一些。上海中医药大学针对附属医院 286 名研究生的调查显示,上海籍的学生比外省籍的学生更愿意接受"规培","规培"实施后想留在上海做临床医师的人数由 59.79％下降到了 23.43％。可见,"规培"会影响中医专业的招生和择业,将对规范医学生出口、提高临床实践能力、强化医师规范管理产生深远影响。

3. 广州中医药大学的做法

广州中医药大学已经或准备采取三项措施应对"规培"带来的挑战。一是主动投入,建设住院医师培训大楼,提升临床实验教学示范中心,加强临床骨干教师培训,开通视频教学系统,准备承担"规培"任务。二是推进改革,优化专业结构,提升专业内涵,适度压缩临床专业和长学制专业的招生,突出强化临床实践教学和中医思维培养,大力提高临床类专业学生的培养质量。三是加强研究,立足办学传统、优势和特色,加强对"规培"相关研究,前瞻做好顶层设计,整体规划,分步实施,变被动为主动,借"规培"提升办学水平和整体实力。

重大学术成果

国家科技进步一等奖

【中成药二次开发核心技术体系创研及其产业化】

项目简介：我国中药科技基础相对薄弱，导致中成药功能主治模糊、制药工艺粗放、质控技术落后、过程风险管控薄弱，这些因素制约了中药品种做大做强。项目围绕做大做强中成药品种的重大需求，原创性提出中成药二次开发理论、方法与技术策略，突破中成药二次开发共性关键核心技术，构建了中成药临床定位、药效物质整体系统辨析、系统网络药理学、工艺品质调优和数字化全程质控这五大核心技术体系。获 19 项发明专利，提高国家药品标准 8 项，发表论文 150 篇，SCI 收录 91 篇，SCI 他引 425 次。核心技术应用于全国 19 个省市近百家企业，培育了中药大品种群，大大提高了中药行业集中度，推动中药企业技术升级换代。可为重大疾病防治提供安全有效、质优价廉的药物，产生了巨大的经济效益和显著社会效益。

获奖单位：天津中医药大学、浙江大学、中国中医科学院、正大青春宝药业有限公司、天津市医药集团有限公司。

获奖人员：张伯礼、程翼宇、瞿海斌、刘洋、范骁辉、谢雁鸣、高秀梅、张平、刘雳、王毅、张俊华、康立源、胡利民、任明、张艳军。

国家科技进步二等奖

【中草药微量活性物质识别与获取的关键技术及应用】

项目简介：中草药微量物质具有新颖结构和显著生物活性，项目深入系统地开展了研究，创建了微量活性物质识别、获取与评价的新技术体系，攻克了微量活性物质研究的技术瓶颈。利用新技术体系获得了一批新的高活性微量成分，揭示了 8 种中草药的微量关键药效物质，遴选出多个功能独特的候选新药，获得 1 个临床研究批件。3 种创新药物实现了技术转让。获国家发明专利 7 项，国际专利 1 项。10 家中药企业应用本技术解决了以往难以解决的技术难题，提升了产品质量，代表性产品年销售额由 2.52 亿元增加至 7.64 亿元。

获奖单位：中国医学科学院药物研究所、北京科莱博医药开发有限责任公司。

获奖人员：庾石山、石建功、张东明、于德泉、陈晓光、张建军、王珂、申竹芳、马双刚、屈晶。

【调肝启枢化浊法防治糖脂代谢紊乱性疾病基础与应用研究】

项目简介：项目突破糖脂代谢病单病种治疗中中药物质基础不清、机制不明的制约，率先对其整体认识和综合治疗。发现肝在糖脂代谢病发病中的关键作用,首提"调肝启枢化浊"法,并研制出兼具降糖、降脂、抗炎、保护内皮等综合调控作用且成分与机制明确的创新中药,获欧美及我国发明专利共 10 项。构建国际先进的糖脂代谢病中西医结合研发平台,首次发现胰岛素抵抗对脂肪和 AT1 信号的非依赖性,打开了防治糖脂代谢病研究通路;首次发现高胆固醇加速维生素 D2 诱发血管钙化新机制。论文被 Pharmacological Reviews 等权威期刊引用 706 次,代表性药物新增销售额 5.24 亿和利税 1.08 亿,社会经济效益显著。

获奖单位:广东药学院、广州白云山和记黄埔中药有限公司、广州中医药大学、中国中医科学院。

获奖人员:郭姣、李楚源、雷燕、贝伟剑、荣向路、苏政权、王德勤、唐富天、唐春萍、何伟。

【中药材生产立地条件与土壤微生态环境修复技术的研究与应用】

项目简介:项目针对中药材栽培土壤农残重金属污染及连作障碍等问题,选择对立地条件要求高、适宜用地紧张、连作障碍严重的多种重要中药材,在中药材栽培土壤农残重金属综合治理、连作自毒作用消减、养分平衡等关键共性技术方面进行了系统的探索研究,开展了中药材连作土壤的生态修复,建立了中药材土壤肥力综合评价的指标体系及中药材菌根栽培技术体系,形成了中药资源生态研究技术服务平台,形成了系列社会服务的技术及技术包,研制了中药材专用肥,提交了中药材重金属 ISO 国际标准,填补了我国中药材土壤重金属综合治理的空白。

获奖单位:中国中医科学院中药研究所、浙江大学、中国科学院生态环境研究中心、北京中医药大学、昆明理工大学、云南省农业科学院药用植物研究所、皖西学院。

获奖人员:郭兰萍、黄璐琦、虞云龙、陈保冬、王文全、崔秀明、刘大会、陈乃富、韩邦兴、杨光。

【源于中医临床的中药药效学评价体系的构建与应用】

项目简介:针对中药药效学研究的关键科学问题,项目提出了源于中医临床的中药药效学研究新思路,建立了动物模型拟临床研究的新方法,制备了与中医临床接近的动物模型 11 种,创建了动物模型中医证候评价的 3 种新方法,构建了源于中医临床的 83 种模型、220 项 SOP 中药药效学评价体系。该体系已在国内外 50 家科研院所得到推广,为 80 家国内外企业及科研院所评价中药新药 120 种,获得新药证书 10 个,临床批件 22 个,近三年取得间接经济效益 178 亿元、利税 52 亿元。项目依托单位通过该体系的建设搭建了国内外领先的中药药效学评价平台,在国内外形成了广泛的学术影响,不仅提高了我国新药的研发水平,也增强了中药在国际上的竞争力和影响力。

获奖单位:中国中医科学院西苑医院。

获奖人员:刘建勋、林成仁、任钧国、李欣志、付建华、李磊、任建勋、孙明谦、苗兰、侯金才。

【多囊卵巢综合征病证结合研究的示范和应用】

项目简介:项目基于妇科文献研究和临床证候规律,提炼出多囊卵巢综合征(PCOS)病征要素为"痰""瘀",提出 PCOS 生殖藏象病机为"痰壅胞宫";通过构建卵巢胰岛素抵抗的细胞、器官和动物模型等专利技术方法,阐明了"痰壅胞宫"的生物学效应表现为卵巢机能自主亢进,证明相关治则及其中药制剂疗效的关键靶点在于纠正卵巢胰岛素抵抗。首次发现我国 PCOS 患者的无排卵、促性腺激素失调和多囊卵巢形态发生率,与欧美人群的高雄激素血症、代谢异常等特征存在显著差异。临床随机对照试验,发现辅助生殖技术中实施针刺+补肾活血化瘀方剂等手段,妊娠成功率可显著提高 11.3%。成果被 9 家中医妇科重点学科/专科应用,发表论文 152 篇,其中 SCI 收录 69 篇,单篇最高影响因子 8.85 分。

获奖单位:黑龙江中医药大学、湖南中医药大学、上海长海医院、山东中医药大学附属医院、江西中医药大学附属医院、香港大学。

获奖人员:吴效科、尤昭玲、邹伟、俞超芹、连方、梁瑞宁、吴鸿裕、张跃辉、匡洪影。

【中药注射剂全面质量控制及在清开灵、舒血宁、参麦注射液中的应用】

项目简介:项目主要针对中药注射剂原料药材来源复杂、工艺粗放、有效成分不明确、质量难于控制等制约行业发展的技术难题,构建科学、合理的中药注射剂原料药材质量保障体系、中药注射剂制药全过程近红外在线监控系统、多维多息指纹图谱与多指标成分定量的中药注射剂全面质量评价体系,搭建专属用于中药注射剂安全性评价的技术平台;以现代医学研究的模式阐明中药注射剂药效物质基础、作用机制及复方配伍的科学性。研究过程体现了从基础研究至成果产业化的产学研高效联动机制,最终实现了参麦注射液、舒血宁注射液、清开灵注射液等中药大品种临床安全性、有效性的整体提升,具有显著的经济效益与社会效益,并将对提升行业整体技术水平起到深远影响。

获奖单位:神威药业集团有限公司、清华大学。

获奖人员:李振江、陈钟、罗国安、刘军锋、杨辉华、李军山、姜海、梁琼麟、霍会斌、谢媛媛。

转载自《人民网》

学术进展

一、理 论 研 究

（一）中医基础理论

【概　述】

2014 年，基础理论的研究主要包括：经络循经感传现象的机制、肺与大肠相表里、病因研究、诊断学、疾病辨证分型、证候实验、中医方法学、阴阳五行学说、运气学说、证候动物模型等方面的研究。

经络循经感传现象的机制一直存在中枢说和外周说。陈铭等观察了模拟胆经路线感传时大脑皮层第一体觉区(SI)地形图的变化。对 15 名健康成年无感传志愿者，通过脑电信号采集处理系统自颅外记录 SI 的体觉诱发反应地形图，模拟胆经感传的方法，用柔软的画笔沿着胆经的路线经下肢部、躯干部直达面部以模拟感传的速度轻轻刷动。结果发现沿胆经路线模拟感传时，皮层体觉诱发电位(CSEP)地形图不仅在下肢代表区出现了高电位反应，而且在面部代表区也出现 1 个高电位。说明沿经脉路线施加的外加刺激可改变刺激穴位时 SI 诱发反应的分布，证实了外周动因激发是产生循经感传现象的决定因素。

肺与大肠相表里研究继续取得成果。郑秀丽等观察溃疡性结肠炎(UC)大鼠在"肠病及肺"过程中呼吸道和肠道微生态的同步动态变化情况，探讨中医"肺与大肠相表里"理论的微生态机制。以三硝基苯磺酸-乙醇相结合的方法诱导实验性大鼠 UC 模型，分别在造模后第 8、29、50 d 三个时间点对呼吸道和肠道的需氧菌总数、厌氧菌总数、肠杆菌、肠球菌、葡萄球菌、产气荚膜梭菌、双歧杆菌、乳酸杆菌进行同步检测。结果发现 UC 大鼠出现肠道菌群失调，益生菌数量减少，条件致病菌数量增多，其呼吸道部分菌群同步出现相关变化。微生态菌群的变化可能是"肠病及肺"机制的表现形式之一。潘长林等指出，临床中常见胃肠功能衰竭与呼吸衰竭同时存在的患者，其中一方面的纠正失败可导致整体治疗困难。针对临床中呼吸机脱机困难的患者，潘氏采用肺、肠同治的方法，使患者的呼吸机脱机成功率明显提高，消化道症状明显改善。该研究在肺与大肠相表里理论的临床体现方面有新的展示。

病因研究方面。郭梦倩等认为应加强对外湿致病的重视。外湿来源于水的意象，与周围环境湿度增高有关。外湿导致的疾病具有广泛多样的特点，首先犯肺，尤其易从皮肤肌腠而入。外湿虽为阴邪，不仅能伤阳，又能伤阴。外湿致病，多兼夹他邪而至，特别是疫病之邪，常和湿气共同为害，导致流行性疾病的爆发，特别是近年来，SARS、禽流感等疫病的大规模爆发与外湿均有一定关系。

诊断学研究方面。李乃民等通过文献考证，发现有关舌体各部的病理变化应脏腑病变之说在《内经》《伤寒论》《金匮要略》等明代以前的中医名籍中均无记载。在全息生物学理论指导下，经临床观察，李氏认为舌是人体全息胚投影。其全息胚在舌的表象，即舌是一个俯卧人体投影，腹在前、背在后，俯卧于口腔底部，其脏腑分区即按此全息胚所应处位置形成。朱穆朗玛等采用上海中医药大学研制的舌面一体仪，观察了 157 例慢性肾病(CKD)患者不同肾功能分期的舌象特征。其结果为：

① 肾病各期和正常人（30 例）比较 R、L 值均有明显降低；肾病 CKD1、2、3、4 期和正常人比较 G 和 B 值均有明显降低；不同肾病分期间 R、G、B、L 值 CKD1 期、CKD2 期较 CKD4 期有明显降低；CKD1、2、3 期较 CKD5 期明显降低。② 肾病 5 组和正常人比较裂纹参数均有明显增高；CKD5 期和正常人比较腐腻参数差异明显；CKD3、4、5 期和正常人比较剥脱参数差异明显；随着肾功能下降，不同肾病分期组间 CKD1 期、CKD2 期较 CKD5 期的腐腻指数、剥脱指数明显降低。吴凡等观察舌象为黄腻苔的呼吸系统和消化系统疾病患者各 20 例（实验组），并比较这两类疾病的黄腻苔在微生态学和细胞凋亡指数上的异同，以 15 例健康者正常舌象为对照组。结果发现，实验组细菌总数高于对照组，细胞凋亡指数低于对照组，差异具有统计学意义。黄腻苔在微生态学和细胞凋亡指数上与疾病的种类无必然联系。

疾病辨证分型研究方面。桂明泰等观察了 1 000 例原发性高血压患者证候因子分布特点。其结果为：① 证型分布：阴虚阳亢（35.2%）＞痰湿壅盛（24.2%）＞肝火亢盛（23.6%）＞阴阳两虚（17.0%），其中夹瘀者占 61.8%，夹痰者占 37.3%，血瘀阳亢者占 54.4%。② 主要症状依次有：眩晕、夜尿频、心悸、口干、失眠。③ 男性患者呕吐痰涎、面赤、目赤症状多见；女性患者眩晕、头痛、腰酸、膝软、五心烦热等症状多见；非老年患者头痛、急躁易怒、五心烦热症状多见；老年患者眩晕、头如裹、胸闷、畏寒肢冷、耳鸣、健忘等症状多见。

证候实验研究方面内容丰富。杨学等观察了太阳病中风证、伤寒证患者体质差异的免疫学物质基础。共收集 20 例志愿者，太阳中风证组和太阳伤寒证组各 10 例。观察两组患者在外感后第 1、3、5、14 d 的症状，并检测外周血免疫指标（$CD4^+$/$CD8^+$、IL-1、IL-6、IFN-γ/IL-4、IL-12、SIgA、IgM）水平。结果显示，太阳中风证组症状积分明显低于太阳伤寒证组，太阳伤寒证组外感后第 1、

3 d 的恶寒、头痛、肌肉疼痛、咽痛症状积分明显高于太阳中风证组，符合太阳伤寒证"卫闭营郁"的病机。太阳伤寒证患者 Th1 型免疫相对占优势，提示促炎相对占优势。太阳中风证患者 Th2 型免疫相对占优势，提示抗炎相对占优势。张洁等比较了外感风热证和湿热证患者（各 30 例）治疗前后外周血中 IFN-γ、IL-4 的表达水平变化，探讨免疫平衡在风热证和湿热证致病机制中的作用区别。另设 10 名健康人为正常对照组。结果，风热组治疗前 IFN-γ/IL-4 比值明显降低，并于治疗后上升，但仍低于正常对照组；湿热证患者 IFN-γ/IL-4 比值明显升高，并于治疗后下降，但仍高于正常对照组。由此 Th1/Th2 免疫平衡可能参与了外感风热证和湿热证的致病机制，这一机制由 IFN-γ、IL-4 所介导。乳酸脱氢酶（LDH）、脑钠肽（BNP）已经成为目前判断心脏损伤和心力衰竭程度的客观指标而被大量应用于临床。赵嘉晶等研究慢性 300 例心力衰竭患者的血清 LDH 与血浆 BNP 水平、中医证型分布及它们之间的相关性。结果显示，LDH 与 BNP 呈弱正相关。伴随 LDH 水平的降低，证型依次为：阴竭阳脱证、痰饮阻肺证、心肾阳虚证、气虚血瘀证、阳虚水泛证、气阴两亏证、心肺气虚证。陈小野从阳和汤治阴性疮疡论证肾虚证的非定位性，认为阳和汤的主要功效是温补肾阳，所以阳和汤所治疮疡的主要病机是肾阳虚。一般认为阳和汤所治的肾阳虚性疮疡，是机体整体的肾阳虚，但实际上机体局部与整体的病理在性质和程度上也可以不一致。有时病因主要作用于局部，对整体的影响小，所以阳和汤所治的肾阳虚性疮疡可以是局部的肾阳虚。阳和汤可单纯外用治愈疮疡更证明肾阳虚性疮疡可以是局部的肾阳虚。机体的任一局部均可"肾虚"，说明肾虚证是非定位的。

中医方法学研究的进展值得关注。"知识考古学"是法国思想史学家米歇尔·福柯所创立的一种新的思想史研究方法。司鹏飞等采用"知识考古学"方法，分析中医郁证理论的演变规律，认为郁证

理论的发展不是线性前进的过程。在从属主题上，它经历了"运气学'五郁'说-病机学'六郁'说-情志病-现代精神病学"这样一个多次理论断裂和范式转换的过程，其话语对象也相应地经历了"岁气-气血痰火湿食等邪气-七情偏盛-精神因素及脏腑气机（心肝脾）"的转变过程。在这一过程中，"郁"的概念不断的变化，由运气"五郁"的"抑制"到"六郁"的"郁结、凝滞"再到情志郁的"不舒畅"，并由最初的运气概念转换到了现行的病名概念。周敏等的研究实际上也符合"知识考古学"的精神。认为《内经》对"肾虚"的界定与当代中医肾虚（证）的定义并不一致。《内经》中相关肾虚的概念及条文显示，《内经》所言之"肾虚"未涉及"肾阳"、"肾阴"；书中关于自然性肾虚的论述被后世较好地保留与继承，但有关病理性肾虚的证候描述，却未被当代中医界完全采纳。贾春华等从认知语言逻辑心理学角度研究中医相关内容中的概念隐喻，相关内容详见"藏象理论研究"条目。

有关阴阳五行学说、运气学说、证候动物模型等方面的研究详见专条。

（撰稿：陈小野　审阅：孟庆云）

【阴阳五行学说研究】

赵子萱等指出，阴阳学说与五行学说是一脉相承的学说体系，五行的"五"是阴阳消长变化过程中的5个典型阶段，每个阶段各自以火、金、土、水、木来命名，每一行都有各自特定的阴阳属性。阴阳是运动的，五行也不是静止的，五行的运行也是随着阴阳运动的变化而变化的。根据阴阳的消长变化，用以表示五行之"行"，即水为重阴，火为重阳，木为阴消阳长，金为阳消阴长，土为阴阳平衡。赵氏认为这种以阴阳消长变化为切入点的五行新模式，似乎更贴近五行学说的本意，且这种模式与阴阳学说紧密结合，突出了动态变化的特点，相对于传统五行学说而言，能较好地显示五行学说的灵活性和全面性。在理论上，只要可以用阴阳解释的所有事物，都可以用五行学说进行更详细的描述。在临床上，其最直接的意义就是可以使五行与五脏配属的关系变得相对多样化，即当某一脏腑发生病变的时候，根据该脏腑所处的阴阳变化阶段，就可以划归其新的五行属性。

衡百川从《六爻玄机》五行篇入手，讨论该书中对五行生克理论的认知及其与五脏的关系。与中医基础中的五行相比，此书对五行提出了更深刻的认识。其五行篇中包括了五行的真生和假生。真生是指主生者有力生受生者，同时受生者有力量吸纳主生者的施与。假生就是指主生者力量太弱而不能生受生者，或受生者力量太弱无力吸纳主生者之气。《六爻玄机》中相克分为主克和受克，主克者制约对方，受克者受制于对方。主克者的力量因行克而被消耗，受克者的力量因受克而被抑制、损失。主克者消耗的力量较小，受克者损失的力量较大。克又分为正克、反克和重克。衡氏认为，《六爻玄机》中的相克理论与中医的大体一致，唯一不同点是前者说明了五行之间相克的能量消耗，能弥补中医五行当中的一些不足，更有利于说明五脏的关系，如木克土，会导致木、土能量的消耗。

孟凯韬将哲理数学与阴阳五行相结合，提出了"象数结合世界全息太极图"和"新概念五行图"。基于"象数结合世界全息太极图"解释了三五生成、消长对称、正反相抵、顺逆转换、物极必反等规律。运用"新概念五行图"与消长对称、正反相抵规律直接推出阴阳五行生理公式，解释人体生理活动的普遍规律。孟氏认为，基于以上研究，可使中医除诊断以外都可借助计算机进行，使得中医临床经验可以以"定理"的形式上升到理论高度，因而有可能使中医学像数学那样严密而跻身现代科学行列。

肖文冲根据中医"法象原理"在传统五行学说基础上提出新五行学说，并结合脏腑解剖结构相对位置和生理功能,遵循五方、六气等自然规律,创新地运用以"常"、"变"为纲、以"生"、"克"为目,对五行生克制化规律进行分类。新五行学说将分子生物学领域里的某些现象用于阐释"相生相克",拓展了"法象原理"的研究空间。陈吉全认为,从西方近代科学构成论角度出发,将五行看作 5 种基本元素是不全面的,应该从其源流和《内经》对五行学说的运用去分析。中医五行学说源流是哲学的五行学说,《内经》将哲学五行学说的思想与机体生命科学相结合,建立了中医五行学说,从中医五行学说源流及运用中发现五行具有时空、功能、关系、精神等根本属性。中医五行不是一个构成论概念,其本质是 5 种事物的"象",是对 5 种事物性质、功能、时空状态、彼此之间关系的综合反映。张爱忠认为六合学说较五行学说更具系统思想。四方、四季合称"四象",合天地而成"六合"。结合五行学说的内容,重新阐释"六合学说",用来重新规定脏腑功能,阐述脏腑关系,并用于说明其病理变化及相互影响,临床治疗原则、方法和用药。

王正山等认为中医的阴阳可分为抽象阴阳与具体阴阳。具体阴阳可以测量,具有确定性和可判定性,与抽象阴阳模糊笼统的情况不同。中医的肾阴、肾阳等的虚实具有"可观测性",并不意味着人体内存在某种可以在实验仪器下检测到的"阳物质"或者"阴物质"。事物的属性可分为两类,数值大者为阳的属性可称为阳属性,数值大者为阴的属性可称为阴属性。一般地,设事物 A 具有 n 个相对独立的属性,因为每个属性有 3 种状态(阴、中、阳),则事物 A 的阴阳虚实状态有 3^n 种,其中有且只有一种状态是正常态。阴阳虚实的程度可以用绝对偏移量或相对偏移量来表示。陈长龙等认为,《黄帝内经》构筑了以阴阳为基石、以五脏为核心的理论体系。阳为阳经之卫气,阴为五脏之卫气(即脏气),卫气在阴阳中运行,卫气行于阳则阳气盛,行于阴则阴气盛,阴盛则阳衰,阳盛则阴衰。

(撰稿:于峥　审阅:陈小野)

【运气学说研究】

1. 理论探讨

杨威等探讨了《新刊图解素问要旨论》中五运六气格局及其医学意义,包括大小运、平气运及"年月日时同"等内容。强调养生当应时之所宜补衰抑盛,诊病参脉候推生克,治病从标本察顺逆,提倡知常御变,综合考量运气加临、脏腑虚实、疾病演变等因素,为后学者临证体验提供了线索与依据。关于五运六气理论的起始时刻问题,杨氏指出,尽管《内经》立正月朔日说,但自唐王冰次注《内经》,引发立春起始说、大寒起始说的分歧,历代医家对此进行了各自的阐释,现代也有尊经、崇古、天道地道、标本论等不同解说。无论从《内经》本义、王冰注释辨析或以历法原理、运气原理讨论,均应以年首始春为原则。苏颖认为整体系统恒动观是运气学说认识方法的主要特点,具体归纳为 7 个方面:① 阴阳五行理论贯穿于运气学的每一个方面。② 通过五运和六气两个系统来研究气象运动规律。③ 气象变化与时间、空间紧密联系。④ 气象变化的因素是多元的。⑤ 气候变化的"常"与"变"是相对的。⑥ 人体生理功能、病理变化与气象变化密切相关,强调宇宙的统一性及"天人相应"性。⑦ 五星运行情况影响气候变化。吴昊天等认为运气学说虽具有一定的可验证、可复制性,但是并不意味理论本身没有缺陷,如在宏观周期、象术结构论方面的讨论有待补充。吴氏通过对运气学说外延及大运气司天学说的论述,借鉴竺可桢的"气候环境史"、陆九芝的"运气司天学说",指出运气学说不能单纯局限于六十甲子计算法。易水学派、温病学派等医学思想、模式的形成与一定时期内相对稳定的气候条件亦相关。

李俊龙等记录了 2013(癸巳)年北京四季天气特点:春季来迟且短,夏季湿热雾霾重,秋季湿盛燥气少,冬季燥盛相火旺。他将此用运气学说推算内容加以印证,同时分析了四季病证的不同特点与治疗侧重点。郝宇等从定性、定量角度分析了天干岁运与北京地区 180 年实际降水变化的吻合性。先按"十天干"、"五运"和"太过不及"模式将 180 年各自归类,计算出三种模式的年平均降水量均值,然后进行定性比较:三种模式的年降水量均值高于 180 年年降水量均值为湿,低于则为燥。再进行定量比较:由于三种模式的年降水量均值数据均为非正态分布资料,采用非参数检验的 Kruskal-Wallis H 检验方法进行统计比较。结果发现天干岁运与北京地区 180 年实际降水量变化相比较,定性(燥湿之性)吻合,但无定量(燥湿差异)的统计学意义。王利锋等根据长春地区 60 年的气象数据资料,建立大寒与立春两组气象数据模型,研究六气的起始时间。对大寒组与立春组进行独立样本的 u 检验,比较两组之间的差异性。结果显示,共有 59 个参考点,其中 52 个参考点分布在大寒日轴心附近,7 个参考点分布在立春日轴心附近。说明以长春地区气象数据资料为参考,大寒日与立春日相比较,大寒日较适合选定为六气起始时间。

2. 应用研究

何靖等认为五运六气对人类健康的影响是环境性的,其根本观点是天地人"三合为治"。同一时间阶段下的五运六气特征虽然相同,但可能会引起不同的疾病。结合五运六气理论,临床辨证思路当先按五运六气特征确定运气病机,后按病情审证求机,两者相互印证,明确根本病机后再选方用药。黄大祥等应用运气学说对隐性证候辨证的两种方法:一是只分析患者发病时的运气特征,指导辨证;二是将患者出生时的运气特征和发病时的运气特点相结合的临床运用方法。他还列举了两则案例介绍了这两种方法的具体操作过程。陈震霖等统计了 2007~2012 年一个六气周期内支气管哮喘的发病情况,与相应年份运气推演结果进行对照分析,发现支气管哮喘发病基本符合运气理论所揭示

的发病规律,与运气变化有一定的相关性,即在二之气和五之气所主时段发病人数较多。为进一步探讨支气管哮喘的发病规律,指导该病及早防治提供参考。

陈锂等观察了人体红外热像随自然界四时变化的规律。受试者为健康男性在校学生共 26 人,在春分、夏至、秋分、冬至 4 个节气点采集其红外热像。除比较身体各部的温度值,还通过比较相对温度值来反映人体温度分布的差异,分析人体体表温度的上下平衡、左右平衡、远近平衡(远心端与近心端)以及前后平衡(胸腹部与背部)随季节变化的规律。结果发现,人体红外热像呈现出与四时变化相应的规律。如人体的体表温度在夏至明显高于其他 3 个节气,冬至为温度低谷。上下平衡分析,胸腹部以及背部的上下温度差,都显示了基本一致的变化规律,即夏至最低,冬至最高,春分与秋分位于二者之间。头面部的上下平衡分析则显示各部位在 4 个节气中的特点,脸颊在春分时相对温度较其他节气高,鼻子秋分时相对温度较其他节气低,额头与嘴唇冬至时相对温度较其他节气高。在夏至、秋分这 2 个节气点,人体体表的温度以及上下、前后温度平衡性都有很大差异,如鼻部的相对温度在秋分明显低于夏至,说明即使处于相同的气象条件,人体阴阳气血分布也会因自然界四时变化而不同,季节因素对人体红外热像的影响是独立于气象因素的。虽然检测室的温度保持一致,但是人体红外热像却显示出四时阴阳消长变化特点,说明人体受节气变化的影响是内在深刻的,不会因检测期间的温度条件而完全消失改变。

(撰稿:于峥 审阅:陈小野)

【肾藏象研究】

郑洪新等对"肾藏精"藏象理论的概念体系进行了系统阐发。发现"肾藏精"藏象理论可分为"道"、"象"、"器"三个层次结构。"肾藏精"藏象理

论概念体系之"道",即以精气学说、阴阳学说、五行学说为核心所构建的基本规律和基本法则。肾藏象理论即肾的"天人合一"之象、"形神合一"之象、"体用合一"之象,肾的生理特性和生理功能正是在"象"的理性层次基础上建立起来的理论。"器"包括以肾为中心的脏腑、形体、官窍以及生命物质的肾系统。崔远武等从肾、精、肾精、肾藏精等基本概念出发,通过明确其概念与内涵,逐步由点到线、由线及面、由面上升到系统,围绕肾系统的动态调控作用探讨"肾藏精"所蕴含的理论及科学内涵。崔氏指出,在挖掘和整理"肾藏精"理论内涵时首先应充分尊重古代文化和中医药理论自身特点,严格区分现代解剖与藏象理论的差距和不同。其次,应谨慎处理肾系统内不同点、线、面之间的概念与内涵以及其他相关脏腑藏象内涵的交叉和分割。最后,在运用现代先进技术阐释其科学内涵时务必坚持整体恒动的观点,避免孤立于分子生物学水平的机械还原。尹冬青等认为"肾藏精、主志"有着广泛的神经心理学内涵,涉及诸如记忆力、智力、注意力、恐惧、意志等内容,因此肾主志病变的临床表现可以从以上几个方面的病变来识别。临床上出现以智力和记忆力功能低下或衰退为主要表现时,如阿尔茨海默病、脑瘫、精神发育迟滞等;出现以注意力降低为主要表现时,如注意力低下多动症;以恐惧为主要表现时,如恐惧症、焦虑症、强迫症等;以意志力低下为主要表现时,如精神分裂症,均应考虑肾主志病,从肾论治。王正山等从象数思维论证了"肾主骨""骨象金"及其临床意义。认为"肾主骨"从气化层面,讲的是"用";"骨有金象"说的是形质,论的是"体",骨色白、坚凝、质重。五行之中,金最坚固,密度最高,其色白。二者非常相像。《内经》之所以强调"肾主骨"而不强调"骨象金",体现了古代哲学"重用轻体""重道轻器"的思维特征,但同时也强调体用之间的同源性与相互依存关系。基于"肾主骨""骨象金"的理论,阐释了临床接骨多用金石之药的原因,并从中医的角度解释了西医所谓补骨先补钙的道理。

李晓芸等认为心肾相交的实质是功能互用制约,物质互相化生,物质与功能的互根互用,即心肾相交的内涵包括了心肾阴阳之间的互相济助、制约,心血肾精间的同源互化以及心神肾精间的互相为用。蒋莉萍等认为肺与肾在气机、经脉连属和五行理论的母病及子、子病犯母等方面有着密切的联系。且肺与肾在酸碱平衡方面有相互代偿的作用,在自身免疫性疾病、尿毒症等的发生,发展以及传变中亦体现了相互影响的重要关系。周志军提出肾在调节水液代谢过程中为胃的关闸。在津液代谢的途径中,胃为津液生成之"上源",肾为"下源"。肾脏的病变引起"下源"津液代谢失常,必然会导致津液生成之"上源"水液泛滥,使胃生理功能失常,出现纳呆、恶心、呕吐等症状。补肾益气、健脾调胃、宣畅气机、芳香开窍、清热利湿,则水道通调,其病自愈。朱力平等认为可以将"肾与三焦相通"的生理意义理解为:肾寄腑于三焦,借道三焦而主水液,而肾气充足则保证了三焦水道气道的畅通。进而指出,五脏的关系并不只是依靠五行相生相克理论推导而来的关系,需要超越古代"假哲理以言医道"的思维方式,从临床实践中总结规律,建立以医学实践为基础的五脏相关理论模型。陈雪梅等整理了关于脑部位、归属、形成和功能的文献,并从肾精-髓-脑的化生与认知功能两方面进行文献梳理,认为肾脑相关主要包括两方面:一是肾精-髓-脑的化生关系。二是在认知思维和运动等功能上的相关,即脑为之用,肾精为之体。陈氏结合现代研究进展和新技术认为在以下几方面可进一步开展研究:一是加强规范化大样本的临床研究,建立肾虚髓空证候诊断标准,除临床症状外,还应包括认知量表评分、血液生化学指标以及影像学指标。在此基础上,遵循循证医学原则选用经典补肾方药,多中心观察其对肾虚髓空证患者的效果并进行论证。二是运用胚胎操作技术从整体上研究"肾通于脑"的内涵。通过胚胎操作建立先天不足模型,观察补肾干预对其脑形态学、认知生理和行为学的影响并予以论证。三是借助干细胞研究平台在体外开展"肾通于脑"相关研究。章波等通过梳理"少阳主骨"、"髓虚应胆"的相关文献,指出其理论并不从属于传统肝肾关系,因此可以丰富肝肾相关的内涵,增强了对骨关节疑难疾病辨证的指导意义。周震从"肾主骨"与"少阳主骨"的关系谈骨之体用。认为"肾主骨"实为肾脏主骨,且主骨之体,骨骼坚实有赖于肾精充足,髓海充盈;"少阳主骨"实为少阳胆经主骨而非胆腑主骨,且主骨之用,骨骼之间关节的运动有赖于少阳枢机经气通利。两者相合相成共主人体骨骼的支持、运动功能。

贾友冀等认为"肾、精、髓"物质与功能共同构成了中医"肾髓系统",其中"肾为本,精为要,髓为枢",肾中精气盛衰决定髓的盈亏,是脑为髓海、肾主骨、精化血的生理和病理基础。贾氏通过实验研究指出各种干细胞(胚胎干细胞和成体干细胞)及其增殖、分化过程是中医"精"的部分物质与功能的体现,认为肾髓系统是以肾精为基础,主要包括了脑与脊髓中 NSCs、MSCs 和 HSCs 的作用,分别体现了髓充脑、肾主骨、精化血的功能特点。从而将"肾本质"研究延伸到"肾藏精本质"的研究。季新燕等通过建立冬季的肾脏生理、病理模型来探讨褪黑素(MT)与"肾应冬"理论之间的联系。将大鼠随机分为正常对照组、松果腺摘除伪手术组、松果腺摘除手术组、肾阳虚组(注射氢化可的松)。结果松果腺摘除手术组和肾阳虚组大鼠血清中 MT、T3、T4 的含量明显低于对照组($P<0.01$)。与松果腺摘除伪手术组相比较,松果腺摘除手术组和肾阳虚组大鼠血清 MT、T3、T4 的含量也明显降低($P<0.05$)。认为松果腺摘除手术组和肾阳虚组的褪黑素的减少可能对 T3、T4 的分泌具有抑制作用,肾阳虚组褪黑素分泌的减少使肾应冬的能力下降。

(撰稿:柏冬　审阅:陈小野)

【藏象理论研究】

谷浩荣等从"隐喻认知"的角度研究中医藏象学说。以"五行藏象"模型为例,认为五行藏象体系是一个基于人类经验体验构建的概念隐喻系统,是基于"可能世界"的类比,是一种"隐喻重描"和"信念系统"。提出中医藏象学说研究的重点不是寻找其客观物质基础,而是要对其特有的语言进行分析,要注重揭示中医脏腑概念在哪些层面是可核实的,以及隐喻认知在中医藏象学说的形成过程中扮演的重要角色。林佑益等认为中医理论普遍具有隐喻或称为"比喻"的语言学特征,并将其归结于"模拟"思维方法的运用。从认知语言学结构隐喻的角度分析"五行-五脏"配属、"五脏生克关系"概念隐喻形成的工作机制。中医理论将人体的五脏配属五行,是基于结构隐喻而形成的一种概念隐喻,其中"五行"是始源域,"五脏"是目标域。"五行-五脏"配属概念隐喻的形成机制是将中医"五脏"分别归类于以"五行"命名的上级范畴中。其中,模拟作为一种认知机制在中医"五行-五脏"理论概念隐喻的形成中起着重要的作用。"五行生克"与"五脏生克"之间的关系,是基于结构映射模型而形成的一种概念隐喻,其中"五行生克"是喻体,"五脏生克"是本体。中医"五脏生克"概念隐喻的形成机制是将中医"五脏生克"特性分别归类于"五行生克"各自特性中。其中的论元根据并行关联也被一一对应,"五行生克""五脏生克"两个情况都涉及相似的致使关系。庄享静等、权五赫等、刘惠金等指出,中医学研究人体内部世界,其理论形成过程正是一种具身的隐喻认知行为。中医理论是一种依赖于人体自身经验的理论,其真实与否可验之于人自身所能感受到的经验,同时为了更清楚刻画心中所理解的生理、病理及治疗思维等医学知识,其所用的语言以生活体验作隐喻为桥,只为引领学习者由一端结构相对清晰的认知场域跨越到另一端结构相对模糊的中医概念场域而建立对新场域知识的认识。谢菁等以中医经典古籍为研究语料,举例说明中医语言在容器图式抽象结构的基础上,普遍运用了容器隐喻来表达身体及其部位、器官、腠理汗孔、藏府、经络等较为抽象和复杂的中医概念,从而建构了解释人体生理现象和病理机制的中医理论体系。不仅证实了认知语言学容器隐喻理论在一定程度上的普遍性,也印证了中医语言具有概念隐喻的认知特征。

司鹏飞等认为肝"体阴用阳"理论是借助中国哲学体用范畴对肝脏生理病理特点的高度概括。该理论是在脏腑辨证理论逐渐成熟,药物治疗学逐渐与脏腑辨证相结合,以及清代医学界普遍提倡由博返约学风的背景下,对肝藏象进行的新的阐发。对这一理论的形成进行历史考察不仅有助于探讨肝藏象理论的发展过程,也有助于研究中医理论的发展规律。陈小平等认为心主神明的真正含义是"心"为人体脏腑经络气血和精神思维活动正常运行提供最基础的物质保障,它的功能正常是生命活动正常进行的先决条件。进一步提出藏象既非单指实体的脏器,亦不是机体表象综合抽象的产物,它是在解剖基础上建立起来的将客观所见的形态与主观推理所得的认识结合在一起而构筑的。藏象概念的表述包含脏的功能,而非仅指脏的器质形态;是存于机体内动态的与实体相关的系统脏,而非剖于体外的死尸脏。只有将中医的思维方法根深于脑海中,并大量储备中医文化知识,才能够具备准确客观理解藏象理论及其他中医学基础理论的能力。周波等认为《黄帝内经》建立了相应的坐标系用于观察"生命矢量"的综合活动,并把脏作为观察坐标点。藏象模型的实质就是为观察"生命矢量"活动而建立的一系列坐标系。《黄帝内经》在"六合-五行-八宫"中所描述的脏腑的实质,就是观察"生命矢量"活动的方位和时间指示坐标,其功能就是其所代表的不同方位、时间所具有的特性,与西医学的器官功能相比具有不同的概念。李如辉等指出,藏府概念最初是关于实体的、解剖的,藏象学说演进过程中经历研究方法的重大转折,放弃解剖转而采用以表知里所赋予的功能概念,与初始的解剖概念并非机械的"叠加"组合,而是在气一元论中达成了严密的逻辑统一。从气一元论哲学及中医学的基本特点考虑,当予藏府概念以功能的界定。脏腑概念从实体到功能态的演化是在前贤自觉意识中发生的,基于功能概念与初始的解剖概念在气一元论中严密逻辑统一性的自觉意识。陈小平等通过研究藏象理论中存在的各种学说,并将其与当时主流的文化思想对应参照,认为中国传统文化思想对藏象理论的影响较大。其中,以易学为源头、儒学为主导的两汉经学以及以儒学为依据、吸纳融合佛道思想的宋明理学都是该阶段藏象理论形成和发展的文化基础和依据。

(撰稿:邱若虹　审阅:陈小野)

【证候动物模型研究】

目前用内毒素＋高脂饮食方法建立的湿热证动物模型均以兔为实验对象,没有使用大鼠,而大鼠在炎症因子的信号传导通路及因子的活化表达上与人更为接近。李华锋等采用内毒素和(或)肥甘饮食的方法建立大鼠湿热证模型。结果发现正常大鼠 IL-2、NF-κB 均为低表达,内毒素组、肥甘饮食组大鼠 IL-2、NF-κB 表达与正常大鼠无明显差别,而内毒素＋肥甘饮食组大鼠 IL-2、NF-κB 表达较正常大鼠明显升高。NF-κB 在炎症和免疫反应中起枢纽作用,而 IL-2 是 NF-κB 的下游炎症因子。说明内毒素＋肥甘饮食方法对建立大鼠湿热模型效果明显,其造模机制可能为在高血脂的基础上启动了非特异性的炎症反应。

在前期多次尝试的基础上,宋捷民等探索建立寒热并见证动物模型。方法是先以丙硫氧嘧啶和寒凉中药石膏、知母、番泻叶长时间灌胃,加上冰柜中冷冻的复合造模法,造模 4 周制作虚寒证模型。

在此基础上,第 29 d 皮下注射干酵母混悬液致大鼠发热,在注射干酵母后 0～96 h 取样观察相关指标。结果造成约 40 h 左右的"寒热并见证"动物模型,大鼠出现了寒热错杂的临床表现。

应激是导致失眠的重要原因。郜红利等采用母乳鼠分离(出生至 21 d)、多种焦虑刺激(22～35 d)和腹腔注射对氯苯丙氨酸(35～37 d)方法建立失眠"心肾不交"模型,结果发现模型组大鼠睡眠时间显著减少,目光呆滞,双目、口唇呈苍白色,爪甲较光滑,皮毛重度枯槁蓬乱;血象检查显示血浆中红细胞数目和血红蛋白水平显著降低;血浆中促肾上腺皮质激素、Orexin(一种兴奋性神经肽激素)、促肾上腺皮质激素释放激素水平显著性升高。认为模型大鼠体现了"心肾不交"特点,存在下丘脑-垂体-肾上腺轴内分泌紊乱。

徐晶等采用高糖高脂饲料＋腹腔注射链脲佐菌素(STZ)方法建立大鼠糖尿病肾病模型,并以化瘀通络中药治疗 16 周,判断该模型有无瘀血阻络的病理改变。结果发现糖尿病肾病组大鼠于腹腔注射 STZ 后 3 d,血糖升高,并逐渐出现多饮、多食、多尿、体重减轻及大量蛋白尿的表现;肾脏病理改变为肾小球体积增大,基底膜增厚,系膜增生,肾小囊腔缩小;肾体重比值、血脂、全血黏度、血浆黏度、全血低切还原黏度和红细胞压积均显著高于空白对照组,红细胞变形指数显著低于空白对照组、高糖高脂对照组。化瘀通络中药干预后,上述指标得到明显改善。该方法制备的糖尿病肾病大鼠模型存在明显的瘀血阻络证候。

精瘀是生殖之精瘀阻在生殖器或精道,临床上以酸性磷酸酶(ACP)、雌激素升高为标志。刘然等通过对 8 周龄 SD 雄性大鼠慢性束缚的方法建立肝郁精瘀动物模型,检测其血清 ACP、雌二醇(E_2)、α-糖苷酶(α-Glu)改变,探讨肝气郁结与精液瘀阻之间的相关性及内在机理。结果发现肝郁精瘀组与对照组比较 ACP、E_2 浓度升高,α-Glu 浓度下降,柴胡疏肝散汤剂治疗组介于两者之间。说

明肝气郁结可通过对 ACP、E_2、α-Glu 的变化而影响生殖之精的正常排泄,致精液瘀阻。情志刺激-肝气郁结-精液瘀阻三者之间具有相关性。

西北燥证是由多个单元证候构成的复合证候,其主证为肺卫孔窍皮肤燥证,兼证尚有肝肾精血不足证、肺心脾风火燥证、心肾阴虚证、脾胃阴虚证、脾胃蕴湿证等。周铭心课题组开展西北燥证研究 20 余年,已完成该证临床研究和流行病学研究工作,在此基础上,王玲、周铭心等在实验室中模拟西北燥证外感燥、火、风、寒等综合病因,以研制西北燥证主证动物模型。方法是以西北燥证病因和证候研究结果为依据,参照从西北燥证典型好发地区和田实际气候所拟定的燥火风寒气化构成比。具体方法:① 拟定温度、湿度、光照、风吹、沙尘 5 项人工气候指标。② 改装人工气候箱,使能调控较低相对湿度。③ 在人工气候箱中加设吹风功能。④ 为保证更接近实际,特收集和田地区桑园浮土和农村民居房顶等处的上层尘土,充作沙尘原料。⑤ 为 5 项人工气候指标分级量化赋值并加以组合,以体现燥火风寒气化属性。⑥ 拟定一个气化周期的状态公式,拟定人工气候指标因素时空安排计划。

不同证候模型间的比较,有助于更全面地了解模型的生物学特性。李文强等比较胃实寒证(知母造模 2 d)与胃虚寒证(生石膏、龙胆草、黄柏、知母造模 14 d)大鼠模型造模结束后第 1、3、5、7 d 的血清 NO、β-内啡肽(β-EP)改变。结果发现,胃实寒证模型大鼠造模后第 1、3 d 疼痛程度比胃虚寒证大鼠剧烈,且有较快恢复正常的趋势,胃虚寒证大鼠疼痛不明显。胃实寒证大鼠在造模后第 1、3 d 血清 NO 值较空白组显著性升高,造模后第 1 d NO 值较胃虚寒组显著性升高,而胃虚寒组与空白组差异不明显。胃实寒证大鼠在造模后第 1、3 d 血清 β-EP 值较空白组及胃虚寒组均显著性降低,胃虚寒组与空白组差异不明显。随着时间的推移,胃实寒证大鼠的 NO 值与 β-EP 值呈逐渐恢复正

常的趋势。

宋程程等采用寒凝、肾上腺素、右旋糖酐、高脂寒凝、高脂血症及血虚6种造模方法制备大鼠血瘀模型，比较不同血瘀模型的血液流变学指标及凝血参数的差异，探讨各模型的特点及适用性。结果发现肾上腺素、高脂血症、高脂寒凝及血虚方法大鼠血瘀模型均能改变血液流变学指标及凝血参数，其中肾上腺素血瘀模型影响较为显著，适用性较好。右旋糖酐血瘀模型能显著影响血液流变学指标，特别是红细胞相关指标较为显著。寒凝血瘀模型能显著影响凝血参数。

宋玉等观察形寒与寒饮对小鼠呼吸道黏膜免疫分子的影响。将40只昆明小鼠随机分为常温对照组、形寒组、寒饮组、形寒寒饮组4组，于造模后第18 d检测相关指标。结果发现形寒组、寒饮组与形寒寒饮组气道液 TNF - α 和 IgG 表达值与常温对照组比较均明显升高，形寒寒饮组升高最明显。形寒组、寒饮组与形寒寒饮组气道液中 SIgA 的浓度与常温对照组比较均明显下降，形寒寒饮组降低最明显。倪圣等研究外燥对远交系昆明种和近交系 BABL/c 两种品系小鼠气道、肺与皮肤组织影响的共性特征。两品系小鼠各114只，随机分为常温常湿组、温燥组、凉燥组。人工气候箱造模后第6、12 d观察相关指标。结果发现造模第12 d是研究外燥伤肺的"最佳时期"，气道病理可作为外燥伤肺的特异性指标，皮肤病理为辅助性指标，肺呼吸膜增厚与Ⅱ型肺泡细胞之 OMB（嗜铷性板层小体）与线粒体结构异常是特异性超微结构病理指标。

周艳艳等采用肌注氢化可的松＋灌胃大黄水煎液造模30 d的方法复制肾脾阳虚大鼠模型，探讨其机制。发现肾脾阳虚模型大鼠大脑海马细胞只停留在 G1 期，细胞老化明显。海马组织中磷酸化的 FOX03a 蛋白表达增强，导致衰老改变出现。温补肾脾的桂附理中丸用于该模型可以抑制 FOX03a 蛋白的磷酸化，促进细胞的增殖活力，延

长细胞周期，发挥延缓衰老的作用。

李聪等比较肝郁、脾虚、肝郁脾虚证模型大鼠血液流变学改变和疏肝健脾方的作用。分别采用慢性束缚、过度疲劳＋饮食失节法、慢性束缚＋过度疲劳＋饮食失节法复制肝郁、脾虚和肝郁脾虚证大鼠模型。造模均28 d，其中后 14 d加治疗处理。结果发现，肝郁、脾虚、肝郁脾虚3证模型大鼠均存在不同程度的血液高黏状态，但肝郁证模型血液高黏状态主要与血液中的血小板及其他大分子成分的变化有关，脾虚证和肝郁脾虚证血液黏度升高与红细胞自身流变性质变化及血小板有关。柴疏四君子汤对肝郁脾虚证的血液流变学异常具有一定的改善作用，对脾虚证作用不明显，对肝郁证不仅无作用，甚或加重其异常。

（撰稿：陈小野　审阅：孟庆云）

【中医象思维研究】

1. 象思维相关概念研究

自从 20 世纪 80 年代王树人提出象思维的概念后，对象思维相关概念的认识可谓仁者见仁，智者见智。孙岸弢等认为中医意象思维中的"象"是指在天、地、人三才为一体的，内部事物相互联系的，不断变化并相互作用的大生命观下，与生命病证相关的、经过抽象化了的"象"，它可以表达混沌边缘的自组织临界状态，是医师经过悟性或感受到的渗透于证候整体反应状态之中的象。邢玉瑞对以往有关象概念的表述进行了全面梳理，指出中医象思维之象的含义可分为物态之象、功能之象、共性之象、规律之象等。其中物态之象指一切可直接感知的、有形的实物形象；功能之象是从各种物态之象中抽象出来的事物功能或属性的体现；共性之象反映事物各种功能之象的内在联系，揭示事物的本质属性，也可称之为"意象"；规律之象也可称为"道象"，指反映事物的各种本质属性之间的种种必然联系，因而可以作为推断事物发展趋势的根据。

从人类思维要素的构成角度,可分为客体之象、工具之象、认知之象。客体之象即事物在自然状态下运动变化的呈现;工具之象是主体认知客体方法的体现;认知之象指对客体认知所形成的象,也可以称之为意象。象思维之象可定义为客体整体信息及其在人大脑中的反映与创造,总体上可分为自然物象与人工意象,后者包括符号意象与观念意象。关于象思维的界定,邢玉瑞认为大致可以划分为从思维客体、思维工具、思维目标、思维主体的角度定义4个方面。象思维是指以客观事物自然整体显现于外的现象为依据,以物象或意象(带有感性形象的概念、符号)为工具,运用直觉、比喻、象征、联想、推类等方法,以表达对象世界的抽象意义,把握对象世界的普遍联系乃至本原之象的思维方式。赵中国提出象思维是指产生于阴阳五行理论和象数易学,以阴阳、五行和卦象等象概念或象符号为基本思维要素,具有一定推演规则,并通过对诸思维要素的推演来建构多种象模型,进一步用这些象模型来解释并把握宇宙、社会和人生的一种思维方式。

2. 象思维过程与模式研究

关于象思维的过程,学术界的认识并不一致,基本上可分为哲学层面和医学层面两个方面。邢玉瑞在对上述两方面认识加以梳理的基础上,将象思维的过程总结为观物取象、取象比类、据类推演、体象悟道的过程。刘娇萍提出象思维是在获取自然界万物之"象"的基础上,建立象模型,根据象模型将所取之"象"进行类比,从而分析事物之间的关系或认识未知事物的思维方法,具体的思维步骤包括:观物取象、建立象模型、取象比类、象以尽意。赵中国认为象思维的逻辑过程可以分为三个基本步骤:一是观物取象。即在社会实践过程中,以生活世界中的日常经验为基础,并对某些事物进行观察、认知、抽象和提升,形成抽象的象概念或象符号,这些抽象的象概念或象符号具有象征和解释万事万物的功能,诸如气、阴阳、五行、八卦之象和六十四卦之象之类,都是观物取象的成果。二是象有其理。即象概念或象符号在生活世界日常经验的启发之下,被互相阐释、互相关联,从而构成具有多种内涵与原理的各种象模型。三是以象释物。即用具有解释力的象概念、象符号以及象模型来阐释生活世界视域中诸种事物发生、发展和变化的规律。关于象思维的模式,以往学者很少研究。邢玉瑞在对象、象思维的概念及过程深入研究的基础上提出4种象思维基本模式并分别描述了4种模式的示意图:一是取象类推模式,是象思维最基本的模式,是在观物取象的基础上,发现不同现象或事物之间的相似性,进而采用比喻、象征的方法以说明问题的一种方法。这一思维模式具有发现新知与解释已知的双重功能。二是归纳演绎模式,即先通过归纳提取共象,然后又以共象为基础对个象进行演绎推理,其典型形式即阴阳、五行之象的推演。三是据象辨证模式,即在象思维方法的引导下,根据望、闻、问、切所获得的资料(象),通过相关的物象或意象以达到认识病证的过程。四是体象悟道模式,即在对某一物象或意象观察的基础上,直接体悟出相关的规律或大道。门九章等通过对中医学与西医学文化背景、思维方式的比较研究,提出中医学的思维方式属于具象思维,其思维是由"象"到"证"的过程。中医思维过程可分为"多象聚证""类象分证"和"特象特证"。"多象聚证"是指在临证中需要通过多象来提供辨证依据。"类象分证"是指医者根据患者的主症、次症、舌象及脉象,将分散的"象"加以分类整理,概括出其证型,从而加以诊治。"特象特证"是人们通过长期经验积累获得的对某些疾病规律的总结。张仲景在《伤寒杂病论》中就是将一些病证的"多象""类象"过渡到了"特象",抓住了其主要脉证,才抓住了辨证的核心要素。袁秀敏等认为隐性知识和显性知识的转化模式与古代用象思维总结客观规律和认知真实世界的过程有一定的相似性。借鉴隐性知识和显性知识的转化模式引申出象思维应用时需经历"综合化、内化、社会化、外化"4个阶段,进而提出象思维的方式包括取象比类与运数比类两个方面。取象比类方式大致可以分为观物取象以获得个别的客观象,运用综合化的模式得到象集合,运用内化的模式将单一的象转化为直觉思维,根据社会化的模式将直觉思维提升到模型思维,通过外化的模式继续将未知的客观之象纳入模型思维,最终得到宇宙万物的统一模式这几个层次。张海波等从思维活动的动态操作角度,提出具象思维是以物象为媒介,是意识操作物象的思维活动。将具象思维的作业过程分为3个步骤:一是构建物象。即物象的产生、形成与建立的过程,构建的物象可以划分为物源性和心源性两种。二是运演物象。即对已经构建起来的物象进行变革加工的过程,包括对物象的时空运演和属性运演两个方面。三是判别物象。即根据思维目的的要求,限定构建物象和运演物象两个步骤的方向、规范、规模、进度。郭建红通过对受试者分别进行同一思维主题的抽象思维、形象思维和具象思维作业,于思维作业时和思维作业前安静态采集受试者表面肌电信号,对其时域特征进行统计分析。结果显示具象思维时心理和生理指标同时变化,而抽象思维与形象思维时生理指标随心理状态的变化不明显,说明具象思维是以心身高度相关为主要特征的独特思维形式。

3. 象思维的特点研究

姚春鹏对象思维与概念思维进行比较研究,提出象思维的基本特征主要有4个方面:一是有象性。象思维不仅保留了相对静止的物象的有象性,而且对事物动态运动过程、事物之间的普遍联系、事物自身的内在联系以及对整个世界的内在和普遍的联系都保持了有象性。"象"是抓住事物主要特征概括而成的形象信息(心象),而且这物象总是代表一定的意义。二是整体动态性。象思维不仅对单独存在物之象作整体式的把握,而且把不同个体事物之间以及整个世界都作为一个整体性的"大象"来把握。三是非逻辑性。象思维是对事物可见的形象信息,不可见的功能、性质、作用以及整个世界的变化机制的直觉把握,不能进行概念思维式的逻辑定义。四是直觉体悟性。不仅表现在对外物可见之形和可见之色的把握上,而且在对事物的动态功能、事物之间的关系以及整个世界的把握同样不是逻辑分析的结果,而是直觉性的把握。赵中国将象思维置于与西方近代科学方法和精神相比较的视野中来研究象思维的特征,提出以下4个方面:一是与近代科学的客观性追求相对应,象思维方法具有玄思性特征。玄思性带来一种严重的后果,这就是象思维虽然能够解释一切现象,但是这种解释并不一定符合客观事实,又由于中国古代科学思想和自觉的试验相关性不大,最终造成玄思性的内容基本限于主观臆想的层次。二是与近代科学理论的微观化宏观化发展相对应,象思维理论具有感性化特征。这一特征一方面导致思维本身无法走向微观和宏观,另一方面导致一切现象被日常性解释。三是与近代科学理论的可证伪性相对应,象思维理论具有普适性特征。此特征带来的严重后果是当一种理论无所不包,表现出万能倾向的时候,这种理论本身就不再具有发展的可能性,它成了一个自我封闭的体系。四是与近代科学的开放性相对应,象思维具有封闭性特征。由于象概念和象模型能够解释万事万物,于是造成象思维理论一旦成熟,就具有了难以被超越、被替换,从而无法实现根本创新和质的发展的特征。赵氏在批判视野下对象思维特征的阐述,可谓近年来对象思维特征及局限性甚为深刻的认识。

4. 象思维在中医学中的应用研究

白晓晖等认为象思维一直贯穿于藏象理论形成中,对藏象理论的形成起到了推动作用,并以肝为例,探讨了肝藏象形成中的物象思维、具象思维、意象思维以及整体之意象。董野等通过对《内经》

所载部分肾脏所应之象,从解剖象、阴阳象、五行象及社会官制象 4 方面进行了剖析,溯本求源地探讨肾藏象建立的逻辑及理论和实际根据。刘娇萍探讨了象思维在脾藏象理论中的应用,并将近代文献统计出的结果与以象思维推导出的结果进行比较,发现两者关于脾藏象的现代物质基础研究在内容上有很高的吻合度,而以象思维推导出的结论更具有整体性和联系性。武峻艳等认为中医病因病机是在"象思维"指导下从致病因素与机体整体联系中考察病因的"辨证求因"。以疾病的各种外在表现为依据,体悟疾病的内在本质或变化规律,具有重"象"轻"体",主客合一,着眼"关系",关注"动态"等特点。梁永林等认为象思维是解读方剂作用原理不可缺少的理论依据,并把运用象思维解读用方思想称为中医方象。试图从青龙、白虎、朱雀、玄武四象,以及河图、卦象、五色、五脏、五味等方面揭示有关方剂命名的含义。

5. 象思维研究中存在问题探讨

在对象思维开展深入研究的同时,也有学者对研究工作本身展开反思。邢玉瑞认为,由于象思维的研究难度较大、开展研究时间短,加之中国传统文化的断裂、思维科学的发展还不十分成熟等诸多因素的影响,中医象思维的研究还存在着不少问题,除低层次重复而缺乏创新外,主要表现为:一是概念不清。如象、形象、表象、意象、象数、象思维、意象思维、象数思维、形象思维等,在研究中常常出现概念不清或混淆的情况。二是逻辑混乱。如对"象"含义的认识亦较混乱,最常见的是以《周易》中"象"的含义比附象思维之"象"。

6. 象思维的发生、价值等研究

王慧娟等对象思维的文化梳源研究认为,"象"的语义扩展和思想演变与古人早期的"通天"实践紧密相连。随着西周末期人文理性的逐渐觉醒,"象"的涵义从宗教神学背景下的"龟象"、"易象"实现了向自然之"道象"、"气象"的理性超越。"象"作为认知中介的符号模式,在整个演变过程中保持着特有的连续性。郭刚等认为,中医取象思维以生命符号形式为内容、以取类比象为主要方法、以整体动态为原则、以悟"神"为要旨、以体道为境界,是中医在实践经验基础上认识生命、追求健康以及诊断疾病的逻辑原点,也是其生命价值实现的符号学手段。中医以生命感悟的形式,通过符号学系统来解释人体存在,把对自然、社会和人体的整体观认识凝聚在人的生命动态进程之中,承载着由象及理的取象致思路向。

(撰稿:邢玉瑞　审阅:陈小野)

【体质与病证相关研究】

杨新莉等采用王琦的体质调查表,对辽宁地区 198 例乙肝后肝硬化患者进行问卷调查,找出乙肝后肝硬化中医体质分布规律。结果 198 例病例中,9 种体质类型除平和质和特禀质为 0 例外,其余 7 种体质类型按湿热质、阴虚质、阳虚质、气虚质、气郁质、痰湿质、血瘀质从高到低分布,所占比例分别为:湿热质 42.9%,阴虚质 36.4%,阳虚质 6.6%,气虚质 5.6%,气郁质 4.5%,痰湿质 3%,血瘀质 1%。倪伟等观察了 194 例 HBeAg 阳性的 HBV 携带者证候及体质的分布规律。中医证候采用问卷调查结合高级中医师辨证进行分型,中医体质根据王琦中医体质分类法进行分类,部分患者行肝脏穿刺病理检查,将证候及体质、病理结果进行统计分析。结果 194 例 HBeAg 阳性的 HBV 携带者在症状方面以困倦乏力、尿黄、腰腿酸痛、腰腿酸软、健忘等症状显现频率较高,有证可辨者以肾虚证为主(68.4%),异常体质者中也以肾虚体质为主(22.6%),肝穿病理检查结果提示部分患者(60.5%)存在不同程度的炎症及纤维化,认为肾虚是慢性乙型肝炎致病的重要病机。闫思蒙等采用《中医体质分类与判定》标准调查体质进行辨证,调查了 200 例大肠息肉患者体质及证候间的关系。结果按不同体质类型出现例数进行统计,以阳虚质最多共占 46.0%。按 9 种体质出现频次进行统计,依次为阳虚质及阳虚倾向 92 次(15.1%),气虚质及气虚倾向 88 次(14.5%),痰湿质及痰湿倾向 85 次(14.0%),湿热质及湿热倾向 84 次(13.8%),阴虚质及阴虚倾向 76 次(12.5%),平和质及基本平和质 64 次(10.5%),气郁质及气郁倾向 54 次(8.9%),血瘀质及血瘀倾向 42 次(6.9%),特禀质及特禀质倾向 23 次(3.8%),兼夹体质者占总数 69.0%。主要证型为脾胃虚弱证(31.0%)、中虚脏寒证(22.0%),肝郁气滞证与气郁质、血瘀质、阴虚质相关($P < 0.05$)。谷鑫等应用临床流行病学方法,对高血糖人群进行调查,分析研究该人群的体质分布特点,并利用 TDS 经络检测仪对该人群进行检测,探讨其各条经络电能量值与高血糖人群体质类型的相关性。结果 240 例高血糖人群中所占比例分别为:平和质 18.8%(45/240),阳虚质 17.9%(43/240),阴虚质 17.5%(42/240),气虚质 11.3%(27/240),气郁质 11.3%(27/240),痰湿质 10.4%(25/240),湿热质 10.0%(24/240),瘀血质 2.5%(6/240),特禀质 0.4%(1/240);偏颇体质的个别经络数据与平和体质的相比较都有明显差异($P < 0.05$),特别是偏颇体质的肝经数值与平和体质的肝经数值均存在显著性差异($P < 0.05$)。闫英等采用《湿疹患者中医体质分类与判定自测表》和《湿疹患者辨证分型表单》,调查了 300 例湿疹患者,发现体质分布情况如下:湿热质占 16.0%(48/300),阳虚质占 15.0%(45/300),阴虚质占 15.0%(45/300),气郁质占 14.3%(43/300),痰湿质占 12.3%(37/300)。证型分布如下:脾虚湿蕴证占 23.0%(69/300),血虚风燥证占 37.7%(113/300),湿热瘀阻证占 12.7%(38/300),湿热浸淫证占 23.7%(71/300)。湿热浸淫证与湿热质正相关($P < 0.01$),脾虚湿蕴证与痰湿质、气虚质正相关($P < 0.05$),血虚风燥证与阳虚质、阴虚质正相关

($P < 0.01$),湿热瘀阻证与湿热质正相关($P < 0.01$)。许飞龙等以 100 例即将接受高效抗逆转录病毒治疗(HAART)的艾滋病患者为研究对象,依据中医体质量表确定 HAART 前与后(1、3、6、9、12 月)的中医体质类型,并检测每个时间点 $CD4^+$ T 淋巴细胞,分析中医体质与 $CD4^+$ T 淋巴细胞相关性。结果发现艾滋病患者主要表现为混合体质,但气虚质出现比例最高(49 例),远超过其他类型体质;气虚质患者 $CD4^+$ T 淋巴细胞计数增长成功率较非气郁质高,其他 8 种体质类型则与 $CD4^+$ T 淋巴细胞计数增长无相关性。范莹等对 243 例闭塞性动脉硬化症患者进行体质调查,探讨其体质分布特点及其与性别、年龄、伴发疾病、体质指数、腰臀比、证型的关系。结果:① 偏颇体质多于平和质,兼夹多于单一偏颇体质;阳虚质、气虚质、痰湿质是最常见的体质类型;虚实夹杂多于虚性、实性体质。② 男性患者多见阳虚质,女性多见气虚质;40~59 岁患者以痰湿质为主,60~79 岁及以上者均以阳虚质为主;伴发高血压病患者多见阳虚质,伴发糖尿病、冠心病、脑血管病、高脂血症者均多见气虚质;超重患者以阳虚质为主;肥胖者以痰湿质为主;男性腹型肥胖患者多见阳虚质,女性腹型肥胖者多见气虚质;血瘀型患者以阳虚质为主;湿热型患者以气虚质为主。王秉权等分析了 330 例变应性鼻炎患者的体质和心理特征,发现气虚质、阳虚质和特禀质是其主要中医体质,三组病例通过筛选共 236 例入选,最终有 182 例病例通过了明尼苏达多相人格调查表分析。结果常见体质中的气虚质和阳虚质与抑郁症、精神衰弱以及社会内向呈正相关,而且阳虚质和疑病症呈正相关,特禀质和癔症、轻躁狂症呈正相关,与社会内向呈负相关。常见体质的变应性鼻炎患者心理问题有所偏差,气虚质要重视患者的内向型性格及抑郁症的倾向,阳虚质除此之外还要注意有无疑病症的表现,而对于特禀质一定要注意癔症及躁狂症的倾向。朱志琴等对 108 例多囊卵巢综合征患者(PCOS 组)和 128 例

健康妇女(对照组)进行中医体质类型的调查,发现PCOS组平均体重(58.13±9.78)kg、BMI值(23.01±3.56)kg/m^{2}和肥胖比例均高于对照组,两组比较差异有统计学意义($P<0.01$)。PCOS组体质类型以气郁质、湿热质、痰湿质为主,对照组体质类型以平和质为主。PCOS患者的体质类型分布存在明显偏颇情况,肥胖是PCOS的重要临床表现,也是其发病的重要危险因素。姜博等以401例骨质疏松患者为病例组,随机选取年龄和性别相同的无骨质疏松症且无其他自我报告疾病的健康者401例作为对照组,采用多元Logistic回归分析的方法分析不同中医体质类型与骨质疏松症之间的关系。结果发现,以平和质为参照,5种偏颇体质为骨质疏松症的危险因素,其相对危险度比值比(OR)和95%的可信区间(CI)分别为:气虚质(OR:2.3,95%;CI:1.5~3.4)、阳虚质(OR:2.1,95%;CI:1.3~3.3)、阴虚质(OR:2.1,95%;CI:1.2~3.5)、湿热质(OR:2.5,95%;CI:1.3~4.5)和血瘀质(OR:2.8,95%;CI:1.7~4.5)。施静等选择云南不同地区多家中医医院面瘫患者,运用中医体质量表进行调查,并对各种体质与性别、年龄、居住气候等的相关性进行分析。结果显示763例患者中,平和质373例占48.9%,偏颇体质390例占51.1%,偏颇体质中气虚质居多占18.6%。各体质患病频次无性别差异。干燥、炎热气候地区发病率较高,患病以中青年居多。

(撰稿:邸若虹　审阅:陈小野)

[附] 参考文献

B

白晓晖,陈家旭,李晓娟,等.象思维在肝藏象理论形成中的应用[J].世界科学技术(中医药现代化),2014,16(9):2050

C

陈吉全.中医五行学说属性与本质探析[J].中医研究,2014,27(2):10

陈锂,李子孺,黄博,等."二分二至"节气人体红外热像的比较分析[J].中国中医基础医学杂志,2014,20(1):65

陈铭,郑淑霞,许金森,等.模拟胆经感传时大脑皮层第一体觉区地形图的表现[J].福建中医药大学学报,2014,24(5):6

陈小平,孙相如,何清湖.中国传统文化思想对中医藏象理论的影响[J].中医药文化,2014,9(5):4

陈小平,孙相如,周兴.从"心主神明"内涵阐释的视角谈如何正确认识中医学的基础理论[J].中医药导报,2014,20(8):5

陈雪梅,胡德.肾脑相关理论溯源与思考[J].湖南中医杂志,2014,30(5):113

陈长龙,崔艳梅.论《黄帝内经》阴阳的本质[J].河南中医,2014,34(2):199

陈震霖,张景明.支气管哮喘发病与运气理论的相关性[J].陕西中医学院学报,2014,37(1):8

陈小野.从阳和汤治疮疡看肾虚证的非定位性[J].中国中医基础医学杂志,2014,20(2):141

崔远武,张玉莲."肾藏精"理论的概念与内涵[J].中国中医急症,2014,23(10):1857

D

董野,鞠宝兆.肾象解[J].中国中医基础医学杂志,2014,20(4):421

F

范莹,陈柏楠,张玥.闭塞性动脉硬化症中医体质分布特点与相关影响因素研究[J].中国中西医结合外科杂志,2014,20(4):363

G

郜红利,涂星,卢映,等.心肾不交所致失眠大鼠模型[J].中成药,2014,36(6):1138

谷浩荣,贾春华,谢菁.基于概念隐喻理论的中医藏象学说考察[J].世界科学技术(中医药现代化),2012,14(11):2092

谷鑫,吴承玉.240例高血糖人群中医体质类型与TDS研究[J].世界科学技术(中医药现代化),2014,16(3):618

桂明泰,符德玉,徐立思,等.1 000例高血压病患者中医证候因子分布特点研究[J].四川中医,2014,32(10):71

郭刚,王琦.中医取象思维的生命符号学解读[J].中医杂志,2014,55(21):1801

郭建红.具象思维心身合一属性的表面肌电特征实验研究[D].北京中医药大学博士论文,2014

郭梦倩,朱雪,李雯雯,等."外湿"新论[J].辽宁中医杂志,2014,41(5):907

H

郝宇,祖丽胡玛尔·艾尼瓦尔,费占洋,等.天干岁运与北京地区180年实际降水变化的吻合性研究[J].中华中医药学刊,2014,32(1):65

何靖,宾炜,吴新明,等.五运六气理论临床辨证思路释例[J].吉林中医药,2014,34(4):336

衡百川.《六爻玄机》中的五行生克思想[J].光明中医,2014,29(3):474

黄大祥,白洁,李淑贤,等.从五运六气辨治隐性证候[J].现代中医药,2014,34(5):54

J

季晓洁,曹景栋,赖明生.甲午年(2014年)运气推演及疾病防治探微[J].浙江中医药大学学报,2014,38(9):1050

季新燕,杨李旺,夏亚飞,等.褪黑素与"肾应冬"理论的关系及机理初探[J].世界中西医结合杂志,2014,9(7):700

贾友冀,王晶,孙悦礼,等.中医"肾髓系统"刍议[J].世界中医药,2014,9(6):696

姜博,朱燕波.中医体质类型与骨质疏松症关系的Logistic回归分析[J].天津中医药,2014,31(2):71

蒋莉萍,李洋,于兰,等.肺-肾环路与肺-肾综合征[J].新中医,2014,46(1):3

L

李聪,谢鸣,赵荣华,等.肝郁-脾虚-肝郁脾虚不同证候模型大鼠血液流变学变化及疏肝健脾方的作用[J].广州中医药大学学报,2014,31(2):234

李华锋,张竞之,区鸿斌.内毒素加肥甘饮食建立大鼠湿热模型的效果研究[J].江西中医药大学学报,2014,26(3):32

李俊龙,李燕.北京2013(癸巳)年,少阳相火在泉[J].中国中医基础医学杂志,2014,20(5):619

李乃民,曲晓峰,刘珊,等.有关舌脏腑分区法的探讨[J].光明中医,2014,29(5):895

李如辉,郭淑芳,刘琪.论气一元论对初始脏腑解剖概念的改造[J].中华中医药杂志,2014,29(4):1016

李文强,秦华珍,柳俊辉,等.胃实寒证与胃虚寒证模型大鼠血清NO、β-EP的比较研究[J].广西中医药大学学报,2014,17(2):1

李晓芸,杨柏灿.心肾相交实质探析[J].上海中医药杂志,2014,48(9):31

梁永林,李娟,吕金童.中医方象探究[J].西部中医药,2014,27(9):35

林佑益,谢菁,贾春华.基于隐喻特征赋予模型的中医"五行-五脏"配属研究[J].中医药学报,2014,42(1):1

林佑益,谢菁,贾春华.基于隐喻结构映射模型的中医"五脏生克关系"概念隐喻研究[J].中医药学报,2014,42(2):1

刘惠金,贾春华.一个以"火"为始源域的中医概念隐喻认知系统[J].中华中医药杂志,2013,28(11):3158

刘娇萍.基于象思维的脾藏象理论研究[D].湖北中医药大学硕士论文,2014

刘然,李俊文,王承平.肝郁致精瘀对雄性大鼠ACP、E_2、α-Glul的影响[J].成都中医药大学学报,2014,37(1):29

M

门九章,李霞,寇永锋.中西医结合的文化科学思考——浅谈中西医的文化特质与思维差异[J].世界中西医结合杂志2014,9(7):681

孟凯韬.阴阳五行的新发展[J].中华中医药杂志,2014,29(2):368

N

倪圣,丁建中,张六通,等.外燥对两种品系小鼠气道与皮肤组织影响的病理特征与评价[J].时珍国医国药,2014,

25(2)：487

倪伟,施维群,茹清静,等.194 例 HBeAg 阳性 HBV 携带者中医证候及体质分布规律观察[J].中西医结合肝病杂志,2014,24(6)：328

P

潘长林,许建新,胡国强.肺与大肠相表里理论在重症医学中的应用体会[J].新中医,2014,46(4)：238

Q

权五赫,贾春华.一个以"金"为始源域的中医概念隐喻认知系统[J].世界中医药,2014,9(11)：1443

S

施静,刘海静,郭太品,等.云南地区面瘫患者的中医体质调查研究[J].中国中医基础医学杂志,2014,20(4)：483

司鹏飞,李成卫,王庆国.肝"体阴用阳"理论形成研究[J].辽宁中医杂志,2014,41(10)：2086

司鹏飞,李成卫,王庆国.基于知识考古学的中医郁证理论演变分析[J].中华中医药杂志,2014,29(4)：982

宋程程,王志斌,苏斌,等.常用大鼠血瘀证模型的比较研究[J].北京中医药大学学报,2014,37(2)：94

宋捷民,钱旭武,滕哗,等."寒热并见"大鼠模型的建立及评价[J].中国中医基础医学杂志,2014,20(1)：39

宋玉,镇兰芳,张六通.形寒与寒饮对小鼠呼吸道黏膜免疫分子影响的实验研究[J].湖北中医药大学学报,2014,16(1)：15

苏颖.中医运气学认识方法的特点[J].吉林中医药,2014,34(10)：1043

孙岸弢,孙劲晖,赵鲲鹏,等.中医象思维的相关理论探讨[J].中医药学报,2014,42(4)：1

W

王秉权,丁玲.变应性鼻炎中医常见体质的多相人格调查初探[J].世界中西医结合杂志,2014,9(1)：64

王慧娟,张其成.中医"象思维"的文化梳源[J].云南中医学院学报,2014,37(5)：45

王利锋,苏颖.基于长春地区六十年气象资料对六气起始时间的研究[J].吉林中医药,2014,34(9)：869

王玲,史红,周铭心.西北燥证主证动物模型研制中的病因模拟方法[J].中国中医基础医学杂志,2014,20(5)：586

王正山,张其成.从象数思维论肾主骨、骨象金及其临床意义[J].吉林中医药,2014,34(1)：1

王正山,张其成.论中医阴阳虚实的含义及其量度[J].云南中医学院学报,2014,37(3)：15

吴凡,董昌武,周雪梅.呼吸及消化系统疾病黄腻苔微生态学与舌苔脱落细胞凋亡指数的比较[J].长春中医药大学学报,2014,30(5)：874

吴昊天,陈广坤,张保春.运气学说对不同时期医家学术思想的影响[J].山东中医药大学学报,2014,38(4)：330

吴昊天,胥明轩,冯骋骋,等.运气学说外延因素的补正[J].北京中医药大学学报,2014,37(3)：149

武峻艳,王杰,张俊龙.象思维下谈中医病因病机中的文化因素[J].中医杂志,2014,55(14)：1180

X

肖文冲.新五行学说内涵再探[J].亚太传统医药,2014,10(5)：5

谢菁,贾春华.从认知角度看中医语言的容器隐喻[J].中医药学报,2012,40(2)：1

邢玉瑞.中医象思维模式研究[J].中医杂志,2014,55(17)：1441

邢玉瑞.象思维过程研究[J].陕西中医学院学报,2014,37(1)：5

邢玉瑞.象思维之"象"的含义[J].中医杂志,2014,55(4)：271

邢玉瑞.中医象思维的概念[J].中医杂志,2014,55(10)：811

邢玉瑞.中医象思维的概念浅析[J].中医杂志,2014,55(15)：1347

徐晶,马二卫,白璐,等.糖尿病肾病大鼠模型瘀血阻络证的确认[J].中国中西医结合肾病杂志,2014,15(1)：12

许飞龙,符林春,谭行华,等.艾滋病患者的中医体质特征与高效抗逆转录病毒治疗后 CD4[+] T 淋巴细胞的相关性研究[J].中国中医基础医学杂志,2014,20(7)：919

Y

闫思蒙,刘杨,麻树人,等.200 例大肠息肉患者中医体质与证候类型及其关系研究[J].中国中医基础医学杂志,2014,20(6)：760

闫英,武李莉.300例湿疹患者中医体质分型及中医证型相关性分析[J].北京中医药,2014,33(12):938

杨威,于峥,于志静.《新刊图解素问要旨论》五运六气要旨之探讨[J].中国中医药图书情报杂志,2014,38(2):24

杨威.五运六气理论的起始时刻辨析[J].中国中医基础医学杂志,2014,20(7):865

杨新莉,黄冰冰,郑佳连,等.198例乙肝后肝硬化患者中医体质类型调查[J].辽宁中医杂志,2014,41(6):1090

杨学,孔祥亮,李健,等.太阳病中风证、伤寒证患者体质差异的免疫学物质基础研究[J].上海中医药杂志,2014,48(8):7

姚春鹏.象思维的基本特点[J].中医杂志,2014,55(18):1531

尹冬青,贾竑晓,周方.中医"肾藏精、主志"的神经心理学内涵[J].中华中医药学刊,2014,32(1):141

袁秀敏,刘思佳,刘石,等.象思维在中医药领域应用的模式研究[J].辽宁中医杂志,2014,41(8):1638

Z

张爱忠.从五行到六合——有关中医理论的新思维[J].中医研究,2014,27(9):8

张海波,刘天君,魏玉龙.具象思维是中医气功学的原创思维——气功调心的思维学剖析[C].世界医学气功学会第五届理事会第二次会议暨第八届学术交流会议,2014:32

张洁,李华锋.免疫平衡在风热证和湿热证致病机制中的作用比较[J].新中医,2014,46(10):63

章波,吴飚.从"少阳主骨"、"髓虚应胆"论肝肾相关[J].成都中医药大学学报,2014,37(2):118

赵嘉晶,曹飞,岳瑶函,等.慢性心力衰竭患者LDH与血浆BNP及中医证型相关性研究[J].西部中医药,2014,27(9):78

赵中国.象思维局限性特征研究——兼从思维方法的角度答李约瑟难题[J].周易研究,2014,(3):25

赵子萱,葛宝和.以阴阳消长变化为依据的五行新模式初探[J].中国中医基础医学杂志,2014,20(1):14

郑洪新,师双斌,李佳."肾藏精"藏象理论概念体系[J].世界中医药,2014,9(6):699

郑秀丽,杨宇,王宝家,等.从溃疡性结肠炎大鼠呼吸道与肠道微生态同步动态变化探讨"肺与大肠相表里"[J].世界中医药,2014,9(4):418

周波,兰吉瑞,陈瑞祥,等.论《黄帝内经》的"形与神俱"、调神及治未病——兼探讨藏象象数模型与脏的实质[J].辽宁中医药大学学报,2014,16(6):133

周敏,方晓阳.《黄帝内经》中"肾虚"概念及相关条文之探究[J].辽宁中医药大学学报,2014,16(5):157

周艳艳,郭煜晖,周安方,等.肾脾阳虚对实验大鼠海马细胞周期及FOX03a蛋白表达的影响[J].时珍国医国药,2014,25(2):481

周震.从"肾主骨"与"少阳主骨"的关系谈骨之体用[J].天津中医药,2014,31(1):20

周志军."肾者胃之关"理解及应用[J].内蒙古中医药,2014,32(22):58

朱力平,杨洪涛."肾与三焦相通"探析[J].环球中医药,2014,7(4):282

朱穆朗玛,张宇,金亚明,等.157例慢性肾病患者不同肾功能分期的舌象特征研究[J].世界科学技术(中医药现代化),2014,16(6):1273

朱志琴,郝元涛,陈爱兰,等.多囊卵巢综合征患者中医体质类型分布研究[J].中国妇幼保健,2014,29(15):2389

庄享静,贾春华.一个以"木"为始源域的中医概念隐喻认知系统[J].世界中医药,2014,9(11):1447

（二）中 药 理 论

【概 述】

2014 年，有关中药理论研究既有传统的文献整理和理论探讨，也有利用现代信息技术方法的分析归纳，内容丰富而广泛。

1. 药性理论的研究

（1）气味的研究　杨友发认为中药药性核心在于四气五味的时空属性，运用药物气味之时空可以纠正人的病理阴阳时空。赵惠琴等探讨酸味药"酸散"的作用机理，并以张锡纯《医学衷中参西录》验案为例，证明部分酸味药具有"酸敛"与"酸散"的双重药性。黄志辉等将《药性赋》《中国药典》（2010 年版）所载药物进行药性对比，发现《药性赋》222 种中有 85 种中药药性表述有偏差，其中部分中药药性归类与《中国药典》（2010 年版）药性表述也有差异，故理解《药性赋》应结合《中国药典》（2010 年版）的药性分类。陈汉裕等以人参的炮制方法、性味、产地、生长特性及功效，结合历代医家临床经验探讨人参寒温属性，认为人参性味属微寒，而功效属温，在治疗不同的疾病时，应区别对待。因人参长于补虚，而短于攻疾，误用轻者元气不充，重则病根遂固，终无愈期。王瑾等利用数据挖掘技术对中药燥性理论源流和特色，以及研究现状和存在问题进行梳理，提出中药燥性研究应采用多学科知识进行系统综合评价。韩涛等从历代医家对寒热药性的认识和现代最新研究成果出发，分析寒热药性在中医临床上的作用思路。何先元等报道《中国药典》（2010 年版）一部 683 味中药，温性药占 25.84%，寒性药占 23.94%，平性药占 21.73%，说明药物的偏胜主要是温性和寒性，大寒 0.29% 和大热 0.44% 等极端偏胜相对较少。苦味药 43.47%，含生物碱、苷类等成分为多；甘味药 38.33%，含糖类、蛋白质、氨基酸、苷类等成分为主；辛味药 35.68%，含挥发油、苷类及生物碱等成分为多。归肝经 51.40%，肺经 39.35%，胃经 33.04%。大毒药物 13 种，有毒药 50 种，小毒药 35 种，绝大多数中药无毒（85.65%）。

李敏等报道寒凉中药（黄连、黄芩、黄柏＝1：1：1）作用于正常机体，可使动物体重下降，甲状腺功能、肾上腺皮质功能均低下，类似于临床虚寒状态，并体现寒凉类中药耗损机体阳气的药性特点。孟永海等报道吴茱萸及各性味组分可在不同程度上纠正或缓解水应激寒证大鼠血清中与能量代谢、物质代谢相关的中枢神经递质及激素的含量，最后判断吴茱萸及各性味组分的药性应归属为温性。刘欣等报道辛热药附子、仙茅、肉桂对阳虚状态大鼠的下丘脑-垂体-靶腺轴指标和钙调蛋白均有明显的纠正作用，而苦寒药黄柏对其作用不明显，因此初步确定辛热药药性表达与钙调蛋白密切相关。白甫等报道芳香药的功效可以归纳为调理气机、升发宣散、燥化湿邪、解郁兴阳、辟秽防疫、去腐消肿等方面。傅睿报道辛味药中所含苷类成分、挥发油类等具有较强刺激物质，可作为判断辛味药物的物质基础。

（2）归经的研究　梁政亭等探讨归经的概念、源流，分析对归经的传统认识与现代研究方法及存在的问题，认为综合运用多种研究方法进行多学科协作研究，可弥补现有研究中方法孤立、学科局限的不足，只有通过运用现代生理、生化、药理、病理、解剖等理论与方法，在不同层次上阐明归经，其理论研究才能取得突破性进展。程健等认为应结合中药的作用机制,利用现代技术深入、系统的研究,来揭示中药归经的实质。徐宇琨等认为归经理论涵盖了药物定性定位的概念,在遣药组方及服药方法上有广泛应用。黄志辉等对《实用临床中药学》中68味补虚药的归经进行统计分析,发现补气药均归脾经,补阳药均归肾经,补气药主入脾、肺经,补阳药主入肾经、肝经,补血药主归肝经,补阴药主归肾、肝、肺、胃经,补气药不入肝经,补阳药不入胃经,补血药不入胃经、大肠经。

（3）毒性的研究　藏埔等运用比色法、HPLC、GC-MS比较6个不同产地细辛有效成分与毒性成分的含量,认为产地因素对细辛的毒性影响较大。段永红总结了具有肾毒性的植物药（118种）、动物药（15种）、矿物药（15种）共148种,在《中国药典》（2010年版）收载了80种,在临床应用时须注意正确辨证、炮制、用法、用量、疗程等,以尽量避免肾毒性的发生。焦云涛等对与肝毒性、肾毒性相关的中药进行总结,并归纳中毒后的解毒措施:清除未吸收的毒物、阻止毒物的吸收、促进易吸收毒物的排泄及解毒药的合理使用等。张广平等从文献学角度分析有毒中药概念的发生、发展过程,以及"大毒"、"毒"、"小毒"的分级标准和渊源,同时结合现代中药毒性分级方法,揭示了古今中药毒性分级各自的利弊。张艳等从毒药数量、毒性认识、防毒控毒方法等方面,自上古到民国时期对中药毒性理论的认识进行了系统梳理。

（4）升降浮沉的研究　仲宗亮等报道常山抑制胃肠道正常运动,表现出向上的趋势,为升浮药;清半夏和生大黄促进胃肠道的正常运动,表现出向下的趋势,为沉降药。并推测不同升降浮沉药性的中药通过影响脑-肠轴中β-EP含量,改变胃肠的运动从而发挥其升浮或者沉降之药性。赵大华以药对和方剂为例,介绍运用升降气机药物治疗具有气机不利特点的疑难杂症,有事半功倍之效。

张沁园根据药性基本概念、发生学的方法原理,提出四时寒热感受和服食反应是中药四性发生的原端。王冬研究认为,中药药性理论与中医阴阳平衡学说存在相互依存的关系,中药药性理论是中医平衡阴阳、疗病祛疾、康复人体机能的重要依据。胡亚楠等利用决策树算法研究中药药性与药理作用之间的关系,并利用建立的决策树模型对中药组分进行了药性预测。结果表明,用决策树模型对组分中药药性的预测,在一定程度上正确反映出组分中药的药性理论内涵。

2. 配伍理论的研究

夏瑜桢等报道附子、大黄、人参、熟地黄4味中药动静、刚柔药性的配伍特点。动静药性方面,主要以同性相求为主,增强原有药性的功效,其中大黄、熟地黄表现得较为明显。附子与人参则同性配伍与异性配伍的概率相当,动静结合、行止相伍、升降相因、浮沉相合。刚柔药性方面,作为补虚药的人参、熟地黄异性配伍占优势,体现了相反相成的配伍理念,刚柔相济、阴阳合施、攻补兼施。孙建丽从辛甘化阳、辛酸收散、辛苦通降、辛咸行坚、辛淡化饮5个方面讨论辛味药的配伍方法,认为中药五味的配合应用中,辛味药的使用较为广泛,既可用于外感风寒,中焦虚寒,寒滞经脉,又可用于虫动蛔厥,营卫不和等病证,也可用于寒热痞满,痰结气滞及瘀血凝滞,水饮蓄积等多种病证。张广平等对以寒制热、以甘缓毒、以柔克刚、调正抑毒等四种附子配伍减毒理论进行毒理学试验,发现附子配伍寒性药物具有配伍减毒作用,和其他三种配伍减毒相比较,以寒制热的配伍减毒作用最强。勿日汗等通过分析清以前55本方书中的用药记载,认为昆布主要应用于瘿瘤、噎膈、瘰疬等,其中以治疗瘿瘤最多;从药物的配伍来看,昆布配伍清化痰热药海藻最多,其次是配伍温里药肉桂、理气药木香。

吕岫华等报道射干-麻黄、麻黄-杏仁、大戟-芫花、甘遂-大戟、巴豆-绿豆、三棱-莪术、苦杏仁-薏苡仁、干姜-大黄-巴豆霜8组药对配伍后,不论是有毒中药,还是常用中药,对 EBV - EA 的诱导表达作用均有不同程度的降低,其中巴豆和绿豆、苦杏仁和薏苡仁配伍后 EBV - EA 激活率降低最为明显。赵艺等报道《金匮要略》中麻黄分别与桂枝、石膏、甘草、杏仁、附子等药物配伍时所发挥的不同作用,麻黄既有发汗解表散寒的功效,又能宣肺平喘、利水消肿,不同剂量与不同药物配伍发挥相须、相使、相反、相成等效应。张淼等通过对含有白术、白芍的 1 557 首方剂中两者的配比进行研究,推测白术-白芍药对在方剂的应用中互为君臣,并不存在明显的用量差异。但以内科和妇科两类疾病与儿科的用量对比中存在显著性差异,儿科方剂中白术>白芍药的占绝大多数(92.1%),因此认为用于儿科的方剂中,白术作为君药存在。

3. 禁忌理论的研究

位亚丽等通过综合文献分析认为"十八反"、"十九畏"不是绝对的临床配伍禁忌,在有限制的条件下,部分可以同用。高源等报道 57 篇文献中有附子瓜蒌同用主要治疗胸痹、心悸(心绞痛、慢性心力衰竭),其中有 12 篇出现不良反应,可见附子瓜蒌同用现象普遍存在,但其安全性和有效性需进一步研究。刘佳等从治疗疾病、用药剂量、配伍比例、给药剂型、给药途径及炮制入药等方面对甘草大戟同用的 36 篇文献报道进行分析,发现两者同用主要治疗痰饮、臌胀、痹证、附骨疽,多用生甘草和醋大戟,以 1:1 的比例配伍,多为"汤剂"及"口服",其中只有 1 篇提及不良反应。

4. 炮制理论的研究

才红杰报道炮制可以影响归经、四气五味、升降浮沉以及毒副作用、药效等。在药物理化性质方面,炮制还可影响挥发油、生物碱、苷类等成分。高攀峰从净制、切制、炮制角度分析中药炮制方法与临床用药的关系,并从疾病表里、寒热、虚实分析两者的关联,提出针对不同药效进行炮制,可最大程度地发挥药物作用,能使药性偏者趋纯,烈者趋缓,中和某些过强或者过弱的药性,以适应临床需求。时彦申从药性、质地、净度分析炮制对药物功效的影响,认为中药炮制可"增效、减毒",应根据药物的性质和毒性选用恰当的炮制方法。

5. 效用理论的研究

陈志颜等报道土茯苓可广泛用于风湿性关节炎、痛风性关节炎、头痛、复发性口疮、白塞病、牙龈肿痛、泌尿系感染、前列腺炎、膀胱炎、胃溃疡、梅毒、冠心病、肝炎、肿瘤等疾病。王淑杰等报道白花蛇舌草可治疗痤疮、慢性萎缩性胃炎、盆腔炎,并认为只要配伍得当,一切因热、湿、毒、郁引起的全身里外诸证均疗效明显。朱葛馨等报道黄连的量-效-毒关系,认为黄连功效主要在清胃泻肠、清心安神、开胃进食及燥湿止痢四个方面;黄连之量应因人而异,因病而异;黄连之毒为苦寒伤胃、涩肠致秘和肝脏毒性。于妮娜等总结了古代文献中桔梗在肺系、心系、脾胃系、肝胆系、肾系疾病的应用。杨子东等报道砒霜现用于治疗急性早幼粒细胞白血病、原发性肝癌、哮喘、乳腺癌、肺癌、多发性骨髓瘤、系统性红斑狼疮、鼻咽癌和类风湿关节炎等,但因其毒性峻烈,能参与机体多方面的代谢,应限制应用。袁军芬报道熟三七粉对妇女痛经效果明显,运用三七粉配伍入药可治疗月经不调、妇科出血性疾病。

(撰稿:陈仁寿 鲁晏武 审阅:黄健)

【中药药性规律研究】

1. 性味与功效的规律研究

刘景亮等报道,90 味利水药中,归利上焦之水者以性温、味辛为主,有效成分以黄酮类居多,萜类其次;归利中焦之水者以性平、味甘为主,有效成分以萜类居多,甾体类其次;归利下焦之水者以性寒、味苦为主,有效成分以萜类居多,黄酮类其次。史磊等报道,《中华本草》《现代中药学大辞典》和《中药原植物化学成分集》所载 35 味利水药,药性以寒性为主要偏性(71.42%);药味主要为苦味(60.00%)、甘味(54.29%);归经主要为肺经(51.43%)、肾经(40.00%);仅牵牛子、商陆、香加皮 3 味药有毒性;功效主要为利水消肿、解毒、清热生津止渴、通淋;有效成分主要为黄酮类化合物(28.57%)和甾体类化合物(25.71%)。孙月娇等报道,105 味益髓中药以辛温、甘温为主,多归肝、肾两经。何丽娟等报道,益肾精中药一般多为草部,少有菜部、果部和禽部;四气多为温性、平性,少有热性、凉性;五味一般为甘味、辛味、苦味、酸味、涩味,咸味略有,淡味少有;归经主要为肾、肝两经,少有胆和小肠经。史雪等报道,《中华本草》中大戟科 28 味利水药的药性多偏于寒凉,药味以苦味为多;归经以大肠经为多,主要功效为利水消肿、清热泻火解毒、清热利湿、杀虫、活血等,治疗水肿、臌胀、疮痈肿毒、二便不利、疥癣、跌打损伤为主。史氏等亦报道,《中华本草》豆科利水药物 74 味,主归脾胃经,无毒者占大部分,可入食者多,主要功效为利水消肿、清热解毒、清热利湿、止痛、止咳平喘等,以治疗气虚水肿、疮痈肿毒、淋证、咳喘痰多、脘腹胀痛等。

2. 药性与不良反应规律研究

廖建萍等报道,20 年来 90 种中药的不良反应中,寒凉药有 30 种,温热药有 46 种,平性药有 14 种,其中温热药在致口干、发热、血压升高、肢体麻木、烦躁不安、神志不清方面与寒凉药及平性药存在明显差别,温热药与寒凉药比较,差异有统计学意义($P < 0.05$),与平性药相比差异无统计学意义;寒凉药在致肝损害及寒颤方面与温热药及平性药存在明显差别,而平性药在致皮肤过敏反应方面与温热药及寒凉药存在明显差别,但差异无统计学意义。

3. 性效与成分规律研究

吴立洁等报道,8 种止血药普遍含有比较丰富

的 Zn、Ca、Fe 元素,且微量元素的含量与止血药的性味存在一定的关联。张聪根据紫杉醇植物特性、临床用药范围及毒副作用等特点,将紫杉醇定性为凉而非大寒药物,在临床中不应单纯按患者体表面积计算药量,还应该重视紫杉醇凉性作用对患者机体的影响。

4. 药性与药理作用规律研究

顾浩等报道,《中国药典》(2010 年版)中不同性味的归肺经中药在药理作用上存在明显差异,如"平、甘、肺"能降血糖、抗缺氧、促进免疫;"平、苦、肺"能抗菌、降血压、抗氧化;"温、甘、肺"能镇咳、抗菌;"温、苦、肺"能祛痰、抗炎等。同时,归肺经中药也具有相似的药理特征,例如抗菌、抗炎,与肺易感外邪的特点相一致。任颖龙等报道,不同药性组合的归肾经中药在药理作用上存在明显差异,如"寒、甘、肾"能抗肿瘤、促进免疫、延缓衰老;"寒、苦、肾"能抗菌、降血压;"寒、咸、肾"能促进免疫、镇静等。同时,归肾经中药也具有共同的药理特征,如免疫促进等,与肾为"先天之本"、藏精,主生长、发育的特点相一致。张百霞等报道,归胃经药物相同的四气或五味表现出相似的药理作用,不同的四气或五味的药理作用具有差异性,如"寒、苦、胃"能抗菌、抗肿瘤、促进免疫;"寒、咸、胃"能抗菌、抗氧化、降血压、促进免疫等。同时归胃经中药也具有相似的药理特征,例如"寒、辛、胃"与"热、辛、胃"的抗菌、抗炎、降血压等作用,这与归胃经中药的清热泻火解毒、和胃通降等功效相关。过红玲等报道,归肝经中药在药理作用上存在明显差异,如"寒、苦、肝"能抗肿瘤、抗炎、抗菌;"温、酸、肝"能强心、促进免疫、抗心律失常、降血压等。同时,归肝经中药也具有相同的药理特征,例如"抗炎、抗菌、抗肿瘤、镇痛"等。

5. 药性与生物效应规律研究

黄丽萍等观察寒性药(栀子、黄柏、黄连、苦参、龙胆)和热性药(附子、干姜、肉桂、花椒、高良姜)对

生物效应指标的影响,结果显示,肝 SDH 活性为寒热最为重要的属性(接近 30％),故认为肝 SDH 活性为中药的寒热药性最为重要的生物效应指标,中药寒热药性的判别通路或模式与能量代谢存在着极为密切的关系。姜淼等报道,药物寒热属性是作为药物的特征成分作用于机体的共性靶标而产生的生物效应的高度概括,寒与热具有对立统一的特征规律,共享大部分生物靶标而生物效应呈现相反的方向;这种性能特点可以通过定性定量的矢量药理网络分析来进行区分,并应用现代人工智能技术构建相关模型,达到应用生物效应参数识别药物寒热属性的目的,从而厘清药性混淆品种的寒热属性。王星等报道,TRPV1 离子通道涉及的生物学效应与辛味药性相关功效具有很大相似性,TRPV1 离子通道是辛味药性发挥功效的潜在靶点,辛味药性是由其化学成分本身决定的,其药性在物质基础的不同层次上符合继承性和加和性特征。因此认为 TRPV1 激动剂药效团模型对辛味中药有一定的富集能力,且能够有效辨识辛味中药的药效成分。

6. 药性与药材基源规律研究

刘阿萍等报道,《中国药典》(2010 年版)中 151 种以根及根茎类入药的中药,寒性比率高于对照组[对照组为《中国药典》(2010 年版)所载植物类中药 526 种],凉性比率明显低于对照组($P<0.05$),五味中苦味比率明显高于对照组($P<0.01$),酸味比率明显低于对照组($P<0.05$),归心经、脾经、胆经比率高于对照组,认为根及根茎类中药在药性特点上有其规律性,可能有共同作用的药理基础。洪寅等报道了介类药物相关概念及"性、效、用"特点,认为介类中药可平肝潜阳,软坚散结,镇静安神,滋阴清肝明目,煅用内服"制酸止痛",外用"敛疮生肌"。介类中药的性、效、用的共性最可能与其含有的碳酸钙有关,然其性、效、用之间又存在着一定的差异性,这种差异性值得深入研究。

(撰稿:陈仁寿 鲁晏武 审阅:黄健)

【中药禁忌研究】

1. 应用禁忌研究

林宇栋等报道,应从甘草的性能、功用、炮制、用量、配伍对象并结合所治病证的病性、病位、病邪等方面综合考量其应用。因甘草甘缓壅滞,既能助湿碍邪又滞缓其他药物的作用,故实满、酒家、水湿等属湿邪的患者均忌用,下焦病证应慎用;又因其益气健脾、益肺化痰,故虚满可用,呕家巧用,痰饮多用,但需恰当配伍,方能去性存用。汤明启对古代文献及现代药理文献进行研究,阐述甘草的配伍与禁忌,认为临床应用甘草应严格掌握适应症,控制剂量,不宜长期应用。宋洪伟等报道,使用大黄应分清生熟,辨清病位,用之多寡,酌人虚实,脾胃虚寒、血虚气弱,妇女妊娠期、月经期、哺乳期均慎用大黄,且须与谷气相远,忌冷水,恶干漆。

2. 配伍禁忌理论研究

关于"十八反"药物配伍同用以文献综述类报道为多。位亚丽等整理了建国以来发表的相关论文,发现同用现象普遍存在。高源等报道附子和瓜蒌临床经常同用。刘佳等报道甘草大戟临床同用普遍存在,但安全性和疗效尚不明确。

3. 配伍禁忌药理、化学研究

关于"十八反"药物配伍后的药理作用与药物成分含量改变均有报道。丁爱华等报道,海藻能促进离体回肠和小肠运动,当与甘草合用后其生物效应受到明显抑制。甘草可能通过对肠管运动的抑制,产生了抑制海藻"润下"、"利水"的功效。许瑞等通过比较京大戟与甘草同用前后对正常小鼠的利尿及泻下作用,发现甘草水煎液可明显抑制京大戟的利尿作用,甘草的甘缓之性减缓了京大戟的泻水逐饮之药势,这可能是京大戟与甘草配伍禁忌的机制之一。张凌等观察了草乌与瓜蒌按照 13 个不同比例配伍后,其苯甲酰新乌头碱、苯甲酰乌头原碱、苯甲酰次乌头原碱、中乌头碱、乌头碱、次乌头碱等成分含量的变化。结果两者配伍后双酯型生物碱类成分的含量增加,导致毒性增大。

4. 中西药配伍禁忌研究

罗红报道,合理的中西药联用可提高疗效,减轻副反应;而不合理的配伍则会增强已知的或产生新的不良反应。联用中西药时应特别考虑配伍问题,尽量避免使用作用不明的配伍禁忌,并加强临床观察和监测。于淑艳等随机抽取医院 2008~2012 年中西药联用处方 2 000 张,发现中西药不合理联用处方 496 张,占 24.8%。主要为重复用药及同类药物并存,其次为理化禁忌性药物联用,同时存在着药理拮抗性的联用和诱发药源性疾病的联用。林衍生等报道,中西药的不合理配伍,降低药物的疗效,增加毒副作用,导致药源性疾病发生。李萍对中西药不合理配伍的相关现象进行分析,发现中西药不合理配伍不仅会对治疗效果产生影响,还可能增加药物的毒副作用,降低药物应有的药理作用。张玉婷等认为,中西药联合应用是临床的一大特色,中药治标治本,结合西药疗效,合理配伍可减小西药的毒副作用,两者联合扬长补短,缩短疗程,尤其对疑难杂症,可取得意想不到的疗效。张秋莲也对门诊开出的 9 582 张中西药配伍处方进行分析,结果发现,中西药不合理配伍现象与相关医疗部门重视药物配伍技能培训的程度、投入资金的多少、患者自身因素和相关医疗人员职业素养等相关。

（撰稿：陈仁寿　鲁晏武　审阅：黄健）

［附］参考文献

B

白甫,吕娟,马颖.浅析芳香药药效[J].陕西中医,2014,35(2)：231

C

才红杰.中药炮制对药物性能功效及理化性质影响探析[J].亚太传统医药,2014,10(1)：50

陈汉裕,陈凤丽.人参的寒温属性探讨[J].光明中医,2014,29(4)：850

陈志颜,陈于翠.土茯苓临床应用及作用机理研究现状[J].亚太传统医药,2014,10(1)：42

程健,狄留庆,姚映芷,等.中药归经理论的文献与实验研究方法探讨[J].中成药,2014,36(10)：2176

D

丁爱华,华永庆,洪敏,等.海藻与甘草反药组合对大鼠离体回肠收缩及小鼠小肠推进功能的影响[J].中华中医药杂志,2014,29(1)：87

段永红.致肾损害中药品种文献分析[J].海峡药学,2014,26(4)：138

F

傅睿.中药药性理论辛味功效及物质基础研究思路初探[J].亚太传统医药,2014,10(9)：55

G

高攀峰.中药炮制与中医临床疗效的关系分析[J].中医临床研究,2014,6(3)：30

高源,费宇彤,钟赣生,等.十八反中附子-瓜蒌反药组合临床同用随机对照研究中文献特征分析[J].中国实验方剂学杂志,2014,20(11)：218

顾浩,张燕玲,王耘,等.基于药性组合的归肺经药理作用特征研究[J].中国中药杂志,2014,39(13)：2400

过红玲,顾浩,王耘,等.基于药性组合归肝经中药药理作用特征研究[J].中国中药杂志,2014,39(13)：2409

H

韩涛,章健.寒热药性刍议[J].光明中医,2014,

29(6)：1127

何丽娟,宋囡,孙月娇,等.古今本草典籍中"益肾精"中药之药性规律研究[J].北京中医药大学学报,2014,37(5)：297

何先元,喻录容,冯婧,等.中国药典 2010 年版一部收载中药的药性特点研究[J].中国现代应用药学,2014,31(2)：164

洪寅,彭倩倩,廖广辉.介类中药相关概念及"性/效/用"探讨[J].辽宁中医杂志,2014,41(8)：1651

胡亚楠,任颖龙,曹佳,等.基于药理作用的组分中药药性预测研究[J].中国中药杂志,2014,39(13)：2382

黄丽萍,朱明峰,余日跃,等.基于生物效应的中药寒热药性判别模式研究[J].中国中药杂志,2014,39(17)：3353

黄志辉,吴康郁,张建环,等.常用补虚药的归经分析[J].云南中医中药杂志,2014,35(7)：89

黄志辉,郑伟雄,邱月恒,等.《药性赋》与《中国药典》2010 版药性对比分析[J].亚太传统医药,2014,10(14)：36

J

姜森,吕爱平.基于药物生物效应的中药寒热属性分类研究策略[J].中国中药杂志,2014,39(11)：2149

焦云涛,高菁,任彬,等.中草药肝毒性、肾毒性及对策[J].世界中医药,2014,9(1)：124

L

李敏,黄玉惠,谢小婵,等.寒性中药对机体状态影响的实验研究[J].陕西中医学院学报,2014,37(4)：72

李萍.中西药不合理配伍探析[J].亚太传统医药,2014,10(8)：131

梁政亭,张星平,刘新,等.药物归经理论的传统认识与现代研究的分析与思考[J].中医药导报,2014,20(2)：1

廖建萍,欧阳荣,刘红宇,等.90 种中药不良反应与其药性相互关系研究[J].中医药导报,2014,20(11)：16

林衍生,姚添兴.中西药不合理配伍分析[J].海峡药学,2014,26(5)：92

林宇栋,方瑜,杨柏灿.甘草病证禁忌辨析[J].中华中医药杂志,2014,29(8)：2521

刘阿萍,赵茂.根及根茎类中药药性浅析[J].陕西中医,2014,35(1)：94

刘佳,费宇彤,钟赣生,等.十八反中甘草大戟反药组合

临床同用文献的文献特征分析[J].中华中医药杂志,2014,29(5)：1691

刘景亮,裴丽,李杨,等.基于数据挖掘的利水功效中药药性与有效成分关联规律研究[J].中国中医药图书情报杂志,2014,38(5)：9

刘欣,胡燕,崔一然,等.辛热药药性表达与钙调蛋白之间关系的实验研究[J].中国中药杂志,2014,39(5)：873

罗红.临床中西药配伍禁忌浅析[J].四川中医,2014,32(9)：35

吕岫华,刘伟,王明连等.中药药对配伍对其促癌物活性的影响[J].中华中医药杂志,2014,29(12)：3992

M

孟永海,王秋红,杨炳友,等.基于大鼠应激性胃溃疡寒症模型的吴茱萸各性味组分的药性研究[J].中国中药杂志,2014,39(3)：498

R

任颖龙,顾浩,王耘,等.基于药性组合的归肾经中药药理作用特征研究[J].中国中药杂志,2014,39(13)：2413

S

时彦申.中药炮制对药物功效的影响[J].内蒙古中医药,2014,33(14)：56

史磊,曹思思.基于利水功效组群药物的中药药性规律研究[J].中国中医药图书情报杂志,2014,38(4)：10

史雪,董利利,郭瑞华.豆科利水药物药性规律研究[J].山东中医药大学学报,2014,38(1)：14

史雪,郭瑞华.《中华本草》收载具有利水功效的大戟科药物的药性规律探析[J].长春中医药大学学报,2014,30(2)：358

宋洪伟,孙作乾.小议大黄临床用药宜忌[J].辽宁中医杂志,2014,41(4)：655

孙建丽.辛味方剂配伍之我见[J].中国中医药现代远程教育,2014,12(18)：103

孙月娇,何丽娟,任艳玲.本草文献中益髓中药性能规律初探[J].中医杂志,2014,55(1)：8

T

汤明启.试述甘草的合理配伍与应用禁忌[J].实用中医

药杂志,2014,30(4):344

W

王冬.浅谈中药性味与阴阳平衡[J].中国中医药现代远程教育,2014,12(6):98

王瑾,王强,李鹏,等.中药燥性理论溯源及研究思路探讨[J].中国中药杂志,2014,39(2):346

王淑杰,高魁林.白花蛇舌草的临床应用体会[J].北方药学,2014,11(9):63

王星,张燕玲,王耘,等.TRPV1离子通道与中药辛味药性的关系研究[J].中国中药杂志,2014,39(13):2422

位亚丽,王志国.十八反、十九畏文献研究[J].世界中医药,2014,9(2):224

吴立洁,杨瑶珺,张子龙,等.8种止血类中药无机元素的含量特征与性味功效的关系[J].中华中医药学刊,2014,32(10):2314

勿日汗,年莉.昆布在方剂中的配伍应用研究[J].江西中医药,2014,45(8):27

X

夏瑜桢,金素安,何世民,等.动静、刚柔药性在中药"四维"配伍中的应用[J].甘肃中医学院学报,2014,31(3):26

徐宇琨.浅探药物归经理论及其应用[J].中医临床研究,2014,6(10):3

许瑞,陶伟伟,段金廒,等.基于对小鼠利尿与泻下作用探讨京大戟与甘草配伍禁忌的理论依据[J].中草药,2014,45(14):2056

Y

杨友发.浅论中药气味时空观及组方思路[J].中医药临床杂志,2014,26(7):739

杨子东,孙响波,于妮娜,等.砒霜的临床应用述要[J].山东中医杂志,2014,33(8):707

于妮娜,孙响波,潘月丽.桔梗临床应用探源[J].辽宁中医药大学学报,2014,16(3):161

于淑艳,苏维彪,翟坤光.中西药不合理联用处方分析[J].长春中医药大学学报,2014,30(4):654

袁军芬.三七的临床应用[J].中国民间疗法,2014,22(5):21

Z

张百霞,顾浩,过红玲,等.基于药性组合的归胃经中药的药理作用特征研究[J].中国中药杂志,2014,39(13):2404

张聪.紫杉醇药性[J].实用中医内科杂志,2014,28(3):55

张广平,叶祖光.有毒中药的"毒性"与毒性分级[J].世界中医药,2014,9(2):175

张广平,朱晓光,杨海润,等.药性理论指导的附子配伍减毒试验研究[J].世界中医药,2014,9(2):129

张凌,柳芳林,刘长安,等.HPLC测定草乌与瓜蒌配伍前后6种毒性成分量的变化[J].中草药,2014,45(6):786

张淼,秦昆明,郑礼娟,等.白术-白芍药对不同配比的中医应用数据分析[J].中国实验方剂学杂志,2014,20(18):216

张沁园.浅议发生学方法在中药四性理论研究中的作用[J].中国中医药现代远程教育,2014,12(6):4

张秋莲.中西药配伍不合理处方分析[J].亚太传统医药,2014,10(12):124

张艳,滕佳林.有毒中药应用沿革[J].山东中医药大学学报,2014,38(5):426

张玉婷,许涛.中西药联合的合理性和配伍禁忌[J].中医临床研究,2014,6(8):52

赵大华.浅析升降气机药物的配伍应用[J].内蒙古中医药,2014,33(26):97

赵惠琴,王中琳.论酸味药之敛与散[J].中医药信息,2014,31(4):32

赵艺,尹学华,李敬孝.《金匮要略》中麻黄类药对配伍规律浅析[J].中医药信息,2014,31(4):34

藏埔,武晓琳,部玉钢,等.不同产地细辛有效成分与毒性成分的比较研究[J].中国现代应用药学,2014,31(4):416

仲宗亮,张盼盼,金国泰,等.生大黄、清半夏、常山的药性实验研究[J].山东中医杂志,2014,33(9):760

朱葛馨,周强,仝小林.黄连临床应用举要[J].中医杂志,2014,55(22):1969

学术进展

二、临床各科

（一）名 医 经 验

【王玉川】

王玉川，国医大师，著名中医学家和中医教育家，北京中医药大学终身教授，享受国务院特殊津贴。中华中医药学会终身理事，国务院学位委员会学科评议医学组成员，国家科学技术委员会中医专家组成员，卫生部科学委员会委员，中医药名词审定委员会委员。2009年获中华中医药学会终身成就奖。从事中医教学、临床、科研70余年，对阴阳学说的演变、气血循环理论、五行学说、运气学说、河图洛书等的研究，均作出了突出成就和贡献。主要著作《内经讲义》《黄帝内经素问校注》《运气探秘》《中国针灸学图解辞典》《中医养生学》。

郭霞珍总结了王氏学术思想：① 承古而不泥于古，立足于创新。② 创新而不废古，继承中求发展。③ 坚持理论研究，注重临床实践。④ 教育至上，治学严谨。

1.《黄帝内经》研究

在中医理论体系的研究中，王氏对"辨证论治是最具中医特色"的观点提出质疑，认为多年来众多学者视辨证论治为中医特色的重要标志的提法不合适。理由：① 辨证论治的统治地位是在牺牲了"同方异治"的宝贵经验、扼杀了寻找广谱有效方药的热情之后才取得的。② 辨证论治的辉煌成就使人们的思维陷入永恒不变的公式之中，从而在坚持突出中医特色口号下，中医的理论教育和临床以

及科研工作，也只能在辨证论治的圈子里打转，与创新的客观要求越来越远，那种认为辨证论治可解决一切，遇到问题只要遵照这个体系去做就都会迎刃而解，而解决不了只能怨自己没有掌握好的思想是一种现代迷信。

在五行学说的研究中，王氏首先对经学五行与医学五行进行甄别，并给中医学的五脏五行说以高度的评价，认为五脏五行说引入中医学后，无论从内容还是形式上都发生了巨大的变化，不再艰涩难懂，实用价值亦较高。

在"五行数"的研究中，王氏指出，"五行数"用来描述标记万物元素论中五色、五味、五畜、五谷等，与五脏的五行配属关系，未必跟实际相符。然其力图以"五行数"的方法来揭示包括人体在内的世界万物的统一性、规律性的思想是难能可贵的，对于中医学理论建设具有重大的意义和深远的影响。

在体质学说的研究中，王氏高度评价《内经》"阴阳二十五人"的体质学说在医学科学上的重大意义。他认为由于历史的局限，阴阳二十五人体质类型学说的某些具体内容，虽然还有不够准确、不够完备的地方，需要进一步改进，但迄今为止，在中外医学史上的一切体质类型学说都没有能够达到像阴阳二十五人体质学说那样细致全面的水平。

在对《内经》"三阴三阳"理论研究中，王氏认为中医古籍里的阴阳学说，在应用方面存在着对象和方法上的差异，且由于古代医家的学术流派不同，在具体表述上也呈现出极为复杂的状况，尤其是在

阴阳与五行学说相互结合之后，这种情况更为明显。比如五脏的阴阳属性，《内经》各个篇章里说法就不尽相同。

在《内经》研究中，王氏考证"新校正"非林亿校注，指出北宋孙兆对《素问》的新校正"篇题中有无'论'字的解说"、"《六节藏象论》的嬴赢之辨"、"《大奇论》脚胕之辨"、"《玉机真藏论》息呼之辨"、"平旦与日出之辨"五处明显的误校。王氏还考证了《六节藏象论》中的"九九制会"与"黄钟"的关系。认为"九九制会"是生物的生理活动节律与时令节气相关的专门术语，从实测天象得来，是对造历法则的概括；"黄钟"指万物之生，皆由九数产生。研究历法数据对《内经》成书年代、五运六气学说史的考证有帮助；历数来源于黄钟的说法与《灵枢》中《九针论》的九数不同，二者有着原则的区别，不可混为一谈。

2. 方证理论研究

王氏认为方证的关系，除了"方证相对"外，存在着"同证异方"、"同方异证"的现象，三者相反相成，是构成辨证论治学说体系不可偏废的组成部分。"有是证用是方"的"方证相对"，对于《伤寒论》的阐释和方剂组成的理论剖析及其临床应用起过积极的作用，但绝不是《伤寒论》的真正精髓。

王氏提出"有是证用是方"的原则是不对的，虽其方证对应关系都可以得到解释，但这些解释无一不是建立在"以方测证"，即根据方药性味功能推测出病理状态这一方法的基础之上，在方药功能固定的前提下，以方测证的结果当然百分之百符合方证相对的原则。然而，现代研究告诉我们，任何一味中药都含有多种有效成分，而它们的药理作用也往往是多方面的，在机体不同状态下就会呈现不同的功能，单味药如此，复方则更为复杂。

而"用同一个方剂治疗各不相同的多种病症"，其考证了同方异治说的渊源，最早出现在明末崇祯庚辰年程衍道《重刻外台秘要方·自序》中。以五苓散、肾气丸等方的主治病症为例，分析对比了《医宗金鉴》《医方集解》《千金要方》和仲景原书的治证，指出"有是证用是方"思想的局限性。

3. 养生研究

王氏主编的《中医养生学》作为高等医药院校试用教材（供中医养生康复专业用），1992年由上海科学技术出版社出版。其在辨析养生与养生学内涵的基础上，大体勾勒了中医养生学的主体框架。

李俊德报道了王氏的养生经验：清净、淡泊、俭朴、修德。陈思总结了王氏调神养生经验。① 清静养神：少私寡欲、养心敛思，要明确私欲之害，正确对待个人利害得失，专心致志，排除杂念，驱逐烦恼。② 立志养德：立志要高远，有理想，有目标，有追求，充满自信，量力而行。③ 道德修养：道德高尚，光明磊落，有利于神志安定，气血调和。④ 开朗乐观：性格开朗，胸怀豁达，宽以待人，大度处事，情绪乐观，知足常乐。⑤ 保持心理平衡：既要有积极的进取心和高度的责任感，敢于竞争，善于竞争，坚忍弘毅，从容不迫，又要能自我调节，平衡通达，不骄不馁，不嫉不妒，不为一时一事的得失利害而烦恼，更多的是风物长宜，沧海为怀。

（撰稿：叶明花　审阅：朱邦贤）

【吴咸中】

吴咸中，满族，天津医科大学主任医师、教授、博士生导师。国医大师，中国工程院院士，全国老中医药专家学术经验继承工作指导老师，中华中医药学会终身理事，享受国务院政府特殊津贴。现任天津市中西医结合研究院院长，天津市中西医结合急腹症研究所所长，天津市南开医院名誉院长，中国中西医结合学会名誉会长等职；曾任天津医学院院长和名誉院长，天津市南开医院院长，天津市科协副主席和名誉主席，中华医学会副会长，中国中西医结合学会会长等职。曾获国家科技进步奖二等奖、天津市科技进步奖一等奖、天津市科技重大成就奖等。

吴氏是中国第一代西学中的优秀代表,中西医结合事业的卓越开拓者及中西医结合治疗急腹症的主要奠基人。其创立并不断完善了中西医结合治疗急腹症的完整体系,在中西医结合治疗腹部疑难急性疾病方面取得重大突破,首倡"抓法求理"的中西医结合理论研究方法,推动了临床研究、基础研究和药学研究的有机结合,使中西医结合不断向高层次发展。

1. 学术理论创新

(1)确立中西医结合治疗急腹症的诊断原则 王兴民总结了吴氏中西医结合治疗急腹症的诊断原则。① 规定诊断程序:第一,作出急腹症的类别诊断;第二,视病情选用一些特殊检查如CT、内镜、生化检查等;第三,对于非手术疗法的病例,进行密切的动态观察。② 充分应用中医的诊法:望诊、舌诊、脉诊。③ 明确辨证与分型分期:常用辨证方法有八纲辨证、病因辨证、脏腑辨证及六经辨证等。急腹症的分型,是对同一类急腹症的横向区分,既有"同病异治"的情况,也有"异病同治"的情况。急腹症的分期,是同一病人在疾病不同发展阶段的纵向区分,一般分为初期、中期、后期三个阶段。

(2)确立中西医结合治疗急腹症的治疗原则 王氏总结了吴氏中西医结合治疗急腹症的治疗原则。① 基本治疗原则。第一类:病情较轻,整体情况好,首选中西医结合非手术治疗。如急性单纯性及轻型化脓性阑尾炎、阑尾周围脓肿;第二类:病理损害较重、病情变化较快,但整体状况尚好,可在严密观察及做好手术准备的条件下试用非手术疗法。如局限性阑尾炎性腹膜炎、并发症的胆道蛔虫症;第三类:凡病变严重、病情复杂及整体情况不佳者,应及时采用手术或其他介入治疗。② 中

医疗法及药物应用。中药疗法:凡适应非手术治疗的急腹症患者,在准确辨证与分型分期的基础上,针对性地选方用药。针刺疗法:可单独应用,或与其他疗法配合使用。③ 西医疗法及药物应用。主要包括液体疗法、胃肠减压、抗生素应用、激素及其他药物的应用等。④ 注意动态观察。对急腹症采用非手术疗法者,治疗过程中严密观察病情变化是十分重要的环节,要注意自觉症状、体检变化、化验检查、X线、B超及生理记录仪等特殊检查情况。

(3)确立急腹症治疗常用"八法" 王氏总结了吴氏确立急腹症治疗常用"八法"的经验。① 通里攻下法。分为寒下、温下、峻下逐水、润下四法。寒下法适用于各炎性急腹症、大多数急性肠梗阻等出现里实热证者,大承气汤为代表方。温下法常用于寒实证的早期机械性肠梗阻及某些动力性肠梗阻等,三物备急丸和大黄附子细辛汤为代表方。峻下逐水法适用于肠腔积液较多的机械性肠梗阻、麻痹性肠梗阻及重型胰腺炎等表现为水饮内停的实证,大陷胸汤为代表方。润下法适用于年老体弱、久病伤阴的慢性便秘或部分性肠梗阻等,麻子仁丸为代表方。② 清热解毒法。分清热解毒、清热泻火、清营凉血及清热燥湿四类。适用于各种炎性急腹症、腹腔脓肿及有实热表现的上消化道出血等。③ 理气开郁法。适用于急腹症之气机失常者。对于胆绞痛、早期胆道感染及轻型胰腺炎,以小柴胡汤、柴胡疏肝散、芍药甘草汤为代表方;对于气滞见症的胃肠道疾患,以金铃子散为代表方;脘腹胀满者,以小承气汤为代表方;急腹症出现恶心、呕吐、呃逆等气逆者,以旋覆代赭石汤为代表方。④ 活血化瘀法。在炎性急腹症中,常在清热解毒或理气开郁方中酌加活血化瘀药,代表方有阑尾化瘀汤、阑尾清化汤等。⑤ 清热利湿与渗湿利水法。胆结石及胆道感染引起黄疸属湿热证者,以茵陈蒿汤为代表方。⑥ 温中散寒法。适用于有里寒证表现的急腹症或在恢复期出现脾胃虚寒见症的患者,以吴

茱萸汤为代表方。⑦ 健脾和胃法。常用于急腹症恢复期脾失健运或脾胃不和者。脾失健运者,以理中丸为代表方;脾胃不和者,以保和丸为代表方。⑧ 补气养血法。常用于急腹症后期气血亏虚者。气虚者,以四君子汤为代表方;血虚者,以四物汤为代表方;阳虚者,以桂附理中丸为代表方;阴虚者,以养胃汤为代表方。

(4) 首倡"抓法求理"的中医理论研究思路 王氏总结了吴氏首倡"抓法求理"的中医理论研究思路。① "抓法求理"研究思路的确立。在 20 世纪 60 年代,吴氏就设想以代表"法"的方剂或药组为主要研究对象,可能是探讨中医理、法、方、药的一个突破口。其主要过程是:经过临床筛选,确定能够代表"法"的方剂或药物进行实验研究,以确定方剂中起主要作用的药物及药物的不同部位或不同成分,再在临床实践中进行验证。② "抓法求理"研究思路的实践。表明作为中西医结合治疗急腹症广泛应用的通里攻下法的代表方剂大承气汤,不仅能对肠管运动进行调节,还能增加腹腔内脏血流,改善局部血供,减少渗出和氧自由基产生,并有一定的抗菌、降解内毒素、抑制内毒素诱生细胞因子等作用,保护肝、肺、肾等器官,有明显的免疫调节作用。③ "抓法求理"科研思路在通里攻下法研究中的应用。吴氏主持的国家课题"通里攻下法在腹部外科中的应用与基础研究",作为"抓法求理"科研思路的典型代表,围绕通里攻下中药对肠屏障的保护展开深入研究,获得国家科技进步二等奖。④ "抓法求理"的科研思路的推动作用。以"法"为研究对象,上可求"理",下可求"方",有力推动了临床研究、药学研究和基础研究的深入发展。

2. 对于重型急腹症的临床探索

(1) 重型急性胰腺炎(SAP) 王氏总结吴氏主持的对重型急性胰腺炎长期攻关研究的成果。从 1993~1998 年,吴氏采用前瞻性研究法,对 SAP病人进行辨证分期论治。按 SAP病变规律,分为初期重用通里攻下法,消除腹胀,保持大便通畅,代表方为大承气汤或清胰陷胸汤;进展期以清热解毒、活血化瘀为主,辅以通里攻下,代表方为清胰汤或清胰承气汤;恢复期,病人多邪去正虚,视具体情况,或补气养血,或健脾和胃。崔乃强等报道吴氏科研团队 1993 年 3 月至 1996 年 8 月,在天津市南开医院和天津医科大学总医院重症监护条件下,观察了 145 例 SAP 患者,早期使用通里攻下、活血化瘀法的治疗。结果,初期死亡 9 例(6.2%),进展期死亡 15 例(10.3%),病死率显著下降,与国内同期治疗效果比较,疗效显著。吴氏 2008 年报告的 155例 SAP(2000~2007 年)的中西医结合治疗病死率已降低至 11.6%,为全国先进水平。

(2) 急性重症胆管炎(ACST) 吴氏采用经内镜鼻胆管引流术(ENBD)加服中药治疗 ACST,根据发病过程,制定分期治疗方案。在完成 ENBD初期,病人仍有阳明证或少阳阳明合病,选用大承气汤冲剂治疗,2 次/d,每次 2 袋,冲服。待大便畅通、腹胀消退、肠鸣活跃后即转入缓解期,以内服活血清解冲剂为主。3~7 d 后转入恢复期,根据引发急性重症胆管炎的病因进行治疗。其机理为ACST 具有胆源性和肠源性败血症特征,采用中药与内镜联合治疗,具有同时控制胆源及肠源性感染的双重作用。胡家石等报道了吴氏科研团队采用经内镜鼻胆管引流术加内服中药清解灵治疗急性重型胆管炎的经验。患者入院后立即经内镜安放鼻胆管进行引流,同时给予中药清解灵内服。清解灵对肠源性内毒素具有双重作用:一是对肠道内毒素具有直接的消解作用,减少其转运与吸收;二是通过提高网状内皮系统吞噬功能来加强该系统对内毒素的吞噬、消化能力,以清除逃逸到肝、脾、肺等脏器的内毒素。

(3) 重症腹内感染所致多脏器功能不全综合征(MODS) 王氏总结了吴氏治疗重症腹内感染所致 MODS 的经验,在主持"通里攻下法在腹部外科中的应用与基础研究"项目中,自 1993~1996

年,对 MODS 诊断标准的 295 例腹内感染患者以通里攻下法为主要治则的中西医结合治疗,获得较满意的疗效,且优于国外同期的报道。吴氏组织了天津市 4 个大型医院就外科、内科、创伤和烧伤引起的 MODS 的防治进行了历时 5 年的协作攻关,研究 MODS 状态下的神经-内分泌-免疫功能变化,进一步认识了 MODS 的发病机制,再次证实以大承气汤为代表方剂的通里攻下法可显著改善 SIRS(全身炎症反应综合征)和 MODS 患者的病情,减少功能障碍器官数量,明显降低病死率。该研究成果,获得 2006 年度天津市科技进步一等奖。

（撰稿：叶明花　审阅：朱邦贤）

【唐由之】

唐由之,又名唐昆吾,中医、中西医结合眼科专家,中国中医科学院教授,博士生导师,国医大师,享受首批国务院政府特殊津贴。任世界中医药学会联合会眼科专业委员会主任委员,欧洲眼科与中医学会名誉主席,中国医学基金会常务理事,第一届全国新药评审委员会副主任委员,中国中西医结合学会副会长,中华眼科学会常务理事,中国中医眼科学会主任委员,中国中西医结合学会眼科专业委员会主任委员,香港理工大学眼科视光学院名誉教授等职。从医 70 余年,致力于中医、中西医结合眼科的临床诊治、科学研究和教学。临床尤精于白内障、青光眼、视神经萎缩、糖尿病视网膜病变、视网膜中央静脉阻塞、老年黄斑变性及视网膜色素变性等疑难眼病的诊疗。

1. 学术理论创新

邱礼新等将唐氏的中医眼科学术思想总结为十个方面:一是创新的白内障诊疗研究;二是创新的中医抗青光眼手术;三是对中医眼科望诊的发展;四是眼局部辨证与整体观念相结合;五是中医眼底病的辨证论治新思路;六是治外障祛邪不忘固本;七是证候错杂,谨守病机;八是眼科血症,衷中参西;九是升阳益气,善用黄芪;十是明目退翳,内外兼修。

唐氏对中医四诊有其独特的见解,认为四诊固然重要,但不可平均用力,对于中医眼科,首推望诊。主张充分利用现代医疗仪器,扩大望诊范围,使眼底病变可见,变局部为整体、平面为立体、静态为动态、大体的图像为微观显示,促使望诊更精微、更直观,在此基础上更精确的识病辨证,使立法处方更贴切。提出了"宏观辨证与微观辨证"相结合的论点,使诊断和疗效评定更客观化、数字化和可重复性,促进了中医眼科现代化进程。经多年的探索,其认为属于内障范畴的视神经、视网膜、黄斑、脉络膜等眼底疾病不独为肾所主,而与五脏六腑均有联系,眼底变化也是脏腑功能失调的反映,主张在临床上运用荧光素血管造影术、光学相干断层扫描、海德堡视网膜断层扫描等现代检查手段观察眼底的出血、水肿、渗出等常见病理改变的基础上进行辨证施治,形成了眼底病症的辨证方法。

唐氏对眼底疑难杂症从气血论治,设立从气论治、从血论治、气血双治、痰瘀同治等治法,提出眼底病辨证以气血理论为依据,辨证与辨病相结合的中西医结合诊治模式。如老年黄斑变性,从气血关系入手,既重视凉血止血、活血养血,又不忘补气行气,收效甚好。眼外障早期常见的目赤,多因火邪侵袭所致,兼挟风邪,病变后期,可出现阴分不足,也有损气害血者。常用治法有养阴清热、凉血和络、升阳益气清热等,临床应用,可数法合参。

在运用退翳法方面。唐氏认为在治疗外障眼病(如聚星障、花翳白陷、湿翳等)时,退翳药要早用,分清层次有所选择,视病情的进退有所侧重,以防黑睛翳障发展过速、遗留瘢痕。

2. 临床诊疗成就

王珍等总结了唐氏运用制首乌及黄精的经验,视眼部的不同表现灵活配伍。詹文捷等总结了唐氏治疗眼底疾病用药经验：① 补虚善用子类药物。② 补气重视生黄芪和炙黄芪联用。③ 养血以制首乌和黄精联用。④ 内障眼病运用谷精草配木贼草。⑤ 阳亢病人以灵磁石配石决明。

（1）单疱病毒性角膜炎　唐氏以《秘传眼科龙木论》中的秦皮汤（秦皮、秦艽、细辛、防风、甘草组成）为基础加减化裁、变换剂型制成双秦滴眼液（病毒Ⅰ号滴眼液），并从 1980 年起对该复方进行了实验研究，经细胞培养与动物实验证实，该复方具有与碘苷相同的抗Ⅰ型单纯疱疹病毒作用；体外细胞培养实验发现其抗病毒作用与 0.1% 阿昔洛韦滴眼液相似。由广安门医院眼科与药剂科联合申报的"病毒Ⅰ号滴眼液治疗单疱病毒性角膜炎的临床及实验研究"获 1991 年度国家中医药管理局科技进步二等奖。在保留原方基础上，梁丽娜等对双秦滴眼液以亲水性高分子聚合物（纤维素类、透明质酸及壳聚糖类等）为基质，改良成滴眼新剂型-双秦眼用凝胶，能延长其在角膜的滞留时间，维持稳定的释药速度。

（2）白内障　唐氏首次提出将睫状体平坦部作为内眼手术的切口部位，改变了长期以来眼科界将此部位作为内眼手术"禁区"的局面，比国外开展睫状体平坦部切口施行玻璃体切割术早了 16 年，已为国内外眼科界广泛应用。将传统的"白内障针拨术"改良为"白内障针拨套出术"、"白内障针拨吸出术"，曾在 20 世纪 60 至 80 年代被广泛应用，其主持的"中西医结合白内障针拨套出术研究"获 1985 年度国家科技进步二等奖。在白内障诊断方面，唐氏主持了旋转式晶状体断层图像分析系统的研究，利用窄裂隙光源照射晶体，形成光学切面，通过数码摄像将动态切面图像传给计算机，选择图像进行光散射强弱分析即计算机灰度分析，对晶体的混浊程度进行定量分析，为白内障提供了客观、定量、可重复检查的诊断方法和检测仪器，对防盲治盲工作有着重要意义。

（3）青光眼　周尚昆等介绍了唐氏中西医结合治疗青光眼经验。眼压偏高者，以清肝火利水明目法，选用石决明、珍珠母、猪苓、茯苓、泽泻、车前子、丹参等，配合西医降眼压药物或手术进行治疗。难治性青光眼，如新生血管性、无晶状体性、人工晶体性青光眼，经多次小梁滤过术后眼压仍不能控制者，施以睫状体平坦部滤过术，即以睫状体平坦部为手术切口，另建眼孔，疏导房水，以达到恢复正常眼压的目的，将房水从后房引流，经葡萄膜脉络膜通道引流到眼外。其主持的"睫状体平坦部滤过术房水引流途径的研究"通过观察兔睫状体平坦部滤过术后荧光分布及动态变化，证明了该引流途径的科学性。

（4）糖尿病性视网膜病变　钟舒阳等介绍了唐氏诊治糖尿病性视网膜病变经验。主张分早、中、晚三期治疗，早期为出血期，以清热凉血止血为主；中期多为瘀血，治当加大活血化瘀之力；后期正气多虚，在活血化瘀基础上酌加扶正益气之药。方以生蒲黄汤合二至丸加减（生蒲黄、姜黄、旱莲草、女贞子、丹参、枸杞子等）。

（5）老年性黄斑变性　周尚昆等介绍了唐氏治疗湿性老年黄斑变性经验。眼底以新鲜出血为主要表现的早期患者，采用凉血止血法为主配合少量滋阴药物，选用焦栀子、黄芩、生地黄、丹皮、蒲黄、姜黄等。若出血已稳定，眼底陈旧性出血渗出伴见，则过渡到活血化瘀阶段，加丹参、川芎行气活血药，车前子、泽泻等利水渗湿药；病至晚期，瘢痕、机化物生成则重用化痰散结药半夏、浙贝母、昆布、海藻等。周至安等总结了唐氏治疗老年性黄斑病变经验方，主要分 3 个证型对黄斑病进行辨治，重视气血的调和与精血的滋养，以及化痰散瘀明目。

（6）视网膜病变　周尚昆等介绍了唐氏治疗中心性浆液性脉络膜视网膜病变和治疗中心性渗出性脉络膜视网膜病变的经验。前者，眼底常以黄斑部盘状水肿脱离为主要表现，辨证为脾虚水泛、风邪侵袭，治以健脾利水，疏风清热；眼底渗出水肿已消，辨证为肝肾亏虚、气血不足，治以补肝肾明目为主,适当选用活血利水药。后者,初发期选用侧柏叶、生地黄、牡丹皮、白茅根、蒲黄炭等;瘀血期选用桃仁、红花、赤芍药、丹参、当归、川芎等;瘢痕期选用补气养血或滋补肝肾明目的中药,如枸杞子、女贞子、菟丝子、楮实子、茺蔚子等。

(7)视神经萎缩 周尚昆等介绍了唐氏治疗视神经萎缩经验。视神经萎缩属于内障眼病,治疗上应以补肾明目为主要原则,选用枸杞子、菟丝子、覆盆子、楮实子等药物治疗。辨证上根据阴阳理论,对于全身无明显症状的患者,从阴论治,以六味地黄丸为主方加减;而对于伴有面色苍白、畏寒肢冷、舌淡等阳虚表现的患者,则从阳论治,选用巴戟天、肉苁蓉、附子、肉桂等。要根据不同病因,在补肾明目的基础上灵活选用清热、凉血、滋阴、温阳、补血、活血、利水、明目等方法。同时以补气通络法,贯穿治疗全过程,补气用黄芪,通络选用丹参、怀牛膝、丝瓜络、橘络等。

(撰稿:叶明花 审阅:朱邦贤)

[附] 参考文献

C

陈思.国医大师:王玉川谈调神养生[J].健康生活,2011,(12):33

崔乃强,傅强,邱奇,等.通里攻下法对 SIRS/MODS 的治疗价值——多中心临床分析[J].中国中西医结合外科杂志,2007,13(1):3

崔乃强,齐清会,孔棣,等.重型急性胰腺炎的中西医结合治疗——附 145 例报告[J].中西医结合外科杂志,1999,5(3):129

崔乃强,田在善.吴咸中院士与中西医结合外科[J].中国中西医结合外科杂志,2007,13(4):323

崔乃强,赵琪,葛智慧,等.通里攻下法治疗急腹症所致 MODS 的疗效观察[J].中国中西医结合外科杂志,1996,2(5):315

G

高培质,王克,李和平,等.病毒Ⅰ号滴眼液治疗单纯疱疹性角膜炎研究[J].中国中医眼科杂志,1992,2(3):142

郭霞珍.国医大师王玉川教授学术思想探讨[J].北京中医药大学学报,2011,34(3):170

H

胡家石,吴咸中,鲁焕章.内镜鼻胆管引流-清解灵治疗急性重型胆管炎的临床研究[J].中西医结合杂志,1989,9(3):144

L

李俊德.国医大师——王玉川谈养生[J].中华养生保健,2012,(3):29

李新,刘玉玮,周尚昆.从唐由之学术思想看中医眼科发展[J].中国中医眼科杂志,2011,21(6):333

梁丽娜,唐由之,周尚昆,等.双秦眼用凝胶对家兔眼部刺激性及抗单疱病毒性角膜炎作用[J].中国实验方剂学杂志,2013,19(22):236

Q

邱礼新,巢国俊,王颖.国医大师唐由之[M].北京:中国医药科技出版社,2011

T

唐由之,王影.睫状体平坦部滤过术房水引流途径的研究[J].中国中医眼科杂志,2011,12(14):187

唐由之.中医抗青光眼手术的思路与方法——睫状体平坦部滤过手术[J].中国中医眼科杂志,2006,16(11):11

W

王克,白桂萍,高培质.病毒Ⅰ号滴眼液对实验性单疱病毒性角膜炎预防作用的观察[J].中国中医眼科杂志,1992,2(3):159

王玉川,郭霞珍.王玉川古方求学笔记[M].北京:人民卫生出版社,2014

王玉川."同方异治"之我见[J].中医教育,1999,18(5)：54

王玉川."新校正"非"林校"说[J].北京中医药大学学报,1998,21(2)：2

王玉川."新校正"误校五则[J].北京中医药大学学报,1998,21(3)：2

王玉川.关于"辨证论治"之我见[J].中医教育,1999,18(3)：9

王玉川.关于"江南诸师秘仲景要方不传"之我见[J].北京中医药大学学报,1998,21(4)：2

王玉川.关于"有是证用是方"的反思[J].北京中医药大学学报,1998,21(6)：2

王玉川.运气探秘[M].北京：华夏出版社,1993

王兴民.中国中西医结合治疗急腹症的奠基人和开拓者——吴咸中院士[J].中国危重病急救医学,1998,15(6)：321

王珍,梁丽娜,白昱旸,等.浅析国医大师唐由之运用制首乌及黄精经验[J].中国中医眼科杂志,2014,24(3)：180

吴咸中,崔乃强,何清宇,等.通里攻下法在腹部外科疾病中的应用与基础研究[J].医学研究通讯,2004,33(2)：25

吴咸中.承气汤类方现代研究与应用[M].北京：人民卫生出版社,2011

吴咸中.殚心竭力半世纪,中西合璧一目标[J].天津中医药大学学报,2008,27(3)：113

Z

詹文捷,周尚昆,于静,等.唐由之研究员治疗眼底疾病用药特点的经验点滴[J].中国中医眼科杂志,2014,24(1)：29

钟舒阳,周尚昆.国医大师唐由之教授治疗糖尿病性视网膜病变经验简介[J].新中医,2010,42(9)：130

周尚昆,王慧娟,唐由之.唐由之中西医结合治疗青光眼经验[J].中医杂志,2012,53(14)：1185

周尚昆,钟舒阳,梁丽娜,等.唐由之治疗中心性渗出性脉络膜视网膜病变经验[J].中医杂志,2014,55(8)：645

周尚昆,钟舒阳,王慧娟,等.唐由之治疗湿性老年黄斑变性经验[J].辽宁中医杂志,2011,38(1)：34

周尚昆,钟舒阳,王慧娟,等.唐由之治疗视神经萎缩经验[J].中医杂志,2011,52(1)：16

周尚昆.唐由之治疗中心性浆液性脉络膜视网膜病变经验[J].中国中医眼科杂志,2011,21(1)：26

周至安,欧扬.唐由之教授治疗老年性黄斑病变经验[J].广州中医药大学学报,2006,23(3)：232

学术进展

（二）传 染 病

【概　述】

2014 年,国家法定传染病范畴发表的文献约 1 000篇,其中病毒性肝炎的临床及实验研究约占 76%,其余为艾滋病、流行性感冒的治疗及实验研究,以及肺结核、手足口病、流行性腮腺炎脑炎、流行性乙型脑炎等病证的治疗与研究。传染病撰写的条目所引用文献约 71 篇,基金项目占 84.5% (60/71),其中国家级基金项目 53 篇(含国家自然基金项目 17 篇)。

1. 艾滋病(AIDS)

李正等检索近十余年中国期刊网 AIDS 的相关中医文献进行分析,发现 AIDS 的常见病因为疫毒、湿、热、瘀血、痰饮;病机为正气虚弱,元气损伤,肺脾肾三脏亏虚;病理性质为气虚、火热、湿、疫毒;其发病常侵袭五脏六腑,以肾、脾、肺最为多见。许飞龙等分析 100 例患者中医体质与 CD4$^+$T 淋巴细胞的相关性,认为中医治疗 AIDS 从改善气虚体质入手,扶正祛邪,标本兼治,可以提高免疫重建的成功率。对 AIDS 的中医证候及实验室研究见专条。

2. 病毒性肝炎

赵鹏飞等将 115 例急性甲型病毒性肝炎患者随机分为两组,均予常规保肝治疗,治疗组加用小柴胡汤灌肠。经治 10 d,治疗组和对照组临床有效率分别为 84.5%(49/58)、63.2%(36/57),(P<0.05);且治疗组在 ALT、AST、总胆红素(TBiL)、凝血时间(PT)等方面指标的好转明显优于对照组

(P<0.05)。杨帆等对 60 例慢性病毒性肝炎肝胆湿热气滞血瘀证患者予服茵兰益肝颗粒(茵陈、郁金、当归、连翘、丹参、板蓝根等),并以利肝隆颗粒治疗 60 例为对照,经治 12 周,治疗组在 ALT 复常率、中医证候总积分变化值方面均优于对照组(均 P<0.05)。马昆等以 17 家三级甲等医院信息系统(HIS)中 41 180 例病毒性肝炎住院患者为研究对象,采用频数统计及关联规则方法对中西药物临床使用情况按种类分析,发现使用频率最高的西药与中药分别为还原型谷胱甘肽与甘草酸二胺,中西药联合使用的为甘草酸二铵合并还原型谷胱甘肽;按作用分析,中药、西药均以降酶类药使用比例最高,中西药物合并用药以清热利湿类药合并降酶类药使用频率最高。

罗俊华等将 103 例 HBeAg 阴性患者随机分为两组,均予恩替卡韦,治疗组加用地五养肝方。治疗 48 周,治疗组患者 ALT、透明质酸(HA)、肝脏瞬时弹性值(LSM)较对照组明显降低(P<0.05),在 HBV - DNA 转阴方面明显高于对照组(P<0.05)。兰少波等将 80 例 HBeAg 阳性患者随机平分为两组,均予派罗欣皮下注射,治疗组加服补肾健脾方(茯苓、灵芝、山药、枸杞、杜仲、泽泻等)。治疗第 48 周后,治疗组与对照组 HBsAg 滴度<1000 IU/ml 的患者,分别为 26 例、15 例;治疗 72 周后,治疗组与对照组的 HBV - DNA 阴转率分别为 75.0%(30/40)、51.3%(20/39),HBeAg/HBeAb 转换率分别为 50.0%(20/40)、38.5%(15/39)。组间比较,均 P<0.05。

邱华等探讨中医对核苷(酸)类似物引发乙肝病毒耐药的难题,认为首先从基于五行学说中木、火、土、金、水的阴阳关系实质提出五行"阳化模

型",然后从中医整体观层面构建包括"生克模型"、"阳化模型"的五行三维关系逻辑模型,继而应用取象比类思维赋予 HBV、宿主、药物三者中医五行特征,最后推导出核苷(酸)类似物抗 HBV 耐药的中医病机及中医治则治法等。并提出减少核苷(酸)类似物抗 HBV 耐药率的关键主体是"人",关键点是"阴阳平衡",因此对于中药复方或单体的筛选必须跳出传统清热解毒的范围,研究的重点不是药物能否对 HBV 复制环节进行干预,焦点应该落在人体内在的相关耐药蛋白系统等。对 CHB 的证候学研究及 CHB 的肝纤维化治疗与研究见专条介绍。

赵琳等将 204 例难治性丙型肝炎患者随机平分为治疗组和对照组,分别予服芪术冲剂(黄芪、白术、虎杖、苦参、栀子、胡黄连随证加味)、安慰剂(芪术冲剂原方药量的 1/10),疗程均为 48 周。治疗组与对照组的 HCV - RNA 转阴率分别为 16.4%(12/73)、6.1%(5/82),随访 24 周,持续病毒应答率分别为 16.7%(10/60)、4.4%(3/68)。组间比较,均 $P<0.05$。王成宝等对 799 例慢性丙型肝炎(CHC)患者采用基因测序法检测患者血清学的病毒基因分型,探讨其中医证候与病毒基因型的关系。发现 CHC 患者病毒基因型以 1 型为主,中医证型以正虚邪恋型为主,病毒基因型和中医证型间不存在相关性,临床症状胁肋隐痛与 HCV 基因型存在相关性,且症状越重,病毒基因 1、6 型出现的概率越大。

唐秋媛研究慢性重型肝炎急黄毒浊理论,从毒浊瘀 3 个方面探讨"毒浊"作为病因所致慢性重型肝炎急黄的证候特点,提示从"毒浊"理论切入,能更直接地指导慢性重型肝炎急黄的中医临床治疗,为慢性重型肝炎急黄的病机辨证及辨证论治提供新的思路。林路平等以 1949～2013 年黄疸病医案为研究对象,发现现代黄疸病的常见证型包括肝胆湿热、脾胃湿热、湿困脾胃等。通过 Logistic 回归分析发现证型与用药的关系,如针对肝胆湿热证的

常用药物依次为泽兰、柴胡、茵陈、大黄等。通过 Spearman 秩相关发现用药剂量与黄疸指数相关度较高的中药有莪术、三棱等。

石李等研究显示,胆闭通络方(黄芪、丹参、莪术、白芍药、金钱草)对幼鼠阻塞性黄疸的作用机制为:通过调节 T 细胞系相关因子抑制肝内胆管炎症,而减缓肝脏进行性损伤;抑制血清血纤肽/纤维蛋白肽 A(FPA)及 D-二聚体(D-D)产生,减少肝内微血栓的形成,缓解肝脏瘀血。

赵丽红等分析肝炎肝硬化患者的舌象与终末期肝病模型(MELD)及血清肌酐、胆红素、凝血酶原时间的国际标准化比值(INR)的相关性,研究表明,肝炎肝硬化患者的舌象表现与 MELD 评分间存在着一定关联,其中舌下络脉迂曲、舌下络脉紫黑及厚苔的出现与胆红素水平及 INR 水平间有一定关联,初步提示肝炎肝硬化患者的舌象表现可以反映其病情的严重程度。

李瀚旻的研究表明,地五养肝胶囊(熟地黄、茵陈、五味子、生甘草、茵陈、姜黄等)能在一定程度上改善 MSG-肝再生-大鼠模型的肝再生紊乱过程,其作用机制之一可能是通过下丘脑-垂体-肝轴影响神经-内分泌-免疫-肝再生调控网络,从而改善了肝内外肝再生修复的环境。

3. 流行性感冒

李红娟等将 197 例流感患者随机分为两组,均予服达菲及常规对症、支持疗法,治疗组另予辨证分风热犯卫、风寒束表、热毒袭肺 3 个证型分别施治。经治 5 d,治疗组和对照组总有效率分别为 98.0%(99/101)、91.7%(88/96),且治疗组在体温复常、流感症状缓解时间方面均优于对照组($P<0.05$,$P<0.01$)。李立等以穿心莲内酯、甲流为检索词,分别在 PubChem、Gene 数据库中查找其相关生物学结果,确定穿心莲内酯的活性靶蛋白,以及甲流的相关基因。查找到 9 个穿心莲内酯的活性靶蛋白,22 个甲流相关基因,穿心莲内酯靶蛋白

网络的分子大多与细胞周期、胚胎发育及细胞间信号传导有关;甲流相关基因网络中的分子大多与传染性疾病、炎症反应及免疫性疾病有关,二者共同作用的通路以细胞免疫通路为主,喜炎平(穿心莲内酯)注射液主要通过调解细胞免疫通路中的AKT、NF－κB分子干预甲流。抗甲型 H1N1 流感的临床及实验研究见专条。

4. 手足口病(HFMD)

祝伟等将 120 例重症 HFMD 具有神经精神症状患儿平分为两组,均予常规(吸氧、降颅压、抗感染、营养脑细胞等)疗法,治疗组加复方丹参注射液、纳洛酮注射液静脉滴注,经治 7～14 d 后,治疗组总有效率、临床症状缓解及出院时间均明显优于对照组($P<0.01$)。张国梁等收集了 102 篇有关中医药治疗 HFMD 文献报告,按照自拟方药、经典方剂、预防用药等进行了归类,同时对治疗用药按照出现的频率次数进行了统计,发现清热解毒、利湿透疹、芳香辟浊,凉血止痒为常用药物与治疗方法,方剂中出现药物约 110 味,用药 5 次以上的(含 5 次)共有 47 味,按出现频率的次数排在前 5 位的药物依次是金银花、连翘、甘草、板蓝根、黄芩。

此外,对肺结核的治疗与研究已立专条介绍。尹周安等结合埃博拉出血热的病原学、流行病学特征、临床特点等方面,探讨埃博拉出血热可能的中医病因病机,并阐述该病的传变规律,转归及预后,提出了防治该病的具体中医方药和措施的初步构思。马月霞等对北京等 8 个省市收治的 36 例禽甲型 H7N9 流感患者的流行病学、证候学及中医药治疗情况进行整理,分析其证候特点及核心病机。结果显示,中医证候演变符合温病卫气营血传变规律,其病情加重的拐点约在 4～5 d,病情最重在 8～10 d,始动因素及根本为温热疫毒,热毒瘀毒为关键,病理因素为热毒瘀虚兼夹且始终贯穿整个病程,核心病机为毒热犯肺,壅肺损肺,甚则伤及其他脏腑。段淑红等将 104 例麻疹患者随机分为两组,均

予常规退热、镇静等对症处理,治疗组(62 例)予服银翘散加减(银花、连翘、茅根、芦根、紫草、蝉衣等),对照组予病毒唑、维生素 C、维生素 B_2 等静脉点滴或口服。结果治疗组患者在症状改善(包括体温下降、皮疹消退、畏光流泪流涕消失等)时间较对照组明显缩短($P<0.05$),且无并发症出现。涂晋文等对 277 例流行性乙型脑炎(简称乙脑)临床资料(包括病史、体征、舌苔、脉象),按照轻型、普通型、重型、极重型统计的乙脑症状,体征出现的频率,分析中医证候分布特点及其与病因病机间的规律。经过聚类分析,其证型依次可归纳为毒蕴肺胃、毒损脑络、毒陷心包、阴阳衰竭 4 类,以毒损脑络证和毒陷心包证为主,占 74.0%(205/277)。病因主要以暑邪、热邪及毒邪为主,分别占 92.4%(256/277)、87.7%(243/277)、99.6%(276/277)。韩凡等对 257 例登革热的发病特征、中医证候、治疗方案等情况进行整理与分析,常见的证型有卫气同病、气分热盛、暑湿中阻(袭表)、气血两燔、邪伏膜原、瘀毒交结 6 种,对应的选方有银翘散、柴葛解肌汤、新加香薷饮、清瘟败毒饮、达原饮、犀角地黄汤等。而广州地区登革热病例辨证多为气分热盛,兼有营血分证,且大多夹湿,治则上宜用寒凉之品以清解气分热毒,兼以凉血透气和祛湿。陈尧华等将 104 例细菌性痢疾患者随机分为两组,均予基础治疗,治疗组(59 例)加服加味连朴饮(白头翁、黄连、厚朴、栀子、淡香豉、黄芩等),对照组予服蒙脱石散和小檗碱片。经治 3～5 d,治疗组患者主要临床症状消失及粪便镜检和培养转阴时间较对照组均明显缩短(均 $P<0.05$)。

(撰稿:张玮 审阅:徐列明)

【艾滋病的中医证候及实验室研究】

许前磊等收集 1 632 例人类免疫缺陷病毒/艾滋病(HIV/AIDS)患者,取其中出现频率较高的湿

热内蕴、湿热蕴毒、痰热蕴肺、邪结皮肤、脾气虚弱、气阴两虚、气血亏虚和肺脾气虚 8 个证型患者 1 303 例，以《HIV/AIDS 中医证候调查表》获取研究对象中医四诊信息，依据症状的频率、Logistic 回归分析结果和专家意见，最终筛选 45 个症状体征进行因子分析，结果提示 AIDS 常见临床证型有 10 个，分别是肺脾气虚、湿热内蕴、痰热蕴肺、脾气虚弱、风寒袭肺、脾虚湿盛、邪结皮肤、气阴两虚、气血亏虚及湿热蕴毒。许前磊等对 AIDS 患者中医证候进行较大样本检测，建立了 HIV/AIDS 中医证候转录组学分析方法，根据基因表达谱发现了 HIV/AIDS 相关基因，其主要参与免疫反应细胞凋亡等相关通路，不同证候有着各自的特异性基因，根据基因表达谱正常组和患者组能够进行分类，证候间可部分分开，搭建 AIDS 中医证候转录组学研究技术平台。通过整合表达谱芯片和 MicroRNA 芯片筛选结果建立了中医证候转录组学分析方法，为中医证候系统生物学研究提供借鉴；AIDS 相关分子机制研究为明确艾滋病不同证候的分子机制和相互作用网络，揭示 AIDS 证候的分子实质提供重要的线索；为治疗 AIDS 的分子药物研发提供理论依据，亦为中医辨证治疗艾滋病提供理论依据和临床指导。

贺小举等以 11 例健康人为对照，对 276 例 HIV/AIDS 患者进行辨证分型并检测两组血液样本，发现阴虚火旺组在 CD8、CD25 方面显著低于气血两虚兼痰湿组、痰湿内蕴组及气血两虚组（$P < 0.05$），在 CD8、CD95 方面显著低于痰湿内蕴组（$P < 0.05$）；气血两虚兼痰湿组在 CD3 方面显著高于气血两虚兼血瘀组，却显著低于气血两虚组（$P < 0.05$）；痰湿内蕴组在 CD19 方面显著低于脾肾阳虚、气血两虚兼痰湿、阴虚火旺及气血两虚组（$P < 0.05$）；在 CD4 方面显著低于气血两虚及气血两虚兼血瘀组，在 CD8、CD95 方面显著高于气血两虚及气血两虚兼血瘀组（$P < 0.05$）。提示免疫指标和 AIDS 患者不同证型存在一定相关性。

刘颖等调查 817 例不同地区、不同感染途径

HIV/AIDS 患者的中医证候学，并检测 $CD4^+T$ 淋巴细胞计数，发现 $CD4^+T$ 淋巴细胞基线较高且变化不大时，病情比较稳定，以脾气虚弱证型为主；$CD4^+T$ 淋巴细胞基线低，变化较大时，以虚证为多见，证型以脾肾阳虚证为主。病性从气虚→阳虚的变化，呈虚→虚实夹杂→虚的变化趋势。赵竞等收集云南南部地区 273 例 AIDS 患者中医四诊信息，分析证候特点，发现患者普遍具有多项临床症状体征，病性多样，病位复杂。证候多为复合证候，总体上具有虚实夹杂，以虚为主的特点，随着病程进展呈现出从气阴虚损向脏腑亏虚发展的演变特点，脏腑主要累及肾脾肝三脏。精神心理症状很常见，在病情轻浅的 ⅡA 期合并肝郁较多。南征等对吉林市关爱医院 100 例 AIDS 患者的中医临床症状和证候分布规律以中医临床流行病学调查方法进行探讨，发现 HIV/AIDS 患者的中医临床症状特征是以虚为主兼有瘀毒多见；气血两亏或气虚血瘀、邪毒壅滞为最常见的 2 个证候，证候类型特征是以虚为主兼有瘀毒，可累及脾胃、肺、肾、心等脏腑。马秀兰等收集新疆地区 1 151 例 HIV 感染者的中医证候信息及背景信息，发现其 HIV 感染者中医证候分布与其他省份有差别，证型出现频次最高的为气虚湿阻证，其次为气阴两虚证和肝肾阴虚证。不同地区中医证型的分布有差异，提示地域因素及饮食结构、生活方式等不同，可能对证型的分布产生影响。

张颖等研究新疆地区 498 例性传播 HIV 感染者和 492 例静脉吸毒 HIV 感染者的舌象特点，发现静脉吸毒感染者的舌象变化反映了邪毒内盛、热伤气阴的病机特点。性传播感染者与静脉吸毒感染者比较，发病隐匿，内伤病病情较轻浅，胃气未伤，舌象亦无明显改变。

王丹妮等认为中医药对 AIDS 的防治具有优势，但缺乏科学和规范的论证，难以推广运用，病证结合的发展和优势及在 AIDS 中的运用将克服这些困难。首先应加强病证结合的诊疗模式，在此基

学术进展

础上建立统一规范的证候分类与诊断标准,使得中西医交流无障碍,并形成高级别科学证据支持的病证结合模式下的最佳诊疗方案,使得病证结合的优势和提高临床疗效的最终目标得以体现。

陈滢宇等研究表明,喘可治(淫羊藿、巴戟天)对猴免疫缺陷病毒(SIV)病毒载量、CD4、CD8 细胞数无明显影响,可使 Th17(CD4$^+$IL-17A$^+$)、Treg(CD25$^+$FoxP3$^+$ 和 CD25$^+$FoxP3$^-$)细胞显著减少(均 $P<0.05$),Th17/Treg 比值略降低。

李艳萍等认为探寻适宜中药治疗 HIV/AIDS 药效学研究的动物模型,开展药效实验研究及筛选评价是开发抗艾滋病中药新药的重要环节之一,并就 HIV/AIDS 动物适宜模型的建立及近年来中医药治疗 HIV/AIDS 在动物实验研究方面的进展,探讨中医药治疗 HIV/AIDS 动物实验药效筛选研究的思路和尝试。

(撰稿:刘一博 张玮 审阅:徐列明)

【慢性乙型肝炎证候学研究】

管艳等采集慢性乙型肝炎(CHB)患者和健康者的外周血样本,提取白细胞中的总 RNA;运用基因芯片技术检测基因表达,并对其表达谱进行比较分析,发现 CHB 患者与健康者及 CHB 肝郁脾虚证、湿热蕴结证和肝肾阴虚证 3 个证候间的基因表达谱均存在明显差异;对 3 个证候组相对于健康组的差异表达基因进行差异基因、聚类、功能(GO)分析和信号传导通路(Pathway)分析发现,肝郁脾虚证、湿热蕴结证和肝肾阴虚证的单独调变基因分别主要与细胞动力学过程、脂质储存的正向调节、氮氧化合物合成酶调节物活性等有关。采用实时定量 RT-PCR 验证部分基因的表达,结果与基因芯片检测结果趋势基本一致。提示 CHB 的辨证分型具有分子生物学物质基础。

李白雪等通过前期临床证候规律性研究,确定 CHB 常见证型,如脾胃湿热、肝胆湿热、肝郁脾虚等,以病证结合诊疗模式,纳入临床病例后采用 MicroRNA(miRNA)表达芯片技术,检测慢 CHB 的典型证候、无证候及健康对照者的 miRNA 差异表达谱,经 qRTPCR 验证后,筛选出与 CHB 典型证候相关的差异表达 miRNA,在临床病例验证后,进行靶基因预测软件预测,并与前期转录组学、蛋白组学研究结果进行比对筛选,通过构建细胞分子网络确定 CHB 典型证候 miRNA 表达谱,随即进行临床药物干预后验证。最终确定 CHB 典型证候特异 miRNA 表达谱,及 miRNA 与靶基因构建的网络调控关系,建立转录后调控网络。miRNA 调控的整体性、复杂性、动态性及多靶点性与中医证候有许多共同特点,随着相关研究技术的不断完臻,将为"证"的本质研究提供新的平台与机遇。

宋雅楠等研究以 SELDI-TOF/MS 蛋白芯片技术对不同虚实证候的 CHB 患者血清中的蛋白质进行了监测,获得了 CHB 肝胆湿热证、肝郁脾虚证和肝肾阴虚证的差异峰图谱,并成功区分了各证候组,为中医辨证提供了客观依据。同时,找到了各证候组间的潜在生物标志物,其中肝胆湿热证与肝郁脾虚证间为 m/z4 104 和 m/z5 032;肝郁脾虚证与肝肾阴虚证间为 m/z3 698 和 m/z4 187;肝胆湿热证与肝肾阴虚证间为 m/z4 187 和 m/z5 032。同时,通过对差异峰预测得到了骨桥蛋白等,为进一步鉴定蛋白质提供了依据。

张传涛等将 82 例 CHB 患者分为无症状者与脾胃湿热证两组,借助荧光定量 PCR 技术检测患者静脉血从 LOC440040、SYCP2L、MYH6、MDGA1、C17orf97、LIPC、ATOH8 等 mRNA 水平,发现 CHB 脾胃湿热证患者 C17orf97、LIPC、ATOH8 等 mRNA 表达水平显著降低($P<0.05$,$P<0.01$),而脾胃湿热证患者 LOC440040、MDGA1、SYCP2L、MYH6 的 mRNA 表达水平显著升高($P<0.01$)。提示 LOC440040、SYCP2L、MYH6、MDGA1、C17orf97、LIPC、ATOH8 等差异基因谱可以作为 CHB 脾胃湿热证客观化的诊断标志物之一。

车立娟等收集 721 例 CHB 患者的中医四诊信息,构建慢性乙型肝炎病案数据库,采用关联规则算法确定中医证候元素对证型判定的贡献度(权重),形成诊断量表,并采用对照数据集对量表进行合理性评估。发现 CHB 的常见证型以肝胆湿热证(50.9％)最多,其次为肝郁脾虚证和肝肾阴虚证;枯舌、腻苔及长脉 3 个证候元素,肌肤甲错和短脉 2 个证候元素,蜘蛛痣、白苔、滑脉和濡脉 4 个证候元素分别对肝胆湿热证、对肝肾阴虚证、对肝郁脾虚证的诊断具有重要意义;抽样组与对照组比较,量表诊断符合率、实习医师诊断符合率均无显著差异,量表诊断与实习医师诊断比较,抽样组、对照组及平均值符合率均有显著差异(均 $P<0.05$)。

王恩成等收集四川地区 1 064 例 CHB 患者的四诊信息,运用因子分析、聚类分析等比较 CHB 证候特征规律,发现基于因子分析的中医证候按解释的总方差由高到低依次为脾胃湿热、肝肾阴虚、肝郁脾虚、肝郁化火、脾虚湿阻、瘀血阻滞、阳虚、无证可辨。基于聚类分析的中医证候由多到少依次为脾胃湿热、肝胆湿热、肝脾湿热、肝郁脾虚、肝郁化热、脾虚湿困、湿热夹肝肾阴虚、阳虚夹血瘀。

郑秀丽等采用 CHB 中医证候采集量表和 SF－36 量表,对 692 例 CHB 患者进行中医证候类型分布情况和生命质量的测量与评价,位居前 5 位的证候类型分别为脾胃湿热、肝胆湿热、肝脾湿热、肝郁脾虚、肝郁气滞;不同证候类型在 SF－36 中关于生理健康的 4 个维度中均存在显著差异($P<0.01$);在关于心理健康的 4 个维度中,仅在"情绪角色功能"存在差异($P<0.05$);在 SF－36 各个维度的评分中,年龄、性别与证候类型间存在交互作用。

(撰稿:张应文　审阅:徐列明)

【慢性乙型肝炎肝纤维化的治疗与研究】

梁宝慧等将 164 例 CHB 肝纤维化患者随机平分为两组,均予服阿德福韦酯胶囊,治疗组加服柔肝化纤合剂(柴胡、水蛭、鳖甲、三七、当归、党参等)。经治 12 个月,治疗组与对照组总有效率分别为 78.0％(64/82)、56.1％(46/82),组间比较,$P<0.05$;治疗组患者血清Ⅲ型前胶原(PCⅢ)、透明质酸(HA)、脯氨酸肽酶(PLD)、Ⅳ型胶原(Ⅳ-C)、层粘连蛋白(LN)、丙氨酸氨基转移酶(ALT)、天冬氨酸氨基转移酶(AST)、总胆红素(TBiL)、白蛋白(ALB)及肝门静脉(hpv)、脾静脉(sv)内径和脾脏的厚度均较对照组降低(均 $P<0.05$)。

龙燕等将 96 例 CHB 肝纤维化患者随机平分为治疗组与对照组,分别予灯盏细辛注射液、甘草酸二铵注射液静脉滴注和予服阿德福韦酯片、当飞利肝宁胶囊。经治 3 个月后,治疗组与对照组总有效率分别为 87.5％(42/48)、62.5％(30/48),组间比较,$P<0.01$;24 周后,病毒学应答率分别为 87.5％(42/48)、83.3％(40/48),组间比较,$P>0.05$;治疗组 HA、LN、Ⅳ-C 显著下降($P<0.01$),腹部 B 超门静脉、脾静脉、脾厚明显回缩($P<0.01$),且优于对照组($P<0.05$)。

邵祥稳将 96 例 CHB 肝纤维化患者随机平分为两组,均予服恩替卡韦,观察组加服软肝散(醋鳖甲、炮山甲、牡蛎、黄芪、丹参、柴胡等)。经治 6 个月后,观察组 ALT、AST、TBiL 水平及肝纤维化指标(HA、PCⅢ、Ⅳ-C、LN)均低于对照组($P<0.05$)。

刘俊宏等将 60 例 CHB 肝纤维化患者随机平分为两组,均予服拉米夫定片,治疗组加扶正柔肝方(炙黄芪、太子参、醋五味子、醋鳖甲、炮山甲、炒桃仁等),对照组加服大黄蟅虫胶囊。经治 48 周后,治疗组与对照组总有效率分别为 93.3％(28/30)、70.0％(21/30),组间比较,$P<0.05$。两组患者治疗后,中医证候积分、hpv 与 sv 内径、脾脏厚度、肝功能及肝纤维化指标检测结果均明显降低,而治疗组更著($P<0.05$ 或 $P<0.01$)。

徐建军等将 64 例 CHB 肝纤维化患者随机平

分为两组,均予皮下注射 γ-干扰素,治疗组加服纤愈方(水红花子、茯苓、桃仁、丹参、莪术、川芎等)。经治 12 周后,两组患者血清 ALT、AST、TBiL 及 HA、LA、Ⅳ-C、PCⅢ水平均有明显下降(均 $P<0.05$),而治疗组更著。hpv、sv 内径和脾脏的厚度均较对照组明显改善(均 $P<0.05$)。

高宁等将 120 例 CHB 肝纤维化患者随机分为两组,均予服 LdT,观察组(64 例)加服六味五灵片(五味子、莪术、连翘、女贞子、菖蕤菜、灵芝孢子粉)。经治 24 周后,两组患者肝功能 ALT、AST、TBiL 及肝纤维化指标均较前显著下降,观察组更著(均 $P<0.05$)。

肖作汉将 204 例 CHB 肝纤维化患者随机分为两组,均予异甘草酸镁注射液、苦参素注射液等,治疗组(104 例)加服扶正化瘀胶囊(丹参、桃仁、虫草菌丝、松花粉、绞股蓝、五味子等),经治 24 周后,两组在改善肝功能和乙肝病毒指标转阴方面无显著性差异,但治疗组在改善肝纤维化指标(HA、PCⅢ、Ⅳ-C、LN)方面疗效优于对照组($P<0.01$)。

王见义等将 60 例 CHB 肝纤维化患者随机平分为两组,治疗组予服补肾柔肝方(炙鳖甲、淫羊藿、黄芪、菟丝子、甜苁蓉、白芍药等),对照组予服复方鳖甲软肝片。经治 24 周后,两组患者症状、体征综合积分均下降,治疗组改善更著($P<0.05$),且 HA、PCⅢ下降幅度明显大于对照组($P<0.05$)。

徐建军等用 DNA 测序法分析 80 例乙肝病毒感染病例和 30 例健康体检者的 TGF-β1 基因密码子 10 基因型在不同肝纤维化中医证型中的分布。发现 TGF-β1 密码子 10 基因型 LeuLeu 与乙肝肝硬化的发生有关,CHB 肝纤维化气滞血瘀型与 TGF-β1 密码子 10 基因型 LeuLeu 相关,可能更容易出现肝硬化进展。

谢玉宝等对甲午年(2014 年)的运气变化进行分析的基础上,结合 CHB 肝纤维化的病机特点,探讨甲午年 CHB 肝纤维化的发病、临床表现、治法、选用药物及养生调护方法,以期为 CHB 肝纤维化的诊治及养生调护提供参考。

(撰稿:王俐琼　张玮　审阅:徐列明)

【肺结核的治疗与研究】

杨周剑等将 88 例阴虚火旺型初治继发性肺结核患者随机平分为两组,均予 2HREZ/4HR 化疗(异烟肼片、利福平胶囊、吡嗪酰胺片、乙胺丁醇),治疗组加服抗痨方(生地黄、麦冬、百合、百部、黄芩、女贞子等)。治疗 3 个月,两组患者痰涂片阳性率明显低于治疗前($P<0.01$),但组间比较无差异;治疗组的病灶吸收率明显高于 1 个月末($P<0.01$),且病灶吸收较对照组快;治疗组中医证候改善明显优于对照组,且肝损率低于对照组($P<0.05$)。提示中药抗痨方联合西药治疗阴虚火旺型肺结核能提高结核病灶吸收速度及吸收率,较快改善中医证候,减少肝损发生率、减轻肝损严重程度。

吴玉卓等将 226 例初治继发性肺结核患者随机分为两组,均予服异烟肼、利福平、吡嗪酰胺、乙胺丁醇,观察组(114 例)加服扶正抗痨方(枸杞、百合、白及、半枝莲、猫抓草、仙鹤草等)。观察 6 个月后,治愈率分别为 86.0%(98/114)、71.4%(80/112),肺部阴影明显吸收率分别为 77.2%(88/114)、65.2%(73/112),组间比较,均 $P<0.01$;观察组主要症状、体征评分均低于对照组($P<0.01$),生理、心理、社会关系、生存质量、主观感觉及健康状况主观感觉评分等维度评分较治疗前上升,且均高于对照组(均 $P<0.01$);T 淋巴细胞亚群 CD3、CD4 和 CD4/CD8 高于对照组,CD8 低于对照组($P<0.01$)。

邓耀泽将 100 例肺结核初治患者随机平分为两组,均予 2HRZE/4HR 化疗方案,治疗组加服复方不出林糖浆(紫金牛、百合、夏枯草、党参等)。经治6个月,治疗组与对照组总有效率分别为92.0%(46/50)、72.0%(36/50),治疗组在症状积分改善情况及痰菌阴转率方面均优于对照组($P<0.05$)。

郭净等将64例初治肺结核患者随机分为两组,均予2HRZE/4HR化疗,中药组(34例)加口服抗痨合剂(北沙参、白及、川贝、生黄芪、党参、百部等),对照组加服中药安慰剂(抗痨合剂的10.0%剂量)。经治6个月后,在临床疗效方面,抗痨合剂可显著改善患者临床症状,总有效率有提高的趋势,但与对照组比较无显著差异;在免疫调节方面,抗痨合剂可显著减少患者外周血中CD4$^+$、CD25$^+$、Treg细胞数量,下调Foxp3 mRNA表达,与对照组比较,$P<0.05$。

鹿振辉等将742例耐多药肺结核(MDR-PTB)患者随机分为两组,均予西药抗结核化疗(力克菲疾、丁胺卡那霉素注射液、左氧氟沙星、乙胺丁醇、吡嗪酰胺、丙硫异烟胺、克拉霉素、利福喷汀等),治疗组再予辨证分为阴虚火旺型、痰火热盛型、阳虚挟湿型3个证型,予服芩部丹颗粒(黄芩、百部、丹参)并分别服用三参养肺颗粒(太子参、沙参、玄参、车前草、胡颓子叶、海蛤壳等)、三草颗粒(鹿含草、鱼腥草、夏枯草)、保肺颗粒(补骨脂、胡桃肉、菟丝子、杜仲、续断、熟地黄等),疗程均为18个月。结果显示,治疗组的痰菌阴转率、肺部病灶吸收程度及健康状况调查问卷评分均明显优于对照组,其中以阴虚火旺型患者的治疗效果更明显($P<0.05$或$P<0.01$)。

裴异等将78例MDR-PTB患者随机分为两组,均予常规西医化疗(左旋氧沙星、吡嗪酰胺、阿米卡星、左氧氟沙星、丙硫异烟胺)方案,治疗组(42例)加用芩部通络方(黄芩、百部、丹参、白及、丝瓜络、黄芪等)。治疗12个月后,治疗组肺部病灶改善情况明显优于对照组($P<0.05$),T淋巴细胞亚群CD3、CD4及CD4/CD8值均大于对照组($P<0.05$或$P<0.01$)。

封文军等将225例MDR-PTB患者随机分为

两组,均予西药化疗(左氧氟沙星、吡嗪酰胺、阿米卡星、卷曲霉素、对氨基水杨酸钠等),观察组(124例)加服益肺通络方(黄精、矮地茶、紫花地丁、太子参、百部、天门冬等)。经治24个月后,观察组痰菌阴转率、中医证候学指标及免疫功能改善均优于对照组($P<0.05$)。

叶品良等认为中医药治疗MDR-PTB病具有一定的疗效,但其分子机制尚不明确,探讨中医药防治MDR-PTB的分子机制是否在于修复结核杆菌的突变基因具有重要意义,将为防治耐药性结核病开辟新的思路。

王胜圣等对全国不同地域14家单位的1500例初治继发性肺结核患者采集中医四诊信息及各项辅助检查,建立数据库进行统计分析显示,其人群证候主要集中在肺阴虚证(40.3%)、阴虚火旺证(20.4%)、气阴两虚证(19.5%);肺阴虚证的相关因素为IL-1,阴虚火旺证的相关因素为IL-10,气阴两虚证的相关因素为肿瘤坏死因子,阴阳两虚证的相关因素为CD4$^+$淋巴细胞、干扰素-γ,肺脾两虚证的相关因素为肿瘤坏死因子,肺肾阴虚证无相关因素。

(撰稿:王晶晶　张玮　审阅:徐列明)

【抗甲型 H1N1 流感的临床与实验研究】

李雁等对246例甲型H1N1流感患者以证素辨证法得出甲型H1N1流感的四诊资料进行分析,共有表、外风、热、湿、寒、阴虚、痰、肺、气虚、阳亢、脾、阳虚、肝、血虚14种证素,其中表、肺、脾、肝为病位证素,外风、热、湿、寒、痰、阴虚、气虚、阳亢、阳虚、血虚为病性证素。病位证素肝,其风热犯表证比风寒束表证表现明显($P<0.05$),而病位证素脾,其风寒束表证比风热犯表证表现明显($P<0.05$)。风寒束表证和风热犯表证在证素阴虚、阳亢中有统计学差异。

张琳琳等建立流感病毒 H1N1 感染 MDCK 细胞模型,观察中药方剂大青叶、马齿苋、甘草组合物作用于感染的细胞后各细胞因子的影响,与病毒对照组相比,中药组肿瘤坏死因子 α(TNF-α)水平下降($P<0.05$),IFN-γ 水平升高($P<0.05$),IL-2 有升高的趋势($P>0.05$)。表明该中药组可通过降低 TNF-α 的含量以减轻病毒对宿主细胞的免疫病理损伤,并通过促进 IFN-γ 等的分泌以提高机体的抗病毒能力;同时该中药组可较好地抑制流感病毒的复制。

文松等首次从植物板蓝根中分离得到一种低相对分子质量的(1→4)-α 葡聚糖,该多糖与 H1N1 流感灭活疫苗联用初次免疫后 8 d 即能明显提高小鼠的血浆抗体滴度水平,到 14 d 达高峰,产生的主要抗体亚类为 IgG1,IgG2a,IgG2b 和 IgG3。该多糖能显著促进 H1N1 流感疫苗免疫小鼠脾 T 和 B 细胞增殖,明显提高 CD3$^+$ 细胞百分率和 CD3$^+$/CD19$^+$ 比值($P<0.01$);促进脾脏和胸腺细胞分泌 IFN-γ 和 IL-4,同时能提高 CD4$^+$T 细胞百分率,显著提高 CD8$^+$T 细胞百分率,降低 CD4$^+$/CD8$^+$ 比值($P<0.01$);该多糖还能激活 H1N1 流感抗原免疫小鼠脾脏树突状细胞分泌 IL-2。体外实验发现,该多糖还促进巨噬细胞增殖和分泌 TNF-α。研究表明,板蓝根 α-葡聚糖能显著提高 H1N1 流感疫苗免疫小鼠的体液免疫和细胞免疫。

郭姗姗等采用甲型 H1N1 流感病毒(FM1,PR8)滴鼻感染小鼠造模,以一叶抗流感胶囊(由新疆一枝蒿和贯叶金丝桃制成)干预,研究其体内、外抗甲型 H1N1 流感病毒的作用。结果,一叶抗流感胶囊对甲型 H1N1 流感亚型 FM1 株体内、体外均有明显的治疗作用;对 PR8 株治疗仅体内给药有效。

许秀妮等建立甲 I 型流感病毒鼠肺适应株 FM1 人工感染 NIH 小鼠模型,以银翘柴桂颗粒高、中、低剂量(6、3、15 g·kg^{-1}·d^{-1})组干预 4 d,

与模型组比较,银翘柴桂颗粒(金银花、连翘、柴胡、黄芩等)高、中、低剂量组(6、3、1.5 g·kg^{-1}·d^{-1})均可显著降低模型小鼠肺湿干比率和死亡率($P<0.05$ 或 $P<0.01$),并可改善感染小鼠的肺组织炎性病变,作用与阳性对照药利巴韦林相仿。

徐一凯等用甲型 H1N1 流感病毒液滴鼻造模,以防感煎剂(荆芥、防风、前胡、板蓝根、青叶、黄芩等)灌胃给药后,与模型组比较,防感煎剂能明显改善小鼠一般状况,降低小鼠肺组织中 H1N1 病毒含量($P<0.05$),抑制 TNF-α、IL-6 等炎性细胞因子的表达($P<0.01$),并且与达菲组比较效果相当。

岳冬辉等以 FM1-6-E2 滴鼻造模,以扶正除疫颗粒(红景天、大青叶、虎杖、贯众)干预后,与病毒模型组比较,小鼠的肺指数明显降低,肺组织病毒滴定度明显降低($P<0.05$),与达菲组相似。研究表明,扶正除疫颗粒可调整 T 细胞亚群的 CD3$^+$、CD4$^+$、CD8$^+$ 百分率和 CD4$^+$/CD8$^+$ 比值恢复到正常对照组的趋势;对小鼠感染甲型 H1N1 流感病毒后具有死亡保护作用,对流感病毒在宿主体内复制有抑制作用。

毕岩等研究表明,以 FM1-6-E2 滴鼻造模,甘露消毒丹干预后,与病毒模型组比较,能有效增强 IFN-γ、IL-2,抑制 TNF-α 的异常表达($P<0.05$,$P<0.01$),可一定程度上正面调节机体的免疫功能。

吴巧凤等以甲型 H1N1 流感病毒滴鼻感染小鼠建模,对古方黄连香薷饮进行拆方研究,筛选出抗甲型 H1N1 流感病毒作用的有效中药组合,与模型组比较,阳性对照组、香薷组、黄连-厚朴组及黄连香薷饮全方组小鼠的肺指数均显著降低,肺指数抑制率分别为 31.43%、47.74%、47.74% 和 41.74%,且肺部病变明显减轻。表明香薷单味药、黄连-厚朴药对和黄连香薷饮全方均具有显著的抗甲型 H1N1 流感病毒的作用。

(撰稿:陈辰　张玮　审阅:徐列明)

［附］ 参考文献

B

毕岩.甘露消毒丹对 H1N1 流感病毒感染小鼠细胞因子的影响[J].中华中医药杂志,2014,29(12):3950

C

车立娟,马利庄,胡义扬.基于关联规则算法的慢性乙型肝炎证型诊断量表多中心研究[J].上海中医药杂志,2014,48(5):11

陈尧华,李爱华,王晓华,等.加味连朴饮治疗细菌性痢疾 59 例[J].四川中医,2014,32(4):121

陈滢宇,陈颂,符林春,等.中药注射液喘可治对艾滋病猴模型 Th17 和 Treg 平衡的影响[J].广州中医药大学学报,2014,31(4):566

D

邓耀泽.复方不出林糖浆治疗肺结核疗效观察[J].新中医,2014,46(7):51

段淑红,刘梅生.银翘散加减治疗成人麻疹 62 例[J].中国中医基础医学杂志,2014,20(8):1150

F

封文军,刘艳科,何芳,等.益肺通络方联合西药化疗对耐多药肺结核的多中心临床中期疗效观察[J].湖南中医药大学学报,2014,34(9):46

G

高宁,李跃旗.六味五灵片联合替比夫定治疗慢性乙型肝炎肝纤维化疗效分析[J].中西医结合肝病杂志,2014,24(5):270

管艳,苏式兵,毛海琴.基于差异基因表达谱的慢性乙型肝炎病证结合研究[J].广州中医药大学学报,2014,31(5):693

郭净,刘忠达,张尊敬,等.抗痨合剂对初治肺结核患者 $CD4^+CD25^+$ 调节性 T 细胞及 Foxp3 的影响[J].中华中医药学刊,2014,32(9):2087

郭姗姗,高英杰,马雪萍,等.一叶抗流感胶囊抑制甲型 H1N1 流感病毒感染的体内外研究[J].中国实验方剂学杂志,2014,20(18):123

H

韩凡,莫锦,覃小兰,等.从 257 例病例中探讨登革热的中医临床辨治[J].广州中医药大学学报,2014,31(6):855

贺小举,徐立然,郑志攀,等.艾滋病患者不同证型与免疫指标的相关性研究[J].中华中医药杂志,2014,29(6):1849

L

兰少波,王建忠,李瀚旻,等."补肾生髓成肝"法联合聚乙二醇干扰素 α-2a 治疗慢性乙型肝炎的临床研究[J].中西医结合肝病杂志,2014,24(4):203

李白雪,张技,吴疆,等.MicroRNA 在慢性乙型肝炎中医证候研究中的应用前景[J].中华中医药杂志,2014,29(11):3499

李瀚旻.神经-内分泌-免疫-肝再生调控网络[J].中西医结合肝病杂志,2014,24(4):193

李红娟,左俊岭.达菲联合中药治疗流行性感冒的临床观察[J].广州中医药大学学报,2014,31(5):716

李立,王燕平,赵静,等.喜炎平注射液防治甲型 H1N1 流感分子机制的生物信息学分析[J].中医杂志,2014,55(4):337

李艳萍,赵远,邓家刚.中医药治疗 HIV/AIDS 动物实验研究进展及探讨[J].吉林中医药,2014,34(10):993

李雁,刘芸芸,王兰,等.基于证素辨证的甲型 H1N1 流感发病病机的前瞻性研究[J].现代中医临床,2014,21(4):12

李正,徐立然,郑志攀,等.艾滋病中医病因、病机、病性、病位相关文献分析[J].中医学报,2014,29(1):1

梁宝慧,林鹍,梁军利,等.柔肝化纤剂联合阿德福韦酯胶囊治疗气滞血瘀型乙型肝炎肝纤维化 82 例[J].中国实验方剂学杂志,2014,20(9):224

林路平,佘世锋,张铮铮,等.基于现代医案多元统计分析黄疸病证治规律的研究[J].新中医,2014,46(11):210

刘俊宏,汪龙德,王敏,等.扶正柔肝方联合拉米夫定片

治疗慢性乙型肝炎肝纤维化 30 例临床观察[J]. 中医杂志,2014,55(15)：1307

刘颖,李霞,邹雯,等. 艾滋病证型演变规律与 CD4[+]T 淋巴细胞计数的相关性[J]. 中华中医药杂志,2014,29(1)：105

龙燕,杨庆坤,刘三都. 灯盏细辛联合阿德福韦酯治疗慢性乙型肝炎肝纤维化 48 例[J]. 实用中医药杂志,2014,30(3)：213

鹿振辉,张惠勇,耿佩华,等. 中医辨证联合化疗治疗耐多药肺结核 388 例临床观察——多中心随机对照试验[J]. 中医杂志,2014,55(17)：1469

罗俊华,巴元明,曹秋实. 地五养肝方治疗 HBeAg 阴性慢性乙型肝炎的疗效及肝脏瞬时弹性变化的意义[J]. 时珍国医国药,2014,25(11)：2692

M

马昆,谢雁鸣,杨薇,等. 基于 HIS 真实世界的病毒性肝炎患者中西药物临床实效研究[J]. 中国中药杂志,2014,39(18)：3535

马秀兰,马建萍,艾合买提·阿不都热依木,等. 新疆维吾尔自治区 1 151 例人类免疫缺陷病毒感染者中医证型分析[J]. 中华中医药杂志,2014,29(10)：3330

马月霞,刘清泉,王玉光,等. 36 例 H7N9 禽流感患者中医证候学特征[J]. 世界中医药,2014,9(3)：275

N

南征,南红梅,臧立权,等. 100 例艾滋病患者中医临床症状和证候分布规律[J]. 长春中医药大学学报,2014,30(2)：290

P

裴昇,黄孟军,范利辉. 芩部通络方对耐多药肺结核患者免疫功能的作用研究[J]. 中医药导报,2014,20(8)：22

Q

邱华,高月求,毛德文,等. 中医对核苷(酸)类似物引发乙肝病毒耐药的多维认识[J]. 中西医结合肝病杂志,2014,24(5)：299

S

邵祥稳. 恩替卡韦联合软肝散治疗慢性乙型肝炎肝纤维化 48 例[J]. 河南中医,2014,34(7)：1293

石李,姜之炎,姜永红. 胆闭通络方对幼鼠阻塞性黄疸 FPA 及 D-二聚体的影响[J]. 世界中西医结合杂志,2014,9(8)：826

石李,姜之炎. 胆闭通络方对幼鼠阻塞性黄疸免疫功能影响的研究[J]. 湖北中医药大学学报,2014,16(5)：15

宋雅楠,赵瑜,彭景华,等. 基于 SELDI-TOF/MS 技术的慢性乙型肝炎虚实证候研究[J]. 中华中医药杂志,2014,29(8)：2575

T

唐秋媛,韦艾凌,官志杰,等. "毒浊"致病与慢性重型肝炎急黄的证候特点[J]. 吉林中医药,2014,34(7)：649

涂晋文,董梦久,刘志勇,等. 流行性乙型脑炎中医证候分布特点及病因病机的研究[J]. 中国中西医结合杂志,2014,34(3)：308

W

王成宝,陈逸云,聂红明,等. 基于循证医学的慢性丙型肝炎患者病毒基因分型与中医证候之间的关系探讨[J]. 中西医结合肝病杂志,2014,24(5)：259

王丹妮,徐立然,郭会军. 病证结合在艾滋病中的运用[J]. 中医研究,2014,27(7)：6

王恩成,唐琳,王健,等. 基于因子和聚类分析的慢性乙型肝炎中医证候特征对比研究[J]. 时珍国医国药,2014,25(2)：499

王见义,张美珠. 补肾柔肝方治疗乙肝后肝纤维化临床对照研究[J]. 辽宁中医药大学学报,2014,16(6)：118

王胜圣,周杰,张彦峰,等. 肺结核中医证候规律研究[J]. 世界中西医结合杂志,2014,9(5)：498

文松,李倩,贾培媛,等. 板蓝根 α-葡聚糖佐剂提高 H1N1 流感疫苗免疫免疫和细胞免疫功能[J]. 中国药理学与毒理学杂志,2014,28(6)：850

吴巧凤,宓嘉琪,吴新新,等. 黄连香薷饮抗流感病毒作用的拆方研究[J]. 中华中医药学刊,2014,32(9)：2057

吴玉卓,张怀宏,霍丽亚. 扶正抗痨方辅助治疗继发性肺结核 114 例[J]. 中国实验方剂学杂志,2014,20(15)：190

X

肖作汉. 扶正化瘀胶囊结合常规疗法治疗慢性乙型肝炎

肝纤维化 104 例[J].上海中医药杂志,2014,48(2):29

谢玉宝,池晓玲,萧焕明,等.从运气学说探讨甲午年慢性乙型肝炎肝纤维化的诊治规律[J].中华中医药杂志,2014,29(3):662

徐建军,过建春,蔡兆斌,等.TGF-β-1基因多态性与慢性乙肝肝纤维化中医证型的相关性探讨[J].浙江中医杂志,2014,49(5):313

徐建军,徐虹,羊燕群,等.纤愈方联合γ-干扰素治疗慢性乙型肝炎肝纤维化的临床研究[J].浙江中医药大学学报,2014,38(5):578

徐一凯,杨珺超.防感煎剂对 H1N1 病毒感染小鼠 TNF-α、IL-6 的影响[J].云南中医学院学报,2014,37(1):12

许飞龙,符林春,谭行华,等.艾滋病患者的中医体质特征与高效抗逆转录病毒治疗后 CD4+ T 淋巴细胞的相关性研究[J].中国中医基础医学杂志,2014,20(7):919

许前磊,谢世平,陈建设,等.艾滋病基本中医证候因子分析[J].中医杂志,2014,55(19):1672

许前磊,闫秀娟,武兴伟,等.转录组学在艾滋病中医证候学研究中的应用[J].中医学报,2014,29(3):309

许秀妮,赵静,代皖娟,等.银翘柴桂颗粒体内抗甲Ⅰ型流感病毒作用研究[J].广州中医药大学学报,2014,31(1):72

Y

杨帆,李凤,卢诚震,等.茵兰益肝颗粒治疗慢性病毒性肝炎(肝胆湿热、气滞血瘀证)Ⅱ期临床研究[J].时珍国医国药,2014,25(2):375

杨周剑,吴国强,陈晨,等.抗痨方联合西药治疗阴虚火旺型初治继发性肺结核 41 例临床评价[J].上海中医药杂志,2014,48(5):56

叶品良,陈西平,张传涛,等.中医药防治耐药性肺结核的分子机制探索[J].中医药信息,2014,31(5):127

尹周安,贺圆圆,袁振仪,等.埃博拉出血热的中医防治策略构思[J].中医药导报,2014,20(10):4

岳冬辉,高玉伟,宫晓燕,等.扶正除疫颗粒抗甲型 H1N1 流感病毒感染作用评价[J].中医杂志,2014,55(23):2029

岳冬辉,王化磊,宫晓燕,等.扶正除疫颗粒对 A 型 H1N1 流感病毒感染小鼠 T 细胞亚群的影响[J].中华中医药杂志,2014,29(3):704

Z

张传涛,周道杰,郑政隆,等.从 LOC440040、SYCP2 L 等 mRNA 角度探讨慢性乙型肝炎脾胃湿热证的客观化研究[J].广州中医药大学学报,2014,31(2):183

张国梁,李泽庚,童家兵,等.手足口病中医治疗经验及预防方药研究概况[J].中医药临床杂志,2014,22(7):574

张琳琳,李利丹,蒋美娟,等.中药组合方作用于流感病毒 H1N1 感染 MDCK 细胞的实验研究[J].中华中医药学刊,2014,32(9):2101

张颖,马建萍,马秀兰,等.新疆地区 990 例性传播和静脉吸毒 HIV 感染人群的舌象特点分析[J].中国中西医结合杂志,2014,34(7):816

赵竞,王莉,刘彦丽,等.273 例滇南地区艾滋病中医四诊信息调查和证候特点分析[J].云南中医学院学报,2014,37(1):63

赵丽红,王天芳,薛晓琳,等.肝炎肝硬化患者舌象表现与 MELD 评分及其相关指标水平间相关性的探讨[J].中华中医药杂志,2014,29(5):1554

赵琳,陈建杰,聂红明,等.芪术冲剂加减治疗难治性病毒性丙型肝炎的临床研究[J].中西医结合肝病杂志,2014,24(4):197

赵鹏飞,王虎德,曹海芳,等.小柴胡汤灌肠治疗急性甲型肝炎的临床观察[J].中国医药指南,2014,12(34):261

郑秀丽,冯全生,贾睿,等.692 例慢性乙肝患者的证型分布规律及同步生命质量评价[J].时珍国医国药,2014,25(2):513

祝伟,张念陪,高兵.复方丹参联合纳洛酮治疗小儿重症手足口病的疗效观察[J].中医临床研究,2014,6(22):67

（三）肿　　瘤

【概　述】

2014 年，有重要参考价值的中医药治疗恶性肿瘤相关文献近 1 600 篇。其中，实体瘤研究论文近 1 400 篇，占总恶性肿瘤论文总数 87.9%；血液系统恶性肿瘤 190 余篇，占论文总数 12.1%。有关肝癌、癌性疲劳的治疗与研究，恶性肿瘤的治疗特色与前景分析，肿瘤并发高凝状态的治疗与研究，影响肿瘤干细胞增殖的研究等详见专条。

1. 病种研究特点

按照实体瘤病种排名，发表论文篇数由多到少依次为肺癌、乳腺癌、食管癌、结直肠癌、胃癌、肝癌、胰腺癌、膀胱癌、甲状腺癌。通过总体分析可以看出，中医界关注与研究最多的前五位肿瘤是肺癌、乳腺癌、胃癌、食管癌与结直肠癌，但临床研究多以中晚期肿瘤为主。在血液肿瘤研究方面，更多关注骨髓增殖性肿瘤的临床研究，如中医药治疗慢性白血病（慢性淋巴细胞白血病、慢性粒细胞性白血病）等。对西医尚缺乏有效治疗方法的难治与复发白血病及老年性白血病的中医药综合治疗依然是本年度研究的热点，主要是利用中医药优势提高老龄人群急性白血病患者生活质量。在恶性淋巴瘤研究方面，更多关注中医药提高耐药淋巴瘤的增效与减毒作用，并积极预防淋巴瘤相关并发症，如免疫功能损伤、化疗后的白细胞与血小板减少以及中医药抗病毒作用研究。

2. 临床研究特点

总体分析临床研究特点有以下方面：① 基于中医药特色和优势，手术、化疗、放疗的中医药增效研究处于衡定研究状态。② 基于"定点清除肿瘤病灶，综合调理身体机能"治疗思路，中医药联合微创技术（介入、射频消融、微波消融、氩氦刀）治疗常见恶性肿瘤（肺癌、肝癌）是本年度新兴的研究热点，多数文献报道较单纯微创技术、放化疗效优越，预测微创技术联合中医药治疗恶性肿瘤是今后中晚期肿瘤综合治疗的发展趋势。③ 解决肿瘤及其治疗相关并发症，如癌症相关抑郁状态、疲劳、失眠、厌食、贫血及肿瘤并发血液高凝状态以及放化疗导致的骨髓抑制（白细胞、血小板减少）越来越受到重视，可有效缓解疼痛，提高患者生存质量，增加治疗受益，也体现了中医药特点和优势。④ 在临床研究思路方面巩固和凸显了两大特点，第一是高度重视了辨证施治的个体化治疗以及名老中医经验的总结与传承，使中医药治疗恶性肿瘤临床疗效有一定的提高；第二是淡化过去中医药抗肿瘤治疗思路，重视"扶正"或"扶正驱邪"在恶性肿瘤治疗中的应用地位，其目标是调动人体抗病能力，试图稳定肿瘤病灶，延长患者生存期。⑤ 在选择治疗药物方面，已经认识到在化疗期间或长期服用汤药的依从性，中成药以及中药静脉注射液临床应用日趋增加，尤其是抗肿瘤或辅助治疗的中药注射液用药比例明显提高。通常在增效方面多用抗肿瘤注射液，如艾迪注射液、消癌平注射液、康艾注射液、鸦胆子注射液、康莱特注射液等；在提高机体功能和调节免疫方面多用参芪扶正注射液、黄芪注射液等。⑥ 在临床治疗受益方面，面临中晚期肿瘤居多，认为对中晚期患者过度的放、化疗等密集的治疗并没有给患者带来群体治疗受益。而且，肿瘤本身以及密集治疗带来的相关并发症，如癌性相关抑郁、疼痛、厌食、疲劳、贫血、失眠、便秘、血栓、骨髓抑制等已经给癌症患者带来了新的"痛苦"。因此，2014年中医界在致力于解决癌症患者新的痛苦方面做了积极努力，并显现了良好的前景。

3. 基础研究特点

本年度中医药防治肿瘤基础研究文献，仍多集中在中医药综合抗肿瘤效应机制研究方面，如抗肿瘤增殖、诱导肿瘤细胞凋亡、抗肿瘤新生血管生成、调节人体免疫功能等。其研究特点有：① 针对肿瘤发病机制的中医药对表观遗传学以及信号通路研究的2个热点研究已经崛起，这些研究提高了中医药研究肿瘤的水平，但实际临床应用价值有待进一步评价。② 肿瘤的发生与进展是多因素综合作用的结果。其中，各种炎性因子对肿瘤生长、复发和转移起关键性作用。因此，新的研究热点是针对肿瘤相关炎性因子的中医药对抗治疗，其有可能成为近些年中医药关注的热点。③ 针对恶性肿瘤耐药、复发的抗耐药与抗复发研究的科技含量明显提高。目前，除关注肿瘤耐药与复发的细胞膜转运蛋白、耐药相关酶、细胞凋亡、转移信号通路等指标外，更多关注肿瘤干细胞的生物学特征以及肿瘤微环境的变化对肿瘤耐药与复发的影响。这方面的研究可能成为中医药抗肿瘤研究的主流。

（撰稿：陈信义　审阅：陈仁寿）

【肝癌的治疗与研究】

1. 理论与临床研究

黄晶晶等认为毒、瘀、浊互结是肝癌癌前病变的主要病机，并总结了以毒、瘀、浊为理论指导的中医药干预措施，在实验及临床实践中均有利于发挥保肝及阻断癌变的作用。彭海燕等根据原发性肝癌患者肝体受损、木土失和、湿热瘀毒、正虚邪入、肝肾两虚的病机特点，总结了养血柔肝、调和肝脾、分病程清利解毒活血、重用生黄芪补气托毒、滋水涵木肝肾同补5种治法。

丘奕文等采用多中心、回顾性队列研究方法纳入国内15家医院且按肝癌分期标准分为Ⅱb、Ⅲa或Ⅲb期的肝癌患者共计489例，分为中医组241例、中西医组195例、西医组53例。中医组采用中医药辨病与辨证的治疗方案，辨病治疗选用国家药典批准的具有抗肝癌作用的中成药，辨证分型治疗按国家中医药管理局"十一五"重点专科肝癌协作组拟定的《肝癌病中医诊疗方案》，根据5种不同分型选用相应汤剂施治，至少服用3个月。西医组依据原发性肝癌诊疗规范 按患者的具体情况选择经肝动脉化疗栓塞、消融治疗、氩氦刀、粒子植、放射治疗和化疗、靶向治疗等。中西医组的西医治疗同西医组，中医治疗同中医组。结果中医组半年、1年、2年生存率依次为49.8%（120/241）、9.1%（22/241）、1.2%（3/241），中西医组依次为70.3%（137/195）、30.3%（59/195）、6.2%（12/195），西医组依次为52.8%（28/53）、9.4%（5/53）、0%（0/53）；中西医组与另外两组比较，有显著性差异（$P<0.01$），而中医组与西医组比较，无显著性差异（$P>0.05$）；中西医组在Ⅱb、Ⅲa或Ⅲb期的中位生存期（MST）均较另外两组显著延长（$P<0.01$）；中医组在Ⅲa、Ⅲb期的MST较西医组延长（$P<0.05$）；西医组与中医组在Ⅱb期的生存时间方面，差异无统计学意义（$P>0.05$）。经COX回归分析，Kamofsky功能状态评分发现中医药及微创治疗是预后保护因素。吴发胜等用Meta分析评价益气活血为主方药联合化疗治疗原发性肝癌的疗效，共纳入9个RCT研究，686例患者。结果显示，以益气活血为主的方药联合化疗较单纯使用化疗在改善患者生活质量、提高近期疗效、减轻患者疼痛、减少白细胞下降发生率等方面具有疗效优势（$P<0.01$），而在改善患者腹水程度及延缓生存期上两个效果相当（$P>0.05$）。赵增虎等将83例巨块型原发性肝癌患者随机分为两组，均予肝动脉灌注栓塞化疗治疗1～2次，4～6周后再行三维适形放疗,治疗组放疗期间及放疗后 2 个月予服益气活血中药(黄芪、沙参、女贞子、当归、香附、红花等)。结果,放疗结束后 1 周两组透明质酸及内皮素-1 均有不同程度的升高,且对照组升高更明显($P<0.01$)。提示益气活血中药能部分改善肝脏微循环、减少放射性肝损伤。

叶艳等对 103 例拟行手术的原发性肝癌患者于手术前后观察其舌象的特征变化并填写舌象调查表,并以中医舌诊综合信息处理系统分析舌质及舌苔颜色平均 RGB 各分量值。其定性及定量结果均提示,术前患者以青紫舌为主,术后 1 d 以红舌为主,术后 3～5 d 以青紫舌占居首位;手术前后皆以厚腻苔为主,且术后较术前比例逐渐上升;术后较术前舌下络脉宽度明显降低。研究提示血瘀、水湿、气虚证舌象贯穿原发性肝癌患者围手术期,而术后 5 d 内阴虚内热舌象比例有所增加。

2. 实验研究

臧文华等构建人肝癌裸鼠原位移植瘤模型并随机分为模型对照组,顺铂组,黄芪莪术配伍高、中、低剂量(12、6、3 g·kg^{-1}·d^{-1})组。均给药 21 d,与模型对照组比较,黄芪莪术配伍各组的瘤重抑制率分别为 41.6%、26.5%、24.7%,瘤体积抑制率为 42.9%、25.1%、24%(均 $P<0.05$)。免疫检查结果显示,与模型对照组比较,黄芪莪术配伍各组缺氧诱导因子-1(HIF-1)、血管内皮生长因子(VEGF)表达均下降(均 $P<0.05$)。提示黄芪莪术配伍可抑制人肝癌裸鼠原位移植瘤及其新生血管的生成。罗颖颖等制备人肝癌 Bel-7402 裸鼠异体移植瘤模型随机并分为模型组,卡培他滨组,白头翁皂苷高、中、低剂量(400、200、100 mg/kg)组。结果显示,卡培他滨组、白头翁皂苷各剂量组抑瘤率分别为 56.2%、42.8%、31.5%、14.9%;与模型组比较,白头翁皂苷各剂量组瘤块组织中的乳酸水平均明显降低(均 $P<0.05$),高剂量组的 ATP 水平显著下降(均 $P<0.05$)。白头翁皂苷高

剂量可明显降低荷瘤裸鼠瘤组织中糖酵解关键酶己糖激酶-Ⅱ、磷酸果糖激酶,升高三羧酸循环关键酶琥珀酸脱氢酶的水平;与模型组比较有显著差异(均 $P<0.05$),白头翁皂苷高、中剂量可明显降低瘤块组织中 PFK 的水平,与模型组比较有显著差异(均 $P<0.05$);白头翁皂苷高剂量组瘤块组织 HIF-1α 蛋白表达明显下降,与模型组比较有显著差异($P<0.05$)。提示白头翁皂苷可能通过 HIF-1α 通路来降低糖酵解关键酶的量和活性,提高三羧酸循环的关键酶的量和活性,调节肿瘤细胞能量代谢,来达到抑制肿瘤生长的作用。文红波等研究发现,白杨素对人肝癌 HepG2 细胞具有诱导分化的作用。以全反式维甲酸为阳性对照发现 1～100 μmol/L 白杨素和全反式维甲酸处理 HepG2 细胞 48 h 后能显著抑制肝癌细胞的增殖,其细胞抑制效价相当并存在量效关系。10 μmol/L 白杨素作用 48 h,细胞的形态和微管微丝排列由肿瘤细胞向成熟细胞分化;细胞甲胎蛋白的分泌量和 γ-谷氨酰转肽酶的活性明显降低,而碱性磷酸酶和酪氨酸 α-酮戊二酸转氨酶的活性则显著升高。

(撰稿:翟笑枫　审阅:陈仁寿)

【癌症相关性疲劳的治疗】

癌症相关性疲劳(CRF)是一种与机体能量消耗不相符,且不能为睡眠或休息所缓解的一种疲劳现象。CRF 可伴随癌症发生、进展、治疗以及康复的全过程。按照 CRF 定义,综合现有文献资料,其临床主要特征如下:持续两周或每天出现与活动不成比例的疲劳感,或精力明显下降,且通过适当的休息不能缓解,并伴随有下列表现:① 全身酸软、无力感,或下肢沉重感。② 注意力不集中,感觉记忆力明显下降。③ 不愿意进行日常活动,或已认识到需要做的事情,并努力克服,但精力不足,还是无法完成。④ 嗜睡或失眠,或有不能解乏的睡眠。⑤ 由于疲劳带来有悲伤、焦虑、社会交往力

不从心等不良情绪。按照 CRF 定义与临床表现，类似于中医学的"虚劳"或"虚损"病证范畴。鉴于中医药治疗具有一定优势，2014 年国家食品药品监督管理局新药审评中心在新修订的《中药新药临床研究指导原则》中明确将改善癌症相关疲劳作为中药新药研发适应症。

张文华等认为中晚期癌症患者在经历过放疗、化疗等治疗方法后会产生乏力、虚弱、精神不振等症状，最终影响患者的治疗效果和生存质量。在化疗药物治疗的基础上配合健脾益肾法治疗癌症相关疲劳，方用黄芪加四君子汤并随证加减，能改善人体脏腑气血功能活动。卜凡儒等将 60 例中晚期非小细胞肺癌随机均分为两组，均予吉西他滨＋顺铂化疗方案，治疗组加用扶正化痰方（半夏、茯苓、陈皮、甘草、杏仁等）。经治 2 个月，治疗组疲劳症状量表总分及疲劳程度、对生活影响、持续时间三个维度分值均较对照组明显降低（均 $P < 0.05$），体力状况评分分值明显升高（$P < 0.05$）。安爱军等将 97 例晚期非小细胞肺癌患者随机分为两组，观察组 49 例予参芪扶正注射液联合吉西他滨＋顺铂方案治疗，对照组予以顺铂方案化疗。经治 56 d，两组重度疲劳阳性率分别为 26.5%（13/49）、45.8%（22/48），生活质量改善有效率分别为 87.8%（43/49）、70.9%（34/48），组间比较，均 $P < 0.05$。邹银水等将 70 例ⅢB～Ⅳ非小细胞肺癌患者随机均分为两组，均予化疗方案。治疗组在化疗基础上予参芪扶正注射液。经治 3 周，两组乏力评分均有所降低，且治疗组下降更著（$P < 0.01$）。吴晶等观察参麦注射液配合西药治疗肺癌及对癌因性疲乏的影响，将 116 例肺癌气阴两虚证候患者随机分为两组，均予西医常规吉西他滨＋顺铂化疗方案，治疗组 59 例于化疗前 2 d 及化疗结束后 2 d 加用参麦注射液。经治 8 周，两组总疲劳率分别为 56.1%（32/57）、69.5%（41/59）。治疗组中医证候积分为（3.2±0.8）分，对照组为（6.4±0.7）分，组间比较，$P < 0.01$。宋丽丽等将 64 例非小细胞肺

癌患者随机均分为两组，均予多西他赛、卡铂化疗方案，试验组在此基础上联合艾迪注射液（刺五加、人参、黄芪、斑蝥等）。经治 6 周，试验组生理功能、情感功能、社会功能及疲劳、疼痛、恶心呕吐评分均显著高于对照组（均 $P < 0.05$）。

（撰稿：田劲丹　杨璐　审阅：陈仁寿）

【恶性肿瘤的治疗特色】

1. 中医药与三大治疗手段结合优势

手术、化疗、放疗是肿瘤治疗的三大法宝，生物治疗近年来受到普遍重视。但由此带来的副作用往往使患者的生活质量下降，生存时间缩短，影响疗效。随着肿瘤治疗领域治疗目标与理念的更新，中医药以其低毒、多靶点的独特优势日益受到关注。中医药治疗可整体调理人体机能，改善患者临床状态、延长生存时间。

朴炳奎认为，手术是实体肿瘤主要治疗手段，但术后复发或转移是威胁患者生存的主要原因。在术前术后运用中医药治疗，具有两个方面的意义：① 调补手术损伤，促进康复，利于患者接受其他治疗。② 辅助术后治疗，以期防止或减少复发转移，延长生存时间。化疗与中医药相结合在综合治疗中所占比例最高，中医药配合全身化疗或介入化疗，对肺癌、肝癌有增加缓解率的效果；对胃癌、肠癌、乳腺癌等的术后辅助化疗有延长生存期的效果。中医药可以减轻和改善化疗药物的副作用，如脊髓抑制、胃肠道不良反应及影响心脏、肝脏和肾脏功能等。放疗杀伤肿瘤细胞同时损伤正常组织，中医药辅助放射治疗，具有两个方面的意义：一是可以减少或防止放射线对正常组织细胞的损伤作用；二是对放射治疗有一定的增效作用，可增加放疗效果，延长生存期。

钟李峰等将 60 例胃癌术后患者随机均分为两组，均予常规西医治疗，包括 FLE 化疗方案，静脉滴注依托泊苷、甲酰四氢叶酸钙及氟尿嘧啶。治疗组加用中药健脾和胃法（柴胡、郁金、枳壳、旋覆花、

代赭石、半夏等)治疗。疗程均为 112 d,治疗组与对照组总有效率分别为 96.7%(29/30)、86.7%(26/30),组间比较,$P < 0.05$。邹波峰等将 156 例Ⅱ~Ⅲ期结肠癌术后患者随机分为两组,均予FOLFOX4 化疗方案,14 d 为 1 个周期。治疗组 74例于化疗前 1 周至化疗后 1 周,按中医辨证分脾虚湿毒、脾肾阳虚、肝肾阴虚、湿热瘀毒、气虚血瘀 5个证型,以中药协定方(黄芪、党参、白术、茯苓、女贞子、枸杞子等)为基础方,分别予合四君子汤加减、参苓白术散加减、知柏地黄丸加减、桃红四物汤加减、四君子汤合失笑散加减服用。结果,与对照组比较,治疗组胃肠道不良反应明显降低,中位生存期明显延长,且 3 年生存率显著升高,中位复发及转移率明显降低(均 $P < 0.05$);生存期 Cox 风险比例模型的多因素分析提示,疾病分期是影响预后的不利因素,中医治疗时间,中医治则中温补肾阳补血养阴的用药原则是影响预后的有利因素;转移时间 Cox 风险比例模型的多因素分析提示,中医治疗时间,中医清热利湿、活血解毒治则是影响转移的有利因素。黄伶等将 60 例老年肠癌根治术后患者随机均分为两组,均予卡培他滨化疗 168 d,中西医组加服健脾化痰方(黄芪、薏苡仁、白花蛇舌草、党参、白术、茯苓等)。经治 6 个月,中西医组与对照组临床证候总改善率分别为 83.3%(25/30)、46.7%(14/30);白细胞减少率分别为 46.7%(14/30)、63.3%(19/30);恶心呕吐发生率分别为43.3%(13/30)、60.0%(18/30);腹泻发生率分别为 30.0%(9/30)、50.0%(15/30),组间比较,均$P < 0.05$。邓海滨等将 195 例非小细胞肺癌(NSCLC)精气两亏型患者随机分为两组,均予诺维本+顺铂方案化疗,治疗组 97 例加服抗瘤增效方(生黄芪、黄精、灵芝、苍术、姜黄连等)。经治 16周,两组实体瘤客观疗效总有效率分别为 89.7%(87/97)、69.4%(68/98),组间比较,$P < 0.05$;与对照组比较,治疗组中位生存期延长,1、2 年生存率显著提高(均 $P < 0.05$),恶心呕吐便秘及白细胞

计数下降有所减轻(均 $P < 0.01$)。马海锋对 90 例直肠癌放疗后气阴两虚证患者随机均分为两组,均予三维适形放疗,研究组加服华蟾素胶囊(干蟾蜍皮中提取出的脂溶性成分)。经治 1 个月,研究组与对照组总有效率分别为 97.8%(44/45)、82.2%(37/45),组间比较,$P < 0.05$;与对照组比较,研究组 IL-2、TNF-α 水平下降更为明显,CD4$^+$/CD8$^+$ 和 NK 细胞水平均显著升高(均 $P < 0.05$)。王丹将 76 例接受化疗的 NSCLC 患者随机分为两组,均予常规放疗,治疗组 42 例加用康艾注射液(黄芪、人参、苦参)入生理盐水静脉滴注。经治30 d,两组总有效率分别为 66.7%(28/42)、50.0%(17/34),组间比较,$P < 0.05$。燕飞等将 67 例NSCLC 患者分为消癌平(乌骨藤)组(A 组)、化疗组(B 组)、消癌平+化疗组(C 组),均予 NP(长春瑞滨+奥沙利铂)方案化疗至少 60 d,治疗后与 B组比较,A 组、C 组生活质量均有所提高($P < 0.05$)。提示消癌平能有效改善化疗对患者的不良影响,并提高患者生活质量。

2. 中医药已成为维持治疗的主要手段

维持治疗是指经过合理的初始治疗,病情控制以后,进而采取的包括药物、疫苗或抗体等任何持续的治疗措施而防止疾病进展的方法,即肿瘤患者在完成标准周期治疗且疾病得到控制后再接受的延续治疗。主要目的是尽可能地延长疾病的有效控制时间,要求患者对长时间治疗有一定的耐受性。化疗药物、靶向药物仍存在毒副作用较多、过度治疗、费用偏高等弊病。中医药具有良好的临床疗效、较少的毒副作用、较低的治疗费用等特点,应用于维持治疗,逐渐引起国内外专家的重视。

侯炜等介绍朴炳奎的治疗经验,根据中晚期肺癌阴虚内热、痰瘀互结、热毒灼络等病机特点,拟定了以益气养阴、清热解毒为主要治法的肺瘤平膏(黄芪、党参、沙参、麦冬、川贝母、桔梗等),具有稳定瘤灶、延长生存期等作用,并可减轻化疗对消化

道、造血系统、肝肾功能的损伤。

卢雯平等进行了回顾性研究,纳入初始诊断为Ⅲc/Ⅳ上皮型卵巢癌,在接受常规治疗后病灶完全消失,或其后在广安门医院肿瘤科进行不少于两个月中医药干预治疗的161例患者,依据是否采用中药辨证维持治疗分为两组,观察组75例仅持续观察;中医组按辨证分为正气亏虚、气滞血瘀型50例,予服理冲汤、橘核丸(益气活血解毒方),脾肾亏虚、痰湿内阻型36例,予服桂枝茯苓丸、海藻玉壶汤。经治2个月,中医组中位复发时间为18个月,观察组为16个月。Kaplan-Meier曲线显示,中药维持治疗可延长中位无复发生存期($P<0.01$)。与观察组比较,中医组总CD4$^+$T淋巴细胞频数升高($P<0.01$)。李辰慧等将符合晚期结直肠癌维持治疗诊断标准的120例患者随机均分为两组,卡培他滨组口服卡培他滨,连用2周,休息1周。中药组以"证素"为基础辨证论治,脾(气)虚证者用四君子汤;肾(阳)虚证者用右归丸;阴虚证者用知柏地黄汤;血虚证者用四物汤;气滞证者用大柴胡汤;湿阻证者用苓桂术甘汤;瘀血证者用桃红四物汤;癌毒证者用龙蛇羊泉汤(龙葵、蛇莓、土茯苓、白英等),均持续用药至肿瘤进展或不能耐受为止。结果,中药组的中位无疾病进展时间为5.4个月,卡培他滨组为2个月($P<0.05$);与卡培他滨组比较,中药组可明显提高晚期结、直肠癌患者的NK细胞及CD4/CD8($P<0.05$),明显改善患者的卡氏评分($P<0.01$)。

3. 中医药是晚期肿瘤姑息治疗的最佳措施

姑息治疗的重要核心是对疼痛和其他痛苦症状进行有效控制,同时依据患者及家属的要求,提供社会心理和精神关怀,尽可能地改善患者的生存质量,而不以病期或其他治疗为出发点。

何曦冉等认为辨证论治是中医诊治疾病的基本方法和精髓,而肿瘤姑息治疗的核心内容正是对痛苦症状的有效控制,在症状控制方面,中医与西医姑息治疗着眼点高度一致,即关注患者不适症状,提高患者生活质量。

朱政将妇科恶性肿瘤术后抑郁患者120例随机分为两组,观察组62例予归脾丸浓缩丸,疗程4周,对照组不作抗抑郁治疗。两组总有效率分别为90.3%(56/62)、70.7%(41/58),组间比较,$P<0.01$。且抑郁自评量表及汉密尔顿抑郁评量表分值均较对照组显著降低($P<0.01$)。何生奇等将70例癌性贫血患者随机均分为两组,均予静脉滴注康莱特、胸五肽基础治疗。治疗组加服益肾骨康方(熟地黄、山药、山茱萸、牡丹皮、泽泻、茯苓等),对照组加服复方阿胶浆,经治4周,两组血红蛋白含量、生活质量评分均有所上升,而治疗组更著($P<0.01$,$P<0.05$)。丁大伟等将气阴两虚型肺癌恶病质患者随机均分为两组,均予服甲羟孕酮及常规支持治疗,治疗组予加服益气养阴方(党参、茯苓、北沙参、麦冬、怀山药、黄精等)。经治1个月,两组生活质量评分均有所上升,治疗组更著($P<0.01$,$P<0.05$)。治疗组与对照组中医症状改善方面的总有效率分别为87.6%(13/15)、26.7%(4/15),食欲改善方面的总有效率分别为93.3%(14/15)、53.3%(8/15)。

(撰稿:侯丽　审阅:陈仁寿)

【肿瘤并发高凝状态的治疗与研究】

高凝状态伴随肿瘤发生、发展、治疗的全过程,不仅会导致动、静脉血栓形成,也促进肿瘤的增殖和转移。肿瘤相关的血液高凝状态或血栓形成发病率约为60%,血栓事件已成为肿瘤患者第二大死亡原因。恶性肿瘤相关的高凝状态可以表现为Trousseau综合征(一种迁徙性的浅表血栓性静脉炎)、深静脉血栓形成(DVT)、肺血栓栓塞(PE)、动脉血栓形成、DIC、非细菌性血栓性心内膜炎(NBTE),其中DVT和PE比动脉血栓形成常见。

高凝状态如进一步发展,可严重影响患者的生活质量,降低生存时间。目前尚无统一的诊断标准,多数临床医生使用凝血酶原时间、外周血活化部分凝血酶时间、纤维蛋白原、血浆D-二聚体、血小板计数等指标评估血液高凝状态。

郑贤炳等认为高凝状态与中医学的"血瘀证"具有相关性,活血化瘀法存在着抑制与促进肿瘤复发转移的双重作用,可能与肿瘤患者局部病灶与全身血液循环的异质性及肿瘤患者的不同体质对于活血化瘀剂量的耐受差异等因素相关。活血化瘀法的应用应当把握其有效治疗窗,适量辨证应用,或配合化疗及分阶段应用。王文静等探讨应用活血化瘀方药联合腹腔灌注化疗防治大肠癌肝转移,具有针对性强、局部浓度高、持续时间长、改善血液高凝状态及毒副作用小等优势。在临床上应用芪连扶正胶囊辅助晚期大肠癌化疗,其成分中含有的莪术、全蝎、蜈蚣、壁虎等,具有活血化瘀散结的功效,可改善患者的高凝状态。

蔡玉梅等将72例存在高凝状态的恶性肿瘤患者随机均分为两组,均予对症支持治疗,治疗组加服血府逐瘀胶囊。经治28 d,治疗组与对照组有效率分别为41.7%(15/36)、8.3%(3/36),组间比较,$P<0.05$;且治疗组纤维蛋白原、D-二聚体水平均较对照组降低($P<0.05$或$P<0.01$)。刘天新将60例肺癌患者随机均分为两组,均予常规化疗方案,治疗组加服血府逐瘀胶囊。经治12周,治疗组患者全血黏度、血浆黏度、纤维蛋白原水平及血小板计数均较对照组下降(均$P<0.05$)。苏雷等将120例老年肿瘤患者随机分成两组,均予低分子肝素及常规化疗,观察组62例加用银杏叶注射液。经治20 d,观察组与对照组的改善率分别为72.6%(45/62)、53.5%(31/58),组间比较,$P<0.05$;且治疗组的血浆纤维蛋白原、D-二聚体水平及血小板计数均较对照组降低(均$P<0.05$)。李兵等将99例肿瘤患者(包括肺癌、乳腺癌、结肠癌、食管癌、胃癌、直肠癌、绒毛膜癌)随机分为两组,均予常规化疗,并分别加用丹参多酚酸盐入葡萄糖注射液或生理盐水静脉滴注与低分子肝素钙皮下注射。经治14 d,与对照组比较,丹参多酚酸组血乳酸水平下降($P<0.01$);两组凝血酶原时间均延长,纤维蛋白原、血浆D-二聚体水平、血小板计数均降低(均$P<0.01$)。

抗血管生成治疗癌症的理论及实践已成为癌症研究领域的热点。中医药治疗肿瘤并发高凝状态具有一定优势,活血化瘀与肿瘤血管生成关系的研究,对明确不同类型的活血化瘀治疗肿瘤的适应范围及对象,筛选更具针对性和有效性的活血化瘀方药,具有重要意义。

(撰稿:郑洋　审阅:陈仁寿)

【影响肿瘤干细胞增殖的研究】

Lapidot T报道,1994年John Dick实验室通过研究证实了白血病干细胞的存在,首次识别并分离出肿瘤干细胞。随后在乳腺癌、卵巢癌、结肠癌等多种实体瘤中均分离出肿瘤干细胞。肿瘤干细胞具强大的自我更新能力与无限增殖的潜能,是肿瘤发生、转移、复发、放化疗抵抗的根本原因所在。中医具有整体观与辨证论治的特点,同时中药具有多靶点治疗的优势,在肿瘤干细胞的研究中具有重要作用。

1. 病因病机研究

张玉人等认为恶性肿瘤临床中具有起病隐匿、病情重、易转移、预后差、生存期短等特点,因为体内存在肿瘤干细胞,具有伏而发病,病情深重和病势易变的"伏毒"特征。内伤、外感之邪在机体内受到素体体质、正气盛衰等整体内环境影响,所中脏腑组织必有其"虚",在正邪暂时平衡的条件下,邪气深伏于内并可能随着局部内环境变化逐渐改变病邪性质,累积之下邪渐成"毒",待正虚不抗之时随即发病,且来势汹汹,病情深重。"伏毒"学说与肿瘤干细胞的致病特点具有共同之处,均见隐匿伏藏,受内环境影响,病性病位易变,暗耗正气,待日久机体正不抗邪而发病,且病势深重、病程迁延不愈等特性。李志鹏等认为肿瘤微环境与肿瘤干细胞即为"种子土壤学说"的关系,肿瘤微环境孕育肿瘤干细胞,而肿瘤干细胞是肿瘤发生转移的根源,主要增强了肿瘤细胞向远端转移的能力。从中医理论角度分析,肿瘤的发生过程是机体内环境阴阳平衡被打破的一系列恶性循环过程。肿瘤微环境不断发生发展,最终结果便是出现肿瘤的转移,包括气滞、血瘀、痰凝三个要素。中医学分别采取扶正、清热解毒、活血化瘀治法调和阴阳,达到以平为期的目的。陈惠认为肿瘤的发生发展过程为气血津液运行失常,代谢产物堆积,痰瘀与各种代谢产物胶结,聚积更多恶性能量向癌毒转化。癌毒形成后,一方面大量增殖形成肿瘤,另一方面继续演化以适应更恶劣的环境。进化了的癌毒即是肿瘤干细胞,在原发瘤处隐伏起来,相当于中医的"伏毒"。提出恶性肿瘤形成及转移的基本病机为由气及血、痰瘀癌毒郁积络脉,其传变过程可概括为气络、血络、痰瘀、癌毒、肿瘤、伏毒、转移瘤的依次传变。

2. 单味药研究

郭晨旭等报道使用茯苓药物血清干预后,胃癌SGC-7901细胞中侧群细胞被阻滞G0、G1期,而S、G2/M期细胞比例减少,提示茯苓可以通过对细胞周期的改变,而抑制胃癌细胞株中侧群细胞即肿瘤干细胞的增殖能力。曹晓诚等报道蔓荆子总黄酮处理小细胞肺癌NCI-H446细胞系肺癌干细胞后,肿瘤球形成法检测自我更新能力下降,并发现蔓荆子总黄酮抑制源自NCI-H446细胞系LCSCs自我更新能力的作用与其下调p-Akt蛋白表达和抑制细胞自我更新相关转录因子Bmi1有关。厉碧荣等报道以肿瘤球形成法检测不同浓度紫花牡荆素对卵巢癌细胞OVCAR-3细胞系肿瘤球形成能力的影响,结果提示紫花牡荆素可以浓度依赖方式抑制OVCAR-3细胞系肿瘤球形成能

力,并可下调干细胞标志物CD44蛋白表达。戴金锋等报道20、40、80 μg/ml的温郁金正丁醇提取物作用24 h后均可逆转SGC7901/VCR细胞对VCR的耐药,逆转指数分别为1.51、4.07、28.95。不同浓度的温郁金正丁醇提取物可促进VCR诱导SGC7901/VCR细胞凋亡,以早期凋亡为主,并可促进VCR将细胞阻滞在G2/M期。提示温郁金正丁醇提取物可在体外逆转胃癌耐药细胞株SGC7901/VCR细胞耐药,具体作用机制不仅是促进其凋亡,而且可能是通过对肿瘤干细胞有所影响来逆转耐药。齐玲等报道将人脑胶质瘤SHG-44细胞进行传代培养三代以上,获得具有肿瘤干细胞特性的肿瘤细胞后,以不同浓度五味子木脂素干预。结果50、100、200 mg/L五味子木脂素分别作用24、48、72 h后,均能明显抑制SHG-44神经球细胞的增值,且呈剂量依赖性。不同浓度五味子木脂素作用后,培养上清中bcl-2蛋白分泌水平下降,caspase 3蛋白分泌水平升高。提示五味子木脂素可通过下调bcl-2的表达和分泌,使caspase 3活化,从而引起SHG-44神经球细胞发生凋亡。李跃军等报道不同浓度芍药苷作用于CD44+SGC-7901/5-FU细胞中CD44+细胞亚群后,结果细胞形态发生明显变化,细胞凋亡率明显增加,且呈明显的时间与浓度依赖性。提示芍药苷可影响胃癌肿瘤干细胞的特异性标志CD44,从而逆转5-氟尿嘧啶耐药的胃癌细胞。翁光样等以姜黄素联合白消安处理CD34+CD38-表型(白血病干细胞特异性细胞表型)的人白血病细胞KG1a。结果姜黄素对CD34+CD38-KG1a细胞具有增殖抑制作用,且呈时间-剂量依赖性并可降低细胞的克隆形成能力。提示姜黄素可通过降低细胞克隆形成能力、阻滞细胞于G0/G1期和诱导细胞凋亡,抑制KG1a细胞的增殖,姜黄素与白消安具有协同抑制BCL-2蛋白表达水平,促进细胞凋亡。盛健等从胰腺癌PANC-1细胞利用流式分选的方法分选出肿瘤干细胞,用移植瘤成瘤率及肿瘤细胞球体成形

实验验证其肿瘤干细胞特性,利用雷公藤甲素干预后,胰腺肿瘤干细胞的球体成形率及动物成瘤率均明显下降,可以抑制胰腺肿瘤干细胞的增殖。

3. 复方研究

肖桦等报道体外培养人肺腺癌细胞系,利用流式分选技术,筛选鉴定具干细胞特性的侧群细胞,建立肺癌干细胞移植瘤模型,利用西黄丸(牛黄、麝香、乳香、没药)含药血清进行处理,结果与模型组比较,西黄丸高、中(分别是 32、16 g/kg)剂量组、环磷酰胺组瘤重明显降低(均 $P<0.01$),与空白组 30%血清比较,西黄丸高、中剂量 30%含药血清组、环磷酰胺 30%含药血清组 G1 期细胞数量比例明显增高,S 期、G2 期细胞数量比例明显减少(均 $P<0.05$),与空白组 30%血清比较,西黄丸高、中剂量 30%含药血清组及环磷酰胺 30%含药血清组 Cyclin D1 mRNA 及蛋白表达均明显低于空白血清组($P<0.05$,$P<0.01$)。提示西黄丸可经 Wnt 信号转导通路细胞周期蛋白 D1 调控人肺癌干细胞的增殖。陈旭等报道解毒消癥饮(白花蛇舌草、夏枯草、山慈菇、苦参)乙酸乙酯提取物(EE‐JXY)

体外干预 Hep3B 细胞后检测细胞存活率,检测干细胞相关基因 CD133、Oct4、Nanog、Sox2 mRNA 的表达。结果与空白组相比,EE‐JXY 剂量和时间依赖性抑制 Hep3B 细胞的存活,0.25 mg/ml 浓度干预 24 h 后,抑制率达 34.4%($P<0.01$);CD133、Oct4、Nanog 和 Sox2 mRNA 的表达均受到抑制。提示解毒消癥饮乙酸乙酯提取物可显著抑制 Hep3B 细胞的增殖,且机制可能与其干扰肝癌干细胞自我更新有关。随着对肿瘤干细胞的认识和研究不断深入,针对肿瘤干细胞靶向治疗的药物也将得到开发和应用。虽然天然药物靶向调控肿瘤干细胞研究日益增多且应用前景广阔,但大多数研究仍仅涉及单味中草药或药物中生物学活性成分对肿瘤干细胞的影响,不能完全遵循中医基础理论,对于中药复方的研究不足,机理模糊,天然药物针对肿瘤干细胞自我更新特性的影响研究值得进一步验证。中药复方以其具有多靶点、多效用的网络调控作用,将会是肿瘤干细胞治疗的突破口,相关新药的研发使用将对肿瘤的预防、诊断和治疗以及预后评估产生深远影响。

(撰稿:张宇 陈信义 审阅:陈仁寿)

[附] 参 考 文 献

A

安爱军,曹晶杰.参芪扶正注射液对肺癌化疗患者癌症相关疲劳的干预作用.中国医学创新,2014,11(28):25

B

卜凡儒,李婕,蒋树龙.扶正化痰方联合 GP 方案治疗中晚期非小细胞肺癌的临床疗效观察[J].世界中医药,2014,9(10):1316

C

蔡玉梅,牛雪娇,崔宇,等.血府逐瘀胶囊治疗恶性肿瘤

高凝状态的临床观察[J].天津医药,2014,42(1):78

曹晓诚,肖立红,肖莽,等.蔓荆子总黄酮抑制 NCI‐H446 细胞系肺癌干细胞自我更新[J].中草药,2014,45(9):1284

陈惠,龚婕宁,渠景连.以中医络病理论试论恶性肿瘤发病及其转移的病机证治[J].广州中医药大学学报,2014,31(6):1012

陈旭征,黎金浓,胡海霞,等.解毒消癥饮对肝癌侧群细胞增殖和相关因子表达的影响[J].中华细胞与干细胞杂志(电子版),2014,4(3):195

D

戴金锋,吕宾,俞瑾,等.温郁金正丁醇提取物逆转胃癌

SGC7901/VCR 细胞多药耐药性的研究[J]. 中华中医药杂志,2014,29(11)：3623

邓海滨,王中奇,吴继,等. 抗瘤增效方结合化疗治疗中晚期非小细胞肺癌 97 例[J]. 上海中医药杂志,2014,48(4)：32

丁大伟,章永红. 益气养阴法治疗肺癌恶病质 30 例临床研究[J]. 中国中医基础医学杂志,2014,20(2)：262

G

郭晨旭,钱军. 茯苓对胃癌细胞株 SGC-7901 的侧群细胞增殖的影响[J]. 中国临床药理学与治疗学,2014,19(11)：1222

H

韩钦芮,符秀琼,禹志领,等. 肿瘤微环境的脾虚本质探讨[J]. 中医杂志,2014,55(4)：292

何生奇,李宗诺,芦殿荣,等. 益肾骨康方治疗轻中度癌性贫血临床观察[J]. 上海中医药杂志,2014,48(10)：38

何曦冉,李萍萍. 中医与肿瘤姑息治疗[J]. 世界中医药,2014,9(7)：839

侯炜,王兵,颜琳琳. 肺癌的中医药维持治疗思路[J]. 中医杂志,2014,55(4)：295

黄晶晶,陈松林,潘哲,等. 毒浊瘀论治肝癌癌前病变[J]. 中西医结合肝病杂志,2014,24(1)：59

黄伶,郭俊华,张建刚. 卡培他滨(希罗达)联合健脾化痰方治疗老年肠癌根治术后 30 例临床研究[J]. 新中医,2014,46(1)：132

L

Lapidot T,Sirard C,Vormoor J,et al. A cell initiating human acute myeloid leukemia after transplantation into SCID mice[J]. Nature,1994,367(6464)：645

李兵,段宝民,乔永红,等. 丹参多酚酸盐治疗恶性肿瘤高凝状态的临床研究[J]. 白求恩医学杂志,2014,12(4)：349

李辰慧,赵文硕,冯利,等. 中医辨证维持治疗晚期结直肠癌的临床研究[J]. 北京中医药,2014,33(2)：93

李跃军,卓德斌. 芍药苷对 5-氟尿嘧啶耐药的 CD44 阳性胃癌细胞的抑制作用[J]. 中国普通外科杂志,2014,23(4)：521

李志鹏,李烜. 肿瘤微环境与转移之间中医阴阳平衡相关性的探讨[J]. 江苏中医药,2014,46(5)：4

厉碧荣,李劼,王静云,等. 紫花牡荆素对卵巢癌 OVCAR-3 细胞系肿瘤球形成的影响[J]. 湖南师范大学学报(医学版),2014,11(2)：43

刘天新. 血府逐瘀胶囊对肿瘤患者血流变指标的影响研究[J]. 中国实用医药,2014,9(31)：189

卢雯平,马丹,闫会苓,等. 晚期卵巢癌常规治疗后中医维持治疗的疗效分析[J]. 国际中医中药杂志,2014,36(1)：13

罗颖颖,陈兰英,简晖,等. 白头翁皂苷调节 Bel-7402 人肝癌异体移植瘤裸鼠能量代谢的研究[J]. 中草药,2014,45(7)：973

M

马海锋. 华蟾素胶囊对直肠癌放疗后气阴两虚证患者的疗效及对免疫功能的影响[J]. 中国中西医结合消化杂志,2014,22(4)：185

P

彭海燕,张静,尤夏,等. 原发性肝癌治法探讨[J]. 南京中医药大学学报,2014,30(3)：203

朴炳奎. 中医药治疗肿瘤的经验和体会[J]. 中医学报,2014,29(2)：155

Q

齐玲,金宏,赵东海,等. 五味子木脂素诱导胶质瘤神经球细胞凋亡的机制研究[J]. 中国药学杂志,2014,49(2)：113

丘奕文,林丽珠,黄学武,等. 多中心回顾性队列研究中医药对中晚期原发性肝癌生存期的影响[J]. 广州中医药大学学报,2014,31(5)：699

S

盛健,吴峰,夏甘霖,等. 雷公藤甲素对胰腺癌干细胞的影响[J]. 医药导报,2014,33(3)：315

宋丽丽,李楠,段丽铭,等. 艾迪注射液联合多西他赛、卡铂方案治疗晚期非小细胞肺癌的临床观察[J]. 癌症进展,2014,12(6)：597

苏雷,胡玲,刘妙玲,等. 银杏叶治疗对老年肿瘤患者血液高凝状态及血浆纤维蛋白原、D-二聚体水平、血小板计数的影响[J]. 中国老年学杂志,2014,34：5392

W

王丹.康艾注射液联合放疗治疗非小细胞肺癌随机平行对照研究[J].实用中医内科杂志,2014,8(6)：94

王文静,齐元富.活血化瘀方药联合腹腔灌注化疗防治大肠癌肝转移的理论探讨[J].河北中医,2014,36(3)：371

文红波,曹运长,虞佳,等.白杨素对人肝癌 HepG2 细胞的诱导分化作用[J].中国生化药物杂志,2014,34(2)：33

翁光样,杜萌,胡亮杉,等.姜黄素对 CD34$^+$CD38$^-$ 细胞增殖和凋亡的影响及其与白消安的协同效应[J].西安交通大学学报,2014,35(3)：405

吴发胜,刘丽,荣震,等.益气活血为主方药联合化疗治疗原发性肝癌的系统评价[J].中西医结合肝病杂志,2014,24(4)：248

吴晶,徐艳,蒋志红,等.参麦注射液配合西药治疗肺癌及对癌因性疲乏的影响[J].陕西中医,2014,35(10)：1358

X

肖桦,秦旭华,赖宇,等.西黄丸含药血清经 Wnt 信号转导通路细胞周期蛋白 D1 调控人肺癌干细胞增殖的机制[J].中国实验方剂学杂志,2014,20(15)：172

Y

燕飞,周雍明,简鹏.消癌平注射液联合铂类化疗对晚期 NSCLC 患者的影响[J].亚太传统医药,2014,10(16)：85

叶艳,秦丽萍,岳小强,等.103 例原发性肝癌患者围手术期舌象变化规律[J].中医杂志,2014,55(1)：48

Z

臧文华,唐德才,尹刚,等.黄芪莪术配伍对人肝癌裸鼠原位移植瘤新生血管生成的影响[J].时珍国医国药,2014,25(3)：516

张文华,张景明.健脾益肾法在治疗癌性疲劳中的应用[J].湖南中医杂志,2014,30(9)：127

张玉人,林洪生,张英,等.基于"伏毒"学说的扶正祛毒法防治恶性肿瘤转移的理论探讨[J].北京中医药大学学报,2014,37(9)：586

赵增虎,王明贤,李海,等.益气活血中药对原发性肝癌三维适形放疗肝脏微循环影响的研究[J].中国中西医结合消化杂志,2014,22(7)：381

郑贤炳,郭勇.活血化瘀中药抗肿瘤作用治疗窗探讨[J].浙江中西医结合杂志,2014,2(2)：118

郑洋,孙霈,董青,陈信义.恶性肿瘤高凝状态发病机制与诊断标准探讨[J].中国医刊,2014,49(5)：16

钟李峰.健脾和胃法治疗胃癌手术后的临床疗效[J].中医临床研究,2014,6(8)：134

朱政.归脾丸干预妇科恶性肿瘤术后并发抑郁症状的效果[J].中药材,2014,37(9)：1711

邹波峰,辛世勇,宋海英,等.中医辨证治疗结肠癌术后化疗患者的临床分析[J].中华中医药学刊,2014,32(2)：359

邹银水,周亚娜,周用.参芪扶正注射液治疗晚期非小细胞肺癌化疗性乏力临床观察[J].湖北中医杂志,2014,36(6)：2

二、临床各科

（四）内　　科

【概　述】

2014 年,在各类期刊公开发表的中医药治疗内科疾病的论文共 3 000 余篇。其中消化系统约 21.5%,循环系统约 17.9%,神经系统约 13.1%,新陈代谢约 13%,呼吸系统约 11.8%,精神系统约 8.4%;其余依次为泌尿系统、结缔组织免疫系统、血液系统、内分泌系统、中医急症等。在各类基金项目资助立项课题中,内科项目有 1 050 篇,研究主要集中在消化系统（22.4%）、循环系统（20.6%）、新陈代谢系统（14.8%）、呼吸系统（12.4%）;其余依次为神经系统、精神系统、结缔组织免疫系统、泌尿系统、血液系统、内分泌、中医急症等,内容涵盖了中医临床研究、中西医结合治疗与研究、实验研究及专家经验总结等。

1. 中医急症

文献约 80 篇,主要集中在脓毒症(占 39.8%),其余依次为休克、急性呼吸窘迫综合征、高血压危象、多器官功能障碍综合征等;各类基金项目资助立项课题科研论文有 10 余篇。

鲁俊等将 40 例多器官功能障碍综合征患者随机分为对照组(19 例)予西医常规治疗,试验组(21 例)加用益气通瘀汤药。结果用药后第 7 d,试验组 IL-1、IL-6、PT 水平较同期对照组降低($P<0.05$);第 14 d,试验组 TNF-α 及 D-二聚体水平较同期对照组降低($P<0.05$)。两组 APTT 及纤维蛋白质治疗后第 3、7、14 d 疗效相当($P>0.05$)。

陈岩等将 68 例急性呼吸窘迫综合征患者随机均分为两组,对照组采用呼吸机支持与西药治疗原发病,治疗组加用扶正祛邪中药治疗,结果发现两组治疗后促炎因子较治疗前均下降($P<0.05$),治疗组优于对照组($P<0.05$),相较对照组,治疗组机械通气时间明显缩短($P<0.05$)。

有关脓毒症等的治疗与实验研究详见专条。

2. 呼吸系统

文献约 1 500 篇,其中慢性阻塞性肺疾病占 16.4%、急慢性支气管炎占 8.4%、支气管哮喘和肺炎各占 7.7%,其余依次为咳嗽变异性哮喘、慢性咳嗽、感冒、支气管扩张、肺间质纤维化、急性肺损伤、胸膜炎、外感发热等疾病;各类基金项目资助立项课题科研论文有 130 余篇。

马靖华等将 80 例肺栓塞患者随机均分为两组,观察组予血府逐瘀汤(当归、生地黄、桃仁、红花、枳壳、赤芍药等),对照组予对症支持处理,治疗 2 周。结果观察组 D-二聚体、$P(A-a)O_2$ 显著低于对照组($P<0.05$)。

史肃育等将 71 例重症肺炎(实热证)患者随机分为两组,均予常规基础治疗,治疗组(36 例)加用小承气汤鼻饲。经治 2 周,两组患者氧合指数均有改善,WBC、CRP、CPIS 降低,治疗组优于对照组($P<0.05$)。

刘仁慧等将大鼠随机分为 7 组:正常对照(N)组、哮喘模型(A)组、激素干预(GC)组、淫羊藿女贞子(YN)组、淫羊藿女贞子合激素干预Ⅰ组(YN+GC组Ⅰ)、淫羊藿女贞子合激素干预Ⅱ组(YN+GC组Ⅱ)、淫羊藿女贞子合激素干预Ⅲ组(YN+GC组Ⅲ)。激素撤停 2 周后处死,检测发现中药合激素干预的 3 个组均显著抑制血清中 GRβ 含量,上调肺 GRβmRNA 表达。GC 组肺组织有

43 种转录因子表达较哮喘组下调,仅有 1 种上调,与 GC 组比较,中药合激素干预的 3 个组分别有49、45、46 种转录因子表达上调。

有关咳嗽变异性哮喘和慢性阻塞性肺疾病的治疗及实验研究详见专条。

3. 循环系统

文献约 2 300 篇,其中冠心病占 24.3%、高血压占 19.6%、心绞痛占 19.4%、心力衰竭占14.1%,其余依次为心律失常、动脉粥样硬化、心肌病、心肌缺血、病毒性心肌炎、心肌梗死、心脏神经官能症等;各类基金项目资助立项课题科研论文约220 篇。

杨萍等将 106 例舒张性心力衰竭患者随机均分为两组,均予常规基础治疗,参附注射液组加用参附注射液。经治 2 周,两组患者心功能、中医证候积分及超声心动图参数均显著改善;血浆 NT - proBNP、PⅢP、LN、ALD 水平均显著降低,而参附注射液组更著($P<0.05$)。冯辉等将 72 例病毒性心肌炎患者随机均分为两组,均予能量合剂、1.6 - 二磷酸果糖等治疗,丹参组加用丹参注射液静滴。经治 2 周,两组患者 SOD 的活性升高($P<0.01$),cTnT、hs - CRP、CK - MB 水平显著降低,MDA 含量下降,且丹参组更著($P<0.05$)。

王朋等采用垂体后叶素大剂量静脉注射建立冠心病心绞痛寒凝血瘀证动物模型,运用 TUNEL 法检测细胞凋亡指数,免疫组化法检测心肌 Bax、Bcl - 2 蛋白的表达,透射电镜观察大鼠心肌细胞的超微结构改变。结果,与正常组相比,模型组大鼠心肌细胞凋亡指数显著升高($P<0.05$),Bax 蛋白表达显著增加($P<0.01$),Bcl - 2 蛋白表达无明显变化,Bax/Bcl - 2 显著升高($P<0.01$),透射电镜下可见部分心肌细胞核固缩,染色质边集,线粒体聚集、肿胀,部分膜破裂,嵴降解。提示心肌细胞凋亡参与了冠心病心绞痛寒凝血瘀证心肌缺血损伤的病理过程,Bax/Bcl 表达失衡激活线粒体途径参与了心肌细胞凋亡的调控。

田松等随机选择 4 种冠心病常见体质类型(血瘀质、痰湿质、气虚质、阳虚质)患者各 50 例为治疗组,另随机选择 50 例冠心病患者作为对照组,50 名健康体检者作为健康对照组。均予常规治疗,治疗组加用血脂康(红曲)。经治 12 周,血瘀质和痰湿质治疗组患者各项血脂指标明显好转,且优于对照组($P<0.05$),气虚质治疗组患者的低密度脂蛋白胆固醇(LDL - C)显著降低($P<0.05$),血瘀质和痰湿质治疗组血管内皮功能指标明显好转,且优于对照组($P<0.05$);血瘀质和痰湿质治疗组的心绞痛改善疗效和心电图改善疗效优于气虚质和阳虚质组($P<0.05$)。

有关高血压病中医证候研究及治疗等详见专条。

4. 消化系统

文献约 2 800 篇,研究主要集中在胃炎(约占17.4%)、结肠炎(约占12.7%)、便秘(约占9.4%)、肠易激综合征(约占 6.0%)、脂肪肝和功能性消化不良(各约 5.0%),其余依次为肝纤维化、消化性溃疡、肝硬化腹水、胃癌、胆汁反流性胃炎、幽门螺杆菌感染等;各类基金项目资助立项课题科研论文约 240 篇。

李明等选取肠道实热证、肠道气滞证、肺脾气虚证、脾肾阳虚证、津亏血少证的结肠慢传输型便秘(STC)患者各 15 例,另随机选取 15 例健康人作为对照组,检测血清血管活性肠肽(VIP)和 P 物质(SP)水平。结果 STC 患者血清 VIP 和 SP 水平显著高于对照组($P<0.05$,$P<0.01$),STC 虚证患者血清 VIP 和 SP 水平显著高于 STC 实证患者($P<0.01$),3 种虚证(肺脾气虚证、脾肾阳虚证、津亏血少证)患者血清 VIP 及 SP 水平比较,以及 2 种实证(肠道实热证、肠道气滞证)患者血清 VIP 水平比较,差异均无统计学意义($P>0.05$),肠道气滞证患者血清 SP 水平显著低于肠道实热证($P<$

0.05)。

王俊等选取内镜确诊慢性萎缩性胃炎(CAG)及病理确诊为 CAG 伴不典型增生或不同程度肠上皮化生患者 317 例,选取常规体检发现的无症状性浅表性胃炎 10 例作为对照,并进行瞬时电位受体(TRPV1、TRPM8)表达检测及 CAG 中医辨证分型,分析 CAG 的病理变化与中医证型及 TRPV1、TRPM8 表达的相关性。结果,CAG 癌前病变中医证型按照所占比率排序为脾虚气滞＞脾胃湿热＞脾胃虚弱＞肝胃不和＞胃阴不足＞胃络瘀阻。6 种证型在 TRPV1、TRPM8 表达上存在显著性差异。TRPV1 的表达中医证型排序为脾胃湿热＞胃阴亏虚＞肝胃不和＞胃络瘀阻、浅表性胃炎＞脾虚气滞＞脾胃虚弱,以脾胃湿热表达最明显(415 bp)。TRPM8 表达的中医证型排序为脾胃虚弱＞脾虚气滞＞胃络瘀阻、浅表性胃炎＞肝胃不和＞胃阴亏虚＞脾胃湿热,以脾胃虚弱表达最明显(387 bp),胃络瘀阻型近似于浅表性胃炎胃黏膜表达。同一证型在不同程度肠上皮化生分布上具有非常显著性差异(均 $P<0.01$),不同证型在同一程度肠上皮化生有显著性差异($P<0.05$),各证型在轻度异型增生分布上无显著性差异,在中、重度分布上有显著性差异(均 $P<0.05$),且以脾胃虚弱、胃阴不足及胃络瘀阻三型在重度异型增生时分布较高,各证型在轻、中、重度萎缩程度分布上具有显著性差异($P<0.05$,0.01)。

陈扬波等检索 1989～2013 年间与中医证型相关的胆汁反流性胃炎文献,进行分类整理,建立数据库,规范名称后进行频次统计分析,共有 119 篇论文,44 种证型,其中出现频率≥2% 的证型有:肝胃不和、胃阴不足、脾胃虚弱、肝胃郁热、脾胃湿热、脾胃虚寒、瘀阻胃络、寒热错杂 8 种,出现总频次 383 次,共占比 83.3%。

有关慢性萎缩性胃炎、腹泻型肠易激综合征、溃疡性结肠炎、非酒精性脂肪肝、肝纤维化、药物性肝损、肝硬化及并发症的治疗与研究等详见专条。

5. 泌尿系统

文献约 950 篇,其中肾炎约占 18.9%、肾衰约占 12.9%、结石约占 7.2%、肾病综合征约占 8.0%,其余依次为 IgA 肾病、血尿、尿路感染、高尿酸血症肾病等;各类基金项目资助立项课题科研论文约 70 篇。

张长明等观察抗纤灵方(丹参、制大黄、桃仁、当归、牛膝)对慢性肾脏病 3 期患者(110 例)血管紧张素Ⅱ、Ⅰ型胶原、Ⅲ型胶原、血清纤维蛋白原、血及尿 TGF-β1 的影响,并与氯沙坦组(105 例)相比较。经治疗 16 周,抗纤灵方组在降低血清中Ⅰ型、Ⅲ型胶原水平,减少尿 TGF-β1 等方面优于氯沙坦组($P<0.05$),两组血管紧张素Ⅱ均下降($P<0.01$,$P<0.05$),血纤维蛋白原及血 TGF-β1 变化方面作用相当。

陶志虎等将 56 例慢性肾脏病 2～3 期患者随机均分为两组,均予西医基础治疗,对照组加服潘生丁片,治疗组加服白芍总苷胶囊。经治 8 周,对照组 IL-6 显著下降,治疗组血肌酐、肌酐清除率、IL-6、TGF-β1 均显著改善,优于对照组($P<0.05$)。提示 TGF-β1 下降与 IL-6 呈正相关。

有关慢性肾小球肾炎、慢性肾小管间质损害的研究详见专条。

6. 血液系统

文献约 200 篇,其中贫血约占 35.1%、紫癜约占 34.1%,其余依次为白细胞减少、骨髓增生异常综合征等;各类基金项目资助立项课题科研论文约 30 篇。

李志鸿等将 60 例过敏性紫癜(血热证)患者随机均分为两组,治疗组予凉血化斑汤(生地黄、牡丹皮、赤芍药、槐花、金银花、白茅根等),对照组予咪唑斯汀缓释片及维生素 C 片。经治 2 周,患者血清 IgA、IL-4 及 IL-6 水平均下降,而治疗组更著($P<0.05$)。

关于再生障碍性贫血、原发性免疫性血小板减少症、骨髓增生异常综合征的治疗与研究等详见专条。

7. 内分泌系统

文献约 180 篇,其中甲状腺炎(桥本病)约占 26.6%、肥胖约占 18.5%、甲状腺功能亢进(毒性弥漫性甲状腺肿、Graves)约占 12.0%,其余依次为特发性水肿、甲状腺功能减退等;各类基金项目资助立项课题科研论文有 10 余篇。

陈琼科等将甲状腺功能亢进症患者 70 例随机均分为两组,治疗组予以芪夏消瘿汤(黄芪、夏枯草、浙贝母、牡蛎、麦芽、白芍药等)和小剂量他巴唑,对照组用大剂量他巴唑。治疗 3 个月,治疗组与对照组的总有效率分别为 91.4%(32/35)、74.3%(26/35),组间比较,$P<0.05$,两组的甲状腺功能指标均明显改善,而治疗组更著(均 $P<0.05$)。

车艳玲等将 116 例亚急性甲状腺炎患者随机均分为两组,均予常规治疗,治疗组加服柴胡瘿瘤颗粒(柴胡、郁金、白芍药、炒川楝子、栀子、夏枯草等)。经治 6 个月,治疗组与对照组的治愈率分别为 94.8%(55/58)和 75.9%(44/58),组间比较,$P<0.05$。

陈贵海等用活血方(血府逐瘀汤)、补气活血方(补阳还五汤)、化痰活血方(血府逐瘀汤合二陈汤)干预营养性肥胖 SD 大鼠模型(高脂饮食造模),每组 10 只,治疗 4 周后,检测其皮下脂肪组织、内脏脂肪组织内脂素、脂联素等 mRAN 表达。结果,活血方药可下调模型大鼠内脏脂肪、皮下脂肪的内脂素 mRNA 表达,补气活血方、化痰活血方对内脏脂肪的作用优于活血方;各活血方对皮下脂肪内脂素 mRNA 表达的影响相当,活血化瘀方药可上调模型大鼠内脏脂肪的脂联素 mRNA 表达;各活血方作用相当,补气活血方能够上调皮下脂肪的脂联素 mRNA 表达,但活血方、化痰活血方的作用相当。

关于桥本甲状腺疾病的治疗与研究等详见专条。

8. 新陈代谢系统

文献约 1 690 篇,研究主要集中在糖尿病及并发症(约占 71.7%)、痛风及并发症(约占 9.6%),其余依次为高尿酸血症、代谢综合征、高血脂症等;各类基金项目资助立项课题科研论文约 160 篇。

徐邦杰等将自发性高血压大鼠(SHR)随机分为 SHR 对照组、血瘀阳亢痰浊模型组及活血潜阳方治疗组,每组 12 只,另设雄性京都大鼠为正常对照组。治疗组予活血潜阳方(丹参、水蛭、钩藤、石决明、桑寄生等)灌胃,其余各组灌胃生理盐水,连续 8 周。结果治疗组 SHR 大鼠的血压、三酰甘油、胆固醇、空腹血糖、空腹胰岛素及胰岛素抵抗指数均较 SHR 模型组显著下降($P<0.01$),且治疗组大鼠血浆葡萄糖激酶、6-磷酸葡萄糖酶催化亚基表达明显上调($P<0.01$),丙酮酸脱氢酶激酶 4 明显下调($P<0.05$)。

陈玉婷等将 60 例缓解期痛风患者(脾虚湿热证)均分为两组,治疗组予健脾化湿解毒方(生黄芪、生白术、薏苡仁、土茯苓、虎杖、草薢),对照组予别嘌醇,疗程均为 6 个月。结果,两组综合疗效相当($P>0.05$),治疗组的中医证候疗效明显高于对照组($P<0.01$);两组患者的血尿酸、IL-6、IL-8 水平均显著降低,其中对照组的尿酸水平低于治疗组($P<0.01$),治疗组的 IL-8 水平低于对照组($P<0.05$);治疗组在治疗过程中的复发率、复发积分和用药起效时间均优于对照组($P<0.05$);服用怡美力人数和剂量均少于对照组($P<0.05$,$P<0.01$)。

有关糖尿病肾病、高尿酸血症的治疗与研究详见专条。

9. 神经系统

文献约 1 700 篇,其中中风 300 余篇(约占

17.8%）、头痛约 190 篇（约占 11.0%），其余为眩晕、帕金森病、癫痫、脑卒中后抑郁、面神经麻痹等；各类基金项目资助立项课题科研论文有 90 余篇。

郭咏梅等将 80 例脑卒中后丘脑痛患者均分为两组，均予加巴喷丁，治疗组加用芍药甘草汤颗粒剂（白芍药、炙甘草），对照组加用安慰剂。经治 8 周，治疗组在视觉模拟评分、疼痛分级指数和现有疼痛强度方面分值降幅及中医证候改善和总体临床疗效方面均明显优于对照组（$P<0.05$，$P<0.01$）。郑学威等将 70 例气虚血瘀型脑梗死患者随机均分为两组，均予常规治疗，观察组加服补阳还五汤（黄芪、当归、地龙、赤芍药、桃仁、红花等）加减。经治 2 周，两组患者的临床疗效相当；血浆 MMP - 2、8 水平均明显下降（$P<0.01$，$P<0.05$），而观察组更著（$P<0.05$）。

韦桂梅等将急性脑梗死患者 100 例随机分为两组，均予常规治疗，治疗组加用温胆汤（制半夏、茯苓、陈皮、枳实、竹茹、胆南星等）加减。结果，治疗组总有效率为 92.0%（46/50），明显高于对照组的 76.0%（38/50），其中医证候积分、神经功能缺损程度评分、FIB、CRP 水平均优于对照组，$P<0.05$。

李冬梅等选择雄性 Wistar 大鼠，经 Open - Field 行为学评分后，随机分为正常组、假手术组、多发脑梗（MCI）模型组、血管性痴呆（VD）模型组、中药组、西药组，每组各 30 只。中药组予颐脑解郁方（刺五加、郁金、栀子、五味子等），西药组予尼莫地平，给药 4 周，于第 1、2、4 周观察边缘系统血管内皮生长因子（VEGF）的变化及药物干预效果。结果，MCI 模型组第 1 周 VEGF 表达明显升高，之后逐渐下降，7 d 为表达高峰期，VD 组第 1 周 VEGF 表达低于 MCI 模型组，中药组第 4 周 VEGF 表达明显高于正常组及 MCI 模型组。

10. 结缔组织免疫系统

文献约 380 篇，其中类风湿关节炎（RA）约占 34.6%、风湿性关节炎约占 23.8%、强直性脊柱炎约占 12.1%，其余依次为重症肌无力、系统性红斑狼疮等；各类基金项目资助立项课题科研论文约 40 篇。

彭桉平等分离 RA 患者外周血单个核细胞（PBMC）实验显示，雷公藤内酯醇抑制 miR - 155 表达而释放其靶标 SHIP - 1，从而下调 LPS 诱导的 RA 患者单核细胞炎症反应。王俊华等将 200 例 RA 患者随机分为两组，均予扶他林、柳氮磺氨吡啶、甲氨喋呤，治疗组加服穿山龙三藤方药酒。经治 8 周，治疗组与对照组的总有效率分别为 90.0%（90/100）、77.0%（77/100），在中医证候积分、关节疼痛数、关节僵硬评分、疼痛评分等方面均优于对照组（$P<0.05$）。

张皖东等将 116 例强直性脊柱炎患者分为湿热证、督寒证和血瘀证，检测发现平均病程长度：督寒证＞瘀血证＞湿热证，$P<0.01$；平均年龄：督寒证＞瘀血证＞湿热证，$P<0.01$；湿热证患者 BASDAI、ASDAS 显著高于督寒证和血瘀证；活动期患者中湿热证患者比例明显高于督寒证和血瘀证，$P<0.01$；湿热证患者的 ESR、hs - CRP、TNF - α 水平均显著高于血瘀证和督寒证（$P<0.05$，$P<0.01$）；督寒证患者的 $CD4^+$、$CD25^+$、CD127 - Treg 水平显著低于血瘀证和湿热证（$P<0.05$）。

11. 精神系统

文献约 1 100 篇，其中失眠约占 22.3%、痴呆约占 12.6%、抑郁症约占 17.4%，其余依次为焦虑症、阿尔茨海默病、精神分裂症等；各类基金项目资助立项课题科研论文有 60 余篇。

叶莉莎等探讨了姜黄素对阿尔茨海默病（AD）模型大鼠学习记忆及 HMGB1 和 JNK 表达的影响，将雄性 SD 大鼠随机分为空白对照组、模型组、姜黄素治疗组、玉米油对照组，每组各 9 只。观察 6 d，结果姜黄素能够改善 AD 大鼠的学习记忆能力，其机制可能与抑制 HMGB1 的胞浆、胞外释放及 JNK 的表达下调有关。吴磊彬等用慢性束缚应激刺激联合 D-半乳糖注射建立肝郁型 AD 病证结合小鼠模型,随机分为 4 组,每组 10 只,设 10 只为空白对照组,并于造模第 29 d 起分别用逍遥散和艾司西酞普兰灌胃 14 d,避暗实验结果显示,两组的潜伏期延长,错误次数减少,5-HT 和 NE 均有升高,逍遥散组较明显。

惠振亮等通过病例调查表研究血管性痴呆中医证型的分布规律,比例由高至低依次为痰浊阻窍证、肾精亏虚证、肝阳上亢证、气血亏虚证、火热内盛证及瘀血阻窍证,气血亏虚证是影响 Folstein 简易精神状态检查得分的重要因素。

(撰稿:吴欢　审阅:余小萍)

【脓毒症的治疗与研究】

张怡等将 60 例脓毒症患者随机分为两组,均予西医常规治疗,治疗组加服白虎加人参汤(石膏、知母、粳米、生晒参、甘草)。经治 7 d,治疗组和对照组的有效率分别为 86.7%(26/30)和 73.3%(22/30);两组患者的中医症状积分和 APACHE Ⅱ 积分均明显下降,而治疗组更著($P<0.05$)。宋轶群等将 60 例严重脓毒症患者随机分为两组,均予西医常规治疗,治疗组加服活血化瘀中药汤剂(赤芍药、川芎、丹参、红花、当归、大黄等)。经治 14 d,治疗组与对照组的有效率分别为 76.7%(23/30)、66.7%(20/30);两组患者的 APACHE Ⅱ 积分和 Marshall 器官功能障碍评分均降低,而治疗组更著;28 d 病死率低于对照组(均 $P<0.05$)。

梁群等将 60 例脓毒症(瘀毒互结证)患者随机均分为两组(因患者死亡各脱落 2 例),均予常规治疗,治疗组加用脓毒清(红花、桃仁、大黄、川芎、赤芍药、丹参等)保留灌肠 0.5 h,对照组加用 0.5% 肥皂水不保留灌肠。经治 7 d,治疗组和对照组的有效率分别为 75.0%(21/28)和 53.6%(15/28),组间比较,$P<0.01$。

张涛等将 60 例肺系脓毒症患者随机均分为两组,均予以常规治疗,治疗组加服通腑泻肺方(生大黄粉、葶苈子、川芎、黄芩),对照组加服安慰剂(1/10 剂量通腑泻肺方),治疗 10 d,分别于入组时及治疗 1、3、5、7、10 d 时观察中医证候评分和病情严重程度。结果,治疗组的有效率为 100.0%,对照组为 90.0%(27/30),$P<0.05$;治疗组的外周血单个核细胞 NLRP3、ASC 的 mRNA 表达水平及 Caspase-1、IL-1β、IL-18 水平均降低,且降幅大于对照组($P<0.01$)。

卜建宏等将 74 例患者随机分为两组,均予强化胰岛素疗法控制血糖,治疗组予加服抗炎合剂(生大黄、黄连、黄芩、厚朴、败酱草)。经治 7 d,治疗组与对照组有效率分别为 74.4%(29/39)、65.7%(23/35),$P<0.05$;治疗组空腹血糖高于对照组,但低血糖发生率低于对照组,胰岛素敏感性改善优于对照组,两组 28 d 病死率相当;治疗组的 TNF-α、CRP 水平均低于对照组($P<0.05$,$P<0.01$)。钱凤华等将 120 例脓毒症(毒热内盛症)患者随机分为两组,均予西医常规治疗,治疗组加用清瘟败毒饮(生石膏、水牛角、生地黄、黄连、知母、玄参等)。经疗 7 d,两组患者的 APACHE Ⅱ 评分及 CRP 水平均降低,治疗组优于对照组;两组的肾功能指标,尿素氮、肌酐水平均上升,但治疗组升幅低于对照组;肾小管功能,KIM-1、NGAL 显著下降,Cys-C 上升,治疗组均优于对照组(均 $P<0.05$)。邓永宾将 120 例患者随机均分为两组,均予常规治疗,观察组加用涤痰醒脑承气汤(大黄、麝香、冰片、竹茹、橘红、枳实等),疗程均为 2 周。结果两组患者的 CRP 水平在 1、3、7 d 均下降,GOS 评分上升,且观察组更著($P<0.01$)。

丁拥军等将 63 例脓毒症患者随机分为对照组 31 例和观察组 32 例,均予常规西医综合治疗,观察组加用大黄牡丹汤(大黄、牡丹皮、桃仁、芒硝、冬瓜子),疗程 7 d。结果两组的血清降钙素原、CRP 水平及 APACHE Ⅱ 积分在 1、3 d 时均无明显变化,7 d 时均显著下降,且优于对照组($P<0.01$ 或 $P<0.05$)。

(撰稿:屈岚 丁洁韵 审阅:余小萍)

【咳嗽变异性哮喘的治疗】

乔普荣等用三三二陈汤(炙麻黄、杏仁、法夏、陈皮、白术、茯苓等)加减治疗咳嗽变异性哮喘(CVA)患者 60 例,对照组予复方甲氧那明胶囊,疗程为 21 d。结果,治疗组和对照组的有效率分别为 93.3%(28/30)、76.7%(23/30),$P<0.05$;两组的中医证候积分均下降,而治疗组降幅更著($P<0.01$)。陈凤兰等将 76 例 CVA 患者随机均分为两组,对照组予必可酮气雾剂及酮替芬治疗,治疗组予服消风止嗽汤(荆芥、防风、蝉蜕、当归、白前、桔梗等)。经治 28 d,治疗组和对照组的有效率分别为 92.1%(35/38)、71.1%(27/38),两组患者的 INF-γ 上升,IL-4 下降,而治疗组更著(均 $P<0.05$)。陈海涛等将 120 例 CVA 患者随机均分为两组,观察组予服苏黄止咳汤(炙麻黄、蝉蜕、紫苏叶、紫苏子、前胡、五味子等),对照组予服孟鲁斯特纳片。经治 14 d,观察组与对照组的总有效率分别为 91.7%(55/60)、53.3%(32/60),$P<0.01$;两组证候积分均降低,而治疗组降幅更著($P<0.05$)。刘红宇等将 85 例 CVA 患者随机分为两组,观察组(45 例)予服健脾肃肺方(法半夏、陈皮、茯苓、枳壳、桔梗、百部等),对照组予复方甲氧那明胶囊,疗程 2 周。治疗 1 周后的有效率分别为 86.7%(39/45)和 70.0%(28/40),2 周后的有效率分别为 93.3%(42/45)和 87.5%(35/40);两组的 IgE 均降低,而治疗组降幅更著(均 $P<0.05$)。孙亚平等将 90 例 CVA 患者随机分为两组,治疗组 46 例予陈氏控变咳喘方(陈皮、紫苏叶、穿山龙、地龙、杏仁、生甘草等),对照组予丙酸倍氯米松气雾剂。经治 4 周,治疗组的肺功能 PEF 昼夜变异率及 FEV1、BPT 转阴率均优于对照组,$P<0.05$。范永莉等用

黄芪细辛汤(黄芪、细辛、防风、黄芩、荆芥、土白术等)治疗 30 例 CVA 气虚风盛证患者,疗程 28 d,随访半年,结果在症状改善率、气道反应性变化及复发率方面均优于单用盐酸丙卡特罗。宗岩对 54 例更年期 CVA 患者,从肝论治予服化滞止咳方(柴胡、枳实、橘红、麦冬、地龙、大贝母等)治疗 2 周,总有效率为 96.3%(52/54)。

(撰稿:屈岚 丁洁韵 审阅:余小萍)

【慢性阻塞性肺疾病的治疗及实验研究】

1. 临床治疗

郭思佳等用补肺颗粒(党参、熟地黄、当归、赤芍药、山茱萸、炙麻黄等)治疗 69 例慢性阻塞性肺病(COPD)稳定期患者,对照组(61 例)予 5% 补肺颗粒+辅料的安慰剂,并与健康人组做比较。治疗 12 周,治疗组患者的血清炎性因子白细胞介素-8(IL-8)、肿瘤坏死因子-α(TNF-α)及转化生长因子-β1(TGF-β1)水平显著下降,且用药时间越长越明显。陈旭波等将 120 例 COPD 急性加重期的痰热郁肺型患者随机均分为两组,均予西医常规治疗,治疗组加服清金化痰汤(瓜蒌仁、黄芩、栀子、知母、桔梗、橘红等)。经治 10 d,治疗组与对照组的总有效率分别为 96.7%(58/60)、93.3%(56/60),在改善中医症状积分、血液流变学方面的疗效治疗组更显著(均 $P<0.05$)。陈麒等将 60 例肺脾两虚型 COPD 稳定期 II~III 级患者随机均分为两组,均予西医基础治疗,治疗组加服健脾化痰方(黄芪、党参、白术、茯苓、陈皮、法半夏等)。经治 3 个月,治疗组和对照组的总有效率分别为 86.7%(26/30)、66.7%(20/30),两组患者的症状总积分、mMRC 评分、CAT 问卷评分、肺功能检测以及 6 min 步行距离(6MWD)均显著改善,而治疗组更著($P<0.01$ 或 $P<0.05$)。杨琪等辨证施用润肠通下法加西医常规治疗 COPD 急性加重期患者,

并与仅用西医常规治疗作对照。经治 10 d,治疗组与对照组的总有效率分别为 86.7%（39/45）、66.7%（30/45）,治疗组的动脉血气分析各指标及 SGRQ 各评分项均有明显改善（$P<0.05$,$P<0.01$）。李德科等对 COPD 合并呼吸衰竭患者用西医常规对症治疗加服中药汤剂,并与仅用西医常规治疗作对照。经治 4 周,治疗组与对照组的总有效率分别为 93.3%（42/45）、71.1%（32/45）,中医证候积分、APACHE Ⅱ 评分及血气分析指标均有改善,而治疗组更著（均 $P<0.05$）。

王明航等以临床调查和专家问卷对 COPD 稳定期和 COPD 急性加重期患者的疗效评价体系进行研究。对 COPD 稳定期,医护人员注重的指标为近 1 年急性加重次数和持续时间、病程、MMRC、6MWD 等,患者注重的咳嗽、咯痰、喘息、气短、活动气短加重、胸闷痛、乏力等临床症状和生活质量等情况,实验室指标以肺功能、体质量指数等为多,中医相关指标则有自汗、盗汗、腰腿酸软、饮食、易感冒、因劳累而加重、因天气变化而加重、因心情不好而加重等。对于 COPD 急性加重期,50 名呼吸领域专家的意见集中在以动脉氧分压、喘息、动脉二氧化碳分压等为主的治疗评价,以及中医证候相关指标、经济学指标、BODE 指数、SAFE 指数、最小临床意义变化值、肺功能状态与呼吸困难问卷等。

2. 实验研究

李建生等采用香烟熏吸联合细菌感染制备 COPD 稳定期大鼠模型,随机分为补肺健脾组（党参、黄芪、白术、陈皮、茯苓等）、补肺益肾组（人参、黄芪、枸杞子、浙贝母、山茱萸等）、益气滋肾组（人参、黄芪、熟地黄、枸杞子、麦冬等）和氨茶碱组,给药 12 周。于给药后及停药 12 周后进行检测,各组的肺胶原和蛋白酶 9 个指标的纠正强度依次为补肺健脾、补肺益肾、益气滋肾和氨茶碱组,且停药后补肺健脾组、补肺益肾组的纠正强度仍较氨茶碱组

显著（$P<0.05$,$P<0.01$）。姜辉等将 SD 大鼠经过强迫游泳＋烟熏＋低氧环境等方法造模,并于造模第 1 d 起即予芪白平肺胶囊（生晒参、黄芪、川芎、地龙、葶苈子、五味子等）灌胃,疗程 4 周。结果,芪白平肺胶囊组病理组织学损伤程度减轻,还可明显抑制 IL-8、TNF-α、ICAM 的表达;芪白平肺胶囊组大鼠肺功能及内皮素水平-1、缺氧诱导因子-1α 指标与正常组相当（$P>0.05$）。

尚立芝等、谢文英等将雄性 SD 大鼠以脂多糖加烟雾诱导 COPD 大鼠模型,随机分为模型组,爱罗咳喘宁（炙麻黄、苦杏仁、茯苓、炙半夏、葶苈子、苍术等）低、中、高剂量（5、10、20 g·kg^{-1}·d^{-1}）组及正常组。治疗 7 d,与模型组相比,爱罗咳喘宁各剂量组的血浆和 BALF 中的 LTB4,IL-6 含量均明显降低（$P<0.05$）;中剂量组的肺功能显著好转;中、高剂量组的血气分析指标好转;肺组织病理方面,中、高剂量组的恢复程度接近,低剂量组较差。

（撰稿：刘霖　审阅：余小萍）

【高血压病治疗与研究】

马金辉等基于全国 16 家三甲医院的 HIS 数据,对符合条件的高血压病（EH）患者从性别、年龄、入院年代、节气分布等方面进行分析,发现 EH 患者的中医证候以虚证为主,女性阴虚证更明显;各证型的患者中比例最高的是痰瘀互结型,而随年龄的渐增呈现肝肾阴虚型递增,肝阳上亢型、气阴两虚型递减的特点。住院时间第一高峰在寒露和霜降到小寒即秋末到冬季时节,另一个高峰在雨水、惊蛰到春分即春季。多数节气中以痰瘀互结型最多,而冬至、小满、惊蛰节气则以肝阳上亢型发病最高。

宋磊等对上海及周边地区 213 例 EH 患者进行统计分析,发现各证型分布比例依次为肝肾阴虚＞肝阳上亢＞阳气虚衰＞气阴两虚＞痰湿壅盛,

EH 患者的血同型半胱氨酸(Hcy)水平普遍较高;其中阳气虚衰证组患者年龄最大,气阴两虚证组患者血糖水平最高,痰湿壅盛证患者甘油三酯最高。

侯丕华等对全国七省市 1 311 例老年 EH 患者进行辨证,主要有痰湿壅盛(210 例,16.0%)、阴虚阳亢(177 例,13.5%)、肝肾阴虚(79 例,6.0%)和气阴两虚(252 例,19.2%)4 个证型,共 736 例、占 56.2%(736/1 311);另有瘀血阻络和痰瘀互阻两个亚型。其中,211 例患者完成 24 h 动态血压检测,152 例患者血压昼夜节律异常,以阴虚阳亢、痰湿壅盛和气阴两虚兼夹瘀血阻络型多见;660 例主要证型患者的颈动脉彩超检测显示,痰湿壅盛、气阴两虚兼夹瘀血阻络、痰瘀互阻型的颈动脉粥样硬化发病率较高,分别为 182 例(27.6%)和 322 例(48.8%);年龄分布上 60～79 岁以阴虚阳亢型为主,80 岁以上以气阴两虚和肝肾阴虚型为主。

姜婷等发现 EH 肾气亏虚证老年患者存在性激素平衡紊乱,即男性雄激素(T)水平下降($P <$ 0.05)、T/E_2 比值显著下降($P < 0.01$);女性雌激素(E_2)水平下降($P < 0.05$)、T/E_2 比值上升($P <$ 0.05)。蔡欣蕊等选择 EH 肾气亏虚证老年女性患者 30 例,并与 30 例健康老年女性对照,发现 EH 患者的 E_2 水平下降,T/E_2、FSH、Rho 激酶水平上升,组间比较,$P < 0.01$ 或 $P < 0.05$。提示血清 E_2 含量的下降、FSH 含量及 Rho 激酶活性的上升可能与女性老年人 EH 肾气亏虚证的发生有关。刘振岳等将 149 例 EH 患者分为痰瘀互结证 83 例,非痰瘀互结证 66 例,并设立 30 例健康人为对照组,结果与其他两组比较,痰瘀互结证组的 Hcy 水平明显升高(均 $P < 0.01$)。又将 EH 前期患者 133 例分为痰瘀互结证(69 例)、非痰瘀互结证(64 例),设立 30 例健康人为对照组。结果,相较对照组,EH 前期患者的血清超敏 C 反应蛋白、炎症因子(TNF - α、IL - 4、IL - 6)和细胞间黏附分子-1(ICAM - 1)的水平均显著升高($P < 0.01$),且以痰瘀互结组更明显($P < 0.01$)。

于杰等用补肾方(桑寄生、女贞子、淫羊藿、黄芪、泽泻、炒酸枣仁等)治疗 EH 肾气亏虚证老年男女患者各 30 例,疗程 4 周,结果患者的性激素受体表达强度均较治疗前有所回升($P < 0.01$,$P <$ 0.05)。文秀莲等将 120 例单纯收缩期 EH(肾虚血瘀证)老年患者随机均分为两组,对照组予西医常规治疗,治疗组加服补肾活血汤(桑寄生、女贞子、淫羊藿、黄芪、钩藤、益母草等),疗程均为 8 周。结果,治疗组在降压疗效、中医证候疗效、血浆内皮素-1、NO、血管性血友病因子各方面均有明显改善,组间比较,$P < 0.05$。陈偶英等将 86 例 EH 左心室肥厚(肝肾阴虚、瘀血生风证)患者随机均分为两组,均予服替米沙坦,观察组加服复方七芍降压片(三七、白芍药、桑寄生、天麻、杜仲、地龙等),疗程 24 周。结果,两组患者血压值均有明显改善($P < 0.05$);观察组在中医证候疗效总有效率及心脏物理指标改善均优于对照组($P < 0.01$,$P <$ 0.05)。左可可等将 60 例 EH 肝火亢盛夹痰证患者随机均分为两组,均予非洛地平和(或)贝那普利,治疗组加服桑蒺合剂(桑叶、白蒺藜、菊花、半夏、决明子、竹茹等)。经治疗 28 d,两组患者血压、中医证候积分、TLR4、IL - 6、TNF - α 较治疗前降低($P < 0.05$),而治疗组更著($P < 0.05$)。

张竞之等观察发现,丹皮酚可对 EH 血瘀证患者呈剂量依赖性地降低 TLR4 基因表达和升高 I-κBαmRNA 表达水平,从而减轻炎症反应和免疫紊乱,达到治疗效果。

(撰稿:刘霖　审阅:张如青)

【慢性萎缩性胃炎治疗及实验研究】

1. 临床治疗

刘素珍等将 206 例慢性萎缩性胃炎(CAG)患者随机分为两组,治疗组(106 例)予服活血清胃方(绞股蓝、红景天、沙棘、莪术、黄芪、黄连等),对照组予服胃复春片。经治 9 个月,两组的临床症状总有效率分别为 79.2%(84/106)、64.0%(64/100),胃镜及病理的总有效率分别为 78.3%(83/106)、63.0%(63/100),组间比较,均 $P<0.05$。郑逢民等以消痞愈萎汤(党参、白术、半夏、黄芩、黄连、干姜等)治疗 CAG 伴肠上皮化生患者,与胃复春片治疗作对照。经治 12 周,治疗组与对照组的胃镜、病理总有效率分别为 95.0%(38/40)、77.5%(31/40),组间比较,$P<0.05$。李昊等将 61 例老年 CAG 患者随机分为两组,治疗组(31 例)予服藤莪清瘀方(藤梨根、莪术、田基黄、蛇舌草、元胡、薏苡仁等),对照组予服胃复春片。经治 6 个月,两组的总有效率分别为 96.8%(30/31)、70.0%(21/30),组间比较,$P<0.05$。胃镜病理学检查总有效率分别为 87.1%(27/31)、53.3%(16/30),中医证候总有效率分别为 96.8%(30/31)、66.7%(20/30),组间比较,均 $P<0.01$。邓建平等将 90 例 CAG 患者随机分为两组,治疗组(50 例)予服安胃方(黄芪、党参、甘草、白芍药、桂枝、当归等),对照组予服胃复春片。经治 12 周,两组的总有效率分别为 80.0%(40/50)、52.5%(21/40),治疗组胃黏膜萎缩恢复率、肠化减轻率均优于对照组($P<0.01$),且脾胃虚弱组优于脾胃湿热组($P<0.05$);免疫组化研究显示安胃方能抑制 p53 蛋白($P<0.05$),上调 Hsp70 表达($P<0.05$)。

2. 实验研究

陈骏等将 50 只 SD 大鼠随机均分为正常对照组,模型对照组和胃萎消颗粒(三七粉、隔山消、黄连、干姜、半夏、枳实等)低、中、高剂量(1.25、2.5、5 g/kg)组。除正常对照组外,其余以 55℃的 15% 氯化钠溶液灌胃法造模后第 13 周始给药,至第 24 周末结束。CAG 模型大鼠胃黏膜组织 p53 阳性表达率、PCNA 标记指数和 TNF-α 含量显著升高,经胃萎消颗粒治疗后,大鼠胃黏膜损伤指数明显降低,黏膜萎缩、肠上皮化生、异型增生鼠数明显减少,胃黏膜组织 p53 阳性表达率、PCNA 标记指数和 TNF-α 含量明显降低($P<0.05$,$P<0.01$)。韦维等研究安胃汤对 CAG 大鼠模型 Bcl-2 及 NF-κB 表达的影响,结果显示安胃汤可使 CAG 大鼠胃黏膜 Bcl-2 基因和外周血淋巴细胞中 NF-κB 基因的表达量均明显升高。提示安胃汤治疗 CAG 的机制之一可能是明显降低 Bcl-2 mRNA 及 NF-κBmRNA 在大鼠胃黏膜及血液中的表达,调节促进细胞凋亡,增强黏膜屏障的防御和修复的功能。

(撰稿:张正利 审阅:余小萍)

【腹泻型肠易激综合征治疗及实验研究】

1. 临床治疗

陈明显等将 116 例腹泻型肠易激综合征(IBS-D)患者随机均分为两组,治疗组予服抑肝扶脾汤(炒白芍药、炒白术、炒黄连、吴茱萸、升麻炭、合欢皮),对照组予服匹维溴铵。经治 4 周,两组患者的大便性状总有效率及 10 d 中排便的急迫天数、IBS-QOL 总积分、中医证候总积分均有改善,而治疗组更著($P<0.05$);治疗组的 IBS 症状尺度表总积分低于对照组($P<0.05$)。季瑜等以健肠 I 号(炒白术、炒白芍药、炒陈皮、炒防风、山药、泽泻等)治疗 197 例 IBS-D 患者,并以马来酸曲美布丁治疗为对照。经治 4 周,两组的总有效率分别为 93.9%(185/197)、72.1%(137/190),组间比较,$P<0.01$。李爱丽将 208 例 IBS-D 患者随机分为两组,治疗组予服加味痛泻要方(白术、白芍药、陈皮、防风、木香、桔梗等),对照组予服蒙脱石散剂合双歧杆菌乳杆菌三联活菌片。经治 8 周,两组的总有效率分别为 94.4%(102/108)、65.0%(65/100),组间比较,$P<0.05$。刘振伟等将 200 例 IBS-D 患者随机均分为两组,均予服曲美布汀分散片,治疗组加服安肠止痛方(党参、白术、茯苓、山

药、薏苡仁、白芍药等)。结果治疗组和对照组的总有效率分别为95.0%、72.0%,组间比较,$P<0.01$。张瑞卿等将168例IBS患者随机均分为两组,均予服马来酸曲美布汀,治疗组加服越鞠保和丸及艾灸。经治4周,治疗组和对照组的总有效率分别为86.9%(73/84)、71.4%(60/84),组间比较,$P<0.05$。

2. 实验研究

旺建伟等采用乳鼠直肠扩张刺激法结合乳鼠与母鼠短暂分离复制IBS-D内脏高敏性大鼠模型,并随机分为模型对照组、阳性对照组、痛泻要方组,每组10只。灌胃给药2周,痛泻要方组结肠肥大细胞(MC)形态改善,数量明显降低,P物质(SP)、SPmRNA表达显著降低(均$P<0.01$)。杜丽东等用8种刺激因子随机安排的方法制模,探讨当归腹痛宁滴丸对IBS-D大鼠的作用机制,结果与模型组比较,治疗组体质量、摄食量明显增加,高剂量治疗组结肠5-羟色胺(5-HT)、SP、血管活性肠肽(VIP)水平均明显下降($P<0.01$),血清5-HT水平显著降低、血浆VIP水平上升($P<0.01$)。邓桂球等建肝郁脾虚型IBS-D大鼠模型,探讨六味顺激胶囊的作用机制,结果与模型组比较,治疗组体质量上升、内脏敏感性降低($P<0.01$),血清和下丘脑5-HT水平降低($P<0.01$)。曾耀明等建腹泻型IBS-D大鼠模型,探讨升阳益胃汤的作用机制,结果治疗组腹泻情况明显好转,血清5-HT水平下降(均$P<0.05$),血浆钙基因相关肽水平无明显变化。

(撰稿:张正利　审阅:余小萍)

【溃疡性结肠炎的治疗】

高阳等将60例溃疡性结肠炎(UC)患者随机分为两组,治疗组予消溃散(苦参、黄连、没药、槐花、珍珠母、龙齿等)灌肠,对照组予柳氮磺胺吡啶灌肠。经治4周,治疗组与对照组的总有效率分别为76.7%(23/30)、56.7%(17/30),组间比较,$P<0.05$。刘果等将55例慢性UC患者随机分为两组,治疗组予溃结复发方(黄芪、炒白术、茯苓、赤芍药、白芍药、三七粉等)加减,对照组予柳氮磺胺吡啶。经治3个月,治疗组和对照组的总有效率分别为100.0%、74.1%(20/27)。李淑英将138例肝郁脾虚型活动期UC患者分为两组,均予服柳氮磺胺吡啶片,治疗组(70例)加服健脾疏肝煎(炒白术、茯苓、炒薏苡仁、陈皮、柴胡、枳壳等),对照组加服中药安慰剂。结果两组的总有效率分别为84.3%(59/70)、72.1%(49/68),组间比较,$P<0.05$。王雁梅等用葛根芩连五炭汤(葛根、黄芩、黄连、当归炭、荆芥炭、山楂炭等)治疗活动期UC,并与柳氮磺胺吡啶治疗作对照。经治40 d,治疗组与对照组的总有效率分别为90.0%(54/60)、73.3%(44/60),组间比较,$P<0.05$。郑培奋等将84例活动期UC患者随机均分为两组,均予服美沙拉嗪缓释颗粒剂,治疗组加服连理汤(炒白术、人参、当归、白芍药、干姜、槟榔等)加味。经治6周,治疗组与对照组总有效率分别为95.2%(40/42)、78.6%(33/42),组间比较,$P<0.05$。陆玥琳等将59例湿热内蕴型轻、中度活动期UC患者随机分为两组,治疗组(30例)予服清肠化湿方(黄连、黄芩、白头翁、煨木香、当归、赤芍药)及中药(黄柏、石菖蒲、苦参、锡类散)灌肠,对照组予服美沙拉嗪。经治12周,两组的总有效率分别为93.3%(28/30)、79.3%(23/29)。陈华伟等将90例活动期UC患者均分为两组,均予服美沙拉嗪肠溶片,治疗组加服愈疡消溃Ⅰ方(苦参、败酱草、黄连、牛耳枫、辣蓼、苍术等)及愈疡消溃Ⅱ方(苦参、败酱草、徐长卿、黄连)灌肠,结果治疗组与对照组总有效率分别为68.9%(31/45)、44.4(20/45),组间比较,$P<0.01$。陈莹璐等将65例急性发作期UC患者分为两组,治疗组32例予白头翁汤(白头翁、黄柏、秦皮、黄连)联合血竭胶囊灌肠,对照组予柳氮磺吡啶肠溶片灌肠,疗程

均为 2 周。结果总有效率分别为90.6%（29/32）、72.7%（24/33），组间比较，$P<0.05$。丁怀莹等用补中益肺固肠汤（生黄芪、党参、炒山药、炒白术、茯苓、炒薏苡仁等）治疗 30 例脾虚湿蕴型 UC，并与美沙拉嗪肠溶片治疗作对照。经治 4 周，治疗组与对照组的总有效率分别为 90.0%（27/30）、73.3%（22/30），组间比较，$P<0.05$。

（撰稿：杨周剑　丁洁韵　审阅：余小萍）

【非酒精性脂肪肝的治疗与研究】

1. 临床治疗

刘纯钢等将 54 例非酒精性脂肪性肝病（NAFLD）患者随机均分为两组，均予服还原型谷胱甘肽，观察组加服安络化纤丸，疗程均为 8 周。结果观察组肝功能、血脂和肝纤维化指标、肝脏超声检查回声光点密集和肝/脾 CT 值的下降均显著优于对照组（$P<0.05$）。陈利平等用丹参酮 IIA 磺酸钠静脉滴注及降脂方（山楂、泽泻、丹参、决明子、姜黄、何首乌等）口服治疗 30 例 NAFLD，与阿托伐他汀钙治疗 30 例作对照，疗程均为 4 周。结果两组的血脂水平、肝/脾 CT 值、中医证候积分均较治疗前明显改善（$P<0.05$），而试验组更著（$P<0.05$）。刘浩将 98 例 NAFLD 患者随机均分为两组，均予服盐酸二甲双胍片、洛伐他汀片和多烯磷脂酰胆碱胶囊，观察组加用护肝降脂方（柴胡、白术、茯苓、焦山楂、姜黄、香附等）加减。经治 12 周，观察组与对照组的总有效率分别为 95.9%（47/49）、81.6%（40/49），组间比较，$P<0.05$；观察组肝/脾 CT 比值、肝功能及血脂水平的改善均优于对照组（$P<0.05$）；超氧化物歧化酶（SOD）活性和脂联素含量高于对照组，瘦素则低于对照组（$P<0.01$）。于洋等用化滞柔肝颗粒（茵陈、决明子、大黄、泽泻、猪苓、山楂等）治疗 30 例 NAFLD，设立水飞蓟宾葡甲胺片 30 例为对照组。经治 12 周，治疗

组和对照组的总有效率分别为 86.7%（26/30）、66.7%（20/30），$P<0.05$；治疗组症状积分、体质量指数、血脂和肝脏B超分度改善情况均明显优于对照组（均$P<0.05$）。项琼等将 80 例 NAFLD 患者随机均分为两组，均予多烯磷脂酰胆碱胶囊，治疗组加服银杏叶片。经治 6 个月，治疗组与对照组的总有效率分别为 90.0%（36/40）、72.5%（29/40），$P<0.05$；两组患者的身体质量指数、腰围、肝功能、血脂及血流变学指标均下降，而治疗组更著（$P<0.05$）。罗丹等用三七脂肝丸（三七、莪术、山楂、泽泻、菊花、荷叶等）治疗 59 例 NAFLD，并与多烯磷脂酰胆碱胶囊和还原型谷胱甘肽片治疗作对照。经治 12 周，两组的总有效率分别为 93.2%（55/59）、77.2%（44/57），$P<0.05$；肝功能指标均明显好转（$P<0.01$）；观察组血脂、肿瘤坏死因子-α（TNF-α）和白介素-18（IL-18）水平和 SOD 活性、脂肪肝程度的改善均优于对照组（$P<0.05$）。刘雪峰用祛湿化瘀方（茵陈、田基黄、虎杖、姜黄、生山楂）治疗 36 例 NAFLD，并与多烯磷脂酰胆碱胶囊治疗作对照。经治 2 个月，两组总有效率分别为 91.7%（33/36）、72.7%（32/44），组间比较，$P<0.05$。两组的肝功能和血脂指标均下降，症状评分有明显改善（均$P<0.05$）。陈伟霞等将 60 例湿热中阻型 NAFLD 患者随机均分为两组，治疗组予服降脂合剂（绞股蓝、虎杖、茵陈、丹参、干荷叶），对照组予服强肝颗粒（板蓝根、茵陈、当归、白芍药、郁金、丹参等）。经治 12 周，治疗组与对照组的总有效率分别为 83.3%（25/30）、80.0%（24/30），组间比较，$P<0.05$。李志颖等将 100 例糖尿病 NAFLD 患者随机分为两组，治疗组（51 例）予服糖肝康颗粒（生黄芪、白术、茵陈、黄芩、柴胡、炒栀子等），对照组予服二甲双胍合阿拓莫兰。经治 8 周，两组的总有效率分别为 92.2%（47/51）、65.3%（32/49），组间比较，$P<0.01$；两组患者的中医证候积分下降，肝脏 B 超指标好转，肝功能指标及血糖、血胰岛素含量指标均有改善，而治疗组更著（均

$P<0.05,P<0.01$)。

2. 中医证型研究

陈阳等探讨 235 例 NAFLD 患者的中医证型与肝脏 B 超、血清生化学指标的关系，发现轻、中、重度患者分别以肝郁脾虚、脾虚湿滞、湿热困脾为主，肝郁脾虚型谷酰转肽酶较低，湿热困脾型甘油三酯水平最高。罗伟等对 218 例 NAFLD 患者进行中医体质与证候分型的相关性分析，发现以痰湿质、气虚质为最多，证型则依次为痰湿内阻、肝郁脾虚、湿热蕴结、肝肾不足、痰瘀互结，且痰湿质与痰湿内阻、湿热蕴结，气虚质与肝郁脾虚、肝肾不足，湿热质与湿热蕴结、痰湿内阻，气郁质与肝郁脾虚，阴虚质与肝肾不足显著相关。

（撰稿：朱慧　审阅：徐列明）

【肝纤维化的治疗】

林利静等将 102 例慢性肝病患者分为三组，至少间隔半年接受 2 次及以上 FibroScan 检查，结果，三组患者的疗效分别为：联合用药组（抗病毒药＋扶正化瘀胶囊）90.7%（49/54）、扶正化瘀方组 78.8%（26/33）、其他用药组 60.0%（9/15），组间比较，$P<0.05$。黄利华等将 65 例基因型为 1b 的丙型肝炎后肝纤维化患者随机分为两组，均予派罗欣联合利巴韦林的标准治疗，治疗组 35 例加服扶正化瘀胶囊（桃仁、丹参、冬虫夏草、绞股蓝、松花粉、五味子）。经治 48 周，两组的总有效率分别为 85.7%（30/35）、40.0%（12/30）；治疗组谷丙转氨酶（ALT）、谷草转氨酶（AST）、总胆红素（TBiL）明显下降，白蛋白（Alb）有明显升高；血清Ⅲ型前胶原（PCⅢ）、Ⅳ型胶原（Ⅳ-C）、层黏连蛋白（LN）、透明质酸（HA）显著降低，均 $P<0.05$；门静脉直径、脾脏厚度和脾静脉内径均有明显缩小（$P<0.05$）。

梁华等将 130 例慢性乙型肝炎引起的肝纤维化患者均分为两组，实验组予复肝散（紫河车、土鳖

虫、红参须、广郁金、片姜黄、鸡内金等），对照组予大黄䗪虫丸。治疗 3 个月，实验组和对照组的总有效率分别为 90.8%（59/65）、63.1%（41/65），$P<0.05$；两组肝纤维化指标均有改善，实验组优于对照组，组间比较，$P<0.05$。黄瑞华等将 52 例慢性乙肝肝纤维化患者随机均分为两组，均予保肝对症治疗，治疗组加服柔肝化纤颗粒（大枣、鸡内金、黄芪、虎杖、枸杞、黄精等）。治疗 6 个月，治疗组和对照组的总有效率分别为 92.3%（24/26）、65.4%（17/26）；肝功能、肝纤维化指标及门静脉内径、A/P、脾脏厚度、外周血免疫活性细胞绝对值两组均有改善，而治疗组更著（$P<0.05$）。安纪红等将 430 例慢性乙型肝炎肝纤维化患者随机分为两组，均予服恩替卡韦分散片，治疗组（220 例）加服六味五灵片。经治 12 个月，两组的肝功能、肝纤维化指标有明显改善，门静脉内径及脾静脉内径明显缩小，生存质量均有提升，HBV-DNA 转阴率均升高，且治疗组更著（$P<0.05$）。

王超等将 46 例肝纤维化患者随机均分为两组，均予常规治疗，治疗组加服四逆散加味（白芍药、柴胡、炙甘草、枳实、穿山甲、人参等）。经治 3 个月，治疗组与对照组总有效率分别为 95.7%（22/23）、60.9%（14/23）。杨文明等将 76 例肝豆状核变性的患者随机分为两组，均予二巯基丙磺酸钠为基础治疗，治疗组（40 例）加服肝豆扶木汤（何首乌、枸杞、土茯苓、三七、郁金、白芍药等），对照组加服护肝片。经治 32 d，两组临床有效率分别为 70.0%（28/40）、20.0%（7/35），组间比较，$P<0.01$；治疗组患者 Wilson 病评分量表的肝脏功能积分较治疗前明显改善（$P<0.01$），中医证候积分值有所降低并优于对照组（$P<0.01$）。

吴刚等将 163 例乙肝相关肝硬化患者分为三组：A 组（56 例）给予复方鳖甲软肝片加恩替卡韦，B 组（52 例）给予恩替卡韦，C 组（55 例）给予复方鳖甲软肝片。经治 12 个月，三组患者肝纤维化等级和肝硬度评分均显著改善（$P<0.05$）。A、B、C

组总有效率分别为 82.1%（46/56）、69.2%（36/52）、63.6%（35/55），组间比较，$P<0.05$。

袁成民等用芪冬复肝合剂（黄芪、麦冬、蚤休、三七粉）治疗 40 例肝纤维化患者，并与大黄䗪虫丸治疗作对照，两组均辅以保肝降酶及饮食等措施。经治 180 d，治疗组与对照组的有效率分别为 90.0%（36/40）、62.5%（25/40），组间比较，$P<0.01$；肝纤维化指标均明显改善，而治疗组更著（$P<0.05$）。

（撰稿：姜娜　审阅：徐列明）

【药物性肝损伤的
防治及实验研究】

于星等用复方益肝灵胶囊预防抗结核药物所致肝损伤，将 96 例肺结核患者随机均分为两组，在抗结核治疗的同时，观察组加服复方益肝灵胶囊，对照组加服葡醛内酯片。观察 6 个月，两组的肝损伤发生率分别为 14.6%（7/48）、25.0%（12/48），不适发生率分别为 18.8%（9/48）、52.1%（25/48），组间比较，均 $P<0.05$。姜锦林等用柔肝降酶合剂防治抗结核药物所致肝损害，将 68 例初治的肺结核患者随机分为两组，在抗结核治疗的同时，治疗组（35 例）加服柔肝降酶合剂（黄芪、五味子、山楂、大枣），对照组加服葡醛内酯片。观察 2 个月，两组的临床总有效率分别为 88.6%（31/35）、63.6%（21/33），组间比较，$P<0.05$。吴荣艳等用复方益肝灵片防治辛伐他汀、利培酮联合用药引起的肝损伤，将 60 例精神分裂症患者随机分为两组，治疗组加服复方益肝灵片。观察 6 周，治疗组肝损伤的发生率为 0，对照组为 16.7%（5/30），组间比较，$P<0.05$；且治疗组肝功能指标谷丙转氨酶（ALT）、谷草转氨酶（AST）、总胆红素（TBiL）水平显著优于对照组（$P<0.01$）。

陈永芳等将 72 例 DILI（抗结核治疗引起）患者随机均分为两组，均予双环醇片，治疗组加服五

酯滴丸。治疗 14 d，治疗组和对照组的总有效率分别为 97.2%（35/36）、80.6%（29/36），组间比较，$P<0.05$；两组的 ALT、AST 均明显下降，且治疗组降幅更大（$P<0.05$）。吴坚等将 30 例阿托伐他汀片引起的 DILI 患者均分为两组，治疗组加服复方益肝灵片。观察 12 周，治疗组不适发生率为 20.0%（3/15），低于对照组的 40.0%（6/15）；ALT、AST、TBiL 水平改善程度优于对照组。吴伟梯将 80 例抗精神病药物引起的 DILI 患者随机均分为两组，治疗组加服当飞利肝宁片，对照组加服护肝片。治疗 4 周，两组的 ALT、AST 均逐渐降低（$P<0.05$），治疗组和观察组的总有效率分别为 97.5%（39/40）、90.0%（36/40），组间比较，$P>0.05$。何春玲用茵兰益肝颗粒（茵陈、连翘、郁金、板蓝根、丹参、党参等）治疗急性 DILI 患者，对照组（69 例）予甘草酸二铵肠溶胶囊，疗程 2 个月。结果，观察组和对照组的总有效率分别为 87.0%（60/69）、76.8%（53/69），组间比较，$P<0.05$；两组肝功能指标均明显下降，而观察组降幅更著（$P<0.05$）。刘广德等将 72 例抗结核治疗引起的 DILI 患者随机均分为两组，研究组予异甘草酸镁静脉滴注，对照组予还原型谷胱甘肽静脉滴注。治疗 2 周，研究组的 ALT 水平改善程度优于对照组（$P<0.05$）。

唐宋琪等制备抗结核化疗药所致 DILI 大鼠模型并分为空白组、异烟肼＋利福平（HR）对照组、HR＋双百口服液实验组，每组 15 只。灌胃给药 4 周，与空白组比较，对照组 ALT、AST 明显升高，实验组 AST 无明显变化、ALT 略有升高，组间比较，$P<0.05$；对照组肝脏细胞色素酶 CYP2E1、MDA 升高，实验组无明显变化；对照组 SOD、GSH-Px 活性降低，实验组则升高，组间比较，均 $P<0.05$。

（撰稿：马亚丽　审阅：徐列明）

【肝硬化及其并发症的治疗】

杜秀萍等将 220 例代偿期乙肝肝硬化患者随

机均分为两组,均予保肝降酶退黄及病因治疗(抗病毒、戒酒、抑制免疫等),治疗组加服血府逐瘀汤,治疗1年,治疗结束后继续观察2年。结果,治疗组和对照组的总有效率分别为86.9%(86/99)和67.5%(81/120);治疗组在改善肝功能和肝纤维化指标、缩小门脾静脉内径、缩小脾脏直径等方面均优于对照组(P<0.05),且停药2年后仍可维持疗效。魏春山等将66例原发性胆汁性肝硬化患者随机均分为两组,均予服复方甘草酸苷、熊去氧胆酸胶囊等,治疗组加服优化通胆汤(生地黄、瓜蒌皮、丝瓜络、橘络、青皮、熊胆粉)。经治1年,治疗组患者的皮肤瘙痒、黄疸、肝肿大等症状以及肝功能指标、免疫相关指标均显著改善,且优于对照组(P<0.05)。李运东等将60例失代偿期丙型肝炎肝硬化患者随机均分为两组,均予常规保肝、支持、对症治疗,治疗组加服健脾磨积饮(党参、黄芪、茯苓、白术、陈皮、炒薏苡仁等)。经治6个月,治疗组和对照组的有效率分别为90.0%(27/30)、63.3%(19/30),组间比较,P<0.05;治疗组在改善肝功能、肝纤维化指标和B超声像图变化程度等方面均优于对照组(均P<0.05)。

肖定洪等采用随机、对照、双盲、多中心、前瞻性研究,将181例肝硬化患者分为三组,食管静脉曲张轻度大组患者随机分配接受扶正化瘀胶囊或安慰剂治疗;食管静脉曲张中/重度大组患者随机分配接受扶正化瘀胶囊、普萘洛尔联用安慰剂、扶正化瘀胶囊联用普萘洛尔治疗;预防再出血大组患者随机分配接受普萘洛尔联用安慰剂、扶正化瘀胶囊联用普萘洛尔治疗。治疗观察50个月的随访,食管静脉轻度曲张患者中,扶正化瘀胶囊组累积出血率为3.4%,显著低于安慰剂组(23.7%),P<0.05;食管静脉中/重度曲张患者中,扶正化瘀胶囊联用普萘洛尔组(联用组)累积出血率为15.2%,显著低于普萘洛尔组(43.6%),P<0.05;扶正化瘀胶囊组与普萘洛尔组、联用组与扶正化瘀胶囊组之间的累积出血率比较,P>0.05;预防再出血组患

者中,扶正化瘀胶囊联用普萘洛尔组和普萘洛尔组的再出血中位时间分别为(40.0±17.9)个月和(7.0±2.3)个月,两组间累积再出血率比较为44.4%对比24.2%,P<0.05。

王晓东等将80例肝硬化继发腹水患者随机均分为两组,均选用呋塞米、螺内酯等利尿药和放腹水,补充血清白蛋白,保肝药物等治疗,治疗组加服茵陈蒿汤合己椒苈黄丸(茵陈、栀子、大黄、防己、椒目、葶苈子等)加减。经治3个月,治疗组和对照组的有效率分别为95.0%(38/40)、70.0%(28/40),组间比较,P<0.05。曹月香等将64例肝硬化腹水患者随机均分为两组,均予以保肝、利尿、改善微循环等基础治疗,治疗组加服中药汤剂(黄芪、柴胡、郁金、党参、丹参、白术等)。经治30 d,治疗组与对照组的有效率分别为90.6%(29/32)、75.0%(24/32),P<0.05。

杨国红等将63例肝硬变早期肝性脑病患者随机分为两组,均予基础治疗配合药物保留灌肠,治疗组(32例)予服解毒醒脑液(生大黄、郁金、石菖蒲、山楂等),对照组予服乳果糖。经治7 d,治疗组和对照组的有效率分别为93.8%(30/32)、90.3%(28/31),组间比较,P>0.05;两组的血氨、内毒素、肿瘤坏死因子、谷丙转氨酶及总胆红素浓度均有下降,而治疗组降幅更著(P<0.05)。

(撰稿:袭渤人 审阅:徐列明)

【原发性胆汁性肝硬化的治疗与研究】

佘世锋等将60例原发性胆汁性肝硬化(PBC)患者随机平分为两组,均予服熊去氧胆酸(UDCA),治疗组加服利胆化瘀方(茵陈、溪黄草、金钱草、当归、川芎、熟地黄等)。经治4周后,两组患者总胆红素(TBiL)、γ-谷氨酰转肽酶(GGT)、碱性磷酸酶(ALP)均明显下降,但组间无明显差异,IgG、IgM未见明显下降;12周后 TBiL、GGT、ALP、

IgG、IgM 均较治疗前明显下降，且治疗组更著（$P<0.05$）。

张金颖等将 60 例 PBC 患者随机平分为两组，均予服 UDCA，实验组加服扶正化瘀胶囊（丹参、虫草菌丝、桃仁、松花粉、绞股蓝、五味子）。治疗 12、24 周，实验组的临床症状、ALP、ALT、AST、GGT、甘油三酯（TG）、抗线粒体抗体-M2 亚型（AMA-M2）均较对照组明显改善（均 $P<0.05$）；但对降低总胆固醇（CH）、IgA、IgB、IgG 无显著作用。

张东萍等将 95 例 PBC 患者分为两组，均予保肝与支持治疗及泼尼松口服，观察组 51 例加服 UDCA 及静脉滴注苦黄注射液（苦参、大黄、茵陈、春柴胡、大青叶）。经治 12 周后，总有效率分别为 88.2%（45/51）、65.9%（29/44）；且观察组的碱性磷酸酶（ALP）、TBiL、直接胆红素（DBiL）、间接胆红素（IBiL）改善情况均优于对照组（$P<0.05$）。

史文丽等收集 80 例 PBC 患者以中医四诊和西医检查予以确诊和辨证，分析其中医证候学特点，主要为本虚标实。本是正气虚弱，以肝肾阴虚为主；标实以热湿瘀毒胶结，阻塞肝络为特点。证型以肝肾阴虚、湿热瘀阻最为常见，其次是肝郁脾虚证，脾胃气虚、脾肾阳虚证最少，并可有证型重叠，以肝肾阴虚证与湿热瘀阻证重叠最为常见。并随机将患者均分为两组，均予服 UDCA，治疗组加服豨莶二黄汤（豨莶草、生地黄、黄芩等）。经治 24 周，治疗组在改善患者临床症状、中医证候积分及肝功能方面均优于单用 UDCA（均 $P<0.05$，$P<0.01$）。

张丽慧等以 80 例女性 PBC 患者为研究组，10 例健康女志愿者为对照组。结果，研究组外周血细胞因子（IL-6、IL-8、IL-22、TNF-α、IFN-γ）含量显著升高（$P<0.01$）；其中 20 例患者肝穿组织雌激素受体（ER-α）阳性率与血清 M2 抗体阳性率呈正相关（$P<0.01$）。对 84 例 PBC 患者进行中医证候分析，发现肝血瘀证占 84.5%（71/84），研究显示雌激素代谢异常导致 Th1/Th2 免疫失调是 PBC 发病的重要机制之一，PBC 的中医病机虽与湿热、阴虚、脾虚等有关，但血瘀占主导地位。运用补虚化瘀法能有效改善患者的临床症状、免疫指标、生化指标。

李红玉等借鉴循证医学和流行病学的研究思路和方法，检索近 10 年来 PBC 的中医证治文献，最终有 53 篇目标文献入选，用于治疗 PBC 的中药共计 172 味，以处方用药出现频次为切入点，使用频率排在前 10 位的药物分别是茵陈、茯苓、白术、赤芍药、甘草、当归、黄芪、丹参、柴胡、郁金，按归类则补虚药使用频率最高，其次为活血化瘀药及利水渗湿药。

（撰稿：赵雷　张玮　审阅：徐列明）

【慢性肾小球肾炎的治疗及实验研究】

1. 临床治疗

苏中昊等从慢性肾小球肾炎（CGN）脾失健运、肾失封藏、湿热内蕴、脉络瘀滞的病理特点论述了叶进以健脾益肾、通络蠲湿法治疗 CGN 的理论基础。孔繁飞等采用数据挖掘方法分析张炳厚 CGN 的治疗思路及用药规律，发现其用药药性平寒、药味甘苦，以补肾健脾、清利湿热解毒为治疗大法，且清、补并重。

王亿平等以参地颗粒（红参、茯苓、熟地黄、五味子、桑螵蛸、鸡内金等）治疗 30 例 CGN，设 31 例氯沙坦钾片对照组。经治 8 周，两组的总有效率分别为 86.7%（26/30）、61.3%（19/31），组间比较，$P<0.05$；治疗组的中医证候有效率及主要临床症状改善更明显（$P<0.05$）；24 h 尿蛋白定量（24 hUP）和尿红细胞计数、血清血管内皮生长因子和尿表皮生长因子的降幅均大于对照组（均 $P<0.05$）。叶承良等将 67 例 CGN 患者随机分为两组，均予双嘧达莫片、福辛普利钠片等对症治疗，治疗组 35 例加服活血益肾汤（黄芪、山药、当归、丹

参、桃仁、茯苓等）。经治8周,两组的总有效率分别为91.4%(32/35)、78.1%(25/32),组间比较,$P<0.05$;两组的中医证候积分、24 hUP、血清肌酐(SCr)、尿素氮(BUN)均改善,且治疗组更著(均$P<0.05$)。魏明刚等将50例CGN患者随机均分为两组,均予西药规范治疗,治疗组合用加味当归补血汤(黄芪、当归、牛膝、川芎)。经治3个月,两组的24 hUP、视黄醇结合蛋白、$\beta-2$微球蛋白和高敏C反应蛋白均降低(均$P<0.05$),治疗组更著($P<0.05$)。李大凤等将278例CGN患者随机均分为两组,均予服贝那普利片和阿司匹林肠溶片,观察组加服健脾益肾祛瘀泄浊方(大黄、黄芪、水蛭、红景天、丹参、仙灵脾等)。经治6个月,观察组与对照组的总有效率分别为89.9%(125/139)、71.2%(99/139),组间比较,$P<0.01$。两组治疗后SCr、BUN、24 hUP、肾小球滤过率均改善,且观察组更著($P<0.01$,$P<0.05$)。黄绍阳等将61例CGN患者随机分成两组,均予基础治疗,治疗组31例加服参芪地黄汤加减方(党参、黄芪、地黄、山药、茯苓、山茱萸等)。经治8周,两组的总有效率分别为87.1%(27/31)、46.7%(14/30),组间比较,$P<0.05$。王永鉴等以龙芪五苓汤(黄芪、地龙、猪苓、茯苓、泽泻、丹参等)治疗CGN患者60例,设60例肾炎四味片合阿魏酸哌嗪分散片治疗者为对照组。经治12周,治疗组与对照组的总有效率分别为88.3%(53/60)、76.7%(46/60),组间比较,$P<0.05$。朱莺将60例CGN患者随机均分为两组,均予基础治疗,对照组加服百令胶囊,治疗组加服慢肾康颗粒(黄精、白花蛇舌草、苍术、丹参、益母草、连翘等)。经治3个月,治疗组与对照组的总有效率分别为86.7%(26/30)、73.3%(22/30),组间比较,$P<0.05$。两组的症状总积分均有改善($P<0.05$,$P<0.01$),且治疗组更著($P<0.01$)。24 hUP、尿蛋白定性下降程度治疗组均优于对照组($P<0.01$)。陈琦等以益肾化湿颗粒合贝那普利治疗CGN患者118例,疗效优于单用贝那普利组(117例)($P<0.01$)。

2. 实验研究

王亿平等将37只SD大鼠随机分为空白组、模型组、贝那普利对照组和参地颗粒组(茯苓、熟地黄、桑螵蛸、川芎等),采用改良慢性血清病法复制系膜增生性肾小球肾炎模型。灌药8周后,与模型组比较,参地颗粒组和贝那普利组24 hUP、血清金属蛋白酶组织抑制剂-1、纤维连接蛋白、Ⅳ型胶原水平以及肾小球基质相对面积均显著降低,血清和肾组织基质金属蛋白酶-9表达及MMP-9/TIMP-1比值明显上升,且参地颗粒组优于贝那普利组(均$P<0.05$)。

（撰稿：黄陈招　审阅：徐列明）

【抗肾间质纤维化的实验研究】

宋立群等将150只雄性Wistar大鼠,随机分为假手术组(21只)和造模组(129只);造模组又分为模型组(21只),尿毒清对照组(27只),真武汤(制附子、茯苓、白芍药、白术、生姜)低、中、高剂量(0.28、0.56、1.12 g/ml)组(各27只)。以单侧输尿管结扎法(UUO)建立大鼠肾间质纤维化(RIF)模型,灌服药物4周,分别于第2、3、4周时检测血清血管紧张素Ⅱ(Ang-Ⅱ)及整合素连接激酶(ILK)蛋白表达。结果显示,真武汤各剂量组的蛋白表达均低于模型组($P<0.05$),中剂量组与尿毒清组相当,表明真武汤对UUO模型大鼠有保护作用,其拮抗RIF的作用机制可能是通过下调Ang-Ⅱ的蛋白表达,抑制ILK蛋白表达,影响该信号通路传导,从而减缓肾间质纤维化的发展。李春雨等将72只雄性Wistar大鼠随机平分为中药组、西药组、模型组和正常组,在系膜增生性肾小球肾炎(MsPGN)动物模型基础上,延长造模时间至20周,使其自然发展为肾小管间质损害模型。自造模第1 d,中药组以扶肾降浊方(山茱萸、生黄芪、白花

蛇舌草、丹参、鬼箭羽、益母草)生药 51.5 g/kg 灌服,西药组以贝那普利 4 mg/kg 灌服,灌胃 20 周。分别于 12、16、20 周检测肾组织抗纤维化因子肝细胞生长因子(HGF)和骨形态发生蛋白-7(BMP-7 mRNA)的蛋白表达。研究发现,MsPGN 大鼠发展为肾小管间质损害后 HGF、BMP-7 mRNA 和蛋白表达水平均明显下降,随着造模周期的延长,扶肾降浊方能部分逆转肾小管损害造成的上述 mRNA 和蛋白表达的异常,提示其可能是扶肾降浊方发挥保护肾小管间质的作用机制。

朱祎等将 27 只雄性 SD 大鼠随机平分为假手术组、模型组、黄芪甲苷组,除假手术组外其余动物以 UUO 建立大鼠肾纤维化模型。药物灌胃 14 d,与模型组相比,黄芪甲苷组血肌酐(Scr)、尿素氮(BUN)水平降低,肾组织的 TGF-β、CTGF、FN 的阳性表达显著下调(均 $P < 0.05$)。由此推测,黄芪甲苷可能通过抑制大鼠肾组织 TGF-β、CTGF、FN 的表达,减轻间质 ECM 的过度沉积,改善肾间质纤维化,达到改善肾功能的作用,从而起到延缓 RIF 的发生发展。张翼等将 48 只雄性 SD 大鼠随机平分为假手术组、模型组、齐墩果酸组、丹酚酸组,除假手术组外其余动物以 UUO 建立大鼠模型。药物灌胃 28 d,与假手术组、模型组相比,齐墩果酸组 SCr、NAG、24 h 尿蛋白定量的水平显著降低;丹芬酸组 BUN、NAG、α1-M、24 h 尿蛋白定量的水平显著降低($P < 0.05$,$P < 0.01$)。提示抗纤灵冲剂(丹参、川牛膝等)主要有效成分丹酚酸和齐墩果酸单体均能够保护肾功能,降低血 Scr 和 BUN,并在一定程度上减少尿微量蛋白的排泄。欧降红等将 32 只雄性 SD 大鼠随机平分为模型组、贝那普利组、雷公藤多甙组、假手术组,除假手术组外其余动物以 UUO 建立大鼠模型。药物灌胃 14 d,与模型组比较,雷公藤多甙组肾小管间质的结缔组织生长因子(CTGF)表达显著下调($P < 0.01$),亦低于贝那普利组($P < 0.05$)。提示雷公藤多甙可治疗 RIF,作用可能与抑制 TGF-β 相

关,其可下调 CTGF 表达,减轻肾小管间质损伤,可作为梗阻性肾病的辅助治疗用药。

王文文等将 40 只雄性 SD 大鼠随机平分为假手术组、模型组、温莪术组和氯沙坦组,除假手术组外其余动物以 UUO 建立大鼠模型。药物灌胃 14 d,与模型组比较,温莪术组 TGF-β1、CTGF 表达明显降低($P < 0.05$),与氯沙坦钾片组各指标比较差异均无统计学意义。提示温莪术可能是通过减少 TGF-β1 的表达来抑制 CTGF 的分泌,进而减轻由此导致的肾间质纤维化的损伤。

(撰稿:何立群　审阅:余小萍)

【再生障碍性贫血的治疗及实验研究】

1. 临床证治

再生障碍性贫血(AA)分为急性再生障碍性贫血(AAA)和慢性再生障碍性贫血(CAA)。陈乐等认为 AAA 的病机为肾虚络瘀热毒,即本虚标实,治疗上应益肾健脾以治本,活血化瘀以通络,配合应用清热解毒、清补结合、标本兼治,初愈后仍须巩固疗效,防止复发。刘志强等从任督二脉论治 CAA,认为病机重点在于肝肾亏虚,采用调补任督、补益肝肾之法治疗,取效明显。周琦浩等认为 CAA 的病机多为中气虚衰、太阴寒湿,以固护脾胃中气、温化脾肾寒湿为治法,治疗用药重在培补中气、固护下元。张宇等认为 AA 当属本虚标实之证,治疗当分急性、慢性,AAA 以凉温有别,分期论治为原则,CAA 以补肾为主,多法并用为原则。若出现发热、出血等并发症时,不可拘泥原有的治疗原则,应大胆辨证,急则治标,以求缓解症状,待标证缓解之后再以治本。李玲等总结梁冰因地制宜辨治 CAA 的经验,认为北方从肾、从瘀论治为主,岭南从脾、从湿论治为主,分别以参芪仙补汤方与参芪四物汤方加减,强调在补肾、健脾基础上,北方加活血中药,岭南加祛湿中药,有助于促进血象的

恢复。陈智等对220例CAA患者进行证型和典型症状的分析显示,肾阳虚型占55.0%(121/220),肾阴阳两虚型占36.4%(80/220),肾阴虚型占8.18%(18/220);中医症状依次为乏力气短、面色㿠白和皮肤瘀点瘀斑。

陈珍珍等探讨了外周血雄激素受体(AR)、糖皮质激素受体(GR)水平和内分泌激素水平作为中医证型的客观依据的可能性,将79例CAA患者按辨证分为肾阳虚组和肾阴虚组,检测治疗前后外周血单个核细胞的AR、GR水平及相关内分泌激素水平,并以37例健康志愿者为对照。结果,两组患者的AR、GR水平低于正常组,且肾阳虚组低于肾阴虚组(均$P<0.05$或$P<0.01$);治疗后6个月,肾阳虚组AR、GR水平显著提高($P<0.05$)。王萍等将60例CAA患者随机分为两组,均在基础治疗之外予环孢素A(CsA)和司坦唑醇以及保肝药等药物治疗,治疗组加服再障煎剂加减(黄芪、人参、当归、阿胶、鹿角胶、补骨脂等),疗程2个月。结果,治疗组和对照组的临床总有效率分别为86.7%(26/30)、63.3%(19/30),组间比较,$P<0.05$;治疗后两组白细胞、血红蛋白及血小板水平均有所升高,治疗组优于对照组($P<0.05$);治疗组平均住院时间、复发率以及多毛症、手颤和面部痤疮等毒副反应发生率均低于对照组($P<0.05$)。王凯等将60例CAA患者随机均分为两组,均予以CsA及安特尔,治疗组加用益气养阴方(熟地、山药、山萸肉、枸杞子、川牛膝、菟丝子等)加减。治疗6个月,治疗组与对照组有效率分别为96.7%(29/30)、73.3%(22/30),组间比较,$P<0.05$;治疗组的症状、体征积分及血常规指标的改善均较对照组明显($P<0.05$,$P<0.01$)。于丽娜等用补肾活髓通络颗粒(生地黄、熟地黄、菟丝子、枸杞子、鸡血藤、地龙等)治疗36例CAA患者,并设18例健康人为对照组。治疗6个月,观察组的血清成骨生长肽表达水平明显升高($P<0.01$),但仍低于对照组。唐旭东等通过检测CAA患者免疫球蛋白和补体的水平探讨内分泌激素及其受体中医证型的分布特点,发现肾阳虚证的免疫球蛋白和补体水平普遍较低,肾阴虚证则较高,可能为肾阳虚证临床疗效好、恢复快、感染机会少的原因。

2. 实验研究

董玢等将以射线照射+腹腔注射环磷酰胺建CAA小鼠模型,随机分为空白组、模型组和补肾生血解毒方(龟板胶、鹿角胶、人参、枸杞、黄芪、当归等)小、中、大剂量(6.14、12.29、24.57 g·kg^{-1}·d^{-1})治疗组,每组10只,空白组和模型组以生理盐水灌胃。观察14 d,结果与模型组比较,补肾生血解毒方各剂量组的外周血白细胞数量增加,以小剂量组为最多($P<0.05$);外周血GM-CSF含量和骨髓细胞中GM-CSF受体基因的表达显著增高。

(撰稿:陈海琳　周永明　审阅:张如青)

【原发性免疫性血小板减少症的治疗与研究】

杨淑莲等认为原发性免疫性血小板减少症(ITP)起病多因火、因气、因血,治疗需治火、治气、治血,选药特点为:清解热邪需辨虚实,调肝理气不可攻伐过度,健脾补虚需补而不滞,补肾滋阴以化生肝血,止血不留瘀、消瘀而不动血。汪四海等认为ITP的病机为火热熏灼、迫血妄行,气不摄血、血溢脉外,瘀血阻滞、新血不生,关键在于脾气亏虚、失其统摄;中医证候呈现脾气亏虚、气血不足、热瘀互结的特征;治法为清热解毒、凉血止血,扶助正气、益气养血,滋阴降火、宁络止血,各证型均配伍益气健脾之药。黄中迪等提出ITP需从五脏辨治,在疾病不同阶段,侧重不同的脏腑,应注重脾肾,不忘调肝,兼顾心肺。黄世林认为脾虚湿浊内生为ITP的病机关键,急性期湿热内蕴,热盛于湿,以清热为主,兼健脾化浊;慢性期脾气虚弱,湿浊内蕴,则以健脾化浊为要;因瘀血贯穿病程始终,方药中必备祛瘀之品,可提高临床疗效。胡晓梅认为ITP的病理机制是骨髓巨核细胞明显增多,但成熟发生障碍,符合中医阳化气、阴成形理论,结合历代温阳学派对阴阳关系的诠释,提出温阳化气治则。

朱会兰等对慢性ITP患者以益气通阳汤(太子参、麸炒白术、茯苓、炙甘草、桂枝、白芍药等)加减治疗6个月,总有效率为58.1%(18/31),血小板计数(PLT)升高,中医证候评分改善($P<0.05$)。徐世英对激素依赖的成人慢性ITP患者以疏肝清热方(怀山药、柴胡、白芍药、生地黄、牡丹皮、茵陈蒿等)治疗3个月,总有效率达81.3%(26/32),PLT从第4周始升高,中医临床证候总评分从第二个月起明显改善($P<0.01$)。潘振球将80例ITP患者随机均分为两组,均予激素及对症处理,观察组加服和血升板方(太子参、熟地黄、黄芪、白术、制何首乌、阿胶等)与咖啡酸片。治疗3个月,观察组与对照组总有效率分别为92.5%(37/40)、72.5%(29/40),组间比较,$P<0.05$;两组治疗后PLT均明显升高($P<0.01$),而观察组更著($P<0.05$)。

赵敏蕾等将101例难治性ITP(RITP)患者随机分为两组,均予硫唑嘌呤加小剂量美罗华治疗,观察组51例加服益气补血健脾补肾的中药。经治2个月,两组的有效率分别为82.4%(42/51)、72.0%(36/50),且治疗组的不良反应明显少于对照组(均$P<0.05$)。蓝海等将60例RITP患者随机均分为两组,对照组予服达那唑,试验组予静脉注射华蟾素。经治12周,试验组与对照组的总有效率分别为100%、83.3%(25/30);试验组CD4$^+$ T细胞、CD4$^+$ CD25$^+$ Treg/CD4$^+$ 细胞表达水平显著升高且优于对照组($P<0.05$)。

赵琳等以加味归脾合剂(党参、黄芪、炒白术、甘草、熟地黄、仙鹤草等)治疗慢性ITP气虚不摄证患者,设对照组予波尼松片。经治3个月,两组患者 CD3$^+$ CD4$^-$ CD8$^+$ 值均有明显改善($P<0.05$);CD4$^+$ CD25$^+$ 细胞/CD4$^+$ 细胞、CD4$^+$ CD25$^+$ Foxp3$^+$ 细胞/CD4$^+$ CD25$^+$ 细胞的比例明显改善,但仍低于正常对照($P<0.05$)。提示加味归脾合剂可以调节慢性ITP患者异常T细胞免疫功能。

(撰稿:郑丹丹 周永明 审阅:张如青)

【骨髓增生异常综合征的治疗与研究】

张广社等总结周永明论治骨髓增生异常综合征(MDS)的经验,将病机概括为脾肾亏虚为本、邪毒内蕴为标、痰瘀内动为变,以健脾补肾治其本、清热解毒治其标、化痰祛瘀防其变,自拟健脾补肾解毒方(生黄芪、熟女贞、党参、当归、熟地黄、制首乌等)随证加减取得了良好疗效。岳睿等认为MDS的发病过程中脾肾亏虚贯穿始终,低危MDS患者辨证多为正气亏虚,邪毒尚不亢盛,治以扶助正气、补益脾肾以生化气血为主;对高危患者辨证多为邪毒亢盛,治以清解邪毒为主兼补益脾肾而扶正。

胡晓莹等将38例MDS患者随机均分成两组,中药组采用红参、鹿角片、炙龟板、附子、肉桂、黄芪等补肾助阳、益精补血药,对照组予安雄。经治6个月,中药组和对照组的总有效率分别为89.5%(17/19)、73.7%(14/19),中医证候有效率分别为94.7%(18/19)、73.7%(14/19);中药组患者红细胞数量、血红蛋白含量增高,血小板数量明显上升($P<0.05$),且骨髓中造血干/祖细胞抗原CD34数值明显降低($P<0.05$)。孙凤等将58例MDS-RAEB患者随机分为两组,均予服亚砷酸,治疗组加服补肾解毒基础方(熟地黄、山茱萸、山药、制首乌、菟丝子、牛膝等)。结果治疗组与对照组的临床总有效率分别为63.3%(19/30)、35.7%(10/28)。刘学永等对中高危MDS患者以雄黄加扶正祛邪中药治疗3个月,总有效率为81.8%(9/11)。患者血

常规及骨髓中病态造血及原始细胞比率均较治疗前明显改善（$P<0.05$）。朱小勤等将高危型 MDS 患者 30 例随机分成两组，均予静滴地西他滨，观察组加服三才封髓丹、黄连解毒汤、左金丸等，结果两组的临床完全缓解率无明显差异，但观察组西药不良反应和并发症较轻，提高了患者的生活质量。罗婷等以复方红豆杉胶囊（红豆杉、红参、甘草）联合沙利度胺治疗 MDS，3 个疗程（每个疗程 21 d）总有效率达 66.7%（12/18），6 个疗程总有效率达 81.3%（13/16）（因患者病情变化退出本研究而病例脱落），均明显高于沙利度胺对照组（$P<0.05$）。

周庆兵等对 107 例 MDS 患者以青黄散（青黛、雄黄）、健脾补肾汤药（生地黄、熟地黄、山药、山茱萸、茯苓、泽泻等）及雄性激素治疗 3 个月，患者 Hb 显著提高（$P<0.05$），而 WBC 和 PLT 治疗前后无明显变化（$P>0.05$）。高飞等用青黄散合健脾补肾中药治疗 25 例 MDS 患者，并检测患者治疗前后骨髓单个核细胞内缺氧诱导因子 $1-\alpha$（HIF1 $-\alpha$）的变化，同时以 13 名健康人为对照组。结果，治疗组有效率为 76.0%（19/25），治疗后外周血 WBC、Hb、PLT 等与治疗前比较均有明显升高（$P<0.05$，$P<0.01$）；MDS 患者骨髓内淋巴细胞、单核细胞、粒细胞、有核红细胞的 HIF1 $-\alpha$ 平均荧光强度明显弱于健康对照组，治疗后则明显增强（$P<0.05$，$P<0.01$）。杨大赋等将 80 例 MDS 患者随机均分为两组，均予服阿糖胞苷，治疗组加服中药（熟地黄、山茱萸、山药、淫羊藿、肉苁蓉、枸杞子等）。经治 14 周，治疗组患者在临床主要症状、疾病伴随情况、疾病认知程度的改善均较对照组明显提高（$P<0.05$）。

（撰稿：许鸣　周永明　审阅：张如青）

【桥本甲状腺炎的治疗】

曾慧妍等将 137 例桥本甲状腺炎（HT）患者随机分为对照组（25 例）、西维尔组（28 例）、低剂量金水宝＋西维尔组（中药低剂量组，38 例）、高剂量金水宝＋西维尔组（中药高剂量组，31 例），分别治疗 24 周。结果，各治疗组的血清抗甲状腺过氧化物酶抗体（TPOAb）及抗甲状腺球蛋白抗体（TGAb）水平均下降，两个联合治疗组的降幅更明显（均 $P<0.05$）；金水宝胶囊的剂量与 TPOAb 水平的降幅呈正相关（$P<0.05$），但与 TGAb 水平的降低程度则无明显差异（$P>0.05$）。徐兆东等将 120 例 HT 患者均分为两组，均予服优甲乐片，治疗组加服消瘿扶正方（黄芪、党参、石斛、蒲公英、白花蛇舌草、土茯苓等），结果治疗组与对照组的症状和体征改善的有效率分别为 85.0%（51/60）、50.0%（30/60），组间比较，$P<0.05$；TPOAb 水平降低（$P<0.05$）。

韩瑚等对 34 例 HT 患者以温肾运脾汤（制附片、干姜、党参、白术、茯苓、郁金等）治疗，对照组不予药物治疗，观察 12 周。结果，两组的总有效率分别为 76.4%（26/34）、22.2%（6/27）；治疗组 TGAb、TPOAb 显著下降（$P<0.01$），且优于对照组（$P<0.01$）；随访 6 月，对照组甲状腺功能指标 TSH 明显升高（$P<0.01$），FT3、FT4 明显降低（$P<0.05$ 或 $P<0.01$），组间比较，$P<0.01$；治疗组 TGAb、TPOAb 明显下降（$P<0.01$），且显著低于对照组（$P<0.01$）。刘明慧等将 60 例桥本甲减患者随机均分为益元瘿消汤组（干姜、肉桂、熟地黄、茯苓、泽泻、山茱萸等）、优甲乐组、益元瘿消汤合优甲乐组，治疗 3 个月。结果三组的 FT3、FT4 水平均升高，TSH 水平均降低（均 $P<0.05$）。其中，益元瘿消汤合优甲乐组的 TSH 明显低于其他两组，FT3、FT4 高于其他两组（$P<0.05$）。

杜鸣等认为 HT 的病机以肝郁气滞为标，脾肾阳虚为本，并将 100 例患者随机均分为两组，均予服左旋甲状腺素钠，治疗组加服中药（柴胡、郁金、白芍药、黄芪、党参、茯苓等）。经治 6 个月，治疗组的 TPOAb、TGAb 水平下降（$P<0.01$），对照组则升高（$P>0.05$），组间比较，$P<0.01$。胡一奇等将

60 例脾肾阳虚型 HT 患者随机分为阳和汤(熟地黄、白芥子、鹿角片、麻黄、肉桂、黄芪等)治疗组和优甲乐对照组。经治 12 周,治疗组和对照组的总有效率分别为 90.0%(27/30)、70.0%(21/30);两组患者甲状腺肿和中医症状有显著改善,血清甲状腺相关抗体 TGAb、TMAb 明显下降,且治疗组更著($P < 0.05$)。周静等将甲状腺功能正常的初发 HT 患者 120 例均分为两组,治疗组予疏肝散结冲剂(柴胡、香附、夏枯草、浙贝母、白芍药、甘草等),对照组予安慰剂。治疗 3 个月,治疗组与对照组的总有效率分别为 91.6%(55/60)、43.3%(26/60),组间比较,$P < 0.01$。

(撰稿:刘霖 审阅:余小萍)

【糖尿病肾病的治疗及实验研究】

张孙伟等将 94 例糖尿病肾病(DN)患者随机平分为两组,均予控制饮食、口服降糖药物、注射胰岛素及高血压口服降压药物等,治疗组加用活血补肾方(黄芪、茯苓、薏苡仁、党参、丹参、泽泻等)随证加减煎服。经治 120 d,治疗组与对照组总有效率分别为 95.7%(45/47)、80.9 %(38/47),组间比较,$P < 0.05$;治疗组在改善肾功能指标方面优于对照组($P < 0.05$)。

刘海立等将 158 例 DN 患者随机平分为两组,均予控制血糖与血压、降脂、扩张血管、改善微循环及抗氧化等治疗,中西医结合治疗组加服六味地黄汤加减(黄芪、白术、茯苓、丹皮、丹参、川芎等)。治疗 2 个月,中西医结合治疗组与西医组总有效率分别为 91.1%(72/79)、83.5%(66/79),组间比较,$P < 0.05$;中西医结合组在降低 24 h 尿蛋白定量及改善血黏度方面优于西医组($P < 0.05$)。

朱海慧等选择雄性 SD 大鼠采用单侧肾切除后,随机抽取 10 只为正常组(N),其余 40 只腹腔注射链脲佐菌素(STZ)制备 DN 模型,然后随机分

为模型对照组(14 只)、益气清热通络方组(葛根、黄芪、黄芩、牛蒡子、山茱萸、水蛭等)和厄贝沙坦组(各 13 只)。干预治疗 12 周后,与模型组比较,中药组大鼠 24 h 微量白蛋白(umAlb)、内生肌酐清除率(Ccr)、24 h 尿蛋白量(uPro) 显著降低($P < 0.05, P < 0.01$)。与正常组比较,中药组大鼠肾小球 Podocalyxin 表达显著降低($P < 0.01$),但明显高于模型组($P < 0.05$);肾小球 Desmin 表达显著增加($P < 0.01$),但低于模型组($P < 0.05$)。表明清热益气通络方能减弱足细胞上皮间充质转分化(EMT),从而降低 DN 大鼠蛋白尿,改善肾功能。

吴芊葭等选择雄性 SD 大鼠单侧肾切除后,取 10 只为空白组外,其余 30 只通过单次 STZ 腹腔注射诱导制备 DN 模型,并随机均分为模型组、糖肾方组(黄芪、党参、白术、茯苓、当归、陈皮等)、氯沙坦组。分别灌胃 8 周,检测模型组大鼠肾组织可知 Toll 样受体 4(TLR4)和单核细胞趋化蛋白-1(MCP-1)及 mRNA 表达水平明显高于空白组($P < 0.05$);中药组各指标均显著低于模型组($P < 0.05$),与氯沙坦组比较,无明显差异。表明糖肾方能够下调糖尿病肾病大鼠肾组织 TLR4 和 MCP-1 的表达,从而减轻肾组织炎症反应,发挥其肾脏保护作用。

徐晶等选择雄性 SD 大鼠随机分为空白对照组(C 组,22 只)、高糖高脂对照组(H 组,10 只)和 STZ 注射组(57 只)。STZ 注射组以高糖高脂饲料联合腹腔注射 STZ 制备糖尿病模型(50 只),再分为模型组(24 只)、厄贝沙坦组和化瘀通络中药组(各 13 只)。厄贝沙坦组和化瘀通络中药组分别灌胃 16 周,其余各组予等体积饮用水。结果与同时间点模型组比较,第 8 周末,厄贝沙坦组和中药组的 24 h uPro 均明显降低($P < 0.05$);第 16 周末 24 h uPro 仅中药组明显降低($P < 0.05$);第 16 周末中药组的肾皮质 ACE2、Mas mRNA 表达较模型组升高($P < 0.01$),且优于厄贝沙坦组($P < 0.05$)。提示化瘀通络中药可能通过上调 ACE2、Mas mRNA

及其蛋白的表达,促进 ACE2 - Ang -(1 - 7)- Mas 轴发挥作用,降低尿蛋白,对糖尿病肾病大鼠起到肾保护的作用。

（撰稿：何立群　审阅：余小萍）

【高尿酸血症的治疗及实验研究】

王琳等将 52 例慢性肾脏病伴高尿酸血症（HUA）患者随机分为两组,治疗组予服益肾泄浊方（黄芪、桑螵蛸、黄精、狗脊、当归、莪术等),对照组予服别嘌呤醇片。经治 3 个月,两组的血尿酸（SUA）水平均显著下降（$P<0.05$）,治疗组的血清肌酐（Scr）显著下降、肾小球滤过率（eGFR）明显升高（均 $P<0.05$）；对照组则无明显改善,组间比较,均 $P<0.05$。周冬青等用温肾泄浊汤（附子、菟丝子、桂枝、白术、山药、萆薢等）治疗 30 例中老年男性无症状型 HUA,以二妙丸为对照组（30 例）,疗程 6 周。结果,两组的 SUA 水平均显著下降,观察组雌二醇（E_2）水平下降、睾酮（T）水平显著升高（均 $P<0.05$）,E_2/T 比值显著降低（$P<0.01$）,优于对照组。项婷等用尿酸方（萆薢、玉竹、怀牛膝）治疗 51 例湿瘀型 HUA,设别嘌呤醇为对照组（51 例）。经治 60 d,两组的 SUA 水平均降低,$P<0.01$；停药 30 d 后,对照组的 SUA 明显高于观察组,组间比较,$P<0.05$。

陈光亮等以氧嗪酸钾加乙胺丁醇制备 HUA 大鼠模型,研究萆薢总皂苷（TSD）对尿酸排泄指标的影响以及血尿酸水平与尿酸排泄指标之间的相关性。分为 TSD 高、中、低剂量组及苯溴马隆对照组,每组 15 只,灌胃给药 4 周后,发现 TSD 可促进尿酸排泄,显著提高尿酸排泄指标。SUA 水平与 SCr 呈正相关,与尿肌酐、尿酸排泄分数、肌酐清除率呈显著负相关。潘红英等、曾宛平等探讨加味四妙丸（黄柏、苍术、薏仁、牛膝、土茯苓）有效部位群（EFC）对 HUA 大鼠 SUA 水平的影响以及作用机制,发现 EFC 能降低模型大鼠的 SUA 水平及控制痛风模型家兔的炎症反应,机制可能与其抑制血清黄嘌呤氧化酶（XOD）活性以减少尿酸合成、促进尿酸分解以及抑制关节 IL - 1β,IL - 6 合成有关。

袁兴卫等将 60 只雄性 SD 大鼠随机分为正常组,模型组,五子承气汤（牛蒡子、葶苈子、沙苑子、栀子、瓜蒌仁、大黄等）高、中、低剂量组（104、52、26 g/kg）,阳性对照苯溴马隆（10 mg/kg）组,除正常组外采用腺嘌呤和氧嗪酸钾制备高尿酸血症模型。造模 4 周,发现相较模型组,五子承气汤各剂量组尿 SUA 升高、血 SUA 降低,血清 XOD 活性、SCr、BUN 含量显著降低（$P<0.01$,$P<0.05$）。王苗慧等将 SD 雄性大鼠随机分成空白组,模型组,别嘌醇组及清热排毒胶囊（土茯苓、秦艽、萆薢、薏苡仁、延胡索、没药等）高、中、低剂量组,灌胃 7 d。检测显示清热排毒胶囊高剂量组大鼠血清 SUA 水平显著降低（$P<0.01$）,高、低剂量均可抑制大鼠肝脏 XOD 活性,与模型组比较,$P<0.05$。王占奎等将 70 只清洁级昆明种雄性小鼠随机分为空白组、模型组、别嘌呤醇组、苯溴马隆组、土茯苓熟大黄组、金银花蒲公英组及清泻浊毒方组（金银花、蒲公英、土茯苓、熟大黄）,每组 10 只。结果,苯溴马隆组和清泻浊毒方组 SUA 水平降幅最大,土茯苓熟大黄组 SUA 数值最高,$P<0.05$；清泻浊毒方组降低小鼠肝脏 XOD 活性最明显,优于土茯苓熟大黄组和苯溴马隆组（$P<0.05$ 或 $P<0.01$）,与别嘌呤醇组和金银花蒲公英组作用相当（$P>0.05$）。

（撰稿：刘霖　审阅：张如青）

［附］ 参 考 文 献

A

安纪红，倪文，乔杰，等.中药治疗慢性乙型肝炎肝纤维化的疗效观察及生存质量研究［J］.中华肝脏病杂志，2014，22(1)：30

B

卜建宏，李越华，闫国良，等.抗炎合剂治疗脓毒症患者应激性高血糖临床观察［J］.中国中医急症，2014，23(9)：1617

C

蔡欣蕊，于 杰，张 磊，等.性激素、Rho 激酶水平与老年女性原发性高血压肾气亏虚证相关性研究［J］.山东中医杂志，2014，33(3)：174

曹月香，高健.中西医结合治疗肝硬变腹水 32 例［J］.河南中医，2014，34(10)：1931

车艳玲，杨丽珍，李晶，等.超声监测柴胡瘿瘤颗粒治疗亚急性甲状腺炎临床观察［J］.中医药信息，2014，31(1)：95

陈凤兰，陈粉莲，卢杰宁，等.消风止嗽汤治疗咳嗽变异性哮喘随机平行对照研究［J］.实用中医内科杂志，2014，28(7)：26

陈光亮，武松，那莎，等.萆薢总皂苷对慢性高尿酸血症大鼠尿酸排泄指标的影响［J］.中国中西医结合杂志，2014，34(1)：75

陈贵海，杨仕权，邓巍，等.活血化瘀方药对肥胖大鼠脂肪组织内脂素等 mRNA 表达与血清浓度的影响［J］.中华中医药杂志，2014，29(2)625

陈海涛，李权，杜单瑜，等.苏黄止咳汤治疗咳嗽变异性哮喘(CVA)60 例的临床观察［J］.中医药学报，2014，42(1)：136

陈华伟，钟军华，袁勇.愈疡消溃方治疗溃疡性结肠炎活动期近期疗效观察［J］.中国实验方剂学杂志，2014，20(10)：192

陈骏，黎开燕，李文胜，等.胃萎消颗粒对慢性萎缩性胃炎大鼠胃黏膜的影响及其机制［J］.现代中西医结合杂志，2014，23(8)：816

陈乐，包洁，梅丽君，等.急性再生障碍性贫血病因病机与治法探讨［J］.中国中医基础医学杂志，2014，20(8)：1089

陈利平，许贤盛，陈丹丹.丹参酮ⅡA 磺酸钠注射液联合降脂方治疗非酒精性脂肪肝疗效观察［J］.新中医，2014，46(7)：67

陈明显，陈军贤，夏亮，等.抑肝扶脾汤治疗腹泻型肠易激综合征的随机对照临床研究［J］.中国中西医结合杂志，2014，34(6)：656

陈偶英，张稳，简伟雄，等.复方七芍降压片合替米沙坦治疗高血压左心室肥厚肝肾阴虚、瘀血生风证及改善舒张功能的临床观察［J］.湖南中医药大学学报，2014，34(6)：26

陈琦，李赟，杨林，等.益肾化湿颗粒治疗慢性肾小球肾炎的临床观察［J］.中国中西医结合肾病杂志，2014，15(2)：165

陈麒，张炜，蔡淦，等.健脾化痰方治疗肺脾两虚型慢性阻塞性肺疾病的临床观察及生活质量评价［J］.上海中医药大学学报，2014，28(1)：33

陈琼科，刘静，何梦莲.芪夏消瘿汤加减治疗甲状腺功能亢进症的临床观察［J］.中国中医急症，2014，23(4)：623

陈伟霞，黄芸，秦书敏，等.降脂合剂治疗非酒精性脂肪肝［J］.吉林中医药，2014，34(11)：1127

陈旭波，徐晓雯，韩志青，等.清金化痰汤治疗慢性阻塞性肺疾病急性加重期临床观察［J］.世界中医药，2014，9(6)：743

陈岩，白雪松，李长辉，等.扶正祛邪法对急性呼吸窘迫综合征患者促炎因子的影响［J］.湖南中医杂志，2014，30(7)：9

陈扬波，陈勇毅.胆汁反流性胃炎中医证型分布研究［J］.中国中医急症，2014，23(9)：1657

陈阳，冷雪，杜莹，等.非酒精性脂肪肝中医证候分布特点及临床指标的相关性分析［J］.中华中医药学刊，2014，32(7)：1556

陈莹璐，徐月.解毒活血法治疗溃疡性结肠炎急性发作期临床观察［J］.中国中医急症，2014，23(6)：1042

陈永芳，王志刚，任鹏飞，等.五酯滴丸联合双环醇片治疗抗结核药所致肝功能损伤的临床疗效观察［J］.中国实用医药，2014，9(28)：10

陈玉婷,茅建春.健脾化湿解毒方治疗缓解期痛风的临床疗效及其对相关炎性因子的影响[J].上海中医药大学学报,2014,28(1):38

陈珍珍,周郁鸿,胡致平,等.慢性再生障碍性贫血患者内分泌激素及其受体中医证型的分布特点[J].中华中医药学刊,2014,32(2):311

陈智,林圣云,周郁鸿,等.220例慢性再生障碍性贫血中医症状和证型临床特点分析[J].中国中西医结合杂志,2014,34(1):43

D

邓建平,胡剑鸣,俞文武,等.安胃方对慢性萎缩性胃炎患者胃黏膜Hsp70和p53蛋白表达的影响[J].中华中医药学刊,2014,32(7):1779

邓永宾.涤痰醒脑承气汤治疗脓毒症脑功能障碍的疗效分析[J].蛇志,2014,26(1):52

丁怀莹,邵岩,周冰,等.补中益肺固肠汤治疗脾虚湿蕴型溃疡性结肠炎疗效观察[J].医学理论与实践,2014,27(10):1311

丁拥军,韦继政,许得泽,等.大黄牡丹汤对脓毒症患者血清降钙素原和C-反应蛋白水平的影响[J].医学理论与实践,2014,27(20):2667

董玢,张弛,刘涓,等.补肾生血解毒方对再生障碍性贫血小鼠白细胞生成的影响[J].江苏中医药,2014,46(1):77

杜丽东,吴国泰,景琪,等.当归腹痛宁滴丸治疗肠易激综合征的药效学研究[J].中成药,2014,36(12):2445

杜鸣,汪虹,邵迎新.自拟方对桥本甲状腺炎患者甲状腺球蛋白抗体、甲状腺过氧化物酶抗体的影响[J].国际中医中药杂志,2014,36(5):419

杜秀萍,薛建华,孙莲娜,等.血府逐瘀汤治疗代偿期乙肝肝硬化疗效观察[J].山东中医杂志,2014,33(7):561

F

范永莉,谢谋华.黄芪细辛汤治疗咳嗽变异性哮喘(气虚风盛证)临床观察[J].中国中医急症,2014,23(7):1353

冯辉,陈相健.丹参注射液对病毒性心肌炎的疗效及其抗氧自由基的作用[J].中国生化药物杂志,2014,34(7):81

G

高飞,许勇钢,杨晓红,等.青黄散联合健脾补肾中药对骨髓增生异常综合征患者骨髓单个核细胞内缺氧诱导因子HIF1-α的影响[J].中国中西医结合杂志,2014,34(2):174

高阳,张长喜,陆琳,等.消溃散对溃疡性结肠炎(湿热内蕴型)患者血清IL-8、IL-10的影响观察[J].江西中医药大学学报,2014,26(4):31

郭思佳,孙增涛,李月川,等.补肺颗粒对慢性阻塞性肺疾病稳定期患者血清炎性因子水平的影响[J].中国中西医结合杂志,2014,34(2):235

郭咏梅,吕丹,秦保锋,等.芍药甘草汤治疗脑卒中后丘脑痛的随机、双盲临床对照研究[J].上海中医药杂志,2014,48(7):29

H

韩瑚,谢春光,富晓旭.自拟温肾运脾汤治疗桥本甲状腺炎34例临床观察[J].成都中医药大学学报,2014,37(2):96

何春玲.茵兰益肝颗粒治疗急性药物性肝损伤69例[J].中国药业,2014,23(24):110

贺大强,孙喜灵,王斌胜,等.慢性萎缩性胃炎中医复杂证候群及其分布规律[J].辽宁中医杂志,2014,41(2):205

侯丕华,陈改玲,谷万里,等.老年高血压病中医证型分布规律及相关因素分析[J].中国中西医结合杂志,2014,34(5):536

胡晓莹,邱仲川,赵琳,等.温肾益髓法治疗肾阳虚型骨髓增生异常综合征临床研究[J].四川中医,2014,32(5):86

胡一奇,曹仕兵.阳和汤治疗桥本病脾肾阳虚证30例临床观察[J].四川中医,2014,32(7):127

黄利华,胡敏涛,姚上志,等.扶正化瘀胶囊联合派罗欣对丙型肝炎肝纤维化的干预作用研究[J].中国中医基础医学杂志,2014,20(5):653

黄瑞华,王振常,黄晶晶,等.柔肝化纤颗粒联合西药治疗慢性乙肝肝纤维化随机平行对照研究[J].实用中医内科杂志,2014,28(1):99

黄绍阳,廖健,舒惠荃.参芪地黄汤加减方治疗慢性肾小球肾炎蛋白尿疗效观察[J].实用中医药杂志,2014,30(2):109

黄中迪,邱仲川,赵琳,等.五脏辨证论治原发性免疫性血小板减少症[J].四川中医,2014,32(5):28

惠振亮,阮绍萍,曹瑾,等.血管性痴呆中医证型临床研究[J].陕西中医,2014,35(4):465

J

季瑜,代海峰,梅莉,等.自拟方健肠Ⅰ号治疗肠易激综合征197例[J].中国中西医结合消化杂志,2014,22(3):166

姜辉,李泽庚,高家荣,等.芪白平肺胶囊对慢性阻塞性肺疾病大鼠细胞因子的影响[J].中国现代应用药学,2014,31(4):397

姜锦林,陈普艳,杨强,等.柔肝降酶合剂防治抗结核药物所致肝损害[J].湖北中医杂志,2014,36(8):33

姜婷,纪文岩,卢英红,等.性激素水平对老年人高血压病肾气亏虚证证型诊断客观化影响的研究[J].中西医结合心脑血管病杂志,2014,12(5):546

K

孔繁飞,杨丽平,杨阳,等.张炳厚治疗慢性肾小球肾炎用药规律聚类分析[J].中医杂志,2014,55(12):1007

L

蓝海,古学奎,陈志雄,等.华蟾素治疗难治性血小板减少性紫癜有效性及安全性[J].吉林中医药,2014,34(4):385

李爱丽.加味痛泻要方治疗腹泻型肠易激综合征108例临床观察[J].湖南中医杂志,2014,30(6):9

李玲,李达.梁冰教授因地制宜辨治慢性再生障碍性贫血经验[J].中华中医药杂志,2014,29(10):3122

李春雨,魏晓露,苏玮莲,等.扶肾降浊方对肾小管间质损害大鼠抗肾纤维化因子HGF、BMP-7的影响[J].天津中医药,2014,31(12):748

李大凤,张明霞.健脾益肾祛瘀泄浊方对慢性肾小球肾炎患者肾功能及蛋白尿的影响研究[J].中药材,2014,37(1):169

李德科,唐荣伟,赵淑芹.中医辨证治疗慢性阻塞性肺疾病合并呼吸衰竭[J].中国实验方剂学杂志,2014,20(10):213

李冬梅,唐启盛,赵瑞珍,等.脑卒中后大鼠边缘系统血管内皮生长因子动态变化及中药干预机制研究[J].北京中医药,2014,33(6):462

李红玉,薛博瑜.原发性胆汁性肝硬化中医证治用药规律的文献研究[J].中国实验方剂学杂志,2014,20(3):209

李昊,杨慧萍,鲁小青,等.藤莪清瘀方治疗老年慢性萎缩性胃炎临床研究[J].中华中医药杂志,2014,29(7):2383

李建生,崔红新,田燕歌,等.调补肺肾三法对慢性阻塞性肺疾病稳定期模型大鼠肺胶原和蛋白酶调节作用的R值综合评价[J].中医杂志,2014,55(11):949

李明,王建民,杨玲玲,等.慢传输型便秘中医证型与血管活性肠肽和P物质关系[J].安徽中医药大学学报,2014,33(5):21

李淑英,陈婉,杨佐琴,等.健脾疏肝煎治疗肝郁脾虚型活动期溃疡性结肠炎的临床研究[J].上海中医药杂志,2014,48(1):36

李亚,王英,李建生,等.调补肺肾三法对慢性阻塞性肺疾病大鼠肺组织MMP-2、MMP-9和TIMP-1 mRNA的影响及远后效应[J].中华中医药杂志,2014,29(1):91

李运东,周标,陈建杰,等.健脾磨积汤治疗失代偿期丙型肝炎肝硬化临床疗效观察[J].上海中医药杂志,2014,48(1):39

李志鸿,宋洪丽,金娟,等.凉血化斑汤对过敏性紫癜(血热证)患者血清IgA、IL-4及IL-6影响的研究[J].中医药学报,2014,42(4):158

李志颖,钱秋海,蔡欣蕊,等.糖肝康治疗糖尿病非酒精性脂肪肝的临床研究[J].中华中医药学刊,2014,32(11):2740

梁华.复肝散治疗肝纤维化65例临床观察[J].亚太传统医药,2014,10(10):118

梁群,钟先鸿,王丛.脓毒清灌肠治疗脓毒症(瘀毒互结证)60例[J].中医药信息,2014,31(1):97

廖纬琳,陈国忠,夏李明.半夏泻心汤治疗慢性萎缩性胃炎的meta分析[J].时珍国医国药,2014,25(6):1526

林利静,陈高峰,顾宏图,等.FibroScan评判中医药抗肝纤维化疗效的价值[J].中华肝脏病杂志,2014,22(2):113

刘纯钢,袁艳梅.安络化纤丸联合还原型谷胱甘肽治疗非酒精性脂肪性肝病疗效观察[J].实用肝脏病杂志,2014,17(1):78

刘广德,胡耀,张艳芳,等.异甘草酸镁注射液治疗药物性肝损伤的临床分析[J].现代中西医结合杂志,2014,23(24):2680

刘果,刘大铭,孙慧怡,等.溃结复发方加减对慢性溃疡性结肠炎患者抗中性粒细胞胞浆抗体的影响[J].中医杂志,2014,55(11):927

刘海立,连书光.六味地黄汤加减治疗2型糖尿病肾病Ⅳ期79例疗效观察[J].中国医药科学,2014,4(22):82

刘浩.护肝降脂方治疗非酒精性脂肪肝 50 例[J].中国实验方剂学杂志,2014,20(20):214

刘红宇,叶焰,熊艳云,等.健脾肃肺方治疗咳嗽变异性哮喘临床观察[J].湖北中医杂志,2014,36(10):3

刘明慧,张春芳,赵娜,等.益元温阳法治疗桥本甲减 60 例临床观察[J].辽宁中医杂志,2014,41(11):2379

刘仁慧,王秀娟,许利平,等.淫羊藿合女贞子对激素干预哮喘大鼠糖皮质激素受体亚型及转录因子的影响[J].中华中医药杂志,2014,29(2):559

刘素珍,王淑荣,任琳琳,等.活血清胃方治疗慢性萎缩性胃炎临床疗效观察[J].四川中医,2014,32(9):98

刘学永,王剑鹏,袁雪梅,等.雄黄为主治疗中高危骨髓增生异常综合征疗效观察[J].中国中医急症,2014,23(1):158

刘雪峰.祛湿化瘀方对非酒精性脂肪肝相关生化指标的影响及临床疗效分析[J].中国中西医结合消化杂志,2014,22(3):139

刘振伟,牛立军,苏强,等.安肠止痛方联合曲美布汀治疗腹泻型肠易激综合征 100 例[J].河南中医,2014,34(10):2015

刘振岳,张建中.痰瘀互结证对高血压患者血浆同型半胱氨酸水平的影响[J].中医药信息,2014,31(3):88

刘振岳,张建中.痰瘀互结证对高血压前期患者 hs-CRP、TNF-α、IL-4、IL-6、ICAM-1 水平的影响[J].辽宁中医杂志,2014,41(7):1365

刘志强,夏小军,刘志强,等.从任督二脉治疗慢性再生障碍性贫血[J].中国中医药现代远程教育,2014,12(6):8

鲁俊,陈明祺,耿艳霞,等.益气通瘀法对多器官功能障碍综合征全身炎症反应和凝血功能影响[J].中国中西医结合杂志,2014,34(1):35

陆玥琳,沈洪,朱庆平,等.清肠化湿方治疗溃疡性结肠炎的临床疗效及对 ESR,PLT,D-二聚体的影响[J].中国实验方剂学杂志,2014,20(8):199

罗丹,江玉.三七脂肝丸治疗非酒精性脂肪肝肝功能异常 59 例[J].中国实验方剂学杂志,2014,20(5):202

罗婷,封蔚莹,刘忠民,等.复方红豆杉胶囊联合沙利度胺治疗骨髓增生异常综合征临床观察[J].浙江中西医结合杂志,2014,24(3):223

罗伟,马建伟,董静,等.非酒精性脂肪肝 218 例中医体质类型与证型分布研究[J].环球中医药,2014,6(7):453

M

马金辉,廖星,杨薇,等.运用大样本 HIS 数据探索高血压发病时间及虚实证型与节气的规律[J].中国中医基础医学杂志,2014,20(11):1516

马金辉,王志飞,谢雁鸣,等.基于大型电子医疗数据的高血压中医证候分析[J].中国中医基础医学杂志,2014,20(9):1236

马靖华,刘宁,屈玲,等.血府逐瘀汤对肺栓塞患者 D-二聚体和肺泡动脉血氧分压差的影响[J].中医学报,2014,29(10):1413

O

欧降红,余亚敏,何泽云.雷公藤多甙对大鼠单侧输尿管结扎后肾小管间质 CTGF 表达的影响[J].新疆医科大学学报,2014,37(9):1140

P

潘红英,时乐,徐立,等.加味四妙丸有效部位群抗高尿酸血症作用及其机制[J].中国药理学与毒理学杂志,2014,28(3):380

潘振球.和血升板方联合咖啡酸片治疗免疫性血小板减少症临床观察[J].新中医,2014,46(6):86

彭桉平,黄宪章,刘瑞萍,等.雷公藤内酯醇调控 miR-155 抑制类风湿性关节炎患者单核细胞促炎反应[J].细胞与分子免疫学杂志,2014,30(6):635

Q

钱风华,郭健,赵雷,等.清瘟败毒饮对脓毒症急性肾损伤患者 Cys-C、KIM-1 与 NGAL 表达的影响[J].上海中医药杂志,2014,48(7):44

乔普荣,杨毅.三三二陈汤加减治疗风痰阻肺型咳嗽变异性哮喘的临床观察[J].时珍国医国药,2014,25(10):2427

曲文闻,宋敏敏,王玥,等.胡晓梅主任温阳化气治疗紫癜病学术思想探讨[J].国际中医中药杂志,2014,36(2):176

S

尚立芝,谢文英,张良芝,等.爱罗咳喘宁对慢性阻塞性肺疾病大鼠白三烯 B4、白细胞介素-6 及肺组织病理形态的影响[J].中国实验方剂学杂志,2014,20(12):170

史肃育,吴同启,王克俭,等.通腑法治疗重症肺炎(实热证)的临床观察[J].中国中医急症,2014,23(6):1125

史文丽,刘飞飞,张晓锋,等.原发性胆汁性肝硬化的中医症候特点及疗效分析[J].中西医结合肝病杂志,2014,24(4):225

佘世锋,吴树铎,吴海滨.利胆化瘀汤联合熊去氧胆酸治疗原发性胆汁性肝硬化[J].辽宁中医药大学学报,2014,16(7):176

宋磊,鲁成,王肖龙,等.高血压病中医证型与心血管危险因素的相关性研究[J].中国中医急症,2014,23(7):1224

宋立群,周波,贠捷,等.真武汤对肾间质纤维化大鼠ILK信号通路影响的实验研究[J].中医药信息,2014,31(1):49

宋轶群,刘学政.活血化淤法辅助治疗严重脓毒症的临床研究[J].医学理论与实践,2014,27(16):2107

苏中昊,封舟,叶进.健脾益肾、通络蠲湿法治疗慢性肾小球肾炎[J].中国中医药信息杂志,2014,21(2):108

孙凤,高明洁,雍彦礼.补肾解毒法联合亚砷酸治疗骨髓增生异常综合征30例[J].辽宁中医杂志,2014,41(8):1656

孙淑君,黄世林.黄世林诊治免疫性血小板减少症临床经验[J].中国中西医结合杂志,2014,34(5):619

孙亚平,孙盛,朱翠珍,等.陈氏控变喘咳方对咳嗽变异性哮喘预后的影响[J].河北中医,2014,36(4):494

T

唐宋琪,陈云慧,郑翔鸿,等.双百口服液防治抗结核药物性肝损伤的作用机制研究[J].成都医学院学报,2014,9(3):253

唐旭东,许勇钢,李柳,等.慢性再生障碍性贫血患者免疫球蛋白和补体水平与中医证型的相关性研究[J].国医论坛,2014,29(3):17

陶志虎,曹秋彩,谢永祥,等.白芍总苷胶囊对慢性肾脏病患者IL-6、TGF-β1的影响[J].中医杂志,2014,55(9):772

田松,祁若可,武小雪,等.血脂康对不同体质类型冠心病患者血脂水平及血管内皮功能的影响[J].北京中医药大学学报,2014,37(7):463

田燕歌,李亚,李建生,等.调补肺肾三法对慢性阻塞性肺疾病大鼠肺组织氧化应激的影响和远后效应[J].中华中医药杂志,2014,29(2):621

W

汪四海,韩宁林,李雪苓,等.特发性血小板减少性紫癜从脾论治[J].长春中医药大学学报,2014,30(5):859

王超.四逆散加味治疗肝纤维化临床分析[J].亚太传统医药,2014,10(14):94

王俊,黄雅慧.慢性萎缩性胃炎胃黏膜癌前病变病理变化与中医证型及TRPV1、TRPM8的相关性研究[J].现代中西医结合杂志,2014,23(24):2627

王俊华,王孝良.中药穿山龙三藤方泡酒治疗类风湿性关节炎临床疗效观察[J].河北医学,2014,20(7):1190

王凯,韩宁林,李忠志,等.益气养阴方治疗肾阴虚型慢性再生障碍性贫血疗效观察[J].中医药临床杂志,2014,26(3):246

王林洋,王成祥,李杰.葶苈止嗽煎对急性加重慢性阻塞性肺疾病痰热证大鼠抗生素增效的作用[J].吉林中医药,2014,34(12):1266

王琳,杜兰屏,郑咏耀,等.益肾泄浊方治疗慢性肾脏病伴高尿酸血症临床研究[J].上海中医药杂志,2014,48(5):30

王苗慧,马鸿斌,孙红旭,等.清热排毒胶囊对高尿酸血症大鼠血尿酸及黄嘌呤氧化酶的影响[J].光明中医,2014,29(5):950

王明航,李建生,李素云,等.基于专家问卷调查的慢性阻塞性肺疾病急性加重期疗效评价指标体系的建立[J].中华中医药杂志,2014,29(7):2120

王明航,李建生,李素云,等.基于临床调查研究的慢性阻塞性肺疾病稳定期疗效评价指标体系的筛选[J].中华中医药杂志,2014,29(4):1032

王朋,杨明会,李绍旦,等.冠心病心绞痛寒凝血瘀证大鼠心肌细胞凋亡及Bax、Bcl-2蛋白表达[J].中华中医药学刊,2014,32(3):506

王萍,刘欣,刘宝文.中西医结合治疗慢性再生障碍性贫血临床疗效观察[J].辽宁中医药大学学报,2014,16(2):184

王文文,程锦国.温莪术对大鼠肾间质纤维化的保护作用及其机制研究[J].中华中医药学刊,2014,32(1):144

王晓东,张赤志.茵陈蒿汤联合己椒苈黄丸加减治疗肝硬变腹水临床研究[J].中医学报,2014,29(9):1373

王雁梅,朱吾元,任京力,等.葛根芩连五炭汤治疗活动期溃疡性结肠炎临床研究[J].中医学报,2014,29(11):1669

王亿平,唐锦囊,王东,等.参地颗粒对系膜增生性肾小球肾炎大鼠血清和肾脏 MMP-9/TIMP-1 的影响[J].安徽中医药大学学报,2014,33(5):78

王亿平,王立媛,王东,等.参地颗粒对慢性肾炎脾肾亏虚证患者血清 VEGF、尿 EGF 的干预作用[J].中国中西医结合肾病杂志,2014,15(10):873

王永鉴,刘佳.龙芪五苓汤治疗慢性肾小球肾炎疗效观察[J].实用中医药杂志,2014,30(6):485

王占奎,姜萍.清泻浊毒法对小鼠高尿酸血症的影响及机制研究[J].山东中医杂志,2014,33(12):1008

旺建伟,叶虹玉,殷越,等.痛泻要方对肠易激综合征内脏高敏性大鼠结肠组织肥大细胞活化、P 物质表达及相关性的影响[J].中华中医药杂志,2014,29(6):1982

韦桂梅,陈华振,郭丽泉,等.温胆汤加减对脑梗死急性期 HCY、FIB、CRP 的影响[J].中国中医急症,2014,23(7):1264

韦维,朱永苹,林寿宁,等.安胃汤对慢性萎缩性胃炎大鼠模型 Bcl-2 及 NF-κB 表达的影响[J].四川中医,2014,32(5):61

魏春山,唐海鸿,贺劲松,等.优化通胆汤联合熊去氧胆酸治疗原发性胆汁性肝硬化临床观察[J].上海中医药杂志,2014,48(8):37

魏明刚,孙伟,程宗琦,等.加味当归补血汤抑制微炎症与慢性肾小球肾炎临床疗效的研究[J].中成药,2014,36(1):48

文秀莲,李洁.补肾活血汤对老年单纯收缩期高血压(肾虚血瘀证)患者血管内皮功能的影响[J].中国中医急症,2014,23(2):248

吴刚,何鸿雁,李烨,等.复方鳖甲软肝片联合恩替卡韦对 HBV 相关肝硬化患者的临床疗效观察[J].中华肝脏病杂志,2014,22(8):604

吴磊彬,邱昕,陈国华,等.逍遥散对肝郁型拟阿尔茨海默病小鼠的影响[J].神经损伤与功能重建,2014,9(3):203

吴芊葭,胡冬和,黄蔚霞,等.糖肾方对糖尿病肾病大鼠肾脏 TLR4 及 MCP-1 表达的影响[J].中华中医药杂志,2014,29(11):3610

吴荣艳,汪兴周,邹幸,等.复方益肝灵片防治辛伐他汀、利培酮联合用药引起肝损伤临床研究[J].亚太传统医药,2014,10(14):109

吴伟梯,陈文斌,陈晓烨.当飞利肝宁片治疗抗精神病药物所致轻度肝功能损伤疗效观察[J].中国中西医结合杂志,2014,34(5):554

X

项琼,倪小毅.肝苏颗粒联合多烯磷酰胆碱治疗非酒精性脂肪肝病临床观察[J].实用中医药杂志,2014,30(9):857

项婷,孙保国,张诗军,等.尿酸方治疗湿瘀型高尿酸血症 51 例[J].江西中医药,2014,45(8):37

肖定洪,顾杰,蔡虹,等.扶正化瘀胶囊预防肝硬化患者食管静脉曲张破裂出血的随机对照多中心临床研究[J].中华肝脏病杂志,2014,22(8):594

谢文英,尚立芝,潘晓丽,等.爱罗咳喘宁对慢性阻塞性肺疾病大鼠肺功能、血气指标及病理变化的影响[J].中国实验方剂学杂志,2014,20(22):117

谢文英,尚立芝,张良芝,等.爱罗咳喘宁对慢性阻塞性肺疾病大鼠肿瘤坏死因子-α、白细胞介素-8 和白细胞介素-18 及炎细胞的影响[J].中国中医基础医学杂志,2014,20(4):448

徐邦杰,符德玉,周训杰,等.活血潜阳方对血瘀阳亢痰浊型 SHR 大鼠胰岛素抵抗及胰岛素信号通路的影响[J].上海中医药大学学报,2014,28(3):57

徐晶,马二卫,白璐,等.化瘀通络中药对糖尿病肾病大鼠肾皮质血管紧张素转化酶 2-血管紧张素(1-7)-Mas 轴的影响[J].中国中西医结合杂志,2014,34(6):714

徐世英.疏肝清热法治疗糖皮质激素依赖性成人慢性特发性血小板减少性紫癜的临床观察[J].广州中医药大学学报,2014,31(5):728

徐兆东,周绍荣,赵亮,等.消瘿扶正方治疗桥本甲状腺炎的疗效观察[J].内蒙古中医药,2014,33(4):39

Y

杨大赋,杨颖,沈元良.中西医结合治疗对骨髓增生异常综合征患者生存质量改善的研究[J].中华中医药学刊,2014,32(1):222

杨国红,张红蕾,王晓,等.解毒醒脑液治疗肝硬变早期肝性脑病疗效评价[J].中医学报,2014,29(4):5789

杨萍,李华,章永南,等.参附注射液治疗舒张性心力衰竭的临床疗效及机制研究[J].中药药理与临床,2014,30(4):116

杨琪,陈文宇,吕晓东,等.润肠通下法治疗痰热壅肺型

急性加重期慢性阻塞性肺疾病的疗效观察[J].中国中医急症,2014,23(9):1700

杨淑莲,李欲来.特发性血小板减少性紫癜中医诊疗探讨[J].陕西中医,2014,35(8):1030

杨文明,方芳,汪美霞,等.肝豆扶木汤治疗Wilson病肝纤维化的临床研究[J].中医药临床杂志,2014,26(11):1111

杨洋,刘华一.幽门螺杆菌与萎缩性胃炎中医分型的关系及对治疗的影响[J].江西中医药,2014,45(2):25

叶承良,何爱娣,黄莉吉.活血益肾汤联合西药治疗慢性肾小球肾炎的疗效观察及安全性评价[J].中国生化药物杂志,2014,34(3):125

叶莉莎,韩园,刘启星,等.姜黄素对阿尔茨海默病大鼠学习记忆及HMGB1和JNK表达的影响[J].中国病理生理杂志,2014,30(6):1114

尹婷婷,李泽庚,王婕琼,等.芪白平肺胶囊对慢性阻塞性肺疾病肺血管收缩大鼠肺功能及内皮素水平-1、缺氧诱导因子-1α的影响[J].长春中医药大学学报,2014,30(5):793

于杰,张磊,郭伟星.补肾方对老年原发性高血压肾气亏虚证患者性激素受体表达强度的影响[J].山东中医药大学学报,2014,38(5):444

于丽娜,王树庆.补肾活髓通络颗粒对非重型再生障碍性贫血患者血清成骨生长肽表达的影响[J].中华中医药学刊,2014,32(2):340

于星,王春飞.复方益肝灵胶囊预防抗结核药物所致肝损伤48例临床观察[J].新中医,2014,46(6):73

于洋,钱丽旗,侯鹏,等.化滞柔肝颗粒治疗非酒精性脂肪性肝病疗效观察[J].现代中西医结合杂志,2014,23(21):2302

袁成民,杨铂,刘葵花,等.芪冬复肝合剂抗肝纤维化40例临床观察[J].中国中医药科技,2014,21(4):442

袁兴卫,牟科媛,周文生,等.五子承气汤对大鼠高尿酸血症的影响[J].中国实验方剂学杂志,2014,20(23):194

岳睿.试从脾肾亏虚、瘀毒内蕴论治骨髓增生异常综合征[J].新中医,2014,(46)2:15

Z

曾慧妍,赵玲,王璟霖,等.金水宝胶囊对桥本甲状腺炎自身抗体的影响及量效关系[J].广州中医药大学学报,2014,31(3):357

曾宛平,尹莲,时乐,等.加味四妙方抗高尿酸血症及痛风性关节炎药效学分析[J].中国实验方剂学杂志,2014,20(13):129

曾耀明,郑伟伟,余维微,等.升阳益胃汤对腹泻型肠易激综合征模型大鼠血钙基因相关肽及5-羟色胺的影响[J].浙江中西医结合杂志,2014,24(11):967

张东萍.联合熊去氧胆酸胶囊与苦黄注射液治疗原发性胆汁性肝硬化临床研究[J].新中医,2014,46(7):72

张广社,申小慧,周永明.周永明论治骨髓增生异常综合征经验[J].辽宁中医杂志,2014,41(3):413

张贺,葛平,王晓玉,等.芪白平肺胶囊对慢性阻塞性肺疾病模型大鼠的保护作用[J].中国药房,2014,25(19):1741

张金颖,张永萍,张玲.扶正化瘀胶囊联合熊去氧胆酸胶囊治疗原发性胆汁性肝硬化临床研究[J].中国肝脏病杂志(电子版),2014,6(1):63

张竞之,刘吉昌,范志勇,等.从丹皮酚对TLR-NF-κB信号通路的影响探讨高血压病血瘀证的形成机制[J].广州中医药大学学报,2014,31(3):330

张丽慧,张玮.原发性胆汁性肝硬化中西医病机探讨[J].中西医结合肝病杂志,2014,24(2):111

张瑞卿,张天银.中西医结合治疗肠易激综合征84例疗效观察[J].湖南中医杂志,2014,30(5):43

张孙伟,刘湘华.活血补肾方联合西药治疗糖尿病肾病随机平行对照研究[J].实用中医内科杂志,2014,28(7):129

张涛,熊旭东,李淑芳.通腑泻肺方治疗肺系脓毒症(痰热壅肺证)的临床研究[J].中国中医急症,2014,23(10):1788

张皖东,曹云祥,葛瑶,等.强直性脊柱炎中医辨证分型与免疫炎症指标的相关性研究[J].中国中医基础医学杂志,2014,20(10):1384

张怡,张晓云,褚铮.白虎加人参汤治疗脓毒症的临床观察[J].中国中医急症,2014,23(9):1724

张翼,李丽,何立群.齐墩果酸、丹酚酸对UUO大鼠肾及肾小管功能的影响[J].中国中医急症,2014,23(4):569

张宇,张翔,叶宝东,等.再生障碍性贫血中医证治思路概述[J].中医杂志,2014,55(1):73

张长明,周家俊,何立群,等.从血管活性因子角度研究抗纤灵方改善肾功能抑制肾纤维化的作用机制[J].中华中医药杂志,2014,29(2):405

赵琳,邱仲川,陈珮,等.加味归脾合剂对慢性免疫性血小板减少症患者T淋巴细胞免疫功能的影响[J].四川中医,

2014,32(7)：77

赵敏蕾,李琳洁,金炀缙,等.小剂量美罗华联合中药治疗难治性血小板减少性紫癜临床观察[J].辽宁中医杂志,2014,41(6)：1176

郑逢民,戴孟,叶方益,等.消痞愈萎汤治疗萎缩性胃炎伴肠上皮化生40例观察[J].浙江中医杂志,2014,49(4)：244

郑培奋,李希诗,朱琴,等.连理汤加味对活动期溃疡性结肠炎 IL-33 表达的影响及临床疗效[J].中华中医药学刊,2014,32(10)：2472

郑学威,方俊成,王伟军.补阳还五汤治疗气虚血瘀型脑梗死疗效及对患者血浆金属蛋白酶-2、8水平影响[J].中国药师,2014,17(3)：431

周冬青,高书荣.温肾泄浊汤对中老年男性无症状高尿酸血症血尿酸及性激素的影响[J].上海中医药杂志,2014,48(10)：48

周静,刘红梅,张英来,等.疏肝散结方治疗甲状腺功能正常桥本甲状腺炎患者的临床研究[J].世界中西医结合杂志,2014,9(8)：849

周琦浩,吴迪炯,周郁鸿."中气升降"理论对慢性再生障碍性贫血的临证启示[J].上海中医药杂志,2014,48(7)：7173

周庆兵,王洪志,杨秀鹏,等.青黄散及健脾补肾方药联合西药治疗骨髓增生异常综合征107例临床观察[J].中医杂志,2014,55(10)：838

朱海慧,叶学锋,谢春光.清热益气通络方对糖尿病肾病大鼠肾小球 Podocalyxin、Desmin 表达的影响[J].辽宁中医杂志,2014,41(2)：362

朱会兰,戴林枫,许勇钢.益气通阳汤加减治疗慢性血小板减少性紫癜患者31例临床观察[J].中医杂志,2014,55(12)：1022

朱小勤,邱仲川,陈珮,等.中药联合地西他滨治疗高危型骨髓增生异常综合征临床观察[J].中华中医药学刊,2014,32(5)：1240

朱祎,唐英,何立群.黄芪甲苷对肾间质纤维化的拮抗作用,辽宁中医杂志[J].2014,41(12)：2700

朱莺.慢肾康颗粒治疗慢性肾小球肾炎30例[J].河南中医,2014,34(11)：2186

宗岩.从肝论治女性更年期咳嗽变异性哮喘54例[J].江苏中医药,2014,46(8)：42

左可可,张明俊,顾宁.桑葚合剂干预高血压病(肝火亢盛夹痰证)患者免疫与炎性反应的临床研究[J].中华中医药杂志,2014,29(5)：1649

（五）妇　　科

【概　述】

2014 年,在国内主要中医刊物发表的中医、中西医结合妇产科论文近 1 700 篇,涵盖月经病、带下病、产后病、杂病等妇产科疾病范畴,中医药继续发挥着在治疗经带胎产病方面的优势。同时随着生活、社会环境的变化,及国家计划生育政策的变化,中医妇科疾病谱和研究方向也有一定的变化,如中药对宫颈 HPV 感染的作用、中医药辅助生育中的应用评价、中药联合西药治疗瘢痕妊娠的疗效等。由于国家对科学研究的大力扶持和投入,实验研究亦有明显增多趋势,并且重视临床基础研究,尤其以实验动物模型的研究迅速增多,但总体仍以临床研究为主。

1. 月经病

月经病仍然是中医妇科研究的重要部分,相关文献占妇科文献的 40.17%,其中临床研究文献 90.02%。许华云等观察蔡氏调周法对多囊卵巢综合征不孕患者子宫及卵巢动脉血流动力学的影响。在经后期或基础体温单相时予多囊方(黄芪、熟地黄、皂角刺、川芎、生地黄、醋香附等)加减,经前期基础体温双相不典型时予育肾培元方(茯苓、生地黄、熟地黄、淫羊藿、巴戟天、女贞子等)加减,月经期予四物调冲汤(当归、生地黄、川芎、醋香附、牛膝等)加减治疗 25 例患者,3 个月为 1 个疗程。结果显示,连续用药 1～2 个疗程后,总有效率为 84.0%(21/25);子宫动脉血流收缩期最大流速(Vmax)、双侧卵巢动脉的 Vmax 及阻力指数(RI)治疗后均较治疗前明显改善($P<0.05$),治疗前后卵泡发育

情况比较差异有统计学意义($P<0.01$)。提示蔡氏调周法可通过改善 PCOS 不孕患者局部微循环、增加子宫和卵巢的供血,起到促进卵泡发育、排卵及蜕膜生长的作用。

2. 盆腔炎性疾病的治疗

殷燕云等将 285 例盆腔炎后遗症性不孕患者随机分为两组,治疗组 145 例予盆腔炎颗粒(山萸肉、菟丝子、牛膝、生蒲黄、生五灵脂、桃仁等)治疗,对照组 140 例予口服常规抗生素。于月经干净后接受治疗,每个月经周期为 1 个疗程。治疗 3 个疗程,治疗组总有效率为 95.2%(138/145),对照组为 92.1%(129/140);两组患者治疗后 VAS 评分均明显降低($P<0.01$),但两组间比较无显著差异($P>0.05$);治疗组治疗后临床妊娠率为 24.1%(35/145)、不良反应发生率为 22.8%(33/145),明显优于对照组的 18.6%(26/140)和 50.7%(71/140)($P<0.05$)。说明盆腔炎颗粒能提高盆腔炎后遗症性不孕患者临床妊娠率,且安全性好。

3. 子宫颈 HPV 感染的治疗

刘永等将 59 例人乳头瘤病毒(HPV)高危型 DNA 阳性患者随机分为两组,治疗组 32 例予复方沙棘籽油栓治疗,对照组 27 例予重组人干扰素-α-2b 凝胶治疗。连用 3 个月后,两组已绝经患者总转阴率分别为 70.6%(12/17)、63.6%(7/11),组间比较,无显著性差异($P>0.05$);两组未绝经患者总转阴率分别为 73.3%(11/15)、62.5%(10/16),组间比较,$P<0.05$;两组已绝经患者共 28 例,治愈率为 46.4%(13/28),有效率为 67.9%(19/28);未绝经患者共 31 例,治愈率为 48.4%(15/31),有

效率为 67.7%(21/31)。两组比较均无显著性差异,说明复方沙棘籽油栓对未绝经女性的高危型 HPV 感染临床疗效安全可靠。陈春娟将外宫颈上皮内瘤变(CIN)合并高危 HPV 阳性患者 110 例随机平分成两组,观察组用 LEEP 刀术后给予保妇康栓阴道放药;对照组用 LEEP 刀术后无特殊治疗。结果,治疗组术后 3、6 个月后 HPV 转阴率分别为 69.1%(38/55)、94.5%(52/55),对照组术后 3、6 个月后 HPV 转阴率分别为 38.2%(21/55)、76.4%(42/55),组间比较,差异均有统计学意义($P<0.05$)。

4. 产后病

产后病的相关文献占妇科文献 9.47%。梁文慧观察了复方阿胶浆联合葡萄糖硫酸亚铁治疗产后贫血的疗效。将 120 例住院患者随机平分为两组,对照组口服葡萄糖硫酸亚铁,治疗组予复方阿胶浆及葡萄糖硫酸亚铁。经治 28 d,治疗组和对照组总有效率分别为 95.0%(57/60)、83.3%(50/60),组间比较,$P<0.01$。

5. 中医药在辅助生育中的应用

中医药在辅助生育中应用的文献占 8.91%。连方等将 66 例肾气虚女性受试者随机均分为二至治疗组和安慰剂组,行体外受精-胚胎移植(IVF-ET),分别在体外受精(IVF)周期前 2 个月经周期及 IVF 周期服用二至天癸颗粒(菟丝子、女贞子、旱莲草、枸杞子、熟地黄,川芎等)和安慰剂。选取 33 例男方因素不孕的妇女行单精子卵胞浆显微注射-胚胎移植(ICSI-ET),观察各组卵泡液蛋白表达差异及中药干预情况。结果,二至治疗组患者的肾气虚症状相对于安慰剂组明显改善($P<0.05$);通过双向凝胶电泳获得卵泡液蛋白质谱图,发现存在显著差异的 43 个蛋白质点,鉴定出的蛋白质是结合珠蛋白、视黄醇结合蛋白、甲状腺运载蛋白、载脂蛋白-A 及补体 C4-B。这 5 种蛋白质可能与肾气虚相关,二至天癸颗粒能改善肾气虚症状,可能与中药整体调节卵泡液蛋白质表达有关。

(撰稿:郜洁 审阅:罗颂平)

【月经不调的治疗与研究】

刘小花等探讨月经病实寒证患者卵巢子宫血流动力学变化及对生殖激素的影响。研究发现,患者卵巢及子宫动脉血流信号相对稀疏,流速过低,收缩期峰值流速(PSV)显著降低($P<0.01$),阻力指数(RI)、搏动指数(PI)升高($P<0.01$ 或 $P<0.05$);血清卵泡刺激素(FSH)、黄体生成素(LH)、雌激素(E_2)水平显著降低($P<0.01$)。认为卵巢子宫的血流动力学异常,血液灌注不足是月经病实寒证发生的病理基础之一。

陈玲等观察中医心身同治方案对卵巢储备功能下降妇女月经失调的临床疗效。将 50 例患者随机均分为两组,对照组予逍遥丸合六味地黄丸,治疗组予养阴疏肝胶囊配合中医情志疗法。治疗 12 周后,两组患者月经失调积分、SDS 评分、SAS 评分均较治疗前有改善,且治疗组优于对照组($P<0.01$)。吴佳瑞等基于数据挖掘探讨孟河名医杨博良治疗月经病的用药规律。研究发现,其多用凉血利湿、活血调经之品。常用药物包括泽泻、黄芩、青皮、郁金、川芎等;核心组合包括白芍-炒白芍-甘菊、茯神-盐半夏-青皮、制香附-乌药-黄连等;新处方包括炒枳壳-陈皮-藿梗-月季花-酒黄芩、玄参-石斛-熟地黄-乌贼骨-丹参、白芍-甘菊-牡丹皮-藕节等。

夏琴琴等将 66 例月经过少患者随机分成两组,治疗组 34 例予滋血汤加味(熟地黄、川芎、当归、白芍药、党参、黄芪等)治疗,对照组 32 例予四物合剂治疗。连续服用 3 个月经周期,治疗组愈显率和总有效率分别为 73.5%(25/34)和 88.2%(30/34),对照组分别为 46.9%(15/32)和 78.1%(25/32),组间比较,均 $P<0.05$。张玉等将 60 例月

经过少患者随机均分为两组,治疗组予定经汤(当归、白芍药、熟地黄、菟丝子、山药、茯苓等),对照组予定坤丹。治疗 3 个月经周期,治疗组和对照组总有效率分别为 86.7%(26/30)、80.0%(24/30),组间比较,$P<0.05$;在改善子宫内膜厚度方面,治疗组明显优于对照组($P<0.05$)。项军将 76 例人流术后月经量减少的患者随机分成两组,观察组 40 例服用毓麟珠(党参、当归、川芎、白芍药、白术、茯苓等),对照组 36 例服用克龄蒙。治疗 3 个月经周期后,治疗组总有效率为 85.0%(34/40),明显优于对照组 66.7%(24/36)。刘丽英等将 60 例人流术后月经量减少的患者随机均分为两组,治疗组予归肾丸(熟地黄、杜仲、菟丝子、山药、茯苓、枸杞子等)加减,对照组予常规西医治疗。经治 21 d,治疗组总有效率为 93.3%(28/30),优于对照组 90.0%(27/30)。两组治疗后临床症状总积分、月经积分及子宫内膜厚度均较治疗前改善,且治疗组优于对照组(均 $P<0.05$)。黄爱清等将 60 例子宫内膜薄致月经过少肾虚血瘀证患者随机均分为两组,观察组予滋肾活血汤(熟地黄、杜仲、山药、当归、山茱萸、牛膝等),对照组予补佳乐合黄体酮。治疗 3 个月后,两组子宫内膜厚度均明显改善,组间比较无显著性差异($P>0.05$)。观察组治疗后临床疗效和中医症状评分均优于对照组(均 $P<0.05$)。施晓玲采用补肾汤加减(黄芪、山药、山茱萸、茯苓、当归、枸杞子等)治疗人流术后月经过少患者 50 例,3 个月为 1 个疗程,治疗 2 个疗程,总有效率为 94.0%(47/50);治疗后经期时间明显延长($P<0.05$),月经前子宫内膜厚度明显增厚($P<0.05$)。

龙沼等将 120 例放环后月经过多患者随机均分为两组,治疗组予妇科止带方(大叶紫珠、滇桂艾纳香、绵茵陈、黄芩、栀子、车前草等),对照组予吲哚美辛,每个月经周期连续服用 7 d,治疗 3 个月经周期,治疗组总有效率为 96.7%(58/60),优于对照组 90.0%(54/60)($P<0.05$)。殷艳萍等将 300 例放环后经期延长的患者随机均分为两组,治疗组

予蒲七胶囊(生蒲黄、三七、生地黄、茜草、香附、升麻等),对照组予宫血宁胶囊。经治 3 个月,治疗组总有效率为 83.3%(125/150),优于对照组 67.3%(101/150)($P<0.01$)。治疗后两组行经时间均较治疗前明显缩短,且治疗组明显少于对照组($P<0.01$)。

(撰稿:李佩琼 审阅:罗颂平)

【原发性痛经的治疗及实验研究】

杨爱萍等对 62 例原发性痛经血瘀证患者舌下络脉与血小板活性的相关性进行探讨。研究发现,舌下络脉总积分与血清中血小板活化因子(PAF)、血小板活化因子乙酰水解酶(PAF-AH)、人 β_2-糖蛋白 1 抗体(β_2GP1-Ab-Ig)均有相关关系($P<0.01$),不同舌下络脉分级组 PAF、PAF-AH、β_2GP1-Ab-Ig 比较,差异有统计学意义($P<0.01$)。吴红斌等通过问卷调查,发现桂林医学院女生原发性痛经的相关因素主要是经常用凉水、忽视保暖、凉水浴、饮食生冷;经期紧张焦虑和劳累,分别占原发性痛经者的 48.92%、33.02% 和 14.66%。

钱细友等将 72 例虚寒型原发性痛经患者随机均分为两组,均予常规解痉止痛治疗,热敷组加中药热奄包(吴茱萸、干姜、小茴香、粗盐)敷贴痛处(腹痛穴),1 次/d,每次 40 min。结果,热敷组痊愈率和总有效率分别为 58.3%(21/36)、94.4%(34/36),对照组分别为 36.1%(13/36)、80.6%(29/36),组间比较,均 $P<0.05$;热敷组治疗后 15、30、60、180 min 的视觉模拟(VAS)评分均显著降低;治疗后各时点两组比较,热敷组在治疗后 15、30、60 min 的 VAS 评分均显著低于对照组($P<0.05$),表明热敷组的止痛起效时间优于对照组。朱美文等采用少腹逐瘀汤(小茴香、干姜、延胡索、没药、当归、川芎等)治疗 43 例气滞血瘀型患者,对照组 41 例予口服去氧孕烯炔雌醇治疗。治疗第

2～3周后,两组疼痛分级指数、目测类比定级法、现有疼痛强度评分有不同程度的下降,且治疗组评分优于对照组($P<0.05$)。治疗3个月后,治疗组总有效率为90.7%(39/43),优于对照组82.9%(34/41)($P<0.05$)。彭向红等采用金铃生化效灵汤(金铃子散、生化汤、活络效灵丹3方合成)治疗100例气滞血瘀证原发性痛经患者,对照组100例予布洛芬分散片治疗。治疗3个月经周期,治疗组和对照组总有效率分别为97.0%(97/100)、70.0%(70/100)($P<0.01$);两组治疗后症状积分不同程度下降($P<0.01$),且治疗组积分要优于对照组($P<0.01$)。班志勇等采用大温经丸配合暖宫贴治疗46例寒凝血瘀型患者,对照组44例予布洛芬胶囊口服。于月经来潮前3 d开始服用10 d,连用3个月经周期,治疗组和对照组总有效率分别为93.5%(43/46)、88.6%(39/44)($P<0.05$);治疗组治疗后经期血浆β-内啡肽(β-EP)含量明显高于治疗前($P<0.05$),而血浆前列腺素F2a含量明显低于治疗前($P<0.05$),与对照组比较有显著性差异($P<0.01$)。

蒋健等将118例患者随机均分为灵通胶囊组(延胡索、五灵脂、乳香、没药、吴茱萸等)和安慰剂组,治疗1个月经周期,治疗组和对照组总有效率分别为69.5%(41/59)、20.3%(12/59),组间比较,$P<0.01$;服药60 min后,灵通胶囊组的止痛效果明显优于安慰剂组($P<0.01$)。闫坤等采用散结镇痛胶囊(龙血竭、三七、浙贝母、薏苡仁等)治疗264例患者,对照组231例予布洛芬缓释胶囊治疗。治疗1周、1个月、3个月后,治疗组有效率分别为81.1%(214/264)、91.7%(242/264)、95.8%(253/264),对照组为84.0%(194/231)、86.1%(199/231)、91.3%(211/231),组间比较无统计学意义($P>0.05$);停药3个月后治疗组复发率为24.6%(65/264),明显低于对照组的51.9%(120/231)($P<0.05$)。张天鹰将120例患者随机分为温经汤治疗组和消炎痛片对照组,治疗3个月经周期,治疗组和对照组总有效率分别为90.3%(56/62)、65.5%(38/58),组间比较,$P<0.05$;治疗组痛经积分较治疗前显著下降($P<0.05$),对照组痛经积分下降无显著差异($P>0.05$)。

杨燕云等观察不同配伍比例白芍-甘草(炙)药对对己烯雌酚合缩宫素所致大鼠痛经模型的保护作用,筛选最佳比例并进行治疗机制探讨。研究发现,随白芍-甘草(炙)比例变化,治疗效果出现双峰现象,白芍-甘草(炙)药对可以通过增加大鼠血清中SOD、谷胱甘肽过氧化物酶(GSH-PX)的活性,提高NO含量,降低MDA量,调节体内生物信息失衡,进而缓解痛经,对大鼠原发性痛经有保护作用;配伍比例最佳为芍-甘2:3和芍-甘3:1($P<0.01$)。孙兰等研究发现,与模型组比较,桂枝茯苓胶囊高、中剂量组大、小鼠扭体次数均显著减少($P<0.05$),小鼠血清中β-内啡肽(β-EP)含量显著升高($P<0.05$);高剂量组能显著升高小鼠血清中6-酮-前列腺素$F_{1\alpha}$(6-Keto-$PGF_{1\alpha}$)含量($P<0.05$),显著降低大鼠子宫组织前列腺素$F_{2\alpha}$($PGF_{2\alpha}$)含量;且高、中剂量组$PGF_{2\alpha}/PGE_2$比值降低。提示,桂枝茯苓胶囊治疗痛经的作用机制可能与调节体内β-EP、6-Keto-$PGF_{1\alpha}$、$PGF_{2\alpha}$、PGE_2水平有关。苏云明等研究发现,散结乳癖膏(莪术、姜黄、白芷、木鳖子、急性子、天葵子)能提高PGE_2水平,并降低PGE_{2a}水平,PGE_2/PGE_{2a}比值较治疗前明显降低,与模型组比较差异有显著性意义($P<0.05$)。

(撰稿:巫海旺 李亚迪 审阅:罗颂平)

【子宫瘢痕妊娠的治疗】

马冬惠等将30例子宫瘢痕妊娠患者随机均分成两组,观察组采用米非司酮及中药(天花粉、红花、牛膝、土茯苓,如有呕吐者可加用制半夏、竹茹、陈皮)保守治疗,适时行甲氨蝶呤(MTX)联合宫腔镜治疗,对照组术前不采取保守治疗,直接行MTX

联合宫腔镜治疗。结果,观察组治疗成功率为100%,无1例中转开腹和子宫切除,术中出血量为80～150 ml;对照组治疗成功12例,成功率为80.0%(12/15),3例术中大出血,给予输血抢救治疗2例,1例需手术中转开腹行子宫切除术,术中出血量为250～1 200 ml。于晨芳等将72例剖宫产瘢痕妊娠患者随机分为治疗组和对照组,治疗组再分为A、B组,A组采用MTX肌注联合消妊祛瘀汤(当归、川芎、赤芍药、三棱、莪术、桃仁等)随证加减,B组经子宫动脉MTX化疗栓塞加消妊祛瘀汤口服,对照组分为C、D组,C组单纯MTX肌注,D组经子宫动脉MTX化疗栓塞。结果,A组治愈率为91.7%(11/12),B组96.4%(27/28),治疗组总有效率为95.0%(38/40);C组治愈率为70.0%(7/10),D组90.9%(20/22),对照组总有效率为84.4%(27/32),治疗组与对照组比较,差异有统计学意义($P<0.05$),且治疗组在血HCG下降速度、住院时间、转经时间、不良反应发生率等方面均优于对照组。冯学宇回顾分析了8例剖宫产术后子宫瘢痕妊娠患者临床资料,均采用MTX、米非司酮,同时口服中药宫外孕Ⅱ号杀胚治疗。结果:超声提示胚胎死亡及周围血流信号减弱,在超声引导下行清宫术,其中5例疗效满意,2例经腹子宫瘢痕妊娠病灶切除术,1例行子宫动脉栓塞术、超声引导下清宫术,术后反复引导流血,大出血2次,行子宫切除术,愈后良好。

田辉等将400例瘢痕子宫中孕患者随机均分为两组,A组只注射利凡诺;B组口服化瘀消癥汤(丹参、赤芍药、香附、延胡索、泽兰、当归等),连用2 d,第3 d注射利凡诺。结果,B组引产总成功率为99.5%(199/200),A组为83.0%(166/200),组间比较,$P<0.05$;B组宫缩程度、胎盘残留、产后出血量等方面均优于A组(均$P<0.05$)。郑加将90例瘢痕子宫再次妊娠孕妇随机均分为三组,治疗组予桂枝茯苓丸改汤剂加味(桂枝、牡丹皮、桃仁、白芍药、五灵脂、蒲黄等)并随证加减,连用7 d;对照组

予益母草冲剂口服,观察组未予药物治疗。结果治疗组阴道出血持续时间比对照组、观察组明显缩短($P<0.05$)。

(撰稿:杨利林　审阅:罗颂平)

【产后出血的治疗】

李芳琴将138例剖宫产孕产妇因子宫收缩性乏力而引起产后出血的患者随机分为两组,对照组70例待胎儿娩出后予卡孕栓舌下含服,治疗组68例加用生化汤治疗,连用5 d。结果,治疗组产后2 h,2～24 h及24 h出血量均低于对照组($P<0.05$);用药后血红蛋白水平比较,治疗组高于对照组($P<0.05$);用药后不良反应发生率比较,差异无统计学意义($P>0.05$)。两组患者用药前后收缩压及舒张压无明显变化,均在正常范围内,说明加用生化汤对患者的血压改变不明显。马翠霞将84例产后出血患者随机分为两组,对照组41例予常规西医对症治疗,观察组加用参芪化瘀散加味(人参、黄芪、益母草、当归、川芎、白芍药等)。治疗7 d,观察组患者产后24 h平均出血量为(510.25±23.72)ml,宫缩乏力发生率为7.0%(3/43)、胎膜残留发生率为7.0%(3/43)、产褥期感染发生率为2.3%(1/43),对照组分别为(765.88±58.05)ml、29.3%(12/41)、19.5%(8/41)、22.0%(9/41),组间比较,$P<0.05$。且观察组产后各时间段恶露量均少于对照组(均$P<0.05$)。李冬梅将56例因宫缩乏力导致产后出血的患者随机均分为两组,均予欣母沛治疗,观察组加用断血流颗粒。治疗3 d,观察组总有效率为96.4%(27/28),优于对照组78.6%(22/28)($P<0.05$)。

邓小琴将136例剖宫产产妇随机均分为两组,对照组仅予缩宫素,治疗组采用益母草注射液联合缩宫素进行预防治疗,结果治疗组产后2、24 h出血量均明显低于对照组(均$P<0.05$)宫缩持续时间明显长于对照组,恶露持续时间、住院时间以及

不良反应发生率均明显少于对照组(均$P<0.05$)。两组患者术后第3、5 d宫底高度比较有显著差异($P<0.05$)。何红花亦研究发现,益母草注射液和缩宫素联合运用对产妇产后出血的预防效果较好,出血量少,各时间段子宫状态均良好。张浣华等将有高危因素顺产的孕妇200例随机均分为两组,实验组产后予益母草注射液联合缩宫素,对照组产后仅予缩宫素,比较两组产后2 h、产后24 h及产后出血率。结果显示,实验组产后2 h、产后24 h及产后出血率明显低于对照组($P<0.05$),提示益母草注射液联合缩宫素可以明显减少有高危因素顺产产妇的产后出血。

贺泉经单因素分析认为,产妇的年龄、胎次、是否贫血、前置胎盘、胎盘早剥、子宫收缩乏力、胎盘植入、软产道裂伤,以及妊高症、凝血功能等因素为剖宫产产后出血相关因素;经Logistic回归分析认为,产妇是否为前置胎盘、胎盘植入、粘连、残留以及子宫收缩乏力为剖宫产后子宫大出血的危险因素。术后可用中药内服(太子参、天花粉、麦冬、黄精、香附、厚朴等),结合针灸、按摩、中药足疗、外敷等方法,疗效显著。

(撰稿:高飞霞 审阅:罗颂平)

【排卵障碍与子宫内膜容受性不良的治疗及实验研究】

张金婷等将167例肾虚型排卵障碍不孕患者随机分为两组,西药组55例服用克罗米芬,中西药组112例加服补肾调经方药(当归、黄芪、菟丝子、枸杞子、女贞子、覆盆子等),连续治疗3个月经周期。结果,中西药组患者临床自觉症状表现总有效率为83.0%(93/112),总妊娠率为69.6%(78/112),周期妊娠率为23.0%(63/274),月经周期正常率为82.0%(173/211);西药组分别为43.6%(24/55)、41.8%(23/55)、14.2%(20/141)、71.1%(86/121),组间比较,均$P<0.05$或$P<0.01$。两组

治疗后卵泡发育、子宫内膜均明显改善,且中西药组优于西药组($P<0.05\sim0.01$)。李晶晶则将65例排卵障碍性不孕患者分为两组,对照组31例予克罗米芬(CC)、尿促性腺激素(HMG)、绒毛膜促性腺激素(HCG)治疗12 d,治疗组34例联合服用复方阿胶浆并自月经周期第5 d开始服至HCG日或周期第20 d。结果,治疗组HMG周期用量、未破裂卵泡黄素化综合征(LUFS)周期率明显低于对照组($P<0.05$),治疗组HCG日子宫内膜厚度、单卵泡发育周期率、周期排卵率、总妊娠率明显优于对照组($P<0.05$)。

周一辰将60例肾虚型卵巢储备功能下降(DOR)患者随机均分为两组,对照组口服去氧孕烯炔雌醇片,治疗组予补肾调经方(鹿角霜、紫石英、熟地黄、山茱萸、桑葚、菟丝子等),治疗3个月。结果,治疗组和对照组中医证候总有效率分别为86.7%(26/30)、70.0%(21/30),组间比较,$P<0.05$;两组治疗后Kupperman症状指数评分、FSH、LH水平均显著降低($P<0.01$),且治疗组优于对照组($P<0.05$,$P<0.01$)。连方等将70例行体外受精-胚胎移植(IVF-ET)的卵巢低反应(POR)患者随机均分为两组。观察组服用屈螺酮炔雌醇片联合坤泰胶囊(熟地黄、黄连、白芍药、阿胶、黄芩、茯苓),对照组则联合安慰剂。治疗3个月经周期,结果观察组肾阴虚证候改善情况,bFSH、LH水平下降,窦卵泡数(AFC)增加数目,日单个卵E_2水平,获卵数,优质卵率,优质胚胎率均显著优于对照组($P<0.05$)。E_2、AMH水平观察组服药后比服药前升高,对照组服药后比服药前下降,两组E_2、AMH差值比较,差异有统计学意义($P<0.05$)。章向群等将76例卵巢早衰(POF)患者随机均分为两组,对照组采用西医雌孕激素替代疗法,观察组则联合中药周期疗法,疗程为3个月。结果,治疗3个月及停药3个月后,观察组有效率分别为73.7%(28/38)、60.5%(23/38),对照组分别为50.0%(19/38)、21.1%(8/38),组间比较,均

$P<0.05$；治疗后两组患者改良 Kupperman 评分均降低，观察组评分降低较对照组更为显著（$P<0.05$）。两组患者血清 FSH 水平升高、E_2（对照组停药 3 个月除外）水平降低，与治疗前比较，差异均有显著性意义（$P<0.05$）；且停药 3 个月时，观察组 FSH、E_2 值改善更明显（$P<0.05$）。金炫延研究发现，补肾活血促卵方（菟丝子、桑寄生、川断、枸杞子、女贞子、鸡血藤等）以补肾活血、调经助卵为大法，能对 FSH/LH 及其比值有调节性作用，改善卵巢多囊性改变，提高排卵率及妊娠率，改善患者临床症状，整体疗效优于克罗米芬。

江媚等观察二补助育汤（骨碎补、补骨脂、巴戟天、桑寄生、川断、制首乌等）对胚泡着床障碍模型小鼠子宫内膜 SCF mRNA 表达的影响。研究发现，SCF 可能通过作用于其受体 C2KIT，从而使胚泡能更好地黏附于子宫内膜，利于其着床；二补助育汤改善子宫内膜容受性的机制可能是通过调控子宫内膜 SCF mRNA 的表达来实现，从而使卵泡发育与子宫内膜同步，利于胚泡着床。李莉等将 40 只 SD 大鼠随机分为内异方组 15 只、模型组 15 只、空白组 10 只，除空白组外，各组大鼠均采用自体移植法行子宫内膜异位症造模，3 周成模后，分别予罗氏内异方、灭菌注射用水灌胃 8 周，观察罗氏内异方对子宫内膜异位症模型大鼠在位内膜容受性影响。结果，模型组的成熟期胞饮突构成比较空白组及内异方组少，差异有显著性意义（$P<0.05$）；内异方组与空白组比较，差异无显著性意义（$P>0.05$）。胞饮突的发育情况与血清孕激素水平有显著相关性，呈正相关。胞饮突的发育与血清雌孕激素比值有相关性，呈负相关。认为罗氏内异方可能通过提高大鼠血清中孕激素水平及调节 E_2/P 比值来促进内膜胞饮突发育，从而提高着床窗口期内膜容受性。

肖承悰等以"肾主生殖"为主要理论基础，针对子宫内膜容受性低、肾气不足、胞脉不畅的核心病机，注重补肾气，通胞脉，从整体上调节肾-天癸-冲任-胞宫生殖轴，在局部又促进胞脉与胞宫及他脏他经之间的联系，改善子宫内膜血循环，从而利于孕卵的着床及发育，二补助育汤是其经验方。陈倩倩等研究 32 例排卵障碍性不孕症患者发现，卵泡发育类型以无排卵和小卵泡排卵多见，中医辨体调质干预 3 个月经周期后，卵泡发育类型中正常排卵达 17 例（53.13%）。中医辨体调质前卵泡大小平均为（1.47 ± 0.45）cm，经中医辨体调质干预后卵泡平均大小为（1.70 ± 0.38）cm，两者比较差异有统计学意义（$P<0.05$）。刘雁峰等通过文献整理分析，发现治疗卵巢早衰药物出现次数最多的为当归，其次为熟地黄、菟丝子、淫羊藿、甘草等；使用总剂量最多的为熟地黄，其次为当归、菟丝子、淫羊藿、山药等；补虚药的出现次数占到 57.14%，有效使用剂量占总剂量的 56.02%，是治疗卵巢早衰药物中使用最多的；各类药物中归肝经者最多，占总药味的 23.24%，其次为肾经、心经、脾经；性温药物在药物的四气方面所占比例最多，为 26.88%，其次为寒性药物，为 22.58%；甘味最多，占总药味的 40.54%，其次为苦、辛、酸。药物的归经性味，与本病病机多虚、治疗上以补益阴阳为主相对应。

（撰稿：蔡逸苗　审阅：罗颂平）

【子宫内膜异位症与子宫腺肌症的治疗及实验研究】

魏明等研究复方莪术散（三棱、莪术、淫羊藿、延胡索、黄芪）对子宫内膜异位症（Ems）患者细胞周期蛋白 D（cyclinD）表达、血清糖类癌抗原 125（CA125）、19-9（CA19-9）水平的影响。研究发现，子宫内膜异位症患者 cyclinD 表达明显增加，与子宫内膜异位症发病有关；而复方莪术散可降低 cyclinD 表达水平及血清 CA125、CA19-9 水平，提示其在抑制细胞周期进程中发挥作用。刘蓉等采用桂枝茯苓丸治疗 68 例 Ems 患者，治疗 1 个月后，总有效率为 86.8%（59/68）。治疗后异位和在位内膜组织低氧诱导因子-1α(HIF-1α)和血管内皮生长因子(VEGF)蛋白水平明显下降($P<0.05$);VEGF蛋白下降与HIF-1α表达水平呈正相关($P<0.05$)。许金榜等将95例Ⅲ～Ⅳ期Ems保守性手术术后患者随机分为3组,中药组31例口服芍药止痛合剂(赤芍药、橘核、木香、莪术、浙贝母、没药等),促性腺激素释放激素激动剂(GnRHa)组31例注射醋酸曲普瑞林,期待组33例不作任何治疗。结果,治疗后3组CA125、TNF-α、VEGF水平,疼痛程度评分均较治疗前显著下降,SF-36生存质量评分显著升高($P<0.05$);中药组与GnRHa组CA125、TNF-α、VEGF水平及疼痛程度评分下降的速度和幅度均显著高于期待组($P<0.05$);中药组总有效率为83.9%(26/31),GnRHa组为87.1%(27/31),均高于期待组的60.6%(20/33)($P<0.05$);中药组、GnRHa组与期待组比较,妊娠率较高、复发率较低,但差异无统计学意义($P>0.05$)。吴苗敏等将120例子宫内膜异位囊肿手术患者随机均分为两组,莪棱组在术后口服莪棱胶囊联合中药(莪术、丹参、大黄、五灵脂、赤芍药、蒲黄等)保留灌肠,对照组口服丹那唑胶囊,均治疗3个月经周期。结果,莪棱组总有效率为86.2%(50/58),复发率为13.8%(8/58),对照组分别为66.1%(37/56)、33.9%(19/56),组间比较,均$P<0.05$。

苏健等将60例辨证为脾虚血瘀型子宫腺肌病所致继发痛经患者随机均分为治疗组与对照组,分别予健脾益气活血化瘀中药(白术、白芍药、山药、川楝子、柴胡、陈皮等)和西药达那唑治疗,治疗3个月经周期,两组治疗后经血内皮素、血栓素B_2含量均较治疗前降低,血清一氧化氮、6-酮-前列腺素F1A含量较治疗前均升高,且治疗组均优于对照组(均$P<0.05$);治疗后治疗组E_2水平明显较治疗前升高,对照组E_2无明显变化($P<0.05$)。关永格等研究发现,化瘀止痛方(三七、五灵脂、没药、延胡索、木香、乌药等)降调子宫腺肌病细胞前列腺素

$F_{2α}$(PGF$_{2α}$)、前列腺素E_2(PGE$_2$)含量可能是其止痛的主要机理之一,通过降调子宫肌层PGE$_2$、PGF$_{2α}$含量而使子宫协调收缩而达到止痛效果。

陈景伟等将75只BALB/c雌性小鼠随机均分为假手术组、模型组、中药高剂量组、中药低剂量组与西药组,除假手术组外,其余各组小鼠均采用手术移植法复制子宫内膜异位症痛经模型,探讨补肾温阳化瘀方(炮附片、肉桂、延胡索、川芎、川牛膝等)干预的作用机制。结果,与模型组比较,中药高剂量组、中药低剂量组与西药组小鼠扭体潜伏期均明显延长,扭体次数显著减少,异位灶体积减小($P<0.05$);血清缓激肽(BK)、PGF$_{2α}$含量显著下降,子宫及异位灶缓激肽B1受体(BKB1R)蛋白及其mRNA表达显著降低($P<0.01$),且中药高剂量组子宫内膜异位病缓激肽B1受体mRNA明显低于西药组($P<0.01$)。

(撰稿:宋思宇　审阅:罗颂平)

【围绝经期功能失调性子宫出血的治疗】

傅利琴将114例患者均分为两组,治疗组予以安坤汤(熟地黄、当归、柴胡、地骨皮、知母、桃仁等)随证加减治疗,连续治疗90 d,对照组予全面刮宫及口服米非司酮。结果,治疗组和对照组有效率分别为98.2%(56/57)、66.7%(38/57),组间比较,$P<0.05$;子宫内膜厚度、止血时间、贫血率比较,治疗组均明显优于对照组(均$P<0.05$)。黎衬开等将240例患者随机均分为两组,治疗组予宫环养血颗粒(黄芪、白芍药、当归、阿胶、仙鹤草、茜草等)治疗,对照组予服用米非司酮。治疗3个月经周期,治疗组总显效率为75.8%(91/120),总有效率为95.8%(115/120),对照组分别为85.0%(102/120)、95.0%(114/120),组间比较差异无统计意义($P>0.05$);治疗组与对照组不良事件发生率分别为0.8%(2/120)、7.5%(9/120),组间比较,$P<$

0.05。李孔益等将 200 例患者随机均分为两组,对照组予炔诺酮片,治疗组加服当归调经养血合剂(熟地黄、山药、杜仲、黄芪、山茱萸、枸杞子等)。治疗 3 个月经周期,治疗组和对照组总有效率分别为 92.0%(92/100)、69.0%(69/100),组间比较,$P<0.05$;两组患者血红蛋白水平均显著升高,治疗组更为显著;治疗组出血、神疲乏力、腰膝酸软等中医证候积分较治疗前改善明显,与对照组比较,差异有统计学意义($P<0.05$)。袁秀芳将 184 例患者随机均分为两组,对照组予单纯西医治疗,观察组加用左归丸,连续服用 2 周为 1 个疗程。经治 3 个疗程,观察组治愈率为 68.5%(63/92),对照组为 50.0%(46/92),两组比较,$P<0.05$;总有效率治疗组为 97.8%(90/92),对照组为 81.5%(75/92),两组比较,$P<0.05$;观察组控制止血时间、完全止血时间均低于对照组($P<0.05$)。张春敏将 60 例患者随机分为两组,治疗组 40 例予自拟二至四草汤(女贞子、旱莲草、马鞭草、鹿衔草、茜草、益母草等),对照组 20 例予女性激素类药物,经治 3 个月经周期,治疗组显效率为 55.0%(22/40),明显高于对照组 30.0%(6/20),治疗组无明显副作用,而对照组有明显的药物不良反应。祝淑平将 184 例患者随机均分为两组,西药组予口服米非司酮,中药组予加味失笑散(小蓟、大蓟、炒五灵脂、炒蒲黄、益母草、茜草等)辨证加减治疗,经治 3 个月经周期,中药组和西药组总有效率分别为 93.5%(86/92)、87.0%(80/92),组间比较,$P<0.05$。

郭建芳将 80 例冲任虚寒型患者随机均分为治疗组与对照组,分别予金匮温经汤(吴茱萸、当归、川芎、白芍药、党参、桂枝等)和黄体酮治疗。7 d后,两组患者止血疗效无显著性差异,中医证候均得到改善;治疗前后两组中医证候积分差值的均值比较,有统计学意义(均 $P<0.05$),且治疗组(9.55+3.04)优于对照组(3.96+3.25)($P<0.05$)。蒋雪霞等将 66 例肝肾阴虚型患者随机均分为两组,治疗组采用滋阴调经颗粒(岗稔根、川断、旱莲草、何首乌、熟地黄、桑葚子等)治疗,对照组予宫血宁胶囊。经治 3 个月经周期,治疗组和对照组总有效率分别为 93.9%(31/33)、81.8%(27/33),组间比较,$P<0.05$。

(撰稿:陈静静　审阅:罗颂平)

【妇科常见病动物模型与细胞模型的研究】

1. 高雄激素无排卵大鼠模型

徐丁洁等将 9 d 龄 SD 大鼠于颈背部皮下一次性注射丙酸睾丸酮(1.25 mg/只)建立雄激素致排卵障碍模型,观察补肾调经方、逍遥丸对大鼠腺垂体、卵巢的影响。

2. 胚胎着床障碍小鼠模型

龚萍等将受孕清洁级昆明小鼠以发现阴栓作为妊娠第 1、3、4 d,每天 9 时、17 时两次皮下注射 4.4 mg/kg 吲哚美辛。在妊娠第 5 d 检测各组小鼠子宫内膜白介素-1β、白介素 1 受体Ⅰ型、白介素、白血病抑制因子、集落刺激因子-1(CSF-1)mRNA 水平,妊娠第 8 d 检查小鼠子宫内胚胎发育情况,胚胎着床率和着床位点数。江媚等选用清洁级昆明雌性小鼠 8～12 周龄,从动情日开始,连续 9 d 于上午 9 时定时腹腔内注射达菲林 40 IU/100 g,至第 9 d 同时注射人绝经期促性腺激素 1 U/100 g 体质量促排卵,48 h 后注射人绒毛膜促性腺激素 10 IU/100 g 体质量,造成胚泡着床障碍模型。

3. 去势大鼠卵巢移植模型

朱淑惠等切除 Wistar 大鼠下双侧卵巢,造成卵巢去势模型。再将 SD 大鼠的双侧卵巢分别移植于 Wistar 大鼠切口两侧的腹壁上,种植成功后取左侧卵巢,HE 染色,光镜下计数整张切片中的各级卵泡和黄体数量。

4. 手机辐射大鼠模型

马惠荣等将雌性 SD 大鼠置于辐射箱内,4 h/d,连续 30 d,造模成功后检测各组大鼠血清 E_2、T 含量,卵巢组织形态学变化,大鼠卵巢 ATM 蛋白表达。

5. 痛经动物模型

李兴岭等建立缩宫素致小鼠痛经模型,将小鼠均每天腹腔注射己烯雌酚 2 mg/kg,连续 12 d,末次腹腔注射己烯雌酚后 24 h,灌胃给药 1 次,给药后 40 min 肌肉注射缩宫素 20 U/kg,立即记录各小鼠出现扭体反应的潜伏期和 30 min 内扭体次数,离体子宫平滑肌收缩幅度和频率。苏云明等取未孕雌性健康 Wistar 大鼠,各组动物连续 10 d 每日腹腔注射戊酸雌二醇,于末次注射戊酸雌二醇后 24 h,腹腔注射缩宫素 2 U/只,立即记录各动物的出现扭体反应的潜伏期和 30 min 内扭体次数。各组大鼠注射缩宫素 1 h 后,进行大鼠眼眶取血,检测子宫组织中 PGE_2 和 $PGF_{2\alpha}$ 的含量。沈小雨等将动情间期的 SD 雌性大鼠全身冷冻(-25℃环境下冷冻,4 h/d,连续 5 d)配合激素注射方法(每天给予大鼠皮下注射苯甲酸雌二醇注射液,连续 10 d,末次给药 1 h 后,腹腔注射缩宫素 2 U/只),制备寒凝证类痛经大鼠模型。

6. 肾虚血瘀-子宫内膜容受性不良模型大鼠

冯倩怡等采用羟基脲 450 mg·kg^{-1}·d^{-1},灌胃 10 d,第 4 d 加用肾上腺素 0.3 mg·kg^{-1}·d^{-1} 建立肾虚血瘀型子宫内膜容受性不良模型,设立空白组、阳性对照组、模型组。提示模型组的全血黏度、聚集指数与空白组、阳性对照组均明显升高($P<0.01$),模型组与阳性对照组的内膜超微结构及妊娠第 8 d 时的着床率及平均着床胚泡数,两者间均无明显差异,而与空白组比较,差异有显著性意义($P<0.05$),从而提示肾虚血瘀型子宫内膜容受性不良模型大鼠造模成功。

7. 异位妊娠裸鼠体内模型

徐娟等将处理好的宫内妊娠绒毛组织块分别贴于裸鼠两侧盆腔表面,于造模第 7 d,种植部位见包块形成为造模成功,测定裸鼠一般生长情况、种植包块的观察、裸鼠绒毛膜促性腺激素及种植包块雌激素受体和孕激素受体。

8. 自然流产小鼠模型

叶平等将雌性 CBA/J 与雄性 DBA/2 小鼠合笼交配,造成自然流产模型。分别于妊娠第 9、14 d 将其处死,其中孕第 14 d 计算胚胎吸收率,并采用流式细胞术分析 Foxp3 因子比例。

9. 人子宫内膜干细胞体外培养

周华等选取因卵巢子宫内膜异位囊肿术后复发再次接受手术的患者,在无菌条件下刮取在位子宫内膜组织和异位囊肿囊壁的中心部位。分离培养子宫内膜异位症患者在位、异位内膜干细胞,检测干细胞相关标记物 CD34、CD117 抗原及 Oct-4 因子、ABCG2 蛋白的表达,干细胞凋亡率、凋亡相关蛋白 Bcl-2、Bax 的表达。

10. 输卵管妊娠滋养细胞体外培养

王瑞雪等取异位妊娠绒毛组织的妊娠滋养细胞体外培养,用化瘀消癥杀胚中药复方、甲氨喋呤干预后,检测输卵管妊娠滋养细胞凋亡相关蛋白 Fasl 和 caspase-3 的表达。

(撰稿:郝晓丽　审阅:罗颂平)

[附] 参 考 文 献

B

班志勇,韦彩素,李毅琳.大温经丸配合暖宫贴治疗原发性痛经46例临床观察[J].四川中医,2014,32(4):134

C

陈春娟.保妇康栓治疗宫颈CIN合并高危HPV感染的临床观察[J].中医临床研究,2014,6(20):55

陈景伟,杜慧兰.补肾温阳化瘀方对子宫内膜异位症模型小鼠BK/BKB1R、PGF2α水平的影响[J].中医杂志,2014,55(10):879

陈玲,王小云.中医心身同治方案对卵巢储备功能下降妇女月经失调的临床疗效[J].广东药学院学报,2014,30(4):514

陈倩倩,叶平.中医辨体调质对排卵障碍性不孕症患者卵泡生长发育的影响[J].2014,55(24):2110

D

邓小琴.益母草注射液联合缩宫素预防产后出血疗效观察[J].现代中西医结合杂志,2014,23(5):510

F

冯倩怡,何东杰,许丽绵.肾虚血瘀-子宫内膜容受性不良模型大鼠的建立[J].河南中医,2014,34(4):618

冯学宇.中西医结合治疗剖宫产术后子宫瘢痕妊娠8例临床分析[J].内蒙古中医药,2014,33(22):71

傅利琴.安坤汤治疗更年期功能失调性子宫出血随机平行对照研究[J].实用中医内科杂志,2014,28(9):44

G

龚萍,黄光英.健胎液对胚胎着床障碍小鼠子宫炎性细胞因子表达的影响[J].中医杂志,2014,55(10):871

关永格.化瘀止痛方对人子宫腺肌病病灶细胞PGE₂、PGF₂α分泌的影响[J].新中医,2014,46(1):175

郭建芳,杨晋敏,石萍,等.金匮温经汤治疗冲任虚寒型围绝经期功血80例[J].光明中医,2014,29(5):986

H

何红花.益母草注射液联合缩宫素预防产后出血临床效果分析[J].亚太传统医药,2014,10(20):105

贺泉.剖宫产产后出血132例危险因素分析及中医疗法[J].环球中医药,2014,7(S₁):117

黄爱清,张倩,张树怡.滋肾活血汤治疗子宫内膜薄致月经过少肾虚血瘀证的疗效观察[J].湖南中医药大学学报,2014,34(8):44

J

江媚,刘雁峰,黄羚,等.基于小鼠胚泡着床障碍模型探讨二补助育汤对子宫内膜SCFmRNA表达的影响[J].中华中医药杂志,2014,29(5):1583

蒋健,李延晖.灵通胶囊治疗原发性痛经随机双盲对照临床研究[J].中国中西医结合杂志,2014,34(4):439

蒋雪霞,陈红,陈娟,等.滋阴调经颗粒治疗肝肾阴虚型围绝经期功能性子宫出血临床观察[J].实用中医药杂志,2014,30(9):806

金炫延.补肾活血中药治疗多囊卵巢综合征导致排卵障碍性不孕的临床研究[J].中国中医药杂志,2014,39(1):140

L

黎衬开,唐雍华.宫环养血颗粒治疗更年期功能性子宫出血120例临床观察[J].中医临床研究,2014,6(21):41

李冬梅.断血流颗粒联合欣母沛治疗产后出血疗效观察[J].新中医,2014,46(9):110

李芳琴.中西医结合预防剖腹产子宫收缩性乏力产后出血的疗效观察[J].中医药导报,2014,20(5):76

李晶晶,谈勇.复方阿胶浆对排卵障碍性不孕患者促排周期子宫内膜及卵泡发育的影响[J].现代中医药,2014,34(3):12

李孔益,李妙华,吴仕好,等.当归调经养血合剂联合炔诺酮治疗更年期功能失调性子宫出血100例临床观察[J].新中医,2014,46(10):128

李莉,张丽美,黄洁明,等.罗氏内异方对子宫内膜异位症模型大鼠内膜容受性的影响[J].新中医,2014,46(8):182

连方,姜晓媛.坤泰胶囊对体外受精卵巢低反应患者获卵数、卵细胞及胚胎质量的影响[J].中国中西医结合杂志,2014,34(8):917

连方,王岩,孙振高,等.基于蛋白质组学对肾气虚证患者卵泡液的研究及中药的干预作用[J].中华中医药杂志,2014,29(7):2161

梁文慧.复方阿胶浆联合葡萄糖硫酸亚铁治疗产后贫血随机平行对照研究[J].实用中医内科杂志,2014,28(6):140

刘丽英,刘俏华,毛春桃.归肾丸治疗人工流产术后月经减少随机平行对照研究[J].实用中医内科杂志,2014,28(2):22

刘蓉,秦嶽.桂枝茯苓丸对子宫内皮异位症患者内膜组织 HIF-1α 和 VEGF 的影响[J].中医研究,2014,16(5):1164

刘小花,杜惠兰,成秀梅,等.月经病实寒证患者卵巢子宫血流动力学变化及对生殖激素的影响[J].北京中医药大学学报,2014,37(8):568

刘雁峰,乔冬爽.卵巢早衰中医用药规律的文献研究[J].世界中医药,2014,9(2):228

刘永,黄慧荣,范湘玲,等.复方沙棘籽油栓治疗高危型HPV感染效果观察[J].现代中西医结合杂志,2014,23(2):166

龙沼,谢兴桥,陈路,等.妇科止带方治疗宫内节育器致月经过多疗效观察[J].广西中医药大学学报,2014,17(1):17

M

马翠霞.参芪化瘀散加味治疗产后出血 43 例[J].河南中医,2014,34(2):320

马冬惠,陈彩琴,张晓虹.中西医结合联合宫腔镜治疗疤痕妊娠临床研究[J].中医学报,2014,29(7):1027

马惠荣,陈景伟,罗亚萍,等.滋肾育胎丸对手机辐射大鼠卵巢功能和 ATM 蛋白表达的影响[J].广州中医药大学学报,2014,31(2):252

P

彭向红,王淑珍,张菊香.金铃生化效灵汤治疗原发性痛经 100 例疗效观察[J].中国中医药科技,2014,21(3):332

Q

钱细友,刘淑玲,黄秋萍.中药热奄包敷贴治疗虚寒型原发性痛经疗效观察[J].广州中医药大学学报,2014,31(1):47

S

沈小雨,郭孟玮,杨佳敏,等.寒凝证类痛经大鼠各时段子宫微循环的变化及不同针刺刺激量的干预效应[J].中医药学报,2014,42(3):18

施晓玲.中医药治疗人流术后月经过少临床疗效观察[J].辽宁中医药大学学报,2014,16(7):113

苏健,焦慧霞.益气健脾活血化瘀法对子宫腺肌病继发痛经患者经血中血管舒缩因子及激素的影响[J].四川中医,2014,32(8):72

苏云明,张也,修玮,等.散结乳癖膏对原发性痛经大鼠子宫组织中 PGE_2 和 $PGF_{2\alpha}$ 含量影响的研究[J].中医药学报,2014,42(2):29

孙兰,林楠,李家春,等.桂枝茯苓胶囊治疗原发性痛经的实验研究[J].中医药导报,2014,20(3):15

T

田辉,杨娉,赵欣,等.化瘀消癥汤联合利凡诺用于瘢痕子宫中孕引产 200 例临床观察[J].中医药导报,2014,20(8):110

W

王瑞雪,邓高丕.化瘀消癥杀胚中药复方对体外培养输卵管妊娠滋养细胞凋亡能力的影响[J].中华中医药杂志,2014,29(5):1645

魏明.复方莪术散对子宫内膜异位症患者血清糖类癌抗原 125、19-9 水平及细胞周期蛋白 D 表达的影响[J].中国中西医结合杂志,2014,34(8):926

吴红斌,秦辛玲,魏鹏飞,等.桂林医学院女生原发性痛经相关因素及干预研究[J].辽宁中医药大学学报,2014,16(11):22

吴佳瑞,赵梦迪,郭位先,等.基于数据挖掘的孟河名医杨博良治疗月经病用药规律[J].中华中医药杂志,2014,29(10):3086

吴苗敏.莪棱胶囊联合保留灌肠防治子宫内膜异位囊肿术后复发的临床观察[J].时珍国医国药,2014,25(8):1908

X

夏琴琴,温静,罗娟珍,等.滋血汤加味治疗月经过少 33

例临床疗效观察[J].中医临床研究,2014,6(2):83

项军.毓麟珠加味周期治疗人流术后月经量减少的临床观察[J].湖北中医杂志,2014,36(8):16

肖承惊,刘雁峰,江娟."补肾气,通胞脉"改善子宫内膜容受性[J].生殖与避孕,2014,34(7):595

徐丁洁,洪丽文,徐洪,等.补肾调经方、逍遥丸对雄激素致排卵障碍模型大鼠腺垂体、卵巢影响的比较研究[J].中国中西医结合杂志,2014,34(1):87

徐娟,邓高丕,郜洁.化瘀消癥杀胚中药对异位妊娠裸鼠体内模型的影响[J].中华中医药杂志,2014,29(10):3115

许华云,付金荣.蔡氏调周法对多囊卵巢综合征不孕患者子宫及卵巢动脉血流动力学的影响[J].中医杂志,2014,55(2):129

许金榜,林丹玫,林巧燕,等.芍药止痛合剂治疗Ⅲ-Ⅳ期子宫内膜异位症临床研究[J].中国中医药信息杂志,2014,21(4):26

Y

闫坤,楚光华.散结镇痛胶囊治疗原发性痛经疗效观察[J].陕西中医,2014,35(11):1450

杨爱萍,路艳.原发性痛经血瘀证患者舌下络脉参数与血小板活性相关性分析[J].广州中医药大学学报,2014,31(4):510

杨燕云,许亮,解海,等.白芍甘草药对治疗原发性痛经实验研究[J].辽宁中医药大学学报,2014,16(5):107

叶平,张丽,柯雪爱,等.益气补肾法对自然流产模型小鼠脾脏 Foxp3 表达及妊娠结局的影响[J].中华中医药杂志,2014,29(10):3215

殷艳萍,吕艳.蒲七胶囊治疗放环后经期延长150例观察[J].实用中医药杂志,2014,30(2):104

殷燕云,周春祥,谈勇,等.盆腔炎颗粒治疗盆腔炎后遗症性不孕患者145例临床观察[J].中医杂志,2014,55(13):1117

于晨芳,霍西亭,刘艳湘,等.MTX介入或全身用药联合中药口服治疗剖宫产瘢痕妊娠的优越性探讨[J].实用中西医结合临床,2014,14(6):4

袁秀芳.左归丸治疗绝经期功能性子宫出血92例[J].西部中医药,2014,27(8):69

Z

张春敏.自拟二至四草汤治疗更年期功能失调性子宫出血临床观察[J].中医药临床杂志,2014,26(3):244

张浣华,尹维,蔡晓萍,等.益母草注射液联合缩宫素预防顺产产后出血的临床研究[J].内蒙古中医,2014,33(16):67

张金婷,杜淑英,王宁,等.补肾调经方药对肾虚型排卵障碍者治疗效果分析[J].中国计划生育学杂志,2014,22(7):460

张天鹰.《金匮》温经汤治疗原发性痛经的临床疗效观察[J].内蒙古中医药,2014,33(26):34

张玉,郭艳,刘昶,等.补肾疏肝法治疗肾虚肝郁型月经过少的临床观察[J].贵阳中医学院学报,2014,36(5):30

章向群,谢玲,张明敏.中药人工周期治疗卵巢早衰38例临床观察[J].新中医,2014,46(2):125

郑加.桂枝茯苓丸治疗瘢痕子宫药物流产后子宫复旧不良30例[J].中国中医药现代远程教育,2014,12(5):49

周华,殷岫绮,马庆良,等.消瘤方对人子宫内膜干细胞凋亡的影响[J].上海中医药杂志,2014,48(7):85

周一辰,殷岫绮.补肾调经方治疗卵巢储备功能下降30例临床观察[J].上海中医药大学学报,2014,28(5):38

朱美文,沈菊萍.少腹逐瘀汤治疗原发性痛经气滞血瘀证的前瞻性随机对照研究[J].现代中西医结合杂志,2014,23(8):845

朱淑惠,吴佩纯.寿胎丸对大鼠卵巢移植术后各级卵泡及黄体的影响[J].新中医,2014,46(5):201

祝淑平.加味失笑散治疗更年期功能失调性子宫出血92例临床观察[J].中国民族民间医药,2014,23(12):53

（六）儿　　科

【概　述】

2014 年，公开发表的中医儿科学术论文约 1 800 篇，内容有基础理论、临床治疗、名医经验、实验研究和预防保健等方面。

1. 急重症的治疗

（1）新生儿高胆红素血症　潘佩光等以白术颗粒预防新生儿黄疸，从初生第 2 d 始服，2 次/d，每次 5 g，直至出院，并设空白对照组。结果，治疗组与对照组新生儿黄疸发生率分别为 8.7%（45/515）、14.0%（106/756），组间比较，$P<0.05$。

（2）ABO 母儿血型不合　陆金霞等以祛瘀利湿消黄汤（茵陈、焦栀子、益母草、生大黄、黄芩、炒赤芍等）治疗 4 周，对照组孕早、中、晚期各 10 d 进行综合治疗，孕 34、36 周及分娩前静脉滴注白蛋白 3～5 d。结果，治疗组与对照组总有效率分别为 96.8%（30/31）、74.2%（23/31），组间比较，$P<0.05$。张梅芳等以溶血方（茵陈、黄芩、黄芪、党参、熟大黄、甘草）治疗 60 例，经治 21 d，总有效率为 98.3%（59/60）。

（3）吉兰-巴雷综合征　姚心凌在西医常规治疗的基础上结合中医辨证施治，肺胃阴虚用清燥救肺汤合泻白散加减，脾胃虚弱用参苓白术散加减等，结果总有效率为 95.6%（43/45）。

（4）儿童急性肺损伤　于素平等以常规治疗作对照，治疗组 30 例加用参麦饮（红参、麦冬、五味子、甘草、丹参、红花）口服、鼻饲或灌肠。经治 1 周，治疗组 PO_2、PCO_2 含量变化、呼吸困难控制时间均优于对照组（$P=0.000$ 或 $P<0.05$）。蒲海波

等将 60 例患者随机分为损伤组（常规治疗）和红花注射液治疗组，并设 30 例健康儿童为对照组。结果，与正常对照组相比，急性肺损伤小儿患者的血清肿瘤坏死因子-α（TNF-α）及 IL-8 水平明显升高（$P<0.05$）；与损伤组相比，红花注射液治疗组患者 TNF-α 及 IL-8 水平明显降低（$P<0.05$）。

（5）幼儿急疹　田悦等以儿童回春颗粒（黄连、水牛角浓缩粉、羚羊角、煅人中白、淡豆豉、大青叶等）治疗 50 例，对照组予小儿氨酚黄那敏。结果，治疗组和对照组总有效率分别为 94.0%（47/50）、80.0%（40/50），组间比较，$P<0.05$；治疗组热峰温度、发热持续时间均明显低于对照组（均 $P<0.05$）。

（6）重症肺炎　叶竹梅将 96 例患者随机均分为两组，均予西医急救处理，治疗组加服中药（麻黄、生石膏、杏仁、人参、赤芍药、丹参等）。经治 1 周，治疗组与对照组总有效率分别为 95.8%（46/48）、70.8%（34/48），组间比较，$P<0.05$；治疗组在心力衰竭、呼吸衰竭、MOSF 纠正时间以及面色发绀、呼吸困难、心音低钝、烦躁的消失时间，均明显低于对照组（$P<0.05$）。

对小儿高热惊厥的治疗详见专条。

2. 常见病、多发病的治疗

（1）肺系疾病的治疗　① 小儿外感发热：应克伟以麻黄汤加减治疗 36 例，对照组采用常规西药治疗，经治 6 d，治疗组与对照组总有效率分别为 97.2%（35/36）、69.4%（24/36），组间比较，$P<0.05$；治疗组的降温开始时间及体温复常时间均短于对照组（$P<0.05$）。王云蝶以桑菊三仁汤（桑叶、菊花、桔梗、北杏仁、薄荷、薏苡仁等）治疗风热

夹湿患者,并设利巴韦林口服作对照。经治 3 d,治疗组与对照组总有效率分别为 92.5%(37/40)、72.5%(29/40),组间比较,$P<0.05$。叶明怡等以钩蝉承气汤(钩藤、蝉蜕、僵蚕、厚朴、枳实、大黄)保留灌肠治疗 42 例风热犯表患者,并设生理盐水保留灌肠作对照,疗程 3 d。结果治疗组治疗 24 h 后患儿体温平均下降程度明显大于对照组($P<0.01$),体温复常时间亦明显短于对照组($P<0.01$)。② 小儿反复呼吸道感染:吴发宏以扶阳建中颗粒(黄芪、附子、干姜、生晒参、白术、苍术等)防治 97 例,设口服左旋咪唑为对照。经治 2 个月,治疗组与对照组总有效率分别为 94.8%(92/97)、66.3%(63/95),组间比较,$P<0.05$。钱丹等以防感香佩包(白芷、薄荷、雄黄、朱砂、大青叶、石菖蒲)防治 40 例,并设空白对照组。经治 4 个月,治疗组与对照组总有效率分别为 87.5%(35/40)、35.0%(14/40),组间比较,$P<0.05$。③ 小儿支气管肺炎:李新民等以柴葛芩连汤治疗湿热闭肺患者 30 例,对照组加用蒙脱石散。两组患儿在治疗后第 3、4、6、10 d 中医证候积分均较本组治疗前明显降低($P<0.05$ 或 $P<0.01$),且治疗组同时间点中医证候积分、完全退热时间、止泻时间、喘促痊愈时间、疾病痊愈时间均明显短于对照组($P<0.05$ 或 $P<0.01$)。④ 呼吸道合胞病毒肺炎:徐淑英等以清金通络饮(炙麻黄、杏仁、桑白皮、前胡、生石膏、虎杖等)治疗 30 例,设立利巴韦林对照,两组均予西医常规治疗。经治 10 d,治疗组与对照组总有效率分别为 96.7%(29/30)、73.3%(22/30),组间比较,$P<0.05$;治疗组中医症状积分优于对照组($P<0.05$)。刘军芳以清肺汤(麦冬、天冬、知母、浙贝母、甘草、橘红等)联合更昔洛韦治疗 60 例,总有效率为 90.0%(54/60)。⑤ 小儿支原体肺炎:罗金等以上焦宣痹汤(枇杷叶、郁金、射干、通草、淡豆豉等)治疗痰热闭肺证患儿 55 例,设阿奇霉素对照。经治 7 d,治疗组治愈率 74.5%(41/55)、总有效率为 92.7%(51/55),对照组分别为 54.6%

(30/55)、85.5%(47/55),组间比较,均 $P<0.05$。

对过敏性鼻炎、毛细支气管炎、支气管哮喘、咳嗽变异性哮喘治疗详见专条。

(2)脾系疾病的治疗 ① 厌食:张宏玲以加减麻仁滋脾汤(白扁豆、茯苓、白术、山药、沙参、莲子等)治疗 70 例,经治 1 个月,总有效率为 95.7%(67/70)。褚艾妮等以健脾益气包(党参、黄芪、白术、茯苓、苍术、藿香等)温敷(腹部、脾俞、胃俞、大肠俞及足三里)疗法治疗 96 例,设健胃消食口服液作对照。经治 30 d,治疗组和对照组总有效率分别为 97.9%(94/96)、88.7%(86/97),组间比较,$P<0.05$;治疗组治疗后主、次症状评分明显低于对照组,尿淀粉酶含量明显高于对照组($P<0.05$)。② 功能性便秘:杨春玲将 80 例患儿随机均分为两组,对照组予枳实导滞汤,治疗组加用女贞子、枸杞子滋阴润燥。经治 10 d,治疗组总有效率为 100%,优于对照组 90.0%(36/40)($P<0.05$);治疗组临床症状改善程度亦优于对照组($P<0.05$)。③ 小儿功能性腹痛:韩谨等以乌梅调中颗粒(乌梅、川椒、小茴香、枳壳、木香、元胡等)治疗 60 例,对照组服颠茄、整肠生。经治 10 d,治疗组总有效率为 98.3%(59/60),优于对照组 70.0%(42/60);治疗组临床症状改善亦优于对照组($P<0.05$)。④ 小儿幽门螺杆菌感染性胃肠疾病:徐小芹等以自拟方(黄芩、佛手、陈皮、郁金、厚朴、枳壳等)治疗 35 例,设甲硝唑、阿莫仙对照。经治 30 d,治疗组和对照组总有效率分别为 88.6%(31/35)、83.3%(25/30),治疗组在改善胃痛、嗳气、泛酸方面均优于对照组($P<0.05$)。张健鸿等以加味乌贝散(乌贼骨、枯矾、木香、浙贝母、延胡索、砂仁等)联合三联疗法治疗 93 例。经治 7 d,治疗组总有效率为 93.5%(87/93),高于单用西药组 81.7%(76/93),且在中医症状缓解和 HP 根治率上优于对照组(均 $P<0.05$)。⑤ 慢性胃炎:范小康等以扶正健脾散(清半夏、茯苓、陈皮、丹参、白术、山药等)水煎服治疗 40 例,对照组予复方黄芪健脾口服液。经治 3

个月，治疗组和对照组总有效率分别为 90.0%（36/40）、72.5%（29/40），组间比较，$P<0.05$。⑥ 小儿肠系膜淋巴结炎：沈富林采用散结消痞汤加减（金银花、香附、连翘、夏枯草、玄参、柴胡等）内服，结合散结和中汤（肉桂、蒲公英、白芷、延胡索、赤芍药）外敷治疗 50 例，经治 7 d，总有效率为 100%。⑦ 佝偻病：吴振辉等以资生丸颗粒剂（太子参、山药、白术、炒扁豆、薏苡仁、山楂等）治疗肺脾气虚维生素 D 缺乏性佝偻病 31 例，对照组口服维生素 D 和葡萄糖酸钙。经治 3 个月，两组愈显率分别为 77.4%（24/31）、53.3%（16/30），且治疗组在中医证候单项症状改善方面优于对照组（均 $P<0.05$）。

（3）心系疾病的治疗　病毒性心肌炎：胡清伟对 68 例患儿，早期用金银花、连翘、荆芥、防风、板蓝根、半枝莲等，中期用丹参、檀香、红花、郁金、瓜蒌、法半夏等，中后期用太子参、白术、茯苓、炙甘草、麦冬、五味子等；对照组予常规西药。经治 3 个月，总有效率分别为 100%、96.9%（31/32），组间比较，$P<0.05$；两组治疗后肌酸激酶（CK）、肌酸激酶同工酶（CK-MB）明显改善，治疗组心肌酶恢复程度优于对照组（$P<0.05$）。李永建自拟中药方（黄芪、党参、麦冬、红景天、苦参、金银花等）治疗 36 例气阴两虚患儿，对照组常规西药治疗。经治 2 周，治疗组与对照组总有效率分别为 94.4%（34/36）、77.8%（28/36），组间比较，$P<0.05$；两组心肌酶谱各指标均较治疗前降低（$P<0.05$），而治疗组乳酸脱氢酶（LDH）、CK、CK-MB 改善情况均优于对照组（$P<0.05$）。王军等以益气养阴活血方（黄芪、生地黄、麦冬、五味子、人参、玉竹等）治疗儿童病毒性心肌炎迁延期 30 例，对照组西医常规治疗。经治 4 周，治疗组临床总有效率、中医证候总有效率分别为 86.7%（26/30）、93.3%（28/30），对照组分别为 66.7%（20/30）、73.3%（22/30），组间比较，$P<0.05$；治疗组 LDH、CK、CK-MB、心肌肌钙蛋白（cTnI）改善情况均优于对照组（$P<$

0.05）。

（4）肾系疾病的治疗　① 难治性肾病：王庆以玉屏风散合异功散治疗小儿频复发肾病综合征 35 例，对照组采用常规西医治疗。经治 1 年，治疗组复发次数、尿 β_2-MG、血浆胆固醇均低于对照组（$P<0.05$），免疫球蛋白和血浆皮质醇高于对照组（$P<0.05$）；复发后治疗组尿蛋白转阴时间短于对照组（$P<0.05$），完全缓解时间长于对照组（$P<0.05$）。袭雷鸣等以解毒活血法（黄连解毒汤合桃红四物汤）治疗 30 例，经治 2 个月，总有效率为 93.3%（28/30）。② 无症状血尿：胡保华等以芪蓟补肾止血颗粒（黄芪、山药、枸杞、大蓟、小蓟、白茅根等）治疗 30 例，对照组予基础治疗。经治 3 个月，治疗组与对照组总有效率分别为 86.7%（26/30）、70.0%（21/30），组间比较，$P<0.05$。③ 神经性尿频：崔华以中药（黄芪、益智仁、桑螵蛸、焦白术、党参、制附子等）内服及小儿温运贴（小茴香、肉桂、丁香、五倍子等）敷膀胱、肾俞、命门穴治疗 36 例，对照组予谷维素、维生素 B_1。经治 7 d，治疗组与对照组有效率分别为 94.4%（34/36）、55.6%（20/36），组间比较，$P<0.01$。

对小儿遗尿、小儿肾病综合征的治疗详见专条。

（5）神经系统疾病的治疗　① 儿童注意缺陷多动综合征：任志斌等将 60 例患儿随机均分为两组，对照组服阿立哌唑口腔崩解片，治疗组服中药（栀子、蚤休、蒲公英、白花蛇舌草、菊花、女贞子等）。经治 8 周，治疗组与对照组有效率分别为 83.3%（25/30）、73.3%（22/30），组间比较，$P<0.05$；治疗组治疗后的 IL-6、IL-12、TNF-α 浓度下降均较对照组明显（$P<0.05$）。汤海霞等以宁动颗粒（天麻、党参、麦冬、白芍药、龙骨、牡蛎等）结合硫必利治疗 30 例患儿，并设单用宁动颗粒及硫必利作对照。经治 3 个月，宁动颗粒组、联合治疗组及硫必利组总有效率分别为 79.3%（23/29）、83.3%（25/30）、67.9%（19/28）；治疗后宁动颗粒

组与联合治疗组 YGTSS 评分均低于硫必利组（$P<0.05$），但两组间比较无差异；宁动颗粒组、硫必利组及联合治疗组患儿治疗前血清 IL-12、TNF-α 与健康对照组比较显著升高（$P<0.05$），治疗后宁动颗粒组与联合治疗组均较治疗前明显降低（$P<0.05$），而硫必利组变化不明显。② 癫痫：程首超以熄风胶囊（紫河车、天麻、石菖蒲、全蝎、僵蚕、白矾等）治疗 40 例癫痫强直-阵挛性发作患儿，对照组予卡马西平治疗。经治 6 个月，治疗组与对照组总有效率分别为 97.5%（39/40）、77.5%（31/40），组间比较，$P<0.05$。

对小儿抽动秽语综合征的治疗详见专条。

(6) 血液系统疾病的治疗　① 缺铁性贫血：陈燕华自拟健脾养血汤（党参、白术、茯苓、半夏、陈皮、鸡血藤等）治疗 80 例患儿，对照组予葡萄糖酸亚铁和维生素 C。经治 60 d，总有效率分别为 100%、93.1%（67/72），组间比较，$P<0.05$；治疗组患儿症状及实验室指标改善均优于对照组（$P<0.05$）。李会静以芪血颗粒（当归、黄芪、大枣、陈皮、山楂、血粉）联合小剂量右旋糖酐铁治疗 52 例患儿，设右旋糖酐铁、维生素 C 口服为对照。经治 4 周，治疗组与对照组总有效率分别为 96.2%（50/52）、88.5%（46/52），组间比较，$P<0.05$。② 特发性血小板减少性紫癜：黄雨良以清热凉血益气滋阴方（生地黄、水牛角、鸡血藤、当归、大枣、仙鹤草）治疗 25 例，对照组予西医治疗。经治 10 d，治疗组与对照组总有效率分别为 96.0%（24/25）、80.0%（20/25）。

对小儿过敏性紫癜的治疗详见专条。

(7) 眼、耳、鼻、喉系疾病的治疗　① 儿童干眼症：倪春霞以杞菊地黄丸（牡丹皮、茯苓、山药、泽泻、熟地黄、山茱萸等）治疗 35 例，对照组使用人工泪液及基础治疗。经治 30 d，治疗组与对照组总有效率分别为 97.1%（34/35）、71.4%（25/35），组间比较，$P<0.05$。② 鼻窦炎：陈国祥将 84 例急性患儿随机均分为两组，均予服克拉霉素 7 d，治疗组加服参苓白术散颗粒以及自拟中药（薄荷、鱼腥草、辛夷花、黄芩、苍耳子）治疗 10 d。结果治疗组与对照组总有效率分别为 95.2%（40/42）、85.7%（36/42），组间比较，$P<0.05$；治疗组在鼻塞、脓涕、鼻甲充血肿胀、鼻窦 CT 改善情况均明显优于对照组（$P<0.05$ 或 $P<0.01$）。③ 疱疹性咽炎：黄甡以五倍子泻心汤（大黄、黄芩、黄连、五倍子、柴胡、薄荷等）内服、釜底抽薪散（大黄、胡黄连、吴茱萸、胆南星）外敷治疗 100 例，设病毒唑注射液静脉滴注为对照。经治 5 d，治疗组与对照组有效率分别为 97.0%（97/100）、74.0%（74/100），组间比较，$P<0.01$。④ 扁桃体炎：张秀梅以釜底抽薪汤（熟大黄、芒硝、枳实、厚朴、金银花、黄芩等）联合啄治法治疗 60 例患儿，设单用啄治法（护士协助患儿取仰卧位并张口，用压舌板压住舌体前 1/3，暴露扁桃体，不用麻醉，用一次性扁桃体手术弯刀，在扁桃体隐窝口及周围做快速点刺，深度约 2 mm，每侧刺 4 下，伴少量出血为准）对照。经治 6 d，治疗组与对照组总有效率分别为 93.3%（56/60）、78.9%（45/57），组间比较，$P<0.05$。

(8) 其他　① 特发性性早熟：房艳艳等以疏肝健脾化痰法（柴胡、白芍药、当归、茯苓、炒白术、炒苍术等）治疗 30 例女童。经治 6 个月，总有效率为 93.3%（28/30），治疗后 E_2 水平及妇科彩超均明显改善（$P<0.05$）。② 儿童生长迟缓：朱梅英以白苓健脾颗粒（白术、茯苓、陈皮、山楂、硫酸亚铁、含锌猪血水解物）联合赖氨酸肌醇维生素 B_{12} 治疗 24 例，设生活指导对照。经治 1 年，治疗组治疗后患儿身高、体质量及骨龄年增长量均较对照组显著增高（$P<0.01$）。叶进等以参龟助长颗粒（党参、龟板、炙黄芪、炒白术、茯苓、巴戟天）治疗儿童矮小症 30 例，对照组不服用任何药物。经治 6 个月，治疗组身高标准差数值（HtSDS）、身高年生长速度（GV）、治疗前后预测终身高差值（ΔPAH）明显优于治疗前（均 $P<0.05$）；IgG、IgA、IgM、CD3$^+$、CD4$^+$、CD8$^+$、CD4$^+$/CD8$^+$ 值改善亦优于对照组（均 $P<0.05$）。③ 青少年高脂血症：徐惠民等以

四炒平脂汤(炒苍术、炒川厚朴、炒决明子、炒山楂、赤芍药、荷叶等)治疗 43 例,对照组服阿托伐他汀。经治 4 周,治疗组与对照组总有效率分别为 93.0%(40/43)、72.1%(31/43),组间比较,P<0.05;两组 TG、TC、低密度脂蛋白胆固醇(LDL－C)、高密度脂蛋白胆固醇(HDL－C)改善均优于治疗前,且治疗组更著(P<0.05 或 P<0.01)。④ 小儿锌缺乏症:李晓强等以脾胃辨证(肝胃不和者曲麦枳术丸加减,脾胃气虚者六君子汤加减,脾胃阴虚者养胃增液汤加减)论治 90 例,对照组单纯口服葡萄糖酸锌。经治 3 个月,治疗组与对照组总有效率分别为 100%、81.8%(72/88),组间比较,P<0.01;治疗组治疗后血清锌浓度高于对照组(P<0.01)。李晓强等将 60 例锌缺乏致身材矮小伴智力低下患儿随机分为两组,均予服葡萄糖酸锌,治疗组加服补肾地黄汤(党参、黄芪、白术、茯苓、熟地黄、山茱萸等)。经治 3 个月,治疗组在血清锌浓度上升及 6 个月后身高增长和生长速率、IQ 值、操作分数及语言分数均优于对照组(P<0.05)。

(撰稿:高修安　审阅:朱锦善)

【小儿高热惊厥的治疗】

帅云飞等从卫气营血辨治儿童热性惊厥。感冒夹惊,热入肺卫治以清热疏表止痉,法以辛凉解表为主,方选银翘散、导赤散之属,佐以羚羊角、钩藤、蝉蜕等熄风止痉药;热入气分治以清热泻火止痉,方选清热泻火汤(生石膏、大黄、芒硝、黄连、瓜蒌仁、生地黄等);热入营血治以清热凉肝熄风止痉,方选清热凉血熄风汤(生石膏、生地黄、水牛角、牡丹皮、赤芍药、钩藤等);热入心包治以清热开窍熄风止痉,方选清热开窍汤(生石膏、黄连、石菖蒲、胆南星、远志、竹茹等),可配以安宫牛黄丸鼻饲。杜青雄等以栝蒌桂枝汤治疗小儿热性惊厥,认为"肺移热于肾"才是本病的真正病机。

董幼祺等发现,固本防惊汤(党参、焦白术、茯

苓、清甘草、黄芪、淮山药等)能有效降低小儿高热惊厥的复发率,改善患儿的脑电图和免疫功能,提高小儿抵抗力,对小儿生长发育有一定的积极影响。陈国庆等以羚角钩藤汤加减治疗易发高热惊厥复发患儿 64 例,与对照组均于患儿再次出现发热时予常规退热药物和安定治疗,用药至体温正常。结果治疗组惊厥次数为(1.12±0.46)次、复发 4 例、癫痫 1 例,对照组分别为(2.93±0.76)次、8 例、3 例,组间比较,P<0.05;治疗组不良反应发生率 6.3%(2/32),明显优于对照组 15.6%(5/32)(P<0.05)。孙浩武等以加味升降散(蝉蜕、僵蚕、姜黄、大黄、何首乌、胡桃肉等)治疗小儿热性惊厥后脑电图异常 30 例,设脑复康口服对照。经治 3 周,治疗组与对照组有效率分别为 90.0%(27/30)、65.0%(13/20),组间比较,P<0.05。

夏青等以常规西药为对照,治疗组加服羚羊角口服液预防婴幼儿再发高热惊厥 60 例。结果,治疗组高热惊厥的复发率、体温、脑电图异常概率均显著低于对照组(P<0.05);心肌受损指标,治疗组改善程度更加显著(P<0.05)。郦银芳等以醒脑静注射液(麝香、郁金、冰片、栀子)静脉滴注治疗 33 例,与对照组均采用常规西药治疗。经治 1 周,治疗组退热时间及意识复常时间均明显短于对照组(P<0.05);治疗组总有效率为 93.9%(31/33),1 年后复发率为 6.1%(2/33),对照组分别为72.7%(24/33)、9.1%(3/33),组间比较,均 P<0.05。

丁婷等以止痉散(生大黄、细辛、山栀子、僵蚕、川牛膝)贴敷治疗 32 例,与对照组均予常规西医治疗。经治 3 d,总有效率分别为 93.8%(30/32)、80.0%(24/30),组间比较,P<0.05;治疗组在解热、完全退热及主要伴随症状消失时间均明显优于对照组(均P<0.05)。

(撰稿:刘瑜　高修安　审阅:朱锦善)

【小儿过敏性鼻炎的治疗】

王戎等认为儿童过敏性鼻炎为正气不足,卫阳

不固,腠理疏松,外邪乘虚而入,阳气无从泄越,导致气机不畅,津液停于鼻窍而形成。用加减小柴胡汤(原方去大枣,加黄芪、苍耳子、辛夷、黄精、桔梗组成)治疗,寒温并用,升降并行。钟萍等介绍阮岩的治疗经验,认为其发病与肺脾肾三脏功能失调密切相关,主要病机分为肺气虚寒、肺脾两虚、肾阳不足。肺气虚寒,治宜温肺散寒、益气固表,用苍耳子散合玉屏风散加减(苍耳子、辛夷花、白芷、薄荷、五指毛桃、白术等);肺脾两虚,治宜健脾益肺、升阳通窍,用四君子汤合苍耳子散加减(太子参、白术、茯苓、炙甘草、五指毛桃、苍耳子等);肾阳不足,宜温补肾阳、固肾纳气,用麻黄附子细辛汤合苍耳子散加减(麻黄、细辛、金樱子、益智仁、淮山药、苍耳子等)。黄甡对本病辨证分为风寒袭肺,鼻道不利,用经验方(荆芥、防风、羌活、黄芩、细辛、辛夷等);肺经蕴热,黄涕鼻塞,用清热通窍汤(桑叶、菊花、连翘、金银花、蒲公英、薄荷等);病久体虚,鼻失充养,用固本通窍汤(黄芪、防风、白术、肉豆蔻、补骨脂、吴茱萸等)。

周红采用疏风通窍汤(辛夷、蝉蜕、薄荷、白芷、白蒺藜、黄芩等)治疗本病 60 例,与鼻渊通窍颗粒组对照。治疗 2～4 周,治疗组总有效率为 96.7%(58/60),优于对照组 75.0%(45/60)(P<0.01)。王绍洁以加减小柴胡汤(柴胡、黄芩、姜半夏、党参、炙甘草、生姜等)治疗 50 例,经治 1 个月,总有效率为 94.0%(47/50)。刘玉以益气脱敏汤(黄芪、当归、银柴胡、乌梅、甘草)治疗 30 例,与氯雷他定组对照。连续治疗 3 周,两组治疗结束时疗效对比无显著性差异(P>0.05),停药 3 个月后两组总有效率有显著性差异(P<0.05);两组治疗后血清免疫球蛋白 E(IgE)、IL－4 水平均较治疗前下降,且治疗组更著(P<0.01)。吴拥军等以益气温阳方(黄芪、党参、地龙、桂枝、麻黄、干姜等)治疗 30 例肺气虚寒患者,设盐酸西替利嗪糖浆对照。经治 4 周,治疗组显效率为 26.7%(8/30)、总有效率为 83.3%(25/30),对照组分别为 30.0%(9/30)、

86.7%(26/30),两组疗效相当;远期疗效评价,治疗组显效率为 30.0%(9/30)、总有效率为 80.0%(24/30),对照组分别为 20.0%(6/30)、66.7%(20/30),组间比较,均 P<0.05。刘学以口服开瑞坦糖浆为对照,治疗组加服桂枝汤加味(桂枝、白芍药、茯苓、大枣、甘草、生姜等)。经治 4 周,治疗组与对照组总有效率分别为 94.5%(52/55)、85.5%(47/55),疗效相当(P>0.05),复发率分别为 38.2%(21/55)、94.5%(52/55),组间比较,P<0.05;两组临床症状评分均较治疗前明显改善(P<0.05),且治疗组更著(P<0.05)。程建明等将 67 例变异性鼻炎合并哮喘患儿随机分为两组,均予糖皮质激素、β_2-受体激动剂、H_1-受体拮抗剂等治疗,观察组 34 例加服保儿宁颗粒(炙黄芪、炒白术、防风、炒山药、茯苓、鸡内金等)。经治 3 个月后,观察组鼻炎症状和哮喘症状均明显改善,呼吸道感染次数较对照组明显减少,血清 $CD3^+$、$CD4^+$、$CD4^+/CD8^+$ 明显升高,$CD8^+$ 明显下降,且与对照组比较,均 P<0.01。

刘丽平以三黄玉屏风膏(Ⅰ号方:黄芪、白术、防风、黄精、延胡索、酒大黄;Ⅱ号方:苍术、党参、茯苓、白术、山楂)穴位贴敷(肺俞、膈俞、膻中、神阙)治疗 50 例,对照组 50 例口服西替利嗪糖浆。经治 6 周后,治疗组与对照组有效率分别为 94.0%(47/50)、78.0%(39/50),组间比较,P<0.05。

(撰稿:刘瑜 高修安 审阅:朱锦善)

【小儿毛细支气管炎的治疗】

冯虎斌以西医综合治疗作对照,治疗组加服止哮汤(苏子、地龙、前胡、麻黄、川芎、射干等)。经治 7 d,治疗组与对照组总有效率分别为 90.0%(72/80)、78.8%(63/80),组间比较,P<0.05。张娟娟等予西医常规治疗作对照,治疗组加服宣肺止喘汤(炙麻黄、杏仁、生石膏、连翘、黄芩、鱼腥草等)。经治 5～7 d,观察组显效率为 72.5%(29/40)、总有效

率为 97.5%（39/40）、复发率为 7.7%（3/39），对照组分别为 45.0%（18/40）、87.5%（35/40）、18.4%（7/38），组间比较，均 $P<0.05$；治疗后 48、72 h 的 CS 评分以及各项主要临床症状和体征的缓解时间均少于对照组（$P<0.05$）。陆秀霞等将 280 例患者随机分为两组，均予西医常规治疗，治疗组加服中药（麻黄、杏仁、黄芩、瓜蒌、前胡、炙枇杷叶等）。经治 5 d，治疗组在止咳、平喘、啰音消失及住院时间均低于对照组（$P<0.01$）。孟建国以孟鲁斯特治疗作对照，治疗组加服小青龙汤。经治 8 周，治疗组与对照组有效率分别为 97.8%（44/45）、80.0%（36/45），组间比较，$P<0.05$；治疗后症状积分均明显下降，血清 CysLTs 含量降低，且治疗组更著（$P<0.05$）。扈志银以常规治疗作对照，治疗组加服射干麻黄汤加减。经治 7 d，治疗组治愈率为 85.7%（30/35）、复发率为 8.6%（3/35），均优于对照组的 51.4%（18/35）、28.6%（10/35）（$P<0.05$）；治疗组患儿咳嗽、喘息、肺部听诊等主要临床指标缓解及住院时间均明显短于对照组（$P<0.05$）。武艳玲将 72 例患者随机分为两组，均予西医常规治疗，治疗组加服射干麻黄汤加减。经治 5 d，治疗组与对照组总有效率分别为 91.7%（33/36）、66.7%（24/36），组间比较，$P<0.05$；治疗组住院天数明显短于对照组（$P<0.05$）。陈春林将 80 例患儿随机均分为两组，均予西药治疗，治疗组加服葛根芩连汤加减。经治 15 d，治疗组与对照组痊愈率分别为 62.5%（25/40）、37.5%（15/40），组间比较，$P<0.05$；各项症状改善时间治疗组少于对照组（$P<0.05$）。王志强以西医常规治疗作对照，治疗组加服生金平喘汤（太子参、白术、茯苓、半夏、陈皮、射干等）。两组患儿在出院后 6 个月、1 年、2 年内进行随访，治疗组再次发生喘息的例数及复发率明显低于对照组（$P<0.05$）。

班志勇将 86 例患儿随机分为两组，均予西医基础治疗，治疗组 56 例辨证为痰热闭肺和寒痰闭肺，分别予敷背膏 1 号（大黄、玄明粉、细辛、葶苈子、法半夏）、2 号（大黄、玄明粉、细辛、白芥子、姜半夏）外敷肺俞，神阙及肺部湿啰音密集处，对照组加安慰剂外敷，7～10 d 为 1 个疗程。经治 2 个疗程，两组总有效率比较无显著差异，但治疗组在咳嗽、喘憋、哮鸣音、痰鸣音消失时间及住院天数方面均较对照组明显缩短（$P<0.05$）。

熊学美以中药（炙麻黄、杏仁、桔梗、法半夏、陈皮、茯苓等）结合气动雾化吸入治疗 75 例，经治 7 d，总有效率为 96.0%（72/75）。吴巧燕等将 30 例肾阳亏虚、痰浊蕴肺患儿作为观察组，30 例非肾阳亏虚、痰浊蕴肺证作为对照组，均予喘可治注射液（淫羊藿、巴戟天）雾化吸入。结果两组总有效率均为 100%，但观察组治愈率为 70.0%（21/30），明显高于对照组 43.3%（13/30），且人均住院天数、住院费用均低于对照组（$P<0.05$）。

（撰稿：高修安　刘瑜　审阅：朱锦善）

【小儿支气管哮喘的治疗】

孟莹等以射干定喘汤（射干、炙麻黄、桔梗、旋覆花、枇杷叶、白屈菜等）治疗发作期痰热阻肺证患儿，对照组予硫酸沙丁胺醇气雾剂。经治 3 d，治疗组与对照组愈显率分别为 74.0%（37/50）、52.9%（27/51），组间比较，$P<0.05$；治疗组各项中医证候单项症状复常率均优于对照（$P<0.05$）。徐春燕以黎氏哮喘 1 号方（炙麻黄、葶苈子、紫苏子、毛冬青、五指毛桃根、蚤休等）治疗 50 例外寒肺热证患儿，并设西医抗炎、平喘药物治疗作对照。经治 1 周，总有效率分别为 96.0%（48/50）、83.3%（25/30），组间比较，$P<0.05$；两组患儿症状积分值均优于治疗前（$P<0.05$ 或 $P<0.01$），但治疗组更著（$P<0.05$）。李娟等以麻辛平喘汤（法半夏、全虫、僵蚕、射干、麻黄、蝉蜕等）治疗，并设常规抗感染治疗作对照。经治 7 d，治疗组与对照组总有效率分别为 93.3%（28/30）、76.7%（23/30），组间比较，$P<0.05$。郎小琴等以射干麻黄汤加减联合西药

雾化治疗 150 例,设西药雾化组作对照。治疗 10 d,治疗组患儿 FVE1 的改善以及气急症状好转、肺部哮鸣音消失时间均优于对照组($P<0.01$)。安建峰以射干麻黄汤加减治疗寒性哮喘,与对照组均予西医常规治疗。经治 5~7 d,治疗组与对照组临床总有效率分别为 96.3%(77/80)、87.5%(70/80),且治疗组在平均住院、咳嗽气喘消失、肺部哮鸣音消失及 X 线肺部阴影消失时间均短于对照组(均$P<0.05$)。任柳芬等以补气祛风汤(黄芪、白术、防风、桃仁、甘草等)治疗 42 例急性轻中度发作患儿,与对照组均予布地奈德、沙丁胺醇雾化吸入。经治 1 周,总有效率分别为 90.5%(38/42)、72.0%(29/40),且治疗组患儿呼吸困难、咳嗽、肺部哮鸣音等持续时间明显较对照组缩短,嗜酸性粒细胞计数的下降优于对照组(均$P<0.05$)。

杨关山等分期(急性期寒哮、热哮)、分证(肺实肾虚、肺脾气虚、脾肾阳虚、脾肾阴虚)论治 45 例,与对照组均予妥洛特罗贴剂睡前贴敷。经治 7 d,治疗组总缓解率明显高于对照组($P<0.01$),肺功能各项指标均较治疗前及同期对照组明显改善($P<0.05$),咳嗽、喘憋、咳痰及哮鸣音消失时间均明显短于对照组(均$P<0.05$)。

魏俊朋以喘敷灵(白芥子、细辛、皂荚、元胡等)穴位(定喘、肺俞、脾俞)外敷法治疗,与对照组均予去除诱因、控制发作、预防复发及对症支持治疗。连续用药 3 年,治疗组和对照组总有效率分别为 93.3%(28/30)、76.7%(23/30),组间比较,$P<0.05$。朱海燕等对本病缓解期患儿予服玉屏风颗粒及中药(白芥子、延胡索、甘遂、细辛、肉桂)穴位贴敷(肺俞、膏俞、定喘、膻中),对照组予布地奈德气雾剂雾化吸入。经治 3 个月,治疗组和对照组总有效率分别为 92.0%(46/50)、72.3%(34/47),组间比较,$P<0.05$。两组患儿外周血嗜酸细胞计数、免疫球蛋白 IgE 均较治疗前显著降低,CD4+、CD4+/CD8+ 显著降低,CD8+ 明显增高($P<0.01$,$P<0.05$),而治疗组更著($P<0.05$)。罗海燕等以麻杏石甘汤超声电导仪经肺俞穴靶向离子透入治疗小儿热哮 50 例,与对照组均予西药常规治疗,疗程为 6 周。结果,治疗组血免疫球蛋白、外周血 IL-5、末梢血嗜酸粒细胞绝对值计数等生化指标有明显改善,且优于对照组($P<0.05$)。梁晓萍以痰热清雾化吸入联合止咳平喘汤(炙麻黄、黄芪、桔梗、党参、丹参、甘草等)治疗,对照组以痰热清雾化吸入,两组均予常规西医治疗。经治 7 d,治疗组与对照组总有效率分别为 95.0%(38/40)、75.0%(30/40),组间比较,$P<0.05$。

杜洪喆等以防喘合剂(黄芪、麻黄、紫河车、白术、苏子、半夏等)治疗 55 例慢性持续期患儿,与对照组均予常规西药治疗。经治 4 周,两组哮喘控制水平、C-ACT 评分及中医证候积分均好转,愈显率分别为 58.2%(32/55)、34.0%(17/50),组间比较,均$P<0.05$。张雪荣等以扶正化痰合剂(黄芪、黄精、淫羊藿、益智仁、茯苓、半夏等)治疗缓解期肺脾气虚患儿,并与必可酮组治疗作对照。经治 3 个月,治疗组与对照组中医证候改善总有效率分别为 95.0%(57/60)、81.7%(49/60),组间比较,$P<0.05$。叶华等对缓解期患儿予服孟鲁司特作对照,治疗组 78 例加服健脾益肺汤(太子参、炒白术、茯苓、炙甘草、陈皮、砂仁等)。经治 3 个月,总有效率分别为 84.6%(66/78)、75.0%(60/80),组间比较,$P<0.05$。白美茹等以补肾固表平喘膏方(党参、生黄芪、白术、茯苓、法半夏、陈皮等)治疗 61 例,对照组 61 例以激素吸入。治疗 3 个月后,治疗组临床疗效、哮喘发作次数、过敏证候改善程度均优于对照组($P<0.001$),治疗 1 年后血清总 IgE 指数,治疗组下降幅度优于对照组($P=0.011$)。

(撰稿:高修安　刘瑜　审阅:朱锦善)

【小儿咳嗽变异性哮喘的治疗】

杜渊等从风、痰、瘀论治,立祛风化痰活血治法。急性期风热(寒)犯肺、痰瘀阻肺,宜化痰活血,选金银花、连翘、麻黄、杏仁、黄芩、桑白皮等;中期余风未尽、痰瘀互结,宜疏风解表、化痰化瘀,选防风、麻黄、柴胡、钩藤、僵蚕、法半夏等;缓解期宜平抑内风,以四物汤加减。

谭国柱以润肺止咳汤(桔梗、前胡、法半夏、陈皮、紫菀、款冬花等)治疗62例,对照组予氨茶碱口服、青霉素静滴。治疗9 d,治疗组总有效率96.8%(60/62),优于对照组79.0%(49/62)($P<0.05$);治疗组临床症状改善情况明显优于对照组($P<0.05$)。刘丽平自拟固表祛风汤(黄芪、白术、防风、紫菀、白前、枇杷叶等)治疗42例,对照组予服顺尔宁。经治2周,总有效率分别为95.2%(40/42)、80.0%(32/40),组间比较,$P<0.05$;治疗组咳嗽缓解时间、消失时间均短于对照组(均$P<0.05$)。陈文捷采用调质平咳汤合止嗽散(炙麻黄、杏仁、紫苏子、五味子、地龙、僵蚕等)治疗31例,对照组单用止嗽散。服药2周,治疗组总有效率为87.1%(27/31),优于对照组74.2%(23/31)($P<0.01$)。

刘璐等对本病分期(急性发作期以泻白散合定喘汤加减,慢性持续期以沙参麦冬汤加减,缓解期以生脉饮合枳术丸加减)论治,对照组予常规西药治疗。结果,治疗组与对照组临床控制率分别为46.7%(28/60)、28.3%(17/60),组间比较,$P<0.05$;两组 CD4/CD8、外周血嗜酸性粒细胞(EOS)、IgE 均较治疗前降低($P<0.05$),而治疗组更著($P<0.05$)。荣潇以小儿肺咳合剂(麻黄、甘草、苦杏仁、白术、防风、蝉蜕等)治疗60例,对照组口服孟鲁司特、硫酸特布他林片,疗程均28 d。结果,治疗组总有效率为95.0%(57/60),优于对照组80.0%(48/60)($P<0.05$);治疗组咳嗽频率、咳嗽程度、次证总分及症状体征总分均低于对照组,咳嗽减轻、消失时间均短于对照组($P<0.01$);两组肺活量呼气流速均较治疗前提高,血清总 IgE、EOS 均较治疗前降低,而治疗组更著($P<0.01$)。

张祥华以桑杏清肺汤(桔梗、马兜铃、炒牛蒡、川贝母、杏仁、枇杷叶等)合孟鲁司特片治疗50例,对照组予大环内醋类常规治疗。经治90 d,治疗组总有效率98.0%(49/50),优于对照组80.0%(40/50)($P<0.05$)。陈艳新以小儿热咳清胶囊(麻黄、荆芥、杏仁、百部、紫菀、白前等)治疗50例,与对照组均口服孟鲁司特。经治2周,治疗组总有效率为94.0%(47/50),优于对照组78.0%(39/50)($P<0.05$)。王红伟以小柴胡汤配合孟鲁司特钠片治疗58例,设雾化吸入布地奈德气雾剂对照。治疗2周,治疗组有效率89.7%(52/58),优于对照组65.4%(34/52)($P<0.05$)。王沪荣以玉屏风散加味治疗98例,与对照组均予服孟鲁司特钠。经治1个月,治疗组总有效率为91.8%(90/98),优于对照组57.1%(56/98)($P<0.01$);治疗组咳嗽积分数低于对照组,症状改善情况优于对照组($P<0.01$)。符彬等将患者随机分为两组,均予服孟鲁司特,治疗组加服疏风解痉方(僵蚕、蝉蜕、紫苏叶、紫菀、防风、钩藤等)。经治4周,治疗组总有效率93.3%(42/45),优于对照组77.8%(35/45)($P<0.05$);治疗组治疗后咳嗽频率、咳嗽程度、咳嗽性质、气急及咽痒等主要症状评分均低于对照组($P<0.01$),血清总 IgE、TNF-α、IL-4、EOS 水平低于对照组($P<0.01$),IL-10、干扰素-γ(IFN-γ)水平高于对照组($P<0.01$)。

吴杰等以黄芩咳嗽敷贴散(黄芩、白芥子、细辛、甘遂等)经穴导入治疗,每周2次,设开瑞坦对照。经治3周,治疗组痊愈率为34.0%(17/50),总显效率为76.0%(38/50),优于对照组16.0%(8/50)、56.0%(28/50)(均$P<0.05$);治疗组咳嗽发作次数明显少于对照组($P<0.05$)。严伟等以玉屏风散结合自拟药物(白芥子、甘遂、延胡索、防风、细辛)、穴位(定喘、肺俞、脾俞、风门、膏肓)贴敷治疗58例,3 d贴敷1次,对照组口服非那根糖浆及孟鲁司特。治疗1个月,治疗组总有效率96.6%(56/58),优于对照组84.5%(49/58)($P<0.05$)。

(撰稿:高修安　刘瑜　审阅:朱锦善)

【小儿腹泻的治疗】

刘敬忠等以葛根芩连汤（免煎颗粒）加减治疗58例，对照组48例予常规西药治疗。经治2~3 d，治疗组总有效率为96.6%（56/58），优于对照组70.8%（34/48）。梁永健等以黄连苍术汤（黄连、苍术、葛根、木香、藿香、金银花等）治疗小儿湿热腹泻45例，对照组静滴头孢呋辛钠、利巴韦林和口服蒙脱石散。经治3 d，治疗组总有效率为95.6%（43/45），不良反应率为2.2%（1/45），优于对照组68.9%（31/45）、8.9%（4/45）（均P<0.05）。张海波等以过敏煎汤（银柴胡、防风、乌梅、五味子、甘草）治疗274例，与对照组均予常规西药治疗。经治7 d，治疗组总有效率为98.5%（270/274），高于对照组83.2%（228/274）（P<0.05）；止泻时间以及住院天数明显低于对照组（P<0.05）。聂小丽等以参苓白术散口服加脐贴治疗小儿秋季腹泻46例，对照组予止泻、补液、抗病毒等西医对症治疗。经治3 d，治疗组总有效率为95.7%（44/46），优于对照组80.4%（37/46）（P<0.05）；治疗组平均治疗时间（3.72±0.41）d，较对照组（7.45±0.69）d明显缩短（P<0.05）。王金刚以金苓健儿颗粒（葛根、鸡内金、扁豆、白术、山药、薏苡仁等）治疗49例，与对照组均予西医常规治疗。经治3 d，治疗组总有效率为95.9%（47/49），优于对照组81.6%（40/49）（P<0.05）。王靖以青泻汤（熟大黄、焦槟榔、人参、炒神曲、焦山楂、陈皮等）治疗婴幼儿食积郁热证腹泻60例，对照组口服蒙脱石散。治疗7 d，治疗组总有效率为95.0%（57/60），优于对照组73.3%（44/60）（P<0.05）。徐珊等以温运颗粒（苍术、益智仁、砂仁、炮姜、茯苓、生麦芽）治疗小儿泄泻脾虚证52例，经治5 d，愈显率为92.3%（48/52）；治疗后主症积分及次症之食欲、腹痛腹胀、面色、精神、大便气味积分均较治疗前明显减少，而次症之大便颜色、舌苔、指纹积分较治疗前无显著差异。

尹杉杉等以久泻方（藿香、葛根、木香、白及、升麻、乌梅）治疗迁延性腹泻50例，与对照组均予金双歧治疗。经治5 d，治疗组痊愈率为94.0%（47/50），优于对照组的66.0%（33/50）（P<0.05），平均治愈时间短于对照组（P<0.05）。王军以健脾温阳活血汤（黄芪、人参、炮姜、制附子、茯苓、白术等）治疗小儿迁延性腹泻30例，与对照组均予西医常规治疗。经治7 d，治疗组总有效率为90.0%（27/30），优于对照组的66.7%（20/30）（P<0.05），中医证候积分显著低于对照组（P<0.01）。刘存英等以醒脾化湿升清汤（黄芪、白术、防风、陈皮、云茯苓、薏苡仁等）联合甘草锌颗粒治疗小儿迁延性腹泻34例，对照组予西医常规治疗。经治5 d，治疗组总有效率为97.1%（33/34），高于对照组的82.4%（28/34）（P<0.05）；治疗组治疗5 d后大便次数及大便性状复常时间均优于对照组（P<0.01）。

陈海清等以艾附暖脐散（艾叶、香附、太子参、藿香、苏梗、茯苓等）合捏脊疗法治疗小儿脾虚泻180例，设口服普济丸对照。治疗18 d，治疗组总有效率为95.0%（171/130），优于对照组的71.7%（129/180）。宋锦萍以暖脐散（川花椒、五倍子、公丁香、木香）敷脐配合拔罐治疗小儿泄泻风寒证30例，设蒙脱石、双歧三联活菌胶囊口服对照。经治5 d，治疗组总有效率为96.7%（29/30），优于对照组83.3%（25/30）（P<0.05）；止泻及舌苔、指纹恢复和总疗程时间均明显短于对照组（P<0.05）。张军平以中药敷脐（吴茱萸、肉桂、丁香、白胡椒、荜澄茄、诃子等）治疗小儿腹泻45例，与对照组均予调整饮食、对症治疗。经治10 d，治疗组有效率为95.6%（43/45），显著高于对照组80.0%（36/45）（P<0.05）。李艳霞等以四逆汤灌肠治疗小儿腹泻52例，与对照组均予枯草杆菌二联活菌颗粒治疗。经治7 d，治疗组临床有效率为96.2%（50/52），明显高于对照组的78.0%（39/50）（P<

0.05),不良并发症也低于对照组(*P*<0.05)。金银芝以仙鹤草灌肠治疗小儿腹泻42例,对照组口服妈咪爱。治疗3～5 d,治疗组总有效率为95.2%(40/42),优于对照组的79.1%(34/43)(*P*<0.05)。

(撰稿:高修安 刘瑜 审阅:朱锦善)

【小儿遗尿的治疗】

翟文生总结出小儿遗尿辨治八法。温肾固摄法,菟丝子散合缩泉丸加减;补脾益肾法,金匮肾气丸加减;清热利湿法,龙胆泻肝汤加减;交泰心肾法,导赤散合交泰丸加减;补中益气法,补中益气汤和缩泉丸加减;醒神开窍法,远志、菖蒲、郁金开窍醒神;宣肺缩尿法,麻黄往往被重用;缩泉止遗法,多选海螵蛸、桑螵蛸、金樱子、覆盆子、益智仁等。尚东方等总结丁樱治疗经验,在补肾固涩治疗的基础上,常用石菖蒲开窍醒神。

李根等以枢源汤(黄芪、党参、当归、炒白术、茯苓、石菖蒲等)治疗50例,经治90 d,总有效率为90.0%(45/50)。田文霞以菟丝子散加减(菟丝子、肉苁蓉、桑螵蛸、益智仁、巴戟天、熟附子等)治疗50例,经治21 d,总有效率为98.0%(49/50)。何小波等以健脾止遗片(鸡肠、鸡内金)治疗300例,对照组予遗尿停胶囊。经治8周,治疗组临床痊愈率为43.7%(131/300),总有效率为91.3%(274/300),优于对照组的36.0%(36/100)、90.0%(90/100);在改善睡中遗尿、尿频量多方面,治疗组明显优于对照组(*P*<0.05)。于忠霞等以醒脾养儿颗粒(一点红、毛大丁草、山栀茶、蜘蛛香)联合山莨菪碱治疗41例,对照组单用醒脾养儿颗粒。经治1～3个月,总有效率分别为82.9%(34/41)、57.5%(23/40),组间比较,*P*<0.05。张国锋等以心理行为疗法作对照,治疗组48例加服补中益气汤。经治3个月,总有效率分别为95.8%(46/48)、53.7%(22/41),组间比较,*P*<0.05。陈周明等以补肾止遗汤(黄芪、五味子、覆盆子、益智仁、菟丝子、桑螵

蛸等)治疗肾阳虚证48例,与对照组均予健康教育、去氨加压素口服。经治8周,治疗组与对照组总有效率分别为93.8%(45/48)、81.3%(39/48),组间比较,*P*<0.05;两组患儿白天排尿频率、夜间遗尿、睡眠深度及症状评分均较治疗前明显改善(*P*<0.05或0.01),且治疗组更著(均*P*<0.05)。

程红云等以遗尿汤(菟丝子、肉苁蓉、益智仁、石菖蒲、太子参、补骨脂等)配合艾灸(脾俞、肾俞)治疗脾肾两虚证30例,对照组单用遗尿汤。经治21 d,两组总有效率均为93.3%(28/30),疗效相当,但治疗组治愈率为53.3%(16/30),复发率为10.7%(3/28),对照组分别为26.7%(8/30)、32.1%(10/28),组间比较,均*P*<0.05。冯海泉以加味缩泉汤(益智仁、乌药、山药、桑螵蛸、蛤膜油、覆盆子等)配合中药敷脐(附子、五倍子等份)治疗36例,对照组口服丙咪嗪、小剂量阿托品。经治3周,治疗组总有效率为94.4%(34/36),优于对照组的72.2%(26/36)(*P*<0.05)。姜丕英等以遗尿散(益智仁、锁阳、芡实、桑螵蛸、金樱子、肉桂等)熏蒸配合敷脐治疗62例,对照组口服甲氯芬醋。经治28 d,治疗组总有效率为90.3%(56/62),明显优于对照组的80.4%(45/56)(*P*<0.05)。

林莉菁等采用补中益气丸合麻黄颗粒治疗肺脾气虚型儿童原发性夜间遗尿症52例,与对照组均进行单纯的干床训练。治疗8周,治疗组总有效率84.6%(44/52),完全反应率为50.0%(26/52),对照组分别为46.3%(19/41)、19.5%(8/41),组间比较,均*P*<0.05;治疗后两组患儿功能性膀胱容量存在较大差异(*P*<0.05)。

(撰稿:刘瑜 高修安 审阅:朱锦善)

【小儿肾病综合征的治疗】

常克等将120例患者随机均分为两组,均予常规西药治疗,治疗组分阶段加用中医药链接治疗。病初水肿阶段,激素使用前或使用初,予服春泽汤

合真武汤1~2周;激素治疗4周后,予服逐瘀丸(水蛭、全蝎、虻虫、蜈蚣等)4周;激素治疗8周时,予服胃苓汤4周;激素治疗12周后,予服知柏地黄丸加二至丸、肉桂4~8周;激素减量至后1/3时,予服新六味地黄丸(熟地黄、补骨脂、骨碎补、黄精、鹿含草、绞股蓝等)3~6月;肾病复发予敌蛋汤(刘寄奴、黄药子、半枝莲、喜树果、忍冬藤、连翘等)或合雷公藤多苷片口服3~6个月。结果,治疗组总有效率为93.3%(56/60),优于对照组的83.3%(50/60)($P<0.05$);两组治疗前后比较,主症均有好转,积分均减少($P<0.05$),治疗组除浮肿外,蛋白尿、血尿、血浆白蛋白、胆固醇含量以及生活质量改善均优于对照组(均$P<0.05$)。刘然等分期辨治52例,激素诱导期以知柏地黄丸加减,撤退期以六味地黄丸加减,停用期以金匮肾气汤加减,与对照组均常规西药治疗。治疗6~9个月后,两组24h尿蛋白定量均较治疗前改善($P<0.05$);治疗组总蛋白、清蛋白、24h尿蛋白定量改善均优于对照组($P<0.05$)。李彩媛在传统西药治疗的基础上辨证施治,湿热蕴结选用茯苓、益母草、山药、白茅根、猪苓、车前子等;肾阴虚选用大腹皮、益母草、茯苓、山药、生姜皮、旱莲草等;肾气虚选用益母草、大腹皮、竹叶、仙灵脾、菟丝子等,对照组仅予强的松。结果治疗组有效率为97.5%(39/40),优于对照组的80.0%(32/40)($P<0.05$)。

郑健等将65例随机分为肾康灵煎剂(黄芪、生地黄、牡丹皮、山茱萸、山药、茯苓等)+西药(泼尼松)联合组、西药组、健康对照组,联合组用至泼尼松停药后2个月为止。结果,两组治疗后CXCL16、ADAM10、ADAM17、TC水平及尿蛋白定量均降低,ALB升高($P<0.01$);与对照组同期比较,两个用药组治疗前后CXCL16、ADAM10、ADAM17、CH水平及尿蛋白定量均升高,ALB降低($P<0.01$);与西药组同期比较,联合组治疗后CXCL1、ADAM10、ADAM17、TC水平、尿蛋白定量及在0.5、1年时复发率与复发次数均降低,且完

全缓解率升高(均$P<0.01$)。烟海丽将114例脾肾阳虚患儿随机分为两组,均予常规西医治疗,治疗组58例加服右归饮。经治6个月,总有效率分别为89.7%(52/58)、73.2%(41/56),组间比较,$P<0.05$;治疗组在血脂复常时间、6个月复发率、中医症状总积分均优于对照组(均$P<0.05$)。陈新华以六味地黄汤加减治疗55例,与对照组均予泼尼松口服。经治8周,治疗组总有效率为100%,优于对照组的83.6%(46/55)($P<0.05$);治疗组24h尿蛋白定量、血胆固醇改善均优于对照组($P<0.05$)。薛晓红等以芪术健脾安肾丸(黄芪、白术、薏苡仁、茯苓、陈皮、川芎等)治疗30例,与对照组均予糖皮质激素。经治6~12月,治疗组总有效率为96.7%(29/30),复发率为6.9%(2/29),不良反应率为36.7%(11/30),对照组分别为87.5%(21/24)、28.6%(6/21)、79.2%(19/24)。来蔓丽以常规西药治疗为对照组,治疗组加服中药(茯苓、芍药、白术、黄芪、附子)。经治4周,治疗组总有效率为97.1%(34/35),优于对照组的85.7%(30/35)($P<0.05$);两组尿蛋白定量、血清蛋白以及胆固醇含量均较治疗前有明显差异,而治疗组更著($P<0.05$)。叶红等以黄芪颗粒治疗50例,与对照组均予常规西药。经治6个月,治疗组总有效率为88.0%(44/50),优于对照组的56.0%(28/50)($P<0.05$);治疗组水肿消退、尿蛋白转阴时间均优于对照组($P<0.05$)。张建伟等将原发性肾病综合征患儿随机均分为两组,均予服醋酸泼尼松片,观察组加服黄葵胶囊。经治8周,观察组总有效率为83.3%(50/60),优于对照组的66.7%(40/60)($P<0.05$)。观察组尿蛋白转阴、水肿消退时间均短于对照组,IgA、IgG及CD3、CD4、CD4/CD8水平均高于对照组($P<0.01$),VEGF表达水平低于对照组(均$P<0.01$)。

钱古枵等将112例患者随机分为两组,均予激素治疗,治疗组54例加服槐杞黄颗粒(槐耳菌质、枸杞子、黄精等)。结果,治疗组尿蛋白转阴平

均时间 12.6 d,对照组为 14.1 d;随访 1 年,治疗组复发 9 例,对照组 20 例($P<0.05$)。徐建锋等以玉屏风颗粒治疗 38 例,与对照组均予低分子肝素治疗。经治 12 周,两组患儿 t-PA 升高,PAI-1 水平降低($P<0.05$),治疗组改善更明显($P<0.01$);治疗组总缓解率高于对照组($P<0.05$)。于妮娜等采用肾综汤加激素治疗 43 例,对照组 31 例单用激素或免疫抑制剂治疗。经治 6 个月,治疗组与对照组有效率分别为 90.7%(39/43)、71.0%(22/31)。

(撰稿:刘瑜 高修安 审阅:朱锦善)

【小儿过敏性紫癜的治疗】

迟姗姗等对 48 例患儿在抗过敏、激素、控制诱因等治疗基础上予辨证施治。风热伤络者,清热解毒、凉血祛风,银翘散加减;血热妄行者,清热解毒、凉血止血,犀角地黄汤加减;湿热痹阻者,清热利湿、通络止痛,四妙散加减;胃肠瘀热者,清肠泄热、破瘀化斑,大黄牡丹汤加减;气不摄血者,健脾益气、养血活血,归脾汤加减;肝肾阴虚者,滋阴降火、凉血止血,大补阴丸合二至丸加减。经治 30 d,总有效率为 97.9%(47/48)。雷锡山采用分期辨治,急性期用犀角地黄汤和清瘟败毒饮,慢性用归脾汤加味治疗,设常规西药治疗为对照组。结果,治疗组与对照组总有效率分别为 98.0%(49/50)、96.0%(48/50);两组在皮肤紫癜、腹痛、关节疼痛的改善方面无明显差异($P>0.05$);治疗组在复发情况及紫癜性肾病发病情况的改善明显优于对照组($P<0.05$)。王朋军等对 42 例患儿在予西药治疗基础上予辨证论治。初起血热证,七炭汤合犀角地黄汤加减(紫草炭、茜草炭、地榆炭、蒲黄炭、丹皮、赤芍药等);反复发作日久,脾虚不能摄血证,七炭汤合归脾汤加减(紫草炭、茜草炭、地榆炭、蒲黄炭、白术、茯苓等),对照组仅予西药。经治 4 周,治疗组总有效率为 88.1%(40/43),复发率为 4.7%

(2/43),优于对照组的 69.1%(29/42)、21.4%(9/42)(均 $P<0.05$)。

罗文等以消癜汤(水牛角、生地黄、紫草、地肤子、赤芍药、丹皮等)治疗 38 例,对照组口服氯雷他定或加用甲强龙琥珀酸钠静滴。治疗 2 周,治疗组有效率为 92.1%(35/38),优于对照组的 81.5%(22/27)($P<0.05$);腹痛缓解时间、尿隐血改善优于对照组($P<0.05$);治疗组乳酸杆菌含量较治疗前显著增加,并显著高于对照组($P<0.05$)。景伟超等以金蝉脱癜汤(金银花、连翘、玄参、蝉蜕、浮萍、地黄等)治疗本病风热伤络证 33 例,对照组予常规西药治疗。治疗 14 d,并随访 3 个月,治疗组总有效率为 90.3%(28/31),复发率为 6.5%(2/31),对照组分别为 70.0%(21/30)、16.7%(5/30),组间比较,均 $P<0.05$。黄静等以青紫合剂(青黛、紫草、茵陈蒿、贯众、寒水石、白芷等)治疗 75 例,对照组予常规西药治疗。经治 2 周,治疗组总有效率为 90.7(68/75),优于对照组 76.0(57/75)($P<0.05$);且在皮疹消退、消化道症状与关节症状缓解时间及凝血功能、血沉、细胞免疫恢复时间均短于对照组($P<0.001$,$P<0.05$)。李志鸿等以凉血化斑汤(生地黄、牡丹皮、赤芍药、槐花、金银花、白茅根等)治疗本病血热证 30 例,对照组予服咪唑斯汀缓释片+维生素 C。治疗 2 周后,两组血清 IgA、IL-4 及 IL-6 水平均下降($P<0.05$);治疗组总有效率 86.7%(26/30),优于对照组的 63.3%(19/30)($P<0.05$)。温爱平等以玉屏风颗粒治疗 40 例,设西医常规治疗对照,疗程均 4 周。结果,治疗组总有效率为 92.5%(37/40),优于对照组的 75.0%(30/40)($P<0.05$);随访 3 个月,治疗组复发率为 25.0%(10/40),对照组为 60.0%(24/40),组间比较,$P<0.01$;两组血清 IgA、IgE 数值均下降($P<0.01$),且治疗组更著($P<0.05$)。唐帮伦以银翘散加减治疗 190 例,与对照组均予激素治疗。经治 3 周,治疗组治愈率为 92.7%(164/177),优于对照组 71.0%(22/31);且症状、体征消退例

数高于对照组,3个月后的复发情况优于对照组。李爽等以清热解毒、凉血养阴法(羚羊角粉、赤芍药、茜草、甘草、生地黄、生黄芪等)治疗30例,设西药组对照。治疗14 d,治疗组总有效率为90.0%(27/30),明显高于对照组的70.0%(21/30)($P<0.05$);且皮疹、消化道、关节肿痛等症状消退时间明显优于对照组($P<0.05$)。李忠志等以清热凉血、祛风通络法(金银花、连翘、防风、豨莶草、赤芍药、薄荷等)治疗30例,设西药组对照。治疗2周,治疗组治愈率为86.7%(26/30),总有效率为100%,优于对照组的63.3%(19/30)和76.6%(23/30)($P<0.05$);治疗组治疗后IgG水平显著升高($P<0.01$),IgA、IgM水平显著降低($P<0.05$),对照组治疗后仅IgG水平较治疗前升高($P<0.05$)。马春利等以雷公藤多苷片联合氯雷他定片治疗62例,设氯雷他定组对照。治疗14 d,治疗组总有效率为88.7%(55/62),优于对照组的73.2%(41/56)($P<0.05$);且临床症状消失时间较对照组提前($P<0.05$);两组24 h尿蛋白定量均较治疗前降低,且治疗组更明显($P<0.05$);治疗组尿红细胞阴性率高于对照组($P<0.05$)。吴新春等以犀角地黄汤联合低分子肝素钙静滴治疗36例,对照组仅予低分子肝素钙静滴。治疗2周,治疗组有效率为89.7%(52/58),优于对照组的65.4%(34/52)($P<0.05$)。陈玉琴以三草汤(紫草、仙鹤草、伸筋草、荆芥、苦参、防风)熏洗治疗48例,设常规西医组对照。经治7 d,治疗组总有效率为95.8%(46/48),优于对照组的83.3%(40/48)($P<0.05$)。刘文等以清癜汤(金银花、连翘、丹皮、生地黄、赤芍药、紫草等)治疗本病风热伤络证60例,治疗1~3个月后,有效率为98.3%(59/60)。

(撰稿:刘瑜　高修安　审阅:朱锦善)

【小儿多发性抽动症的治疗】

陈文霞等探析儿童抽动症的脏腑分期论治法,初期为风邪犯肺,风气留恋,内外相招,从肺论治,兼顾肝脏;中期引动肝风,病邪深入肝胆,从肝胆论,兼顾心脏;后期病入心肾,缠绵不愈,由实转虚,从心肾论治,兼顾脾脏。徐仕冲总结朱先康治疗经验,认为本病多由先天禀赋不足、后天调养失宜所致,主要病机为肾虚肝旺、风痰阻络,以滋肾平肝、熄风涤痰为治疗大法,同时强调饮食、情志调节及培养良好的生活习惯,自拟经验方(生地黄、白芍药、柴胡、天麻、钩藤、菊花等)治疗。

丁惠玲等对79例患儿按辨证施治,心肝火旺予泻心宁神汤(川黄连、竹沥、半夏、白蒺藜、天竺黄、百合等),肝肾阴虚予补肾益脑汤(熟地黄、山药、山茱萸、益智仁、石菖蒲、菟丝子等),心脾两虚予养心益智汤(党参、黄芪、茯神、半夏、益智仁、石菖蒲等),并设利他林片对照组。治疗8周,两组多动指数、注意缺陷与多动障碍、中医证候评分均较治疗前明显降低($P<0.05$)。隆红艳等以熄风平肝合益肺固卫方(生地黄、白芍药、天麻、地龙、僵蚕、郁金等)治疗阳亢风动、肺虚卫疏证32例,并与30例健康儿童作对照。经治8周,总有效率为96.9%(31/32)。治疗8周及停药1个月后,治疗组症状、证候及病证总积分均较治疗前显著降低($P<0.01$),但治疗8周与停药后比较,差异无意义;治疗组免疫球蛋白IgA,补体C_3较治疗前明显升高($P<0.01$)。马融等以熄风止动片(白芍药、天麻、石菖蒲、珍珠母、远志)治疗肝风内动挟痰证80例,对照仅予安慰剂。治疗4周后,两组YGTSS抽动积分均较治疗前下降($P<0.01$),且治疗组更著($P<0.05$);治疗组总有效率83.5%(66/79)、中医证候疗效总有效率87.3%(69/79),优于对照组的34.2%(27/79)、64.6%(51/79)(均$P<0.05$);对社会功能受损改善情况以及运动性抽动、烦躁易怒、多梦、异常舌质、舌苔及脉象的消失率均优于对照组(均$P<0.05$)。刘德纯等以九味镇心颗粒(人参、五味子、茯苓、酸枣仁、延胡索、肉桂等)治疗40例,与对照组均用脑蛋白水解物治

疗。经治1个月,治疗组简明症状量表评分明显低于对照组($P<0.05$);治疗组总有效率97.5%(39/40),优于对照组的86.1%(31/36)($P<0.05$);不良反应率为7.5%(3/40),与对照组的8.3%(3/36)无显著差异。

杨守谦等以桑菊饮加味(桑叶、菊花、薄荷、连翘、杏仁、芦根等)治疗65例,对照口服泰必利。经治30 d,治疗组总有效率92.3%(60/65),优于对照组的73.3%(44/60)($P<0.05$)。罗光文以钩藤蝉蝎饮(钩藤、蝉蜕、菊花、黄芩、板蓝根、白芍药)治疗肺热风证87例,治疗2个月后,总有效率为88.5%(77/87)。张力等以平肝化痰免煎颗粒(桑叶、茯苓、钩藤、僵蚕、白芍药、郁金等)治疗85例,设氟哌啶醇治疗作对照。经治1个月,治疗组总有效率90.6%(77/85),优于对照组的67.1%(47/70)($P<0.01$);两组显效患儿完成1年随访105例,治疗组复发9例,对照组复发13例,组间比较,$P<0.05$。费利军以平肝熄风止动汤(磁石、珍珠母、生白芍、当归、鸡血藤、生麦芽等)治疗本病44例,设硫比利治疗作对照。经治12周,总有效率分别为93.2%(41/44)、78.0%(32/41),组间比较,$P<0.05$。马榕花以天春熄风冲剂(天麻、钩藤、白芍药、郁金、枸杞、地龙等)治疗本病40例,设硫比利

治疗作对照。经治3个月,治疗组总有效率90.0%(36/40),优于对照组的76.7%(23/30)($P<0.05$)。杨学梅等以镇肝熄风汤加减(生龙骨、生牡蛎、石决明、钩藤、白芍药、僵蚕等)治疗,并辅以心理疏导及生活指导,经治4周,总有效率为90.0%(27/30)。董茜雁等以温胆汤(陈皮、姜半夏、竹茹、枳实、远志、蝉蜕等)+阿立哌唑治疗38例,对照组仅予阿立哌唑。经治3个月,治疗组有效率86.8%(33/38),优于对照组的62.5%(20/32)($P<0.05$);两组患儿治疗前后耶鲁评分比较,$P<0.05$。郭足森等以调肝熄风汤(天麻、陈皮、茯苓、白芷、石菖蒲、钩藤等)+针刺(百会、四神聪、神门、三阴交、内关、合谷等)治疗肝风痰扰证30例,设硫必利治疗作对照。治疗6周后,两组运动抽动及发声频率、次数、强度、干扰、复杂性较治疗前均显著减少(均$P<0.01$);治疗前后 YGTSS 量表评分差值无显著差异。韩玲等以黄芪四物汤加减(黄芪、白术、防风、生地黄、陈皮、僵蚕等)联合耳穴(神门、心、肝、脑、内分泌、交感等)贴敷王不留行籽治疗40例。经治30 d,均获基本痊愈;随访1年,治愈率为75.0%(30/40),总有效率为92.5%(37/40)。

(撰稿:高修安 刘瑜 审阅:朱锦善)

[附] 参 考 文 献

A

安建峰,张娟利,梁蓬勃,等.射干麻黄汤加减治疗儿童寒性哮喘临床观察[J].中国中医急症,2014,23(1):121

B

白美茹,虞坚尔,闵伟福,等.补肾固表平喘膏方与激素吸入对比治疗小儿哮喘缓解期临床研究[J].四川中医,2014,32(4):100

班志勇.敷背膏佐治婴幼儿毛细支气管炎的临床观察[J].广西中医药,2014,37(1):35

C

常克,郭军军,王海俊,等.中西医链接治疗小儿肾病综合征120例临床疗效及生活质量评价[J].辽宁中医杂志,2014,41(6):55

陈春林.葛根芩连汤联合西药治疗小儿毛细支气管炎随机平行对照研究[J].实用中医内科杂志,2014,28(2):110

陈国庆,金李君.羚角钩藤汤加减联合西药预防小儿高

热惊厥复发临床疗效观察[J]. 中华中医药学刊,2014,32(10):2538

陈国祥. 中西医结合治疗儿童急性鼻窦炎临床观察[J]. 新中医,2014,46(12):139

陈海清,谭文杰,尹惠萍. 艾附暖脐散合捏脊疗法治疗小儿脾虚泻180例[J]. 中医外治杂志,2014,23(2):13

陈文捷. 调质平咳汤治疗小儿咳嗽变异性哮喘31例疗效观察[J]. 中医儿科杂志,2014,10(1):39

陈文霞,闫永彬,马融. 脏腑分期论治儿童抽动症体会[J]. 中医杂志,2014,55(12):1068

陈新华. 六味地黄汤加减配合激素治疗小儿肾病综合征疗效观察[J]. 中医儿科杂志,2014,10(2):34

陈艳新. 小儿热咳清胶囊联合顺尔宁治疗小儿咳嗽变异性哮喘50例临床观察[J]. 中国中西医结合儿科学,2014,6(2):174

陈燕华. 自拟健脾养血汤治疗小儿缺铁性贫血80例临床观察[J]. 中医药导报,2014,20(2):122

陈玉琴. 三草汤熏洗治疗小儿过敏性紫癜[J]. 中医临床研究,2014,6(20):91

陈周明,朱莉. 补肾止遗汤辅助治疗肾阳虚型小儿遗尿症48例疗效观察[J]. 新中医,2014,46(11):137

程红云,孙潇君. 温肾益脾法配合艾灸治疗脾肾两虚型小儿遗尿临床观察[J]. 中医药信息,2014,31(1):104

程建明,王善用. 保儿宁治疗儿童变应性鼻炎合并哮喘临床研究[J]. 浙江中西医结合杂志,2014,24(6):527

程首超. 熄风胶囊治疗小儿癫痫强直-阵挛性发作患儿临床疗效观察[J]. 辽宁中医药大学学报,2014,16(9):190

迟姗姗,骆姗,李静,等. 活血化瘀法治疗小儿过敏性紫癜48例[J]. 现代中医药,2014,34(5):40

褚艾妮,梁倩帆,张莉. 健脾益气包温敷疗法治疗小儿厌食症的疗效观察[J]. 世界中西医结合杂志,2014,9(6):632

崔华. 中药内外合治小儿神经性尿频36例[J]. 河南中医,2014,34(11):2234

D

丁惠玲,王霞芳,景晓平. 辨证分型治疗儿童多动症临床观察[J]. 上海中医药大学学报,2014,28(3):43

丁婷,王倩,苏小慰,等. 止痉散贴敷治疗小儿高热惊厥临床观察[J]. 中国中医急症,2014,23(9):1754

董茜雁,冯斌. 中西医结合治疗多发性抽动症38例疗效观察[J]. 国医论坛,2014,29(5):40

董幼祺,郑含笑,董继业. 固本防惊汤预防小儿高热惊厥复发拓展研究的思路[J]. 中华中医药杂志,2014,29(3):804

杜洪喆,任勤,晋文曼,等. 防喘合剂治疗慢性持续期儿童支气管哮喘55例[J]. 河南中医,2014,34(8):1547

杜青雄,邓文均. 应用《金匮要略》栝蒌桂枝汤治疗小儿热性惊厥-对痉病病因病位病机的思考[J]. 亚太传统医药,2014,10(21):42

杜渊,王蔚,马君蓉. 从风痰瘀论治小儿咳嗽变异性哮喘[J]. 四川中医,2014,32(2):47

F

范小康,高阿宁,付珍. 扶正健脾散治疗小儿慢性胃炎40例[J]. 陕西中医,2014,35(7):803

房艳艳,张桂菊,杨忠诚. 疏肝健脾化痰法治疗女童30例特发性性早熟疗效观察[J]. 中国中西医结合儿科学,2014,6(4):331

费利军. 平肝熄风止动汤治疗儿童多发性抽动症44例[J]. 中国中医药现代远程教育,2014,12(14):60

冯海泉. 加味缩泉汤配合中药敷脐治疗小儿遗尿症临床观察[J]. 湖北中医杂志,2014,36(1):30

冯虎斌,杨敏飞. 加服止哮汤治疗小儿急性毛细支气管炎疗效观察[J]. 广西中医药,2014,37(1):30

冯耀文. 中药内服外敷治疗流行性腮腺炎临床观察[J]. 新中医,2014,46(7):125

符彬,钟军华,陈华伟. 疏风解痉方辨证治疗儿童咳嗽变异性哮喘45例[J]. 中国实验方剂学杂志,2014,20(15):200

G

郭足森,童文婷,刘真,等. 调肝熄风汤治疗肝风痰扰型小儿抽动障碍60例[J]. 中国中医药现代远程教育,2014,12(17):15

H

韩谨,季巍巍. 乌梅调中颗粒治疗小儿功能性再发性腹痛的临床观察[J]. 四川中医,2014,32(1):108

韩玲,柴梅月. 黄芪四物汤加减联合耳穴治疗小儿多发性抽动症40例[J]. 湖南中医杂志,2014,30(7):81

何小波,彭向前,李向阳,等. 健脾止遗片对儿童遗尿症的临床疗效观察[J]. 药物评价研究,2014,37(2):166

胡保华,张宇.芪蓟补肾止血颗粒治疗小儿无症状性血尿 60 例[J].黑龙江中医药,2014,43(4):8

胡清伟.中医分期治疗小儿病毒性心肌炎 68 例观察[J].实用中医药杂志,2014,30(7):603

扈志银.射干麻黄汤化裁佐治小儿毛细支气管炎 35 例[J].西部中医药,2014,27(8):55

黄静,杨燕.青紫合剂治疗儿童过敏性紫癜临床观察及机理探讨[J].中华中医药学刊,2014,32(7):1789

黄牲.小儿变应性鼻炎辨证治疗体会[J].中医杂志,2014,55(14):1241

黄牲.中药内服、外敷治疗小儿疱疹性咽峡炎 100 例[J].中医研究,2014,27(5):23

黄雨良.清热凉血益气滋阴方联合西药治疗小儿特发性血小板减少性紫癜随机平行对照研究[J].实用中医内科杂志,2014,28(3):99

J

姜丕英,洪丽君,张永政.中药熏蒸配合敷脐治疗小儿遗尿症 62 例疗效观察[J].中医儿科杂志,2014,10(1):68

金银芝.仙鹤草灌肠治疗小儿腹泻 42 例临床观察[J].浙江中医杂志,2014,49(8):591

景伟超,王有鹏.金蝉脱癜汤治疗儿童单纯型过敏性紫癜风热伤络证临床疗效观察[J].中医药信息,2014,31(3):141

L

来蔓丽.中西医结合治疗小儿肾病综合征 35 例[J].中国中医药现代远程教育,2014,12(10):59

郎小琴,杨秀琴,楼素,等.射干麻黄汤加减联合西药雾化吸入治疗儿童哮喘 150 例观察[J].浙江中医杂志,2014,49(5):357

雷锡山.中医分期辨证治疗过敏性紫癜的效果观察[J].中医临床研究,2014,6(18):89

李彩媛.中西医结合治疗小儿肾病综合征临床疗效观察[J].亚太传统医药,2014,10(21):68

李根,杜小亚.枢源汤治疗小儿原发性遗尿 50 例[J].中国中医药现代远程教育,2014,12(7):40

李会静.芪血颗粒联合小剂量右旋糖酐铁治疗婴幼儿缺铁性贫血 52 例临床观察[J].中医儿科杂志,2014,10(3):40

李娟,肖达民.麻辛平喘汤治疗小儿支气管哮喘的临床

疗效观察[J].中西医结合研究,2014,6(5):251

李爽,安福宁.清热解毒凉血养阴法治疗过敏性紫癜 30 例临床观察[J].四川中医,2014,32(9):100

李晓强,张文杰.中焦辨证论治儿童锌缺乏致厌食症临床研究[J].中国中西医结合儿科学杂志,2014,6(6):519

李晓强,朱晶萍.补肾地黄汤加减治疗儿童锌缺乏致身材矮小伴智力低下 35 例[J].中医研究,2014,27(5):18

李新民,胡园,孙丹,等.柴葛芩连汤治疗小儿支气管肺炎湿热闭肺证 30 例疗效观察[J].中医杂志,2014,55(9):765

李艳霞,贺新萍.四逆汤灌肠联合枯草杆菌二联活菌颗粒治疗小儿腹泻 52 例[J].陕西中医,2014,35(7):812

李永建.中西医结合治疗气阴两虚型小儿病毒性心肌炎疗效观察[J].新中医,2014,46(12):143

李志鸿,宋洪丽,金娟,等.凉血化斑汤对过敏性紫癜(血热证)患者血清 IgA、IL-4 及 IL-6 影响的研究[J].中医药学报,2014,42(4):158

李忠志,韩宁林,胡业彬,等.清热凉血、祛风通络法治疗过敏性紫癜疗效观察[J].新中医,2014,46(11):141

郦银芳,张莉.醒脑静注射液辅助治疗小儿热性惊厥疗效观察[J].中国中西医结合杂志,2014,34(10):1273

梁晓萍.氧驱动雾化吸入痰热清联合止咳平喘汤治疗小儿哮喘随机平行对照研究[J].实用中医内科杂志,2014,28(9):78

梁永健,梁靖森.黄连苍术汤治疗小儿湿热腹泻的辨证分析[J].实用中西医结合临床,2014,14(9):61

林莉菁,李蕾华,缪湘伊,等.补中益气丸合麻黄颗粒治疗肺脾气虚型儿童原发性夜间遗尿症疗效分析[J].中国药物经济学,2014,(5):28

刘存英,郎永军,王新文,等.醒脾化湿升清汤联合甘草锌颗粒治疗小儿迁延性腹泻 34 例[J].河北中医,2014,36(4):526

刘德纯,楚志高.脑蛋白水解物联合九味镇心颗粒治疗小儿多动症疗效观察[J].亚太传统医药,2014,10(21):118

刘敬忠,王宝林,任前红.葛根黄芩黄连汤(免煎颗粒)加减治疗小儿腹泻[J].内蒙古中医药,2014,33(18):45

刘军芳.清肺汤联合更昔洛韦治疗小儿呼吸道合胞病毒性肺炎临床观察[J].中国中医急症,2014,23(4):745

刘丽平.三黄玉屏风膏穴位贴敷治疗小儿过敏性鼻炎 50 例[J].中医研究,2014,27(2):55

刘丽平.固表祛风汤治疗小儿咳嗽变异性哮喘42例疗效观察[J].中国中西医结合儿科学,2014,6(3):244

刘璐,叶芹.中医分期论治小儿咳嗽变异性哮喘临床观察[J].新中医,2014,46(8):125

刘然,张振芳,段利民,等.根据激素剂量辨证施用中药治疗儿童肾病综合征临床研究[J].河北中医药学报,2014,29(3):30

刘文,张永丽.清癜汤治疗风热伤络型小儿过敏性紫癜60例[J].中医儿科杂志,2014,10(5):31

刘学.桂枝汤加味治疗小儿过敏性鼻炎55例[J].河南中医,2014,34(10):1885

刘玉.益气脱敏汤对小儿变应性鼻炎患者血清IgE、IL-4含量的影响[J].辽宁中医杂志,2014,41(8):1676

隆红艳,张骠,司振阳,等.熄风平肝合益肺固卫方治疗小儿多发性抽动症的疗效观察及其对体液免疫功能的影响[J].中医儿科杂志,2014,10(1):41

陆金霞,邓娟.祛瘀利湿消黄汤治疗ABO母婴血型不合31例疗效观察[J].浙江中医杂志,2014,49(1):402

陆秀霞,雍惠丽.中西医结合治疗婴幼儿毛细支气管炎150例疗效观察[J].内蒙古中医药,2014,33(24):45

罗光文.钩藤蝉蝎饮治疗肺热肝风型多发性抽动症87例[J].中医临床研究,2014,6(20):44

罗海燕,钟青,许欢,等.中药离子透入治疗对小儿热哮肺功能的影响[J].中国中西医结合儿科学,2014,6(2):148

罗金,柯旭,张水堂,等.上焦宣痹汤对小儿支原体肺炎痰热闭肺证临床观察[J].中医儿科杂志,2014,10(3):30

罗文,许华,陈晓晴,等.消癜汤对过敏性紫癜儿童肠道菌群的影响[J].中医杂志,2014,55(22):1917

M

马春利,杜青爱,唐瑾,等.雷公藤多苷片联合氯雷他定片治疗小儿过敏性紫癜62例临床观察[J].河北中医,2014,36(6):882

马榕花.天春熄风冲剂治疗儿童多发性抽动症40例临床观察[J].福建中医药大学学报,2014,24(5):49

马融,胡思源,田恬,等.熄风止动片与安慰剂对照治疗小儿抽动障碍肝风内动挟痰证的临床研究[J].中国中西医结合杂志,2014,34(4):426

孟建国.孟鲁斯特联合小青龙汤治疗小儿急性支气管炎45例[J].陕西中医,2014,35(5):563

孟莹,王有鹏,吴振辉.射干定喘汤治疗小儿哮喘发作期痰热阻肺证疗效观察[J].新中医,2014,46(8):119

N

倪春霞.中西医结合治疗儿童干眼症35例[J].中国中西医结合儿科学,2014,6(6):524

聂小丽,尚清.参苓白术散口服加脐贴治疗小儿秋季腹泻46例疗效观察[J].中国中西医结合儿科学,2014,6(2):178

P

潘佩光,陈建宏,王云嫦.运用中医启脾退黄法预防新生儿黄疸临床观察[J].新中医,2014,46(5):138

蒲海波,杨乐.红花注射液对急性肺损伤小儿患者血清TNF-α及IL-8水平的影响[J].中医临床研究,2014,6(23):11

Q

钱丹,黄向红,李伟明.防感香佩包预防小儿反复上呼吸道感染临床观察及药理分析[J].新中医,2014,46(7):120

钱古柃,赵镭,刘爱民.槐杞黄颗粒辅助治疗儿童肾病综合征的疗效观察[J].中草药,2014,45(16):2375

R

任柳芬,赵波.补气祛风汤联合雾化吸入治疗儿童哮喘急性轻中度发作的临床研究[J].中国中医急症,2014,23(2):317

任志斌,金卫东,王鹤秋,等.中药辅助治疗对儿童抽动秽语综合征细胞因子的影响[J].中国中西医结合杂志,2014,34(3):368

荣潇,李琼,杜晓宁,等.小儿肺咳合剂治疗儿童咳嗽变异性哮喘60例[J].中国实验方剂学杂志,2014,20(12):234

S

尚东方,郑海涛,韩姗姗,等.丁樱教授遗尿方中石菖蒲开窍作用浅谈[J].中国中西医结合儿科学,2014,6(4):305

沈富林.中西医结合治疗小儿肠系膜淋巴结炎50例临床观察[J].中医儿科杂志,2014,10(1):52

帅云飞,兰春.从卫气营血辨治儿童热性惊厥4则[J].湖南中医杂志,2014,30(7):114

宋锦萍. 暖脐散敷脐配合拔罐治疗小儿风寒证泄泻临床观察[J]. 中医儿科杂志，2014，10(5)：59

孙浩武，张胜伟，李喜梅，等. 加味升降散治疗小儿热性惊厥后脑电图异常 30 例[J]. 江西中医药，2014，45(5)：44

T

谭国柱. 润肺止咳汤治疗小儿咳嗽变异性哮喘随机平行对照研究[J]. 实用中医内科杂志，2014，28(4)：56

汤海霞，李安源，李继君，等. 宁动颗粒对抽动-秽语综合征患儿 IL－12、TNF－α 的影响[J]. 中国中西医结合杂志，2014，34(4)：435

唐帮伦. 银翘散加减治疗过敏性紫癜(单纯型)231 例[J]. 四川中医，2014，32(1)：106

田文霞，罗世杰. 菟丝子散加减治疗原发性小儿遗尿症 50 例[J]. 中西医结合研究，2014，6(2)：96

田悦，胡素娟. 儿童回春颗粒治疗幼儿急疹 50 例疗效观察[J]. 上海中医药杂志，2014，48(9)：68

W

王红伟. 中西医结合治疗小儿咳嗽变异型哮喘临床研究[J]. 中医学报，2014，29(6)：793

王沪荣. 玉屏风散加味联合孟鲁司特钠治疗小儿变应性咳嗽 98 例[J]. 陕西中医，2014，35(7)：809

王金刚，王长娟，陈晓丽，等. 金苓健儿颗粒治疗小儿腹泻 49 例[J]. 陕西中医，2014，35(3)：298

王靖，杜文娟. 青泻汤治疗婴幼儿食积郁热证腹泻 60 例临床观察[J]. 河北中医，2014，36(6)：831

王军. 健脾温阳活血汤治疗小儿迁延性腹泻 30 例[J]. 湖南中医杂志，2014，30(2)：56

王军，荣家敏，姜艳. 益气养阴活血方治疗儿童病毒性心肌炎迁延期 30 例临床观察[J]. 中医药导报，2014，20(5)：73

王朋军，吴桂玲，王海燕. 中西医结合治疗儿童过敏性紫癜疗效观察[J]. 山西中医，2014，30(7)：32

王庆，王其莉. 健脾益气法治疗小儿频复发肾病综合征 35 例临床观察[J]. 中医儿科杂志，2014，10(6)：31

王绍洁，王戌，曹祥群. 加减小柴胡汤治疗儿童过敏性鼻炎 50 例临床观察[J]. 中医儿科杂志，2014，10(4)：36

王戌，王绍洁，矫承媛. 加减小柴胡汤治疗儿童过敏性鼻炎理论探析[J]. 辽宁中医药大学学报，2014，16(5)：139

王云蝶. 桑菊三仁汤治疗风热夹湿型小儿急性上呼吸道感染 40 例疗效观察[J]. 中医儿科杂志，2014，10(1)：37

王志强. 生金平喘汤预防小儿毛细支气管炎再发作的临床疗效分析[J]. 河北中医，2014，36(9)：1318

魏俊朋. 喘敷灵外敷法防治小儿哮喘 60 例分析[J]. 中医临床研究，2014，6(23)：93

温爱平，曾萍，谢颖，等. 玉屏风颗粒治疗儿童过敏性紫癜疗效观察及对免疫球蛋白的影响[J]. 新中医，2014，46(6)：150

吴发宏. 扶阳建中颗粒防治小儿反复呼吸道感染 97 例临床研究[J]. 中医儿科杂志，2014，10(5)：23

吴杰，虞坚尔，薛征，等. 黄芩咳喘敷贴散经穴导入治疗小儿过敏性咳嗽临床观察[J]. 辽宁中医杂志，2014，41(8)：1661

吴巧燕，幸宏. 喘可治雾化吸入辨治小儿毛细支气管炎 60 例[J]. 江西中医药，2014，45(9)：27

吴新春，冯斌. 清热凉血法联合低分子肝素钙注射液治疗小儿过敏性紫癜临床研究[J]. 中医学报，2014，29(7)：1057

吴拥军，严道南，杨祁. 益气温阳方治疗儿童变应性鼻炎肺气虚寒证临床观察[J]. 南京中医药大学学报，2014，30(3)：229

吴振辉，王有鹏，孟莹. 健脾益气法治疗肺脾气虚证维生素 D 缺乏性佝偻病疗效观察[J]. 新中医，2014，46(9)：121

武艳玲. 射干麻黄汤加减治疗小儿毛细支气管炎临床观察[J]. 北方药学，2014，11(2)：28

X

袭雷鸣，潘月丽. 解毒活血法治疗小儿难治性肾病 30 例临床研究[J]. 中医儿科杂志，2014，10(6)：28

夏青，王会颖，杨凌. 小剂量鲁米那联合羚羊角口服液预防婴幼儿高热惊厥再发 60 例[J]. 河南中医，2014，34(8)：1572

熊学美. 中药结合气动雾化吸入治疗婴幼儿毛细支气管炎 75 例[J]. 湖北中医杂志，2014，36(7)：46

徐春燕. 黎氏哮喘Ⅰ号方治疗小儿外寒肺热型哮喘 50 例疗效观察[J]. 中医儿科杂志，2014，10(3)：32

徐惠民，李忠，刘宏亮，等. 中西医结合治疗青少年高脂血症 43 例疗效观察[J]. 中医儿科杂志，2014，10(6)：37

徐建锋，肖玉凤，刘军. 玉屏风联合低分子肝素对小儿原发性肾病综合征 t－PA 和 PAI－1 的影响[J]. 中国中医基础

医学杂志,2014,20(7):943

徐珊,郭晓明,康安,等."温运颗粒"治疗小儿脾虚泻 52 例临床研究[J].江苏中医药,2014,46(8):26

徐仕冲,朱先康.朱先康运用滋肾平肝、熄风涤痰法治疗小儿多发性抽动症经验[J].湖南中医杂志,2014,30(5):31

徐淑英,吴永林,邱颜昭,等.清金通络饮治疗小儿呼吸道合胞病毒肺炎 30 例[J].浙江中医杂志,2014,49(1):38

徐小芹,郑娇阳.中医辨证治疗儿童幽门螺杆菌感染临床观察[J].新中医,2014,46(3):118

薛晓红,郭鹏.芪术健脾安肾丸联合激素治疗小儿原发性肾病综合征 30 例临床观察[J].中医儿科杂志,2014,10(4):46

Y

烟海丽.右归饮治疗小儿肾病综合征脾肾阳虚型 114 例疗效观察[J].中国中西医结合儿科学,2014,6(2):152

严伟,周小英.玉屏风散加穴位贴敷治疗儿童过敏性咳嗽临床观察[J].内蒙古中医药,2014,33(29):26

杨春玲.补肾阴法治疗小儿食积便秘随机平行对照研究[J].实用中医内科杂志,2014,28(8):10

杨关山,欧静琳,张旭卉,等."儿喘方"联合妥洛特罗贴剂对哮喘患儿肺功能[J].现代中西医结合杂志,2014,23(8):807

杨守谦,闫曙光.桑菊饮加味治疗小儿多发性抽动症 65 例[J].陕西中医,2014,35(11):1466

杨学梅,李晓姣.镇肝熄风汤加减治疗小儿多发性抽搐症 30 例[J].陕西中医,2014,35(3):288

姚心凌.中西医结合治疗 45 例小儿吉兰-巴雷综合征疗效观察[J].中医临床研究,2014,6(22):106

叶红,钟伟恩,揭东英.黄芪联合标准方案治疗小儿原发性肾病综合征随机平行对照研究[J].实用中医内科杂志,2014,28(9):25

叶华,邱新英.健脾益肺汤联合孟鲁司特片治疗小儿哮喘缓解期 78 例[J].浙江中医杂志,2014,49(5):356

叶进,王明明,杨江,等.参龟助长颗粒治疗儿童矮小症 60 例[J].河南中医,2014,34(10):2055

叶明怡,孔卫乾,麦艳君.钩蝉承气汤保留灌肠治疗风热犯表型小儿急性上呼吸道感染临床研究[J].新中医,2014,46(5):131

叶竹梅.中药联合纳洛酮治疗小儿重症肺炎临床观察

[J].中国中医急症,2014,23(2):267

尹杉杉,罗粤铭,鲁晓龙,等.久泻方治疗儿童迁延性腹泻的临床观察[J].湖北中医杂志,2014,36(9):8

应克伟.麻黄汤加减治疗小儿外感发热(风寒型)36 例疗效分析[J].新中医,2014,46(12):133

于素平,宋桂华.参麦饮治疗儿童急性肺损伤临床研究[J].中医学报,2014,29(8):1107

于忠霞,梁冬梅,宋波.醒脾养儿颗粒联合山莨菪碱治疗小儿原发性多症状性遗尿症的临床观察[J].北方药学,2014,11(8):76

Z

翟文生,梁丽,杨濛.小儿遗尿辨治八法[J].中国民族民间医药,2014,23(1):20

张国锋,沈洋,李朋,等.补中益气汤配合心理治疗对遗尿症患儿睡眠觉醒水平的影响[J].辽宁中医杂志,2014,41(2):193

张海波,刘冬敏,王志强,等.过敏煎汤治疗小儿腹泻 274 例[J].陕西中医,2014,35(7):815

张宏玲.从脾阴虚论治小儿厌食症 70 例[J].中医儿科杂志,2014,10(3):38

张建伟,黄惠莲.黄葵胶囊对小儿原发性肾病综合征免疫功能及血管内皮细胞生长因子的影响[J].儿科药学杂志,2014,20(12):5

张健鸿,兰志建,徐黎明,等.三联疗法联合加味乌贝散治疗幽门螺杆菌引起小儿消化性溃疡 93 例临床观察[J].中医儿科杂志,2014,10(3):35

张娟娟,李苏蔓.宣肺止喘汤在婴幼儿毛细支气管炎中的应用研究[J].中华中医药学刊,2014,32(9):2283

张军平.中药敷脐治疗小儿腹泻的临床疗效分析[J].内蒙古中医药,2014,33(1):80

张力.平肝化痰免煎颗粒治疗儿童抽动障碍 85 例[J].浙江中医杂志,2014,49(9):670

张梅芳,李娟."溶血方"治疗 ABO 母儿血型不合 60 例临床观察[J].江苏中医药,2014,46(3):43

张祥华.桑杏清肺汤联合孟鲁司特治疗小儿咳嗽变异性哮喘随机平行对照研究[J].实用中医内科杂志,2014,28(2):121

张秀梅.釜底抽薪汤联合啄治法治疗小儿慢性扁桃体炎 60 例临床观察[J].河北中医,2014,36(6):828

张雪荣,李云海.扶正化痰合剂对儿童支气管哮喘缓解期(肺脾气虚)的影响[J].光明中医,2014,29(3):536

郑健,艾斯,杨帆,等.肾康灵煎剂对原发性肾病综合征肾虚血瘀证患儿肾损伤的干预作用观察[J].中国中西医结合杂志,2014,34(5):541

钟萍,冯文大,阮岩.阮岩治疗儿童变应性鼻炎经验[J].广州中医药大学学报,2014,31(4):653

周红,邵征洋,连俊兰.疏风通窍汤治疗小儿过敏性鼻炎60例[J].中医儿科杂志,2014,10(3):48

朱海燕,陈国旗.玉屏风颗粒联合穴位贴敷治疗儿童哮喘缓解期临床观察[J].中国中医急症,2014,23(8):1519

朱杰,张路秋.安宫牛黄丸联合脑苷肌肽及常规疗法治疗小儿重症手足口病临床观察[J].上海中医药杂志,2014,48(3):60

朱梅英.白芩健脾颗粒联合赖氨肌醇维生素 B_{12} 对生长迟缓患儿体格发育的影响[J].中医儿科杂志,2014,10(6):34

（七）外　　科

【概　述】

2014 年，发表的有关外科的文献共 3 000 余篇，内容广泛，以临床报道为主，实验研究多集中于慢性皮肤溃疡、乳腺增生病、前列腺增生、糖尿病足、烧伤等。治疗方法主要是中药内服、外用和手术疗法等。

1. 疮疡

主要有褥疮、慢性皮肤溃疡以及窦瘘等。

张旺琼等选取 130 例 Ⅱ～Ⅳ 期压疮患者随机均分为两组，治疗组外用三黄汤（黄柏、黄芩、黄连、金银花、苦参、地榆等），对照组外用康惠尔溃疡贴。结果，治疗组总有效率为 94.2%（97/103），优于对照组的 85.4%（88/103）（$P<0.05$）；治疗组愈合时间（17.82±6.33 d），短于对照组（22.17±5.14 d）（$P<0.05$）。杨国虎等将 80 例褥疮皮瓣修复术后患者随机均分为两组，术后均予常规抗感染、抗血栓、抗痉挛治疗，治疗组加用丹红注射液 30 ml，1 次/d。经治 14 d，治疗组与对照组总有效率分别为 97.5%（39/40）、77.5%（31/40）（$P<0.05$）；治疗第 7、14 d 的皮瓣肿胀程度比较，$P<0.05$；全血黏度（低、中、高切）、全血还原黏度（低、中、高切）、红细胞聚集指数和血浆黏度改善均优于对照组（$P<0.01$）。

彭锦芳将 80 例慢性皮肤溃疡患者随机均分为两组，均予常规消毒清创。治疗组加用拔毒生肌膏（桑枝、槐枝、白芷、大黄等）合九一丹治疗，待腐肉脱尽后单用拔毒生肌膏；对照组加用红霉素软膏，换药均 1 次/d。经治 1 个月，治疗组与对照组总有效率分别为 95.0%（38/40）、72.5%（29/40）（$P<0.05$）。

2. 皮肤病

相关文献约占中医外科文献的 45%，主要集中于痤疮、带状疱疹、银屑病、黄褐斑、湿疹、荨麻疹、白癜风、脱发等。

辜建华将 120 例斑秃患者均分为两组，内服药均通过辨证施治，肝肾不足证予二至丸、七宝美髯丹、右归丸加减，气血两虚证予十全大补丸、八珍汤、人参养荣丸加减，肝郁血瘀证予逍遥散、四物汤、通窍活血汤加减，风盛血燥证予神应养真丹加减。在此基础上，实验组配合生发液（红参、制首乌、熟地黄、生地黄、蒺藜子等）外涂，对照组配合生姜外涂。经治 2 个月，实验组有效率 83.3%（50/60），高于对照组的 38.3%（23/60）（$P<0.05$）。邱洁等将 240 例辨证为湿热内阻合并肝肾不足的雄激素源性脱发患者随机平分为治疗 A 组单纯口服萆薢祛湿汤颗粒，治疗 B 组口服萆薢祛湿汤颗粒配合头罩式脱发治疗仪照射，对照 C 组单纯口服非那雄胺片。治疗 6 个月，A、B、C 三组痊愈率分别为 47.5%（38/80）、62.5%（50/80）、50.0%（40/80），A 组与 C 组比较，$P>0.05$，B 组与 C 组比较，$P<0.05$。

朱小兰等采用氢醌脱色法制备实验性白癜风豚鼠模型，研究发现，补骨脂酊能增加皮肤黑色素，使血清络氨酸酶（TYR）含量增多，胆碱酯酶（CHE）、单胺氧化酶（MAO）活力及 MDA 含量降低，免疫器官脾脏、胸腺重量增加（$P<0.05$），并均呈量效关系；起效剂量生药为 0.12 g/kg，最高用药剂量为 0.24 g/kg。

带状疱疹、湿疹、慢性荨麻疹、银屑病、黄褐斑、痤疮的治疗与研究见专条。

3. 乳腺病

主要集中于乳腺增生病、急性乳腺炎、浆细胞性乳腺炎以及乳腺癌等的临床报道。

丁志明对 58 例浆细胞性乳腺炎患者分为肿块期无红肿热痛,以阳和汤加减,阳和解凝膏外敷;肿块期伴有红肿热痛,以阳和汤加透脓散加减,外敷金黄膏;脓成期、愈合期分别以瓜蒌牛蒡汤加减及托里消毒散加减;脓成后予以手术切开引流清创术治疗。结果,痊愈 53 例,伤口愈合时间 16～32 d,4 例于伤口愈合 2 个月复发;1 例伤口经多次清创无效,行乳房切除术;随诊 1 年均未再复发,中位愈合时间为 22 d。

急性乳腺炎、乳腺增生病的治疗与研究见专条介绍。有关中医药治疗乳腺癌的研究见肿瘤栏目。

4. 肛肠病

主要集中于痔疮、肛裂、肛瘘、肛周脓肿的临床报道。

彭军良等以敛裂膏(血竭、制炉甘石、冰片、黄连、黄柏、黄芩等)外敷治疗 II 期肛裂患者,并以外敷龙珠软膏作对照。经治 14 d,治疗组与对照组总有效率分别为 94.0%(47/50)、84.0%(42/50)($P<0.05$);治疗组治疗 7 d 后的肛门疼痛程度分级变化优于对照组($P<0.05$);治疗 14 d 后的肛门疼痛、便血程度分级变化情况均优于对照组($P<0.05$)。

从继伟等将 130 例肛瘘患者随机均分为两组,治疗组予中药康复新液外敷,对照组予高锰酸钾溶液坐浴,常规伤口换药。结果,治疗组与对照组总有效率分别为 95.4%(62/65)、81.5%(53/65)($P<0.05$);术后第 3、5、7 d 的 VAS 疼痛评分均显著低于对照组($P<0.05$),术后第 7、14 d 创面面积显著少于对照组($P<0.05$),创面愈合时间及住院时间均明显短于对照组($P<0.05$)。

仲超祥等将 298 例肛肠术后患者随机分为治疗组 150 例以金马洗剂熏洗坐浴(金银花、马齿苋、生大黄、苦参等),对照组予常规治疗。经治 14 d,治疗组与对照组总有效率分别为 96.7%(145/150)、81.1%(120/148)($P<0.05$),术后疼痛消失、水肿消退及创面愈合时间均早于对照组($P<0.05$)。

混合痔的治疗、肛周脓肿的治疗与研究见专条介绍。

5. 男性泌尿性疾病

临床报道以慢性前列腺炎、前列腺增生及泌尿系结石的文献为多。

孙松等采用丁桂散(丁香、肉桂按 3∶10 制成粉末,1 g 粉末加 1 ml 食醋调成团)敷脐联合栓剂安慰剂纳肛治疗 58 例气滞血瘀型 III 型前列腺炎,并以前列安栓纳肛联合散剂安慰剂治疗作对照。经治为 4 周,总有效率分别为 79.3%(46/58)、77.2%(44/57)($P>0.05$)。

周伟强将 76 例男性更年期综合征患者随机均分为两组,观察组予益肾逍遥饮加减(黄精、熟地黄、山药、巴戟天、牛膝、枸杞子等),对照组予十一酸睾酮胶囊。经治 3 个月后,两组患者精神心理症状、体能加血管症状、性功能减退症状评分、血清睾酮 T、LH、FSH 水平均明显改善($P<0.05$);停药半年后观察组各项指标均维持在治疗后水平($P>0.05$),对照组则明显出现反弹现象($P<0.05$)。随访 1 年,观察组有 2 例出现疑似代谢综合征,而对照组则有 12 例($P<0.05$)。

慢性前列腺炎的治疗与研究见专条。

6. 周围血管疾病

以糖尿病足、下肢动脉粥样硬化为主,另有下肢深静脉血栓、臁疮等报道。

孙玉芝等将糖尿病足合并坏死性筋膜炎 60 例

患者随机均分为两组,在一般治疗的基础上,治疗组采用化腐再生散(菠萝蛋白酶和血竭等)联合小切口(2~3 cm)引流、生肌象皮纱条外敷,对照组采用大切口(>10 cm)一次性切开换药治疗。治疗4周后,两组患者红肿、溃疡面积均呈明显缩小趋势($P<0.05$),且治疗组缩小趋势更明显($P<0.05$)。张磊等将60例糖尿病足患者随机均分为两组,在基础治疗的同时,治疗组予清筋术联合外敷煨脓长肉膏(冰片、朱砂、血竭、紫草、黄芪、阿胶等)、内服糖足方冲剂(茵陈、泽兰、金银花等),对照组予清创术联合湿敷金三联(庆大霉素+山莨菪碱+短效胰岛素)、内服安慰剂。治疗2个月后,治疗组与对照组总有效率分别为100%、86.7%(26/30)($P<0.05$);治疗1周后的白细胞、超敏C反应蛋白均低于对照组($P<0.05$)。随访1年,治疗组截肢率、截趾率分别为0、33.3%(10/30),对照组分别为13.3%(4/30)、50.0%(15/30)($P<0.05$);治疗组2、3级创面愈合时间短于对照组($P<0.01$,$P<0.05$)。

简小兵等将70只大鼠通过高糖高脂饲料喂养28 d后注射链脲佐菌素(STZ)方法建立早期糖尿病大鼠模型,另10只予普通饲料饲养并注射同体积的柠檬酸钠缓冲液。随机分为空白对照组、模型对照组(每日喂蒸馏水)、西洛他唑组(每日喂饲西洛他唑片1.67 mg/kg)及归龙丸方(当归尾、赤芍药、桂枝、地龙等)高、中、低剂量组(每日分别以4、2、1 g/ml剂量的归龙丸方灌胃)。连续用药56 d,与空白对照组相比,其他各组用药前、后的空腹血糖均明显升高($P<0.05$),但西洛他唑组及归龙丸方各组组内空腹血糖在用药前后差异不明显;归龙丸方各剂量组联脂素(APN)高于模型对照组($P<0.05$),与西洛他唑组比较差异无统计学意义($P>0.05$);归龙丸方低剂量组、西洛他唑组血清中纤溶酶原激活物抑制物-1(PAI-1)水平低于模型对照组($P<0.05$);归龙丸方低剂量组低于西洛他唑组($P<0.05$)。

下肢动脉硬化闭塞症的治疗详见专条。

7. 其他外科疾病

有关烧伤、粘连性肠梗阻、胆囊炎、阑尾炎、胆结石、急性胰腺炎的临床报道较多,实验研究则集中在烧伤。

谢龙炜等将80例烧伤患者随机均分为两组,治疗组予柏竭珍珠膏(血竭、积雪草、当归、黄柏、珍珠粉、没药等),对照组予京万红软膏,均每日或隔日换药1次。结果,治疗组烧伤残余创面愈合时间(18.3±6.1 d),较对照组(22.3±8.4 d)明显缩短($P<0.05$);治疗组在第7、14、21 d的愈合率均显著高于对照组($P<0.05$)。

马华谋等用99℃热水浸泡纱布接触新西兰兔剃毛皮肤后制备兔深Ⅱ度烫伤模型,随机分为烧伤Ⅰ号软膏实验组和碘伏膏对照组。结果,实验组在伤后第3、7、14 d的创面愈合率明显高于对照组($P<0.05$),愈合时间短于对照组($P<0.05$);伤后第3、7 d肉芽组织中成纤维细胞数及新生毛细血管数量均高于对照组($P<0.01$);伤后第5、7、9 d胶原含量均明显高于对照组($P<0.01$)。

粘连性肠梗阻的治疗、慢性胆囊炎的治疗与研究见专条介绍。

(撰稿:陈红风　盛佳钰　审阅:李斌)

【带状疱疹的治疗】

楼小慧将94例患者随机均分为两组,均予服泛昔洛韦片、甲钴胺片,治疗组加用疱疹散(雄黄、冰片、青黛、石膏、白芷、贯众等)外敷,止痛汤(丹参、白芍药、穿山甲、白芷、葛根、甘草)口服。经治14 d,治疗组与对照组总有效率分别为100%、87.2%(41/47)($P<0.05$);治疗组的止疱、结痂、脱痂、疼痛缓解以及痊愈时间均优于对照组($P<0.01$)。杨锦绣运用瓜蒌散(瓜蒌、生甘草、红花)配合中药(大黄、冰片、蜈蚣)外敷治疗36例,治疗

7 d,总有效率为 94.4%(34/36)。冯丽将 80 例患者随机均分为治疗组与对照组,分别予服活血化瘀方(苏木、三棱、红花、赤芍药、白芍药、桃仁等)与血府逐瘀丸。治疗 4 周,治疗组与对照组有效率分别为 96.7%(38/40)、77.5%(31/40)(P<0.05)。张雪菊以除湿胃苓汤(苍术、厚朴、陈皮、猪苓、泽泻、茯苓等)、龙胆泻肝汤治疗 46 例,经治 7 d,总有效率为 100%。张晓军等以清解化瘀中药(苦参、荆芥、蛇床子、龙胆草、山栀、赤芍药等)治疗 58 例,并以阿昔洛韦、消炎痛口服作对照组。经治 10 d,治疗组与对照组总有效率分别为 91.4%(53/58)、70.7%(41/58)(P<0.05)。梁红江等以中药(金银花、野菊花、大青叶、赤芍药、玄参等)内服外用,阿昔洛韦注射液静滴结合局部疼痛部位针灸刺络放血,阿昔洛韦乳膏局部外涂治疗 106 例,经治 10 d,有效率达 100%。古国明等将患者随机均分为两组,均予服阿昔洛韦,治疗组加服中药(柴胡、生地黄、车前子、泽泻、当归、丹参等)和用中药(丁香、冰片、大青叶、板蓝根、苦参、芒硝等)湿敷患处,且对皮损处予针灸围刺。经治 10～20 d,治疗组与对照组显效率分别为 96.7%(58/60)、86.7%(52/60)(P<0.05);治疗组在平均止痛时间、结痂时间、红斑消失时间、总病程均短于对照组(P<0.05 或 P<0.01)。黄丽瑶将 96 例患者随机均分为两组,均予服阿昔洛韦,治疗组对局部疼痛处另用刺络放血结合红外线照射,对照组对局部疼痛处仅以红外线照射。治疗 10 d,治疗组与对照组总有效率分别为 95.8%(46/48)、72.9%(35/48)(P<0.05);治疗组的止疱、止痛及结痂时间均优于对照组(P<0.05 或 P<0.01)。

陈媛媛等对 50 例带状疱疹后遗神经痛患者予针刺(阿是穴、曲池、合谷、三阴交等)、刺络拔罐、BMP 红外光疗仪照射以及柴胡疏肝散合桃红四物汤加减(板蓝根、柴胡、陈皮、芍药、桃仁、红花等)内服外用,并以肌注腺苷钴胺作对照。经治 5 周,治疗组与对照组有效率分别为 90.0%(45/50)、68.0%(34/50)(P<0.05)。耿玉强等以针刺(支沟、阴陵泉、行间、合谷)、夹脊穴刺络拔罐、中药(柴胡、赤芍药、黄连、滑石、栀子、牡丹皮等)内服治疗 36 例带状疱疹后遗神经痛。经治 10 d,总有效率为 94.4%(34/36)。肖卫敏等将 120 例带状疱疹后遗神经痛患者随机均分为两组,均予服普瑞巴林胶囊,治疗组加用针刺、中药外洗方(当归、丹参、红花、乳香、没药、延胡索等)湿敷疼痛部位。经治 4 周,两组患者选词项目数(NWC)、疼痛分级指数(PRI)感觉分、PRI 情绪分、PRI 总分和现有疼痛强度(PPI)均较治疗前下降(P<0.05),且治疗组更著(P<0.05)。李浪辉等总结黄瑾明治疗带状疱疹后遗神经痛经验,认为其病因主要为毒邪外侵、瘀阻道路,病机以气血瘀滞、道路不通为主,辨病为主,辅以辨证,提出"调气、解毒、祛瘀"治疗三法,尤重祛瘀血。外治以壮医针灸及壮医外洗,配以中药、壮药内服,突出了民族医学的特色。

(撰稿:薛亮 李斌 审阅:陈红风)

【湿疹的治疗及实验研究】

缪仕栋将 365 例慢性湿疹患者随机分为两组,均予服盐酸左西替利嗪片,外用醋酸氢化可的松软膏,治疗组 218 例加服健脾养血泻湿汤加减(黄芪、党参、白术、茯苓、当归、赤芍药等)。经治 7 d,总有效率分别为 92.7%(202/218)、80.3%(118/147);两组患者治疗前后自觉症状和皮损改善情况比较,均有显著差异(P<0.01 或 P<0.05)。李斯朗等将 60 例慢性湿疹患者随机均分为两组,均予服四物消风散加减(川芎、赤芍药、当归、熟地黄、防风、荆芥等)联合羌月乳膏外涂,治疗组加用艾灸神阙、三阴交穴治疗。经治 14 d,治疗组总有效率和复发率为 93.3%(28/30)、33.3%(7/21),对照组分别为 86.7%(26/30)、53.9%(7/13),两组比较,均 P<0.05。廖薇等将 71 例湿疹患者随机分为两组,对照组 35 例采用常规西医疗法;治疗组予服中药(湿

热内蕴证,药用黄柏、黄芩、苍术、泽泻、牡丹皮、土茯苓等;脾虚湿盛证,药用苍术、白茯苓、炒白术、车前子、泽泻、厚朴等;血虚风燥证,药用熟地黄、生地黄、山茱萸、当归、防风、荆芥等)及外敷湿疹膏(苦参、蛇床子、黄柏、苍术等)。经治 30 d,治疗组与对照组有效率分别为 91.7%(33/36)、77.1%(27/35)(P<0.05)。崔壤仁以中药(苦参、马齿苋、马鞭草)煎剂外用治疗湿热浸淫型手部湿疹患者 38 例,经治 8 周,总有效率为 86.8%(33/38);湿疹评分(JHS)、瘙痒程度评分(VAS)及生活质量量表评分(DLQI)评分与治疗前比较,均 P<0.05;治疗前 DLQI 评分与 JHS 评分呈正相关($r=0.37$, $P<0.05$),治疗后 DLQI 评分与 JHS 评分存在正相关($r=0.575$, $P<0.05$),JHS 差值与 DLQI 差值呈正相关($r=0.360$, $P<0.05$),说明手部湿疹患者的生活质量评分可以反映患者的皮损受累面积、临床体征严重程度以及改善程度。

张松兴等总结了郝学君治疗湿疹经验,认为本病以脾胃虚弱为本,风、湿、热、瘀为标。其治宜标本兼治,以调理脾胃、扶正固本为主,辅以散风、祛湿、清热、化瘀等,采用火针点刺与体针相结合治疗,对于一般湿疹及顽固性湿疹均有显著疗效。陈乐君等总结黄尧洲治疗经验,自拟龙牡柴胡二仙汤(仙茅、淫羊藿、知母、黄柏、巴戟天、柴胡等)治疗,疗效满意。王万春等总结喻文球治疗经验,认为本病主要与素体禀赋不足,不耐复感外邪,饮食失宜,脾胃伤败,情志内伤等有关,临证时需审因论治,处理好扶正与祛邪的关系。临床以血虚风燥、脾虚湿滞、肝肾亏损 3 个证型为常见,在内服药物的同时,还应注重外用药物的作用,以及心理疏导和饮食调护。

张天琪等以 2,4-二硝基氟苯诱发小鼠湿疹,以不同浓度川芎茶调散汤剂干预,发现川芎茶调散各用药组小鼠血清 IL-2、IgE 及 NO 水平明显降低,与模型组比较有显著性差异(P<0.05)。闫英等以 7%、1% 的 DNFB 分别涂抹在小鼠右耳部及腹部、背部脱毛皮肤,制作小鼠亚急性接触性湿疹模型后,以湿疹溻渍方(苦参、荆芥、生地榆、白鲜皮、防风、黄柏等)溻渍洗浴,发现湿疹溻渍方低、高剂量组均可抑制 DNCB 引起的小鼠耳部肿胀所造成的重量改变,可抑制 4-氨基吡啶引起的小鼠舔体反应,与模型组比较有显著性差异(P<0.05, P<0.01)。葛一漫等将 40 只 SD 大鼠随机分为正常组、模型组、复方黄柏组、马齿苋组,观察马齿苋提取物对急性湿疹大鼠皮肤 TNF-α 与 IL-4 表达的影响。研究发现,与模型组比较,复方黄柏组和马齿苋组大鼠皮肤组织 TNF-α、IL-4 含量显著降低(P<0.01);与复方黄柏组比较,马齿苋组大鼠皮肤组织 TNF-α、IL-4 含量明显降低(P<0.05)。彭伟文等研究发现,黑面神枝叶水提物能有效减轻慢性皮炎-湿疹小鼠耳组织增厚、肿胀,显著抑制免疫器官指数,改善其病理学改变,并且存在剂量依赖关系。

(撰稿:李可心 李斌 审阅:陈红风)

【慢性荨麻疹的治疗】

郭静等将 160 例血虚风燥型患者随机均分为两组,治疗组予服消风散加减(水牛角、生地黄、鸡血藤、丹参、刺蒺藜、乌梢蛇等),对照组予服盐酸左西替利嗪口服液。经治 4 周,治疗组与对照组总有效率分别为 87.5%(70/80)、73.8%(59/80)(P<0.01);治疗组瘙痒、风团、心烦易怒、不易入睡、口干、手足心热等症状体征以及减少复发率均优于对照组(P<0.01)。王晓丽等将 60 例血虚风燥型患者随机均分为两组,治疗组予服芪归金蝉方(黄芪、何首乌、金银花、桂枝、当归、白芍药等),对照组予服氯雷他定片。经治 8 周,治疗组与对照组有效率分别为 86.7%(26/30)、73.3%(22/30)(P<0.05)。黄彦等将 60 例患者随机均分为两组,治疗组予服息敏颗粒(黄芪、生白术、紫苏、牡丹皮、乌梅、珍珠),对照组予服氯雷他定片。连续用药 2 个

月,比较两组患者瘙痒程度、风团(数目、大小、出现次数、持续时间)的情况。经治 30 d 时,两组疗效相当($P>0.05$),60 d 时治疗组优于对照组($P<0.05$)。提示息敏颗粒的短期疗效与氯雷他定片相当,而随时间的延长,其远期疗效开始显现。梁凤兴以氯雷他定片为对照,治疗组加服养阴清热方(玄参、生地黄、麦冬、墨旱莲、女贞子、黄连等),经治 3 个月,治疗组与对照组总有效率分别为97.5%(39/40)、80.0%(32/40)($P<0.01$)。

周永有将 120 例患者随机均分为两组,治疗组予服消风饮加减(生地黄、知母、川芎、当归、荆芥、防风等)与针刺(穴取血海、三阴交、曲池、合谷、足三里、大肠俞等)、穴位放血以及拔火罐等中医综合疗法,对照组予服左西替利嗪分散片。经治 20 d,治疗组与对照组总有效率分别为 98.3%(59/60)、73.3%(44/60)($P<0.01$)。

袁娟娜等介绍禤国维治疗经验,从系统论角度解读慢性荨麻疹,恰到好处地阐释其生理、病理及其治疗。系统论与中医阴阳平衡之间存在密切的内在联系,其在临床诊疗中尤其重视平调阴阳理念的运用,常以玉屏风散加味治疗。王冬梅等研究肝郁血虚型患者焦虑负性情绪与血清神经生长因子(NGF)和 P 物质(SP)水平的关系。发现肝郁血虚型 CU 组汉密顿焦虑量表(HAMA)评分高于正常组,其对 NGF 和 SP 水平可能有影响。

(撰稿:王小敏　李斌　审阅:陈红风)

【黄褐斑的治疗及实验研究】

俞若熙等认为黄褐斑的病机要点为血瘀,治以活血化瘀法,自拟玫瑰祛斑汤(血府逐瘀汤加玫瑰花、白芷、菟丝子、泽兰),主治血瘀质面部黄褐斑。刘清基于黄褐斑气血失调的主要病机,循气血辨证论治本病。临诊首辨气之顺逆、盛虚,血之通滞、盈亏,再辨斑色之青、褐、黑及斑色是否均匀,以及斑的分布、边界的不同。重视气血辨证,益气扶正,平

衡气血。王万春总结喻文球的治疗经验,辨证分为肝郁气滞、肝脾不和、劳伤脾土、肾水不足施治,适当选用白芷、白附子、僵蚕、白蔹等白色中药与当归、川芎、丹参等养血活血药外用,并借鉴现代医学组方用药,同时重视心理疏导和饮食调护。此外,善用祛风引经药,活用虫类化瘀药。刘邦民等对217 例女性黄褐斑的中医证型及与病程的关系进行研究。发现证型以肝郁气滞证为最高(40.09%);肝郁气滞证中蝶形型所占比例最高(54.17%);脾虚湿蕴证中面下部型比例最高(33.33%),与泛发型比较有显著差异($P<0.05$ 或 $P<0.01$);肝肾阴虚证中蝶形型比例最低(12.50%),与泛发型比较有显著差异($P<0.01$);肝肾阴虚证中病程>5 年者显著高于病程≤5 年者($P<0.01$)。倪亚杰等对 90 例女性黄褐斑患者的皮损部位与非皮损部位各指标相比较,油脂量及血红蛋白量无统计学差异($P>0.05$),含水量显著降低($P<0.05$),经皮水分丢失(TEWL)及黑色素量显著增高($P<0.05$);各证型皮损部位及各指标比较,肾阴不足型含水量显著低于脾虚湿阻型、肝气郁结型($P<0.05$),TEWL、黑色素量显著高于脾虚湿阻型、肝气郁结型($P<0.05$)。

杜晓航等将 130 例患者随机分为两组,治疗组90 例予益肾健脾化瘀祛斑方,对照组予六味地黄丸、逍遥丸,治疗 3 个月,观察两组患者治疗前后皮损色素、皮损面积及黑素细胞的形态、黑色的含量等。结果,两组有效率分别为 88.9%(80/90)、27.5%(11/40)($P<0.01$);共聚焦激光扫描显微镜观察 130 例患者中,75 例为真皮型、55 例为表皮真皮混合型,治疗有效患者的表皮和真皮黑素含量明显减少,树枝状的黑素细胞树突明显变短变小或消失。张凤娥等观察调肾祛斑颗粒(TSQBG)含药人血清对长波紫外线(UVA)辐照后人皮黑素细胞(MC)增殖的影响。将含药黄褐斑患者血清分成空白组、无药组及低、中、高浓度 TSQBG 组和低、中、高浓度沙棘冲剂(SJG)组。研究发现,0.2 J/cm² 剂

量 UVA 照射的增殖效果优于各剂量组（P<0.01）；各浓度 TSQBG 组间比较，以高浓度 TSQBG 组含药血清对 MC 增殖的抑制作用最强（P<0.01）；各浓度 SJG 组间比较，以高浓度 SJG 组含药血清对 MC 增殖的抑制作用最强（P<0.01）。表明 TSQBG 含药人血清对 UVA 诱导的人皮 MC 的增殖均有抑制作用，而浓度越高作用越强，并随作用时间的延长细胞增殖率不断降低，呈现量效和时效关系。王广银等将 74 例患者随机分为两组，实验组 40 例口服白芷合剂（黄芪、当归、川芎、炒白芍药、白芷、白蒺藜等）联合祛斑倒模（珍珠、白芷、白附子、白僵蚕、当归、泽泻等），对照组 34 例仅做面部倒模。连续治疗 8 周，试验组有效率为 75.0%（30/40），高于对照组的 52.9%（18/34）（P<0.05）。李丽等将 180 例患者随机分为三组，A 组 60 例予服消斑汤（肝气郁结型用柴胡、当归、白芍药、郁金、牡丹皮、栀子等，脾气虚型用党参、茯苓、白术、白芍药、陈皮、半夏等，肾阴不足型用熟地黄、山茱萸、牡丹皮、茯苓、泽泻、麦冬等），B 组 55 例予外敷中药面膜（白芷、白茯苓、白及、白僵蚕、丹参、当归等），C 组 57 例予服消斑汤及外敷中药面膜。经治 12 周，C 组有效率为 93.0%（53/57），优于 A 组的 60.0%（36/60）、B 组的 54.5%（30/55）（P<0.05）。

吕高虹等将 60 只雌性 ICR 小鼠采用黄体酮配合紫外照射建立黄褐斑模型，随机分为正常组、模型组、百消丹组、消癥丸（柴胡、香附、大黄、青皮、川芎、莪术等）低、中、高剂量（1、2、4 g/kg）组灌胃给药。结果与正常组比较，模型组肝脏和皮肤中酪氨酸酶（TYR）含量明显升高，皮肤中黑色素细胞面积明显增加，予百消丹、消癥丸（低、中、高）后肝脏和皮肤中 TYR、MDA、黑色素细胞均明显降低，而皮肤和肝脏中的 SOD 以及肝脏中的 MDA 含量则没有明显变化。赵晶等研究发现，七菊芦荟饮（三七、芦荟、菊花）能显著提高紫外线照射模型动物皮肤组织及血液中 SOD 活性，降低 MDA、TYR 含量，使体内过氧化程度降低，黑色素细胞的生成减少，皮肤色素沉着减轻。

（撰稿：柴媛媛　李斌　审阅：陈红风）

【银屑病的治疗及实验研究】

毛娟娟等总结朱明芳重用生石膏治疗血热型银屑病的经验，认为若辨证配伍得当，用药对症，且患者服用时采用少量多次法，重用石膏则不伐伤脾胃；石膏有透疹化斑功效，可治温热病痧疹、发斑；根据病情的发展，石膏用量 50~100 g；应考虑四季用药规律，结合患者体质，随证加减治疗。刘荔等总结刘启廷治疗寻常型银屑病的经验，认为银屑病的发生与外邪客于皮肤或阴血枯燥不能营养外表有直接关联，其中血热毒恋是其主要原因。以清热凉血、解毒燥湿、消风止痒法，自拟凉血解毒化斑汤（生地黄、赤芍药、土茯苓、青黛、白鲜皮、制首乌等）加减治疗。崔利莎总结刘爱民治疗阳虚外寒型银屑病的经验，认为传统的辨证分型（血热型、血燥型、血瘀型）不足以概括其发病机制，提出了"阳虚外寒"证型，以麻黄附子细辛汤加味（麻黄、附子、细辛、生槐花、栀子、赤芍药等）温阳于内，解表散寒于外的治法。

窦海忠将 63 例血瘀风燥型患者随机分为两组，中药组 33 例予服乌藤消银方（乌梢蛇、红藤、何首乌藤、鸡血藤、郁金、丹参等），对照组予服复方氨肽素片。经治 8 周，治疗组与对照组有效率分别为 66.7%（22/33）、60.0%（18/30），组间比较无差异性；中药组与对照组的复发率分别为 9.1%（2/22）、33.3%（6/18），组间比较，P<0.05；两组患者皮损面积严重程度指数（PASI）积分均较治疗前下降，组间无差异性；DLQI 积分均较治疗前降低，而中药组更著（P<0.05）；中药组的血脂及血清脂蛋白（a）降低，尤以甘油三酯（TG）降低显著（P<0.01），且瘙痒、抑郁心烦及失眠等中医证候明显改善。谢艳秋对血热型患者予服凉血消风汤加减（生

地黄、玄参、白芍药、生石膏、知母、白茅根等）治疗8周后，临床症状、体征均有明显改善，有效率为80.0%（32/40）；患者治疗后外周血 IL-8 水平、PASI 评分较治疗前明显降低（均 $P<0.01$）。张贯高将 70 例血虚风燥型患者随机分为两组，均予服阿维 A 酯，治疗组 40 例加服滋阴养血祛风汤（当归、白芍药、川芎、生地黄、白蒺藜、防风等）。经治8周，治疗组与对照组总有效率分别为 92.5%（37/40）、73.3%（22/30）（$P<0.05$）。

陈洁等研究探讨银屑病血热及血瘀证的发病与外周血 I 型 T 辅助细胞/II 型 T 辅助细胞轴漂移的相关性。结果表明，血热证组外周血清 IFN-γ 水平显著高于血瘀证组及健康对照组（$P<0.05$），IL-4 水平显著低于血瘀证组及健康对照组（$P<0.05$）；血热证组血浆中 IFN-γ 水平与 PASI 评分呈正相关（$P<0.05$），血瘀证组血浆中 IFN-γ 水平与 PASI 评分呈负相关（$P<0.05$）。

卢益萍等采用盐酸普萘洛尔诱导银屑病豚鼠模型，随机分为正常组、模型组及白疕合剂（丹参、地黄、赤芍药、山豆根、板蓝根、金银花等）低、中、高剂量（3.87、15.48、7.74 ml/kg）组和消银颗粒组（0.81 g/kg）。结果与模型组比较，白疕合剂组血清中环磷酸腺苷（cAMP）含量升高、环磷酸鸟苷（cGMP）含量降低、cAMP/cGMP 比值升高，血清血管内皮生长因子水平降低（$P<0.01$ 或 $P<0.05$）。

（撰稿：李苏　李斌　审阅：陈红风）

【痤疮的治疗及实验研究】

王一飞等在总结夏涵学术经验的基础上，制成白地祛脂合剂，并结合锋钩针、中药倒膜，形成了独特的"药-针-膜"治疗痤疮的综合方案。丁大鹏等对寻常型痤疮的中医体质因素进行研究，发现入选的 3 个中医体质因素按影响程度大小依次为湿热质、阴虚质、痰湿质。以性别分层分析，男性患者的

主要体质影响因素是阴虚质、湿热质；女性主要是阴虚质、痰湿质、湿热质，其中湿热质对女性的影响更著。魏勇军总结高社光辨证诊治痤疮要点，在观病史、审病因、辨病机的基础上，结合皮疹形态分布，灵活运用中药，如皮疹红肿热痛者凉血活血，宜生地黄、牡丹皮、赤芍药、当归、丹参、紫草等；火毒壅盛者泻火解毒，宜黄连、黄芩、黄柏、栀子等；热毒蕴结者清热解毒，宜大青叶、连翘、败酱草、蒲公英、野菊花、白花蛇舌草等；同时强调生活起居、情志影响及面部清洁，忌食辛辣肥甘食物、烟酒刺激等。对皮损轻者，可外敷颠倒散（大黄、硫黄、枯矾等）。解鸿业认为痤疮热毒痰结证多因饮食、劳倦、情志所伤，导致人体脏腑阴阳失调。阳盛之体复感风邪，火热上蒸迫血外溢；饮食伤脾，脾失健运，湿浊内生或湿热内蕴；火灼津液成痰，痰结成疹；痰瘀互结成结节。治以清热解毒、化痰散结，自拟清热解毒化痰散结汤（野菊花、连翘、防风、白芷、陈皮、牡丹皮等）。

董小瑜等将 86 例成年女性轻、中度痤疮患者随机分为两组，均予维 A 酸乳膏外用，观察组 46 例予服疏肝清肺饮（柴胡、郁金、香附、枇杷叶、桑白皮、黄芩等），对照组予服红霉素肠溶胶囊。经治 6 周，观察组与对照组有效率分别为 87.0%（40/46）、75.0%（30/40）。马林等对青春期后痤疮 30 例，予服双黄消痤丸（金银花、黄芩、黄柏、玄参、栀子、赤芍药等），并以丹参酮治疗作对照组，经治 6 周，治疗组与对照组总有效率分别为 93.3%（28/30）、76.7%（23/30）（$P<0.05$）。苏秀英等将 72 例脓疱型痤疮随机均分为两组，均予常规西医治疗，研究组加服中药（皂角、金银花、蒲公英、野菊花、赤芍药、紫花地丁等）。经治 4 周，研究组与对照组总有效率分别为 94.4%（34/36）、80.6%（29/36）（$P<0.05$）。

江丽等研究中药在体外对痤疮致病菌的抑制作用，筛选、制备中药提取物。以平板法 37℃ 培养金黄色葡萄球菌和痤疮丙酸杆菌，通过 2 倍稀释法

定量测定 20 味中药和 6 种中药单体成分最低抑菌浓度,大黄、黄芩、甘草、牡丹皮、金银花和单体成分大黄酸、黄芩苷表现出良好的抑菌效果。

张凤仙等将 80 例患者随机均分为两组,治疗组予消痤散(黄芩、大黄、硫黄、丹参、牡丹皮、赤芍药等)倒膜治疗,对照组予维甲酸霜外涂。经治 4 周,治疗组与对照组总有效率分别为 95.0%(38/40)、75.0%(30/40)(P<0.05);动物实验显示,与模型组和对照组比较,消痤散治疗后兔耳角化明显改善(P<0.05)。夏庆梅等用煤焦油稀释液(95%乙醇配成的 2% 浓度煤焦油溶液)外涂于兔耳内侧导管开口处 2 cm×2 cm 范围,连续 14 d。肉眼及病理确认兔耳痤疮造模成功后随机分为 A、B、C 三组,分别于皮损处外涂 5% 痤疮凝胶(黄芩、白花蛇舌草、野菊花、红花、白薇、甘草)、10% 痤疮凝胶、维A酸乳膏。经治 2 周,维A酸组与 5%、10% 痤疮凝胶组与治疗前相比均取得显著效果,但三组疗效间比较无差异性。张丽等将健康新西兰白兔随机分为消痤胶囊(黄芩、枇杷叶、金银花、连翘、赤芍药、丹参等)大、中、小剂量组及清热暗疮丸组、模型实验组、正常对照组,采用 Kligman 法建立兔耳痤疮模型后分别灌饲消痤胶囊、清热暗疮丸和纯净水 2 周。结果表明,消痤胶囊各剂量组和清热暗疮丸组均可不同程度地改善兔耳痤疮模型毛囊皮脂腺导管的异常角化,对血清 T 的含量有降低作用、对血清 E2 含量有升高作用,并呈量效关系。

(撰稿:陈娜　李斌　审阅:陈红风)

【急性乳腺炎的治疗】

李丽等将 300 例患者随机均分为三组,在抗感染、中药(瓜蒌、皂角刺、川芎、当归、路路通、炒王不留行等)内服、手法按摩及指导哺乳等常规方法的基础上,A组配合利美达松湿敷,B组配合地塞米松湿敷,C组配合皂角液离子导入。治疗 6 d,A组总有效率为 100%,治愈率为 96.0%(96/100),明显优于 B 组的 88.0%(88/100)、52.0%(52/100),C 组的 84.0%(84/100)、50.0%(50/100)(P<0.05)。阮利元等将 105 例患者随机分为两组,对照组 52 例予天黄芷夏散(生天南星、白芷、黄柏、半夏、天花粉、大黄等)外敷局部,2 d 后若不通,予服瓜蒲通乳方(瓜蒌皮、蒲公英、桔梗、青皮、漏芦、路路通等);治疗组 53 例加用特定电磁波谱热疗照射及砭石通乳。经治 3～7 d,治疗组总有效率为 100%,优于对照组的 70.0%(35/50)(P<0.05)。沈胡刚等采用火针烙洞排脓加药线引流治疗 32 例,对照组 22 例采用脓肿切开引流方法。治疗后两组总有效率均为 100%,但治疗组乳房形态改变、疤痕大小及愈合时间均优于对照组(P<0.05)。周学虹将 130 例患者随机分为两组,均予青霉素钠肌注治疗,治疗组 66 例加用穴位按压(膻中、乳根、乳中、肩井、少泽、前谷等)并适度利用点、按、揉、压、挤、捏等手法按压刺激,再辅以犀黄丸合黄连解毒汤(金银花、连翘、蒲公英、当归、乳香、没药等)口服。经治 2 周,治疗组与对照组总有效率分别为 98.5%(65/66)、90.6%(58/64)(P<0.05)。王志荣将 120 例瘀滞期患者随机均分为两组,均予服通乳颗粒及地红霉素片,治疗组加用手法按摩治疗。经治 5 d,治疗组与对照组总有效率分别为 95.0%(57/60)、83.3%(50/60),组间比较,P<0.05。鲍以嘉等采用乳痈方(瓜蒌皮、瓜蒌子、青皮、陈皮、牛蒡子、柴胡等)联合手法按摩治疗 76 例,经治 3 d,总有效率为 93.4%(71/75)。

吴越等将 60 例哺乳期乳腺脓肿患者随机分为两组,治疗组 33 例予脓肿穿刺冲洗及抽吸,并在成脓期予服托毒排脓中药(生黄芪、鹿角片、皂角刺、炙山甲、生麦芽、谷芽等)、溃后期予服补益中药(生黄芪、党参、白术、茯苓、当归、川芎等),对照组行常规脓肿切排引流及抗感染。经治后两组治愈率均为 100%,平均治愈天数治疗组(16.48±2.80 d)短于对照组(30.59±7.69 d)(P<0.01),且疼痛程度也低于对照组(P<0.05)。王艳阳等将 120 例哺

乳期急性乳腺炎（未成脓期）患者随机均分为治疗组和对照组。前者予服瓜蒌连翘汤（全瓜蒌、连翘、漏芦、荷叶、桔梗、皂角刺等）联合针刺通乳穴及阿是穴，后者予常规抗菌药物静滴及硫酸镁溶液外敷。经治 7 d，治疗组与对照组有效率分别为 96.7%（58/60）、78.3%（47/60），组间比较，P<0.01。邱美江等将 60 例哺乳期郁乳期患者随机均分为两组，实验组予服通乳散（蒲公英、金银花、天花粉、赤芍药、生地黄、青皮等），药渣再煎汁外敷，对照组予服头孢克洛缓释片及产后康复综合治疗仪治疗。经治 5 d，实验组与对照组有效率分别为 100%、96.7%（29/30），临床症状评分、白细胞、中性粒细胞均明显降低，但实验组更著（均 P<0.01）。林希等对 60 例产后急性单纯性乳腺炎，予手法按摩、电磁波照射、柴鹿通乳汤（柴胡、鹿角霜、蒲公英、鱼腥草、赤芍药、牡丹皮等）内服、抗生素静滴等中西医综合方法，经治 3 d，总有效率 93.3%（56/60）。朱雪琼等对 60 例早期哺乳期急性乳腺炎，采用瓜蒌牛蒡汤合阳和汤加减（瓜蒌皮、牛蒡子、金银花、熟地黄、干姜、王不留行等）内服、消肿解毒膏（乳香、没药、三棱、莪术、天葵子、大黄等）外敷及手法按摩，平均治疗 5 d，总有效率为 96.7%（58/60）。

（撰稿：陈红风　马疆青　审阅：李斌）

【乳腺增生病的治疗及实验研究】

王强等将 80 例乳腺增生患者随机均分为两组，均予服三苯氧胺，观察组加服乳癖消。经治 3 个月，观察组与对照组总有效率分别为 90.0%（36/40）、75.0%（30/40）（P<0.05）；两组患者血清雌二醇（E_2）、黄体生成素（LH）水平均明显下降，但组间比较无差异性（P>0.05），孕酮（P）水平明显升高（P<0.05）。陆萍等将 240 例乳腺增生患者随机均分为两组，对照组服逍遥丸，观察组服乳腺 I 号胶囊（当归、炒白芍药、夏枯草、茯苓、柴胡、

炒白术等），经治 1 个月，观察组与对照组总有效率分别为 93.3%（112/120）、81.7%（98/120），组间比较，P<0.01；观察组血清催乳素（PRL）、E_2 和 LH 水平明显低于对照组（均 P<0.05）。左智将 107 例乳腺增生患者随机分为两组，观察组 62 例予服消癖 I 号方（柴胡、白芍药、茯苓、郁金、当归、白术等），对照组予服乳癖消颗粒。经治 60 d，两组总有效率分别为 95.2%（59/62）、73.3%（33/45），组间比较，P<0.01。孟庆榆等将 430 例乳腺增生患者随机均分为两组，观察组予服红花逍遥片（当归、白芍药、白术、茯苓、红花、柴胡等），对照组予服三苯氧胺。经治 2 个月，观察组与对照组总有效率分别为 86.5%（186/215）、76.7%（165/215），组间比较，P<0.05。张曼丽等将 120 例乳腺增生症患者随机均分为两组，对照组采用小金丸，治疗组采用刺络疗法（背俞穴刺络拔罐）联合青春消解汤（炒白术、丹参、当归、陈皮、白芍药、生牡蛎等）治疗。经治 8 周，治疗组总有效率及复发率分别为 93.3%（56/60）、8.3%（5/60），对照组分别为 80.0%（48/60）、23.3%（14/60），组间比较，P<0.05；治疗后两组乳痛程度、肿块评分均较治疗前明显改善，且治疗组显著优于对照组（P<0.05）。吴刚将气滞血瘀型乳腺增生患者 76 例随机分为两组，治疗组 42 例予血府逐瘀汤煎服，对照组 34 例予乳癖散结胶囊。经治 3 个月，两组总有效率分别为 97.6%（41/42）、70.6%（24/34），组间比较，P<0.05。郝素贞等采用乳疾灵胶囊（柴胡、青皮、丹参、香附、菟丝子、赤芍药等）治疗 57 例，对照组 55 例予他莫昔芬治疗，3 个月后，两组总有效率分别为 93.0%（53/57）、90.9%（50/55），组间比较无统计学意义；但治疗组复发率 3.5%（2/57），明显低于对照组的 32.7%（18/55）（P<0.01）。杨小红等对 60 例肝郁痰凝型患者予消结膏（香附、淫羊藿、川乌、草乌、蚤休、乳香等）外敷，对照组予散结乳癖膏（莪术、姜黄、急性子、天葵子、木鳖子、白芷等）。经治 3 个月，治疗组和对照组愈显率分别为 71.7%（43/

60)、50.0%（30/60），组间比较，P<0.05；且在乳房疼痛、肿块大小、腺体质地等方面的改善情况均明显优于对照组（P<0.05）。

刘慧等采用雌孕激素序贯注射结合夹尾刺激30 d建立大鼠肝郁痰凝型乳腺增生病模型，随机分为模型组、红金消结浓缩丸阳性对照组、乳痛软坚片（柴胡、陈皮、延胡索、川楝子、白芍药、当归等）高、中、低剂量（1.29、0.64、0.32 g/kg）组，灌胃30 d，与模型组比较，乳痛软坚片中、高剂量及阳性药组均能改善大鼠行为学评分、降低乳头的高度、缩小乳房的直径、减少小叶平均腺泡数目、减少微血管密度的数目（均P<0.01）；高剂量组还能缩小乳头的直径、降低细胞增生层数（均P<0.01）、减少血管内皮生长因子的阳性表达（P<0.05）。常秀娟等以苯甲酸雌二醇注射液建大鼠乳腺增生模型后分为对照组、模型组、阳性药物乳癖消组、桂枝茯苓胶囊高、中、低剂量（2.0、1.0、0.5 g/kg）组。灌胃5周，与模型组比较，桂枝茯苓胶囊高、中剂量组可降低大鼠乳头直径及高度、乳腺小叶腺泡数（均P<0.01）、子宫系数（P<0.05）；高剂量组还能降低大鼠血清E2水平（P<0.01）、升高P水平（P<0.05）。宋婷等建立大鼠慢性应激合并乳腺增生（雌孕激素序贯）模型，分为正常组、模型组、四逆散组、二仙汤组、四逆散与二仙汤合煎剂组。灌胃30 d，与模型组相比，三种煎剂均能引起大鼠行为活动增加（P<0.01）；催乳素、促肾上腺皮质激素（ACTH）、E2下降和睾酮（T）上升（P<0.05）；二仙汤组P无改变（P>0.05）；四逆散组皮质酮（CORT）前后无显著性差异（P>0.05）；合煎组二者均下降（P<0.05）。陆春红等使用雌孕激素序贯建立大鼠乳腺增生模型，分为模型组、消乳散结胶囊组（0.9 g/kg）、消癥丸原制剂两个剂量（2.7、8.1 g/kg）组和精制剂（柴胡、酒炙大黄、浙贝母、白芍药、炒王不留行、香附等）两个剂量（2.7、8.1 g/kg）组。灌胃3周，与模型组比较，消癥丸原制剂及精制剂组均能降低乳房高度，减少乳腺小叶腺泡

数及增加卵巢指数（均P<0.05）。

彭红华介绍班秀文治疗本病经验，认为肝郁气滞、脾虚湿困及冲任亏损是主要病机，临证应四诊合参，立法遣方务求对证。主张疏肝理气兼以柔肝，首推逍遥散；健脾化湿兼以除痰，以苍附导痰丸加炮附片、黄芪、橘核治之；调肝补肾佐以软坚，以调肝汤加仙茅、菟丝子、淫羊藿、炮附片治之。

（撰稿：陈红风　时百玲　审阅：李斌）

【混合痔的治疗】

訾维等采用内扎外剥术加肛门成形术治疗80例患者，与传统内扎外剥术做对照。结果，治疗组与对照组治愈率分别为95.0%（76/80）、80.0%（64/80），组间比较，P<0.05；术后第5、12 d，治疗组疼痛评分低于对照组（P<0.05），创面愈合时间少于对照组（P<0.05）。杜勇军等将100例患者随机均分为两组，治疗组采用痔上黏膜套扎术（PPH）联合外剥内扎术，对照组采用传统外剥内扎术治疗。结果，两组的治愈率比较无差异性，但治疗组患者疼痛持续时间（2.34±0.34 d），平均创面愈合时间（12.05±1.34 d）均低于对照组（3.12±0.12 d）、（15.32±1.87 d）（均P<0.05）。董佳容等对128例内痔或混合痔患者采取自动痔疮套扎术（RPH）联合消痔灵治疗。经治1个月，患者的便血、痔核脱出及肛缘水肿积分均明显下降（P<0.01）；术后3个月治愈率为93.8%（120/128），术后6个月、1年、2年复发率分别为6.3%、11.7%和14.8%，提示远期效果较好。陈汉雄等对120例患者予保留齿线式术，并与行传统外剥内扎术治疗的120例作对照。结果，治疗组痊愈时间（22.12±5.21 d）低于对照组（27.21±5.36 d）（P<0.05）；出血、水肿方面评分低于对照组（P<0.05）。谢琦等将172例患者随机均分为两组，治疗组行保留齿状线痔上黏膜套扎外痔切剥术治疗，对照组行外剥内扎术治疗。结果，治疗组与对照组治愈

率分别为 95.3%(86/82)、94.2%(81/86);两组疗效及术后并发症比较,均 $P>0.05$;术后疼痛比例及切口愈合时间方面治疗组均优于对照组($P<0.05$)。

张雅明等对 88 例湿热下注型患者行内扎外剥术并随机均分为两组,术后除常规治疗外,治疗组予中药(黄柏、虎杖、生大黄、五倍子等)湿热敷,对照组外用痔疾洗液湿热敷。术后 7、14 d,治疗组在改善术后出血、疼痛、渗液、充血方面优于对照组($P<0.05$)。陆琳等对 100 例混合痔术后患者随机均分为两组,均于术后第 1 d 换药,予马应龙麝香痔疮膏外敷肛门处,观察组再加 1:2.5 比例玄明粉与之混匀外敷肛门处,均 1 次/d。经治 7 d,观察组与对照组治疗水肿的总有效率分别为 96.0%(48/50)、88.0%(44/50)($P<0.05$);在减轻术后疼痛方面优于对照组($P<0.05$)。李冰对 170 例患者行外剥内扎术并随机分为两组,术后第 1 d 始,治疗组 88 例在便后及睡前予复方荆芥熏洗剂加入沸水,至 67℃时熏蒸疮面 5 min,至 37℃时坐浴 10 min,对照组则予 0.02%高锰酸钾溶液坐浴 10 min。结果,治疗组术后肛门局部水肿、疼痛评分较对照组术后同期降低($P<0.05$);治疗组术后水肿消退、创面愈合时间(4.56±0.67、19.03±3.68)均较对照组(7.61±0.98、25.76±4.32)提前($P<0.05$)。王奕英等研究发现,术后水肿发生 24 h 内给予中药(五倍子、地榆、鱼腥草、黄柏、大黄、泽兰等)坐浴 20 min 可有效减少肛门周围的水肿面积,术后水肿发生 24 h 后给予中药坐浴 10 min,可有效缓解疼痛和坠胀感。

何小波等将 216 例患者随机分为两组,治疗组 162 例予熊胆痔灵栓直肠给药,对照组予麝香痔疮栓。经治 7 d,两组中医证候总有效率分别为 93.8%(152/162)、68.5%(111/162);各项症状消失率分别为79.0%(128/162)、44.4%(24/5 4),组间比较,$P<0.01$。

(撰稿:陈红风　孟畑　审阅:李斌)

【肛周脓肿的治疗】

张坤将 40 例低位肛周脓肿术后患者随机均分为两组,均予中药(花椒、艾叶、蒲公英、槐花)坐浴,治疗组加用复方黄柏液外敷创面,对照组予凡士林油纱外敷。结果,治疗组创面愈合时间(16.31±4.01 d)优于对照组(20.71±4.28 d)($P<0.05$);术后第 7、14、21 d 时,治疗组创面愈合率及肉芽生长情况均优于对照组($P<0.05$);术后第 3 d,两组在水肿、分泌物方面比较,$P>0.05$;术后第 7、14 d,治疗组均明显优于对照组($P<0.05$)。李莹等将 60 例患者随机分为两组,均予常规手术,治疗组加服抗炎合剂(蒲公英、天花粉、败酱草、金银花、当归、赤芍药等)。结果,治疗组创面愈合、创面渗液、创缘炎性硬块缩小时间(19.96±1.70 d、3.54±1.47 d、9.33±1.20 d),均较对照组(24.65±1.96 d、6.43±1.36 d、13.78±1.06 d)缩短($P<0.05$)。雷燕将 78 例患者随机均分为两组,均予常规手术,治疗组加服仙方活命饮(金银花、白芷、防风、浙贝母、赤芍药、当归等)。经治 40 d,治疗组创面愈合时间(11.24±2.87 d)优于对照组(16.79±4.23 d)($P<0.05$);且创面症状各项积分降低幅度、肿瘤坏死因子 α 和 IL-6 细胞因子下降幅度及疼痛评分均优于对照组(均 $P<0.05$)。李万华将 114 例行一期根治术的肛周脓肿患者随机均分为两组,对照组采用高锰酸钾溶液坐浴治疗,治疗组自拟中药药液(白芷、防风、没药、贝母、乳香、当归等)熏洗。经治 4 周,治疗组与对照组治愈率分别为 91.2%(52/57)、77.2%(44/57),且创面愈合时间(14.6±3.9 d)较对照组(17.2±4.3 d)缩短(均 $P<0.05$)。赵旭东将 160 例患者随机均分为两组,均予手术及马应龙痔疮膏,治疗组加用康复新液辅助治疗,2 次/d,至创面愈合。结果,治疗组与对照组有效率分别为 95.0%(76/80)、82.5%(66/80),组间比较,$P<0.05$;治疗组的疼痛消失、

创面愈合时间（3.45±0.34 d、22.13±2.68 d），均较对照组（5.63±0.46 d、28.56±2.37 d）缩短（均 $P<0.05$）；且创面水肿、渗血、肛门渗液及尿潴留等并发症发生率明显低于对照组（均 $P<0.05$）。顾红将 40 例低位火毒炽盛型肛周脓肿切开引流术后患者随机均分为两组，治疗组予透脓散，对照组予黄连解毒汤。经治 21 d，治疗组与对照组治愈率分别为 75.0%（15/20）、60.0%（12/20），组间比较，$P<0.05$；治疗组创面愈合时间（20.80±2.62 d）较对照组（24.00±1.55 d）缩短（$P<0.05$）。王洪波等将 65 例术后患者随机均分为两组，对照组行一次性根治术，治疗组术前予如意金黄膏外敷，术后予服仙方活命饮、金玄痔科熏洗散（玄明粉、金银花、马齿苋等）坐浴，及马应龙麝香膏和湿润烧伤膏纱条换药。结果两组手术成功率均为 100%，但治疗组早期预后显著优于对照组，且起效时间更早，愈合时间较短（$P<0.05$）。

李玲娇等将 52 例局部切排后定期换药的肛周脓肿患者随机均分为两组，对照组应用凡士林油纱填塞术腔换药，观察组使用优拓和藻酸盐银离子敷料制成柱状引流条填塞术腔换药。结果，观察组创面愈合、感染控制时间（4.83±1.27 d、16.15±5.72 d）较对照组（7.16±2.51 d、25.63±3.28 d）明显缩短；换药次数（8.83±3.96）明显少于对照组（13.34±4.18）（均 $P<0.01$）。张科将 60 例患者随机均分为两组，治疗组予封闭负压引流（VSD）术，对照组予传统切开引流术。结果，治疗组创面愈合、住院时间（14.5±3.2 d、11.7±1.2 d）均低于对照组（20.7±2.6 d、16.4±2.5 d），肛瘘发生率分别为 3.3%（1/30）、20.0%（6/30），组间比较，均 $P<0.05$。

（撰稿：陈红风　时百玲　审阅：李斌）

【慢性胆囊炎的治疗及实验研究】

陈雪中将 72 例慢性胆囊炎患者随机均分为两组，均予服头孢氨苄甲氧苄啶胶囊与熊去氧胆酸片，治疗组加服中药（柴胡、金银花、连翘、茵陈、虎杖、赤芍药等）。经治 4 周，治疗组与对照组总有效率分别为 94.4%（34/36）、83.3%（30/36），组间比较，$P<0.05$。纪江红对 78 例慢性胆囊炎患者以半夏泻心汤合逍遥散口服，并与服消炎利胆片组作对照。经治 4 周，两组总有效率分别为 94.9%（74/78）、83.8%（67/80），组间比较，$P<0.05$；随访 6 个月，观察组与对照组复发率分别为 6.4%（5/78）、17.5%（14/80），组间比较，$P<0.05$。聂山文等以柴胡疏肝散加减联合茴三硫胶囊治疗慢性胆囊炎 30 例，对照组仅口服茴三硫胶囊。经治 1 个月，治疗组影像学、综合疗效总有效率分别为 96.7%（29/30）、93.3%（28/30），对照组分别为 76.7%（23/30）、73.3%（22/30），组间比较，$P<0.05$。郭凯等将 80 例患者随机均分为两组，以单纯的西医治疗为对照，观察组根据病情辨证分为肝胆气郁型、气滞血瘀型、胆腑郁热型，分别以大柴胡汤、四逆散合失笑散、清胆汤加减煎服。经治 20 d，观察组与对照组总有效率分别为 92.5%（37/40）、77.5%（31/40），组间比较，$P<0.05$。陆剑豪采用柴芩清胆汤（柴胡、茵陈、白芍药、金钱草、蒲公英、黄芩等）治疗 48 例肝胆湿热型患者，对照组予服消炎利胆片。经治 8 周，观察组总有效率为 95.8%（46/48），胆囊彩超影像有效率为 91.7%（44/48），对照组分别为 75.0%（36/48）、77.1%（37/48），组间比较，均 $P<0.05$。王晶将 152 例肝胆湿热型患者随机均分为两组，对照组口服托尼萘酸片，观察组予清肝利胆方加减（龙胆草、柴胡、黄芩、栀子、车前子、甘草等），治疗 4 周并随访 6 个月，观察组与对照组总显效率分别为 76.3%（58/76）、44.7%（34/76），复发率分别为 1.7%（1/58）、20.6%（7/34），组间比较，$P<0.05$。吴峰对 50 例慢性胆囊炎合并胆结石患者予服熊去氧胆酸、甲硝唑片及中药汤剂（芍药、柴胡、枳实、黄芩、生姜、半夏等），并与单用西药治疗的 50 例作对照。经治 60 d，治疗组

临床治愈率为58.0%(29/50)、总有效率为98.0%(49/50),对照组分别为50.0%(25/50)、84.0%(42/50),组间比较,均$P<0.05$。张小云将52例慢性胆囊炎合并胆结石患者随机分成两组,均予手术治疗,观察组30例加服中药(柴胡、金银花、虎杖、枳壳、连翘、香附等)。结果,观察组与对照组两组总有效率分别为96.7%(29/30)、72.8%(16/22),组间比较,$P<0.05$。

王安娜等总结于敏治疗本病经验,认为胆病从肝论治,将本病分为肝郁气滞、肝胆湿热、肝肾阴虚、胆胃不和4个证型,分别以柴胡疏肝散加减、茵陈蒿汤合大柴胡汤加减、半夏泻心汤合柴胡舒肝散加减、一贯煎加减治疗。并配合推按运经仪治疗300余例慢性胆囊炎伴结石患者,临床有效率达85.0%,显效率可达60.0%。张红娥等认为本病病因主要有肝气郁结、肝胆湿热两方面,以通腑利胆为治疗大法。将本病辨证为肝气郁结、湿热蕴结、瘀血阻络、肝郁脾虚4个证型,分别予柴胡疏肝散、龙胆泻肝汤、血府逐瘀汤、痛泻要方加减治疗。

火静萍等研究栀子、龙胆草、茵陈水煎剂对獭兔胆汁分泌和离体胆囊平滑肌肌条运动的影响。结果发现,不同含量(30、100、300、500、700、1000 ml/L)的3种水煎剂均可促进獭兔胆汁分泌,当3种水煎剂含量为30、100 ml/L时,胆汁分泌量均显著增加($P<0.05$);当栀子水煎剂含量为500 ml/L,龙胆草、茵陈水煎剂含量为300 ml/L时,胆汁分泌量达到最大值,分别为41.17滴、38.83滴、34.83滴;当栀子水煎剂含量从30 ml/L增加到500 ml/L时,獭兔胆囊平滑肌收缩力增加($P<0.05$),龙胆草和茵陈水煎剂对胆囊平滑肌收缩张力作用则不显著($P>0.05$)。

(撰稿:陈红风　周悦　审阅:李斌)

【粘连性肠梗阻的治疗】

邓清平用大黄免煎颗粒保留灌肠配合常规疗法治疗急性粘连性肠梗阻45例,与单纯使用常规疗法作对照。结果,观察组患者的排气恢复、排便恢复、腹痛缓解及无气液平面时间等指标均较对照组为优($P<0.05$)。罗永对112例患者以常规禁食、胃肠减压、补液等基础上,予服粘连缓减汤(厚朴、木香、乌药、赤芍药、桃仁、芒硝等)兼以化瘀散结汤(赤芍药、川芎、红花、三棱、莪术、当归等)保留灌肠,均2次/d,至梗阻全部解除,总有效率为96.4%(108/112)。张志斌将68例患者随机等分为两组,观察组予服化瘀通府祛粘汤(赤芍药、红花、当归、桃仁、川芎、生地黄等),对照组予生理盐水加费美松注射足三里,12 d为1个疗程。经治2个疗程,观察组与对照组总有效率分别为94.1%(32/34)、76.5%(26/34),组间比较,$P<0.05$。陈新民以常规治疗为对照,观察组加用桃仁承气汤灌肠。结果,观察组与对照组总有效率分别为88.0%(44/50)、66.0%(33/50),组间比较,$P<0.01$;观察组24、48 h内临床症状改善例数(7、18例)均高于对照组(2、6例)($P<0.05$)。倪猛等将92例患者随机均分为两组,均予禁食、胃肠减压、纠正酸碱平衡及水电解质紊乱、静滴头孢噻肟钠及皮下注射奥曲肽,观察组加用通腑运肠汤(枳实、厚朴、赤芍药、桃仁、莱菔子、陈皮等)内服及灌肠(2次/d)。经治10 d,观察组与对照组总有效率分别为89.1%(41/46)、71.7%(33/46),组间比较,$P<0.05$;观察组手术中转率为10.9%(5/46),低于对照组的28.3%(13/46)($P<0.05$);治疗5 d时,观察组腹胀腹痛、恶心呕吐、发热、肠鸣音、排气评分以及血清IL-6、TNF-α、二胺氧化酶(DAO)和丙二醛(MDA)水平均较治疗前下降,且低于对照组(均$P<0.01$)。连爱霞将90例患者随机均分为两组,均予常规西医保守治疗,对照组用0.2%温肥皂水200 ml低压灌肠,治疗组则用增液承气汤200 ml保留灌肠,均2次/d。结果,治疗组患者的恶心呕吐消失、腹胀缓解、首次排便及完全经口进食时间均较对照组缩短($P<0.05$)。

程欣等将 231 例患者随机分为两组并行腹部手术治疗,对照组 102 例术后采取禁食、肠外营养支持、抗感染等综合治疗,治疗组 106 例自术后第 1 d 起加服十二味蒲公英糖浆。经治 15 d,治疗组患者术后胃肠功能恢复时间明显短于对照组($P<0.05$),且术后 2 年发生粘连性肠梗阻的概率明显低于对照组($P<0.05$)。付波在常规疗法的基础上加服大承气汤治疗腹部术后粘连性肠梗阻 30 例,对照组仅用常规疗法。经治 3 周,实验组与对照组总有效率分别为 86.7%(26/30)、63.3%(19/30),排气排便、恶心呕吐消失、肠鸣音出现时间均较对照组缩短($P<0.05$)。汪景锋等将 252 例腹部术后粘连性肠梗阻患者随机均分为两组,均予西医保守治疗,治疗组加用中药通肠冲剂(大黄、芒硝、厚朴、丝瓜络、丹参、当归等)于早晚各取 100 ml 由胃管注入并夹闭胃管 2～3 h 后接负压器,100 ml 由肛门注入并垫高骶尾部保留任其自行排出,并予中药药泥塌渍(西洋参、槟榔、沉香、乌药、香附、白芷等)贴敷中脘,早晚各 1 次,2 h/次。结果治疗组与对照组总有效率分别为 94.4%(119/126)、79.4%(100/126)($P<0.05$)。左明焕等对 37 例肿瘤术后局部寒证型粘连性肠梗阻患者,予中药(木香、丁香、厚朴、枳实、延胡索、乌药等)外敷中脘、下脘、神阙穴等。经治 2 周,痊愈有效率 94.6%(35/37),中医症状评分较治疗前明显降低($P<0.01$)。

陈海东等介绍倪毓生治疗本病经验,认为本病术后多体虚,大承气汤主通腑泄热,多为攻伐之品,大量寒性药物易损伤正气,耗伤脾阳,运用不当极易导致肠腑功能紊乱。且该病具有易复发的特点,亦与肠道功能紊乱有关,体虚患者梗阻消除后应注意调理脾胃,确立了健脾理气法的治疗原则,起到良好效果。

(撰稿:陈红风　周悦　审阅:李斌)

【糖尿病足的治疗及实验研究】

顾菁等将 64 例糖尿病足(DF)患者随机均分为两组,均予常规换药、清创及抗感染,治疗组加服步长脑心通胶囊(鸡血藤、丹参、乳香、没药、桂枝、桑枝等),并取其粉末与食用米醋调敷患处。经治 3 个月,治疗组与对照组总有效率分别为 87.5%(28/32)、59.4%(19/32),组间比较,$P<0.05$;且踝肱比指数改善优于对照组($P<0.05$)。梅喜庆等将 140 例 DF 溃疡患者随机均分为两组,均予溃疡蚕食清创,对照组予百多邦外用,治疗组予双黄液外用。经治 28 d,治疗组与对照组总有效率分别为 84.3%(59/70)、60.0%(42/70),组间比较,$P<0.05$;且与对照组比较,治疗组溃疡面积显著减小,脓液渗出显著减少,肉芽显著生长,疼痛显著减轻(均 $P<0.05$)。黄丽萍等将 48 例老年 DF 患者随机均分为两组,均予前列地尔注射液及口服甲钴胺片治疗,治疗组加服黄芪桂枝五物汤。连续治疗 4 周,治疗组与对照组总有效率分别为 91.7%(22/24)、66.7%(16/24),组间比较,$P<0.05$;踝肱指数均较治疗前显著改善,且治疗组更著($P<0.05$)。江鹏等采用清热解毒化瘀化湿中药(金银花、苦参、黄柏、大黄、丹参、红花等)煎液浸泡患足,2 次/d。经治 2 个月,76 例患者中治愈 51 例,有效 19 例。李瑶等将 64 例患者随机分为两组,治疗组 33 例用外泡方(艾叶、川乌、草乌、川芎、透骨草、威灵仙等)熏洗及红光照射患足,对照组予温水熏洗足部。经治 15 d,治疗组与对照组总有效率分别为 90.9%(30/33)、67.7%(21/31),组间比较,$P<0.05$。叶育双将 70 例患者随机均分为两组,均予服药物或胰岛素注射控制血糖,治疗组以养阴润燥汤(知母、赤芍药、玉竹、千里光、路路通、荔枝核)、活血通脉汤(当归、赤芍药、川芎、桂枝、络石藤、川牛膝等)分别于每日午睡、晚睡前泡脚,对照组予温水泡脚。经治 1 年,治疗组与对照组总有效率分别为 85.7%(30/35)、42.9%(15/35),组间比较,$P<0.01$。许国峰等将 57 例患者随机分为两组,对照组 28 例单纯应用光谱抗生素治疗,治疗组 29 例加服中药(黄芪、当归、金银花、野菊花、连翘、天花粉

等)。经治 15 d,治疗组治愈 26 例,治愈时间为 (28±9)d;对照组治愈 26 例,治愈时间为(37± 12)d。钱秋海将 42 例患者均分两组,对照组口服卡马西平联合丹参注射液,治疗组则服用芪胶升白颗粒(阿胶、黄芪)。经治 8 周,治疗组与对照组总有效率分别为 90.5%(19/21)、57.1%(12/21)。陈剑飞将 189 例患者随机分为两组,治疗组 102 例予苦碟子注射液联合康复新液外敷换药,对照组 87 例予常规换药处理。经治 28 d,治疗组与对照组总有效率分别为 87.3%(89/102)、72.4%(63/87),组间比较,$P<0.05$;且治疗组有效病例的创面愈合时间优于对照组($P<0.01$)。

陈少禹研究发现,湿性坏疽患者常见症状为口燥咽干(53.7%)、神疲乏力(43.3%)、口渴多饮 (47.8%)等,混合性坏疽患者常见症状为神疲乏力 (51.2%)、口燥咽干(46.5%)、大便干燥(44.2%) 等,干性坏疽患者常见症状为神疲乏力(70.0%)、失眠(50.0%)、气短(50.0%)等。湿性坏疽以阴虚证为主;混合性坏疽以气虚证为主,兼有阴虚证;干性坏疽以气虚证为主,兼有血虚证;气虚、阴虚、血虚、阳虚等证多参差出现。韩艳茹等总结朱晓男辨治经验,认为本病多因消渴日久,气阴受损,脉道不利,血行瘀滞,瘀久化热,热盛肉腐或在某些外因诱发下局部感染毒邪所致;病位在血脉,病性为本虚标实;气阴两虚为本,湿热蕴阻、脉络瘀阻为标,湿热、瘀血既是气阴两虚的病理产物,又是消渴导致脱疽的病理因素。虽属“疽”的范畴,又兼具“疔”的特点,严密观察,不可贻误。分为急性期、缓解期、恢复期,中西医结合综合内外兼治,标本合治,适时祛腐切开引流,清脉康洗剂浴足,内服糖足方(黄芪、黄柏、苍术、天花粉、葛根、金银花等),外用一效膏、油调膏等,各有侧重,注重局部,兼顾整体。

郭静等将 50 只 DF 模型大鼠随机分为模型组、二甲双胍组、通塞脉片(TSM)高、中、低剂量 (12.44、6.22、3.11 g/kg)组。与模型组比较,TSM 可改善 DF 大鼠的病理形态学改变,加速 4、8、13、18 d 各时相点伤口愈合,降低第 18 d(修复后期)大鼠血清中丙二醛、白介素-6、肿瘤坏死因子 α 含量,升高超氧化物歧化酶含量($P<0.05$,$P<0.01$);治疗后 18 d(修复后期),TSM 高、中剂量组血管内皮生长因子(VEGF)表达,TSM 高剂量组毛细血管数目明显低于模型组($P<0.05$,$P<0.01$)。凌含鹏等研究发现,足浴 1 号(黄芪、牛膝、威灵仙、川芎、桂枝、花椒等)配合丹蛭降糖胶囊(太子参、牡丹皮、生地黄、泽泻、菟丝子、水蛭)可显著改善 DF 大鼠血清中类胰岛素 1 号增长因子表达水平。

(撰稿:殷玉莲 陈红风 审阅:李斌)

【下肢动脉硬化闭塞症的治疗】

陈端等将 38 例下肢动脉硬化闭塞症(ASO)患者随机分为两组,对照组 18 例予西洛他唑,治疗组 20 例予服脉血康胶囊和阿司匹林片。经治 56 d,治疗组与对照组总有效率分别为 95.0%(19/20)、72.2%(13/18);且症状、踝肱指数的改善优于对照组($P<0.01$);两组出血风险发作情况概率接近 ($P>0.05$)。张英军等将 50 例患者随机均分为两组,均予服辛伐他汀片、西洛他唑片,治疗组加服脉血康胶囊(水蛭素)。经治 4 周,治疗组与对照组总有效率分别为 88.0%(22/25)、68.0%(17/25),组间比较,$P<0.05$。张国庆等将 67 例 ASO 患者分为两组,治疗组 37 例予服通脉灵胶囊,对照组予服安步乐克片。经治 4 周,两组总有效率分别为 97.3%(35/37)、70.0%(21/30),组间比较,$P<0.05$。殷红琴等将 60 例患者均分为两组,均予常规西药治疗,治疗组加服益气化瘀方(黄芪、黄连、生蒲黄、桂枝、当归、川牛膝)。经治 12 周,两组患者下肢各动脉内径均较治疗前明显增宽,血流速度明显增快(均 $P<0.05$),且治疗组更著(均 $P<0.05$)。孙锁振将 100 例老年患者随机均分为两组,对照组予服前列地尔,治疗组加服麝香保心丸。经治 1 个月,治疗组与对照组总有效率分别为

94.0%(47/50)、86.0%(43/50),组间比较,$P<$
0.05;两组患者踝臂指数,多普勒超声检查血管内径、峰值流量、血流量均较治疗前明显提高,且治疗组更著($P<0.05$);治疗组心血管事件发生率显著下降($P<0.05$)。庄丽华等将 120 例患者均分为两组,均予服前列腺素 E1,治疗组加服加味四妙勇安汤(金银花、玄参、当归、甘草、黄柏、丹参等)。经治 4 个月,治疗组与对照组总有效率分别为96.7%(58/60)、68.3%(41/60),组间比较,$P<0.05$;两组患者 IL-17A、全血表观黏度、血浆黏度和 FIB水平(除对照组外)较治疗前均有显著下降($P<$0.05),且治疗组更著($P<0.05$)。孙保国等将 60例患者随机均分为三组,在常规控制血糖、血脂、血压的基础上,A 组予参附注射液,B 组予前列地尔注射液,C 组予参附注射液和前列地尔注射液,10 d/月。连续治疗 3 个月,C 组总有效率 80.0%(16/20),优于 A 组的 60.0%(12/20)及 B 组的55.0%(11/20)。

李斐等将老年糖尿病下肢动脉硬化闭塞症(DLASO)患者 168 例随机均分为两组,治疗组予脉络宁注射液联合参芪注射液,对照组予前列地尔注射液。经治 4 周,治疗组与对照组有效率分别为98.8%(83/84)、85.7%(72/84),组间比较,$P<$0.05;两组患者 ABI、Fg、血小板凝集率、CRP 指标均有所下降(均 $P<0.05$),且治疗组更著($P<$0.05)。孙寿广等将 80 例 DLASO 患者随机均分为两组,均予降糖、调脂、抗血小板聚集、降压等常规治疗,治疗组加用丹红注射液(丹参、红花)。经治 14 d,治疗组与对照组总有效率分别为 95.0%(38/40)、80.0%(32/40),组间比较,$P<0.05$。苑冰等将 200 例 DLASO 患者随机均分为两组,均予服前列地尔注射液联合西洛他唑片,治疗组加用肢通汤(红花、当归尾、雷公藤、黄芪、虎杖、甘草等)。经治 1 个月,治疗组与对照组总有效率分别为95.0%(95/100)、77.0%(77/100),组间比较,$P<$0.05;治疗组患者动脉、股动脉、足背动脉的血管内径和血流量大于对照组,峰值流速低于对照组($P<0.05$),且未出现明显不良反应。刘松岩等探讨 DLASO 的中医证型分布规律,发现气阴两虚兼血瘀型最多,占 83.9%(381/454),依次为湿热困脾兼血瘀型 10.57%(48/454)、阴阳两虚兼血瘀型5.3%(24/454)。阴阳两虚兼血瘀型的体重指数为(26.43±4.11)kg/m²,高于气阴两虚兼血瘀型的(24.91±3.12)kg/m²($P<0.05$)。

(撰稿:陈红风　殷玉莲　审阅:李斌)

【慢性前列腺炎的治疗及实验研究】

邰都等介绍了崔云治疗慢性前列腺炎经验。认为本病病机特点为湿热毒内蕴、瘀血内阻及正气亏虚,治疗以清热化湿解毒、活血化瘀及扶正益气法,善用经方、名方。湿热毒蕴型,选用四妙散合当归贝母苦参丸化裁(薏苡仁、苍术、黄柏、川牛膝、当归、浙贝母等);瘀血内阻型,选用活血祛瘀方化裁(柴胡、白芍药、赤芍药、枳实、当归、川芎等);正气不足型,选用金匮肾气丸化裁。并总结经验方"前列煎"(虎杖、败酱草、片姜黄、三七粉、浙贝母、当归等),强调在用药的同时,应加强心理疏导。杨凯等总结曾庆琪治疗经验,擅用虫类药,如地龙用于湿热瘀阻型,穿山甲用于瘀阻型,水蛭用于精液不液化型等。在辨治兼病中善用经方,若伴有阳痿、早泄,常用四逆散或肾气丸;伴有前列腺增生,常用桂枝茯苓丸;伴有遗精、滑精,常用桂枝加龙骨牡蛎汤;伴有失眠、多梦,常用黄连阿胶汤治疗等。黄建波认为正气虚弱、脾失运化、肝失疏泄是慢性前列腺炎的发病基础,湿热瘀互结、脉络不通是其病理特点。他从文献研究、方药分析、机制阐述等方面探讨了补中益气汤加味治疗慢性前列腺炎的作用机制。覃湛等介绍陈志强治疗经验,采用辨病与辨证相结合、整体辨证、局部辨证和微观辨证相结合的现代中医辨证体系论治。治疗时灵活运用温、通、清、化四法，方选肾气丸、金铃子散、肾虚膀胱热方（益智仁、黄柏、蒲公英、乌药、丝瓜络、金樱子等）以及胃湿下流方（陈皮、半夏、茯苓、丹参、白花蛇舌草、黄柏等）。

徐悦涛等将62例患者随机均分为两组，治疗组在药物治疗（辨证施治中药、盐酸坦洛新缓释片）的基础上，采用电针（穴取中极、关元、气海、肾俞、膀胱俞等）联合体外高频热疗，对照组仅采用药物治疗。经治7 d，治疗组与对照组总有效率分别为93.5%（29/31）、67.7%（21/31），组间比较，$P<0.05$。杨明月等将90例患者随机均分为两组，均予辨证（血瘀气滞证，用橘核丸合桃红四物汤加减；湿热蕴结证，用龙胆泻肝汤或八正散加减；阴虚火旺证，用知柏地黄汤合草薢分清饮加减；肾阳虚损证，用金锁固精丸合右归丸加减）治疗，针药组加用电针（白环俞、会阳穴）。经治4周，两组慢性前列腺炎症状评分（NIH-CPSI）均有所下降，但针药组更著（$P<0.05$），且临床疗效明显优于中药组（均$P<0.05$）。

段中琪将60例慢性前列腺炎患者随机均分为三组，中药组采用红藤汤（红藤、败酱草、蒲公英、马齿苋、黄柏、薏苡仁等）保留灌肠，西药组服用坦洛新，中西药组采用红藤汤保留灌肠联合坦洛新口服。治疗21 d，中西药组、中药组及西药组总有效率分别为90.0%（18/20）、55.0%（11/20）、60.0%（12/20）；三组患者NIH-CPSI评分与治疗前均有所降低（$P<0.05$），且中西药组改善更为显著（均$P<0.05$）。张奇峰等将120例受试者随机分为两组，均予α受体阻滞剂治疗，试验组加服当归贝母苦参汤（当归、浙贝母、苦参、滑石）。经治6周，试验组与对照组总有效率分别为76.7%（46/60）、56.7%（34/60），组间比较，$P<0.05$。朱勇等将114例患者分为湿热下注、气滞血瘀、阴虚火旺、肾阳亏虚4个证型组，探讨前列腺指诊、前列腺液常规参数与慢性前列腺炎中医证型的相关性。研究发现，阴虚火旺证组前列腺大小与其他各组相比明显偏小（$P<0.01$）；气滞血瘀证组前列腺质地与其他各组相比明显偏硬（$P<0.01$）；湿热下注证、气滞血瘀证组与其他两组相比，前列腺有压痛的比率明显偏高（$P<0.01$或$P<0.05$）；阴虚火旺证、肾阳亏虚证组EPS中卵磷脂小体（SPL）数量与其他两组相比异常率明显偏高（$P<0.01$或$P<0.05$）；湿热下注证、气滞血瘀证组EPS中白细胞数与其他两组相比异常率明显偏高（均$P<0.01$）。

王宇雄等将80只SD雄性大鼠随机分为金匮肾气丸组、前列通瘀胶囊组、模型组、假手术组，均给药5周。结果与其他组比较，金匮肾气丸加减能显著降低TNF-α和IL-8水平（均$P<0.05$）。张良等采用雌二醇诱导及前列腺蛋白联合免疫佐剂诱导的方法分别建立慢性自身免疫性前列腺炎大鼠模型M1和M2，探讨槲皮素对模型大鼠前列腺组织中炎症因子环氧化酶-2（COX-2）、5-脂氧酶（5-LOX）表达的影响。给药30 d，两个模型中，槲皮素200 mg/kg给药组前列腺液内卵磷脂小体密度均明显增加，M1中槲皮素200 mg/kg给药组前列腺指数降低，M2中槲皮素200 mg/kg能明显降低前列腺液中的白细胞数；病理切片中均可见病变明显改善；两种模型中前列腺组织内COX-2及5-LOX表达明显被抑制；槲皮素200 mg/kg组对模型大鼠尿液中的Na^+和Cl^-的排出有明显的促进作用，但对K^+的影响并不十分显著（M1）；槲皮素（200、100 mg/kg）组能明显增加水负荷大鼠0～4 h的排尿量，与对照组比较差异有统计学意义（M1）。提示槲皮素可能是通过抑制前列腺组织内COX-2及5-LOX表达从而改善慢性前列腺炎，并可能通过促进Na^+和Cl^-的排出改善模型大鼠排尿困难症状。

（撰稿：陈红风　张玉柱　审阅：李斌）

[附] 参 考 文 献

B

鲍以嘉,田超颖,郑蔚.乳痈方结合手法按摩治疗乳痈76例[J].上海中医药杂志,2014,48(8):65

C

常秀娟,周军,张帅,等.桂枝茯苓胶囊对乳腺增生大鼠性激素水平和乳腺组织的影响[J].中国中药杂志,2014,39(21):4139

陈端,侯伟宁,钟惠娟.脉血康联合阿司匹林治疗下肢动脉硬化闭塞症随机平行对照研究[J].实用中医内科杂志,2014,29(4):100

陈海东,方勇.健脾理气法治疗粘连性肠梗阻经验探讨[J].中国民族民间医药,2014,23(15):144

陈汉雄,刘剑,等.改良保留齿线术治疗混合痔120例临床观察[J].新疆中医药,2014,32(2):27

陈剑飞,郑仕强,孔佩英,等.苦碟子注射液联合康复新液治疗糖尿病足溃疡102例[J].湖南中医杂志,2014,30(8):18

陈洁,曹筱筱,徐蓉,等.银屑病血热及血瘀证患者外周血 Th1/Th2 细胞表达差异研究[J].中国中西医结合杂志,2014,34(1):46

陈乐君,杨彦洁,黄尧洲,等.黄尧洲教授治疗湿疹验案两则[J].中国药物经济学,2014,9(11):86

陈少禹.糖尿病足的中医证候探究[J].中国中医基础医学杂志,2014,20(7):932

陈新民.桃仁承气汤加味结合西药治疗粘连性肠梗阻50例临床疗效分析[J].基层医学论坛,2014,18(22):2989

陈雪中.中西医结合治疗慢性胆囊炎72例临床回顾性分析[J].中国实用医药,2014,9(9):145

陈媛媛,李乃芳,崔诚,等.中医综合治疗带状疱疹后遗神经痛50例临床观察[J].中国皮肤性病学杂志,2014,28(10):1065

程欣,赵国海.应用十二味蒲公英糖浆预防术后粘连性肠梗阻的效果观察[J].当代医药论丛,2014,12(1):162

丛继伟,周健.中药康复新液对肛瘘术后创面愈合临床效果观察及安全性评价[J].中华中医药学刊,2014,32(11):2809

崔利莎,刘爱民.刘爱民教授运用麻黄附子细辛汤治疗阳虚外寒型银屑病的经验[J].中华中医药杂志,2014,29(8):2524

崔壤仁,黄尧洲.外用中药煎剂治疗湿热浸淫型手部湿疹38例临床观察[J].世界中西医结合杂志,2014,9(10):1109

D

邓清平.大黄兔煎颗粒保留灌肠治疗急性粘连性肠梗阻的效果分析[J].中国实用医药,2014,9(28):182

丁大鹏,石云.寻常痤疮男女中医体质因素研究[J].中国中医基础医学杂志,2014,20(7):922

丁志明.中医清创术配合中药内服外敷治疗浆细胞性乳腺炎56例[J].中国中西医结合外科杂志,2014,20(4):431

董佳容,毛旭明,李琰,等.自动痔疮套扎术联合消痔灵治疗痔病128例[J].上海中医药杂志,2014,48(2):62

董小瑜,杨庭耀.自拟疏肝清肺饮治疗成年女性轻中度痤疮的临床观察[J].中国医药,2014,9(5):735

窦海忠,杨佰艳,刘丽,等.乌藤消银方治疗血瘀风燥型银屑病临床研究[J].中医学报,2014,29(5):761

杜晓航,宋秀祖,倪亚杰,等.益肾健脾化瘀法治疗黄褐斑的研究[J].中华中医药学刊,2014,32(4):771

杜勇军,杨顺.痔上黏膜套扎术联合外剥内扎术治疗混合痔的临床疗效观察[J].中外医学研究,2014,26(12):22

段中琪.红藤汤保留灌肠联合坦洛新口服治疗慢性前列腺炎疗效观察[J].实用中西医结合临床,2014,14(3):10

F

冯丽.活血化瘀药治疗带状疱疹的临床疗效观察[J].中医临床研究,2014,6(1):75

付波.中西医结合治疗腹部术后粘连性肠梗阻30例的疗效观察[J].深圳中西医结合杂志,2014,24(2):97

G

郜都,崔云.崔云教授治疗慢性前列腺炎经验撷菁[J].中华中医药学刊,2014,32(5):1118

葛一漫,张朝阴,胡一梅,等.马齿苋提取物对急性湿疹大鼠皮肤 TNF-α 与 IL-4 表达的影响[J].中国免疫学杂志,2014,30(12):1637

耿玉强,杨波.针刺配合拔罐、中药治疗急性带状疱疹疗效观察[J].亚太传统医药,2014,10(19):77

辜建华,马定建,张明明.中医二联疗法治疗斑秃 60 例临床疗效观察[J].辽宁中医杂志,2014,41(11):2411

古国明,李云君,袁洪海,等.中西医结合治疗带状疱疹临床研究[J].辽宁中医杂志,2014,41(1):131

顾红,陈红锦,陈超钟,等.透脓散对低位火毒炽盛型肛周脓肿术后创面的影响[J].河南中医,2014,34(4):687

顾菁,孙赟,周秀凤,等.中西医结合治疗糖尿病足临床观察[J].实用中医药杂志,2014,30(10):948

郭静,孟庆海,殷秋忆,等.通塞脉片对实验性糖尿病足模型大鼠的作用研究[J].中国中药杂志,2014,39(11):2091

郭静,周策.自拟消风散治疗血虚风燥型慢性荨麻疹的临床疗效观察[J].广州中医药大学学报,2014,31(4):514

郭凯,雷春燕.慢性胆囊炎的临床治疗效果观察[J].中国医药指南,2014,12(8):143

H

韩艳茹,朱晓男.朱晓男分期辨治湿热毒盛糖尿病足[J].实用中医内科杂志,2014,28(9):8

郝素贞,李敬华,邹燕鹏,等.乳疾灵胶囊治疗乳腺增生病的疗效观察[J].中国医学创新,2014,11(22):132.

何小波,李向阳,何红粉.熊胆痔灵栓治疗 162 例内痔与混合痔的临床疗效[J].药物评价研究,2014,37(5):456

黄建波,陈明显,周本初,等.补中益气汤加味治疗慢性前列腺炎的理论探讨[J].中华中医药杂志,2014,29(6):2007

黄丽萍,张冷,齐辉明,等.黄芪桂枝五物汤治疗老年糖尿病高危足的临床观察[J].中华老年心脑血管病杂志,2014,16(5):500

黄丽瑶.综合方法治疗带状疱疹 96 例观察[J].实用中医药杂志,2014,30(6):521

黄彦,梁承志,欧柏生,等."护卫固表"法治疗慢性荨麻疹 30 例观察[J].成都中医药大学学报,2014,37(2):90

火静萍,何玉琴,韩志磊,等.栀子、龙胆、茵陈水煎剂对獭兔胆汁分泌和胆囊平滑肌运动调节研究[J].动物医学进展,2014,35(12):65

J

纪江红.半夏泻心汤逍遥散并用治疗慢性胆囊炎 78 例临床观察[J].中医临床研究,2014,6(29):80

简小兵,李慧枝,符路娣,等.归龙丸方对早期糖尿病足大鼠 APN、PAI-1 的影响[J].广州医药,2014,45(6):8

江丽,单萍萍,申国庆.中药对痤疮致病菌的体外抑菌活性实验研究[J].药学与临床研究,2014,22(4):315

江鹏,杨思鹏,王巨阁,等.中药外用治疗糖尿病足溃疡 76 例观察[J].中医药临床杂志,2014,26(8):805

L

雷燕.肛周脓肿急症患者应用中药仙方活命饮进行治疗的机制研究[J].湖北中医药大学学报,2014,16(2):34

李冰,李景龙,王淼.复方荆芥熏洗剂防治混合痔术后并发症 88 例临床观察[J].河北中医,2014,36(6):884

李斐,张岳.脉络宁注射液联合参芪注射液治疗老年糖尿病下肢动脉硬化闭塞症疗效[J].中国老年学杂志,2014,34(1):192

李浪辉,宋宁,秦祖杰,等.黄瑾明教授治疗带状疱疹后遗神经痛学术思想探讨[J].环球中医药,2014,7(1):54

李丽,万惠玲,宁志荣.自拟消斑汤联合外敷面膜治疗黄褐斑临床疗效观察[J].宁夏医学杂志,2014,36(6):552

李丽,赵海军,徐瑾,等.中西医结合治疗急性乳腺炎疗效观察[J].现代中西医结合杂志,2014,23(1):69

李玲娇,李晓华,石绣华.优拓联合藻酸盐银离子敷料治疗肛周脓肿的效果观察[J].实用医学杂志,2014,30(12):2017

李斯朗,向丽萍,张予晋,等.四物消风散配合艾灸治疗慢性湿疹 30 例临床观察[J].湖南中医杂志,2014,30(2):44

李万华.中西医结合治疗肛周脓肿术后创面愈合的临床观察[J].中医药导报,2014,20(10):71

李瑶,张效科.中药熏洗联合红光照射治疗早期糖尿病足 33 例观察[J].实用中医药杂志,2014,30(7):653

李莹,蒋峰.中西医结合治疗肛周脓肿的临床观察[J].云南中医中药杂志,2014,35(12):22

连爱霞.增液承气汤保留灌肠辅助治疗粘连性肠梗阻疗效观察[J].辽宁中医药大学学报,2014,16(2):177

梁凤兴.养阴清热方合西药治疗阴虚火旺型慢性荨麻疹疗效观察[J].广西中医药大学学报,2014,17(4):58

梁红江,曹圣荣,廖丽萍.中西药合用治疗带状疱疹 106 例[J].新疆中医药,2014,32(5):49

廖薇,王晓翠.中药内服外敷治疗湿疹临床研究[J].中医学报,2014,29(4):596

林希,林祥,徐苗苗,等.中西医综合治疗产后急性单纯性乳腺炎 60 例[J].江苏中医药,2014,46(1):42

凌含鹏,方朝晖.自拟足浴 1 号配合丹蛭降糖胶囊对糖尿病足大鼠 IGF-1、IL-6 表达水平的实验研究[J].中医药临床杂志,2014,26(8):840

刘邦民,坚哲,李春英,等.女性黄褐斑中医证型与部位分型及病程的关系[J].中国中西医结合皮肤性病学杂志,2014,13(5):273

刘慧,刘丽芳,姚菲.乳痛软坚片对大鼠乳腺组织 VEGF、MVD 表达研究[J].中成药,2014,36(10):2199

刘荔,李瑾,朱法永.刘启廷治疗寻常型银屑病经验[J].江西中医药,2014,45(3):21

刘清.气血辨证治疗黄褐斑[J].北京中医药,2014,33(8):611

刘松岩,杜梁,王镁,等.糖尿病下肢动脉硬化闭塞症的中医证型分布规律浅探[J].世界中医药,2014,9(5):642

楼小慧.疱疹散联合止痛汤治疗带状疱疹 47 例临床观察[J].甘肃中医学院学报,2014,31(2):45

卢益萍,李忻红,马贤德,等.中药白疕合剂对银屑病样动物模型影响的实验研究[J].环球中医药,2014,7(4):251

陆春红,许惠琴,刘凯,等.消癖丸精制剂抗乳腺小叶增生的作用研究[J].中药药理与临床,2014,30(3):119

陆剑豪.柴芩清胆汤治疗肝胆湿热型慢性胆囊炎的临床研究[J].中医临床研究,2014,6(29):84

陆琳,刘艳,丁二军.玄明膏外敷治疗混合痔术后肛门水肿疼痛 50 例[J].江西中医药大学学报,2014,26(8):35

陆萍,陈晓勇,肖晓燕,等.乳腺 I 号胶囊治疗乳腺增生 120 例疗效观察[J].中国普通外科杂志,2014,23(11):1598

罗永.粘连缓减汤配合中药灌肠治疗粘连性肠梗阻临床观察[J].中国中医急症,2014,23(6):1151

吕高虹,许惠琴,沈培亮,等.消癖丸对小鼠黄褐斑模型的作用及机制[J].中国实验方剂学杂志,2014,20(22):157

M

马华谋,杨建琼,何光华,等.烧伤 I 号软膏治疗深 II 度烫伤的实验研究[J].时珍国医国药,2014,25(9):2111

马林,高起勇,孔连委,等.双黄消痤丸治疗女性青春期后痤疮的疗效观察[J].中医药信息,2014,31(3):134

毛娟娟,朱明芳.朱明芳教授重用生石膏治疗血热型银屑病[J].湖南中医药大学学报,2014,34(3):37

梅喜庆,杨萍萍,黎英豪.双黄液辅助治疗促进糖尿病足溃疡愈合的临床疗效观察[J].中华中医药杂志,2014,29(9):3028

孟庆榆,刘淑杰,吴晓丽.红花逍遥片治疗乳腺增生症 215 例临床观察[J].河北中医,2014,36(10):1536

缪仕栋.中西医结合治疗 218 例慢性湿疹疗效观察[J].皮肤病与性病,2014,36(1):28

N

倪猛,樊宏伟,高改云.通腑运肠汤内服加灌肠治疗粘连性肠梗阻 46 例[J].中国实验方剂学杂志,2014,20(14):215

倪亚杰,王平,杜晓航.女性黄褐斑与皮肤生理功能测试相关指标的相关性研究[J].中华中医药学刊,2014,32(2):344

聂山文,路小燕.柴胡疏肝散加减联合茴三硫胶囊治疗慢性胆囊炎 30 例[J].中医杂志,2014,55(4):342

P

彭红华.班秀文治疗乳腺增生经验[J].中医杂志,2014,55(2):103

彭锦芳,张海英,柏志玉,等.拔毒生肌膏合九一丹外敷对下肢慢性皮肤溃疡康复效果研究[J].中医药学报,2014,42(6):113

彭军良,陆金根,姚向阳,等.敛裂膏外敷治疗 II 期肛裂临床随机对照研究[J].上海中医药杂志,2014,48(11):64

彭伟文,王英晶,王书芹,等.黑面神枝叶水提物治疗小鼠慢性皮炎-湿疹疗效观察[J].时珍国医国药,2014,25(12):2954

Q

钱秋海.补血益气法在糖尿病足溃疡中的应用[J].河北医药,2014,36(12):1853

邱洁,许静芳,林少群,等.萆薢祛湿汤治疗雄激素源性脱发 80 例临床观察[J].云南中医中药杂志,2014,35(11):36

邱美江,孙荃荟.通乳散治疗哺乳期急性乳腺炎郁乳期

临床观察[J].现代中西医结合杂志,2014,23(5):522

R

阮利元,刘颖,钟萍萍,等.中医综合疗法治疗早期急性乳腺炎(乳痈)52例疗效观察[J].四川中医,2014,32(12):132

S

沈胡刚,顾建伟,冯全林,等.火针烙洞排脓加药线引流治疗乳痈成脓期临床观察[J].中国中医急症,2014,23(11):2127

宋婷,童钟,李中平,等.四逆散、二仙汤及其合剂对慢性应激合并乳腺增生模型大鼠的影响[J].南京中医药大学学报,2014,30(1):57

苏秀英,唐桂群.中西医结合治疗脓疱性痤疮的临床疗效观察[J].深圳中西医结合杂志,2014,24(6):56

孙保国,孟君,项婷,等.参附注射液辅助治疗下肢动脉硬化闭塞症的临床观察[J].中国中医急症,2014,23(5):925

孙寿广,王雪梅,刘金婷.丹红注射液治疗2型糖尿病合并下肢动脉硬化闭塞症临床观察[J].四川中医,2014,32(10):173

孙松,周洪,李海松,等.丁桂散敷脐治疗气滞血瘀型Ⅲ型前列腺炎58例疗效观察[J].中国性科学,2014,23(12):50

孙锁振.麝香保心丸联合前列地尔治疗老年下肢动脉硬化闭塞症疗效观察[J].现代中西医结合杂志,2014,23(3):284

孙玉芝,张朝晖,马静,等.化腐再生法联合小切口引流治疗糖尿病足急性坏死性筋膜炎[J].中国中西医结合外科杂志,2014,20(6):578

T

覃湛,袁少英,吕立国,等.陈志强辨证论治慢性前列腺炎经验[J].广州中医药大学学报,2014,31(1):135

W

汪景锋,马伟林.中西医结合治疗腹部术后粘连性肠梗阻的临床观察[J].光明中医,2014,29(9):1912

王安娜,李敏,代英,等.于敏教授治疗慢性胆囊炎伴结石经验撷粹[J].中国药物经济学,2014,9(12):78

王冬梅,马丽莉,祝永强,等.肝郁血虚型慢性荨麻疹患者负性情绪对神经生长因子和P物质水平的影响[J].中华中医药学刊,2014,32(6):1425

王广银,何慧,马红涛."白芷合剂"联合"祛斑倒模"治疗黄褐斑疗效观察[J].宁夏医科大学学报,2014,36(10):1140

王洪波,孙艳坤,高洁.仙方活命饮治疗治疗肛周脓肿术后65例[J].陕西中医,2014,35(3):336

王晶.清肝利胆方治疗肝胆湿热型慢性胆囊炎76例疗效观察[J].中医临床研究,2014,6(1):79

王强,丁宝忠,靳继海.乳癖消联合三苯氧胺治疗乳腺增生的疗效观察[J].中国普通外科杂志,2014,23(11):1601

王万春,张世鹰,陈盼,等.喻文球教授治疗慢性湿疹经验荟萃[J].光明中医,2014,29(6):1149

王万春,张世鹰,陈盼,等.喻文球教授治疗黄褐斑经验[J].中华中医药杂志,2014,29(9):2843

王晓丽,李士瑾.芪归金蝉方治疗慢性荨麻疹血虚风燥型30例[J].中医研究,2014,27(4):25

王艳阳,孙倩.瓜蒌连翘汤联合针刺治疗早期急性乳腺炎60例[J].中医研究,2014,27(4):46

王一飞,李斌."药-针-膜"结合治疗痤疮[C].全国中西医结合皮肤性病学术年会论文汇编,2014

王奕英,诸葛林敏,傅凌雪,等.不同干预时机与持续时间的中药坐浴对混合痔术后患者的水肿观察[J].辽宁中医杂志,2014,41(6):1199

王宇雄,姜成龙,谢小平.金匮肾气丸加减对大鼠慢性非细菌性前列腺炎的影响[J].现代中西医结合杂志,2014,23(9):921

王志荣.手法按摩加药物治疗瘀滞期乳腺炎120例[J].中国医药指南,2014,12(3):95

魏勇军.高社光应用《内经》理论治疗痤疮经验[J].河北中医,2014,36(6):805

吴峰.中西医结合治疗慢性胆囊炎合并胆结石疗效观察[J].中医临床研究,2014,6(25):112

吴刚.血府逐瘀汤加减治疗气滞血瘀型乳腺增生的临床观察[J].中国临床医生杂志,2014,42(12):83

吴越,吴永强,郑红斌,等.分期托补法治疗哺乳期乳腺脓肿的临床研究[J].浙江中医药大学学报,2014,38(4):386

X

夏庆梅,景春辉,杜天乐.复方中药痤疮凝胶对兔耳朵痤

疮模型治疗作用的实验研究[J]. 天津中医药,2014,31(5):296

肖卫敏,李振名,范淑凤,等. 针药结合治疗带状疱疹后遗神经痛60例疗效观察[J]. 河北中医,2014,36(4):517

解鸿业. 痤疮热毒痰结证治验[J]. 中医临床研究,2014,6(13):87

谢龙炜,顾在秋,蔡良良. 柏竭珍珠膏治疗烧伤残余创面[J]. 长春中医药大学学报,2014,30(5):925

谢琦,居同法,任华,等. 保留齿上线痔上黏膜套扎外痔切剥术治疗混合痔[J]. 中国中西医结合外科杂志,2014,20(3):243

谢艳秋,孔祥君,代维维,等. 凉血消风汤加减治疗血热型银屑病的疗效及对外周血白介素-8的影响[J]. 天津中医药,2014,31(4):215

徐悦涛,吴自力,孙迎斌,等. 电针联合体外高频热疗治疗慢性前列腺炎疗效观察[J]. 辽宁中医杂志,2014,41(9):1970

许国峰,唐立伟,任佳印,等. 中西医结合治疗糖尿病足疗效观察[J]. 现代中西医结合杂志,2014,23(25):2798

Y

闫英,郭晓明,武李莉,等. 湿疹溻渍方外用对模型小鼠的抗炎、止痒作用的实验研究[J]. 北京中医药,2014,33(11):861

杨国虎,高正君,蒋丽媛. 丹红注射液治疗褥疮皮瓣修复患者的疗效及对血液流变学的影响[J]. 新中医,2014,46(4):100

杨锦绣. 瓜蒌散配合中药外敷治疗带状疱疹36例[J]. 中国民间疗法,2014,22(11):61

杨凯,朱勇,曾庆琪. 曾庆琪教授辨治慢性前列腺炎经验[J]. 世界中医药,2014,9(1):59

杨明月,应荐,李俊贤,等. 电针白环俞、会阳治疗慢性前列腺炎临床观察[J]. 上海针灸杂志,2014,33(10):913

杨小红,石岳. 消结膏外敷治疗肝郁痰凝型乳腺增生病疗效观察[J]. 山西中医,2014,30(4):42

叶育双. 中药外洗方治疗早期糖尿病足35例[J]. 浙江中西医结合杂志,2014,24(10):918

殷红琴,蒋文霞,张奕民,等. 益气化瘀方治疗2型糖尿病下肢动脉闭塞临床观察[J]. 上海中医药杂志,2014,48(4):57

俞若熙,杨寅,陈雪梅,等. 从血瘀体质论治黄褐斑的理论探析[J]. 中华中医药杂志,2014,36(10):1140

袁娟娜,吴元胜,李红毅,等. 禤国维教授从系统论角度论治慢性荨麻疹经验介绍[J]. 新中医,2014,46(2):25

苑冰,衣卫东. 糖尿病下肢动脉硬化闭塞症的中西医结合治疗效果观察[J]. 实用心脑肺血管病杂志,2014,22(11):89

Z

张凤娥,李悦嘉,杨志波,等. 调肾祛斑颗粒含药血清对UVA辐照后人皮MC增殖的影响[J]. 新中医,2014,46(12):205

张凤仙. 消痤散倒膜治疗寻常痤疮的临床观察和实验研究[J]. 湖北中医杂志,2014,36(4):14

张贯高. 滋阴养血祛风汤治疗血虚风燥型银屑病40例[J]. 河南中医,2014,34(8):1558

张国庆,李敏. 益气活血法治疗下肢动脉硬化闭塞症37例[J]. 中国中医药科技,2014,21(1):90

张红娥,王树鲜. 浅谈慢性胆囊炎的中医治疗[J]. 中国临床研究,2014,6(22):39

张科,徐君毅,王炜. VSD负压引流术治疗肛周脓肿的临床研究[J]. 结直肠肛门外科,2014,20(1):65

张坤,丁克,张晓杰. 复方黄柏液促进肛周脓肿术后创面愈合的疗效观察[J]. 山东中医杂志,2014,33(4):277

张磊,王丽翔,闫少庆,等. 整体清法治疗糖尿病足筋疽溃疡的临床治疗[J]. 中华中医药杂志,2014,29(11):3670

张丽,王凡,尹小娥,等. 消痤胶囊对兔耳痤疮模型抗角化作用及血清睾酮、雌二醇含量的影响[J]. 长春中医药大学学报,2014,30(5):796

张良,程丽艳,史红. 槲皮素对自身免疫性前列腺炎模型COX-2及5-LOX表达的影响[J]. 中华中医药学刊,2014,32(3):600

张曼丽,崔东晖,李岩. 刺络疗法联合青春消解汤治疗青春期乳腺增生症疗效观察[J]. 临床和实验医学杂志,2014,13(5):412

张奇峰,杨宁,陈园园. 当归贝母苦参汤联合α受体阻滞剂治疗Ⅲ型前列腺炎临床随机对照研究[J]. 辽宁中医杂志,2014,41(7):1414

张松兴. 郝学君教授针灸治疗湿疹[J]. 长春中医药大学学报,2014,30(4):633

张天琪,王明燕,崔赛男,等.川芎茶调散对急性湿疹小鼠血清白介素2、IgE及NO水平影响的研究[J].内蒙古中医药,2014,33(35):107

张旺琼,黄芳,周首邦,等.三黄汤治疗Ⅱ-Ⅳ期压疮65例[J].陕西中医,2014,35(1):20

张小云.中西医结合治疗慢性胆囊炎合并胆结石的临床疗效观察[J].中西医结合与祖国医学,2014,18(10):1321

张晓军,钱龙江.清解化瘀组方治疗带状疱疹58例[J].河南中医,2014,34(11):2227

张雪菊.除湿胃苓汤、龙胆泻肝汤配合外用药治疗带状疱疹46例[J].中国民间疗法,2014,22(7):46

张雅明,夏泽华,董菲菲.自拟中药方湿热敷对湿热下注型混合痔术后消肿止痛作用的临床观察[J].上海中医药杂志,2014,48(1):58

张英军,王军,王刚.脉血康胶囊治疗下肢动脉硬化闭塞症临床疗效观察[J].现代中医药,2014,34(2):35

张志斌.化瘀通府祛粘汤治疗粘连性肠梗阻的疗效[J].中医临床研究,2014,6(23):109

赵晶,李英姿,韩莹,等.七菊芦荟饮治疗黄褐斑模型小鼠的实验研究[J].中国美容医学,2014,23(5):373

赵旭东.康复新液联合马应龙痔疮膏治疗肛周脓肿80例[J].陕西中医,2014,35(5):539

仲超祥,胡玉超,姚秋菊,等.金马洗剂在肛肠病术后的应用[J].中国中西医结合外科杂志,2014,20(6):628

周伟强,邵丹丹,林锦春.益肾逍遥饮对肝郁肾虚型男性更年期综合征患者性激素水平的影响[J].广东医学,2014,35(11):1771

周学虹.穴位按压与犀黄丸合黄连解毒汤联合西药治疗急性乳腺炎随机平行对照研究[J].实用中医内科杂志,2014,28(1):89

周永有.中医综合疗法治疗慢性荨麻疹疗效观察[J].广西中医药大学学报,2014,17(2):30

朱小兰,盛国荣,杨永美.补骨脂酊对实验性白癜风模型的影响[J].中药药理与临床,2014,30(6):115

朱雪琼,米海霞,林希,等.内外合治治疗哺乳期急性乳腺炎早期临床观察[J].新中医,2014,46(12):129

朱勇,曾庆琪,施勇,等.前列腺指诊和前列腺液常规参数与CP中医证型的相关性[J].时珍国医国药,2014,25(2):507

庄丽华,胡家才,吴昊.加味四妙勇安汤联合前列腺素E1治疗下肢动脉硬化闭塞症的临床疗效[J].微循环学杂志,2014,24(2):42

訾维,翟文炜,贺向东,等.内扎外剥术加肛门成形术治疗混合痔临床研究[J].上海中医药杂志,2014,48(4):82

左明焕,袁莉,刘传波,等.中药外敷治疗肿瘤术后局部寒证型粘连性肠梗阻37例的效果[J].中国医药导报,2014,11(20):94

左智.消癖Ⅰ号方治疗乳腺增生症62例疗效观察[J].时珍国医国药,2014,25(2):401

（八）骨 伤 科

【概　述】

2014年，中医骨伤科领域发表的论文有2 800余篇，仍以常见病、多发病的临床报道为主，其次是实验研究和专家经验总结。临床治疗以手法整复、夹板外固定，并配合中医辨证论治及功能锻炼等为主；实验研究涉及中医药治疗骨伤疾病的机理；专家经验总结主要涉及名医专家治疗骨伤疾病的临床经验。骨伤科撰写的条目所引用文献共71篇，基金项目占43.7％(31/71)，其中国家级基金项目12篇(含国家自然基金项目7篇)。

1. 临床研究

临床研究立足于中医骨伤科学的特色疗法，并融入了西医骨科学的诊断与治疗理念。其中肱骨近端骨折、股骨粗隆间骨折、骨质疏松症、股骨头坏死、桡骨远端骨折、膝骨关节炎、腰椎间盘突出症的治疗与研究等，本卷设有专题介绍。此外，王轶等以通脉除湿中药(桃仁、红花、水蛭、赤芍药、川芎、当归等)治疗拇外翻温氏截骨术后前足肿胀41例，与静脉点注七叶皂苷钠、口服迈之灵片治疗的39例作对照。经治1周后，治疗组前足疼痛较对照组明显减轻(P＜0.05)。陆志夫等以蠲痹汤加减(当归、羌活、独活、桂枝、秦艽、海风藤等)结合中药(透骨草、伸筋草、威灵仙、雷公藤、牛膝、桂枝等)熏洗治疗57例髌骨软化症，临床症状均缓解，膝关节功能改善情况优于对照组(P＜0.05)。徐华等以鹿灵活络合剂(黄芪、党参、丹参、川芎、鹿含草、威灵仙等)治疗神经根型颈椎病39例，疗程为4周。记录治疗前及治疗后第2、4周末疼痛视觉模拟(VAS)及颈椎病症状体征量表评分变化，其改善颈椎病患者的神经根根性症状有效率为89.7％(35/39)。孙悦礼等针对神经根型颈椎病有关颈痛的国际公认信息进行汇总，包括颈痛的定义、分类以及现有的评定手段，通过综合性评述，提出适用于中医药临床科研的评价方法。张兆杰等将80例寰枢关节错缝所致颈性眩晕随机均分成治疗组与对照组，分别予疏筋整复手法与牵引治疗。治疗后及治疗3个月随访时，治疗组患者眩晕及枕颈部疼痛改善情况明显优于对照组(P＜0.01)。潘志雄等以内服独活寄生汤(独活、秦艽、桑寄生、牛膝、杜仲、白芍药等)配合中药(宽筋藤、威灵仙、海风藤、刘寄奴、苏木、牛膝等)熏洗患处治疗30例膝关节退行性骨关节病，并与单纯用熏洗治疗的30例作对照，发现独活寄生汤组与对照组相比，能显著降低膝关节液中IL-1水平，且临床总有效率明显优于对照组(P＜0.01)。

2. 实验研究

季卫峰等将42只雄性SD大鼠随机平分为正常对照组、脑损伤组、骨折组、脑损伤＋骨折组及补骨脂二氢黄酮高、中、低剂量(1.5、0.5、0.1 mg/100 g)＋骨折组，观察SD大鼠脑损伤和补骨脂二氢黄酮对胫骨骨折愈合过程中5-羟色胺(5-HT)、血管内皮生长因子(VEGF)两种生长因子的影响。发现脑损伤后可诱导外周血中VEGF含量增高，促进骨折愈合。补骨脂二氢黄酮进入血液可使外周血液中VEGF水平维持在较高水平，直接促进骨折愈合，且中、高剂量对促进骨折愈合影响明显。脑损伤早期5-HT合成增加并大量释放入脑微血管,促进骨折愈合,中后期5-HT通过血脑屏障进入外周血管,使中枢5-HT浓度下降,骨折愈合速率减慢。而补骨脂二氢黄酮在促进骨折愈合过程中对5-HT水平改变无明显影响。王羿等将60只雄性SD大鼠随机平分为治疗组与对照组,研究布依药鹿角壮骨煎液对大鼠骨折模型的修复作用及其机制。发现在造模第21、30、42 d时,治疗组X线影像学评分、组织形态学修复改变和骨密度改善与对照组比较均有显著差异($P<0.01$)。提示布依药鹿角壮骨煎液可提高骨密度与骨组织影像学评分,促进骨组织形态修复,对骨折愈合有促进作用。

于学美等将60只Wistar大鼠随机平分为空白对照组、模型对照组、钙尔奇组、益气补肾活血方组(黄芪、太子参、熟地黄、续断、桑寄生、当归等),研究益气补肾活血方对失用性骨质疏松大鼠骨密度(BMD)、大鼠骨钙素(BGP)、大鼠骨特异性碱性磷酸酶(BAP)等指标的影响。结果与模型对照组比较,益气补肾活血方组和钙尔奇组均能降低血清中BAP含量($P<0.05$),能够有效防止失用性骨质疏松模型大鼠的骨量丢失,并能有效抑制骨吸收的发生,促进骨形成。刘宗权等将60只雌性SD大鼠随机平分为空白对照组、模型组、仙灵骨葆组及淫羊藿苷低、中、高剂量(2.5、5、10 mg/kg)组。除空白对照组外,其余各组以摘除卵巢(去势)方法诱发大鼠骨质疏松模型,观察淫羊藿提取物对Ⅰ型前胶原氨基末端肽(PINP)、Ⅰ型胶原交联氨基末端肽(NTx)等指标的影响及其抗骨质疏松的作用机制。结果与模型组比较,淫羊藿苷各剂量组均可提高去势大鼠雌二醇(E_2)和PINP水平($P<0.05$),降低NTx含量($P<0.05$),具有雌激素样作用,可改善去势大鼠骨质疏松症。

牛维等将100只雌性SD大鼠随机平分为鹿茸低、高剂量(0.021、0.084 g/100 g)组、盐水组、模型组及正常组,除正常组外采用经典Hulth方法造模,观察鹿茸对大鼠骨关节炎(OA)软骨靶器官

Smad2、3表达的影响。结果与模型组比较,鹿茸各剂量组Smad2、3蛋白在灌胃后2、4周时,其在软骨细胞中的表达量明显升高($P<0.01$);与同组灌胃后2周比较,鹿茸各剂量组灌胃4周升高更显著($P<0.01$);与同组灌胃后4周比较,灌胃后6周时鹿茸各剂量组的Smad2、3蛋白表达量降低($P<0.01$)。提示鹿茸通过调控软骨细胞内Smad2、3基因和蛋白的表达而起到修复软骨的作用,而软骨细胞内的Smad2、3基因表达及蛋白水平的上调可能是OA发病的重要机制之一。齐岩等将60只Wistar大鼠由胶原诱导关节炎模型,随机均分为模型组、西药(泼尼松)对照组、中药(湿热痹颗粒)对照组及蒿秦通痹胶囊(青蒿、秦艽)高、中、低剂量组。发现蒿秦通痹胶囊各给药组大鼠滑膜水肿、炎性细胞浸润、滑膜增生、血管翳生成、软骨破坏等病理损害均得到改善,其总体改善水平与西药对照组相似,优于中药对照组,且呈剂量相关性。

3. 专家经验总结

张霆介绍施杞系统性治疗膝骨关节病的经验。其以"气血兼顾、痰瘀兼祛、痿痹兼治、肝脾肾调摄,从经筋入手,防治养结合"为治疗理念;认为膝骨关节病为退行性关节病,其发生同人体的衰老有关,患者要了解自我保养和导引锻炼的重要性,充分调动患者的积极性,才能较快缓解并维持较长时间不发作。王川介绍杨金斗在治疗筋伤病时所一贯遵循的以舒筋止痛、整复移位为主导的治疗思路,与"松则通""顺则通""正则通""通则不痛"为目的的治疗原则,以及以"稳、准、巧"为核心的施术要领。马少华等介绍马勇辨证敷贴的用药原则、动静结合的手术及术后恢复原则、动态理筋的手法运用原则以及外用熏洗疗法的用药规律,阐释中医外治治疗骨伤科疾病的特色。郭天旻等介绍石仰山对陈伤劳损的论治,首先讲究审因论治,"治病必求于本",重视先后天的调摄,脾肾兼顾,标本同治;其次注重

"兼夹"之邪,治伤毋忘风寒痰湿的诊治;再次讲究治疗的整体观,内外并重,内服外用、针药并施,以其全效。

（撰稿：施杞　徐浩　审阅：王拥军）

【肱骨近端骨折的治疗】

张向荣等采用手法复位(患者取坐位,由一助手将一条辅带穿过其腋下提起,另一助手握住其肘部,使患者屈肘90°,术者双手环抱状置于患者肱骨近端,由两位助手对抗牵引后,术者双拇指顶住肱骨大结节部,其余手指向外挤压复位,令助手放松牵引维持患肢稳定)联合小夹板固定治疗38例肱骨近端骨折(Neer分型均属1部分或2部分骨折),随访时间为2～3个月,治愈34例,好转3例,优良率达97.4%(37/38)。晋存等采用手法整复结合抛肩疗法治疗肱骨近端粉碎性骨折,先根据骨折情况手法复位,予纸夹板固定并行系统抛肩(治疗第2周,超肩夹板保护下行肩关节的前后内外方向直线摆动,幅度以患者无不适感为准,逐渐加大幅度;第3周,去除外侧制动夹板,前后侧超肩夹板保护下加行肩关节圆弧形摆动锻炼;第4周,前后超肩夹板保护下加行外展前屈后伸肌力锻炼;第5周,去除外固定夹板,加行爬墙上举肩关节及屈肘位内外旋肩关节锻炼,加大肩关节圆弧形摆动幅度)后行影像学复查,治疗2个月后行肩关节功能评定,28例患者中优20例,良5例。叶永光等采用手法复位小夹板外固定配合上肢可调式外展架(内收型骨折维持肩外展70°～90°;外展型骨折维持肩外展35°～50°)治疗273例老年肱骨近端骨折,随访时间6～18个月,影像学评估优良率85.3%(233/273),CMS评分总有效率91.9%(251/273)。

柴亚鹏等将70例肱骨近端骨折患者随机分组,治疗组36例采用小夹板外固定结合外展支架治疗,对照组34例采用石膏托外固定。结果,两组总有效率分别为94.4%(34/36)、79.4%(27/34),

组间比较,P<0.05。邓先堂将98例肱骨近端骨折患者分为三组,分别采用手法复位小夹板外固定(A组)、切开复位T型钢板内固定(B组)及切开复位锁定钢板内固定(C组)治疗。三组均获完整随访,随访时间6～24个月(中位数12.5个月)。功能评定采用Neer评分:A组优良率为87.1%(27/31),B组优良率为71.4%(20/28),C组优良率为92.3%(36/39);A、C两组比较,P<0.05。陈海云等将38例肱骨近端骨折患者分别进行Philos钢板和小夹板治疗,结果采用肩关节功能ConstantMurley Score评分,Philos钢板组20例中有优5例、良10例,小夹板组18例中有优1例、良6例,组间比较,P<0.05。

（撰稿：邬学群　审阅：王拥军）

【桡骨远端骨折的治疗与研究】

本年度桡骨远端骨折的治疗与研究方面相关文献约420篇,内容多为中医保守或手术疗法的临床研究,水平有所提高,内容更加深化。

1. 保守与手术治疗的疗效比较

徐文停等收治264例268侧桡骨远端骨折,其中168例171侧采取手法复位石膏外固定,96例97侧予切开复位内固定手术(含手法复位后再移位者8例8侧)。腕关节功能评价根据Cooney标准进行评定,结果264例获得随访12～36个月(平均26个月),手法复位石膏外固定组优良率为84.8%(145/171),切开复位内固定手术治疗组优良率为95.9%(93/97)。戴向华收治58例桡骨远端骨折依据AO分型分为A、B、C 3种类型,并依据骨折情况及年龄和不同方法随机分为三组,其中闭合复位小夹板石膏外固定法治疗24例,切开复位钢板固定法治疗22例,支架外固定法治疗12例。经对3～6个月的随访,三组疗法的优良率分别为95.8%(23/24)、77.3%(17/22)、75.0%(9/

12)。提示闭合复位小夹板石膏外固定法作为传统的治疗方法疗效比较明显。郭玉祥收治 84 例桡骨远端骨折分为两组,其中 49 例予保守治疗(小夹板外固定和石膏外固定法),35 例使用手术治疗。结果,保守治疗组中有 28 例患者关节面平整,21 例患者关节面不平整;手术治疗组分别为 35 例、0 例;优良率分别为 85.7%(42/49)、94.3%(33/35)。提示保守治疗法有一定的适用范围,有关节面移位情况者需要采取手术方式。

2. 中医手法复位结合夹板固定的临床疗效

何汉戊等将 164 例患者均分为两组,治疗组经手法复位后敷跌打外敷方药膏并予小夹板外固定,对照组复位后直接予小夹板外固定。在治疗后的第 3、5、7 周,均予摄腕部正侧位 X 线片,观察桡骨骨折的愈合程度,6 个月后比较两组的疗效。结果显示,治疗组骨折愈合时间较对照组明显缩短($P < 0.05$),治疗组与对照组腕关节功能恢复优良率分别为 95.1%(78/82)、82.9%(68/82),组间比较,$P < 0.05$。尹宏兵等将观察组 30 例患者予手法整复治疗,对照组 30 例予外科手术治疗,术后对患者进行 6～12 个月的随访。结果,观察组与对照组总有效率分别为 96.7%(29/30)、73.3%(22/30),组间比较,$P < 0.05$。董君博将 72 例 Colles 骨折患者随机均分为两组,均予手法复位,治疗组合用小夹板结合短石膏托外固定并口服接骨七厘片,对照组以前臂超腕关节石膏托外固定。分别在复位后 3、7 d 进行 X 线摄片与术后即时 X 线片对比观察再移位发生率。结果,治疗组的再移位发生率与对照组比较无显著差异性($P > 0.05$),但腕关节功能评分优级率明显高于对照组($P < 0.05$)。章晓云等采用手法复位小夹板固定结合中医三期辨证用药治疗伸直型桡骨远端骨折患者 367 例,随访 12～36 个月,治愈 332 例,好转 35 例。

(撰稿:许金海　审阅:王拥军)

【股骨粗隆间骨折的治疗与研究】

股骨粗隆间骨折(ITF)好发于老年人,尤其是高龄骨质疏松症患者,其骨折后残疾及死亡率高达 15%～20%。在 ITF 治疗上主要采用中西医结合的方法,以中药内服外敷配合多种手术方式联合治疗。

何星宏将 85 例老年 ITF 患者按照治疗方式不同分为两组,观察组(43 例)行中医正骨手法(患者取仰卧位,患髋侧垫高约 15°,助手按住两侧髂嵴,术者立于患侧,用肘弯套住患肢腘窝,另一只手握住患肢脚踝,使患者屈髋屈膝 90°,顺势进行拔伸牵引;骨折远端牵下后伸髋约 135°,内旋患肢,适度外展后伸直;若骨折处仍存在向前成角,应在助手牵引维下,由术者一只手扣住股骨大粗隆后侧向前端提,另一只手着股骨颈的方向向后压,此时助手应内旋患肢,以纠正向前角;最后将患肢置于平台上,无外旋者为成功)复位外固定,对照组行西医切开复位螺钉内固定治疗。随访 12～24 个月,优良率分别为 88.4%(38/43)、69.0%(29/42),组间比较,$P < 0.05$。程中午将 32 例 ITF 患者均予"拔伸牵引,旋转屈伸"行中医正骨处理后采用股骨近端锁定钢板内固定法手术治疗,随访 1 年后所有患者骨折均愈合,且 Harris 髋关节评分优良率达 93.8%(30/32)。

何少斌等将 70 例高龄 ITF 患者随机平分为两组,均采用防旋型股骨近端髓内钉(PFNA),治疗组在此基础上术后采用中医三期辨证,早期治以清热解毒、活血化瘀、利水消肿(当归、赤芍药、桃仁、黄柏、木通、防风等),中期治以健脾补肾(当归、赤芍药、续断、威灵仙、骨碎补、五加皮等),后期则以补肾壮骨为主(当归、白芍药、续断、骨碎补、威灵仙、川木瓜等),连续用药 3 月。结果两组患者住院时间比较无明显差异,治疗组下地负重时间及骨折愈合时间均明显短于对照组（$P<0.05$）；术后 6 个月后治疗组患者 Harris 评分在功能、疼痛、畸形、运动范围及总分方面均明显高于对照组（$P<0.05$）。吴旭东对 88 例 ITF 患者采用 PFNA 术后随机平分为两组，对照组用常规西医抗感染等基础治疗，实验组在此基础上加用中医三期辨证治疗，结果两组患者在住院时间及总体疗效上无明显差异性，但实验组在骨折愈合时间及下地负重时间均显著短于对照组（$P<0.05$）。曾金如等将 80 例老年 ITF 患者随机平分为两组，均采用股骨锁定钢板治疗，实验组在此基础上依据中医骨折三期辨证原则，早、中、后期分别采用骨折Ⅰ方（乳香、当归、桃仁、木香、红花、赤芍药等）、骨折Ⅱ方（赤芍药、当归、补骨脂、桑寄生、甘草、茯苓等）、骨折Ⅲ方（山萸肉、黄芪、当归、牡丹皮、白芍药、自然铜等）随症加减煎服治疗，均接受为期 1 年的随访。结果实验组与对照组的优良率分别为 90.0%（36/40）、80.0%（32/40），组间比较，$P<0.05$。

深静脉血栓（DVT）在骨科手术如全髋关节置换、全膝关节置换及髋关节周围手术等术后存在较高的发生率。包杭生等将 96 例股骨转子间骨折术后患者随机平分为两组，均予皮下注射低分子肝素，同时试验组给予补阳还五汤煎服，连续 7 d。分别观察两组受试对象试验前、后凝血-纤溶系统、血液流变学指标及伤肢彩色多普勒超声检查情况。结果，试验后两组患者的凝血酶原时间（PT）、活化部分凝血活酶时间（APTT）与 D-二聚体、组织型纤溶酶原激活抑制因子（PAI）等凝血-纤溶系统相关指标及血液流变学指标均显著改善，组内比较，$P<0.05$，且试验组更显著（$P<0.05$）；伤肢彩色多普勒超声检查结果显示，试验组的伤肢 DVT 发生率明显少于对照组（$P<0.05$）。陈军将 60 例下肢骨折患者随机分为两组，均予常规的骨折治疗方法（抗感染、促进骨折愈合及改善微循环等），观察组予加服桃红四物汤（桃仁、红花、赤芍药、当归、川芎、生地），比较两组患者治疗前后的足甲襞微循环相关指标（管襻输入枝及输出枝长度、输入枝及输出枝直径）。两组患者治疗前的足甲襞微循环相关指标水平无明显差异，而治疗后 7、14 d 时，观察组的足甲襞微循环相关指标水平均高于对照组（均 $P<0.05$）。张自强等将 96 例符合纳入标准的髋部骨折早期患者随机平分为两组，中药组服用桃红四物汤，对照组单纯应用低分子肝素钙皮下注射，均治疗 7 d。观察治疗前后凝血酶原时间（PT）及 D-二聚体的变化。结果两组患者 PT、D-二聚体均明显改善，而中药组更显著（均 $P<0.05$）。冯建宏等选取 43 例老年髋关节周围骨折患者随机分为两组，均予低分子肝素钙注射液皮下注射，治疗组 22 例加用丹参川芎嗪静脉滴注。经治 10 d，治疗组在术后预防下肢 DVT 形成疗效上明显优于对照组，D-二聚体显著低于对照组（均 $P<0.05$）。

（撰稿：莫文　审阅：王拥军）

【腰椎间盘突出症的治疗与研究】

徐洪亮等运用循证医学的方法制定了陆氏伤科治疗腰椎间盘突出症的临床路径，从疗效评价、费用评估、陆氏特色评估、临床路径执行评估、患者满意度评估等方面进行评价。结果显示，50 例腰椎间盘突出症患者以陆氏伤科临床路径治疗的疗效明显优于传统诊疗方案治疗 50 例的对照组。王凌云对 175 例腰椎间盘突出症患者按辨证分为血瘀、寒湿、湿热和肝肾亏虚 4 个证型，并进行腰椎 CT 扫描，研究 CT 影像学改变与证型间的相关性。血瘀型患者腰椎间盘突出部位以后侧型为主，寒湿型和湿热型以中央型和后侧型为主，肝肾亏虚型以后侧型为主；椎间盘突出数量、变性程度和腰椎椎体、附件变化以肝肾亏虚型患者最重，寒湿型、湿热型次之，血瘀型患者最轻。提示腰椎间盘突出症CT 影像学改变与证型间存在相关性，借助 CT 检查可在一定程度上提高腰椎间盘突出症辨证分型的准确性。甘伟等对 70 例腰椎间盘性腰痛患者按辨证分型并进行 MRI 扫描,分析各证型的 MRI 表现特点,发现腰椎间盘性腰痛的中医证型和 MRI 表现具有相关性,腰椎间盘性腰痛气滞血瘀型常表现为旁中央型突出,风寒湿滞型为中央型突出,湿热痰滞型常为外侧型突出,肝肾亏虚型常为椎间盘膨出。傅永波等随机纳入 40 例腰椎间盘突出症患者和 20 例健康体检者,收集留取患者尿样,分析尿 Ⅱ 型胶原羧基段多肽(CTX-Ⅱ)水平与患者腰椎间盘突出症的相关性。发现 CTX-Ⅱ 水平的升高与腰椎间盘突出症的发生具有正相关性,青壮年人群尿中 CTX-Ⅱ 水平较中老年人群高,血瘀型患者和湿热型患者较肝肾亏虚型患者高。

唐皓等调查湖南省 5 家中医院以腰椎间盘突出症为第 1 诊断的住院病历,收集相关资料建立数据库,以频数、聚类等分析探讨治疗腰椎间盘突出症的用药特点和规律。共 1 045 例病例,其中 443 例采用了中药汤剂内服,使用的中药共 89 味、3 891 味次,按功效分活血化瘀药 21 味、补虚药 18 味、祛风湿药 14 味。聚类分析结果,89 味中药中,第 1 类为补虚类、活血化瘀类;第 2 类为祛风湿类,其他类药物归为第 3 类。表明活血化瘀、补虚、祛风湿药的遣用,是中医治疗 LDH 的基本配伍,同时根据辨证情况辅以清热、解表、息风平肝、利水渗湿的药物。常用中药的性味分别为辛、苦、甘和温、平,归经为肝、脾、肾。

吕立江等采集 CT 数据,进行三维重建并构建后伸 40 度体位后采用专用生物力学软件建立 L3-S1 节段腰椎三维有限元,同时生成无腰椎肌肉和有腰椎肌肉两组对比模型,根据实际杠杆定位手法实验收集的力学参数设置边界条件,进行有限元分析,结果腰部肌肉对于推拿手法具有明显的协同和拮抗作用,有腰椎肌肉模型计算的腰部椎体各部分应力分布更自然合理。纤维环有明显的回纳效果,该方法适合于分析杠杆定位手法对腰椎间盘生物

力学的影响,为探讨杠杆定位手法对腰椎间盘突出症作用机理提供依据。张仁倩等采用压力传感器系统,测得三小定点(小角度、小力度、小幅度)整脊技术作用于腰椎的力度大小,通过三维有限元模型,计算机模拟与加载三小定点整脊技术对腰椎内在应力、矢量、变形和位移的影响,探讨该技术对腰椎的生物力学作用机制,为提高其临床疗效、减少意外损伤提供一个直观的可视化的研究平台。黄河等运用现代临床流行病学和循证医学的理念与方法,从重复性、随机化、对照设置、盲法运用等科学规范的设计热敏灸治疗腰椎间盘突出症临床实验方案,可减少偏倚因素干扰,提高研究结果可信度。

(撰稿:李晨光　审阅:王拥军)

【膝骨关节病的治疗与研究】

膝骨关节病的临床研究文献趋增,其发病率因社会老年化程度逐年增高而备受关注。黄传兵等将 60 例膝骨关节炎(KOA)患者随机平分为两组,治疗组予服补肾健脾方(淫羊藿、狗脊、盐杜仲、薏苡仁、牛膝、千年健、骨碎补等)及外敷消瘀散(丹参、乳香、没药、川芎、荜菝、三七等),对照组予服硫酸氨基葡萄糖。连续治疗 12 周,停药后继续观察 4 周,治疗组在显效率、总有效率及改善中医证候评分、WOMAC 评分方面明显均优于对照组($P<0.05$ 或 $P<0.01$)。曾明珠等将 120 例 KOA 患者随机平分为两组,实验组予自拟剂烫熨加五方散(广西中医药大学第一附属医院院内制剂)贴敷,对照组予模拟剂烫熨加模拟剂贴敷,经治 1 周后,两组患者 WOMAC 膝骨关节炎指数各指标评分均明显低于治疗前($P<0.05$),实验组尤为明显($P<0.05$);8 周后随访,两组关节僵硬积分,组间比较及组内比较均无明显差异,但实验组的疼痛、日常活动及综合评分均低于对照组($P<0.05$)。胡勇斌等将 80 例 KOA 患者随机平分为两组,均予患

侧膝关节内注射玻璃酸钠,治疗组加用痹证方(伸筋草、艾叶、千年健、路路通、透骨草、木瓜等)熏洗。5 周为 1 个疗程,治疗组与对照组总有效率分别为 77.5%(31/40)、60.0%(24/40),组间比较,$P<0.05$。治疗组在缓解膝骨性关节炎患者疼痛及关节活动度方面优于对照组。杜运阿等将 60 例 KOA 患者随机平分为两组,均予服美洛昔康,治疗组予加服补肾祛痛方(补骨脂、骨碎补、威灵仙、宣木瓜、桑寄生、熟地黄等)。经治 10 周,治疗组与对照组的优良率分别为 80.0%(24/30)、50.0%(15/30),组间比较,$P<0.05$。张树勇等对肝肾亏虚型患者 56 例予服硫酸氨基葡萄糖胶囊治疗为对照,治疗组 65 例加用推髌按膝手法,疗程均为 4 周,随访 3 个月。结果治疗组体征、活动疼痛、静息疼痛、功能受限、生活功能等方面明显均优于对照组。

汪凤兰等对唐山市 296 例老年 KOA 患者以一般情况调查表、自我管理行为量表进行调查。显示体能锻炼自我管理得分为(24.22±36.18) min/周,主要影响因素为家庭住址和体质量指数(BMI);耐力锻炼得分为(136.27±83.21) min/周,主要影响因素为家庭住址、受教育程度及 BMI。认为老年 KOA 患者运动锻炼自我管理欠佳,应针对不同的影响因素,采取相应的干预措施。

陈永韶等对 78 例(108 膝)膝骨关节炎进行经筋辨证,分析其分布规律及与膝骨关节炎骨髓水肿、骨赘分布情况的相关性,发现膝骨关节炎经筋辨证分型与骨髓水肿、骨赘分布存在关联,随着经筋合病程度的加重,骨髓水肿程度也相应地加重;经筋病变分型影响膝关节骨赘分布情况。X 线检查及 MRI 检查可为膝骨关节炎经筋辨证分型提供客观证据。黄旭东等对 111 例膝骨关节炎患者的证候资料进行血瘀证辨证,并以 1986 年中国中西医结合学会制定的血瘀证评分标准对其进行评分,将二者的辨证结果对照分析,发现根据血瘀证诊断评分,111 例患者中仅有 47 例可辨证为血瘀证,余 64 例无足够的分数将其辨证为血瘀证,且无一例

够辨证为重度血瘀证。而根据国家中医药管理局医政司《22 个专业 95 个病种中医诊疗方案》中的膝骨关节炎诊疗方案中瘀血闭阻证的辨证标准,有 100 例患者可以辨证为瘀血闭阻证,仅 11 例患者未达到标准。采用 χ^2 检验两种辨证方法之间无差异性($P>0.05$),由此提出膝骨关节炎患者使用血瘀证评分标准,有一定的局限性,有必要重新制定适用于膝骨关节炎患者的血瘀证评分标准。

(撰稿:张霆　审阅:王拥军)

【股骨头坏死的临床与实验研究】

1. 临床研究

沈润斌等根据国际骨循环研究学会(ARCO)骨坏死分期标准,选取 ARCO 分期属Ⅰ期、Ⅱ期的股骨头坏死患者 60 例,随机平分为两组,均予行钻孔减压术治疗,治疗组于术后 1 月行髓腔内丹参酮ⅡA 注射液灌注,连续治疗 4 次为 1 个疗程,休息 2 个月后,行下 1 个疗程。经治 2 个疗程,及 6 个月以上随访,行 Harris 评分和影像学检查。髋关节 Harris 评分,治疗组由术前(70.50±13.17)分升至(92.70±10.84)、对照组由术前(70.82±13.64)分升至(78.09±10.53)分,两组患者与治疗前比较,$P<0.05$,而治疗组更著($P<0.05$)。髋关节影像学检查,两组病例病变无明显进展。经 ARCO 分期评价,两组病例治疗前后分期无变化($P>0.05$)。范克杰等以平乐郭氏经验方活血养骨汤(当归、延胡索、陈皮、郁金、白芷、肉桂等)随证加减内服配合体外冲击波治疗早中期股骨头坏死,平均用药 35 d,随访 3~4.5 年,48 例 76 髋随访患者髋关节疼痛症状、关节主被动活动度均较治疗前明显改善;髋关节 MR 片显示股骨头内囊性改变较治疗前明显改善,股骨头外形较治疗前无明显变化;Harris 评分较治疗前明显上升($P<0.01$)。此法尤适用于年轻患者,但对激素性股骨头坏死疗效

差。冯志等对非创伤性股骨头坏死患者采用头颈开窗复合植骨术作对照,治疗组患者于术后配合口服仙灵骨葆胶囊(淫羊藿、续断、补骨脂、地黄、丹参、知母),3个月为1个疗程。随访18～32个月,治疗组与对照组的优良率分别为86.7%(52/60)、70.0%(42/60),组间比较,$P<0.05$;治疗组的Harris评分、疼痛程度、关节畸形、关节活动范围分值均高于对照组($P<0.01$)。

2. 实验研究

章建华等将60只SD大鼠随机平分为正常组模型组、阳性对照组、芪参健骨(黄芪、丹参、杜仲、当归、菟丝子、延胡索等)低、中、高剂量组。除正常组外,其余各组大鼠以激素加内毒素诱导建立股骨头坏死模型,以芪参健骨流浸膏灌胃8周后,芪参健骨流浸膏低、中、高剂量(15、30、60 g/kg)组的骨密度、最大载荷量、单位面积最大载荷量、弹性模量及血钙血磷含量均显著高于模型组($P<0.05$或$P<0.01$);模型组骨密度最大载荷量、单位面积载荷量、弹性模量、血钙血磷含量显著低于正常组($P<0.05$或$P<0.01$)。提示芪参健骨颗粒可能通过提高骨密度、骨强度及血钙血磷含量而发挥防治股骨头坏死的作用。胡建峰等以山羊激素性股骨头缺血坏死(SANFH)的建模,行钙、磷及钙磷乘积指标测定,发现钙磷异常可能是激素性股骨头坏死的重要发病机制之一。梁锦锋等将80只Wistar大鼠随机平分成正常组、模型组、阿仑膦酸钠组、平菇水提物组。采用大肠杆菌内毒素联合甲基强的松龙制备大鼠激素性股骨头坏死模型,以平菇(侧耳)水提物干预6周后显示,给药后的大鼠抓力显著升高,自主活动次数明显增加,悬尾时间显著延长;病理学观察发现平菇水提物能显著改善股骨头病变,抑制其坏死进程,而阳性药阿仑膦酸钠对激素性股骨头坏死大鼠行为学指标无明显作用,对组织病变有轻微改善作用。提示平菇水提物可显著改善激素性股骨头坏死大鼠行为学指标并抑制股

骨头组织坏死进程,效果优于阿仑磷酸盐。

(撰稿:徐浩　审阅:王拥军)

【骨质疏松症的治疗及实验研究】

任小娟等将60例脾肾两虚兼血瘀型老年女性OP患者随机平分成两组,均予服阿仑膦酸钠片,治疗组予加服骨痿方(狗脊、骨碎补、淫羊藿、杜仲等)汤剂。经治6个月后,两组患者骨密度值均有提高,但组间比较无差异性;两组患者血清抗酒石酸酸性磷酸酶(TRACP-5b)均降低,治疗组更著($P<0.01$)。提示骨痿方可降低血清TRACP-5b、改善骨密度,对脾肾两虚兼血瘀型老年女性骨质疏松症疗效明显。

张智达等将90例OP患者随机平分为两组,均予服阿仑磷酸钠片,治疗组加服仙灵骨葆胶囊(丹参、续断、知母、淫羊藿、补骨脂等)。经治6个月后,治疗组与对照组总有效率分别为91.1%(41/45)、73.3%(33/45),组间比较,$P<0.05$;治疗组L2-L4骨密度(BMD)值显著高于对照组($P<0.05$);治疗组ATP、24 h尿钙(U-Ca)与治疗前及对照组比具有显著差异(均$P<0.05$)。金建峰将160例OP疼痛患者随机平分为治疗组和对照组,分别予服仙灵骨葆胶囊、钙尔奇。经治12周后,治疗组与对照组总有效率分别为91.3%(73/80)、77.5%(62/80),组间比较,$P<0.05$;治疗组腰椎BMD较治疗前明显增加($P<0.05$),且明显高于对照组($P<0.05$);治疗组骨钙素、β-胶原系列与治疗前比有显著差异($P<0.05$),且骨钙素明显高于对照组($P<0.05$),β-胶原系列明显低于对照组($P<0.05$)。赵雪圆等将100例脾虚型OP患者随机平分为两组,均予补充碳酸钙及活性维生素D,治疗组加服益气健脾中药膏方(白术、山药、茯苓、人参、甘草、莲子肉等)。治疗及观察周期为1年,两组患者平衡能力均较治疗前有改善

（$P<0.05$），而治疗组更显著（$P<0.05$）。治疗组腰椎 BMD 值超过对照组（$P<0.05$）。

杨坤等将 60 例原发性 OP 的患者随机平分为两组，均予服钙尔奇 D 片，铺灸组加用温阳活血铺灸大椎至腰俞穴，1 次/周。经治 12 周，两组患者疼痛视觉模拟评分（VAS）均明显降低（均 $P<0.01$），铺灸组更明显（$P<0.01$）；骨密度值均升高（$P<0.05$，$P<0.01$），铺灸组优于钙片组（均 $P<0.05$）；中医临床症状积分均明显降低（均 $P<0.01$），铺灸组更著（$P<0.01$）；铺灸组与钙片组临床疗效总有效率分别为 86.67%（26/30）、63.33%（19/30），中医证候疗效总有效率分别为 93.33%（28/30）、70.00%（21/30），组间比较，$P<0.05$。

林勇凯等将原发性 OP 骨质疏松症并伴有抑郁障碍的患者随机平分为两组，治疗组予服补肾调肝方（骨碎补、狗脊、白芍药、南柴胡、郁金、当归等），对照组予服阿仑膦酸钠片。治疗 4 周后，治疗组临床疗效及抑郁障碍疗效总有效率分别为 87.5%（28/32）、93.8%（30/32），对照组均为 83.9%（26/31），两组临床疗效比较无差异性，抑郁障碍疗效治疗组优于对照组（$P<0.01$）。两组患者抑郁障碍评分均较治疗前显著降低（$P<0.05$）；而治疗组更著（$P<0.05$）。

孙鑫等将 OPG 基因敲除小鼠随机分为正常组、模型组、补肾组、健脾组、活血组和福善美组，予相应药物灌胃 8 周后，与正常组比较，其他各组小鼠骨骼肌中 Na^+-K^+-ATP 酶活性降低（$P<0.01$）；与模型组比较，补肾组、福善美组小鼠骨骼肌 Na^+-K^+-ATP 酶活性升高（$P<0.01$）；健脾组和活血组与模型组比较无差异性。与正常组比较，其他各组小鼠骨 Na^+-K^+-ATP 酶活性降低（$P<0.01$）；与模型组比较，补肾组、福善美组小鼠骨 Na^+-K^+-ATP 酶活性升高（$P<0.01$）；健脾组和活血组与模型组比较无差异性。结果表明，骨质疏松的形成可能与骨及骨骼肌中 Na^+-K^+-ATP 酶活性异常有关；补肾法通过调控小鼠的骨及骨骼

肌中 Na^+-K^+-ATP 活性含量，对 OP 具有一定的防治作用。

谢义松将 40 只雌性 SD 大鼠随机平分为手术模型组、雌激素组、虎潜丸组和假手术组。除假手术组外，其余各组大鼠采用背侧入路摘除双侧卵巢建模，以虎潜丸煎剂浓缩液灌胃 12 周后显示，虎潜丸组及雌激素组与手术模型组相比较，全身骨密度和腰椎骨密度均得到了一定提高（$P<0.05$）；骨组织中骨形成发生蛋白（BMP-2）的水平均有显著升高（$P<0.05$）。研究表明，虎潜丸对切除卵巢后所致的 OP 有明显的治疗作用，其机制可能是在一定程度地提高了组织中 BMP-2 的水平，从而抑制骨组织的吸收，促进骨组织的形成。

康学等取 Wistar 雌性大鼠 60 只，随机平分为正常对照组、模型对照组、淫羊藿组（9.5 g/kg）、女贞子组（9.5 g/kg）、淫羊藿女贞子配伍组（淫羊藿∶女贞子=4∶3，9.5 g/kg）、雷洛昔芬阳性对照组（6.25 mg/kg）。除正常对照组外，其余各组大鼠以 0.5% CMC-Na 配成的维甲酸混悬液按 70 mg/kg 灌胃，连续 2 周造模，观察淫羊藿和女贞子配伍对大鼠 OP 模型的影响及可能机制。结果，与模型对照组比较，淫羊藿女贞子配伍可显著升高骨密度（$P<0.01$），增强骨生物力学性能（$P<0.01$），下调血清骨钙素（BGP）及 Ⅰ 型前胶原氨基端前肽（PINP）、Ⅰ 型前胶原羧基端前肽（PICP）、Ⅰ 型胶原交联羧基末端肽（ICTP）水平（$P<0.05$）；相关性分析结果显示，骨密度、生物力学性能与反映 Ⅰ 型胶原合成降解率的各指标间存在显著负相关（$P<0.05$，$P<0.01$）。提示 Ⅰ 型胶原合成降解率的加快与骨质疏松的发生密切相关，淫羊藿、女贞子配伍对 Ⅰ 型胶原代谢水平的调节作用可能是其防治 OP 的机制之一。

张荔等将 Wistar 雌性大鼠手术切除双侧卵巢 3 d 后，按体重随机分组，每天灌胃葛藤分散片 200 mg/kg、100 mg/kg 和 50 mg/kg，并设模型组、假手术组和尼尔雌醇阳性对照组。给药 6 个月

后,与模型组比较,葛藤分散片可以明显提高去卵巢大鼠骨密度值及骨组织抗外力作用;改善造模引起的骨质疏松表现;提高模型大鼠血清 25-羟基维生素 D、骨特异性碱性磷酸酶、骨钙素水平;降低去卵巢大鼠血清抗酒石酸酸性磷酸酶 5b,Ⅰ型胶原 C 端肽水平,其作用均以 200 mg/kg 组最显著。研究证明葛藤分散片对雌激素缺乏引起的 OP 具有明显的改善作用,为临床应用提供了药效学依据。

(撰稿:唐占英　审阅:王拥军)

[附] 参 考 文 献

B

包杭生,李逸群,高峻青.补阳还五汤联合低分子肝素对股骨转子间骨折术后凝血-纤溶系统的影响[J].中国中医骨伤科杂志,2014,22(1):28

包杭生,李逸群,沈楚龙.补阳还五汤联合低分子肝素预防股骨转子间骨折术后深静脉血栓形成的临床研究[J].广州中医药大学学报,2014,31(1):1

C

柴亚鹏,杨孝丽,卜明,等.小夹板结合外展支架治疗肱骨外科颈骨折疗效观察[J].实用中医药杂志,2014,30(9):816

陈海云,万鸣,陈平.Philos 钢板与小夹板治疗肱骨近端骨折的疗效比较[J].中国中医骨伤科杂志,2014,22(7):15

陈军,李智勇.桃红四物汤对下肢骨折患者下肢微循环的影响研究[J].湖北中医杂志,2014,36(9):56

陈永韶,冯学烽,邹伟民,等.膝骨关节炎经筋与影像学的相关性探讨[J].广州中医药大学学报,2014,31(4):526

程中午.股骨近端锁定板结合中医正骨治疗股骨粗隆间骨折的临床疗效[J].世界中医药,2014,9(8):1026

D

戴向华.桡骨远端骨折不同治疗方法的临床疗效分析[J].中国伤残医学,2014,22(1):51

邓先堂.老年肱骨近端复杂骨折三种疗法对比分析[J].中国中医骨伤科杂志,2014,22(7):57

董君博.手法复位后小夹板结合短石膏托外固定配合中药治疗 Colles 骨折 36 例临床观察[J].国医论坛,2014,29(6):27

杜运阿,陈国锋,许建安,等.自拟补肾祛痛方治疗退行性骨性膝关节炎临床研究[J].现代中医药,2014,34(2):39

F

范克杰,张宏军,郭艳幸.体外冲击波联合中药内服治疗股骨头坏死 60 例[J].中国中医骨伤科杂志,2014,22(8):44

冯建宏,刘文操.丹参川芎嗪联合低分子肝素预防老年髋关节周围骨折下肢深静脉血栓形成的临床研究[J].世界中西医结合杂志,2014,9(8):867

冯志,赵宝祥,孙丙银.头颈开窗复合植骨术配合仙灵骨葆胶囊治疗非创伤性股骨头坏死的临床研究[J].中国中医骨伤科杂志,2014,22(7):24

傅永波,季卫锋,马镇川.人软骨降解标志物尿Ⅱ型胶原羧基段多肽(CTX-Ⅱ)与腰椎间盘突出症及其中医证型的相关性研究[J].中国中医急症,2014,23(8):1563

G

甘伟,艾阳平.腰椎间盘性腰痛患者 MRI 影像与中医证型的相关性分析[J].山东中医药大学学报,2014,38(5):449

郭天旻,邱德华,李浩钢,等.石氏陈伤劳损治疗特色[J].中国中医骨伤科杂志,2014,22(9):67

郭玉祥.使用保守疗法和手术疗法治疗桡骨远端骨折的效果研究[J].当代医药论丛,2014,12(21):272

H

何汉戊,黎品基,关建,等.跌打外敷方配合小夹板外固定治疗桡骨远端骨折疗效观察[J].广西中医药大学学报,2014,17(4):8

何少斌,刘平.辨证分期配合手术治疗高龄股骨粗隆间骨折疗效观察[J].陕西中医,2014,35(6):743

何星宏. 中医正骨手法复位外固定与西医手术内固定治疗老年股骨粗隆间骨折的疗效比较[J]. 现代中西医结合杂志, 2014, 23(22): 2431

胡建锋, 李盛华, 王彩霞, 等. 山羊激素性股骨头坏死组织的病理学及钙、磷实验研究[J]. 中国中医骨伤科杂志, 2014, 22(6): 5

胡勇斌, 陈凌云, 卢伟民, 等. "痹证方"熏蒸治疗膝关节骨性关节炎临床疗效观察[J]. 中国民康医学, 2014, 26(4): 77

黄传兵, 刘健, 谌曦, 等. 消瘀散联合补肾健脾法治疗膝骨关节炎临床研究[J]. 四川中医, 2014, 32(4): 79

黄河, 章海凤, 付勇, 等. 热敏灸治疗腰椎间盘突出症不同灸位的临床试验方案设计思路与探讨[J]. 时珍国医国药, 2014, 25(9): 2280

黄旭东, 韩清民, 易志勇. 血瘀证评分标准在膝骨关节炎患者中的应用分析[J]. 环球中医药, 2014, 7(6): 448

J

季卫锋, 傅永波, 陆吴超. 脑损伤和补骨脂二氢黄酮对大鼠胫骨骨折愈合过程中 5 - HT、VEGF 的影响[J]. 中国中医急症, 2014, 23(9): 1585

金建峰, 张经纬. 仙灵骨葆胶囊治疗骨质疏松疼痛临床疗效分析及安全性评价[J]. 中华中医药学刊, 2014, 32(12): 3050

晋存, 龚正丰. 手法整复结合抛肩疗法治疗肱骨近端粉碎性骨折 28 例[J]. 河南中医, 2014, 34(4): 672

K

康学, 刘仁慧, 年宏蕾, 等. 基于 I 型胶原代谢水平探讨淫羊藿和女贞子对骨质疏松模型的影响[J]. 中药新药与临床药理, 2014, 25(5): 559

L

梁锦锋, 单乐天, 李鸿文, 等. 平菇提取物对激素性股骨头坏死大鼠模型的药效作用研究[J]. 浙江中医药大学学报, 2014, 38(5): 622

林勇凯, 黄宇新, 梁桂洪, 等. 补肾调肝方治疗高龄骨质疏松症伴抑郁障碍 32 例疗效观察[J]. 中医杂志, 2014, 55(2): 137

刘宗权, 宋敏, 蒋宜伟, 等. 淫羊藿苷抗骨质疏松对去势

大鼠 PINP, NTx 影响的实验研究[J]. 甘肃中医学院学报, 2014, 31(3): 4

陆志夫, 吴清琳, 刘永利. 蠲痹汤加减结合中药熏洗治疗髌骨软化症 57 例疗效观察[J]. 中医药导报, 2014, 20(8): 68

吕立江, 冯喆, 廖胜辉, 等. 杠杆定位手法对腰椎间盘影响的有限元分析[J]. 中华中医药学刊, 2014, 32(5): 971

M

马少华, 颜睿杰, 马勇. 马勇教授骨伤经验管窥[J]. 中国中医骨伤科杂志, 2014, 22(3): 69

N

牛维, 孙志涛, 曹学伟, 等. 单味药鹿茸调控大鼠骨关节炎软骨组织 Smad2、3 表达的研究[J]. 中国中西医结合杂志, 2014, 34(2): 209

P

潘志雄, 陈凯, 柯杨, 等. 独活寄生汤治疗膝关节退行性骨关节病及其对白细胞介素 - 1 的影响[J]. 新中医, 2014, 39(8): 48

Q

齐岩, 吴振宇, 吴广军. 蒿秦通痹胶囊对胶原诱导性关节炎大鼠治疗作用的研究[J]. 世界中西医结合杂志, 2014, 9(5): 492

R

任小娟, 郭震兵. 骨痿方对老年女性骨质疏松症患者血清 TRACP - 5b 的影响[J]. 山东中医药大学学报, 2014, 38(4): 346

S

沈润斌, 张倩, 李晓明, 等. 钻孔减压配合髓腔内药物灌注治疗塌陷前股骨头坏死的早期临床观察[J]. 中国中医骨伤科杂志, 2014, 22(2): 31

孙鑫, 杨芳, 邓洋洋, 等. 补肾、健脾、活血法对骨质疏松症小鼠骨及骨骼肌中 $Na^+ - K^+ - ATP$ 酶含量的影响[J]. 中华中医药杂志, 2014, 29(12): 3787

孙悦礼, 姚敏, 崔学军, 等. 神经根型颈椎病颈痛临床评价方法研究[J]. 世界中医药, 2014, 9(6): 707

T

唐皓,仇湘中,余娜.中药治疗腰椎间盘突出症临床用药规律的聚类分析[J].湖南中医杂志,2014,30(3):12

W

汪凤兰,张小丽.老年膝骨关节炎患者运动锻炼自我管理行为及影响因素调查[J].中国康复理论与实践,2014,20(3):295

王川,杨金斗.杨金斗老师牵按理筋法治疗臀上皮神经损伤经验浅析[J].世界中西医结合杂志,2014,9(2):135

王凌云.腰椎间盘突出症CT影像学改变与中医证型的关系[J].湖北中医杂志,2014,36(6):17

王轶,张志强,陶杰,等.通脉除湿中药治疗拇外翻温氏截骨术后前足肿胀的临床疗效[J].世界中医药,2014,9(9):1152

王珏,何先游,苏军.布依药鹿角壮骨煎液对大鼠骨折模型愈合的影响[J].广州中医药大学学报,2014,31(2):260

吴旭东.股骨近端髓内钉联合中药分期治疗股骨转子间骨折术后临床效果分析[J].亚太传统医药,2014,10(20):71

X

谢义松,尤冬春,朱建华,等.虎潜丸对去势大鼠骨密度及BMP-2水平影响的研究[J].中国骨质疏松杂志,2014,20(12):1407

徐洪亮,李伟,程少丹,等.陆氏伤科治疗腰椎间盘突出症临床路径的制定及运用[J].中国中医骨伤科杂志,2014,22(2):43

徐华,马俊明,叶洁,等.鹿灵活络合剂治疗神经根型颈椎病疗效观察[J].辽宁中医杂志,2014,41(10):2149

徐文停,倪诚,喻任,等.桡骨远端骨折手术与非手术治疗的疗效比较研究[J].中国骨与关节损伤杂志,2014,29(1):50

Y

杨坤,蔡圣朝,朱才丰,等.温阳活血铺灸法为主治疗原发性骨质疏松症临床研究[J].中国针灸,2014,34(6):555

叶勇光,贺华勇,利云峰,等.手法整复小夹板固定配合外展架治疗老年肱骨近端骨折273例[J].中国中医骨伤科杂志,2014,22(4):48

尹宏兵,刘立东,龚庆,等.中医手法整复治疗桡骨远端骨折的临床疗效观察[J].中国医药指南,2014,12(35):268

于学美,崔西泉,董军,等.益气补肾活血方对失用性骨质疏松模型大鼠BMD、BGP、BAP的影响[J].世界中西医结合杂志,2014,9(5):480

Z

曾金如,李金华,徐建英.骨折方联合锁定钢板治疗老年股骨粗隆间粉碎性骨折40例[J].中国中医药现代远程教育,2014,12(20):65

曾明珠,段戡,梅其杰,等.中药烫熨加贴敷疗法对膝骨关节炎WOMAC指数的影响[J].时珍国医国药,2014,25(6):1408

张荔,孙付军,李贵海.葛藤分散片对去卵巢大鼠骨质疏松的保护作用[J].中药药理与临床,2014,30(2):87

张仁倩,赵志恒,王剑歌,等.三小定点整脊法对腰椎间盘突出症的有限元分析[J].湖南中医杂志,2014,30(8):90

张树勇,石瑛,黄品贤.推髌按膝手法治疗肝肾亏虚型膝骨关节炎临床观察[J].辽宁中医杂志,2014,41(5):1004

张霆,施杞.施杞教授系统性治疗膝骨关节病经验[J].中华中医药杂志,2014,29(3):760

张向荣,王宏法.手法复位小夹板固定结合中药治疗高龄肱骨近端骨折38例临床观察[J].浙江中医杂志,2014,49(5):375

张兆杰,周卫,李星,等.疏筋整复手法治疗寰枢关节错缝所致颈性眩晕疗效观察[J].北京中医药,2014,33(10):752

张智达,尚立勇.中西医结合治疗骨质疏松症临床疗效观察及安全性评价[J].中华中医药学刊,2014,32(12):3061

张自强,王小刚,李小军,等.桃红四物汤对髋部骨折早期凝血酶原时间及D-二聚体的影响[J].中医药信息,2014,31(4):118

章建华,尹华,林婷,等.芪参健骨颗粒对激素性股骨头坏死大鼠骨组织的影响[J].中国中医骨伤科杂志,2014,22(1):1

章晓云,陈跃平,龙飞攀,等.手法复位小夹板固定结合中医三期辨证用药治疗伸直型桡骨远端骨折367例[J].中医正骨,2014,26(12):37

赵雪圆,王平.益气健脾中药膏方改善脾胃虚弱型骨质疏松症患者平衡能力临床观察[J].辽宁中医杂志,2014,41(6):1212

（九）五 官 科

【概　述】

2014年，公开发表的五官科论文约1 500篇，其中眼科约占41%，主要集中于视网膜病、内眼病、角膜病、视神经病与外眼病的治疗与实验研究；耳科约占10%，多集中于耳聋、梅尼埃病、中耳炎等的治疗及实验研究；鼻科约占21%，多集中于变应性鼻炎、鼻窦炎等的治疗及实验研究；咽喉科约占11%，多集中于咽炎、扁桃腺炎、嗓音病等的治疗与研究；口腔科约占17%，多集中于口腔黏膜及齿龈疾病等的治疗及实验研究。五官科撰写条目所引用文献122篇，基金项目占54.1%（66/122），其中国家级基金项目42篇（含国家自然基金项目28篇）。

1. 眼科疾病

（1）视网膜病　李勇等将60例（60只眼）视网膜脱离复位术后患者随机平分为复明片（黄芪、白术、生地黄、车前子、茯苓、赤芍药等）治疗（观察）组和甲钴胺注射液治疗（对照）组，经治6周，观察组视力、眼底有效率分别为90.0%（27/30）、96.7%（29/30），对照组分别为76.7%（23/30）、80.0%（24/30），两组患者手术前后暗、明适应下ERG的a、b波振幅和a波峰时均有明显差异，且以观察组为著（均$P<0.05$），而眼压无明显差异（$P>0.05$）。

周尚昆等探讨不同剂量明睛颗粒（生蒲黄、墨旱莲、女贞子、丹参等）对激光诱导（BN）大鼠实验性脉络膜新生血管（CNV）形成的抑制作用。研究显示，明睛颗粒对激光诱导BN大鼠CNV有一定的抑制作用，且以中剂量组效果最好。

冀建平等探讨益气化瘀通窍法对放射性视网膜损伤中血管内皮的保护作用。研究显示，益气化瘀通窍药物能够显著降低放射性视网膜损伤模型鼠静脉血内皮素-1和血管性血友病因子的浓度，从而减轻放射线对视网膜血管内皮的损伤。

李满等探讨川芎嗪对正常兔眼视网膜急性缺血模型视网膜电图ERG最大反应振荡电位OPs的影响及对兔视网膜小动脉平滑肌细胞环腺苷酸cAMP表达的影响。研究表明，川芎嗪组OPs振幅在缺血造模后24、72 h时明显高于模型组（$P<0.05$）；血管平滑肌细胞的cAMP表达在缺血造模后72 h时强于模型组。提示川芎嗪对缺血视网膜的OPS振幅有改善作用，可能与促进视网膜小动脉平滑肌细胞cAMP表达，改善视网膜血循环有关。杨丹等探讨复方五花血藤对大鼠视网膜缺血再灌注损伤的保护作用。研究表明，与模型组相比，复方五花血藤组视网膜凋亡相关因子survivin在再灌注后6、12、24、72 h各时间点表达均较高（均$P<0.05$）。初步证实复方五花血藤对于大鼠视网膜缺血再灌注损伤有较为明显的保护作用。

赵素琴等对174例285眼年龄相关性黄斑变性（AMD）患者，采集中医症状体征、眼底检查或造影，AMD的严重程度采用5级分级系统，R型聚类分析和简单对应分析。在聚类图的适当位置切割，43个症状体征分为脾气虚弱、肝郁火旺、痰湿蕴结、瘀血阻络和肝肾阴亏5个基本证型，肝肾亏虚是其基本病机。西医AMD临床分级与中医证候有一定的对应关系，1级倾向脾气虚弱证，2级多见痰湿蕴结证，3级偏重肝郁火旺证，4级和5级为瘀血阻络证，其可作为AMD辨证施治的量化参考。

糖尿病性视网膜病变的治疗及实验研究见专

条介绍。

（2）内眼病　张健等将 106 例 212 眼早期年龄相关性白内障患者随机分为两组，均予服维生素 C、E 及吡诺克辛钠滴眼液滴眼，治疗组（56 例 112 眼）加服障眼明胶囊（肉苁蓉、山茱萸、枸杞子、葳蕤仁、党参、黄芪等）。经治 3 个月，总有效率分别为 82.1%（92/112）、63.0%（63/100），组间比较，$P<0.05$。

崔丽金等研究表明，石决明提取液可提高氧化损伤的实验性人晶状体上皮细胞（HLEC）抗氧化水平，减少脂质过氧化物的升高程度（$P<0.01$）。林瑶等研究表明，金雀异黄素对氧化损伤的 HLEC 能产生保护作用，其可延缓或减轻 HLEC 发生凋亡的程度，为寻求防治白内障的有效药物提供了实验依据。

葡萄膜炎、青光眼的治疗及实验研究已分别立专条介绍。

（3）角膜病　单纯疱疹病毒性角膜炎（HSK）的文献报道较集中，王珍等研究发现，在双秦眼用凝胶（秦皮、野菊花等）干预小鼠单纯疱疹病毒性角膜炎后，对三叉神经节（TG）内潜伏相关转录体（LAT）表达的抑制作用优于对照组（$P<0.05$），而无环鸟苷（ACV）组抑制 LAT 表达的作用不明显。亢泽峰等认为 HSK 复发是潜伏在 TG 内 HSV-1 的再活化，其中机体免疫功能失调是潜伏 HSV-1 活化而导致复发的主要因素，而扶正祛邪中药具有调节免疫和抗病毒作用，结合分子免疫基因学以及分子病毒学等前沿技术，揭示其作用机理，同时进行相关药效学研究，以开发疗效确切，机理明确的抗复发药物（详见专条）。

（4）视神经病　常永业等介绍张铭连治疗缺血性视神经病变（AION）经验，以气机升降出入理论来认识 AION，从络病理论审视 AION 的病机，提出了"目络瘀阻"论点，据此确立 AION 的治法与方药，研制出活血通络颗粒（黄芪、当归、川芎、桃仁、红花、赤芍药等），其成果获国家发明专利（详见专条）。

吴越等将 87 例 98 眼因眼挫伤导致视神经萎缩的患者随机分为两组，均予爱露明注射液球后注射，隔日 1 次，25 次为 1 个疗程，治疗组（44 例 50 眼）加用化瘀汤（当归、赤芍药、猪苓、红花、桃仁、川芎等）随证加减煎服。两组总有效率分别为 92.0%（46/50）、58.3%（28/48），（$P<0.05$）。

（5）外眼病　翼状胬肉，曾志成等将 60 例 84 眼患者随机分为两组，均予切除术，术后治疗组（30 例 41 眼）予服退翳明目汤（栀子、黄芩、荆芥、防风、赤芍药、牡丹皮等）。术后 2 周，两组患者的干眼症状计分较术前有所提高，术后 4 周较术前明显降低（$P<0.05$ 或 $P<0.01$）。治疗组的干眼症状计分、基础泪液分泌试验（Schirmer-I）、泪膜破裂时间（BUT）的改善均优于对照组（$P<0.05$ 或 $P<0.01$）。干眼症的治疗及实验研究见专条介绍。

陈美荣等研究表明，视明宝颗粒（枸杞子、熟地黄、当归、菟丝子、白芍药、党参等）可提高敏感期内斜视性弱视猫视皮质的神经元突触兴奋性，诱导神经元突触的发育、存活和分化，逆转弱视的形成，达到治疗弱视的目的，且以高剂量组明显。

2. 耳科疾病

（1）耳鸣耳聋　陈宇等临床研究老年性耳聋中医辨证与纯音测听及血流变相关性，发现其听力损失程度与中医证型密切相关，均表现有血液流变学异常，尤以肾精亏损型、气滞血瘀组为重，显示肾虚、血瘀为老年性耳聋的两大主要病机。田媛媛等阐述熊大经治突发性耳聋的临床经验，认为耳窍和肝胆关系密切，对突发性耳聋病程大于 1 月者，以肝郁气滞、肝火上扰（炎）为基本病机，以疏肝行气活血为治则，疗效显著。

李彦华等研究提示新疆维吾尔、哈萨克族非综合征型遗传性聋患者 GJB2 基因突变具有种族和地域性特点，GJB2 基因突变率在肾虚血瘀型中分布偏高，而肾虚血瘀可能是致使 GJB2 基因突变产生差异性的原因之一。

宋海燕等实验研究显示,预防性使用耳聋左慈丸可同时减缓庆大霉素(GM)引起的肾毒性和耳毒性。王永华等研究表明,金匮肾气丸可通过促进豚鼠耳蜗螺旋神经节内神经生长因子的表达来促进受损细胞的修复和轴突再生,从而促进豚鼠听功能的恢复,这可能是其防治 GM 致聋豚鼠耳聋的机制之一。

(2)中耳炎　马胜民等将 119 例 150 耳急性分泌性中耳炎患者随机分成两组,均予西医综合疗法(阿莫仙胶囊、标准桃金娘油胶囊口服,糠酸莫米松鼻喷雾剂喷鼻),治疗组(60 例 77 耳)加用行气化湿活血通窍(柴胡、香附、川芎、陈皮、半夏、茯苓等)中药煎服。经治 14 d,显效率分别为 91.7%(55/60)、59.3%(35/59)(P<0.01)。陈奕辉将120 例急性化脓性中耳炎患者随机平分为治疗组与对照组,分别予复方黄连滴耳液(甘油、黄连、生大黄、冰片、枯矾等)、氧氟沙星滴耳液滴耳,每次2~3 滴,3 次/d。结果治疗组患者的听力提升程度、治疗有效率及不良反应发生率均明显优于对照组(P<0.05)

对梅尼埃病的治疗与研究见专条介绍。

3. 鼻科疾病

(1)变应性鼻炎(AR)　黄桂锋等介绍熊大经治疗 AR 经验,提出了"鼻塞伤脾,脾虚致鼽,脾虚为鼻鼽之宿根"的假说。确立了培土生金、健脾益肺为治疗鼻鼽的基本大法。吴拥军等以盐酸西替利嗪糖浆为对照,对 30 例儿童肺气虚寒证 AR 患者予服益气温阳方颗粒(黄芪、党参、桂枝、麻黄、干姜、辛夷等),连续治疗 4 周,治疗组与对照组的总有效率分别为 83.3%(25/30)、86.7%(26/30)(P>0.05);半年随访总有效率分别为 80.0%(24/30)、66.7%(20/30)(P<0.05)。对 AR 的临床与实验研究见专条介绍。

(2)鼻窦炎　屠彦红等将 115 例患者分为治

疗和对照组分别予服新安鼻渊方、藿胆丸。经治14 d 后,两组症状总积分均较治疗前显著降低(P<0.01),治疗组更著,且治疗组的肺经蕴热证、胆腑郁热证的疗效及其总体临床疗效均显著优于对照组(P<0.01)。樊治军将 70 例患者按随机数字表法平分为两组,均予手术治疗,并于术后第 5 d起,治疗组和对照组分别予清热利湿祛瘀类中药(辛黄花、苍耳子、白芷、菊花、川芎、藿香等)、庆大霉素窦腔冲洗并保留灌注,2 次/d,连续 2 周;同时予糠酸莫米松鼻喷雾剂喷鼻。两组患者术后第 1个月治疗有效率、鼻黏膜纤毛传导速率、光镜下上皮细胞损伤程度、免疫组化结果未见明显差异(P>0.05);术后 3~6 月时治疗组均优于对照组(P<0.05)。

敬樱等将 SD 大鼠依据 Y.Gel 的改良方法建立急性鼻窦炎模型,随机分为两组,分别予苍耳子鼻炎胶囊、青霉素 V 钾片连续灌胃 7 d,应用基因芯片检测各组大鼠鼻黏膜基因表达,筛选差异表达基因和通路并进行统计分析。结果与模型组比较,中药组与青霉素 V 钾片组疗效相似;中药组和青霉素 V 钾片均可上调 syndeca(Sdc4)基因,下调ALOX5、S100A8、S100A9 基因,但中药组上下调表达更明显。两组共同涉及 13 条通道,且共同上调 8 条基因、下调 71 条基因。

4. 咽喉科疾病

(1)咽炎　急性咽炎,朱厚曦等将 334 例(风热证)患者分成治疗组(251 例)服众生丸及喉疾灵片模拟剂,对照组服喉疾灵片及众生丸模拟剂。5 d 为 1 个疗程,临床痊愈率分别为 97.2%(244/251)、97.6%(81/83)(P>0.05)。杨明杰等将 80例患者随机分成治疗组(42 例)与对照组,分别予清润汤(桔梗、金银花、西洋参、贯众、山豆根、生甘草、黄芩)、庆大霉素加入 α-糜蛋白酶和地塞米松溶解后超声雾化吸入治疗。5 d 为 1 个疗程,两组总有效率分别为 97.6%(41/42)、73.7%(28/38),

且治疗组在退热、咳嗽消失、咽部充血消失及咽痛消失时间均显著短于对照组（$P<0.05$）。

李凯等选用甲状腺片和氨水联合建立阴虚型慢性咽炎模型，研究黄连阿胶汤（黄连、黄芩、白芍、阿胶）不同煎煮方法对其的作用差异。结果与空白组比较，模型组大鼠三碘甲状腺原氨酸（T3）、甲状腺素（T4）、肿瘤坏死因子（TNF-α）和血管内皮生长因子（VEGF）含量均升高（$P<0.01$）；不同煎煮组之间各项指标均无明显差异。

（2）嗓音病 林丽佳等介绍谢强的喉科用药特色，即一个核心（养阴护阳）、两个原则（补而不滞，攻而不过）、三个方面（化痰散结利喉，理气化痰利喉，善用引经药）。对76例阴虚痰瘀证声带小结患者，予服经验方滋喉悦音饮（白花蛇舌草、南沙参、乌梅、山楂、木蝴蝶、海藻等），经治1个月，治愈34例，总有效率96.1%（73/76）。高晓葳等报道48例女性声带小结患者予服金嗓散结丸，并以48例正常女性作对照。治疗前基频微扰、振幅微扰均高于对照组，嗓音障碍指数（DSI）明显低于对照组；治疗1个月后，动态喉镜观察声带小结明显缩小甚至消失，各声学参数值明显改善（$P<0.05$），但较对照组有明显差异（$P<0.05$）；治疗2个月后，各声学参数值较对照组已无差异（$P>0.05$）。提示基频微扰、振幅微扰及DSI等声学参数可以作为治疗声带小结疗效评价的客观敏感指标。

急性化脓性扁桃体炎的治疗与研究已立专条介绍。

5. 口腔科疾病

（1）口腔黏膜疾病 刘铁军等对口腔扁平苔藓（OLP）患者予服化湿行瘀清热方（黄柏、佩兰、砂仁、蝉蜕、赤芍药等），并以30例正常人作对照。治疗前患者唾液中乳酸脱氢酶（LDH）含量明显高于正常对照组，ALT、AST含量与对照组无明显差异；治疗6周后，自觉症状消失或有不同程度的减轻，OLP充血糜烂白色病损消失或减轻；唾液中LDH含量明显降低。提示唾液中LDH含量的升高可能与OLP的发生有关。对复发性口腔溃疡的治疗及实验研究见专条介绍。

（2）齿龈疾病 何艳将200例牙龈炎患者随机平分为研究组和对照组，分别予西帕依固龈液（没食子）、口泰含漱液含漱，经治1个月，两组菌斑指数值、龈沟出血指数值均较治疗前显著降低（$P<0.05$），而研究组更著；有效率研究组（91.0%）显著高于对照组（76.0%）。孙红艳等评价西帕依固龈液治疗牙龈炎的疗效，检索中国知网、维普期刊及美国图书馆PubMed/MEDLINE相关文献，纳入6项临床随机对照研究，共490例患者。根据Jadad量表对纳入文献采用Meta分析后显示，西帕依固龈液的疗效优于安慰剂，与西药作用相似，其可降低龈沟出血指数及菌斑指数，且无明显副作用。由于纳入研究样本量小且质量较低，尚需开展高质量多中心大样本的临床随机双盲对照试验加以证实。

李晓峰等以STZ诱导大鼠糖尿病模型，钢丝结扎法建牙周炎模型，以六味地黄丸灌胃8周，结果表明六味地黄丸对糖尿病伴牙周炎大鼠的牙周组织炎症有明显抑制作用，其治疗机制可能是通过RANKL-细胞核因子KB受体活化因子（RANK）-骨保护素（OPC）系统来实现。

（撰稿：张应文 审阅：熊大经）

【糖尿病性视网膜病变的治疗及实验研究】

方朝晖等将77例肝肾阴虚型非增殖期糖尿病视网膜病变（DR）患者随机分为两组，均予糖尿病健康教育、饮食控制、合理运动等基础治疗，并予口服降糖药或胰岛素控制血糖；治疗组（40例）予服芪贞降糖颗粒（黄芪、女贞子、人参、黄连、山茱萸、五倍子等），对照组予复方血栓通胶囊（CXSTC）干预。治疗12个月后，观察两组患者治疗前后中医证候积分及视力、彩色眼底照相、荧光血管造影的变化情况。结果总有效率分别为 80.0%（32/40）、56.8%（21/37），治疗后中医症状积分分别为（7.35±2.07）、（8.68±3.09），组间比较，均 $P<0.05$。张风梅等将 80 例肝肾阴虚兼血瘀型 DR 患者随机平分为治疗组和对照组，分别予服补肾明目胶囊（熟地黄、山萸肉、枸杞子、玄参、苍术、泽泻等）、羟苯磺酸钙胶囊，两组增殖型 DR 患者视病情同时进行眼底激光治疗 2～3 次，期间继续服用基础降糖药或注射胰岛素及其他对症疗法。经治 12 周，治疗组与对照组症状疗效总有效率分别为 90.0%（36/40）、67.5%（27/40），视力疗效总有效率分别为 88.8%（71/80）、70.0%（56/80），组间比较，$P<0.05$ 或 $P<0.01$。

林佳等检索中文科技期刊数据库（VIP）、万方数据库（Wanfang Data）、中国学术期刊全文数据库（CNKI）、PubMed 及 Cochrane Library 数据库，收集有关 CXSTC 联合激光治疗 DR 的相关性文献。有 6 个随机对照试验（RCT），但研究质量均不高，仅 1 个研究描述随机方法为随机数字表法。Meta 分析显示，联合 CXSTC，可提高激光治疗 DR 的效果，改善视力、眼底病变和黄斑水肿，并可在一定程度上改善玻璃体混浊、提高视野光敏感度；其疗效均优于单纯激光治疗组。2 个研究报告了不良反应，包括一过性眼压增高和持续性黄斑水肿，无严重不良事件报告。提示加载 CXSTC 可作为提高常规激光治疗 DR 疗效，改善 DR 患者视力、眼底病变和黄斑水肿的一种选择。然本研究纳入的原始文献质量不高，其确切或潜在疗效及安全性，有待于更严格设计的高质量 RCT 证实。

秦裕辉等将 SD 大鼠随机平分为 A（正常）、B（模型对照）、C（双丹明目）、D（阳性对照）组，除 A 组外的大鼠以链脲佐菌素（STZ）造模 1 周后，连续灌胃用药 8 周，A、B 组用生理盐水，C 组用双丹明目胶囊（湖南省中医药研究院院内制剂）、D 组用羟苯磺酸钙及重组人血管内皮抑制素（恩度）玻璃体内注射。结果显示，双丹明目组大鼠血糖和糖化血红蛋白与模型对照组比较均明显降低（$P<0.01$）；且双丹明目胶囊能有效地改善糖尿病大鼠视网膜微血管改变，减轻视网膜各层结构水肿坏死情况，改善胰腺超微结构改变。罗向霞等将自发性糖尿病 GK 大鼠模型随机平分为模型对照组，糖网康（黄芪、生地黄、生蒲黄、旱莲草、鸡血藤、当归等）低、中、高剂量（150、300、600 mg/kg）组，分别灌胃蒸馏水 2 ml，1 次/d，连续 1 个月。结果显示，糖网康高剂量组较其他各组用药后的大鼠明视闪光视网膜电图（fERG）a 波、Ops 波振幅提高，a 波峰潜时缩短（均 $P<0.05$）；中、低剂量组比其他各组的 b 波振幅提高，b 波峰潜时缩短（均 $P<0.05$）。提示糖网康方能改善 DR 临床前期及非增殖期的视网膜功能损害，尤其对视网膜内层血液循环状态的改善具有一定作用。

包银兰等以大鼠视网膜 Müller 细胞在 30 mmol/L 高糖下进行体外培养，模拟高糖环境，再分别于 20% 含密蒙花方血清（下均称含药血清）干预 12、24、36 h，与高糖组相比，吸光度（OD）值明显降低，各含药血清组间比较，随着时间的延长 OD 值逐渐降低（$P<0.05$）；细胞早期凋亡比例增高，活细胞比例减少（$P<0.05$）。研究表明，含药血清通过诱导早期高糖状态下视网膜 Müller 细胞的早期凋亡，抑制细胞反应性增生，而起到防护高糖状态下视网膜神经细胞损伤的作用。马殿伟等研究显示，补肾活血中药血清（生地黄、丹参等）可能通过降低高糖和（或）缺氧状态下共同培养的视网膜神经节细胞（RGC）与 Müller 细胞细胞膜的通透性，提高细胞活力。同时提高视网膜 Müller 细胞和 RGC 共同培养时视网膜 Müller 细胞谷氨酰胺合成酶（GS）活性，转化 Glu，减轻 Glu 的兴奋性毒性，而起到细胞保护作用。李雅嘉等研究显示，铁皮石斛多糖保护糖尿病引起视网膜损伤的机制，可能通过提高 Müller 细胞活性，减少 Müller 的凋亡，达到保护高糖状态下视网膜损伤的作用。司俊

康等用过氧化氢诱导体外培养的 RGC‐5 细胞氧化损伤,予不同浓度的黄芪多糖干预保护,发现黄芪多糖干预组的细胞活性及细胞凋亡的数量较单纯过氧化氢损伤组有明显的逆转,证实了黄芪多糖对过氧化氢诱导的 RGC‐5 细胞氧化损伤的保护作用,提示黄芪多糖对于 DR 等疾病中视网膜神经节细胞的损伤可能有一定的保护作用,黄芪多糖可能是黄芪类药物治疗 DR 的有效成分之一。

(撰稿:张应文　刘红娣　审阅:熊大经)

【葡萄膜炎的治疗及实验研究】

郝小波介绍已故名中医陈达夫治疗葡萄膜炎经验,在诊疗中以六经辨证体系为统领,以脏腑辨证为基础,确定病位,结合八纲辨证以辨病性,对全面调整患者的体质,阻断或减轻疾病的复发,提高临床疗效都具有重要的指导作用。对于急性葡萄膜炎患者,如全身伴随症状不明显,则可结合五轮辨证,参照"中西串通眼球内容观察论"中的内眼结构与六经相属学说进行辨证施治。

陈超等将 47 例眼特发性全葡萄膜炎患者随机分为两组,均予服泼尼松片及局部糖皮质激素和散瞳药滴眼,治疗组 23 例 36 眼辨证为肝经风热、湿热蕴蒸、肝肾阴虚 3 个证型,分别以新制柴连汤(柴胡、栀子、赤芍药、蔓荆子、荆芥、防风等)、三仁汤(薏苡仁、杏仁、白豆蔻、茵陈、竹叶、厚朴等)、杞菊地黄汤(枸杞子、茯苓、菊花、生地黄、丹皮、山茱萸等)随证加减煎服。急性期治疗 3 周,慢性期治疗 6 个月。治疗后患者视力均有提高,而治疗组更著;且有效率及治愈率明显优于对照组;治疗组并发性白内障和继发性青光眼的发生率较对照组明显降低,中枢兴奋症状、高血压、向心性肥胖的激素副作用较对照组明显改善。

李官鸿等将急性前葡萄膜炎 78 例(78 只眼)平分为两组,均予局部抗炎、散瞳等西药治疗,观察组辨证为肝经风热、肝胆湿热、风热夹湿、阴虚火旺

4 个证型,分别以新制柴连汤(柴胡、蔓荆子、荆芥、防风、黄连、黄芩等)、龙胆泻肝汤(龙胆草、生地黄、当归、柴胡、木通、泽泻等)、抑阳酒连散加减(独活、羌活、白芷、防风、防己、黄连等)、知柏地黄汤(知母、黄柏、生地黄、熟地黄、茯苓、山药等)随证加减煎服。经治 7 d,观察组与对照组总有效率分别为 97.4%(38/39)、87.2%(34/39),组间比较,$P<0.05$。钟益科等将 76 例急性前葡萄膜炎平分为两组,均予硫酸阿托品眼用凝胶散瞳,静脉滴注地塞米松和抗生素以及维生素等治疗,观察组加服还阴救苦汤(羌活、防风、白芷、柴胡、前胡、黄芩等)。经治 14 d,观察组与对照组总有效率分别为 92.1%(35/38)、81.6%(31/38),组间比较,$P<0.05$;观察组平均用药时间和止痛时间短于对照组($P<0.05$)。

常永业等报道梅毒性葡萄膜炎患者 9 例(双眼发病 8 例,全葡萄膜炎 9 眼,后部葡萄膜炎 8 眼),其中 6 例患者确诊前曾应用激素治疗导致病情加重,停用激素后,予驱梅疗法(青霉素静脉滴注与苄星青霉素肌肉注射,前葡萄膜炎患者予妥布霉素滴眼液和睫状肌麻痹剂点眼)及眼科局部辨证,治以清热解毒、驱梅利湿(金银花、蒲公英、栀子、龙胆草、黄芩、连翘等)为主,治疗 3 个月或半年,12 只眼视力恢复至 0.6 以上(70.6%),眼部及全身症状无复发。

崔丽君等检索中医药综合治疗葡萄膜炎随机对照试验文献,筛选合格研究,应用 Jadad 评分法进行质量评价,有 9 项研究符合纳入标准,所有研究得分均低于 3 分,属低质量文献。Meta 分析显示,中医药综合疗法对于葡萄膜炎具有治疗作用,且安全性较高。由于纳入研究质量普遍较低等因素影响,降低了该系统评价结论的可靠性。要进一步验证其疗效及安全性,尚需进行设计合理、执行严格、多中心大样本且随访时间足够的随机对照试验。

吴伟等将 32 只 SD 大鼠于足底部注射伤寒杆

菌内毒素(LPS)复制葡萄膜炎模型随机均分为正常对照(等容生理盐水)组、模型(对容生理盐水)组、白芍总苷(4.8 g/kg,每隔 6 h 给药 1 次,共 3 次)组、醋酸泼尼松(0.05 g/kg,给药 1 次)组,复制模型前 1 h 开始灌胃给药。结果,正常对照组未见炎症发生;与正常对照组比较,模型组炎症临床评分升高($P < 0.05$),大鼠虹膜、睫状体、视网膜与玻璃体腔炎症细胞浸润程度明显加剧;与模型组比较,白芍总苷组炎症临床评分降低($P < 0.05$),大鼠虹膜、睫状体、视网膜与玻璃体腔炎症细胞浸润程度明显改善。提示白芍总苷对 LPS 诱导的葡萄膜炎大鼠有一定保护作用。

(撰稿:刘红娣　张应文　审阅:熊大经)

【青光眼的治疗及实验研究】

孙河等将 35 例(60 只眼)符合入选标准的中、晚期闭角型青光眼患者随机分为两组,治疗组予服通窍明目Ⅳ号(柴胡、葛根、当归、郁金等),对照组仅维持使用控制眼压药物。经治 30 d,治疗组与对照组总有效率分别为 73.3%(22/30)、16.7%(5/30),组间比较,$P < 0.001$。与治疗前比较,治疗组视力、视野(平均光敏感度、平均缺损)改善($P < 0.05$),全血黏度高切、低切及血浆黏度数值降低($P < 0.05$),并均好于同期对照组($P < 0.05$)。

王斌等将 60 例肝郁气滞型青光眼患者,采用随机数字表法平分为两组,均予降眼压眼水(初治者以噻吗心安眼水、匹鲁卡品眼水滴眼,尼目克司口服),治疗组加服丹栀逍遥散加味(丹皮、栀子、柴胡、当归、白芍药、白术等)。经治 4 周,治疗组与对照组眼压控制总有效率分别为 96.7%(29/30)、93.3%(28/30),视力恢复总有效率分别为 96.7%(29/30)、80.0%(24/30),视野恢复总有效率分别为 93.3%(28/30)、83.3%(25/30)。组间比较,均 $P < 0.01$。

李翔等将眼压控制后青光眼患者,按就诊先后顺序随机分为两组,均予服甲钴胺片,观察组加服补精益视片(由枸杞子、菟丝子、五味子、丹参、三七、茺蔚子等)。连续用药 6 个月,观察组与对照组西医疗效(标准参照《中药新药临床研究指导原则》)总有效率分别为 88.2%(45/51)、59.6%(28/47),中医证候疗效(标准参照《中医病证诊断疗效标准》)总有效率为 86.2%(25/29)、57.1%(16/28),组间比较,$P < 0.01$ 或 $P < 0.05$。观察组的视野平均敏感度、平均缺损、丢失方差及视野计分较治疗前均有显著改善($P < 0.05$),而对照组无差异性。

张芳玲等体外培养视网膜神经节细胞系 RGC-5,以终浓度分别为 0.025%、0.25%、2.5% 的银杏叶提取物注射液预保护 12 h 后,用 N-甲基-D-天冬氨酸(NMDA)(100 μmol/L)诱导损伤,并设正常对照组、单纯损伤组和地卓西平(MK-801)对照组。结果与单纯损伤组比较,0.25%、2.5%银杏叶提取物注射液可提高 RGC-5 细胞存活率,减少细胞凋亡($P < 0.05$),另外 0.25%银杏叶提取物注射液预保护后 Bcl-2 mRNA 表达水平增加,Bax mRNA 的表达水平降低($P < 0.05$)。

肖家翔等将 48 只实验兔造模后随机平分为模型组,护网明目散(石斛、赤芍药、草决明、茺蔚子、牛膝、黄精等)组,西药(尼莫地平片)组,分别于用药第 1、2、3、4 周检测视网膜组织中 NO、谷氨酸及视网膜脑源性神经生长因子(BDNF)、抗凋亡基因(Bcl-xl)含量。结果与模型组比较,中药组视网膜组织中 NO、谷氨酸及 BDNF、Bcl-xl 含量均显著降低($P < 0.05$,$P < 0.01$)。提示护网明目散对实验性高眼压下视网膜神经节细胞具有保护作用。

曹娟等选取新西兰家兔,随机平分为对照组、高眼压模型组以及干预治疗组,高眼压模型组以及干预治疗组家兔通过注射复方卡波姆溶液建立慢性高眼压模型,干预治疗组静脉推注藏红花提取液。结果高眼压模型组及干预治疗组视网膜均发生肿胀、萎缩,与高眼压模型组相比,干预治疗组损伤程度较轻;建模 7 d 时,高眼压模型组及干预治疗组视网膜 SOD 值明显低于对照组,MDA 含量显著高于对照组,但干预治疗组指标变化幅度明显小于高眼压模型组(均 $P<0.05$);建模 14 d 时,高眼压模型组及干预治疗组 SOD 明显恢复,接近正常水平,MDA 含量仍高于对照组($P<0.05$);高眼压模型组 RGCs 数目显著低于对照组及干预治疗组($P<0.05$)。提示藏红花提取液能够保护慢性高眼压兔眼视网膜功能,可用作青光眼的治疗药物。

(撰稿:刘红娣　审阅:熊大经)

【单疱病毒性角膜炎的治疗及实验研究】

王玉中等将 HSK 患者随机分为两组,均予更昔洛韦眼液滴眼,并对症处理;治疗组加服益气解毒冲剂(黄芪、党参、白术、金银花、连翘、板蓝根等)。经治 4 周,治疗组的治愈率、显效率分别为 53.2%(58/109)、26.6%(29/109),对照组分别为 28.7%(31/108)、38.9%(42/108),组间比较,$P<0.001$;两组治疗后角膜知觉敏感、迟钝、消失眼数均较治疗前明显减少($P<0.05$);治疗组角膜知觉改善、角膜病损面愈合指数均明显优于对照组(均 $P<0.01$)。治疗组治疗后 T 淋巴细胞 CD4、CD4/CD8 值升高,CD8 值下降,与对照组比较,$P<0.05$。欧阳丽将 HSK 患者分为两组,均予更昔洛韦眼液滴眼,并发感染病例加用抗生素滴眼液,盘状角膜炎角膜上皮完整患者加滴地塞米松滴眼液及复方托品酰胺滴眼液;治疗组(65 例 70 眼)加服体外培育牛黄;经治 2~3 周,两组总有效率分别为 97.1%(68/70)、71.2%(47/66),组间比较,$P<0.01$。

姜雨辰等从循证医学角度系统评价新制柴连汤(柴胡、蔓荆子、荆芥、防风、黄连、黄芩等)治疗 HSK 的疗效。经全面检索与新制柴连汤相关的随机对照研究文献,进行质量评价,纳入合格文献进行 Meta 分析,有 7 个随机对照试验(RCT)纳入系统评价,均为 Jadad 评分量表<3 分的低质量研究。Meta 分析显示新制柴连汤联合常规治疗用于 HSK 可能取得较单一常规治疗更好效果,但由于纳入的研究方法学质量低,发生偏倚的可能性高,尚需更多设计合理的高质量临床试验来加以验证。

马凯琦等对 13 种不同的蓝花荆芥提取物进行抗单纯疱疹病毒 1 型(HSV-1)活性的筛选,研究显示,其中 7 种提取物对 HSV-1 引起的细胞病变有抑制作用。为进一步分离纯化其中的抗病毒活性物质以开发新的抗疱疹病毒药物提供了一定的理论基础。金富军等对麒麟菜多糖的体外抗 HSV-1 活性及抗病毒机制进行研究,发现麒麟菜多糖的细胞毒性非常微弱,对 HSV-1 具有很好的抗病毒活性。Real-timePCR 检测发现麒麟菜多糖能够抑制病毒早期基因和晚期基因的表达及 DNA 的合成。提示麒麟菜多糖对 HSV-1 具有效的杀灭作用及微弱的细胞毒性,其具有作为抗病毒药物开发的潜力。王旭等以体外抑毒试验为导向,对夏至草的醇总提取物进行醇提水沉处理,并以其上清液和沉淀物对 HSV-1 的体外抑制活性进行评价。其中上清液治疗指数 TI>46.5,沉淀物治疗指数 TI>51.6。表明夏至草醇总提取物具有抗 HSV-1 活性,醇提水沉后,其上清液和沉淀物均有显著的抗 HSV-1 活性。

王珍等探讨双秦眼用凝胶(秦皮、野菊花等)对小鼠 HSK 的干预作用及三叉神经节(TG)内潜伏相关转录体(LAT)表达的影响。用角膜病毒接种法给 BALB/c 小鼠接种 HSV-1 SM44 株,随机分为对照组、无环鸟苷(ACV)组、双秦眼用凝胶组。连续给药 2 周,双秦眼用凝胶组和 ACV 组的病变程度较对照组减轻($P<0.01$),而双秦眼用凝胶组优于 ACV 组($P<0.05$)。角膜组织病理学观察发现,双秦眼用凝胶组角膜各层结构大致正常,其余各组均出现病理损伤。双秦眼用凝胶对 TG 内

LAT 表达的抑制作用优于对照组($P<0.05$),而 ACV 抑制 LAT 表达的作用不明显。

李建超等制备初次感染的 HSK 动物模型后,随机分为病毒复发预防治疗组(玉屏风散灌胃 1 周,再进行热刺激诱导病毒复发,10 d 后进行各项检测)、病毒复发对照组(行热刺激诱导病毒复发,10 d 后将其随机分为:实验组,予更昔洛韦凝胶滴眼及玉屏风散灌胃;阳性对照组,予更昔洛韦凝胶滴眼;阴性对照组予 PBS 滴眼,用药 1 周后,进行各项指标检测)。研究发现,玉屏风散显著降低该病的复发率($P<0.05$);联合给药组与单用更昔洛韦对照组、PBS 对照组间炎症指数间差异明显($P<0.05$);新生血管指数间差异明显($P<0.01$);联合给药组与对照组间病毒含量差异明显($P<0.05$)。提示在扶正固本指导下的中西医结合治疗能够减少 HSK 复发率,联合更昔洛韦凝胶局部使用可有效控制眼表炎症、促进新生血管生长并能减少角膜局部病毒含量。

(撰稿:张应文 刘红娣 审阅:熊大经)

【缺血性视神经病变的治疗】

常永业等介绍张铭连应用活血通络法治疗前部缺血性视神经病变(AION)经验,一是应用中医气机升降出入理论来认识 AION,认为 AION 的发生与目窍气机出入升降异常息息相关,目窍气机升降出入平衡失调,或逆乱,或因虚致瘀,或气郁血滞,终致"目络瘀阻"。二是从络病理论审视 AION 的病机,继承庞赞襄"目病多郁"论经验的基础上,深入探讨络病理论,在 AION 的诊治上提出了"目络瘀阻"论点,主要包括目络虚损和目络阻滞 2 个方面。三是依据"目络瘀阻"论点确立 AION 的治法与方药,提出气机失常、目络瘀阻、瘀水互结是 AION 视力进行性损害的主要病机,以"目络瘀阻"为本,瘀水互结为标。针对病机特点,提出益气通络、祛瘀利水的治则。研制出活血通络颗粒(黄芪、

当归、川芎、桃仁、红花、赤芍药等),其成果获国家发明专利、河北省科技进步奖二等奖。廖良等介绍韦企平治疗非动脉炎性前部缺血性视神经病变临证经验,一是审病求因。认为气虚、血虚或阴亏是本病的基本病机,尤其重视气机对发病的影响,气不行血或气机逆乱导致眼部脉络瘀滞是发病的重要条件。二是整体观念、全身辨证与眼底辨证相结合。辨证将本病分为肝阳上亢、气滞血瘀、气血两虚、肝肾阴虚等四型,分别采用天麻钩藤饮、活血通络方、归脾汤、四物五子汤等治疗。借鉴眼底辨证的基础上结合本病早期视盘水肿、线状出血、血管充盈延迟或缺损的特点,遣方用药时重视应用利水消肿、化瘀通络、升阳开窍的药物。三是融会贯通用药不拘中西。发病急性期主张用大剂量糖皮质激素冲击治疗,尽快消除视盘水肿、缓解筛板区拥挤,同时予复方樟柳碱穴位注射,改善眼部血管的舒缩功能、恢复视盘灌注,并予鼠神经生长因子等为神经节细胞增加营养供应、挽救神经元凋亡。中药方面,急性期重视知柏地黄等滋阴药物对抗激素冲击的副作用,并重视利水消肿、补气活血药物。四是未病先防,重视中西医结合的预防和早期干预。尤其强调情志、饮食的调养在预防本病中的重要作用。

马玉燕等将 176 例 180 眼 AION 患者随机平分为两组,均予复方樟柳碱注射液于颞浅动脉旁皮下注射,治疗组加服平肝调脾复明汤(炒白芍药、柴胡、川芎、茯苓、党参、钩藤等),14 d 为 1 个疗程。经治 3 个疗程,治疗组与对照组总有效率分别为 92.2%(83/90)、85.6%(77/90),组间比较,$P<0.05$;治疗前后视力提高及视野改善情况均优于对照组($P<0.05$)。陆勤康等将 120 例 AION 患者随机平分为四组,在对照组基本治疗(均予相同剂量及疗程的地塞米松注射液、维生素 C 注射液、甲钴胺片、维生素 B_1 片)基础上,分别加补阳还五汤治疗组、鼠神经生长因子治疗组及补阳还五汤联合鼠神经生长因子治疗组,均治疗 4 周。结果无论从

短期(1周内)或中长期(1和3个月),补阳还五汤联合鼠神经生长因子治疗 AION 的视野改善优于其余三组;视力改善在1周内就能显示出优于基本治疗对照组,在治疗4周、随访(1和3个月)后显示出优于单独的补阳还五汤或鼠神经生长因子治疗组;鼠神经生长因子治疗 AION,从中长期随访(1和3个月)来看能一定程度上减轻视盘周围神经纤维的萎缩;且能一定程度上改善 AION 的视觉诱发电位,但主要是改善视觉诱发电位的振幅,而对潜伏期的改善帮助不大;从长期(3个月)来看,补阳还五汤治疗 AION 能更加明显的缩短臂-视盘循环时间。程志娟等将56例60眼 AION 患者随机分成两组,均予葛根素、丹参注射液静脉滴注,复方樟柳碱颞浅动脉旁皮下注射,治疗组30例34眼加用补阳还五汤(升麻、柴胡、黄芪、当归尾、地龙、赤芍药等)加减煎服,14 d 为1个疗程。经治3个疗程,总有效率分别为 88.2%(30/34)、64.3%(18/28),组间比较,$P<0.05$。

(撰稿:刘红娣 审阅:熊大经)

【干眼症的治疗及实验研究】

崔鸿峥等将78例患者按就诊顺序随机分为两组,均予局部人工泪液,观察组加服益气养阴散瘀方(熟地黄、山药、丹皮、西洋参、女贞子、旱莲草等)。经治1个月,两组患者泪液分泌量(SIT)、泪膜破裂时间(BUT)均高于治疗前,角膜荧光素染色(FL)低于治疗前($P<0.05$),而观察组更显著。观察组与对照组总有效率分别为 83.3%(40/48)、70.8%(34/48),组间比较,$P<0.01$。杨玉青等将138例患者随机分为两组,治疗组74例148眼予服玄麦润目汤(玄参、麦冬、生地黄、黄精、枸杞子、菊花等),对照组点玻璃酸钠滴眼液。经治8周,两组总有效率分别为 83.8%(124/148)、53.1%(68/128),组间比较,$P<0.01$;治疗组 SIT、BUT 较治疗前明显改善,并优于对照组,且症状积分比较,眼

干涩、异物感、烧灼感和畏光较对照组明显改善(均 $P<0.05$)。

姚靖等将60例120眼睑板腺功能障碍导致蒸发过强型干眼患者随机平分为两组,治疗组予服清眩润目饮(金银花、连翘、菊花、玄参、麦冬、天花粉等),对照组予妥布霉素地塞米松滴眼液滴眼。经治1个月,治疗组患者眼部症状、体征、SIT、BUT 以及角膜荧光染色方面改善均优于对照组($P<0.05$);治疗组与对照组总有效率分别为 93.3%(56/60)、81.7%(49/60),组间比较,$P<0.01$。

姚小磊等以双侧去势术建白兔干眼症模型,予菊花总黄酮灌胃干预后,与模型组比较,SIT 分泌量增加,BUT 明显延长,治疗1、3和5个月后泪腺导管及腺泡上皮细胞中 Fas、Bax 阳性表达的细胞数均明显减低,FasL、Bcl-2 阳性表达的细胞数均明显升高,细胞凋亡数量均明显减低。研究表明菊花总黄酮可以抑制泪腺腺泡和腺管细胞的细胞凋亡,提高泪液基础分泌量,维持泪膜稳定性,改善眼表干燥状态,其机制可能与菊花总黄酮的拟雄激素效应有关。

温莹等研究表明,以局部滴用苯扎氯胺制作兔干眼模型,予参麦合剂灌胃后泪液中眼表黏蛋白5AC(MUC5AC)的含量随治疗时间逐渐增加,治疗4周后接近正常对照组。MUC5AC 在结膜组织中的表达也高于造模组和生理盐水组($P<0.05$)。因此推测参麦合剂中的鬼针草通过拟胆碱作用发挥对结膜杯状细胞的神经调节,全方可促进泪液分泌和结膜杯状细胞的再生及功能的恢复,增加 MUC5AC 在泪液和眼表的分布,从而稳定泪膜结构。

汪斌等研究表明,鬼针草滴眼液在用药2个月后可明显改善去势雄兔干眼 SIT 和改变泪液蛋白成分,其主要作用机制可能发挥拟雄激素作用,促进眼睑腺体(睑板腺分泌的脂质层成分和泪腺分泌的泪液)分泌,故可明显改善 SIT 和部分泪液蛋白的结果。此外,还发现鬼针草能

有效减少雄激素失调性干眼症的炎症细胞浸润和角膜上皮基底细胞萎缩。这可能与鬼针草改善泪腺睑板腺的分泌情况,抑制角膜的局部细胞凋亡有关。

郝晓凤等研究表明,道生散颗粒剂(柴胡、白芍药、生地黄、党参、当归、麦冬等)能够调节干眼小鼠模型泪腺中 Bcl - 2、Bax 的 mRNA,以 3.6 mg·g^{-1}·d^{-1} 中等剂量的调节作用最为明显,且 Bcl - 2、Bax 的含量与干眼的体征存在相关性。

(撰稿:张应文　刘红娣　审阅:熊大经)

【梅尼埃病的治疗及实验研究】

张靖等将 116 例梅尼埃病(MD)患者随机平分为两组,治疗组予服涤眩汤(白术、茯苓、人参、木香、葛根、半夏等),对照组予服盐酸氟桂利嗪胶囊、茶苯海明片、谷维素、维生素 B_1、维生素 B_{12} 等。经治 14 d,治疗组与对照组的总有效率分别为94.8%(55/58)、77.6%(45/58),组间比较,$P<0.05$。

艾洪亮等将 76 例 MD 患者随机平分为两组,均予服西比灵片,治疗组加服活血利水止眩汤(川牛膝、益母草、泽泻、白术、生山楂、郁金等)。经治 7 d,治疗组与对照组的总有效率分别为 94.7%(36/38)、65.8%(25/38),组间比较,$P<0.01$。戴晓娟将 62 例 MD 患者随机分为两组,均予服甲磺酸倍他司汀片,前列地尔注射液于生理盐水中静脉滴注,盐酸异丙嗪注射液肌肉注射等;治疗组 32 例加服泽泻定眩汤(泽泻、白术、姜半夏、天麻、陈皮、茯苓等)。经治 14 d,两组总有效率分别为 93.8%(30/32)、73.3%(22/30),组间比较,$P<0.05$。赵华兴将 86 例 MD 患者随机分为两组,均予镇静止吐等对症疗法,治疗组 46 例加用银杏达莫注射液于生理盐水中静脉滴注,仙鹤草 100 g/d 煎服,对照组加用山莨菪碱注射液于生理盐水中静脉滴注。经治 7 d,两组总有效率分别为 93.5%(43/46)、77.5%(31/40),组间比较,$P<0.05$。张彦伟等将

176 例 MD 患者随机平分为两组,均予甘露醇、葛根素静脉滴注,治疗组加服天麻钩藤饮(钩藤、葛根、车前子、天麻、蝉蜕、石菖蒲等)。经治 7 d,治疗组与对照组的总有效率分别为 90.9%(80/88)、76.1%(67/88),组间比较,$P<0.05$,且治疗组在耳鸣等症状消失时间及治疗方案实施时间均明显短于对照组。

实验研究方面。边秀娟等选 40 只豚鼠随机平分成正常对照组、模型组、泽泻汤组、阳性对照组,除正常对照组外,以腹腔注射醋酸去氨加压素法复制 MD 膜迷路积水模型,予泽泻汤(泽泻、白术)水煎液 7.0 g·kg^{-1}·d^{-1} 灌胃。7 d 后,与模型组比较,蜗管面积与总面积的比值有显著性差异($P<0.01$);免疫组织化学中水通道蛋白 - 2(AQP - 2)在耳蜗表达强度明显降低。研究表明泽泻汤具有显著的减轻膜迷路积水程度的作用,其机制可能是通过直接抑制内耳血管纹、螺旋韧带的 AQP - 2 表达,借助抑制内耳中的 AVP - V2R - cAMP 途径,从而有利于减轻耳蜗积水。

(撰稿:沈龙柱　审阅:熊大经)

【变应性鼻炎的临床与实验研究】

近年来鼻腔黏膜免疫已经成为变应性鼻炎(AR)研究中的热点,而黏膜免疫系统理论与中医理论中的"卫气学说"具有较强的相关性。刘洋等以卫气的"屏障""防御"以及"监督"作用为切入点,从黏膜免疫系统(MIS)的非特异性免疫、特异性免疫以及黏膜免疫与系统免疫的连接等多个层面对其相关性进行分析,并探讨其在 AR 发病机制中的作用机制,为变应性鼻炎的防治提供参考。

刘丹等探讨了气温、湿度、风力、降水量、大气污染和气传花粉等不同气象因素对 AR 发病的影响。结果显示,气象因素对 AR 的发病具有重要的影响作用,该病在多种气象因素相互交叉作用下易

发作。

林霞等对 160 例确诊为 AR 患者,进行发病规律的探讨及辨证分型调查后发现,女性发病高于男性,并且病情急性程度趋向低龄化,好发季节为春季、冬季,不太运动易导致本病的发生,冷空气、花粉等过敏原的接触与本病的发生密切相关。辨证分型以肺脾气虚证、脾虚肝郁证为主,分别占病例数的 25.6%(41/160)、23.1%(37/160),且与阳虚质、气虚质、特禀质关系密切。

王仁忠等以 AR 的过度分泌性为切入点,提出阳气失于和利为 AR 发病的关键,从理论上探讨阳气失于和利与 AR 的高分泌机制之间的相关性。提出和利阳气法有可能通过干预 NF-κB 信号通路介导的高分泌机制恢复鼻腔水液代谢平衡,缓解鼻痒、喷嚏、流涕等症状,通过改善体质而控制鼻炎的反复发作。

陈晴等检索国内外相关数据库,收集中药治疗 AR 的随机对照试验(RCT),按纳入与排除标准筛选试验、提取资料和评价质量,共纳入 11 个临床研究,分为 3 个亚组,合计 1 652 例患者进行 Meta 分析证明,中药治疗 AR 可提高临床疗效、改善患者鼻部症状,不良反应发生率小。但因纳入文献的方法学质量参差不齐,研究间异质性大,以及研究局限性导致得到的证据质量较低,要得到更可靠的证据,还需开展样本量大、设计科学、质量高的临床试验来证实中草药治疗变应性鼻炎的疗效和安全性。尤要注意提高方法学质量,如详细报告随机序列的产生和分配隐藏、盲法的实施;研究结果应适当重视相关实验室检查指标,以及与患者生活质量密切相关的结局指标,如 RQLQ 等;重视治疗的不良反应报告的规范化;重视阴性结果的报告,以减少发表偏倚等。

实验研究方面。马毅等、董明等将 Wistar 大鼠随机平分为对照组、模型组、氯雷他定组、18-β甘草次酸(GA)组,以卵清蛋白(OVA)致敏建立大鼠 AR 模型后,于给药 2、4、6、10 周时分别比较各组行为改变及透射电镜下鼻黏膜上皮细胞紧密连接(TJs)形态,以及各组电镜下鼻黏膜上皮细胞线粒体的改变。结果:① AR 模型组 TJs 长度变短、质膜电子高密度影变厚、融合点数量减少,间隙增宽甚至断裂。在变应原持续作用下模型组鼻黏膜上皮细胞 TJs 的上述改变呈进行性加重,而 GA 组 TJs 变短、质膜影变厚、膜融合点减少,均较模型组缓解,并随观察周期延长基本接近对照组。② AR 模型组见线粒体数量增多、体嵴消失、肿胀、空泡化及自噬体存在,且在变应原持续作用下,模型组鼻黏膜上皮细胞线粒体上述损害呈进行性加重。而 GA 组线粒体在增多的数量,体嵴减少、肿胀、空泡化及自噬体出现均较模型组好转,并随观察周期延长基本接近对照组。研究表明 18-βGA 可缓解 AR 大鼠鼻腔黏膜上皮细胞间 TJs 的损害;在持续变应原刺激下的鼻黏膜上皮细胞线粒体呈进行性损害时,可抑制鼻黏膜上皮细胞线粒体的病理损害。邓婧等以卵清蛋白(OVA)致敏造成肺气虚型 AR 大鼠模型,予鼻敏颗粒(黄芪、地肤子、地龙、鹅不食草、细辛等)、辛芩颗粒干预 2 周,与模型组比较,血清 IL-4 和 IL-10 水平均迅速下降,而鼻敏颗粒更著($P<0.01$)。提示鼻敏颗粒可降低肺气虚型 AR 大鼠血清 IL-4、IL-10 水平,可能是治疗肺气虚型 AR 的作用机制之一。

AR 为免疫反应失衡引起的鼻黏膜炎症反应性疾病,Th2 细胞的过度活化是其主要原因,而树突状细胞(DC)在免疫反应中发挥主要作用。吴继勇等研究表明,鼻敏感颗粒(生黄芪、党参、干姜、桂枝、麻黄、五味子等)能够显著抑制 AR 小鼠成熟 DC 标志性细胞因子 IL-6、TNF-a、IL-10、IL-1β 的生成和成熟 DC 标志物 MHC Ⅱ、CD80 和 CD86 的表达。从两方面验证了鼻敏感颗粒能够显著抑制未成熟 DC 向成熟的分化。

吴拥军等利用大黄泻下法等综合因素加上 OVA 建立脾气虚 AR 大鼠模型,经温阳益气方(黄芪、党参、干姜、桂枝、麻黄、五味子等)干预后,脾气虚 AR 大鼠组症状减轻,血清 IL-5、嗜酸性细胞阳离子蛋白(ECP)含量降低($P<0.01$)。提示温阳益气方能降低脾气虚 AR 大鼠模型血清 IL-5 和 ECP 水平,防止血嗜酸性粒细胞(EOS)活化、增殖、分化,并防止 EOS 释放 ECP,对治疗 AR 起作用。

(撰稿:张守杰 张应文 审阅:熊大经)

【急性化脓性扁桃体炎的治疗与研究】

潘丽兰等将 120 例急性化脓性扁桃体炎患儿随机平分为喜炎平组和痰热清组,在分别静脉滴注上述药物的同时,均予静脉滴注阿奇霉素。经治 5 d,喜炎平和痰热清注射液的总有效率分别为 96.7%(58/60)、91.7%(55/60)($P>0.05$);痰热清组的平均止咳时间短于喜炎平组($P<0.05$),两组平均退热时间、咽痛消失时间及治疗后白细胞复常率比较,$P>0.05$。潘丽兰等将 110 例急性化脓性扁桃体炎患儿随机平分为热速清组和蓝芩口服液组,在口服相应药物的同时,均予阿奇霉素静脉滴注。经治 5 d,热速清组和蓝芩口服液组的总有效率分别为 90.9%(50/55)、87.3%(48/55),白细胞复常率分别为 90.9%(50/55)、83.6%(46/55),($P>0.05$);扁桃体肿大的复常率分别为 89.1%(49/55)、78.2%(43/55)($P<0.05$);热速清组的平均退热时间和咽痛消失时间均短于蓝芩组($P<0.05$)。

张寿清等将 96 例急性化脓性扁桃体炎的患儿随机分为两组,均予青霉素或阿奇霉素静脉滴注,治疗组 56 例加服五味消毒饮加味(金银花、野菊花、蒲公英、紫花地丁、紫背天葵、射干等)。经治 5 d,两组总有效率分别为 96.4%(54/56)、70.0%(28/40),组间比较,$P<0.01$。章小院将 136 例急性化脓性扁桃体炎的患者按随机数字表法分为两组,均予头孢呋辛或克林霉素静脉滴注,治疗组 68 例加服清咽汤(薄荷、桔梗、黄芩、甘草、柴胡、牛蒡子等)。经治 5 d,治疗组与对照组总有效率分别为 97.1%(66/68)、88.2%(60/68),组间比较,$P<0.05$。

刘旺华等对 85 例急性化脓性扁桃体炎患者按卫气营血辨证,分为卫分(30 例)、气分(30 例)、营分(25 例)3 个证型组,检测外周血中 CD3[+]、CD4[+] 和 CD8[+] 淋巴细胞亚群数目及比值并与 30 例正常体检者作对照。结果,与正常对照组比较,卫分证组 CD3[+]、CD4[+] 细胞数目、CD4[+]/CD3[+] 和 CD4[+]/CD8[+] 比值显著升高($P<0.05$,$P<0.01$);气分证组 CD3[+]、CD4 细胞数目、CD4[+]/CD3[+] 和 CD4[+]/CD8[+] 比值明显升高,CD8[+]/CD3[+] 比值显著降低($P<0.01$);营分证组 CD4[+]/CD3[+] 和 CD4[+]/CD8[+] 比值显著升高,CD8[+]/CD3[+] 比值显著降低($P<0.01$)。与卫分证组比较,气分证组 CD3[+]、CD4[+]、CD8[+] 细胞数目变化差异无意义($P\geqslant 0.05$);营分证组 CD3[+]、CD4[+]、CD8[+] 细胞数目均显著降低($P<0.05$,$P<0.01$)。与气分证组比较,营分证组 CD3[+]、CD4[+]、CD8[+] 细胞数目均显著降低($P<0.01$)。提示 T 淋巴细胞亚群数目与比值的改变可能是急性化脓性扁桃体炎卫-气-营 3 个不同阶段传变的内在原因之一。

(撰稿:张守杰 审阅:熊大经)

【复发性口腔溃疡的治疗及实验研究】

复发性口腔溃疡(ROU)的临床及实验研究文献约 60 余篇。临床治疗方面,付玉娟等总结胡永盛治疗 ROU 经验,认为其病机实质是"本虚标实,正邪交争,寒热错杂",其病位以心脾为核心,关乎肝肾,病机关键为心脾两虚,湿热内蕴,浊毒上攻,虚火炎上。确立"宣湿化浊,通心降火"为主要治法,标实明显时,祛邪为主,兼以扶正,在芳香宣湿化浊药的基础上,辅以醒脾养心之品;标实得除,则以养心健脾固肾为主。标实本不虚,则以祛邪为要,以宣化湿浊清心降火为主;本虚明显,当以扶正为主,兼顾祛邪,治以滋阴泻火、交通心肾、宣湿清热、醒脾合胃。喜用藿香、佩兰、砂仁、石斛、石菖蒲、炒枣仁等以芳香宣化、醒脾养心,淫羊藿、仙茅等补肾温阳,而较少使用石膏、大黄、野菊花、苦参等寒凉、清热解毒之物,以防苦寒伤正,犯虚虚之戒。董伟等基于王琦的"体病相关"、"体质可调"理论,总结 ROU 的"湿热体质"发病观、"阳气怫郁"病机观及"清利透散"(黄连片、石菖蒲、茵陈、苦参、玄参、生地黄等)制方观,并通过典型医案进行临床论证。认为认识 ROU 的湿热体质高发人群,将有助于理解"阳气怫郁"病机学说的意义;临证运用"辨体-辨病-辨证"诊疗模式,掌握"清利透散"组方法度,将有助于 ROU 预测防治的具体实施。

管翠强等将 200 例 ROU 患者随机分为左旋咪唑组(对照组)、叶酸组、加味导赤散组(中药组)、叶酸加味导赤散组(中西药结合组),分别服用相应的药物。经治 3 个月,中西药结合组的总有效率为 92.0%(46/50),明显高于对照组的 70.0%(35/50)、叶酸组的 66.0%(33/50)和中药组的 64.0%(32/50),且其均有差异性($P<0.05$,$P<0.01$),提示叶酸联合加味导赤散标本兼治效果显著。左渝陵等将 90 例 ROU 患者随机平分为 A、B、C 组,分别予三仁汤加减方(杏仁、白蔻仁、薏苡仁、厚朴、通草、淡竹叶等)煎服、邦鼻净纳米银抗菌水凝胶喷剂喷涂及三仁汤配合纳米银抗菌水凝胶。经治 7 d,三组患者均有疗效,在减轻疼痛缩短愈合时间和缩小溃疡直径方面,A、B 组疗效接近;C 组疗效明显好于 A 组或 B 组。胡锦庆等将 120 例 ROU 患者随机平分为两组,治疗组予服体外培育牛黄,对照组予服维生素 B2、维生素 C。经治 14 d,治疗组与对照组总有效率分别为 93.3%(56/60)、76.7%(46/60),组间比较,$P<0.01$。

李婧等以免疫法建立大鼠 ROU 动物模型,随机分为正常组、溃疡组、左旋咪唑组和加味导赤散联合维生 B12 组。灌胃 20 d 后,加味导赤散联合维生素 B12 组和左旋咪唑组外周血 CD4$^+$ 细胞数量、CD4$^+$/CD8$^+$ 均有回升,与溃疡组比较,$P<0.05$,但组间比较,$P>0.05$;溃疡组织上皮及固有层内炎症细胞数量比模型组有所减少。表明 ROU 的发生与 T 淋巴细胞失调有关,而加味导赤散联合维生素 B12 能改善 ROU 大鼠外周血 T 淋巴细胞亚群失衡。周芳等研究表明,绞股蓝皂苷可以显著地减小以免疫法建模的大鼠 ROU 直径($P<0.01$),并具有一定的免疫调节作用,其与左旋咪唑均能使降低的 CD3$^+$、CD4$^+$、CD4$^+$/CD8$^+$ 得到回升,免疫调节作用与左旋咪唑差异无显著性($P>0.05$),但其抗氧化作用显著优于左旋咪唑($P<0.05$)。李喜香等以苯酚灼烧法建大鼠 ROU 模型,随机平分为模型对照组、阳性对照组(氯已定地塞米松口腔溃疡膜)及养阴生肌膜高、中、低剂量组。结果与模型对照组比较,给药第 4、6、8 d,养阴生肌膜高、中剂量组溃疡愈合速度加快,溃疡面积缩小显著,血清 TNF-a 水平明显降低($P<0.05$,$P<0.01$),血清 IL-2 水平明显升高($P<0.01$),表明养阴生肌膜对大鼠 ROU 具有一定的治疗作用。王金凤等将 Wister 大鼠随机分为正常组、模型组、左旋咪唑组及甘草泻心汤配方颗粒剂(生甘草、黄芩、黄连、干姜、法半夏、党参等)高、中、低剂量(12、6、3 g·kg)组,除正常组外,余组大鼠均采用免疫法建立 ROU 大鼠模型。分别连续给药 20 d 后,与模型组比较,甘草泻心汤配方颗粒剂高、中剂量组均可提高大鼠痛阈;降低血清 TNF-a、IL-8 含量,升高 CD4$^+$ 细胞、降低 CD8$^+$ 细胞数,提高 CD4$^+$/CD8$^+$ 比值($P<0.01$)。提示甘草泻心汤配方颗粒剂对 ROU 模型大鼠的治疗作用,可能与其镇痛、抑制炎症因子和调节 T 淋巴细胞亚群失衡作用有关。

(撰稿:咸清权 审阅:熊大经)

［附］ 参 考 文 献

A

艾洪亮,董芳.活血利水止眩汤联合西比灵治疗梅尼埃病38例疗效观察[J].光明中医,2014,29(2):349

B

包银兰,吴正正,接传红,等.密蒙花方对高糖状态下视网膜Müller细胞增殖的影响[J].中国中医眼科杂志,2014,24(1):18

边秀娟,苑述刚,阮时宝,等.泽泻汤对梅尼埃病豚鼠模型膜迷路积水的治疗作用及其机制研究[J].中医临床研究,2014,6(22):3

C

曹娟,吕伯昌.藏红花提取液对慢性高眼压兔视网膜的影响[J].中国医药导报,2014,11(25):4

常永业,杨赞章.张铭连应用活血通络法治疗缺血性视神经病变经验[J].河北中医,2014,36(3):410

常永业,张铭连,王浩,等.中西医结合治疗梅毒性葡萄膜炎临床观察[J].中国中医眼科杂志,2014,24(2):113

陈超,杨星林,刘筠,等.中西医结合辩证治疗特发性全葡萄膜炎的疗效[J].国际眼科杂志,2014,14(7):1206

陈美荣,郝永龙,王静波,等.中药对斜视性弱视猫视皮质N-甲基-D-天冬氨酸受体1亚基表达的研究[J].中华中医药杂志,2014,29(1):274

陈晴,刘洋,张勤修,等.中药治疗变应性鼻炎的系统评价[J].中华中医药杂志,2014,23(2):3071

陈奕辉.中医药治疗120例急性化脓性中耳炎的临床效果分析[J].时珍国医国药,2014,25(12):2970

陈宇,唐月英,曾屹生,等.老年性耳聋中医辨证与纯音测听及血流变相关性研究[J].福建中医药大学学报,2014,24(4):15

程志娟,占永良,徐盈.中西医结合治疗前部缺血性视神经病变30例临床观察[J].浙江中医杂志,2014,49(3):220

崔鸿峥,马晓爽,姜双.自拟益气养阴散瘀方治疗干眼症的疗效及安全性分析[J].国际眼科杂志,2014,14(2):373

崔丽金,徐国兴.石决明提取液对晶状体抗氧化能力的影响[J].医学研究杂志,2014,43(3):22

崔丽君,宋小莉,郭大东.中医药综合治疗葡萄膜炎随机对照试验的系统评价[J].辽宁中医杂志,2014,41(10):2227

D

戴晓娟.泽泻定眩汤治疗梅尼埃病32例临床观察[J].河北中医,2014,36(2):196

邓婧,彭成,彭顺林.鼻敏颗粒对肺气虚型变应性鼻炎大鼠血清IL-4 IL-10水平的影响[J].四川中医,2014,32(8):59

董明,陈小婉,席克虎,等.18-β甘草次酸对变应性鼻炎大鼠鼻黏膜上皮细胞线粒体的影响[J].山东大学耳鼻喉眼学报,2014,28(3):1

董伟,倪诚,英孝,等.从湿热体质论治复发性口腔溃疡[J].中医杂志,2014,55(15):1339

F

樊治军.清热利湿祛瘀中药对鼻窦炎术后鼻黏膜组织重塑及纤毛清除功能影响的研究[J].中医学报,2014,29(1):122

方朝晖,赵进东,刘剑,等.芪贞降糖颗粒治疗肝肾阴虚型非增殖期糖尿病视网膜病变患者40例的临床观察[J].天津中医药大学学报,2014,33(6):330

付玉娟,王中男,王迪,等.胡永盛教授"宣湿化浊,通心降火"法治疗复发性阿弗他溃疡经验[J].中华中医药杂志,2014,29(5):1502

G

高晓葳,李超,杨芳,等.金嗓散结丸治疗声带小结的疗效观察[J].中国耳鼻咽喉颅底外科杂志,2014,20(3):215

管翠强,武云霞,郭洪波,等.叶酸和加味导赤散治疗复发性口腔溃疡的临床疗效观察[J].中国药物与临床,2014,14(4):426

H

郝小波.六经辨证与葡萄膜炎的治疗[J].中国中医眼科杂志,2014,24(1):51

郝晓凤,谢立科,唐由之,等.道生散颗粒剂对干眼小鼠模型泪腺 Bax mRNA、Bcl-2 mRNA 表达的影响[J].环球中医药,2014,7(5):337

何艳.西帕依固龈液应用于牙龈炎致牙龈出血 100 例临床研究[J].河南中医,2014,34(12):2402

胡锦庆,黎翠玲.体外培育牛黄治疗复发性阿弗它溃疡疗效观察[J].现代中医药,2014,34(4):47

黄桂锋,熊大经,谢慧.试论脾虚与鼻鼽的关系[J].中医临床研究,2014,6(23):34

J

冀建平,程先华,张淳,等.益气化瘀通窍法对放射性视网膜损伤大鼠血管内皮的保护作用研究[J].新中医,2014,46(8):185

姜雨辰,纪凯,刘桂霞.柴连汤治疗单纯疱疹性角膜炎的系统评价与 Meta 分析[J].中国中医眼科杂志,2014,24(6):413

金富军,陈茂芸,马凯,等.麒麟菜多糖提取物体外抗单纯疱疹病毒 1 型活性及作用机制研究[J].中国卫生检验杂志,2014,24(16):2288

敬樱,赵静,张天娥,等.通窍开玄法对鼻窦炎模型大鼠鼻黏膜影响的分子机制研究[J].中国中医急症,2014,23(10):1773

K

亢泽峰,田楠楠,张庆,等.中医药抗单纯疱疹性角膜炎复发的研究现状及其展望[J].中国中医眼科杂志,2014,24(1):70

L

李官鸿,杨杰.中西医结合治疗急性前葡萄膜炎疗效观察[J].实用中医药杂志,2014,30(9):856

李建超,彭清华,李植源,等.基于扶正固本理论抗 HSK 复发及相关免疫因子研究[J].中华中医药杂志,2014,29(5):1434

李婧,武云霞,管翠强,等.加味导赤散与维生素联合灌胃对大鼠复发性口腔溃疡模型外周血 T 淋巴细胞亚群的影响[J].山西医科大学学报,2014,45(7):573

李凯,牛乐,贾利利,等.黄连阿胶汤不同煎煮方法对慢性咽炎大鼠的影响[J].中华中医药杂志,2014,29(3):879

李满,梁丽娜,江伟,等.川芎嗪对视网膜缺血电生理及视网膜小动脉平滑肌细胞 cAMP 表达的影响[J].中国中医眼科杂志,2014,24(2):79

李喜香,禤君,豆金彦,等.养阴生肌膜对大鼠实验性口腔溃疡的治疗作用[J].中国中医基础医学杂志,2014,20(4):474

李翔,王桃,贺小张,等.补精益视片联合甲钴胺片治疗眼压控制后青光眼疗效观察[J].辽宁中医杂志,2014,41(4):720

李晓峰,郭丽云,张孝华,等.六味地黄丸对糖尿病伴牙周炎大鼠牙周组织中 OPG 与 RANKL 的影响[J].世界中西医结合杂志,2014,9(4):354

李雅嘉,王华,李强翔.铁皮石斛多糖对高糖状态下视网膜 Müller 细胞活力及凋亡的调控[J].中国老年学杂志,2014,34(6):6683

李彦华,汪常伟,高东升,等.新疆维吾尔哈萨克族非综合征型遗传性聋患者 GJB2 基因突变与肾虚血瘀型的研究分析[J].新中医,2014,46(5):120

李勇,李锐,袁慧敏.复明片对视网膜脱离复位术后视神经功能恢复的疗效[J].国际眼科杂志,2014,14(5):888

廖良,韦企平.韦企平治疗非动脉炎性前部缺血性视神经病变临证经验[J].中国中医眼科杂志,2014,24(5):360

林佳,田然,雷翔,等.复方血栓通胶囊联合激光治疗糖尿病视网膜病变有效性和安全性的系统评价[J].天津中医药,2014,31(10):591

林丽佳,杨淑荣,谢强.应用谢氏滋喉悦音饮治疗声带小结的疗效观察[J].时珍国医国药,2014,25(6):1407

林霞,张庆祥,孟庆岩.变应性鼻炎发病规律与辨证分型研究[J].河南中医,2014,34(4):682

林瑶,黄秀榕,祁明信,等.金雀异黄素对氧化损伤的人晶状体上皮细胞凋亡的超微结构的影响[J].时珍国医国药,2014,25(2):315

刘丹,史丽萍,袁卫玲,等.气象因素与过敏性鼻炎发病相关性研究进展[J].中华中医药杂志,2014,29(7):2287

刘建新,曾逸笛,周小青,等.急性化脓性扁桃体炎营分证外周血 T 淋巴细胞亚群的变化及临床意义[J].湖南中医杂志,2014,30(5):1

刘铁军,董鑫,仇永乐,等.化湿行瘀清热方剂对口腔扁平苔藓治疗作用的临床研究[J].口腔医学,2014,34(10):730

刘旺华,曾逸笛,洪净,等.基于 CD3[+]、CD4[+] 和 CD8[+] 淋巴细胞亚群变化的急性化脓性扁桃体炎气分证本质研究[J].中医药学报,2014,42(1):78

刘旺华,洪净,周小青,等.急性化脓性扁桃体炎证候层次与 T 淋巴细胞亚群变化的相关性研究[J].世界中西医结合杂志,2014,9(8):843

刘洋,李昕蓉,陈晴,等.卫气与变应性鼻炎黏膜免疫机制的相关性探讨[J].中华中医药杂志,2014,29(5):1530

陆勤康,张军涛,赵娜,等.中西药联合治疗前部缺血性视神经病变的临床研究[J].中华中医药学刊,2014,32(6):1433

罗向霞,张定华,史晓伟,等.糖网康对非增殖期糖尿病视网膜功能保护作用的实验研究[J].西部中医药,2014,27(8):11

M

马殿伟,谢学军,张梅,等.补肾活血剂对高糖和(或)缺氧状态下视网膜神经节细胞活力及谷氨酰胺合成酶活性的影响[J].眼科新进展,2014,34(6):510

马凯琦,金富军,陈茂芸,等.13 种蓝花荆芥提取物体外抗单纯疱疹病毒 1 型活性研究[J].时珍国医国药,2014,25(12):3054

马胜民,刘福官,徐永兴,等.行气化湿活血通窍法治疗急性分泌性中耳炎疗效观察[J].辽宁中医杂志,2014,41(9):1912

马毅,桂岩,王有虎,等.18-β甘草次酸变应性鼻炎大鼠鼻黏膜上皮细胞紧密连接的影响[J].临床耳鼻咽喉头颈外科杂志,2014,28(20):1590

马玉燕,王孝良.从肝脾论治前部缺血性视神经病变 90 例临床观察[J].河北中医,2014,36(8):1208

O

欧阳丽.体外培育牛黄治疗单纯疱疹病毒性角膜炎临床观察[J].湖北中医杂志,2014,36(6):39

P

潘丽兰,刘连臣,郭建利.小儿热速清和蓝芩口服液治疗急性化脓性扁桃体炎的疗效对比分析[J].河北中医药学报,2014,29(1):46

潘丽兰,张永泽,张新花,等.喜炎平与痰热清注射液治疗小儿急性化脓性扁桃体炎疗效对比观察[J].中医儿科杂志,2014,10(6):19

Q

秦裕辉,李文娟,张熙,等.双丹明目胶囊对糖尿病视网膜病变大鼠血糖及视网膜功能的影响[J].国际眼科杂志,2014,14(11):1943

S

司俊康,郭俊国,唐凯,等.黄芪多糖对过氧化氢诱导大鼠视网膜神经节细胞氧化损伤的保护作用[J].中国中医眼科杂志,2014,24(4):235

宋海燕,董杨,王静,等.耳聋左慈丸防治庆大霉素诱发大鼠肾耳毒性实验研究[J].上海中医药杂志,2014,38(5):101

孙河,王秋静.通窍明目 IV 号对原发性闭角型青光眼血液流变学的影响[J].中国中医眼科杂志,2014,24(2):108

孙红艳,吕安坤.西帕依固龈液治疗单纯性牙龈炎随机对照试验的 Meta 分析[J].中国实验方剂学杂志,2014,20(19):217

T

田媛媛,邓媛元,满银环,等.熊大经教授从肝论治突发性耳聋后期[J].四川中医,2014,32(6):15

屠彦红,宋若会,高士秀,等.新安鼻渊方治疗鼻窦炎 87 例[J].安徽中医药大学学报,2014,33(3):35

W

汪斌,黄歆,邵毅,等.鬼针草滴眼液预防去势雄兔干眼症的实验研究[J].眼科新进展,2014,34(12):1110

王斌,吕颂谊.丹栀逍遥散加味治疗肝郁气滞型青光眼 60 例临床观察[J].浙江中医杂志,2014,49(4):263

王金凤,刘文辉,荆雪宁,等.甘草泻心汤配方颗粒剂对复发性口腔溃疡模型大鼠的作用[J].中国实验方剂学杂志,2014,20(11):143

王仁忠,季旭明.阳气失于和利与变应性鼻炎高分泌机制的探讨[J].中医药信息,2014,31(1):1

王旭,姚梅悦,孔静,等.夏至草体外抗单纯疱疹病毒作用研究[J].山东中医杂志,2014,33(11):928

王永华,王枫,李文靖,等.金匮肾气丸对庆大霉素致聋

豚鼠神经生长因子表达的实验研究[J].浙江中医杂志,2014,49(3):169

王玉中,徐艳,王利群,等.益气解毒冲剂联合西药治疗单纯疱疹病毒性角膜炎 107 例临床研究[J].中医杂志,2014,55(2):133

王珍,梁丽娜,白昱旸,等.双秦眼用凝胶对小鼠单疱病毒性角膜炎的干预作用及三叉神经节内 LAT 表达的影响[J].中华中医药杂志,2014,29(5):1657

温莹,温清,丛晨阳,等.参麦合剂对兔干眼眼表 MUC5AC 表达的影响[J].中国中医眼科杂志,2014,24(6):398

吴继勇,严道南,马华安,等.鼻敏感颗粒对变应性鼻炎小鼠树突状细胞免疫调节机制的研究[J].临床耳鼻咽喉头颈外科杂志,2014,28(13):983

吴伟,何梅凤,郭泽莉,等.白芍总苷对葡萄膜炎模型大鼠的保护作用[J].中国药房,2014,25(11):994

吴拥军,严道南,王宇,等.益气温阳方对脾气虚变应性鼻炎大鼠模型的实验研究[J].时珍国医国药,2014,25(11):2602

吴拥军,严道南,杨祁.益气温阳方治疗儿童变应性鼻炎肺气虚寒证临床观察[J].南京中医药大学学报,2014,30(3):229

吴越,王桂丽.化瘀汤配合西药治疗眼挫伤导致视神经萎缩患者 44 例[J].陕西中医,2014,35(3):327

X

肖家翔,郑开金.护网明目散对高眼压下视网膜神经节细胞保护作用的研究[J].中华中医药杂志,2014,29(1):241

肖家翔,郑开金.护网明目散对实验性高眼压兔视网膜中 BDNF、Bcl-xl 含量的影响[J].上海中医药杂志,2014,48(4):99

Y

杨丹,余德立,余资江.复方五花血藤对鼠视网膜缺血再灌注损伤的保护作用[J].眼科新进展,2014,34(8):713

杨明杰,焦艳英.清润汤雾化吸入治疗急性病毒性咽炎 42 例[J].中医研究,2014,27(6):31

杨玉青,张月,周静.玄麦润目汤治疗干眼症的临床观察[J].四川中医,2014,32(1):116

姚靖,王佳娣,谢广芳.中药清眩润目饮治疗睑板腺功能障碍致蒸发过强型干眼 60 例的临床观察[J].中医药学报,2014,42(5):51

姚小磊,彭清华,陈启雷,等.菊花总黄酮对去势导致干眼症雄兔泪腺细胞 Fas、FasL 表达的影响[J].国际眼科杂志,2014,14(10):1749

姚小磊,彭清华,陈启雷,等.菊花总黄酮对去势导致雄兔干眼症泪腺细胞 Bax、Bcl-2 表达的影响[J].湖南中医药大学学报,2014,34(7):12

Z

曾逸笛,周小青,刘建新,等.急性化脓性扁桃体炎卫分证外周血 CD3[+]、CD4[+] 和 CD8[+] 淋巴细胞亚群的变化及临床意义[J].辽宁中医杂志,2014,41(7):1407

曾志成,彭清华.退翳明目汤对翼状胬肉切除术后基础泪液分泌和泪膜稳定性的影响[J].中医杂志,2014,55(3):218

张芳玲,邵蔚.银杏叶提取物注射液对 NMDA 诱导的视网膜神经节细胞损伤的保护作用[J].南京中医药大学学报,2014,30(3):283

张风梅,李昊洋,孙明星.补肾明目胶囊治疗糖尿病性视网膜病变 40 例疗效观察[J].中医杂志,2014,55(19):1652

张健,欧阳云,翁小涛,等.障眼明胶囊治疗早期年龄相关性白内障 56 例[J].河南中医,2014,34(6):1128

张靖,张应鹏.自拟涤眩汤治疗美尼尔氏综合征 58 例[J].中医临床研究,2014,6(25):74

张寿清,李少英.五味消毒饮加味治疗小儿急性化脓性扁桃体炎临床观察[J].新中医,2014,46(7):124

张彦伟,丁利刚.中西医结合治疗美尼尔氏症临床研究[J].河北医药,2014,36(2):262

章小院.清咽汤联合西药治疗急性化脓性扁桃体炎随机平行对照研究[J].实用中医内科杂志,2014,27(19):43

赵华兴.银杏达莫注射液联合仙鹤草治疗梅尼埃病临床疗效探讨[J].河北医学,2014,20(10):1695

赵素琴,孙志贤,赵林.年龄相关性黄斑变性中医证型与西医临床分级的对应关系[J].中医药临床杂志,2014,26(2):141

钟益科,袁建树.还阴救苦汤治疗急性虹膜睫状体炎 76 例[J].中国中医急症,2014,23(6):1190

周芳,王丹杨,王琳,等.绞股蓝皂苷治疗复发性口腔溃疡大鼠的实验研究[J].贵州医药,2014,38(7):587

周尚昆,唐由之,梁丽娜,等.不同剂量"明睛颗粒"对激光诱导实验性脉络膜新生血管的干预研究[J].中国中医眼科杂志,2014,24(1):5

朱厚曦,柴峰,曹波.众生丸治疗急性咽炎(风热证)临床研究[J].海峡药学,2014,26(5):67

左渝陵,赵娟,周琳悦,等.三仁汤配合纳米银抗菌水凝胶治疗复发性阿弗他溃疡初期的临床疗效研究[J].川北医学院学报,2014,29(4):339

（十）针　灸

【概　述】

2014 年，在公开学术刊物上发表的与针灸有关的学术论文 7 000 余篇，较 2013 年增加 2 800 余篇，增幅达 60% 以上。

1. 经络

于晓华等通过临床试验得出结论，手与面口部之间存在一定的联系，为"面口合谷收"经络理论提供神经反射基础，且掌颏反射的引出率呈现出随年龄增长由高变低、又随衰老由低变高的"高-低-高"的"U"形曲线变化趋势，可能与神经系统的发育与衰退有关。

沈国权等通过对马王堆帛书上关于经络记载的分析以及其他经络早期文献的记载分析，认为经筋理论作为古老经脉理论的蕨遗部分，可能就是经络实质本身。并认为经脉主干与十二经筋、十二皮部的不同，更取决于外治法刺激形式的不同。针刺适合以经脉主干来指导临床，灸法适合十二皮部来指导临床操作，推拿手法适合十二经筋来指导临床操作。

吴以岭等提出经络与脉络共同构成完整的经脉理论，并提出络脉学说的核心理论——营卫承制调平，即生命运动自适应、自调节、自稳态平衡调控机制、病理状态下的代偿性自我调节、疾病治疗及其效应规律的高度概括。并以此为指导，开展"络脉——血管系统疾病"生理基础与临床循证研究。

包含飞提出"经络为物种进化过程（或个体发生发育过程）留下的历史记忆痕迹（轨迹或遗迹）"假说。

李凌鑫等采取现象反证结构的研究思路，以针刺合谷穴治疗缺血性脑卒中致中枢性面瘫为载体，以合谷穴区和对侧面部迎香穴区红外热像温度为观察指标，观察到针刺合谷穴后对侧面迎香穴区皮肤温度呈现先短暂降温而后再升温且总体呈升温效应的变化趋势，针刺前后相比温度增加效应具有显著性，且这种效应在各合谷组与对照组之间存在统计学差异，间接提示经络体表循行特异性。

2. 腧穴

牟明园等提出"引经穴"，即引领其他腧穴经气输注之穴，可分为局部引经穴、脏腑引经穴、病症引经穴。

许继宗等对 30 例健康人的十二经络合穴附近播放体感音乐低频声波，并以激光多普勒血流仪分析循经穴位的微循环变化，发现不同的经络腧穴对不同频率的低频声波具有选择性吸收特性，特定频率声波可引起不同经络的共振。

谢丁一等从《内经》中总结出腧穴的"二步定位法"，即把现教科书常用定位方法（体表标志法、骨度折量法、指寸法、简便取穴法）与探感定位方法相结合，并证明"二步定位法"比传统定位方法治疗效果更好。

苗艳换等提出腧穴具有动态特性，故目前针刺临床研究中采用的邻近非穴对照法并非恰当的安慰针刺对照法，采用该对照法的针灸临床研究所获得的结果和得出的结论值得怀疑。

杨慎峭等临床研究表明，针刺合谷穴对正常人面部痛阈有明显影响，其影响程度明显强于针刺后溪穴、外关穴，提示正常人合谷穴面口部感觉功能之间存在相对特异性的联系。

梁繁荣等从经穴与非穴,本经穴与他经穴、本经特定穴,本经非特定穴 3 个层次的研究证实了经穴效应特异性的存在,初步探索了经穴效应特异性的生物学基础。

任玉兰等提出基于复杂网络社团结构,从宏观与局部、静态与动态多层次多角度研究腧穴组合的关系及其结构和动态演化特征,揭示腧穴配伍规律的研究思路和方法。具体如下:① 建立针灸处方数据仓库。② 构建针灸处方复杂网络模型。③ 从宏观分析的角度提取腧穴配伍的整体规律。④ 从局部分析的角度提取腧穴配伍的穴对、穴组。⑤ 从动态分析的角度提取腧穴配伍的组合演化规律。

3. 刺法灸法

王玲玲等通过大量临床实践对于八髎穴的定位与施针方法有了新的理解,定位方法:即用解剖标志来确定骶后孔与指尖揣穴寻找凹陷相结合取穴;进针方法,下髎直刺,中髎针尖向下 70°,次髎50°,上髎 30°。

常晓波等认为,不应单纯以针刺量的大小来衡量针刺的补泻,应以患者机体状态(虚损状态或邪实状态)及针下的感觉(针下沉紧或松滑)为依据,选择合适的经穴(据经穴的特异性,依补虚或泻邪之目的选择相应腧穴),在针刺得气的基础上,运用一定的补虚或泻邪的术式结构来操作,在施术过程中施以一定的刺激量,达到补泻目的。

陈雷等实验研究发现,针刺电信号由 3 类神经元放电组成,随着频率的增加,第一类神经元与第二类神经元的放电个数也随之增加,而第三类神经元一直未出现放电。认为,不同频率提插手法主要兴奋两类神经元,在此实验频率范围内提插手法频率的加大不会使原本没有响应的神经元有反应。

季辉等认为施灸量与疗效关系密切,灸感为影响疗效的关键因素,而灸至局部出现均匀的潮红、汗出时,为最佳灸量效果。

4. 治疗

临床治疗类文献有 6 100 余篇,较去年(3 500余篇)增加近一倍,疾病谱分布与去年类似,涉及疾病分布比例也相近,但是绝对量都有所增加。其中,关于骨伤疾病的文献篇幅量最大,为 1 200 余篇,占总量的近五分之一,较去年(690 余篇)显著增长,涉及的病种主要有腰椎间盘突出、颈椎病、关节炎、肩周炎等。其次是神经系统疾病,为 1030 余篇,约占总篇量的 16.0%,较去年(600 余篇)增长明显,涉及的病种有中风、面瘫、头痛、眩晕、神经痛等。消化系统疾病为 690 余篇,较去年(380 余篇)增长近一倍,涉及病种主要有胃炎、肠炎、呃逆、便秘等。外科疾病为 390 余篇。妇科疾病为 340 余篇,涉及病种主要有痛经、盆腔炎等。循环系统为 280 余篇,以高血压的文献最多,约 70 篇。五官科疾病为 260 余篇。内分泌系统疾病为 220 余篇,所涉及病种以糖尿病最多,约 80 篇。呼吸系统疾病为 220 篇,主要涉及哮喘、咳嗽等。泌尿生殖系统疾病为 180 余篇。儿科为 170 余篇,涉及病种有脑瘫、哮喘、泄泻等。精神神志疾病为 170 余篇,其中失眠文献占 90%以上。针灸治疗急症 120 余篇,较去年(10 余篇)增加 9 倍,在一定程度上说明了针灸治疗急症的作用越来越被重视。肿瘤相关报道110 余篇,多与镇痛、提高患者机体免疫力,以及降低放化疗之后不良反应有关。传染病为 20 余篇。血液系统疾病约 20 篇。

5. 实验研究

冉君等探讨了生物信息学方法在针灸研究中的应用和思路。利用分类系统(PANTHER)、信号通路交互作用数据库(PID)、分子网络作用软件(IPA)分别对针刺抗哮喘差异表达蛋白进行分子生物功能注释、信号通路、蛋白相互作用和分子调控网络分析。结果显示多个针刺抗哮喘差异表达蛋白与免疫系统功能密切相关,涉及了 RhoA 信号通路、Toll 样受体信号通路、嗜酸性粒细胞 Ccr3 信号通路、T 细胞 IL－2R beta 活化通路等生物通路，通过调控下游细胞因子，影响 CD4 分子的功能，发挥免疫调节作用。

任彬彬等通过实验证明，针刺同一腧穴对心和胃均有调节作用，其效应方向和量因腧穴所在部位、归经、支配神经节段或观察脏腑的不同而存在差异性，并针对单一脏器显示出相对固定的效应倾向。

孙远征等研究发现，针刺和电针均可改善吗啡戒断后大鼠空间学习记忆能力，且电针效果优于针刺效果，其机制可能与前额叶皮质脑区 NR2B 表达的调节有关。

张鹤等研究发现，电针能通过影响三羧酸循环，提高心肌线粒体功能，增加心肌组织氧气供应，提高 ATP 酶活性，进而改善心肌能量供应，并能够促进心肌病理学结构的修复，从而起到防护模拟失重大鼠引发心肌损伤的作用。

周奇志等实验证明，穴位在局部麻醉状态下，针刺合谷可影响面口部肌电，合谷穴区与面口部肌肉运动之间存在相对特异性联系，而外周感觉神经可能是实现这种特异性联系的途径之一。

王述菊等实验证明，电针可通过调节帕金森病模型大鼠体内丝裂原活化蛋白激酶（ERK1/2）通路，降低 p－ERK1/2 在帕金森病模型大鼠黑质区的表达，进而减少 TNF－α、IL－1β 的蛋白表达，对帕金森病的发生发展起到一定的调节作用。

陈欢等实验表明，应用 ERK 抑制 U0126 可部分阻断电针阿是穴对兔腰肌损伤后肌卫星细胞增殖的促进作用，而 bFGF/ERK 信号通路可能是电针阿是穴促肌肉再生的主要途径之一。

申洪波等实验证明，针刺"内关"和"丰隆"穴可抑制 ApoE（-/-）小鼠血脂升高，降低外周血 AngII、ET－1 水平、升高外周血 NO 含量，抑制心脏组织 AT1R、ETAR 表达，从而减轻心肌肥大和心肌纤维化，发挥对心脏的保护作用。

6. 针刺镇痛与针刺麻醉

王珂等实验证明，针刺广泛调节海马 EphrinBs/EphBs 系统的表达可能是针刺治疗神经病理性疼痛的机制之一。

杨军雄等实验表明，电针干预合脊柱调衡法治疗原发性三叉神经痛，在改善患者精神心理、镇痛、提高生活质量的远期疗效优于口服卡马西平。

申松希等研究表明，针刺刺激量与镇痛效应具有相关性。针刺可明显减轻大鼠的类痛经反应，可能的机制是通过调节子宫前列腺素 E_2（PGE_2）、前列腺素 F_2（$PGF_{2\alpha}$）的紊乱水平而缓解子宫痉挛性收缩。

张珏等研究证明，针药复合麻醉切除脑部功能区肿瘤安全有效，术中患者能清醒配合，可最大限度保护神经功能。

严江等研究表明，电针辅助麻醉可减少泌尿外科 mPCNL 快通道麻醉瑞捷芬太尼、七氟醚麻醉药用量，减少麻醉恢复期患者恶心呕吐、寒战和留置导尿管的刺激反应，可加快 mPCNL 患者麻醉康复。

7. 现代文献与医家经验

陈波等发现，20 世纪末 P 物质主要集中在循经感传现象的解释与针刺镇痛机制的基础研究，21 世纪后主要集中在临床应用的研究。此外，还发现 P 物质在针刺免疫调节、胃肠运动调节、神经保护、抗缺血、抗哮喘等方面发挥了重要作用。

周思远等研究发现，PI3K－AKT 信号转导通路参与了针灸效应的发挥，主要集中在针刺对脑缺血再灌注和糖耐量异常的调节，但涉及范畴较小，实验设计单一，缺乏不同刺激下的对比研究，此外，研究深度不够，未涉及上下游信号及信号间的相互作用。

王凡等对 2003～2013 年国内外期刊中音乐电

针相关文献研究分析,认为音乐声波电针疗法是一种综合疗法,涉及心理、电生理、脑科学、针灸等多个领域,然临床研究方面,缺乏大样本、多中心的随机对照试验研究。

黄燕等以肠道疾病为切入点,从疼痛评估方法、镇痛效应和镇痛机制 3 个方面,对近 15 年针灸治疗内脏痛的实验研究进行了评述。认为今后的研究应更多地关注多个中枢水平上化学递质的变化,或是某个水平上多种化学递质相互作用的规律,抑或是横向和纵向相结合的网络体系研究。

刘海华等通过文献分析探讨了针灸治疗高血压病的临床选穴规律,认为针灸治疗高血压病基本方为太冲、合谷、足三里、曲池穴,多从肝经、胃经、大肠经、胆经论治,多选用四肢肘膝关节以下的特定穴。

吴晓亮等总结了吴旭运用"通督温阳法"指导代谢综合征个体化治疗的临证经验。

田佩洲等总结了吕景山的针刺手法特点及其创用"对穴"和"同步行针法"的经验。

8. 针灸标准化

国际标准化组织于 2014 年 2 月 3 日正式出版《ISO 17218:2014 一次性使用无菌针灸针》国际标准,这是首个在传统医药领域内发布的 ISO 国际标准。其主要内容包括了针灸针的结构、材质要求、针灸针针尖形状要求、针体实际常用规格、合理的针体的弹性硬度、针尖穿刺力的要求、针体针柄的牢固度、检验针尖的强度、锐度,耐腐蚀实验、消毒灭菌、针灸针产品的包装标签运输以及针灸针生物相容性要求和相关的医疗器械国际标准的协调等12 项指标。

由中国针灸学会提出并于 2014 年 5 月发布了包括 10 项针灸治疗指南在内的 12 项行业组织标准,分别为《循证针灸临床实践指南:带状疱疹》《循证针灸临床实践指南:慢性便秘》《循证针灸临

床实践指南:抑郁症》《循证针灸临床实践指南:腰疼》《循证针灸临床实践指南:中风后假性球麻痹》《循证针灸临床实践指南:痛经》《循证针灸临床实践指南:贝尔面瘫》《循证针灸临床实践指南:偏头痛》《循证针灸临床实践指南:哮喘》《循证针灸临床实践指南:失眠》《针灸临床研究管理规范》《针刀基本技术操作规范》。

9. 小结

2014 年,中国针灸在标准化、国际化进程上迈出了一大步,主要体现在针灸国际标准的制定与发布。但国际针灸发展面临多重挑战。针灸基础研究以经穴特异性及其效应物质基础为主要研究方向。国内针灸临床研究论文以经验总结和临床报道为主,难以获得国际主流医学对针灸有效性和科学性的广泛认同,缺乏有力的临床疗效证据,研究方法亟待与国际通行规则接轨。基础研究成果向临床转化与应用有待进一步加强。

(撰稿:杨莎莎　王宇　杨永清
审阅:黄龙祥)

【穴位与脏腑关联研究】

齐琳婧等将 28 例功能性便秘患者分为两组,针刺组主穴选双侧曲池、上巨虚,得气后平补平泻;再于距主穴 2 mm(近心端)浅刺 2 分(5 mm),不必得气,用 20 Hz 电流刺激 30 min,强度以患者耐受为度;治疗 4 周,前 2 周治疗 5 d,休息 2 d,后 2 周 2 d 治疗 1 次,共治疗 16 次。药物组中便秘患者口服枸橼酸莫沙比利,腹泻患者口服洛哌丁胺。结果针刺组与药物组在 1 周自主排便次数和粪便性状方面有明显差异,治疗前后及组间比较,均 $P < 0.05$。

吴齐飞等以胃食管反流病患者 76 例为治疗组,健康人 30 例为对照组,采用"人体力学压痛测定仪"测定压痛阈值的方法观察两者在督脉背段的

压痛情况,结果显示:胃食管反流病患者在 T5～T7 节段棘突间隙存在显著压痛。

朱小香等应用激光多普勒血流仪观察基础状态和电针三阴交时脾经线上皮肤组织及其旁开组织的微循环血流灌注量变化,发现在基础状态下,脾经线上皮肤组织的微循环血流灌注量高于旁开组织,电针三阴交对脾经线上皮肤组织的微循环血流灌注量有一定的调节作用。

王朝辉等从合募配穴和俞募配穴治疗胃腑病的理论依据、实验研究进行分析,发现合募配穴适用于急证、热证、腑病,俞募配穴更适用于治疗慢性胃腑疾病,合募配穴(足三里配中脘)防治应激性胃溃疡疗效确切。

陈少宗等将 16 例高张力型慢性胆囊炎患者通过 B 超测定针刺右侧阳陵泉穴前即时及进针后的胆囊体积、收缩率,描记针刺对胆囊运动影响的时效规律曲线,结果进针后的最初 40 min 内胆囊有 1 次明显的舒张-收缩运动,舒张运动在 20 min 达到极值。张艺川等通过古籍文献记载及现代研究与临床观察,发现期门、日月穴作为肝胆募穴除具有反应肝胆病症外还可以治疗肝胆脏腑疾病。

陆玉瑾等以 88 例健康志愿者为对照,比较 86 例膀胱过度活动症患者的膀胱俞、肾俞、委中、外关穴的红外辐射温度,结果显示:膀胱俞穴的红外辐射温度变化与膀胱病理变化密切相关,并且与膀胱功能变化相关的特异性比膀胱下合穴、与膀胱相表里脏腑的背俞穴、与膀胱非直接相关穴位更敏感。

(撰稿:潘望影　赵玲　审阅:黄龙祥)

【"得气"相关研究】

葛鹏等通过分析古今关于得气的文献,梳理了得气具体含义的历史演变过程,指出得气的本质是感觉操控,而感觉操控亦是具象思维的本质特征。认为长期气功训练可以增强医者的具象思维能力,在针灸临床中更容易得气。医者掌握具象思维操作方法,坚持气功训练,有助于提高针灸疗效。郝杰等查阅《内经》《难经》录著古籍与历代各家的经文注述,旨在溯本求源,述"得气"与"治神"、"得气"与"调气"及"得气"与二者的内外之境变化,作为立论"得气"之依据。结果依"治神"而言,需治医者、患者与环境三者之神,且需观、守气至之机。从"调气"而论,有"得气"即达"调气"补泻之效,从取穴端正、浅深适宜、方向逢时上述"调气",与强调候、辨气至之而"调气"等不同著述。并且,内外之境的差异变化亦从"调气"与"治神"上对"得气"产生影响。

刘农虞基于《内经》有关理论分析"得气"与"气至"的内在关系。"得气"是中气穴的标志,也是气至针下的征象,更是针刺补泻的前提。得气的感觉来自医患双方,其表现形式既有"紧而疾""沉涩紧""轻滑慢"与"针下热""针下寒"的显性得气,也有"针染(游)于巷"的隐性得气,以及"徐而和"之谷气显示的气调状态。"气至"有"气至针下"与"气至病所"两方面含义。"气至"针下与得气内涵相近;气至病所,主要体现在气至而有效,表现形式有即刻效应与滞后效应两种。得气与气至含义各有侧重,得气突出医者在针刺过程(辨气、守气、调气)中的重要性,并提示隐性得气的临床意义;而气至强调气至而有效,即临证当分清表里虚实,表浅筋脉病候,可缪刺、浅刺,收效较快;深里虚实病证,当补泻得谷气,虽见效滞后,但脉象可鉴,告诫针灸临床不可忽视脉象的重要意义。

林驰等比较了得气、气至、针感三者的概念和异同之处。得气和气至均有"针与经气相得"和"经气调和"之意,同时气至还有针前气至和气至病所的涵义。针感包括患者针感和医者手下感,其中,患者针感既包括反映针下得气的,也包括能反映气至气调的,还包括与经气变化无关的针感。因此气至的概念包含得气,而针感的概念与气至和得气均有交叠之处。

李强等通过查询古籍文献以及清华同方、重庆维普和 PubMed 上相关文献,在分析针感一词的演化过程和现代研究的基础上对针感与得气和气至进行了辨析,认为针感一词是针刺与现代医学相结合而产生的新名词,反应的是受术者的机能状态;针感不同于得气和气至,但三者的关系密切,是进行补泻获得气至、得气状态的重要标志。

郭峥嵘等通过数据挖掘技术分析机体状态对针刺得气的影响。通过关联规则分析,临床患者得气针感出现频次较高为胀、麻、传导和酸,常见复合得气针感依次为重痛麻感、酸痛麻感和重酸感等,健康人得气针感出现频次较高为痛、酸、麻和重,常见复合得气针感依次为胀酸感、重酸麻感和重麻感等,二者得气针感频次排列与关联分析结果均有较大差异。

胡妮娟等通过研读新中国成立以来针刺得气文献,认为得气与否、得气迟速、得气强弱、不同类型得气感及循经感传均能影响针刺临床疗效。建议开展多学科联合研究,系统全面地揭示得气对疗效影响的规律,为进一步开展得气的机制研究奠定临床基础。

罗丽等认为得气是医者在守神的基础上,以针具为媒介,作用于患者经络腧穴上,使得经络腧穴产生了反应,医者根据这些反映的性质与状态,施行一定的针刺手法,有效地调整失衡紊乱的经气,继而调节气血的运行和脏腑的功能,使之达到阴平阳秘的状态。它应是动态的调治过程而不是静止的不变状态。患者感觉、医者手下感觉及临床疗效是判断得气的综合标准。

徐书君等评价穴位特异性与针刺得气对颈椎病颈痛的疗效影响。将 794 例患者随机分配到优化方案组(260 例)、安慰针组(266 例)和穴位浅刺组(268例)。采用 NPQ 颈痛量表作为主要评价指标进行评价。结果显示,穴位的针刺得气与否可影响针灸的疗效,同时也证明了穴位特异性确实存在。

陈金萍等介绍了陈日新开通经络灸疗术,即腧穴热敏化艾灸新疗法。采用艾条悬灸患者体表的"热敏化腧穴",产生 6 种特殊"热敏灸感",促进经气的运行,激发患者的经络感传现象,使气至病所,从而达到高效、速效的治疗效果,即悬灸得气。

沈小雨等通过对古今相关文献查阅,结合自己学习心得体会,就得气对针刺治疗原发性痛经的影响进行探讨。Li H 等通过多中心随机对照研究,证实了得气有助于改善早期中风患者的痉挛症状。Yang JM 等研究得气与皮肤温度关系,观察到针刺三阴交(SP6)能引起脾经其他穴位温度变化,此结果有助于阐明针刺与得气的相关性。

(撰稿:许吉 审阅:孙国杰)

【针灸治疗慢性萎缩性胃炎的临床与实验研究】

安贺军等收集 172 例慢性萎缩性胃炎(CAG)患者的临床资料,判定临床证型,应用体表电阻测量法测定双侧足三里穴电阻,应用朱氏耳郭全息检测仪在双侧足三里穴上(约 0.5 cm^2)自动检测 20 个点的电阻值(探头大小约 1 mm^2),以 20 个点的平均电阻值作为该穴的电阻值。应用同样的方法,测定足三里穴向外侧旁开 2 cm 处的电阻,作为非穴区电阻对照。结果,双侧足三里穴穴区的电阻均低于非穴区的电阻,体现了经络穴位低电阻的特性;而同侧穴位不同证型中,足三里穴电阻均值不同,胃络瘀血型>肝脾失调型>胃阴亏虚型>脾胃虚寒型($P<0.05$)。

李国徽等将 110 例 CAG 患者随机分为两组,穴位埋线组 65 例选双侧足三里、脾俞、胃俞、上巨虚、下巨虚、中脘穴,常规消毒后用埋线针将长 10 mm 医用羊肠线埋入穴位处皮下脂肪层或肌肉层中,每 2 周 1 次;药物组 Hp 阳性口服奥美拉唑、阿莫西林、呋喃唑酮等。总疗程为 6 个月,于治疗前、治疗 6 个月后分别进行临床症状评估、胃镜及胃黏膜组织病理检查。结果两组临床总有效率分别为 96.9%(63/65)、64.4%(29/45),组间比较,

$P<0.01$;胃镜下改善黏膜病变程度总有效率分别为 89.2％(58/65)、62.2％(28/45),组间比较,$P<0.01$;组织病理改善总有效率分别为 84.6％(55/65)、56.6％(25/45),组间比较,$P<0.01$。

廖纬琳等采用计算机检索 PubMed、万方数据库、维普网、中国期刊全文数据库中发表的针灸治疗 CAG 的临床随机对照试验,按照 Cochrane Handbook5.0.2 版推荐使用的偏倚风险评估工具,结合《循证针灸临床实践指南》中描述的 RCT 质量评价说明对纳入文献进行质量评价,共纳入 11 个研究,772 例患者。Meta 分析结果显示,与药物比较,针灸在临床总有效率、胃镜检查改善情况、降低胃黏膜组织病理评分、症状改善情况、改善血清胃泌素含量方面有一定优势,但还需高质量的随机对照试验进一步验证支持。

罗伟等将 SD 大鼠随机分为空白组 10 只,其余 40 只以 N-甲基-N′-硝基-N-亚硝基胍溶液、水杨酸钠、热盐水灌胃同时配合饥饱失常法复制 CAG 大鼠模型后按照随机数字表法分为模型组、西药组、联合治疗组各 10 只。联合治疗组选取大鼠"足三里"、"中脘"、"天枢"、"脾俞"穴进行电针刺激后在天枢、脾俞穴处加以智能通络治疗仪配合治疗。西药组予维酶素混悬液灌胃。两组均 1 次/d,治疗 2 个月,检测各组大鼠胃电节律和胃黏膜组织前列腺素 E_2(PGE_2)、前列腺素 $F_{2\alpha}$($PGF_{2\alpha}$)水平。结果与空白组比较,模型组胃电波形平均频率和波形平均幅值明显降低($P<0.01$),异常节律指数和频率变异系数明显升高($P<0.01$);与模型组比较,西药组和联合治疗组波形平均频率和波形平均幅值明显升高($P<0.01$),异常节律指数和频率变异系数明显降低($P<0.01$);与空白组比较,模型组 PGE_2、$PGF_{2\alpha}$ 均明显降低($P<0.01$);与模型组比较,西药组和联合治疗组 PGE_2、PGF_2 均明显升高($P<0.01$)。

(撰稿:安广青　审阅:黄龙祥)

【针刺治疗脑梗死的临床与实验研究】

1. 临床研究

任颖将脑梗死合并高血脂症患者分为两组。治疗组主穴取患侧三阴交、内关(双侧)、人中穴,次穴取患侧极泉、委中及尺泽穴。内关直刺深度为 0.5～1.0 寸,以捻转提插结合法;人中穴则以针斜刺鼻中隔 0.3～0.5 寸,以重雀啄法;三阴交则沿胫骨后缘保持与皮肤 45°斜角针刺 1.0～1.5 寸,予提插补法,以患者下肢抽动 3 次即可;向下移动 2 寸直刺极泉穴,予提插法,以患者上肢抽动 3 次即可;患者屈肘 120°取尺泽穴,予提插法直刺 1 寸,以患者前臂手指抽动 3 次即可。同时可配合体针,取太冲、绝骨、阳陵泉、足三里、手三里、肩髃等穴。其中,太冲、太阳及风池穴予提插泻法,其余诸穴均施以平补平泻法。醒脑开窍针刺法可与体针法隔天交替应用,6 次为 1 个疗程,疗程间休息 1 d。对照组予常规头针刺法,取对侧运动区域诸穴配合足运感区,失语者可配合语言区,以快速进针法针刺,并静止留针。并配合体针,主穴取阳陵泉、环跳、合谷、外关、手三里、曲池等穴,配穴取悬钟、风市、后溪、阳池以及阴市诸穴;语言不清者,可配通里、廉泉、哑门穴。每次取穴 6～8 个,施以常规针刺法,1 次/d,疗程同治疗组。治疗 4 个疗程后,治疗组与对照组尼莫地平疗效总有效率分别为 97.0％(32/33)、81.8％(27/33),组间比较,$P<0.05$;中医症状疗效分别为 93.9％(31/33)、75.8％(25/33),组间比较,$P<0.05$;两组血清 TC、TG、LDL-C 均显著降低,但治疗组更著($P<0.05$)。

张华等对 6 例脑卒中恢复期左侧偏瘫的患者针刺选偏瘫侧阳陵泉穴,对照的假穴位于阳陵泉穴横向后方 2 cm 肌肉丰厚处。受试者在恢复期内进行 2 次磁共振扫描,1 次为针刺阳陵泉穴,1 次为假穴,先后顺序已事先进行随机化,受试者并不了解,扫描间隔不超过 1 个月（14～28 d）。对患者针刺后的 12 种"得气"感觉进行统计，仅有酸、重、胀、麻 4 种感觉至少被 1 例患者报告，其他 8 种感觉所有患者均无体验。"得气"感受的频率及强度，针刺阳陵泉和假穴组间无显著性差异（$P>0.05$）。针刺阳陵泉穴对脑白质各向异性（FA）的影响强于假穴的区域，包括左侧中央前、后回，颞中、下回，辅助运动区，额下回，内囊，穿窿和双侧顶下回。

陈德欣等将脑梗死伴高同型半胱氨酸血症患者分成两组各 30 例，西药组予服叶酸片和甲钴胺片，保健穴针刺组予针刺气海、关元、足三里（双侧）穴。经治 30 d，两组患者血清同型半胱氨酸水平均显著降低（$P<0.05$），组间比较，$P>0.05$；两组神经功能缺损程度评分均明显降低（$P<0.05$），而传统保健针刺组更著（$P<0.05$）。

2. 实验研究

谭峰等将雄性 SPF 级 SD 大鼠分为高血压组、假手术组、脑梗死组、电针组和假针刺组。脑梗死组仅作大脑中动脉梗死模型（MCAO）缺血再灌注处理；假手术组仅做手术创伤；电针组选取督脉"百会"和"大椎"穴予电针治疗，1 次/d，共 28 d。假针刺组选"大椎"、"百会"穴处予针灸针贴肤治疗。结果① 皮层区：与高血压组比较，MCAO 术后第 1、7、14、28 d，脑梗死组 NgR 表达升高（$P<0.05$）；与脑梗死组比较，MCAO 术后第 1 d，电针组和假针刺组 NgR 表达与其相当（$P>0.05$）；第 7、14、28 d，电针组 NgR 表达降低（$P<0.05$）；假针刺组 NgR 表达与其相当（$P>0.05$）。② 延髓区：与高血压组比较，MCAO 术后第 1 d，假手术组、脑梗死组、电针组、假针刺组 NgR 表达与其相当（$P>0.05$）；第 7、14、28 d 脑梗死组 NgR 表达升高（$P<0.05$）；与脑梗死组比较，第 7、14、28 d 电针组 NgR 表达降低（$P<0.05$）；假针刺组 NgR 表达与其相当（$P>0.05$）。③ 脊髓区：与高血压组比较，MCAO 术后第 1、7 d，假手术组、脑梗死组、电针组、假针刺组

NgR 表达与其相当（$P>0.05$）；第 14、28 d 脑梗死组 NgR 表达升高（$P<0.05$）。与脑梗死组比较，第 14、28 d 电针组 NgR 表达降低（$P<0.05$）；假针刺组 NgR 表达与其相当（$P>0.05$）。谭氏等还发现，脑梗死后颈髓 Rho - A 表达增高是急性脑梗死（ACI）远隔损害的重要原因，电针对高血压大鼠脑梗死中枢神经损伤的保护作用可能与其下调中枢神经生长抑制因子 Rho - A 表达等机制密切相关。并且脑梗死后皮层与颈髓 Rac - 1 mRNA 表达降低，大脑皮层、延髓、颈髓区 Nogo - A mRNA 表达增高均是 ACI 远隔损害的重要原因，电针对高血压大鼠脑梗死中枢神经损伤的保护作用可能与其上调 Rac - 1 mRNA、Nogo - A mRNA 表达相关。

陶静等将成年雄性 SD 大鼠分为假手术组、模型组、针刺组各 48 只。建立 MCAO，针刺组于术后 24 h 开始电针"曲池""足三里"穴。结果，针刺组在术后 7、14 d 各项行为学评分与模型组比较有统计学意义（$P<0.05$），1、28 d 两组各项评分比较无统计学意义（$P>0.05$）。模型组及针刺组 Raldh1 mRNA、Raldh2 mRNA 的表达在术后第 7 d 升高，第 14 d 达到高峰，之后表达减少，至第 28 趋于正常；针刺组 7、14 d 的 Raldh1 mRNA、Raldh2 mRNA 的表达同模型组比较有统计学意义（$P<0.05$）；Raldh1、Raldh2 蛋白的表达模式与 Raldh1 mRNA、Raldh2 mRNA 的表达模式类似。

叶晓雪等选取 72 只雄性 SD 大鼠，随机分为假手术组、模型组、电针组、手针组，每组按造模成功后 3、7、14 d 3 个时间点分为 12 个亚组（n=6）。针刺选取双侧内关、足三里穴。以 1 寸毫针直刺穴位皮肤表层后放手，刺入深度：内关约 2 mm，足三里约 5 mm。电针组接电针治疗仪，波形采用疏密波，电流 60～80 μA，刺激频率为 2/15 Hz。手针组予提插平补平泻法，提插幅度约 1 mm，针刺频率为 3 次/s，时间为 5 s；每 10 min 行针 1 次。针刺治疗均从判定造模成功后即开始第 1 次针刺，30 min/次，以后针刺 1 次/d。造模和假手术后不加任何处

理因素,但与治疗组针刺的同时间进行捆绑固定。各组均自由活动取食、饲养条件相同。结果模型组各时间点神经功能缺损评分均较电针组、手针组高($P<0.01$,$P<0.05$);而电针组与手针组比较,$P>0.05$。SD 大鼠脑梗死后 GFAP 表达上调,电针组、手针组各个时间点 GFAP 阳性细胞表达高于模型组($P<0.01,0.05$);第 3、7 d 时电针组与手针组大鼠 GAFP 阳性细胞数无统计学差异($P>0.05$),而 14 d 时手针组 GFAP 表达高于电针组($P<0.01$)。

刘勇等研究发现,针刺可明显提高脑梗死大鼠的 Garcia 评分,改善脑梗死大鼠的运动、感觉和协调功能;并可显著改善缺血脑组织的能量代谢,恢复 Na^+、K^+-ATPase、Ca^{2+}、Mg^{2+}-ATPase 的活性,而且早期介入针刺的效果更好。李凤等研究发现,电针刺激促进局灶性脑梗死后大鼠神经功能恢复,可能与其下调 ROCK1 和 ROCK2 蛋白表达有关。王涛等研究发现,电针与丰富环境联合具有协同增效作用,可显著提高局灶性脑梗死大鼠梗死灶周围皮质巢蛋白表达。

(撰稿:许吉 审阅:孙国杰)

【针刺治疗脑出血的实验研究】

王凡等将 30 只雄性新西兰兔随机分为正常组、模型组和针刺组,每组各 10 只。自体血二次注血法复制急性脑出血模型。针刺组造模成功后即选取患侧头穴(位置相当于人体"百会"透"太阳"穴)连续治疗 3 d。应用磁共振灌注加权成像(PWI)和磁共振波谱分析(MRS)观察各组家兔双侧脑组织局部血流量(rCBF)和 N-乙酰基天门冬氨酸(NAA/Cr)的变化。结果:脑出血模型造模成功后,较正常组双侧脑组织 rCBF 降低,NAA/Cr 减小($P<0.01$)。血肿周围较对侧变化更为显著($P<0.05$,$P<0.01$)。针刺治疗后即刻,双侧脑组织 rCBF 显著升高($P<0.01$),治疗 3 d 后双侧脑

组织 NAA/Cr 显著增加($P<0.01$)。王氏等还将雄性新西兰兔随机分为正常组、模型组、留针组和手法组各 10 只,仍采用自体血二次注血法造模。留针组和手法组造模成功清醒后即给予第 1 次针刺治疗。在兔头顶两耳根连线与前后中线交点处(相当于人体百会处)进针,向其患侧外眼角后上方颞窝凹陷中(相当于人体太阳穴)透刺,进针约 10 mm,留针 30 min。留针组留针期间不施加任何手法;手法组留针期间每隔 10 min 施以捻转法平补平泻法 1 min,频率为 200 次/min。1 次/d,共治疗 7 d。分别于造模前、造模后、治疗后即刻、第 3 d 和第 7 d 应用 PWI 观察各组家兔血肿周围脑组织 rCBF、局部脑血容量(rCBV)和 MTT 的变化。结果,与正常组相比,模型组 MTT 延长,rCBF 和 rCBV 减小,血肿周围血流量下降($P<0.05$)。留针组和手法组血肿周围脑血流灌注情况较模型组均有不同程度的好转,MTT 缩短,rCBF 和 rCBV 明显增加($P<0.05$),手法组优于留针组($P<0.05$)。

褚鑫等将 192 只 SD 大鼠随机分为正常组、假手术组、模型组和电针组,各组分别分 6 h、24 h、72 h、7 d 共 4 个亚组。采用自体血注入法制作脑出血大鼠模型。模型组:造模后不治疗,常规饲养,与电针各组在同一时间点重新进行神经缺损评分。模型电针组:分别按照造模成功后第 6 h、24 h、72 h、7 d 4 个时间点开始针刺"百会""人中",并将针柄分别连接至电针仪的正负电极上,持续 30 min,采用疏密波,频率 5~45 Hz 强度,以大鼠耳郭轻度颤动为度。1 次/d,6 d/周。治疗 2 周后评定行为学变化,并观察各组大鼠脑组织形态学改变。结果光镜下:模型组血肿周围脑组织坏死,可见到较多含铁血黄素颗粒,炎性细胞浸润。电针各组较模型组脑组织有所修复,其中 6 h 组改善更明显。

李雪岩等建立大鼠脑出血模型 72 只,对照组 8 只。模型大鼠随机平分为模型组、西药组、针刺

组。针刺组分为 2、7、14 d 3 个时间点各 8 只大鼠，在造模成功 6 h 后针刺患侧"百会"穴透"悬厘"穴，留针 30 min，期间捻转 1 次，1 min/次，以 200 转/min 速度捻针，1 次/d。结果在造模后 2 d，大鼠脑组织中神经生长因子（NGF）检测的阳性细胞数，针刺组与模型组比较，$P<0.01$；针刺组和西药组比较，$P<0.05$。造模后 7、14 d，NGF 阳性细胞数西药组较模型组增高（$P<0.05$），针刺组较模型组明显增高（$P<0.01$），针刺组和西药组比较，$P<0.05$。针刺组及西药组周围脑组织中 NGF 阳性细胞平均光密度值，随不同的时相点变化而逐渐增加，与模型组比较，$P<0.01$，而针刺组更著（$P<0.01$）。

刘学文等采用自体血注入尾状核建模型大鼠，随机分为空白组、模型组和四个针刺组。针刺组分别于造模成功后 3、9、24、48 h 开始针刺，"内关"以捻转泻法 1 min，"人中"以雀啄法 10 次，2 次/d，连续 3 d。结果发现针刺能降低脑出血大鼠脑组织促凋亡因子 Bax 的表达，增高抑凋亡因子 Bcl－2 及 HSP70 的表达，减少细胞凋亡的发生，这些作用均与介入时机正性相关。

（撰稿：安广青　审阅：孙国杰）

【中风后抑郁症的针灸疗法】

吴雷将患者分为两组各 30 例，均予中风基础治疗，治疗组加用调神解郁汤（柴胡、白芍药、枳壳、郁金、石菖蒲、远志等）结合头针（取额中线、额旁 1 线、额旁 2 线、额旁 3 线，针刺头穴时，将针尖与头皮以 15° 左右夹角快速刺入头皮下，待针尖抵至帽状腱膜下，指下感到阻力减少时，再将针平行于头皮刺入 25 mm 后以每 min 约 200 转的频率快速捻转 30 s，1 次/d，连续 6 次后休息 1 d）；对照组口服西酞普兰。经治 4 周后，治疗组汉密顿抑郁量表（HAMD）评分及临床神经功能缺损评分（NISS）均优于对照组（$P<0.05$）。

杨来福等将患者分为两组，均予常规治疗。治疗组 40 例加用头体针配合心理干预，头针取百会、四神聪穴平刺 15～20 mm，印堂穴提捏局部皮肤，平刺 5～15 mm，小幅度高频率捻转平补平泻法，顶中线、额中线、额旁 1 线平刺一定深度，行泻法；体针取合谷、中脘、关元、足三里、三阴交穴均直刺 25～40 mm，太冲斜刺 15 mm，行捻转平补平泻手法，大椎直刺 15～20 mm，行平补平泻，肺俞、心俞、膈俞、肝俞穴向脊柱方向斜刺 15～20 mm，脾俞、肾俞穴直刺 15～25 mm，根据五脏虚实情况，分别行捻转补泻手法，每个体位留针 30 min，10 min 行针 1 次，1 次/d。对照组 38 例予服盐酸氟西汀，1 次/d，均 4 周为 1 个疗程。2 个疗程后，两组患者 HAMD 和 NISS 评分均明显优于治疗前，且治疗组更著（$P<0.05$）；治疗组对抑郁及神经功能恢复的总有效率均明显高于对照组（$P<0.05$）。

肖顺琼等将患者分为两组各 150 例，均予控制血压、血糖及一般体穴（百会、神门、四神聪、印堂等穴）针刺等。治疗组加用其他针灸治疗，取百会、神门、四神聪、印堂穴随症配穴，或补或泻，或平补平泻。留针 30 min，1 次/d，连续治疗 6 次后休息 1 d。对照组加服盐酸氟西汀。经治 30 d，两组 HAMD 量表治疗前后评分比较，$P<0.05$，而治疗组更著（$P>0.05$）。

曾姿霈等将患者分为两组各 50 例。治疗组采用薄氏腹针结合加味逍遥胶囊治疗，薄氏腹针以"引气归元"、取"腹四关"为主，配合各风湿点取中脘、下脘、气海、关元、滑肉门（双侧）、外陵（双侧）等穴，垂直进针，一般采用只捻转不提插或轻捻转、慢提插手法，中脘、下脘、气海、关元、上风湿点均深刺，滑肉门、外陵、大横均中刺；留针 30 min，1 次/d，连续治疗 6 次后休息 1 d。对照组口服盐酸多塞平片。经治 20 d，两组患者的 HMAD 评分均显著低于治疗前（$P<0.05$）；治疗组总有效率显著高于对照组（$P<0.05$）。

周群等将患者分为常规护理组、杵针组和杵针情志组各 40 例,均予常规护理。杵针组加用杵针基础方,即天谷八阵(以百会穴为中宫,百会穴到印堂穴为半径,画 1 个圈,并分为八等分,形成 8 个穴位,再将百会至印堂穴的距离分成三等分,画成 2 个圈,即为内八阵和外八阵)、神门、四关和李氏十鬼祟穴,并随症加减。杵针情志组在杵针组治疗基础上加情志护理(包括情志相胜法、移情易性法、五音疗法)。经治后,三组的 HAMD 评分均低于干预前($P < 0.05$);杵针情志组 HAMD 评分低于常规护理组和杵针组($P < 0.05$),对抑郁的总有效率高于常规护理组和杵针组($P < 0.05$)。

梁慧等将患者分为两组,均予服盐酸帕罗西汀及降颅压,控制血压、血糖,改善脑细胞代谢、支持治疗、康复训练等基础治疗,同时加用针刺,选百会、大椎、印堂、内关(双侧)、太冲(双侧)、神门(双侧)为主穴,并辨证配穴,直刺或平刺,得气后快速捻转 2~3 min,留针 30 min。1 次/d,每周 6 次。治疗组加用十二井穴刺络放血疗法,取手十二井穴,即少商、商阳、中冲、关冲、少冲、少泽穴依次点刺出血。治疗 4 周后,治疗组与对照组总有效率分别为 100.0%(20/20)、80.0%(16/20),组间比较,$P < 0.05$。HAMD 与 SDS 评分治疗组均优于对照组($P < 0.05$)。

贾一波等将患者分为两组,治疗组 37 例以心、肝、脾经和任、督二脉及膀胱经为主进行刮痧,并结合心理疏导(认知行为疗法);对照组 20 例予服百忧解。结果治疗组的临床治愈率和有效率均明显高于对照组($P < 0.05$)。

(撰稿:邓宏勇　审阅:孙国杰)

【针灸治疗血管性痴呆的临床与实验研究】

1. 临床研究

曹睿等将患者分为两组各 40 例,治疗组采用醒脑开窍针刺法,取水沟、百会、四神聪、风池、完骨、天柱等穴,水沟采用雀啄手法,以患者眼球湿润为度,百会、四神聪采用小幅度捻转补法,风池、完骨、天柱采用捻转补法,内关、丰隆采用捻转提插结合泻法,三阴交采用提插补法。每穴行针 1 min,留针 30 min,1 次/d。对照组口服尼麦角林。经治 1 个月后,治疗组与对照组总有效率分别为 77.5%(31/40)、52.5%(21/40),治疗组在提高 HDS 评分方面与对照组比较,$P < 0.01$。

李思等将患者分为两组,均予西药基础治疗,治疗组加用调神益智针法,选四神聪、神庭、人中、内关(双侧)、神门(双侧)等为主穴,并随辨证配穴。对照组加用传统针刺,取印堂、四神聪透百会、神庭透上星、风池(双侧)、太溪(双侧)、悬钟(双侧)等穴。两组均施以平补平泻手法,每次 30 min,2 次/d,连续治疗 6 d 后休息 1 d。经治 41 周,治疗组与对照组的中医证候总有效率分别为 88.1%(37/42)、76.2%(32/42),两组患者治疗前后 MMSE 评分、BBS 评分、BI 指数、ADAS-Cog 评分、CDT 评分及中医证候评分比较,均 $P < 0.01$,而治疗组更著($P < 0.01$)。

鹿俊磊等将患者分为两组,均予基础治疗,治疗组加用"通窍调神"针刺法配合口服通窍活血汤,选取水沟、百会、大椎、四神聪及双侧内关、天柱、三阴交、极泉、四白、丰隆、上星透百会穴;水沟穴用雀啄手法,以眼球湿润为度;风池、百会、三阴交、四白、四神聪穴用小幅度高频率捻转补法;内关、极泉、丰隆穴行提插捻转复式泻法;大椎穴,针尖沿大椎穴下间隙向前上方缓慢刺入,当有触电感或沉重感即将针提出;天柱穴(双侧)进针后施提插捻转手法,使针感直达巅顶。每穴均施术 1 min,治疗 6 d,停 1 d,连续针刺 1 个月。对照组加服石杉碱甲。经治后两组患者 MMSE 评分与治疗前相比,均 $P < 0.01$,而组间比较,$P > 0.05$,同型半胱氨酸水平组间比较,$P < 0.01$;治疗组与对照组总有效率分别为 75.0%(30/40)、70.0%(28/40),组间比较,$P > 0.05$。

汪瑛等将患者分为两组各 30 例,治疗组用头针久留针法,主穴为百会、四神聪、神庭,百会穴顺督脉方向,神庭、四神聪穴向百会穴方向针刺 0.8 寸后行快速捻转手法,静留针 8 h 并随证配穴。1 次/d,连续治疗 5 d,休息 2 d。对照组取穴、进针法、补泻手法、疗程同治疗组,所有针刺穴位均留针 30 min。经治 8 周后,治疗组临床疗效显著优于对照组($P<0.05$);两组 MMSE、BDS 评分及 BI 均显著升高($P<0.01$),但治疗组更著($P<0.01$)。

陈幸生等将患者分为两组,治疗组针刺取百会、大椎、神庭、水沟为主穴,神庭、百会接电针,针刺神庭时针尖指向百会,针刺百会时针尖指向神庭,沿头皮 15～30°斜刺进入帽状腱膜下 0.5～1 寸,得气后将电针治疗仪接针柄施以连续波,频率 300～500 次/min,以病人耐受为度,每次 40 min;水沟穴,针刺方向斜向鼻中隔,行雀啄手法,以让患者流泪为度,不留针;其他穴位进针得气后,施以捻转补法,留针 40 min,期间行针 1 次。对照组选百会、四神聪、太溪、大椎、悬钟、足三里等常规穴,针刺得气后,施以捻转补法,行针 1 min,留针 40 min,期间行针 1 次。治疗 4 周后,治疗组与对照组有效率分别为 82.1%(23/28)、55.6%(15/27),组间比较,$P<0.01$;两组患者的 MMSE、ADL 评分均有改善($P<0.05$),治疗组更著($P<0.01$)。

2. 实验研究

梁慧英等将 Wistar 大鼠随机分为假手术组、模型组、模拟针刺组和电针组各 8 只,假手术组暴露双侧颈总动脉,但不结扎;模型组、模拟针刺组和电针组采用双侧颈总动脉永久性结扎法建立血管性痴呆(VD)大鼠模型。电针组选取“百会”“足三里”穴,接通电流,1 次/d,每次留针 30 min;模拟针刺组在“百会”“足三里”穴以毫针刺入皮下 0.5 mm。连续治疗 7 d 后,模型组、模拟电针组、电针组三组大鼠造模后的探索指数均较假手术组明显降低($P<0.05$);而模型组、模拟针刺组、电针组

三组之间两两比较,$P>0.05$。模型组大鼠海马组织 GluA1、pGluA1、CaMKⅡ和 pCaMKⅡ的表达水平均较假手术组明显降低($P<0.05$)。电针组 GluA1、pGluA1、CaMKⅡ和 pCaMKⅡ的蛋白表达水平明显高于模型组和模拟针刺组,组间比较,$P<0.05$。

邵瑛等选用 SD 大鼠,随机分为假手术组、模型组、电针组(百会、大椎穴)、西药组(吡拉西坦)。结果,模型组 1～4 d 逃避潜伏期均显著延长,停留于原平台象限总时间及单次进入原平台的时间均显著减少,海马 CA1 区 Aβ1-40 mRNA 与蛋白表达均显著增加($P<0.05$ 或 $P<0.01$);电针组可显著缩短各时段逃避潜伏期,增加停留于原平台象限总时间及单次进入原平台时间,显著抑制海马 CA1 区 Aβ1-40 mRNA 与蛋白表达(均 $P<0.05$ 或 $P<0.01$)。

刘俊等将大鼠随机分成假手术组、VD 模型组、穴位埋线组、尼莫地平组,采用改良 Pulsinelli's 四血管闭塞法(4-VO)建立 VD 大鼠模型,两个治疗组分别予穴位(“百会”“膈俞”“气海”“三阴交”“膻中”)埋线和尼莫地平治疗。15 d 后,模型组表现出明显的学习记忆障碍,定位航行试验、空间探索试验与假手术组相比,$P<0.01$;与 VD 模型组比较,穴位埋线治疗后 VD 大鼠学习记忆能力显著提高($P<0.05$,$P<0.01$),血清抗凋亡因子含量升高($P<0.05$)。

(撰稿:纪军 王夏菲 审阅:孙国杰)

【强直性脊柱炎的治疗】

张东云等观察热敏灸配合超短波治疗强直性脊柱炎的临床疗效,发现该法优于仅采用西药治疗的对照组($P<0.05$)。曾静等将患者分为两组,治疗组采用隔药灸穴,取百合、风府、大椎、身柱、至阳、筋缩等穴,选脊柱活动受限较重的 5～6 穴施灸。药物为三七、延胡索、白芥子、丁香、肉桂、乳香

等。每穴灸 3 壮，以皮肤发红而不起泡为度，1 次/d，7 d 为 1 个疗程。并予超短波治疗，频率 50 Hz、波长 7.2 m、电流强度 80～100 mA，投照 25 min，1 次/d。对照组口服柳氮磺胺吡啶、扶他林。结果治疗组与对照组有效率分别为 96.7%（58/60）、73.2%（41/56），组间比较，$P < 0.05$。

王英杰等选取肌筋膜触发点或激痛点，采用浮针疗法治疗 20 例患者，发现此法可改善腰背痛指数、疲劳指数、晨僵时间等指标，且效果优于采用甲氨蝶呤及柳氮磺吡啶等药物口服治疗的对照组（$P < 0.05$）。赵芳等采用火针点刺膀胱经、督脉穴位和夹脊穴，配合常规口服药物治疗强直性脊柱炎 43 例，发现治疗组显效率及总有效率明显高于口服药物的对照组（$P < 0.05$）。

李莉等选取后溪、委中等穴以电针刺激，并配合温阳通督法在百会、大椎等穴施灸治疗 30 例患者，发现治疗组显效率和总有效率均高于仅采用电针的对照组（$P < 0.05$）。柴一峰等取夹脊穴等穴位，采用盘龙刺法配合温针灸及中药熏蒸（狗脊、独活、桑寄生、牛膝、川乌、威灵仙、透骨草等）治疗 40 例患者，发现治疗组的显效率、病情活动指数、躯体功能等临床指标，以及 ESR、PLT 和 CRP 等实验室指标均优于服用柳氮磺胺吡啶的对照组（$P < 0.05$）。

郭效德等以小针刀松解患处配合益肾骨痹汤及柳氮磺胺吡啶口服治疗 30 例中晚期患者，发现治疗组有效率优于单纯口服西药的对照组（$P < 0.05$）；治疗后且 ESR 和 CRP、BASDAI、BASFI 及医生总体评价积分、晨僵时间及疼痛评分均低于对照组（$P < 0.01$）；扩胸度、枕壁距、指地距及 Schober 等的改善情况也优于对照组（$P < 0.05$）。凌雄等观察在服用柳氮磺吡啶肠溶片基础上，夹脊穴埋线的方法对强直性脊柱炎患者 37 例血清 TNF-α 水平等指标的影响，发现此法可明显控制该病的症状体征，穴位埋线组 Schober 试验、枕墙距、胸廓活动度、血沉、TNF-α 均有明显改善，且

优于单纯口服西药的对照组（$P < 0.05$）。

李树成等选取督脉等部穴位，采用蜂针配合电针、温针治疗早期强直性脊柱炎 43 例，并与仅采用电针、温针治疗的对照组作对比，温针选取脊柱部督脉、夹脊和背腰部膀胱经穴位为主，如大椎、至阳、命门、腰阳关、腰俞、华佗夹脊穴等，重点选以痛为腧的阿是穴及附近腧穴。进针得气后接上 G6805-2 型电针治疗仪，施以连续波，频率为 4 Hz，电流强度以患者耐受为度，然后在针柄上插入长 2 cm 的艾炷，留针 30 min。1 次/d，2 周为 1 个疗程，共治疗 3 个疗程，疗程之间间隔 3 d。蜂针同时进行为期 5 年的跟踪性治疗随访，以观察疼痛反复频度及骶髂关节病变分级进展和脊柱强直程度。结果，治疗组与总有效率分别为 93.0%（40/43）、86.0%（38/43），组间比较，$P > 0.05$；两组跟踪观察期内骶髂关节病变 CT 分级比较稳定率有显著差异（$P < 0.01$）。

王元红等将 80 例强直性脊柱炎患者随机平分为两组，均予非甾体类消炎药＋柳氮磺胺吡啶＋中药辨证方口服治疗，治疗组加用子午流注针法（纳甲法）联合针刀疗法治疗。艾灸时间：酉时（17：00～19：00）为患者行艾灸，1 次/d，每次 20 min，均以 15 d 为 1 个疗程。两组患者治疗前后腰部疼痛程度、晨僵时间、腰部活动度以及组间比较，均有明显差异（均 $P < 0.05$ 或 $P < 0.01$）。

（撰稿：王静　审阅：孙国杰）

【针灸治疗脊髓损伤后尿潴留的临床与实验研究】

冯小军等将 43 例不完全性脊髓损伤神经源性膀胱患者分为两组，均予膀胱训练（包括间歇导尿和手法）4 周，治疗组 23 例加用电针，选取次髎为主穴，肾俞、膀胱俞为次穴。针刺后接华佗牌 SDZ-2 型电子针疗仪，用疏密波，调整脉冲频率及电流，至患者出现明显的肛门及会阴肌肉节律性收缩为

止。1 次/d,每次 20 min,连续刺激。经治 4 周后,两组患者的 24 h 排尿次数、每周尿失禁次数、残余尿量均较治疗前显著下降($P<0.01$),膀胱容量和每次尿量显著增加($P<0.01$),治疗组在降低膀胱残余尿量和升高膀胱容量方面显著优于对照组($P<0.01$)。

高雪芬等将 60 例患者分为两组。对照组患者接受常规治疗方式并配合间歇性导尿,治疗组在间歇性导尿的基础上加上温和灸,选取中极、关元、水分穴。每次温和灸的时间为 10～15 min,1 次/d,两组均治疗 45 d。两组治疗前后残余尿量和膀胱容量进行对比,治疗组组内前后比较,$P<0.05$;对照组组内对比,$P>0.05$;治疗后组间对比,$P<0.05$;治疗组有效率为 73.3%,对照组为 56.7%,组间比较,$P<0.05$。

李俊峰等将患者分成两组,均根据患者自身情况进行膀胱功能训练,每周 5 次。治疗组加用隔药灸脐法,取面粉适量,制成直径 8 cm、高 2 cm 的圆饼状,中间挖一圆孔,直径约 2 cm,将面饼置于脐部,加入极细末麝香 0.1 g,根据肚脐大小取上述药末适量,加入 1% 的肉桂油、鲜姜汁适量,调成糊状,填满脐孔,药上放置厚 0.5 cm 的生姜片,用针扎孔 36 个,姜上放置大艾柱,连续施灸 6～7 壮,约 2 h,以脐周局部皮肤红润为度,灸后用医用敷贴封脐中药物,2 d 后自行揭下,3 次/周。治疗 3 个月后,两组患者残余尿量均较同组治疗前减少($P<0.01$),且治疗组更著($P<0.01$)。治疗组治疗前后尿中 WBC 阳性率分别为 72%(18/25)、12%(3/25),对照组分别为 68%(17/25)、44%(11/25),两组患者 WBC 阳性率均较同组治疗前降低($P<0.01$),且治疗组更著($P<0.01$)。

梁美光等将脊髓损伤后潴留型神经源性膀胱的患者 40 例随机分为两组,均予辅助排尿训练法,治疗组加用雷火灸(以重庆赵氏雷火灸研究所监制的灸条,用酒精灯点燃,放入双孔灸盒,置于命门至腰阳关间,温热量治疗 20 min,再对准双侧肾、膀胱

俞旋转灸至皮肤发热;接着暴露腹部及下腹部,双孔灸盒置于关元至曲骨间,温热量治疗 20 min,后再对准关元、中极、曲骨交替行啄式灸各 3 min,继之灸双侧足三里、三阴交 4 min,1 次/d)结合腹针疗法(以中脘、下脘、气海、关元、中极、曲骨主穴,双侧血海、足三里、三阴交、太冲为配穴,腹部进针深度一般 1～2 寸,并避开腹主动脉,形体瘦者稍浅,胖者稍深,以得气为标准)。治疗后两组患者的膀胱残余尿与膀胱容量测定值均较治疗前显著改善,且治疗组更著(均 $P<0.05$)。

匡静之等将 10 只大鼠设为空白组,30 只进行骶上脊髓损伤的造模后随机平分为模型组、针刺穴位组、针刺对照点组。针刺穴位组选取"次髎""中极""三阴交"穴,针刺对照点组选取以上 3 个穴的对照点,针刺后接用 SDZ-Ⅴ型华佗牌电针治疗仪,中极与三阴交为一组(三阴交左右两穴隔日交替进行),左右两次髎穴为一组,密波频率 50 Hz,疏波频率 10 Hz,密波工作 9 s,疏波工作 5 s,强度以肢体轻颤并耐受为度,时间 20 min,隔天 1 次。治疗 7 d 后,大鼠膀胱最大容量,针刺穴位组、针刺对照点组高于模型组($P<0.01$);针刺治疗组、针刺对照点组治疗前后比较,$P>0.05$;模型组与 7 d 前比较,$P<0.01$。HE 染色结果显示,电针可减轻膀胱组织形态病理损害程度,且针刺穴位组效果优于针刺对照点组。

(撰稿:刘堂义　审阅:孙国杰)

【针灸治疗膝骨关节炎的临床与实验研究】

1. 临床研究

刘鹏等将患者分为 3 组各 40 例,治疗组滞针温针灸,取阿是、内膝眼、犊鼻、膝关、膝阳关、阴陵泉等穴。采用长 40 mm 毫针,针刺得气后采用滞针疗法,顺时针捻转 6～10 圈,转不动为止,造成人为滞针,留针在适宜深度,将清艾条切割成长

1.5 cm，套置在针柄上，从艾绒下端点燃，直至艾绒燃尽。取针时，提插抽动 6～10 下后逆时针捻转 6～10 圈退出。患者强化性针感出现麻胀紧沉，自感有针仍留在原处，针感可存留半小时至数小时。1 次/d，每 5 次后休息 2 d，共治疗 5 周。另外，在髌骨外侧缘犊鼻穴或内膝眼处，右手持注射器与髌前韧带呈 15°角于穿刺点迅速进针 1～2 cm，抽出少量淡黄色滑液保留针头，更换注射器缓慢注入玻璃酸钠 2 ml 后被动屈伸活动膝关节 5～6 次，以利玻璃酸钠均匀覆盖分布于膝关节表面。1 次/周，连续 5 次。对照 1 组进行滞针温针灸治疗时，采用 TDP 照射 30 min，取穴、操作、疗程均同治疗组中滞针温针灸治疗。对照 2 组采用玻璃酸钠关节腔注射治疗，操作、疗程均同治疗组。5 周后，治疗组大部分症状、体征消退，3 组治愈率及愈显率比较，$P<0.01$；有效率比较，$P<0.05$。

周艳丽将患者随机分为 3 组，艾灸组 39 例选足阳明胃经、足太阴脾经穴及神阙穴，3 次/周。电针组 44 例，一组接血海与内膝眼穴，另一组接梁丘与犊鼻穴，选择疏密波，由小到大调节频率和强度，留针 30 min，3 次/周。西乐葆组 22 例口服西乐葆。3 组均治疗 4 周。治疗后 7、14、28 d，3 组患者的膝关节疼痛 VAS 评分及膝关节功能评定总分较治疗前均显著降低（$P<0.001$），且治疗后 7、28 d，艾灸组和电针组患者膝关节功能评定总分较西乐葆组亦显著升高（$P<0.05$）。

赵军等以"Osteoarthritis""acupotomy""needle-knife""sodium hyaluronate""膝骨性关节炎""玻璃酸钠""小针刀"等词语检索了 Cochrane Library（2013 年第 2 期）及 PubMed、CBM、CNKI、VIP、万方、中国生物医学期刊引文数据库，检索时间范围为各数据库建库至 2013 年 5 月 20 日。文献质量评价及 RCT（随机对照试验）纳入由两个人员分别独立完成，使用 Cochrane Library 提供的 RevMan 5.2 统计学软件进行数据分析。结果共纳入 7 篇相关 RCT，总计 583 例病人，分析结果显示，针刀联合玻璃酸钠膝关节内注射治疗 KOA 的短期疗效优于单纯玻璃酸钠膝关节内注射。

2. 实验研究

黄怡然等将 6 月龄新西兰兔分为 5 组各 9 只，用改良的 Videman 法左后肢伸直位固定制动法建立兔膝关节损伤（KOA）模型。电针组电针 KOA 兔左侧"阳陵泉—阴陵泉""内膝眼—外膝眼"，疏密波，连续波，频率 2/100 Hz，强度 3 mA，20 min/次，隔日 1 次，3 次/周，共 6 周；针刀组 KOA 兔左侧内、外侧副韧带及髌韧带的中点前缘、起、止点进入，刀口线与韧带方向平行，分别松解 5 次，1 次/周，共 6 次；圆利针进针点与针刀组一致，分别松解 5 次，1 次/周，共 6 次。关节软骨 HE 染色切片显示，针刀、电针和圆利针有效抑制了软骨基质的退变，促进了软骨的再生修复，且针刀组效果优于电针组和圆利针组，圆利针组优于电针组；扫描电镜下，可见三种疗法均有效改善了软骨表面结构的破坏，且针刀组优于电针组和圆利针组，圆利针组优于电针组。黄怡然等还发现，造模后 13 周，MMP-1 mRNA 各组无统计学差异。MMP-1 蛋白表达，模型组较正常组显著升高（$P<0.05$）；MMP-3，MMP-13 mRNA 和蛋白表达，模型组与电针组较正常组明显升高（$P<0.05$）；针刀组和圆利针组较模型组明显降低（$P<0.05$）；针刀组和圆利针组较电针组显著降低（$P<0.05$）；其中，MMP-3 mRNA 圆利针组表达明显高于正常组（$P<0.05$），电针组明显低于模型组（$P<0.05$），TIMP-1 mRNA 各组高于正常组（$P<0.05$），电针组显著高于模型组（$P<0.05$）；TIMP-1 蛋白表达模型组较正常组明显降低（$P<0.05$），干预各组较模型组显著升高（$P<0.05$）。造模后 4、8、12 周时，与正常组比较，模型组兔患侧膝关节被动活动度明显降低（$P<0.01$）；治疗结束后，与模型组相比，针刀组、电针组和圆利针组兔患侧膝关节被动活动度显著提高（$P<0.01$）。各组患肢股直肌 Bcl-2 蛋白表

达的变化差异无统计学意义（$P>0.05$）。模型组患肢股直肌 Bax、Caspase-3 蛋白表达较正常组明显升高（$P<0.05$），Bcl-2/Bax 比值明显降低（$P<0.05$）；针刀组、圆利针组 Bax、Caspase-3 蛋白表达较模型组明显降低（$P<0.05$），Bcl-2/Bax 比值明显升高（$P<0.05$）；电针组上述各指标的变化与模型组相比，$P>0.05$。

付达尔丽等将 6 个月龄新西兰兔分为正常组、模型组、针刀组和针刺组。造模 1 周后，针刀组选择内侧副韧带、外侧副韧带和髌韧带中点为针刀进针点，刀口线与韧带方向平行，刀体与皮肤切面垂直，刺入约 0.5 cm，达韧带深层，向韧带起、止点方向分别纵切 2 刀，并辅以横向剥离操作，出针刀并用棉球按压 3 min 止血。1 次/周，共 3 次。针刺组选穴同针刀组，毫针针刺，刺入约 0.5 cm，达韧带深层，向韧带起、止点方向分别行提插手法 5 次后出针并用棉球按压片刻止血。1 次/周，共 3 次。各组动物治疗结束 1 周后，模型组的最大应力、最大应变、最大位移和弹性模量与正常组相比均减小（$P<0.05$）；针刀组最大应力、最大应变、弹性模量均大于模型组（$P<0.05$），最大位移与模型组、空白组之间差异均无统计学意义（$P>0.05$）；针刀组最大应力、弹性模量均大于针刺组（$P<0.05$，$P<0.01$），针刀组最大位移显著小于针刺组（$P<0.01$），针刀组最大应变与针刺组之间比较，$P>0.05$。

（撰稿：邓宏勇　审阅：黄龙祥）

【针灸对非疾病状态免疫功能的影响】

李艳梅等在不同时间温针灸 60 位老年人（61～77 岁）关元、足三里穴，观察相应时间组在治疗前后超氧化物歧化酶（SOD）、T 细胞亚群的变化以及变化幅度后发现，上午治疗组下午治疗组 SOD 及 T 细胞亚群均有明显的改善，与治疗前相

比 $P<0.05$ 或 $P<0.001$，而上午治疗组改善程度优于下午治疗组（$P<0.001$）。蔡荣林等观察了艾条温和灸气海、中脘、关元等穴调治亚健康疲劳状态的临床疗效及安全性，发现治疗后治疗组 IgM、IgG 含量、NK 细胞活性等免疫学指标均改善（$P<0.05$），且优于服用补中益气丸的对照组（$P<0.05$）。

李晓娟等观察了艾灸小鼠"关元"穴对小鼠腹腔巨噬细胞自噬作用的影响，发现艾灸的温热作用可以通过多条信号传导途径激活小鼠巨噬细胞的自噬反应。容贤冰等观察了艾灸"足三里""关元"穴对训练小鼠免疫功能的影响，发现此法可提高训练小鼠外周血 CD3$^+$、NK、NKT 细胞数量，预防 CD4$^+$/CD8$^+$ 比值失调，同时抑制由于训练造成的脾脏指数、胸腺指数的变化趋势，增强胸腺、脾脏组织抗氧化酶的活性，并认为艾灸足三里、关元穴可改善训练引起的免疫功能下降，提高机体免疫功能。

李琳等以加压注射干扰质粒和羧甲基壳聚糖等方法联合阻断大鼠"足三里"穴，并检测其淋巴细胞增值反应、IL-2 浓度等免疫学指标，发现联合阻断大鼠的脾淋巴细胞反应和 IL-2 含量明显减少，大鼠免疫功能下降，与对照组相比，$P<0.05$。认为钙离子和 Cx43 基因是活动的关键，且这一结果从反面论证经络对机体的调护功能，并间接提示了足三里对机体的重要调节作用。

（撰稿：王静　审阅：孙国杰）

【针灸临床试验方法学研究】

费宇彤等介绍比较效果研究（CER）在国内外针灸临床研究中的应用情况，并根据国际 CER 设计和评价的方法学工具，结合针灸临床实践和科研的特点，提出针灸 CER 设计和报告的精确式与宏观式的方法学比较表单。费氏指出干预措施的操作性和技术性是 CER 临床研究设计、执行和结果

推广的关键点。其中,实施者技术的规范性、稳定性、一致性,实施者经验、技能的要求必须加以重视。其中,患者异质性强的 CER 在设计时需要更大样本量,CER 设计中患者的分层标准对亚组分析至关重要。费氏认为中医(针灸)流派的疗效对比评价研究,个体化辨证论治的动态评价研究,中医治则治法的疗效评价研究,名老中医经验传承,针灸临床疗效评价研究,其他中医疗法,如推拿、拔罐、食疗、医学气功、养生等的临床疗效评价均可以酌情优先考虑使用 CER。在选用 CER 进行研究设计时,应该根据研究目的选择性使用精确式 CER 或者宏观式 CER。

李洪皎等对针灸随机对照试验现场质量控制内容进行探讨,提出以 PICOST 为核心内容开展针灸随机对照试验现场质量控制。P(patient):围绕受试者,可从受试者真实性、受试过程符合伦理原则、受试者符合方案规定 3 个方面进行质量控制;I(intervention):围绕干预及干预实施者设计质量控制内容,重点在于控制干预操作规范性;C(comparison):围绕对照组展开的质量控制目的在于控制对照组的干预按照方案执行;O(outcome):围绕评价者的盲态性、评价的规范性开展质量控制内容;S(site):围绕研究场所开展的质量控制内容主要包含监察试验是否符合伦理、符合方案规定等方面;T(time):研究阶段不同,质量控制的内容各有侧重。李氏认为针灸随机对照试验质量控制的内容和方法有别于药物干预试验,干预措施者和结局评价者对针灸研究有重要影响。而现场和远程质量控制交互的方法有利于全面控制其质量影响因素,充分利用现场的优势开展干预措施和结局评价的盲态性和规范性监察,利用远程质控实时性开展系列标准操作规程和研究入组数量等内容监察。在现场质控中采用访谈法和抽样调查法进行质控内容的监察;采用三级监察的现场质控,一级质控重点进行原始病历和病例报告表(CRF)的核查,即原始病历填写是否真实,CRF 表填写是否真实、更

改是否规范;二级监查其临床专业性强,重点在于受试者真实性和干预措施规范性两方面现场监查,兼顾其他质控内容;三级稽查为覆盖所有质量影响因素的现场稽查,重点在于围绕干预措施和结局评价进行稽查。

潘丽佳等对目前针灸临床研究中假针灸的研究现况与存在问题进行总结,提出 3 种可借鉴的新方式和设计方法:① 安慰剂效应最小化。② 安慰剂与反安慰剂的应用。③ 目标疾病导向安慰法。并认为设计合理的假针灸应当考虑的因素包括施术者、受术者、环境 3 个方面。此外,保证针灸临床试验的质量还应实行严格的质量监控。

任丽娜等通过检索中文文献数据库,对针灸临床文献中研究方法(随机对照试验、队列研究、回顾性分析、病例序列研究、单个病例研究、临床核查、真实世界研究)的特点及主要应用疾病进行总结和分析。结果表明,目前针灸临床研究方法以随机对照试验和病例序列研究为主,各方法研究的疾病种类并无很大偏差,多以神经系统疾病为主。建议今后注重研究方法的多元化、构建并完善基于循证医学针灸临床研究证据的评价体系及研究方法的科学化。

(撰稿:陆颖　李洁　审阅:黄龙祥)

【针灸器材研究】

李雷等探讨无菌毫针持针钳的研制及应用。该毫针持针钳由指环、持臂、挂齿、连接轴和钳夹臂组成,其特征是连接轴的下面设计有一柱状支点,使毫针持针钳平放在台面上时,保持钳夹臂向上不接触台面而受污染。使用时操作者右手拇食指套入毫针持针钳指环内握住毫针持针钳,通过拇食指的活动来控制挂齿及钳夹臂的开合,松开挂齿并张开钳夹臂夹住毫针针尖上 1.5 cm 处,锁紧挂齿。可根据治疗要求进行平刺或直刺、斜刺,将毫针刺入穴位,然后松开挂齿即可。也可根据需要继续进

针,施行针刺手法及留针等。该钳由不锈钢材料制成,压力蒸汽灭菌后可反复灭菌使用。该钳结构简单,操作方便,由于连接部设计有柱状支点使其持针部远离台面不被污染,能很好地解决传统针刺操作方法不符合无菌操作要求的缺陷。使用时为避免用力过大使针弯曲变形,操作时夹住针体不锁紧挂齿即可。

高希言等研制了便携式背部艾灸箱。该艾灸箱长 25 cm、宽 20 cm、高 17 cm。由箱体和可 360° 旋转的活页组成,内置带有蛇形固定架的箱内网层、箱壁开有通气孔。箱体是高密度金属合成板制成,有防火耐高温的作用,同时固定一层铝箔片在艾灸箱的内壁,灸箱内设有三层耐高温的铜网,艾条网是用其中两层铜网上下合在一起构成,两根蛇形铜丝固定在艾条网上防止艾柱移动,艾条网固定在箱内距箱顶 5 cm 处,用来安放燃烧的艾条,另一层铜网固定在距离灸箱顶 14 cm 处为防护网,防止艾条燃烧落下的艾灰烫伤皮肤,艾条网和防护网的高度可上下调节,方便取出更换。在艾箱的箱壁上有 10 个通气孔均匀地分布于艾条网和防护网之间,直径均为 1 cm。通气孔口上安有大小合适的塞子,通过塞子的打开或关闭来调节箱体内空气的多少,以控制灸箱内的温度。顶盖可 360° 旋转以取放艾条。艾灸箱具有拆卸方便,节约空间,携带方便,高聚热,低耗能,控烟雾,污染少,且操作方便的特点。高氏还发明设计了一种背腰部艾灸椅。其包括坐板、椅背和艾灸箱,坐板固定在两侧的支架上,坐板后部经转轴装有椅背,椅背两侧上平行对称装有水平的扶手,扶手下部均布有卡槽,两侧的支架上端部有与卡槽相对应的卡头,卡头置于卡槽内构成椅背角度调节的躺椅结构,椅背中部有透气通道,后面装有开口朝向透气通道的艾灸箱,箱内横向均布有平行的艾条固定网,艾灸箱前部左右两侧上有置于椅背后面两侧对称的滑槽梯形卡体,沿滑槽前后滑动,构成艾灸箱调节位置的滑动结构,滑槽底面上均布有半球面形的固定孔方便固定。

椅背上部有头枕,坐板前部经滑道装有伸缩的辅助板,方便滑动伸缩。艾灸椅均采用耐高温材料制成,使用时,患者可躺在艾灸椅上,根据患者的身高及患处,调整椅背的角度,上下滑动调整艾灸箱的位置。运用艾灸治疗椅从下向上熏灸时,相对密闭箱体不但能聚热(热性炎上),且能聚烟(聚药),防止艾燃烧生成物随烟到处扩散,增加艾燃烧生成物浓度,更有利于经络穴位的透皮吸收,具有渗透力强、灸疗面广等特点。

赵亮研制了火罐用点火装置。由铜质金属材料焊接而成,其操作杆上端的点火球外设置一个点火球网卡,由两个半圆球网卡组成,网卡的上端通过网卡连接环相连接,其中一个半圆球网卡的下端设在操作杆上端,另一个半圆球网卡的下端设有一个网卡装拆套杆,该网卡装拆套杆与另一个半圆球网卡下端的操作杆通过一个网卡装拆套环相连接。可以通过顶部的网卡连接环和底部滑动的网卡装拆套环进行拆开或合并。点火球网卡内部填塞有可燃棉花。操作杆的尾端弯曲形成具有防滑纹的手柄,使用时拆组方便,握拿舒适,使用后又方便悬挂起来。其结构简单,使用方便、寿命长,可反复使用,方便更换燃烧棉球,也可通过填塞棉球的量控制火焰大小,可以量产化,能促进玻璃罐和竹罐的临床应用,医用家用均可。

程志鹏设计了圆锥形双托盘温针艾灸器。由大托盘、圆锥支架和小托盘 3 部分组成,并选择耐火尼龙为原材料。大托盘与圆锥支架为固定一体式结构,中间设置有中空状的圆形穿针孔,孔直径比毫针针柄略大,便于毫针通过。大托盘底部设计为防滑螺纹面,增加了底部与皮肤接触面的摩擦力,保证了温针艾灸器的整体稳定性。圆锥支架上设置有小托盘,小托盘面积是大托盘的二分之一,可随时放置、摘取,燃尽的艾灰或燃烧过程中掉落的火星由小托盘收集,施灸结束后取下,倒掉艾灰,放置新的艾卷再次施灸。大托盘作为二次收集装置,负责盛接针柄上残留艾灰以及摘取小托盘时从小托盘中央孔散落的艾灰。

胡妮娜等探讨了一次性消毒止血放血针的制作及应用。其由刺针、固定针托及消毒棉球构成，固定端连接止血棉，弹性棉架组成活动端，其中活动端和固定端弹性连接，可相对滑动，滑动位移决定针刺深度，并由前后外套密封。该设计在常态下弹性棉架将刺针隐藏，使用时将弹性棉架前端对准紧贴在患处，稍许用力，棉架后移，针尖刺出，达到放血后用止血棉止血。松弛后活动端弹回回复常态。该针具将消毒、定位、放血、止血连为一体，更加方便了医患的使用，具有轻便、安全、人性化设计等优点，适用于医疗放血、采血等多方面。

强军等提出了一种新型智能电针的展望，预想设计一款便携式智能化电针。其将具备针灸优势病种病情智能分析、智能诊断、提供科学的个性化诊疗方案、更为精准的电针治疗参数、更为高效的网络服务、更为便利的系统升级、更为实用的功能扩展等一系列要求。智能电针将基于初步建立的针灸优势病种疾病数据库，可根据分析患者表情判别情绪、给出相应处理方案，还可监测诸如体温、脉搏、血压等生命体征，结合现有的可应用于临床的中医四诊数字化技术，得出客观的四诊参数。还可通过网络获取最新的电针治疗相关疾病的方案和参数，为患者提供在线的咨询与建议。通过云端，患者可输入自己的症状、体征，通过计算机自动匹配获得与资深专家意见相媲美的治疗方案与意见，省去了去拥挤的医院挂号排队等待的烦恼。从而可以实现足不出户即可享受专业医疗服务的愿望。

（撰稿：刘堂义　审阅：孙国杰）

【针灸流派研究】

张建斌等认为，民国时期澄江针灸学派在"中医科学化"思潮的影响下，进行了一系列针灸科学化实践，包括创办中国针灸学研究社等科研、教学和医疗机构；创办了《针灸杂志》、出版《中国针灸治疗学》《中国针灸学讲义》等学术专著和教材；培养了大批根植于临床、兼具现代科学素养的针灸人才，对建国后的现代针灸学科构建产生了深远的影响。承淡安门人曾天治是澄江针灸学派在岭南地区的杰出传人，李乃奇等收集整理他的相关著作和论文，拜访其后人，考证其生平事迹。孙海舒等认为承淡安针灸教育思想仍然继承了中国古代教学论重视审问与笃行的传统。周攀等认为，承淡安在其著作——《中国针灸学》中，把艾炷直接灸法用于疑难病和传染病的治疗，承氏提出只有掌握灸法的作用特性和适宜病症的关键病理，才能正确选用艾炷直接灸并操作适宜的施灸方法，优化了艾炷直接灸的具体操作方案。李乃奇等指出，岭南地区的澄江针灸学派传人曾天治创办了香港第一家针灸教育机构——科学针灸医学院，为各地培养了大批针灸人才；其著述编排循序渐进，引入现代医学理论，注重临床实用性，代表著作《科学针灸治疗学》编纂临床常用穴位 180 个，指出针灸须明辨病、明经穴、明手术，临证应精简手法，注重实用，重视灸法，针灸并施。

毕文卿等总结了古代及近代岭南地区的 10 余位针灸医家及其学术贡献，认为清代以前岭南针灸医家及著作较少，民国时期始至新中国成立后涌现出大量针灸医家，著作较多，仍需深入挖掘与整理。贾新燕等认为，岭南医学对针灸学的贡献主要体现在：发明针灸器具，开创了九针的历史；重视民间特色疗法，发展了蜂针、针挑、天灸等疗法；善于运用针灸治疗疾病，形成了特色鲜明的针灸流派。袁青等总结"靳三针"的学术内涵，包括了具有中医针灸特色的组穴原则、配穴方法、独特的针刺手法，强调"治神调神"在"靳三针"临床治疗中的重要作用。

宿杨帅等从构建"新针灸学"科学思维、创立全国首个针灸科研机构、开启针灸现代科研之门等 3 个方面探讨了朱琏在针灸科研方面作出的贡献。张立剑等介绍了朱琏多元化的教育培训模式、颇具特色的教学理念、专业性针灸大学的创办以及实践活动。李素云等以《新针灸学》为研究对象,探讨朱琏在西医知识背景的特殊视角下对传统针灸理法不同的认识与阐发,认为十四经与神经分布大体吻合,以现代神经解剖认识腧穴内涵,可从神经生理角度阐述针刺作用,以现代疾病分类方法制定临床诊治思路,其结合了当时最新的西医生理、解剖学等知识,并融入了巴甫洛夫高级神经学说,率先提出了针灸治病离不开大脑皮层参与的思路。刘兵等认为朱琏是针灸国际交流的先行者,其早期的涉外医疗,对国际培训与交流的推动及《新针灸学》的国际影响,不仅扩大了针灸在世界范围的传播,也为日后中医各学科广泛参与国际临床医疗和学术交流积累了宝贵经验。

李嘉健等对北京针灸名家进行了研究,分别论述了吴效仁、于书庄的生平,认为吴氏的学术特点是反对门户之见,提倡博采众长,融汇中西,推陈出新,针药并施,配穴灵活,注重针刺手法,对高血压、中风及各种痛证的针刺治疗均有所创新;于氏临证以"五明"为先(明确证属何病、何因、何经,取用何经何穴,施用何术),顾护脾胃功能,强调"通"和"调",坚持"针少而力专",深入研究特定穴的功能和临床效果,利用循经感传的科研成果指导临床治疗。马新平等介绍张士杰的古法针刺特色,在诊断上四诊合参,援物比类,在治疗上遵循古法,取穴稀疏,独钟太溪,主张气调而止,在理论上法于阴阳,合于术数,在治疗上因人制宜,针药并行。

邴守兰等对近代上海针灸发展进行了研究,分析论述了其"扬西抑中,废旧存新"的历史背景,简述了多名沪上针灸名家著书立说办学办刊,参与疑难重症包括疫病的治疗等时代特点,这些医家包括陈秉钧、黄石屏、李培卿、张山雷、王诵愚、黄鸿舫、恽铁樵、叶劲秋等。邴氏还对当时名家之一方慎盦的学术成就进行了总结,方氏承名医黄石屏金针之术,擅治疑难杂症,临证兼收并蓄,多有创新。诊余积极筹办针灸医院,成立社团,著书立说,为近代针灸的传承与传播作出了积极的贡献。

许霞等探讨了新安针灸治痹特色,其法宗《内》《难》,尊而不泥;灵活取针,各施其长;取穴精当,对症施针;辨证施治,穴位配合;常用阿是,针药并施,刺灸并用。

张静玺等对以彭静山、马瑞林以及王品山为代表的辽宁地区现代针灸流派进行了研究,认为他们学术上互有交融而又独立自成体系,具有鲜明的本土特色,内涵丰富,影响深远。

马巧琳等认为,河南医家邵经明重视精神,主要体现在治神和守神,治神包括医生和病人2个方面,是指医生平时的修炼、对病人的对证调理和思想疏导,守神是指针灸治疗时聚精会神,将针刺与气功融为一体,创用热感手法。

(撰稿:张馥晴　刘立公　审阅:黄龙祥)

【针灸史的研究】

刘炜宏等认为,《黄帝内经》的各种刺法是根据不同的针具、刺入的方式、施术者手上的技巧、进针的部位进行命名的。并发现我国针灸疗法的发展始终未离其轨迹,从"刺法"到"疗法"到"医学"是针灸发展的必然。疗法的改革与创新是推动现代针灸发展的重要力量,提出在标准化的带动下,各种针灸疗法要朝向疗效差异的客观显示、疗效验证、普及应用的方向努力,使针灸朝向一个完整、规范、系统的医学体系发展。

郭太品等从冶炼技术角度讨论古代毫针形质与手法演变特点。结果发现,毫针雏形、产生、发展、鼎盛及毫针手法的发展与冶炼技术的进步关系密切,古代金属冶炼和加工技术的发展一定程度上促进了毫针手法理论体系的完善,同时也折射出针具改进对针灸学科的发展具有重大意义。同时,现代电子工程技术在针灸针具改进的同时也在推动着针灸理论和临床向前发展,各种现代科技在一定程度上促进了针灸手法量化研究的深入。

唐乐微等对针刺手法的发展演变规律及理论

价值进行了探讨,认为针刺手法作为针刺操作的重要组成部分发源于《黄帝内经》,后经历代医家发展,形成了种类繁多的手法体系。回顾针刺手法的发展源流,分析针刺手法的发展演变规律,阐释了针刺手法的理论价值和临床意义,强调在针灸理论和临床研究中应重视针刺手法的运用。

白兴华将中国针灸对外传播历史划分为3个阶段:第1阶段从公元6世纪前后至15世纪末,主要通过人员往来向周边国家传播,以向朝鲜半岛、日本和越南的传播最成功;第2阶段从16世纪初至1970年,前期由荷兰东印度公司雇员经由印度尼西亚和日本将针灸介绍到欧洲,并引起短暂的小范围流行,还波及到美国和澳大利亚等国,后期通过中国政府派遣的援非医疗队将针灸传播到非洲;第3阶段始于1971年,以中美建交为契机,借助广播、电视和互联网等现代化媒介在全世界范围内快速传播,至今已经传播到140多个国家和地区。

李素云采用医史文献学、传统与近代比较等研究方法对西医东传后日本针灸学的发展及其在西医冲击下产生的主要演变进行了考察研究,结果表明,明治至昭和年间(1902～1933)是日本针灸发展史上由传统向现代转变的重要过渡时期。期间受西医影响,日本针灸学主要在针灸著作吸纳西医学内容、开展实验手段研究针灸原理、针灸教学参照欧美院校教育模式等三方面进行了变革。针灸著作、教材的编著以及研究、教学手段上的变化引发了日本针灸学由传统向现代的过渡和转型。

(撰稿:张馥晴 刘立公 审阅:黄龙祥)

[附] 参 考 文 献

A

安贺军,朱宏,张波,等.172例慢性萎缩性胃炎患者足三里穴电阻测试分析[J].针灸临床杂志,2104,30(11):41

B

白兴华.针灸对外传播的分期及各时期的特点[J].中国针灸,2014,34(11):1141

包含飞.系统论意义下的经络学说[J].上海中医药杂志,2014,48(3):3

毕文卿,庄礼兴.岭南针灸医家及其学术贡献研究述略[J].中国针灸,2014,34(6):611

编者.首个ISO中医药国际标准发布一次性使用无菌针灸针明确12项指标[J].中国针灸,2014,34(3):260

邴守兰,纪军,张馥晴.方慎盦及其学术思想考略[J].中医文献杂志,2014,32(6):28

邴守兰,任宏丽,纪军,等.近代上海针灸发展的时代背景及特点述要[J].上海针灸杂志,2014,33(10):963

C

蔡荣林,胡玲,李姿慧,等.艾条温和灸治疗亚健康人群疲劳状态的随机对照研究[J].中华中医药杂志,2014,29(3):940

曹锐,杨进,高淑红.醒脑开窍针法治疗血管性痴呆疗效观察[J].上海针灸杂志,2014,33(4):312

柴一峰,马涛,黄文学,等.夹脊盘龙刺并温针灸为主治疗强直性脊柱炎临床观察[J].上海针灸杂志,2014,33(12):1147

常晓波,樊小农,王舒,等.补泻手法与针刺量的关系研究[J].中华中医药杂志,2014,29(8):2412

陈波,李明月,赵雪,等.P物质与针灸效应的研究进展[J].上海针灸杂志,2014,33(1):82

陈德欣,王瑶,郅扶旻,等.针刺传统保健穴对脑梗死患者血同型半胱氨酸影响的研究[J].中医药学报,2014,42(1):91

陈欢,彭博,李富运,等.基于U0126阻断ERK信号通路的电针阿是穴对兔钝挫伤后肌肉再生影响的研究[J].中华中医药杂志,2014,29(7):2304

陈金萍,陈日新,焦琳.陈日新教授悬灸得气经验集粹[J].上海针灸杂志,2014,33(9):788

陈雷,刘阳阳,郭义,等.不同频率提插手法对正常大鼠

背根神经电信号的分析研究[J].北京中医药大学学报,2014,37(6):405

陈少宗,宋世庆,张媛,等.针刺阳陵泉对慢性炎性高张力胆囊运动影响的时效规律初步观察[J].山东中医杂志,2014,33(12):988

陈幸生,周婷,张闻东,等.针刺督脉四穴为主治疗血管性痴呆的临床研究[J].中医药临床杂志,2014,26(7):673

程志鹏.圆锥形双托盘温针艾灸器的设计和应用[J].上海针灸杂志,2014,33(6):596

褚鑫,蔡恩丽,唐柱生,等.电针不同介入时间对大鼠脑出血后行为学和脑组织形态学的影响[J].针灸临床杂志,2014,30(2):6870

F

费宇彤,柴倩云,王聪聪,等.比较效果研究(CER)方法在针灸临床研究中的应用[J].世界中医药,2014,9(10):1274

冯小军,魏新春,吴建贤,等.电针治疗不完全性脊髓损伤神经源性膀胱23例[J].安徽中医药大学学报,2014,33(1):43

付达尔丽,郭长青,金晓飞.针刀干预对膝骨关节炎家兔模型内侧副韧带拉伸特性的影响[J].世界中医药,2014,9(7):912

G

高希言,蒋西玲.便携式背部艾灸箱的研制和推广[J].中医学报,2014,29(12):1838

高希言,王鑫,任俊华.背腰部艾灸椅的设计与应用[J].中医学报,2014,29(3):446

高雪芬,蔡碧绸.间歇导尿配合温和灸治疗脊髓损伤后尿潴留30例[J].中国中医药现代远程教育,2014,12(20):77

葛鹏,张海波,刘峰,等.针刺得气与具象思维[J].中医药导报,2014,20(10):1

郭太品,任玉兰,刘沂,等.古代冶炼工艺技术与毫针的形质及手法演变[J].中医杂志,2014,55(19):1626

郭效德,周莹,蔺波.小针刀联合益肾骨痹汤治疗中晚期强直性脊柱炎临床研究[J].河南中医,2014,34(3):447

郭峥嵘,钱桂凤,潘秋银,等.机体状态对针刺得气影响的数据挖掘研究[J].华西医学,2014,29(6):1102

H

郝杰,朱江,张鹏,等.溯《内经》《难经》之"得气"——试析"治神"与"调气"[J].上海针灸杂志,2014,33(10):879

胡妮娟,林驰,李静,等.得气与针刺疗效关系的思考[J].中国针灸,2014,34(4):413

胡妮娜,杨松堤.一次性消毒止血放血针的制作及应用[J].针灸临床杂志,2014,30(8):48

黄燕,朱毅,黄文燕,等.针灸治疗肠道疾病内脏痛的实验研究进展[J].上海针灸杂志,2014,33(11):1073

黄怡然,金英利,李娜,等.针刀、电针和圆利针对兔膝骨关节炎软骨 MMP－1、MMP－3、MMP－13 和 TIMP－1 表达的影响[J].中华中医药杂志,2014,29(8):2600

黄怡然,金英利,李娜,等.针刀、电针和圆利针对膝骨关节炎模型兔股直肌 Bcl－2、Bax、Caspase－3 蛋白表达的影响[J].针刺研究,2014,39(2):100

黄怡然,李文迅,张茜,等.针刀、电针和圆利针对实验性膝骨关节炎兔关节软骨病理和超微结构的影响[J].吉林中医药,2014,34(11):1153

J

季辉,王玲玲.古今灸感探析[J].中医杂志,2014,55(11):905

贾新燕,易玮.岭南医学对针灸学的贡献[J].长春中医药大学学报,2014,30(2):192

贾一波,刘雪锋,王玉华.刮痧结合心理疏导治疗中风后抑郁障碍的临床研究[J].光明中医,2014,29(3):569

K

匡静之,张泓,艾坤,等.电针对骶上脊髓损伤后神经源性膀胱大鼠膀胱最大容量和组织形态的影响[J].湖南中医药大学学报,2014,34(1):47

L

Li H, Liu H, Liu C, et al. Effect of "Deqi" during the Study of Needling "Wang's Jiaji" Acupoints Treating Spasticity after Stroke[J]. Evid Based Complement Alternat Med,2014,715351

李凤,吕凯,龚标,等.电针刺激对局灶性脑梗死大鼠梗死灶周围皮质 ROCK1 与 ROCK2 表达的影响[J].第二军医

大学学报,2014,35(3):329

李国徽,陈佳,陈凌,等.穴位埋线治疗慢性萎缩性胃炎65例[J].陕西中医,2014,35(1):73

李洪皎,何丽云,刘志顺,等.针灸随机对照试验现场质量控制内容探讨——基于PICOST的质量控制内容和清单设计[J].中国针灸,2014,34(2):183

李洪皎,何丽云,刘志顺,等.针灸随机对照试验质量控制方法探讨[J].上海针灸杂志,2014,33(3):270

李嘉健,郭静,于振中,等.书山勤径庄德唯馨——记近代针灸名家于书庄[J].中国针灸,2014,34(11):1123

李嘉健,马迎歌,王丽平,等.效寄金针渡民厄仁心妙手誉杏林——记近代针灸名医吴效仁[J].中国针灸,2014,34(5):508

李俊峰,边钱钱,白田雨.隔药灸脐法为主治疗脊髓损伤后尿潴留[J].国际中医中药杂志,2014,36(7):667

李雷,侯敏,魏丹霞,等.毫针持针钳的研制及应用[J].中医外治杂志,2014,23(3):54

李莉,王苏娜,易荣,等.电针配合艾灸温阳通督治疗强直性脊柱炎30例疗效观察[J].云南中医中药杂志,2014,35(9):51

李琳,金昌洙,谢书阳.联合阻断足三里穴对大鼠免疫功能影响的实验研究[J].中华中医药学刊,2014,32(12):2910

李凌鑫,田光,孟智宏.针刺合谷穴对合谷及迎香穴区温度变化的影响[J].上海针灸杂志,2014,33(9):785

李乃奇,黄伟萍,刘芳.澄江针灸学派传人曾天治生平著述考略[J].中国针灸,2014,34(8):825

李乃奇,刘小斌.岭南针灸医家曾天治《科学针灸治疗学》述要[J].广州中医药大学学报,2014,31(1):147

李强,叶金甜,杨柳,等.针感的溯源及其本质[J].中华中医药学刊,2014,32(9):2109

李树成,卢佩斯,钟伟泉,等.蜂针配合电温针治疗早期强直性脊柱炎长期临床观察[J].上海针灸杂志,2014,33(4):339

李思,张智龙,杨元庆,等.调神益智针法联合西药治疗血管性痴呆42例临床观察[J].中医杂志,2014,55(15):1295

李素云,张立剑,刘兵.朱琏西医背景下的针灸理法认识[J].中国针灸,2014,34(11):1127

李素云.西医东传后的日本针灸学近代转型[J].中国针灸,2014,34(4):392

李晓娟,孔立红,孙国杰.艾灸对小鼠活性巨噬细胞自噬作用的影响研究[J].湖北中医杂志,2014,36(5):19

李雪岩,李德锦,付洪瑜,等.百会透悬厘针刺对脑出血模型大鼠脑组织NGF蛋白表达的影响[J].针灸临床杂志,2014,30(9):57

李艳梅,宋立中,陈少宗.择时温针灸关元、足三里对老年人超氧化物歧化酶、T细胞亚群的影响[J].辽宁中医杂志,2014,41(4):779

梁繁荣,赵凌.经穴特异性研究进展[J].天津中医药.2014,31(10):577

梁慧,黄立武,窦维华.十二井穴刺络放血对中风后抑郁状态的影响[J].广西中医药,2014,37(1):52

梁慧英,林阳阳,燕铁斌,等.电针对血管性痴呆大鼠海马组织GluA1和CaMKⅡ表达及其磷酸化的影响[J].中华物理医学与康复杂志,2014,36(9):657

梁美光,王彬雷.火灸结合腹针对脊髓损伤后潴留型神经源性膀胱的疗效观察[J].内蒙古中医药,2014,33(23):60

廖纬琳,陈国忠,胡辉,等.针灸治疗慢性萎缩性胃炎的Meta分析[J].世界华人消化杂志,2014,22(2):233

林驰,马良宵,苑鸿雯,等."得气""气至""针感"概念之我见[J].中华中医药杂志,2014,29(9):2892

凌雄,朱崤英.穴位埋线夹脊穴辅助治疗对强直性脊柱炎患者肿瘤坏死因子-α的影响[J].中国中西医结合杂志,2014,34(3):284

刘兵,张立剑,张守信,等.朱琏对针灸国际交流的贡献[J].中国针灸,2014,34(9):929

刘海华,王莹莹,高海波,等.针灸治疗高血压病选穴规律文献研究[J].中医杂志,2014,55(12):1055

刘俊,唐中生,王兴桂,等.穴位埋线对VD大鼠学习记忆能力及血清Livin表达的影响[J].云南中医中药杂志,2014,35(1):59

刘农虞."得气"与"气至"[J].中国针灸,2014,34(8):828

刘鹏,王强,邱秀云,等.滞针温针灸配合玻璃酸钠治疗膝骨关节炎时效性观察[J].上海针灸杂志,2014,33(8):748

刘炜宏,郝洋.针灸治疗技术的起源、发展现状及展望[J].中医杂志,2014,55(2):91

刘学文,周竞,彭平,等.针刺干预实验性脑出血大鼠细胞凋亡的时效研究[J].中国中医急症,2014,23(2):286

刘勇,邹伟,赵军,等.针刺对脑梗死大鼠神经功能损伤

和能量代谢的影响[J].针灸临床杂志,2014,30(8):64

陆玉瑾,陈跃来.膀胱过度活动症患者膀胱俞穴及下合穴红外辐射温度特异性研究[J].针灸临床杂志,2014,30(6):14

鹿俊磊,卢昌均,韦冰心,等.通窍调神法对血管性痴呆患者认知功能及同型半胱氨酸水平的影响[J].山东中医杂志,2014,33(12):971

罗丽,李晓泓,朱世鹏,等.再谈"得气"[J].中医学报,2014,29(1):42

罗伟,刘春雷,王军英,等.针刺与智能通络治疗仪联合应用对慢性萎缩性胃炎大鼠胃电节律及胃黏膜组织前列腺素 E_2、前列腺素 $F_{2\alpha}$ 的影响[J].针刺研究,2014,39(6):482

M

马巧琳,高希言,邵素菊,等.邵经明教授重神学术思想探讨[J].中国针灸,2014,34(6):615

马新平,姜燕.古法针刺——针灸名家张士杰先生的学术精髓[J].中国针灸,2014,34(7):695

苗艳换,云洁,李彦宏,等.从腧穴动态特性探讨针刺临近非穴对照法[J].中医杂志,2014,55(7):563

牟明园,朱成慧,孟向文.浅谈"引经穴"[J].中国针灸,2014,30(1):53

潘丽佳,陈波,赵雪,等.针灸临床研究中假针灸设计若干问题的思考[J].中国针灸,2014,34(1):83

Q

齐琳婧,苏同生,刘志顺,等.针刺曲池上巨虚治疗功能性肠病临床观察[J].陕西中医,2014,35(2):224

强军,苏同生.新型智能电针展望[J].陕西中医,2014,35(2):248

R

冉君,尹磊淼,王宇,等.针刺抗哮喘差异表达蛋白的生物信息学分析[J].上海针灸杂志,2014,33(9):875

任彬彬,余芝,汪娅莉,等.电针对大鼠心胃两脏调节效应研究[J].中国中西医结合杂志,2014,34(10):1212

任丽娜,马文珠.针灸临床研究方法探究[J].针灸临床杂志,2014,30(5):49

任颖.醒脑开窍针刺法治疗脑梗塞合并高血脂临床研究[J].四川中医,2014,32(10):159

任玉兰,孙天晓,高燕,等.基于二分网络社团划分的腧穴配伍规律研究思路[J].针刺研究,2014,39(2):148

容贤冰,邓武装,蒋晓明,等.艾灸足三里穴与关元穴对训练小鼠免疫功能的影响[J].重庆医学,2014,43(17):2161

S

邵瑛,王艳芳,冯德琳,等.电针对血管性痴呆大鼠在体海马 CA1 区 β 淀粉样蛋白 1-40 的影响[J].广州中医药大学学报,2014,31(3):389

申洪波,张莉,郭佳,等.针刺对高脂血症小鼠心脏的保护作用及其机制研究[J].中国针灸,2014,34(4):373

申松希,赵雅芳,张玲,等.针刺刺激量对寒凝证类痛经模型大鼠疼痛反应、子宫前列腺素含量的影响[J].山东中医药大学学报,2014,38(5):482

沈国权,龚利,房敏,等.经筋-经络的初始形式——从马王堆帛书探讨经络学说的形成[J].上海针灸杂志,2014,33(1):7

沈小雨,杨佳敏,张玲,等.得气对针刺治疗原发性痛经的影响[J].中华中医药学刊,2014,32(4):748

宿杨帅,刘兵,景向红,等.朱琏——中国针灸科研事业的开拓者[J].中国针灸,2014,34(12):1221

孙海舒,孟凡红,李莎莎,等.由《中国针灸学》分析承淡安针灸教育思想[J].针刺研究,2014,39(5):410

孙远征,刘铁镌,卫哲,等.电针对吗啡戒断大鼠前额叶皮质 NR2B 表达的影响[J].世界针灸杂志(英文版),2014,24(3):43

T

谭峰,陈杰,梁艳桂,等.电针对高血压大鼠脑梗死颈髓 Rho-A 表达的影响[J].中国中医急症,2014,23(2):189

谭峰,陈杰,梁艳桂,等.电针对高血压大鼠脑梗死皮层与颈髓 Rac-1 mRNA 表达的影响[J].广州中医药大学学报,2014,31(1):66

谭峰,陈杰,梁艳桂,等.电针对高血压大鼠皮层脑梗死延髓与脊髓 NgR 表达的影响[J].中国中西医结合杂志,2014,34(3):334

谭峰,陈杰,梁艳桂,等.电针对高血压性脑梗死大鼠皮层、延髓与颈髓 Nogo-A mRNA 表达的影响[J].中华神经医学杂志,2014,13(1):36

唐乐微,陈亮,任玉兰,等.针刺手法的发展演变规律及理论价值探讨[J].中医杂志,2014,55(9):728

陶静,洪江从,邹愉龙,等.从维甲酸信号途径探讨电针促进脑梗死大鼠神经功能恢复的研究[J].中西医结合心脑血管病杂志,2014,12(7):856

田佩洲,吕玉娥.田景山教授针刺手法浅析[J].上海针灸杂志,2014,33(11):976

W

汪瑛,朱春沁,陈少飞.头穴久留针治疗血管性痴呆30例[J].安徽中医药大学学报,2014,33(2):56

王朝辉,张娇娇,王富春.不同腧穴配伍防治应激性胃溃疡的效应规律[J].中国针灸,2014,24(2):149

王凡,雷慧姝,鲍春龄,等.头针治疗急性脑出血家兔空间效应的PWI和MRS研究[J].中华中医药杂志,2014,29(5):1595

王凡,刘婧,焦志华,等.针刺捻转手法对脑出血家兔磁共振灌注加权成像的影响[J].中华中医药杂志,2014,29(7):2193

王凡,徐春兰,东贵荣,等.音乐电针疗法的研究现状与展望[J].中国针灸,2014,34(12):1247

王珂,具紫勇,郭现辉,等.针刺对慢性神经痛大鼠海马EphrinBs/EphBs mRNA和EphrinB3蛋白表达的影响[J].上海中医药大学学报,2014,28(3):78

王玲玲,金洵.重新认识八髎穴[J].南京中医药大学学报,2014,30(1):4

王述菊,马俊,龚元勋,等.电针对帕金森病模型大鼠黑质区细胞外信号调节激酶和肿瘤坏死因子-α、白细胞介素-1βmRNA的影响[J].针刺研究,2014,39(6):456

王涛,李佩芳,王颖,等.电针结合丰富环境对局灶性脑梗死大鼠梗死灶周围皮质巢蛋白表达的影响[J].中医药临床杂志,2014,26(8):845

王英杰,丘文静.浮针治疗强直性脊柱炎20例疗效观察[J].风湿病与关节炎,2014,3(7):28

王元红,纪伟.酉时艾灸改善强直性脊柱炎患者腰部僵痛的效果观察[J].护理学报,2014,21(15):64

吴雷.调神解郁汤结合头皮针治疗中风后抑郁疗效观察[J].四川中医,2014,32(10):117

吴齐飞,吴继敏,白兴华,等.胃食管反流病患者在督脉背段的压痛反应规律[J].中国针灸,2014,34(8):775

吴晓亮,孙建华,艾炳蔚,等.吴旭教授"通督温阳法"在代谢综合征个体化针刺治疗中的应用[J].中华中医药杂志,2014,29(6):1887

吴以岭,魏聪,贾振华,等.脉络学说概要及其应用[J].中医杂志,2014,55(3):181

武晓冬.针灸标准新闻发布会——18项针灸标准得到大力宣贯[J].中国针灸,2014,34(9):922

X

肖顺琼,李国俊.针灸治疗中风后抑郁症临床观察[J].实用中医药杂志,2014,30(2):134

谢丁一,陈日新.《内经》中腧穴二步定位法及其临床应用[J].中国针灸,2014,33(10):979

徐书君,符文彬.穴位特异性与针刺得气对颈椎病颈痛的疗效影响[J].中华中医药杂志,2014,29(9):3003

许继宗,汤心钰,郭雁冰,等.体感音乐低频声波对30例健康人十二经络合穴微循环的影响[J].针灸临床杂志,2014,30(6):8

许霞,刘健,徐丰,等.新安医家针灸治痹治疗特色探析[J].辽宁中医药大学学报,2014,16(6):93

Y

Yang JM, Shen XY, Zhang L, et al. The Effect of Acupuncture to SP6 on Skin Temperature Changes of SP6 and SP10: An Observation of "Deqi" [J]. Evid Based Complement Alternat Med. 2014,595963

严江,林翠勤,张诚章,等.电针辅助对mPCNL快通道麻醉恢复的影响[J].中国针灸,2014,34(4):385

杨来福,和青松,王文彪,等.头体针配合心理干预治疗中风后抑郁症临床观察[J].上海针灸杂志,2014,33(8):706

杨慎峭,陈婷,周奇志,等.电针合谷对正常人面口部痛阈影响的研究[J].中华中医药学刊,2014,32(7):1582

杨雄,张建平,于建春,等.气街电针干预合脊柱调衡治疗原发性三叉神经痛临床研究[J].中国针灸,2014,34(8):763

叶晓雪,吴新贵,黄元平,等.电针与手针对脑梗死大鼠脑星形胶质细胞影响的比较研究[J].广西中医药,2014,37(3):71

于晓华,杨振杰,吴富东,等.基于掌颏反射的"面口合谷收"的研究[J].中国针灸,2014,34(10):1037

袁青,刘龙琳,沈秀进,等.论"靳三针"学术内涵[J].中国针灸,2014,34(7):701

Z

曾静,陈炜.隔药灸配合超短波治疗强直性脊柱炎临床研究[J].河南中医,2014,34(4):668

曾姿霈,吴绍汉.薄氏腹针结合加味逍遥胶囊治疗中风后抑郁症临床研究[J].按摩与康复医学,2014,5(7):45

张东云,宋海云.热敏灸配合超短波治疗强直性脊柱炎63例[J].河南中医,2014,34(3):450

张董喆,孔超,张建福.针刺夹脊穴结合督灸治疗强直性脊柱炎[J].中医正骨,2014,26(7):58

张鹤,嵇波,汪德生,等.电针对模拟失重大鼠心肌组织形态学及能量代谢的影响[J].针刺研究,2014,39(6):443

张华,司卫军,谭中建,等.针刺阳陵泉对脑梗死患者白质结构的影响[J].中国康复理论与实践,2014,20(10):955

张建斌,张宏如,金洵,等.以旧学为根据用科学做化身——民国时期澄江针灸学派科学化实践探析[J].中国针灸,2014,34(2):199

张静玺,马铁明.辽宁现代针灸名家学术特色的研究[J].针灸临床杂志,2014,30(4):56

张珏,费智敏,书国伟,等.针药复合麻醉在颅脑功能区手术中的应用[J].针刺研究,2014,39(1):12

张立剑,刘兵,徐青燕,等.朱琏针灸教育理念与实践[J].中国针灸,2014,34(8):813

赵芳,郑爱菊,宋秀娟,等.强直性脊柱炎运用火针疗法的疗效分析[J].内蒙古中医药,2014,33(34):67

赵军,王庆甫,马玉峰,等.针刀联合玻璃酸钠与单纯玻璃酸钠治疗膝骨关节炎疗效的Meta分析[J].中国中医骨伤科杂志,2014,22(2):15

赵亮.火罐用酒精点火装置的设计及应用[J].中国中医药科技,2014,21(3):347

周攀,王玲玲,张建斌.承淡安《中国针灸学》对艾炷直接灸的贡献[J].中国针灸,2014,34(4):409

周奇志,蔡定均,陈婷,等.穴位局部麻醉状态下针刺合谷穴区对恒河猴面口部肌电的影响[J].广州中医药大学学报,2014,31(2):227

周群,蒋运兰,郭秋月,等.杵针疗法结合情志护理对中风后抑郁患者抑郁水平的影响研究[J].成都中医药大学学报,2014,37(3):37

周思远,陈大帅,刘婷,等.PI3K-AKT信号转导通路在针灸效应中的作用[J].中华中医药杂志,2014,29(2):524

周艳丽,李璟,侯文光,等.艾灸治疗膝骨关节炎临床观察[J].上海针灸杂志,2014,33(12):1086

朱小香,吴国土,郑淑霞,等.脾经线上微循环血流灌注特征及电针对其影响[J].福建中医药大学学报,2014,24(5):9

（十一）推　　拿

【概　述】

2014年，在各类杂志上发表的推拿论文有1 000篇左右，在贵阳举行的全国第十五次中医推拿学术年会上交流的学术论文有150多篇，论文仍以临床研究与治疗经验总结者居多。

在基础研究方面。张磊等研究了"以痛为腧"推拿按压法对神经痛大鼠脑内镇痛回路GABA与GABA$_{AR}$的影响等（详见专条）。

在儿科疾病治疗方面。李旗等将160例支气管哮喘患儿均分为推拿组和对照组，其中急性发作期、慢性持续期各30例，缓解期各20例。对照组采用西药常规治疗，推拿组在西药常规治疗的基础上加用小儿推拿手法，测定治疗前和治疗后14 d呼出气NO、血清NO及H$_2$S水平。结果，支气管哮喘患儿血清NO及呼出气NO水平急性期高于慢性持续期，慢性持续期高于缓解期；急性期治疗后推拿组和对照组血清NO及呼出气NO水平均有下降，组间比较，$P>0.05$；慢性持续期及缓解期治疗后推拿组血清NO及呼出气NO水平有显著下降，且推拿组下降幅度大于对照组，$P<0.05$。血H$_2$S水平急性发作期组显著低于慢性持续期组，慢性持续期组低于缓解期组，组间比较，$P<0.01$。刘邓浩等将60例早产低体质儿均分为两组。两组均给予常规早产儿护理，推拿组在此基础上采用单氏小儿推拿手法进行经穴刺激。7 d后，推拿组和常规治疗组在首次排便时间、胎便转黄时间、每日排便次数、黄疸持续天数、接受光疗天数、喂养不耐受发生率和平均住院天数比较，$P<0.05$；两组经皮黄疸指数峰值比较，$P<0.05$。

在骨伤科疾病治疗方面。王辉昊等运用矫正颈椎"筋出槽骨错缝"手法配合自我功法练功方案治疗颈性眩晕患者。分别于治疗前、治疗后，以及第4、8、12、24、36、52周观察眩晕残障程度（DHI）、颈椎活动度（CROM）以及颈性眩晕、颈痛（NRS）情况。4周后，29例完成试验者均获疗效。治疗前后比较，DHI和NRS积分均明显减少（$P<0.001$）；4~52周各观察时点之间上述各项评分差异均无统计学意义（$P>0.05$）。与治疗前比较，患者在治疗后颈椎活动度明显改善（$P<0.001$），治疗后与第52周颈椎各方向活动值差异无统计学意义（$P>0.05$）。吕立江等选取自愿者采集CT数据，进行三维重建并构建后伸40°体位，然后采用专用生物力学软件建立L3－S1节段腰椎三维有限元，同时生成无腰椎肌肉和有腰椎肌肉两组对比模型，根据实际杠杆定位手法实验收集的力学参数设置边界条件，进行有限元分析。结果，腰部肌肉对于推拿手法具有明显的协同和拮抗作用，有腰椎肌肉模型计算的腰部椎体各部分应力分布更自然合理。且杠杆定位手法使纤维环有明显的回纳效果，使髓核向前中部靠拢、前中部内压增大。吴连国将140例亚健康状态腰背痛患者均分为两组。干预组采用中药、导引（五禽戏）、推拿等治疗，对照组采用单纯钙剂治疗。12周后，干预组VAS评分优于对照组（$P<0.05$）；干预组SOS值明显升高（$P<0.05$），对照组与治疗前比较，所测SOS值无明显变化；干预组明显降低TRACP5b水平（$P<0.01$）。吴山等对50例骶髂关节紊乱引起下肢麻痹患者进行林氏正骨推拿手法治疗，每隔1次/2 d，治疗4次。结果总有效率98.0%（49/50）。陈耀龙等研究表明，采用龙氏治脊手法结合圆利针斜刺阿是穴

的患者治疗后临床症状积分、临床体征积分均明显低于腰背部推拿＋针灸阿是穴＋拔罐、腰背部推拿＋干扰电的患者，组间比较，$P<0.05$；自身治疗前后对比，$P<0.05$；三组患者治疗前后中医伴随症状积分变化无统计学意义（$P>0.05$）。叶斌等将101例中风后肩关节半脱位患者两组，均予良肢位摆放和康复训练，治疗组50例加用点按肩髃穴法。经治6周后，治疗组VAS疼痛评分显著低于对照组（$P<0.01$），AHI显著小于对照组（$P<0.01$）。

在其他科疾病治疗方面。秦虹等将急性闭角型青光眼患者分为两组各40例，均行常规护理，干预组加用眼周穴位按摩。比较两组患者的疼痛程度及不同时期眼压下降值。结果，干预组患者的疼痛评分低于对照组（$P<0.05$），眼压降幅优于对照组（$P<0.05$）。李多多将老龄巨幼细胞贫血患者50例均分为两组，对照组加用3次/d口服叶酸10 mg＋2次/周肌注维生素B12 500μg，治疗组加用腹部推拿中脘、下脘、关元、气海穴，每穴3 min，重复5遍，3次/周，14 d为1个疗程。结果治疗后两组血红蛋白比较，差异无显著性（$P=0.560>0.05$）；经χ^2检验，治疗后两组贫血症状与体征比较，$P=0.047<0.05$；治疗后两组精神神经症状比较，$P=0.002<0.05$。赵铎等探讨"通脉调神"腹部推拿法治疗（PPI）与血中去甲肾上腺素水平（NE）的相关性。采用临床随机、对照法研究，将60例心理生理性失眠患者均分为两组。手法治疗组采用"通脉调神"腹部推拿法治疗，西药对照组予口服舒乐安定治疗。20 d后，手法治疗组对外周血NE、多导睡眠图监测睡眠质量、匹茨堡睡眠质量、心理健康症状自评的改善程度均优于西药组（$P<0.01$，$P<0.05$）。

在推拿教育方面。朱国苗等在推拿学教学中引入微博互动辅助教学方法，通过前期问卷调查，构建推拿微博班级，开展微视频、微话题、微思考、微论文、微活动、微投票等微博互动，并通过后期的问卷调查了解微博互动的教学效果。结果，141位同学参与了教学研究，所有同学均在教学研究前开通了新浪微博，绝大部分同学对教师将微博互动教学模式引入推拿学教学中表现出了较大的兴趣。在教学研究中，转发微博或回复评论1 116次，组织参与各项微活动188人次。上传微视频60人次、发起微话题41人次、撰写微思考77人次、发表微论文40人次、参与微投票80人次；34位学生选择了微博活动，26位学生选择了师生交流，有26位同学认为微博互动平台促进了师生间的交流，有30位同学认为微博互动平台促进了手法的提高。

（撰稿：许军　审阅：严隽陶）

【推拿手法及其机理研究】

张磊等采用坐骨神经结扎法制作慢性坐骨神经痛（CCI）模型SD大鼠16只，并将其均分为模型组和推拿组，另选8只SD大鼠入假手术组（暴露右侧坐骨神经干，只暴露不结扎坐骨神经）。推拿组每日给予环跳穴推拿治疗，共持续4周；模型组、假手术组不做干预治疗。同时用热测痛法测量记录各组大鼠痛敏分数；于试验结束时直接取脑，免疫组化法检测中脑导水管周围灰质、延髓头端腹内侧核群核团内γ-氨基丁酸（GABA）、γ-氨基丁酸A受体（GABA_AR）活性表达水平。结果，推拿组大鼠痛阈不断提高，痛敏分数高于模型组，差异有统计学意义（$P<0.05$，$P<0.01$）；推拿组大鼠中脑导水管周围灰质、延髓头端腹内侧核群核团内GABA、GABA_AR水平均显著高于模型组（$P<0.05$，$P<0.01$）。吴剑聪等采用随机表法将实验动物随机分为正常组、假手术组（只暴露坐骨神经，不夹持，暴露后即消毒缝合）、模型组、模型对照组、推拿组各16只，采用夹持损伤法制造坐骨神经损伤模型，7 d后进行推拿干预，推拿组用手法模拟仪依次刺激大鼠右侧殷门、承山、阳陵泉穴；手法模拟为点法、拨法、揉法；刺激力量为4N。每法每穴1 min；三穴三

法总计 9 min。手法模拟仪按摩头为直径 5 mm 的圆形光滑接触面；正常组、假手术组、模型组不干预，常规喂养；模型对照组大鼠每天以布袋束缚 9 min。推拿组干预 10、20 次后，分别通过坐骨神经功能指数（SFI）、斜板试验观察各组大鼠的行为学变化；再通过免疫组化法检测各组大鼠脊髓腹角 NT-3、TrkC 的表达情况。结果，造模后大鼠行为学检测提示坐骨神经损伤大鼠的运动功能明显降低，在推拿干预后，推拿组斜板试验明显升高，神经功能恢复情况优于模型组和模型对照组（$P<0.05$）；SFI 有一定程度恢复，负值较模型组、模型对照组高，组间比较，$P>0.05$。模型组、模型对照组及推拿组脊髓 NT-3、TrkC 表达与正常组相比，$P<0.05$，推拿组 NT-3 表达与模型组相比，$P<0.05$。高玉峰等将 40 只 SD 大鼠随机分为正常组、假手术组、模型组、模型对照组、推拿组，采用坐骨神经夹持损伤法建立坐骨神经损伤模型。推拿组使用手法模拟仪依次刺激束缚后大鼠右侧殷门、承山、阳陵泉穴；手法模拟为点法、拨法、揉法；刺激力量为 4N。每个穴均予每种手法刺激 1 min，总计 9 min。正常组、假手术组、模型组不作干预；模型对照组大鼠每天束缚 9 min。1 次/d，每治疗 10 次休息 1 d。治疗 20 次后，模型组和模型对照组大鼠斜板实验评分低于正常组，NF-M、MAP-2 积分光密度高于正常组（$P<0.05$）；推拿组大鼠斜板实验评分，NF-M、MAP-2 积分光密度均高于模型组（$P<0.05$）；推拿组大鼠斜板实验评分与正常组比较，$P>0.05$；与正常组比较，推拿组 NF-M、MAP-2 积分光密度升高（$P<0.05$）。张静等从家兔颈椎间盘倾斜角度的侧面出发，研究推拿手法与颈椎曲度、生物力学之间的关联性。方法：对家兔颈椎进行 CT 扫描，通过 MIMICS 三维重建软件将扫描图像进行三维重建，运用 MIM ICS 三维重建软件及 ANSYS 有限元生物力学分析软件对图像和三维颈椎进行分析。结果，不同三维模型同一椎间盘节段倾斜角度比较，相同椎间盘节段颈屈后仲位模型与正常曲度位模型比较，均 $P<0.05$，且椎间盘 1、3、5、6 节段颈屈后仲位模型与正常曲度位模型比较，$P<0.01$；前屈 $20°$ 应力下同一颈椎节段不同曲度模型间应力比较，颈屈后伸位模型椎间盘倾斜角度虽然与正常曲度位模型比较也有显著性差异，但变化不大。张欣等将 18 只家兔分为对照组、模型组和推拿组，模型组和推拿组采用腹腔注射环磷酰胺的方法造模，观察各组动物胸腺指数、脾脏指数、血清神经生长因子（NGF）含量和局部皮肤组织相容性复合物 Ⅱ（MHC-Ⅱ）、白介素-12（IL-12）含量。结果，模型组胸腺指数、脾脏指数和局部皮肤 MHC-Ⅱ、IL-12 含量均低于对照组（$P<0.05$，$P<0.01$），血清 NGF 含量高于对照组（$P<0.05$）；推拿组胸腺指数、脾脏指数和局部皮肤 MHC-Ⅱ、IL-12 含量均高于模型组（$P<0.05$，$P<0.01$），血清 NGF 含量低于模型组（$P<0.05$）。王家祥等把 130 只雄性 SD 大鼠随机分为空白对照组、运动对照组、运动前推拿组及运动后推拿组。推拿组和运动对照组又分别随机分为 1、12、24、48 h 4 组，每组 10 只运动大鼠均进行力竭游泳训练。推拿组大鼠由专人运用捏法和捻法施于大鼠两侧下肢各 5 min，共计 10 min。结果，与空白对照组比较，运动对照组运动后 1、48 h 大鼠血清 IL-8 均显著升高；运动前推拿组运动后 1、24 h IL-8 均显著升高，运动后推拿组运动后 12、24、48 h 组血清 IL-8 均显著降低。运动前推拿组运动后 1 h 血清 IL-8 显著低于运动对照组；运动后推拿组运动后 1、12、24、48 h 血清 IL-8 均低于运动对照组；运动前推拿组运动后 1、24、48 h 血清 IL-8 均高于运动后推拿组。李程等体外培养脐静脉血管内皮细胞株 ECV304，将细胞分为空白对照组、1 Hz 振荡力学刺激组和 2 Hz 振荡力学刺激组，分别实施 0、1、2 Hz 的动态力学刺激后，检测细胞外培养液血管活性物质 ET-1 和 PGI 含量。发现不同频率力学作用后，细胞外培养液中 ET-1 的含量减少，PGI 的含量增加，动态力学振荡频率

因素可造成差异（$P<0.01$，$P<0.05$）。

（撰稿：许军　审阅：严隽陶）

【推拿治疗 2 型糖尿病】

张军等将 120 例患者均分为两组，对照组口服盐酸二甲双胍片或加用拜唐平，治疗组在此基础上加用推拿手法（背部、四肢和腹部推拿）。背部推拿主要选择膀胱经、阿是穴、胰俞、肺俞、肾俞、脾俞等部位，主要选择散法、揉法、点按、指揉法、推按法等；上肢主选手太阴肺经及手阳明大肠经，腧穴以臂臑、曲池、肘髎、内关、外关、列缺等为主，下肢主选足阳明胃经及足太阴脾经，腧穴以风市、梁丘、血海、阳陵泉、足三里、丰隆等为主，可选择抖法、拿法、揉法、推法等手法；腹部以足阳明胃经和任脉为主，腧穴选中脘、天枢、神阙、关元等，腹部推拿手法选择拿揉法、摩法、颤法。背部、四肢和腹部各操作 15 min，1 次/d，45 min/次，2 周为 1 个疗程。治疗前、治疗后第 4 周分别检测空腹血糖（FPG）、腰围、体重指数（BMI）、餐后 2 h 血糖（2 hPG）、糖化血红蛋白（HbAlc）、三酰甘油（TG）、总胆固醇（TC）、胰岛素（FINS）水平、胰岛素抵抗指数（HOMA-IR），评价两组临床疗效。结果，治疗组和对照组临床总有效率分别为 91.7%（55/60）、71.7%（43/60），组间比较，$P<0.05$；治疗组患者的 FPG、腰围、BMI、2 hPG、HbAlc、TC、FINS、HOMA-IR 等指标与治疗前及对照组比较均明显改善（均 $P<0.01$）。

王朝辉将湿热困脾型肥胖 2 型糖尿病患者分为治疗组（38 例）和对照组（37 例），对照组单纯口服盐酸二甲双胍片，治疗组在此基础之上加腹部推拿治疗：① 俯卧位，滚法放松背部肌肉，往复 3 遍。然后拇指按揉脾俞、胰俞（背第八椎下横 3 寸）、肾俞穴，每穴操作 1 min。② 仰卧位按腹：左手掌小鱼际根部重叠在右手食指掌指关节的背面，医者右手食指掌指关节的掌面附着于腹部的穴位（中脘、关元）上，随着患者的呼气徐徐着力向耻骨联合、脊柱方向按压，当按压到一定深度时，按而留之，静待患者腹部、腰部、双下肢出现酸胀凉麻等得气感觉后，医者的右手随着患者的吸气徐徐上提。③ 下肢循经推拿：拇指按揉足三里、丰隆、阴陵泉，每穴 1 min。结果，两组血清炎症因子 IL-6、TNF-α、CRP 水平均下降（$P<0.01$），组间比较，$P<0.01$。王氏还发现，治疗前两组患者脂联素蛋白（APN）仅见微量表达，且位于脂肪细胞胞浆内；治疗后两组患者 APN 表达均显著增强。而治疗组更著（均 $P<0.01$）。

王红岩将 84 例患者均分为两组，均予常规降糖药物治疗，观察组加用推拿按摩治疗，晨起、晚饭后 4 h，舒展四肢，顺时针揉涌泉穴，逆时针揉合谷穴，顺时针揉太溪穴，逆时针揉曲池穴，顺时针揉足三里穴，逆时针揉行间穴，空拳轻捶肾俞穴，推拿按摩力度以局部酸胀为宜，治疗 3 个月，观察组和对照组总有效率分别为 97.6%（41/42）、（34/42），组间比较，$P<0.05$。

（撰稿：许军　审阅：严隽陶）

【推拿治疗缺乳】

郭晋阳将 100 例刚分娩完的产妇均分为两组，对照组进行产后乳房的常规护理，观察组在生产后第 3 d 采用推、揉、拿、按等方法按摩中庭、中府、膻中、周荣、乳根、乳中等穴位进行按摩，每个穴位持续 30～60 s，全部穴位重复按摩 3～5 次，每次为 10～15 min。2 周后，观察组乳房胀痛程度明显轻于对照组，观察组乳汁分泌情况明显优于对照组，组间比较，$P<0.05$。李红梅选择气血两虚证缺乳患者 75 例均分为催乳颗粒（黄芪、党参、白术、王不留行、当归、川芎等）组、人工按摩组和空白对照组，治疗 4 d 后，与空白对照组比较，两组治疗组患者泌乳量均增加，且催乳颗粒组增加更明显（$P<0.05$）；血催乳素水平均较对照组升高，催乳颗粒组较人工按摩组增加明显（$P<0.05$）；催乳颗粒组雌

二醇水平降低（$P<0.05$），人工按摩组未见雌激素水平明显下降（$P>0.05$）。陈佳等将 80 例患者均分为两组，对照组予常规疗法，治疗组在常规疗法基础上予穴位按摩治疗。经治 5 d，治疗组和对照组总有效率分别为 85.0％（34/40）、57.5％（23/40），组间比较，$P<0.05$。两组治疗后血清泌乳素含量比较，治疗组高于对照组（$P<0.05$）。糜均桃将产妇 242 例缺乳者均分为两组，对照组产妇予以常规产后护理以及手法催乳，观察组在对照组的基础上增加穴位（膻中、合谷、少泽）按摩。结果，观察组的乳汁始动时间较对照组明显提前，24 h 乳汁分泌始动率显著高于对照组，48 h 内的乳汁充盈率较对照组明显增加，$P<0.05$。刘玉香将 68 例产妇均分为两组，对照组产妇给予临床常规护理措施，研究组产妇在对照组基础上加入产后按摩护理措施。结果，研究组产妇产后首次泌乳时间为分娩完成后（49.03＋2.31）h，对照组为（78.96＋4.51）h；研究组产妇产后首次泌乳时间显著短于对照组，且泌乳量多于对照组，子宫收缩良好比例高于对照组，组间比较，均 $P<0.05$。李锡蓉将缺乳患者分为试验组 191 例和对照组 190 例，对照组接受产后常规护理，试验组在此基础上加用产后康抚按摩；将乳汁淤积的产妇 164 例均分为试验组和对照组，对照组接受传统的常规护理，试验组在此基础上加用产后康抚按摩。结果，试验组乳汁分泌、改善乳汁淤积的效果明显好于对照组。彭巧将 100 例患者均分为两组，观察组采用推拿手法进行催乳，对照组采用传统催乳法。经治 1 周后，观察组改善产后妇女泌乳情况优于对照组的传统方法（$P<0.05$）。

（撰稿：许军　审阅：严隽陶）

［附］　参　考　文　献

C

陈佳，赵运，曹静.穴位按摩治疗产后缺乳 40 例[J].陕西中医，2013，34(9)：1170

陈耀龙，陈荣钟，陈淑慧.龙氏治脊手法结合圆利针斜刺治疗慢性腰肌劳损的临床研究[J].世界中医药，2014，9(6)：789

G

高玉峰，姚斌彬，吴剑聪，等.推拿对大鼠坐骨神经损伤后 MAP-2 和 NF-M 表达的影响[J].中医药导报，2014，20(1)：11

郭晋阳.中医乳房穴位按摩减轻乳房胀痛和促进乳汁分泌疗效观察[J].亚太传统医药，2014，10(2)：82

L

李程，江瑜，陈磊，等.动态力学刺激对血管内皮细胞血管舒缩活性物质 ET-1 和 PGI 合成释放影响的研究[J].时珍国医国药，2014，25(1)：封 3

李多多，刘长信，马薇，等.腹部推拿治疗老龄患者巨幼细胞贫血的临床观察[J].中国临床医生，2014，42(4)：43

李红梅.催乳颗粒及人工按摩治疗产后缺乳临床研究[J].山西中医，2014，30(3)：13

李旗，田福玲，闫红梅.小儿推拿在小儿哮喘不同期对 N0 及 H_2S 水平的影响[J].中国妇幼保健，2014，29(7)：1033

李锡蓉.康抚按摩对产后缺乳及乳汁淤积影响的临床研究[J].四川中医，2013，31(7)：142

刘邓浩，李蔚江，王铮.单氏小儿推拿促进早产低体质量儿胎便排泄的临床观察[J].中国生育健康杂志，2014，25(1)：26

刘玉香.产后按摩对产妇泌乳和子宫收缩作用分析[J].实用中西医结合临床，2014，14(4)：82

吕立江，冯喆，廖胜辉，等.杠杆定位手法对腰椎间盘影响的有限元分析[J].中华中医药学刊，2014，32(5)：971

M

糜均桃.手法催乳配合穴位按摩促进产后乳汁分泌 12

例［J］.中国中医药现代远程教育,2014,12(1)：66

P

彭巧.推拿治疗产后缺乳50例［J］.中国中医药现代远程教育,2013,11(13)：46

Q

秦虹,顾雪,陈晓琼.穴位按摩对急性闭角型青光眼患者疼痛及眼压的影响［J］.护理实践与研究,2014,11(4)：47

W

王朝辉,齐伟,韩东岳,等.腹部经穴推拿联合盐酸二甲双胍对肥胖2型糖尿病患者脂联素蛋白表达的影响［J］.上海中医药杂志,2014,48(3)：45

王朝辉,齐伟,韩东岳,等.经穴推拿对肥胖2型糖尿病患者血清炎症因子的影响［J］.南京中医药大学学报,2014,30(2)：111

王红岩.中医推拿按摩法治疗社区2型糖尿病的临床研究［J］.糖尿病新世界,2014,(4)：40

王辉昊,詹红生,吕桦.矫正颈椎"筋出槽骨错缝"手法治疗颈性眩晕的远期疗效观察［J］.上海中医药杂志,2014,48(2)：51

王家祥,吴云川,马荣连,等.推拿对大鼠一次性力竭游泳运动后血清IL-8的影响［J］.中国运动医学杂志,2014,33(4)：350

吴剑聪,鲁梦倩,于跃,等.推拿影响坐骨神经损伤大鼠NT-3及其受体TrkC表达的研究［J］.中华中医药学刊,2014,32(5)：1032

吴连国,刘康,史晓林.骨质疏松前期骨亚健康状态腰背痛的中医干预研究［J］.中国中医骨伤科杂志,2014,22(5)：15

吴山,李振宝.林氏正骨推拿手法治疗骶髂关节紊乱引起下肢麻痹50例临床观察［J］.新中医,2014,46(3)：167

Y

叶斌,白玉龙,汪箐峰.点按肩髃穴对中风后肩关节半脱位患者的镇痛作用分析［J］.中医药导报,2014,20(3)：22

Z

张静,周文新,曹明,等.模拟推拿手法对家兔颈椎间盘倾斜角度及生物力学变化的影响［J］.按摩与康复医学,2014,5(2)：55

张军,马笃军,李惠林,等.推拿手法治疗早期2型糖尿病的临床观察研究［J］.中国医药导报,2013,10(16)：115

张磊,李征宇,俞仲毅,等."以痛为腧"推拿按压法对神经痛大鼠脑内镇痛回路GABA与GABA$_{AR}$的影响［J］.上海中医药大学学报,2014,28(3)：50

张欣,刘明军,尚坤,等.基于"皮部"理论推拿疗法对家兔免疫功能调节作用研究［J］.中华中医药杂志,2014,29(5)：1421

赵铎,朱立国.通脉调神手法干预心理生理性失眠与血中去甲肾上腺素相关性研究［J］.辽宁中医杂志,2014,41(7)：1418

朱国苗,华夏,王建伟.基于微博互动模式的推拿学教学研究［J］.浙江中医药大学学报,2014,38(1)：87

（十二）气　　功

【概　述】

2014年，气功研究较为深入，以"气功"为检索词，在中国知网、万方、维普等中文数据库中，共检出589篇，发表单位涵盖国内40余科研院所、大专院校，主要发表单位是中医院校和体育院校。

对所检出的文献按照研究层次分类，基础研究（社科）153篇，基础与应用基础研究（自科）59篇，其他200篇；与往年比较，研究性文献呈明显上升趋势，共212篇，占35.99%。从基金层面支持分析，各类基金资助项目相关论文的数量有明显提高，国家自然科学基金7篇，国家科技支撑计划、国家社会科学基金各1篇，省部级基金及其他性质科研项目9篇，比往年的科研项目支持率提高了近1倍多。以上文献的学科归属涉及面较广，其中中医学207篇，预防医学与卫生学25篇，医学教育与医学边缘学科18篇，高等教育8篇，临床医学15篇（含内分泌及全身性疾病5篇、心血管系统疾病4篇、神经病学2篇、其他4篇），特种医学3篇，基础医学、生物学各2篇。

体育学与中医学仍是气功文献的主要贡献学科，而在各类疾病学的领域，气功研究分有涉猎，虽然数量不多，但已比往年有所提高。其中，健身气功所占篇数最多，共317篇，占53.82%，仍属近5年来的研究热点，这与健身气功有直接的管理部门和项目支持有关，而且博硕士论文也基本集中到此类文献当中。从对气功的研究质量水平、科学性和规范性等方面，已经有了显著进步和发展，特别是以全国各中医药高等院校和体育院校为代表的气功研究，展示了许多高水平的博硕士研究生毕业论

文，成为本年度最为重要的方向和特色。从文献的内容分析，85%以上的气功研究是针对治未病与治已病的医学健康问题，说明气功研究的焦点与角度是生命科学，而中医学仍是气功的立足点，因此，需要在中医药学的框架内，进一步加大管理投入、资金支持和提高学科及人才队伍建设，尽快将气功的医疗服务导向引入到科研和产业化发展的正常轨道上来。通过对2014年度气功文献的分析，与其他学科相比，气功研究仍然在数量和质量上显得薄弱，需要加大与相关学科（如基础医学、物理学、信息工程学等）的交流，引入更加科学、规范的实（试）验方案，进一步加强机制机理的基础性研究，提高研究的纵深度，鼓励支持气功研究与国际相关科研院所合作，对气功的科学发展显得非常重要和迫切。

2014年6月，世界医学气功学会第五届理事会第二次会议暨第八届学术交流会议在北京召开，来自全球30多个国家和地区的代表参会进行了广泛的学术交流和功法表演，并选举产生了第一届世界医学气功学会学术委员会，学术交流与论文质量较以往有很大提高。9月，中国医学气功学会第五届会员代表大会暨2014年学术年会在北戴河召开，来自全国各中医药院校及科研院所的代表参加会议，选举产生了新一届理事会及常务理事会，并修订了学会章程，与会代表的学术交流反映出近2年来国内医学气功学术水平明显提高。本年度，北京中医药大学申报的"意境作业安神解郁作用的ERP效应及分子机制研究"，获得国家自然基金（面上项目）资助，是目前唯一一项国家级在研的气功科研项目，是在以往脑功能电生理学基础上进行分子机制探索的基础性研究，该项目将通过对脑功

能与全基因表达效应协同分析,以探寻气功作用人体的心身同步效应机制,以揭示气功干预人发生的"形与神俱"科学内涵。另外,本年度国家体育总局健身气功管理中心资助了几项健身气功解决医学问题的项目,正在开展相关研究,估计到 2015 年将取得阶段性成果。可见,科研项目数量严重不足与质量不高,说明医学气功科研活动的开展仍存在诸多瓶颈与障碍,与健身气功比较,最为严重的是主管单位没有给予资金与项目的支持,一方面造成医学气功研究仍处于严重萎靡状态,如不作为这种局面将持续更长时间;另一方面,健身气功将成为气功学科的主力军,中医学界的气功学术研究可能会失去更多的医学特色,这对医学气功而言,将面临如中医药学在西方被作为补充与替代医学同样的尴尬局面。

气功的心理生理效应研究、健身气功应用与研究见专条。

（撰稿：魏玉龙　刘天君　审阅：王克勤）

【气功的心理生理效应研究】

1. 脑电

翟向阳等探寻正心修身气功态脑区的分布特点,同步监测大学生参与正心修身操作水平的脑电变化规律,通过培训与练习,25 周后进行脑电测量,相对功率各频带：① 频带实验组以 CPz 导联最高 $18.323\mu V^2$,最低 Pg2 导联在 $17.419\mu V^2$。对照组的最高和最低功率分别为 $10.897\mu V^2$、$9.993\mu V^2$。② θ 频带实验组的 FCz 导联最高 $10.163\mu V^2$,最低 T6 导联在 $9.77\mu V^2$。对照组相同的导联最高和最低功率分别为 $8.288\mu V^2$、$7.896\mu V^2$。③ α1 频带实验组以 CPz 导联最高 $18.323\mu V^2$,Pg2 最低 $17.419\mu V^2$。对照组最高和最低功率分别为 $10.897\mu V^2$、$9.993\mu V^2$。④ α2 频带对照组以 O1 导联功率最高 $12.018\mu V^2$,最低 F7

导联为 $11.584\mu V^2$。实验组相同导联相对功率值分别为 $8.153\mu V^2$、$7.720\mu V^2$。⑤ β1 频带实验组的 Cz 导联相对功率值最高超 $4.947\mu V^2$,最低区域 T6 导联 $4.820\mu V^2$。对照组相同的导联分别为 $4.369\mu V^2$ 以下、$4.242\mu V^2$。⑥ β2 频带实验组的 O2 导联最高 $3.489\mu V^2$,最低 F7 导联为 $3.387\mu V^2$。对照组分别为 $3.152\mu V^2$、$3.051\mu V^2$。认为正心修身训练从心、身、息三方面的过程,到三者融为一体的境界操作具有不同于生活态的特征与规律。

王超前观察了 1 min 意守丹田功法在提高学生注意力方面的效应与作用,发现：① 除 30、31、32 和 33 s 时进行视觉注意力时的值高于练习意守丹田功法时注意力的值,其他时间练习意守丹田时的注意力的值都高于进行视觉注意力时的值;在 $0\sim4$ s、$37\sim40$ s 和 $50\sim60$ s 时具有显著性差异（$P<0.05$）;在 0、1、2、53、$56\sim60$ s 时具有显著性差异（$P<0.01$）。② 除 2、6 s 时进行听觉注意力时的值等于练习意守丹田功法时注意力的值,其他时间练习意守丹田时的注意力的值都高于进行听觉注意力时的值;在 0、9、$11\sim30$、$36\sim45$、$47\sim60$ s 时具有显著性差异（$P<0.05$）;在 $13\sim16$、$19\sim27$、$38\sim42$、$50\sim58$ s 时具有显著性差异（$P<0.01$）。③ 除 2、4、7、$30\sim33$ s 时进行动作注意力时的值高于练习意守丹田功法时注意力的值,其他时间练习意守丹田时的注意力的值都高于进行动作注意力时的值;在 0、1、9、$11\sim24$、$50\sim60$ s 时具有显著性差异（$P<0.05$）;在 0、9、$13\sim15$、$18\sim24$、$50\sim54$、56、60 s 时具有极显著性差异（$P<0.01$）。④ 除 6、7 s 时进行逻辑思维注意力时的值高于练习意守丹田功法时注意力的值,其他时间练习意守丹田时的注意力的值都高于进行动作注意力时的值;在 0、9、13、14、$19\sim27$、$38\sim45$、$51\sim60$ s 时具有显著性差异（$P<0.05$）;在 13、14、$19\sim27$、$39\sim41$、$44\sim45$、$53\sim60$ s 时具有显著性差异（$P<0.01$）。王氏认为,练习意守丹田功法比视觉注意力、听觉注意力、动作注意力和逻辑思维注意力能在更短时间内诱导脑波

进入注意力集中状态,在注意力集中状态停留的时间更长更稳定且随着时间延长的差异越大。

2. 肌电

具象思维是气功训练独特的思维形式。郭建红等观察了具象思维作业表面肌电信号波幅分布的特征。受试者对设置的 3 个不同的思维主题,分别进行抽象思维、形象思维和具象思维作业,采集受试者表面肌电信号,计算每种思维作业 20 s 内波幅分布的峰度系数和偏度系数,对 32 名受试者肌电信号指标分别与思维作业前安静态进行比较,观察每种思维作业时波幅分布是否发生改变。发现抽象思维、形象思维肌电信号与思维作业前安静态相比,波幅分布未在全部思维主题中出现显著性差异;具象思维肌电信号与思维作业前安静态相比,波幅分布在所有思维主题中均出现显著性差异。说明具象思维时心理和生理指标发生同时改变,而抽象思维与形象思维时生理指标随心理状态的变化不明显,具象思维是以心身高度相关为主要特征的独特思维形式。

3. 情绪减压

夏宇欣等探索移空技术改善压力情境对情绪困扰的影响。对 1 例容易在压力情境下体验到过度紧张的来访者接受 6 次以移空技术调节情绪为主导的治疗。采用抑郁自评量表、焦虑自评量表、状态焦虑量表、特质焦虑量表和自我效能感问卷,在干预前、干预后、干预后 3 个月、干预后半年对来访者实施测评,并收集患者的主观报告。结果显示,来访者经过干预后,其抑郁、焦虑水平下降,自我效能感提升,在应激情境下持续性生理紧张的情况获得改善,并延续至追踪期。说明移空技术对有效帮助来访者缓解慢性应激情境下的心身紧张存在一定的可能性。

尹剑春采用听觉眨眼反射技术,选取太极、气功等正念性运动,以不同情绪图片刺激下听觉眨眼反射的量、面部面颊肌(微笑肌)以及皱眉肌(悲伤肌)肌电,情绪反应量表(SAM)得分作为情绪反应的测量指标,探讨急性正念运动对于不同情绪图片刺激下情绪反应的影响,并试图比较自我调节强度的功率自行车运动(非正念运动)对上述指标影响的差异及其可能的神经机制。结果显示:① 太极、气功对抗抑郁的效果量显著;太极对降低抑郁的效果量达到了 0.36(95% CI $= 0.19 \sim 0.53$,$P < 0.01$),但存在异质性。调节变量分析显示:当被试基线的抑郁水平较高的情况下,太极对降低抑郁的效果更大,而采用盲设计时效果量显著低于未采用盲设计效果量($P < 0.01$);气功对抑郁的效果量为 0.38(95% CI $= 0.25 \sim 0.51$,$P < 0.01$),并不存在异质性。② 太极、气功对抗焦虑的效果量也显著;太极对焦虑的效果量为 0.34(95% CI $= 0.02 \sim 0.66$,$P < 0.05$),但存在异质性。调节变量分析显示:对亚洲人的效果显著高于非亚洲人的效果($P < 0.01$);对老年人的效果显著低于对中青年人的效果($P < 0.01$)。气功对焦虑的效果量为 0.72(95% CI $= 0.4 \sim 1.03$,$P < 0.01$),也存在异质性,调节变量分析显示:焦虑的下降与年龄呈现负相关联系,与每次练习的时间和每周练习的频率呈现正相关联系。③ 不同情绪图片刺激下对 SAM 情绪量表的唤醒度和情绪价效得分存在显著性差异,与正性、中性图片相比,负性图片刺激下的 SAM 唤醒度显著高于正性和中性图片,情绪价效得分显著低于正性和中性图片。尹氏认为,太极、气功的抗焦虑效应是肯定的,可能通过影响外周机制,降低肌肉紧张度和整体唤醒水平而实现的。

4. 脑磁与核磁

王玲玉利用经颅磁刺激仪(TMS)探测不经常参加体育运动的普通大学生及参加 12 周健身气功八段锦练习的大学生冥想的操作,将 TMS 的 8 字形线圈刺激器置于左侧脑部皮层运动中枢进行刺激,刺激信息沿神经传导通路传至右手手背部肌肉,使其产生运动诱发电位,利用表面电极接收手背部肌肉的运动诱发电位,分析手背部肌肉运动诱发电位的潜伏期及振幅数据。结果显示,健身气功组实验前后的潜伏期数据进行比较,两组数据在三种刺激条件下存在显著性差异($P<0.05$),其在基础值、意守导引和专注冥想三种刺激条件下均出现显著性下降;振幅数据进行比较,两组数据在三种刺激状态下存在显著性差异($P<0.05$),其在基础值状态下没有显著性差异($P>0.05$),但在意守导引和专注冥想状态下出现显著性下降($P<0.05$)。说明锻炼健身气功八段锦可使练习者中枢神经系统兴奋性降低,中枢神经系统对外界刺激的反应能力变强,练习者将意念集中在身心放松、意念内观时其大脑皮层进入进一步抑制阶段。

郁伟林等通过 Stroop 实验探讨冥想训练的神经心理学效应。采用经典 Stroop 字色判断任务,通过 e-prime2 软件对 4 名志愿者和 4 名气功师进行间隔 0.5 h 的两次实验,记录被试字色判断任务的准确性和反应时间。fMRI 实验采用组块设计,数据分析采用 SPM8 软件,对志愿者和气功师在脑内激活情况进行比较。结果显示,志愿者字色判断干扰任务的平均准确率略低于气功师,平均反应时较气功师为长;气功师和志愿者间 fMRI 实验的脑内激活存在差异,差异区域主要在左侧前额叶背外侧皮质、前扣带皮质和顶下小叶。认为 Stroop 实验可以作为一种客观的手段来评价气功练习者的冲突控制能力,长期的气功练习可以提高练习者冲突控制的能力。

5. 分子机制

魏玉龙等为了分析意境作用训练发挥安神解郁功效的分子机制,应用中文版艾森克人格问卷(成年人)筛选出 10 名受试者,按照 1:1 的比例分组,实验组 5 人,对照组 5 人。脱落和剔除 4 人,收集了 4 例 E 分特高、2 例 N 分特低的入组志愿者在意境作业训练前后的外周血样本,其中 2 例 E 分特

高、1 例 N 分特低的入组志愿者纳入实验组,剩余志愿者作为对照组样本,利用外周血来源的 RNA 开展全基因组表达谱芯片的检测,将每个入组志愿者的训练前后样本分别用 cy5 和 cy3 荧光素标记后进行双通道杂交,按双通道合并归一化后,利用 genespring 软件分析 3 例实验组样本训练后相对训练前显著变化的差异表达基因。结果显示,去除其中对照组样本训练前后发生显著变化的基因即得到由意境作用训练所导致的外周血基因表达变化,以变化倍数大于等于 1.5 倍和 $P\leqslant0.05$ 计,实验组样本训练前后共有 103 个基因显著上调、124 个基因显著下调;利用这 227 个发生显著变化的差异基因做监督聚类分析,志愿者意境作业训练前后外周血的基因表达模式存在明显差异,但 N 分特低与 E 分特高的志愿者在训练前或后的样本间不存在表达模式的明显差异(其中 3b 和 2c、7b 和 7c 分别为来自于实验组 E 分特高的志愿者训练后、前的样本;7a 和 6c 来自于实验组 N 分特低的志愿者训练后、前的样本)。利用 KEGG 数据库分析了这些差异表达基因所富集的信号通路,按 $P\leqslant0.05$ 挑选出差异基因显著富集的信号通路,以信号通路所包含的差异基因数量进行排序,发现钙离子信号通路、细胞因子—细胞因子受体信号通路、脂肪酸代谢通路、JAK-STAT 信号通路、神经活性配体受体信号通路等在意境作业训练前后变化较为显著。魏氏基于文献推测,意境作业训练可能通过调控脂肪酸代谢通路、细胞因子通路、信号通路、神经活性配体受体信号通路的基因表达从而发挥其安神解郁的作用效应。

(撰稿:魏玉龙 审阅:王克勤)

【健身气功应用与研究】

1. 亚健康调理

张鑫玉选择 74 名社区中老年居民,通过 24 周健身气功·大舞的练习,自身前后对照显示,习练

健身气功大舞后,中年女子组握力、反应时,中年男子组体前屈、反应时,老年男子组闭眼单脚站立,老年女子组闭眼单脚站立、反应时均有较好的促进和提高作用,生理指标如血糖、血脂、血压、心率、体成分等指标有不同程度的改善,肺活量的改善最显著;心理指标如注意力集中程度、不良情绪、情感空虚和认知能力等方面作用良好,同时能够增强中老年人社会适应能力。王慧等对 86 名存有不同程度亚健康症状的三级甲等医院临床夜班护士,进行为期 16 周的八段锦习练,受试者亚健康程度具有良好的改善,干预后受试者免疫指标 T 淋巴细胞的增殖及 NK 细胞活性明显提高($P<0.01$),且心理焦虑程度也明显下降($P<0.01$)。吕志观察健身气功·易筋经对 60 名大学生身心健康的影响。采用自测健康评定量表(SRHMS)对实验前后的大学生身心健康水平进行调查与分析,经过 16 周锻炼后大学生的正向情绪、身体症状与负向情绪等维度得分较锻炼前具有非常显著性差异($P<0.01$),在健康子量表总分上,心理健康子量表总分较锻炼前具有非常显著性差异($P<0.01$)。认为健身气功·易筋经能很好地改善大学生的身心健康,缓解学生学习压力,提高生活质量。刘杨俊观察易筋经与传统太极拳对大学生情志调节的作用。选择有抑郁倾向的大学生各 36 名,分别进行易筋经练习和太极拳练习。采用汉密尔顿抑郁量表(HAMD)和抑郁自评量表(SDS)进行心理评定,两组自身前后比较分值明显降低,差异有统计学意义($P<0.05$),组间比较无明显差异($P>0.05$)。认为坚持太极拳与易筋经练习,均可有效改善大学生的抑郁情绪。

2. 调节血糖、血脂

任建青选择 46 例糖尿病前期患者,随机分为健康宣教组、步行组、八段锦锻炼组。6 个月后,八段锦组在改善患者血糖等相关指标方面较其余组效果明显,躯体健康评分、心理健康评分均有所提高。步行组、健康宣教组的评分略有降低。体重指数、腰臀比指标略具优势。任氏还观察了健身气功·八段锦对 2 型糖尿病患者健康状态调节的临床疗效。将 60 例 2 型糖尿病患者随机平分为对照组、步行组、八段锦组。3 个月后,与对照组、运动组比较,八段锦组躯体健康评分(PCS)显效明显($P<0.05$);与对照组比较,八段锦组、运动组心理健康评分(MCS)升高明显($P<0.05$);与对照组比较,运动组 Cssd70 总分升高明显($P<0.05$);与步行组比较,八段锦组 Cssd70 总分升高明显($P<0.05$)。提示健身气功八段锦能够有效改善 2 型糖尿病的健康状态。赵田田观察了健身气功·马王堆导引术对 2 型糖尿病患者的干预作用。选择 40 例经医院确诊的 2 型糖尿病患者进行了指导教学与测量分析研究,发现马王堆导引术组空腹血糖(FBG)、糖化血红蛋白(HbA1C)、甘油三酯(TG)、低密度脂蛋白胆固醇(LDL-C)、胰岛素敏感指数、内脂素水平等指标改善方面,均优于对照组($P<0.05$);血液流变性比较,全血高切、低切黏度,血浆黏度,红细胞聚集指数,卡松黏度较实验前均降低,具有显著性差异且优于对照组($P<0.05$)。提示坚持练习健身气功·马王堆导引术能够帮助 2 型糖尿病患者有效改善自身的血糖、血脂水平及血黏度状况。王宾等观察健身气功·易筋经锻炼对原发性高脂血症患者血脂及自由基代谢的影响。选择 90 例高脂血症患者,均分为药物组、慢跑组、练功组。在练习前、练习 3 个月和 6 个月后检测指标,发现三种治疗方法均对患者血脂水平有改善作用,药物疗效最快,易筋经短期疗效不如药物,但长期疗效显著,且降脂疗效优于慢跑;练功组患者 3 个月时血清 TC、TG 水平均有下降趋势,LDL 水平明显下降,HDL 水平有上升趋势,6 个月后血清 TG、LDL 水平明显下降,MDA 含量显著降低,HDL 水平明显上升,显著增加 SOD 活性和对氧自由基的清除作用,降低 AS 的发生率,差异具有统计学意义($P<0.05$),TC 差异虽无统计学意义,但

仍有下降趋势。提示易筋经锻炼对防治高脂血症、减少脂质过氧化、延缓衰老进程有较为积极的意义。

3. 改善免疫功能

邱文梅等选择 156 名老年人，随机平分为不运动组和健身气功·八段锦组，24 周后发现，两组 MDA 含量显著降低，SOD 和总抗氧化能力（T-AOC）活性显著升高（$P<0.05$）；$CD4^+$、NK 细胞百分比及 $CD4^+/CD8^+$ 显著升高，而 $CD8^+$ 细胞百分比显著下降（$P<0.05$）；IL-2 和 TNF-α 水平显著升高，IL-6 水平显著降低（$P<0.05$）。说明健身气功·八段锦能提高抗氧化能力，这与其对免疫功能的调节作用密切相关。陈昌乐等观察了健身气功·八段锦改善戒毒人员免疫功能的分子效应。选择 80 名戒毒人员随机平分为健身气功·八段锦习练组和对照组。3 个月后，习练组外周血中免疫抑制性 $CD4^+$、$CD25^+$ T 细胞比例明显低于对照组（$P<0.05$）；而习练组外周血中 $CD3^+$ T 细胞、$CD4^+$ T 细胞、CD4/CD8 细胞比例明显高于对照组（$P<0.05$）；习练组外周血 T 淋巴细胞增殖反应明显高于对照组（$P<0.05$），免疫磁珠法去除 $CD4^+$、$CD25^+$ T 细胞后，对照组外周血 T 淋巴细胞增殖反应恢复至与习练组和健康对照组水平。提示习练健身气功·八段锦可降低戒毒患者外周血内 $CD4^+$、$CD25^+$ Treg 比例，改善戒毒患者的免疫功能。

4. 改善肺功能

薛广伟观察了健身气功·八段锦在慢阻肺（COPD）稳定期对肺功能康复的疗效。选择符合纳入标准的患者 70 例，随机分为八段锦组和对照组，脱落 11 例，资料完整、具有统计学意义病例 59 例，八段锦组 31 例，对照组 28 例。对照组按照国家 COPD 诊疗指南予规范的药物治疗；八段锦组除对照组常规药物治疗方案外，予健身气功·八段锦锻炼，1 次/d，最低不能少于 4 次/周，每次 30 min，活动强度由患者自行掌握，以遍身微微汗出，自觉气短、心慌，休息 10 min 左右可以缓解为度，疗程持续 6 个月。结果，八段锦组疗效明显优于对照组，mMRC 评分及整体肺功能指标（FEV1、FVC、FEV、FVC、FEV1/pre）未见改善，但可增加 A 级患者的 FVC，延缓 B 级患者的 FEV1、FEV1、FVC 下降速度，CAT 评分改善明显，对咳痰量、精力等症状无改善作用。提示在 COPD 稳定期常规药物治疗的基础上，配合健身气功·八段锦锻炼可以缓解 COPD 稳定期患者的病情，增加运动耐力，提高生活质量，较单纯的给予常规药物治疗有优势。

5. 其他

李俭莉观察健身气功·大舞练习与健身走锻炼对女大学生原发性痛经的疗效。两组练习时间均为 4 个月经周期，随干预时间延长，两组疼痛评分均呈逐渐下降趋势；两组组间比较，干预后第 1、2 个月经周期，两组疼痛评分均无明显差异（$P>0.05$）；在干预后第 3、4 个月经周期，健身气功组疼痛评分低于健身走组（均 $P<0.05$）；4 个月经周期干预后，两组总有效率差异明显（$P<0.05$），两组痊愈率差异显著（$P<0.01$），健身气功组为 75.0%（51/68），健身走组为 48.5%（33/68）。提示健身气功·大舞练习对原发性痛经有显著的疗效。朱晓娜等观察健身气功·八段锦锻炼对更年期绝经后女性不同状态下机体自由基代谢和相关酶类的影响。随机将 42 名更年期绝经后妇女随机分为锻炼组和对照组，经过 12、24 周锻炼后，分别与锻炼前和对照组进行比较。结果，八段锦锻炼组体重指数、腰臀比改善无统计学意义；锻炼 3 个月后，血清 SOD 显著降低，6 个月后具有非常显著性变化；血清 MDA 的含量在 3 个月锻炼后开始出现非常显著性降低；XOD 的活性 3 个月后开始出现明显降低；CAT 活性有升高趋势，但无显著性变化。提示

八段锦能够有效降低更年期绝经后女性机体脂质过氧化水平和 XOD 的活性,提高 SOD 酶的活性,减少自由基对人体的危害。

（撰稿：魏玉龙　审阅：王克勤）

【太极拳对老年人身心健康影响的研究】

1. 运动学方面的研究

周明等观察太极拳训练对老年人下肢骨骼肌肌力的影响趋势,随机整群抽样 205 位习练太极拳者(训练太极拳 3 年以上,训练 1 h/d),并按性别及年龄配对随机整群抽样 205 位步行者(步行总时长达 2 h/d)作对照组。结果发现,太极拳训练对髂腰肌肌力增加作用较其他三组肌力显著($P<0.05$);随年龄增长,非太极拳训练组女性除股四头肌外余三组肌力下降;老年男性下肢四组肌力均下降;男性下肢肌力的下降较女性快;太极拳训练组没有随年龄增长呈下降趋势;太极拳训练组下肢四组肌力均高于非太极拳训练组,且没有随年龄增长呈下降趋势;在髂腰肌、股四头肌、腘绳肌和胫前肌四组肌力中,太极拳对髂腰肌的作用最为显著。邹维等探讨太极拳对老年人群体适能的影响,将 170 例老年人依据太极拳练习时间长短分为长期练习组(50例)、短期练习组(62 例)和非练习组(58 例),比较三组人群体能指标闭目单脚站立、反应时间、握力、垂直跳和台阶试验指数的差异。试验结果显示,长期练习组在闭目单脚站立、反应时间、握力、台阶试验指数方面均优于其他两组($P<0.05$);短期练习组优于非练习组($P<0.05$);垂直跳项目长期练习组优于非练习组($P<0.05$);三组受试者组内男女各项检查指标比较,握力、反应时间与台阶试验指数比较有显著差异($P<0.05$);组间同性别比较,长期练习组在闭目单脚站立、反应时间、握力、台阶试验指数方面均优于其他两组($P<0.05$)。提示长期练习太极拳对老年人群体适能有很好的提高

作用。王华等研究太极拳和快步走锻炼改善老年人静态平衡功能的效果。将 122 名老年人根据是否进行日常锻炼及主要锻炼方式分为太极拳组 41人、健步走组 43 人、无锻炼组 38 人。采用平衡测试及训练系统,测试受试者重心动摇轨迹长、重心包罗面积、重心 X 方向动摇轨迹长、重心 Y 方向动摇轨迹长,对比三组老年人 6 种不同姿势(A：双脚睁眼站立,B：双脚闭眼站立,C：单足左脚睁眼站立,D：单足左脚闭眼站立,E：单独右脚睁眼站立,F：单足右脚闭眼站立)下的静态平衡能力。结果,太极拳组 A～F 姿势下重心动摇轨迹长明显低于无锻炼组(B 姿势 $P<0.05$,余姿势 $P<0.01$);健步走组 B、D 姿势下重心动摇轨迹长明显低于无锻炼组(B 姿势 $P<0.05$,D 姿势 $P<0.01$);太极拳组 A、D、E、F 姿势下重心动摇轨迹长均明显低于健步走组(A、F 姿势 $P<0.05$,D、E 姿势 $P<0.01$);太极拳组 B～F 姿势下重心包罗面积均明显低于无锻炼组($P<0.01$);健步走组 B～F 姿势下重心包罗面积均明显低于无锻炼组(D、E 姿势 $P<0.05$,B、C、F 姿势 $P<0.01$);太极拳组 D 姿势下重心包罗面积明显低于健步走组($P<0.05$);太极拳组 C～F 姿势下重心 X 方向动摇轨迹长明显低于无锻炼组(C、D 姿势 $P<0.05$,E、F 姿势 $P<0.01$);健步走组 E、F 姿势下明显低于无锻炼组($P<0.01$);太极拳组 C～F 姿势下重心 X 方向动摇轨迹长均明显低于无锻炼组($P<0.05$);太极拳组 D～F 姿势下重心 Y 方向动摇轨迹长明显低于健步走组(E 姿势 $P<0.05$,D、F 姿势 $P<0.01$);健步走组 D～F 姿势下重心 Y 方向动摇轨迹长明显低于健步走组(D、E 姿势 $P<0.05$,F 姿势 $P<0.01$);太极拳组 A、B、C、F 姿势下重心 Y 方向动摇轨迹长均明显低于无锻炼组(A、B 姿势 $P<0.05$,C、F 姿势 $P<0.01$)。提示太极拳锻炼和健步走锻炼均能有效缓解老年人的静态平衡能力下降,并且太极拳作用优于健步走。常书婉等探讨长期习练太极拳老年女性的平衡能力,并与一般老年女性作比较。纳入

19 名习练太极拳老年女性(习练 24 式简化太极拳 10 年以上,2～3 次/周,1.5 h/次),并纳入年龄、身高、体重相匹配的 26 名未从事任何长期体育锻炼的老年女性为对照组,作动、静态的平衡能力测试,包括单脚站立开闭眼站立时间、闭眼站立保持稳定时压力中心在左右和前后方向上的位移和速度(静态平衡测量)、站立时身体重心向特定方向移动时压力中心移动路线的长短和移动时间(动态平衡测量)。结果表明,太极组比对照组的单脚站立开眼、闭眼站立的时间长($P<0.01$);静态平衡开眼测量中,太极组的压力中心在左右和前后方向上的平均移动速度比对照组慢(左右 $P<0.05$、前后 $P<0.01$),移动距离比对照组短(左右 $P<0.05$、前后 $P<0.01$);动态平衡测试中,太极组压力中心总的以及在前后、左右方向上的移动路线的长度比对照组短(总的和前后 $P<0.01$,左右 $P<0.05$),完成移动总的时间也短($P<0.05$)。提示长期练习太极能改善老年女性动、静态平衡能力,对动态平衡能力的影响更明显。

2. 心理学方面的研究

宋清华收录 26 例老年焦虑症患者,指导习练太极养生功,早晚各 1 次/d,35 min/次,共 90 d,比较患者习练前后汉密尔顿焦虑量表(HAMA)评分(由专业评定员进行检查,采用交谈与观察的方式评定)变化,及 QOL 综合评定问卷(GQOLI - 74)评分变化(内容包括躯体、心理、社会、物质 4 个方面)。经 90 d 锻炼治疗后,HAMA 综合评分和 GQOLI - 74 评分明显优于锻炼治疗前(均 $P<0.05$)。拜争刚等对太极拳预防老年抑郁症的有效性作系统评价分析,检索 Cochrane 图书馆(2010 年第四期)、MEDLINE(1975～2010.08)、EMBASE(1974～2010.08)、PsycINFO(OVID,2010.08)、KoreaMed(2010.08)、IndMed Indian Biomedical Literature(2010.08)、中国生物医学文献数据库(CBM)(1978～2010.08)、中国期刊全文数据库

(CJFD)(1996～2010.08)、中文科技期刊数据库(VIP)(1996～2010.08)、万方数据库、WHO 试验注册平台中所有太极拳预防老年抑郁症的随机对照试验(RCT),筛选文献、提取资料并进行质量评价,进行 Meta 分析,最终纳入 6 个 RCT。结果显示,太极拳对比空白组在 12 周随访期抑郁症评分方面的差异有统计学意义;太极拳对比其他措施改善老年抑郁评分差异无统计学意义。认为虽然未找到证据支持太极拳对比其他措施降低老年抑郁症更有效,但太极拳确实是一种无副作用、易被老人接受的干预老年抑郁症的运动方式。

(撰稿:尚妍妍　审阅:王克勤)

【冥想训练的身心 效应及应用研究】

冥想训练是对一系列调节身心的练习理论与方法的统称,与气功有相似之处。根据操作方法的不同可大致分为专注与沉浸两大类型。正念在多种冥想方法中具有代表性。本年度相关研究可分为文献、实验、应用三个方面。

1. 文献研究

张兰兰等梳理以冥想训练为研究对象的神经学和心理学研究报道,发现冥想训练对情绪的神经调节主要表现在呼吸频率、能量代谢、脑电波和内分泌等相关神经指标的改变。其对心理情绪的调节主要通过注意控制和改变神经网络的结构和功能实现。张氏指出,在现有的研究中存在方法学的不足,需要通过操作程序标准化、筛选同基线的无冥想经验者及进行长期追踪指导等方法解决。提出冥想相关研究应在情绪诱发条件下综合考察神经心理变化,以深入了解冥想调节情绪的机制。王淑霞等考察了基于正念训练的正念减压疗法在临床的应用情况,指出该疗法已运用于治疗情感障碍,能帮助罹患癌症、慢性疼痛、失眠、艾滋病、更年

期综合征、肠易激综合征等疾病的患者提高生活质量，改善亚健康状态。段文杰对正念冥想的三阶段概念演进过程及四种取向的测量工具进行系统梳理与评价，发现目前对正念冥想的理论研究存在两大问题：一是概念不够清晰；二是测量过于多元。段氏认为问题的核心在于如何理解正念。基于对问题的分析及以往实证研究，建议借鉴价值实践分类体系，以类特质为取向，采用兼顾文化共同性和特殊性的方法，深入挖掘正念冥想的核心内涵，在命名、测量上突显个体对当下经验留心的基本特点。

2. 实验研究

徐少卿等利用加工分离（PDP）实验和信号检测论（SDT）实验，分析接受 8 周正念冥想训练的被试组与对照组在不同愉悦度情绪词再认中的表现差异，分别从意识与无意识贡献率、辨认力与反应标准上考察正念冥想训练对情绪注意能力的影响。研究发现，正念组对正性情绪信息的加工偏向延伸到了无意识层面，解释了正念促进幸福感的机制；正念组对情绪信息能更好地保持开放和接纳，在学习阶段受到的情绪唤起较低，从而减少了再认判断中情绪启动效应引起的易化作用，能更谨慎地做出判断；正念冥想的以上效应，对形成降低觉知压力，提升幸福感的稳定心理特质有促进作用。高立雅等通过采用五因素正念量表（FFMQ）、幸福感指数量表（IWB）和自尊量表（SES）对 409 名北京市初一年级学生进行调查，发现在初一年级学生群体中，正念与主观幸福感之间的相关关系以自尊为中介，提示正念水平高的个体是否能体验到高水平的幸福感，很大程度取决于其自尊水平，该研究为制定适合青少年群体的正念冥想实践方案提供了理论参考。

3. 应用研究

张晓旭等通过使用手机依赖指数（MPAI）量表和焦虑自评量表（SAS）从 820 名被试中筛选出 60 名随机分配到正念认知训练组和对照组进行手机剥夺实验研究。结果，训练组的被试在接受为期 4 周 8 次的团体辅导训练后，手机依赖总分、失控性、戒断性和逃避性因子得分与对照组相比显著降低（$P<0.01$），正念水平显著提高（$P<0.01$）。表明正念认知训练对个体的手机依赖的干预效果明显。杨舒等采用有针对性的正念认知干预训练（MBCT）对有压力应对问题的运动员实施干预，通过持续五周的训练和评估，观察到 MBCT 可以有效地提高运动员正念水平，提升运动员应对压力时的心理调节能力，降低焦虑，改善情绪状态。运动员的压力问题多来源于反刍思维（对挫折事件与情绪的反复唤起），而正念恰恰是与反刍思维相对的元认知处理方式。通过 MBCT 以正念代替运动员的反刍思维，能帮助运动员快速摆脱挫折带来的心理影响。鉴于正念训练在运动领域所展现出的应用前景，姒刚彦等参考国内外已有的正念训练文献，融合本土学者的逆境应对理论、东方禅宗思想和第三代正念认知行为疗法，尝试发展出一套不同于过去以控制为基础，而是以接受为基础的正念训练方案。方案内容包括：正念训练准备、正念练习、去自我中心、开放式接受、价值观和觉悟、投入、综合练习等，是一套循序渐进的与运动训练相结合的正念训练方法。在这一研究方向上，徐守森等运用文献资料法探讨将正念训练和射击运动项目结合，提出射击正念训练的层级递进结构，具体包含四个层次：遵循正念减压基本方法的一般正念训练；结合射击技术训练的正念训练；结合模拟赛加重心理负荷的正念训练；结合正式比赛的实战射击正念训练。该研究尝试将正念训练与体育实践结合，并探讨了正念训练去宗教化的可行性，拓展正念训练的适用人群。

（撰稿：叶阳舸　审阅：王克勤）

[附] 参 考 文 献

B

拜争刚,王晓,李红敏,等.太极拳预防老年抑郁症有效性的系统评价[J].中国老年医学杂志,2014,34(10)：2716

C

常书婉,周继和,洪友廉.长期太极拳练习对老年女性平衡能力的影响[J].成都体育学院学报,2014,40(4)：42

陈昌乐,王艳,李洁.习练健身气功八段锦降低戒毒人员CD4$^+$CD25$^+$调节性 T 细胞作用的研究[J].中华中医药杂志,2014,29(6)：2026

D

段文杰.正念研究的分歧：概念与测量[J].心理科学进展,2014,22(10)：1616

G

高立雅,耿岩,刘兴华.初一学生正念与主观幸福感：自尊的中介作用[J].中国健康心理学杂志,2014,22(11)：1749

郭建红,刘峰,张海波,等.具象思维表面肌电波幅分布特征实验研究[J].北京中医药大学学报,2014,37(8)：533

L

李俭莉.健身气功·大舞干预原发性痛经的疗效探讨[J].中国性科学,2014,23(4)：19

刘杨俊.易筋经与太极拳对大学生抑郁情绪影响的研究[J].四川体育科学,2013,(6)：49

吕志.16 周健身气功·易筋经锻炼对大学生身心健康的实验研究[J].湖北体育科技,2014,33(6)：505

Q

邱文梅,潘华山,汶希,等.健身气功·八段锦抗衰老效应研究[J].新中医,2014,46(7)：82

R

任建青.健身气功·八段锦干预糖尿病前期患者的临床观察性研究[D].南京中医药大学,2014

S

姒刚彦,张鸽子,苏宁,等.中国运动员正念训练方案的思想来源及内容设计[J].中国运动医学杂志,2014,33(1)：58

宋清华.太极养生功对老年焦虑症患者焦虑量表评分的影响[J].中国老年医学杂志,2014,34(20)：5851

W

王宾,吴志坤,陆松廷,等.健身气功·马王堆导引术锻炼对中老年女性血脂代谢和自由基代谢的影响[J].中国老年学杂志,2014,34(13)：3720

王超前.意守丹田功法对注意力影响的实验研究[D].扬州大学,2014

王华.太极拳和快步走锻炼对老年人静态平衡功能的改善效果[J].中国老年医学杂志,2014,34(23)：6657

王慧,温桂香,曾冬玉,等.习练八段锦改善临床夜班护士亚健康状态的效果观察[J].护理学报,2014,21(8)：72

王玲玉.12 周健身气功·八段锦锻炼对冥想状态时中枢神经系统影响的研究[D].上海体育学院,2014

王淑霞,郑睿敏,吴久玲,等.正念减压疗法在医学领域中的应用[J].中国临床心理学杂志,2014,22(5)：947

魏玉龙,孙义民,周正坤,等.基于 RNA 全基因组表达谱芯片技术检测意境作业安神解郁作用的分子效应[C].世界医学气功学会第五届理事会第二次会议暨第八届学术交流会议论文集,2014：16

X

夏宇欣,魏玉龙,吴晓云,等.移空技术改善压力情境下的情绪困扰[J].中医学报,2014,29(3)：365

徐少卿,李波,马长燕,等.八周正念训练对无意识情绪

加工的影响[J].中国临床心理学杂志,2014,22(4)：583

徐守森,刘淑慧.射击运动正念训练层级递进结构研究[J].体育文化导刊,2014,(5)：76

薛广伟.健身气功·八段锦在慢性阻塞性肺疾病稳定期肺康复中的疗效评价[D].北京中医药大学,2014

Y

杨舒,张忠秋.正念认知干预训练对高水平运动员压力应对相关心理指标的影响[J].中国运动医学杂志,2014,33(3)：214

尹剑春.急性正念运动对不同情绪图片刺激下情绪反应的影响及其神经机制的研究[D].华东师范大学,2014

郁伟林,汤伟军,李克,等.Stroop效应在冥想训练研究中的应用[J].中国医学计算机成像杂志,2014,20(4)：305

Z

翟向阳,魏玉龙."正心修身"技术探寻治未病新法的心理生理特征研究[C].世界医学气功学会第五届理事会第二次会议暨第八届学术交流会议论文集,2014：20

张兰兰,曾雨雯,张剑.冥想调节情绪的神经心理过程研究进展[J].解剖科学进展,2014,20(2)：171

张晓旭,朱海雪.正念认知疗法对手机依赖大学生的干预效果[J].心理与行为研究,2014,12(3)：391

张鑫玉.健身气功大舞对改善中老年亚健康状况的实验研究[D].沈阳体育学院,2014

赵田田.健身气功·马王堆导引术锻炼对2型糖尿病患者的辅助治疗效果研究[D].上海体育学院,2014

周明,彭楠,黎春华,等.太极拳训练对老年人下肢骨骼肌肌力的影响趋势分析[J].中国康复医学杂志,2014,29(11)：1050

朱晓娜,韦启程.健身气功·八段锦对更年期女性身体形态和机体自由基代谢及相关酶的影响研究[J].现代预防医学,2014,41(16)：2928

邹维,程秀宇,李卓.太极拳对老年人群体适能的影响[J].中国老年医学杂志,2014,34(11)：3110

（十三）护　　理

【概　述】

2014年，护理方面的报道仍关注中医护理理论研究、辨证施护、情志护理、中医护理技术应用以及优质护理。另外，临床护理路径也得到了一定的关注。

1. 理论研究

焦静等认为张仲景围绕药物治疗的护理学思想主要包括重视病情观察、药物煎前的处理、煎药用水及煎煮法、服药时间及方法、多途径给药及护理操作技术、药后观察及调护等。其思想科学、准确、灵活、高效地将理论、技能与实践相结合，形成一个完善的中医护理体系，仲景医护合一、辨证施护的护理观对于现代中医护理有重要的启迪及借鉴作用。《内经》关于基础护理的论述较集中地见于《素问·著至教论》《素问·疏五过论》《素问·征四时论》中，关于康复护理见于《素问·五常致大论》中。刘嫚等治疗44例慢性心力衰竭合并感染患者时，贯彻内经护理理论原则，采取辨证施护，密切关注病情分型施护，强化心理护理，收到较好的效果。

张晓琳探讨了"望闻问切"在护理工作中的应用。如望诊可了解患者的病情、心理变化等情况；闻诊是主动倾听；问诊可建立护患信任关系；切诊为主动帮助患者解决问题。"四诊"应用于护理中，可使护患关系更为和谐，护理质量得到明显提升。

郭雪梅等发现当前中医特色护理开展的项目较少、应用范围局限、缺乏临床疗效评价体系支持，未得到患者的认可。护理人员中医基础理论薄弱，不能准确地开展辨证施护。认为中医特色护理临床应用现状不容乐观，应积极采取对策，发挥中医特色护理优势，促进中医护理的可持续发展。

2. 辨证施护

郑娟将140例产后缺乳患者随机平分为两组，均予常规护理及健康教育指导，观察组在此基础上，分为肝郁脾虚、气血亏虚、痰湿中阻3证给予中医辨证护理。7 d后，观察组和对照组有效率分别为97.1%（68/70）、81.4%（57/70），组间比较，$P<0.05$；观察组的促乳护乳知识、母乳喂养知识及饮食调护知识评分均高于对照组（$P<0.05$）。

韦爱群等将126例颈椎病（中医属痹症）患者，随机平分为两组，均予中西医结合治疗和颈椎病常规护理，观察组根据痹病的风寒湿痹证分型，增加饮食指导、中药外敷、穴位按摩等辨证护理。结果观察组总有效率、护理满意度均优于对照组（$P<0.05$）。

于翔等将72例急性脑梗死患者随机平分为两组，均采用常规治疗和护理，观察组在此基础上，将患者分为肝阳上扰、气虚血瘀、痰湿偏盛3型，辨证给予情志、饮食、穴位按摩等中医护理，28 d后比较两组卒中量表（NIHSS）和日常生活能力量表（ADL）评分变化。结果，观察组NIHSS评分明显低于对照组，ADL评分显著高于对照组（$P<0.01$）。

李夏莲将663例眩晕症患者分为肝阳上亢、痰湿中阻、气血亏虚、肝肾阴虚4型给予症状、饮食、情志等辨证施护，结果总有效率为92.8%（615/663）。

余彩云将66例小儿肺炎患者按入院奇偶数平

分为两组,均采用常规护理,观察组在此基础上,根据小儿肺炎风寒闭肺、风热犯肺、痰热闭肺、正虚邪恋的中医证型进行辨证施护。结果观察组和对照组总有效率分别为 100%、87.9%(29/33),组间比较,$P<0.05$。

3. 情志护理

金燕将有抑郁焦虑情绪的 88 例系统性红斑狼疮患者随机平分为两组,均予常规护理,干预组在此基础上实施情志护理(说理疏导、引导吐纳、移情易性、顺情从欲、以情制胜、音乐疗法、气功调神、基础调理)。结果干预组抑郁自评量表(SDS)及焦虑自评量表(SAS)评分明显低于对照组($P<0.05$)。

刘雅清等将准备接受乳腺癌改良根治手术治疗的 60 例患者随机平分为两组,均予常规健康教育指导,干预组在此基础上采用中医情志护理进行心理干预(团体干预和个性化干预、移情易性、安神静志)。结果,干预组干预前后有差异($P<0.01$),而对照组干预前后差异无统计学意义($P>0.05$)。

马海利将 106 例消化道肿瘤化疗患者随机平分为两组,均采用肿瘤化疗常规护理,治疗组进行情志辨证、忧悲护理、惊恐护理、思虑护理、易怒护理等情志护理。12 周后采用 SAS 及 SDS、生活质量核心量表评价患者情绪及生活质量改变。结果,治疗组在焦虑及抑郁情绪、遵医行为、症状改善等方面改变均明显优于对照组($P<0.01$),总体健康量表得分也明显高于对照组($P<0.01$)。

何春丽等将 65 例中风合并抑郁症患者随机分为干预组 32 例和对照组 33 例,均予常规护理,干预组加用情志护理(喜乐疗法、暗示疗法等)。采用汉密顿抑郁量表评价疗效,结果干预组优于对照组($P<0.05$)。

姜华奋将 80 例胫骨平台骨折的患者随机平分为两组,均用常规护理,观察组加用中医情志护理(加强呼吸调节、话语支持、松弛训练等)。结果,观察组康复积极性评分显著高于对照组,焦虑评分显

著低于对照组($P<0.05$);观察组术后并发症、住院时间、骨折愈合时间均显著少于对照组,膝关节功能 Rasmussen 评分显著高于对照组($P<0.05$)。

陈熳妮等将 136 例 A 型性格带状疱疹患者随机平分为两组,均实施常规护理,观察组在此基础上根据 A 型性格与带状疱疹的相互联系实施中医情志护理。以 SAS、SDS 及视觉疼痛评分(VAS)对两组的康复效果进行对比评价。经过中医情志护理后,观察组 SDS 和 SAS 评分、VAS 疼痛程度均低于对照组($P<0.01$)。

4. 中医护理技术

梁彩英等将 70 例产后褥汗患者随机平分为两组,均予产科常规护理,治疗组加用食醋调匀的五倍子、煅牡蛎药粉敷贴于神阙穴,每晚 1 次。3 d 后,治疗组和对照组总有效率分别为 88.6%(31/35)、71.4%(25/35),组间比较,$P<0.05$。

王津等将 168 例过敏性紫癜单纯累及皮肤患者随机平分为两组,均予抗过敏抗炎等常规治疗和护理,观察组加用中药(红花、莪术、三棱)喷雾疗法,2 次/d。10 d 后,观察组过敏性紫癜皮损消退总有效率显著高于对照组($P<0.05$),瘀斑完全消退时间亦明显短于对照组($P<0.05$)。

肖丽娜等将 60 例双膝骨性关节炎患者随机平分为 ABC 三组。A 组仅用中药热敷(由川草乌、五加皮、骨碎补、乳香、没药、血竭等组成加醋调敷关节),BC 两组均给予中药热敷及中医护理,B 组热敷后立刻进行康复锻炼,C 组在热敷后 4 h 进行功能锻炼。30 d 后,ABC 三组治疗前后相比血清白介素-1(IL-1)、IL-6 及肿瘤坏死因子-α(TNF-α)水平均明显下降($P<0.01$),B、C 组与 A 组相比 IL-1、IL-6 及 TNF-α 下降水平更为明显($P<0.05$)。

林小婷将 86 例耳源性眩晕患者随机平分为两组,均予常规护理,干预组另加耳穴贴压(内耳、皮质下、肾上腺、交感、神门等穴)。14 d 后,两组眩晕

及 SAS 评分均降低（P<0.05），干预组疗效优于对照组（P<0.05）。

刘燕兰等将 110 例慢性肾功能衰竭患者按入院先后分为对照组 54 例和治疗组 56 例，均予常规对症治疗，治疗组加用中药穴位敷贴（肾俞穴、神阙穴）及中药（黄芪、杜仲、续断、生大黄、当归、益母草等）保留灌肠，1 次/d。3 个疗程后，总有效率分别为 83.9%（47/56）、57.4%（31/54），组间比较，P<0.05。

5. 优质护理

优质护理的研究是探讨护理的内涵，将舒适护理运用其中，进一步改善患者的症状，提高患者的满意度。

杨小辉等将 68 例肛瘘并行挂线手术患者按入院顺序平分为两组。对照组采取术后常规治疗和护理，观察组采用中药九华膏换药和优质护理（健康宣教、情志护理、失效模式、效应分析等）。结果，观察组术后第 3～7 d VAS 评分均小于对照组（P<0.05）；观察组和对照组患者对护理工作的满意率分别为 85.3%（29/34）、44.1%（15/34），组间比较，P<0.05。

吕文格将 62 例骨转移癌患者随机平分为两组，对照组实施常规优质护理，干预组同时接受舒适护理（疼痛舒适护理、心理舒适护理、住院环境的舒适护理、生理舒适护理等）。14 d 后使用疼痛数字评分法（NRS）、匹兹堡睡眠质量指数量表（PSQI）评价患者的疼痛及睡眠情况。结果，两组 NRS 评分爆发痛次数均减少（P<0.05），且干预组减少优于对照组（P<0.05）；PSQI 总分均降低（P<0.05），且干预组降低优于对照组（P<0.05）。

李鞡将手术患者 120 例随机平分为两组，对照组给予围手术期常规护理，观察组给予围手术期舒适护理。结果，两组患者人际关系、焦虑、抑郁等各项心理状态评价指标均明显改善（P<0.05），观察组改善更加显著（P<0.05）；总满意度观察组为 91.7%（55/60），对照组为 76.7%（46/60），组间比较，P<0.05。

张敬将 104 例脑出血意识障碍患者随机平分为两组，均予常规治疗及护理，观察组联合舒适护理（密切观察病情，保持呼吸道通畅，做好口腔、尿道口护理、生活护理，功能锻炼，音乐疗法等）。结果，两组神经功能、巴氏指数以及总体生活质量评分均改善（P<0.05），且观察组改善优于对照组（P<0.05）。

6. 临床护理路径

临床护理路径是近年来发展起来的一种标准化护理方法和工作管理模式，在急慢性病的西医、中医、中西医结合护理中发挥重要作用。

鄢琼等将特发性面神经麻痹患者 90 例平分为两组，对照组实施常规护理，治疗组采用中医临床护理路径实施护理（入院介绍、入院评估、检查、用药护理、中医疗法护理、情志护理、饮食调护、生活起居护理、中医康复护理、健康教育、病情观察、出院指导）。结果，治疗组和对照组总有效率分别为 100.0%、86.7%（39/45），组间比较，P<0.05；治疗组平均住院日、住院费用较对照组明显降低，患者总满意度、健康教育知识掌握程度较对照组提高（P<0.05 或 P<0.01）。

马嫦梅等将腹腔镜胆囊摘除术后的 192 例患者随机均分为两组，对照组按腹腔镜胆囊摘除术常规护理；治疗组采用中医临床护理路径，优化组合中医治疗的各种特色护理措施：以时间为横轴（入院至出院全过程），以中医护理手段为纵轴（包括辨证施护、情志护理、膳食调护、中医镇痛、出院指导等）。结果，治疗组患者的住院时间、住院费用、输液时间均明显少于对照组（P<0.05）；术后并发症、疼痛、失眠、食欲不振、排尿困难患者明显低于对照组（P<0.05）。

毛云霞将 128 例急性脑梗死患者随机平分为两组，均采用中西医结合方法进行治疗，对照组用传统常规护理，干预组用急诊护理路径进行干预（严格控制救治时间、启用全面急救护理等）。结果,干预组自接诊至确诊时间明显低于对照组($P<0.05$);治疗时间明显短于对照组($P<0.05$);干预组和对照组的总有效率分别为 95.3%(61/64)、84.4%(54/64),组间比较,$P<0.05$;两组在治疗后 1~3 个月的功能综合评定量表评分均不断提高,而干预组更显著($P<0.05$)。

段筱妍等将 78 例中风病急性期患者随机分为观察组 40 例和对照组 38 例,对照组采用中医常规护理,观察组采用以中医学整体观念、辨证论治理论为指导,强调中医特色护理的中风病中医临床护理路径进行护理。12 d 后,观察组疗效、满意度均明显高于对照组($P<0.05$)。

傅贤芳等将 100 例慢性阻塞性肺疾病急性加重期患者随机均分为两组,对照组给予常规护理,研究组建立并实施由科室主任、护士长、主管医师与责任护士根据患者病情特点、证候分型共同制定的中西医临床护理路径。结果,研究组与对照组患者健康知识掌握评分、住院时间、治疗费用、护理满意度、治疗依从性以及并发症发生率比较均具有明显的差异($P<0.05$)。

(撰稿:董春玲　审阅:张雅丽)

【冠心病的护理】

冠心病护理的研究,除改善冠心病患者的症状外,还关注了患者的心理状况、康复治疗、生活质量等。

邓志云等将 60 例老年冠心病心绞痛合并抑郁症患者随机平分两组,均予常规护理,治疗组加用护理干预(病房环境改善、心理护理、健康宣传、音乐疗法、患者聚会等)。30 d 后,使用简易精神状态检查量表(MMSE)积分、日常生活能力(ADL)积分比较两组抑郁症、心绞痛疗效。结果,两组MMSE 积分、ADL 积分均较护理前增加($P<0.05$),两组总有效率比较有差异($P<0.05$)。陈禧等将 124 例冠心病心绞痛患者随机平分两组,均

予一般护理,治疗组加用辨证分型护理(分为气滞心胸、气阴两虚、痰阻血瘀、寒凝心脉 4 型)、情志护理、饮食护理等。比较护理前后两组血液流变指标、心电图变化,心绞痛以及中医证候疗效。结果治疗组血浆黏度、红细胞压积、全血的高切/中切/低切黏度明显低于对照组($P<0.05$)。张红丽等将 106 例老年冠心病心绞痛患者随机平分两组,均予一般常规护理,观察组加用辨证施护(分为心血瘀阻、痰浊壅塞、阴寒凝滞、心肾阴虚、气阴两虚 5型),比较两组生活质量的变化。结果,对于疾病的认知程度及疼痛、精力、睡眠、情绪反应、社交隔离、躯体活动、总指数等生活质量评分,两组护理后均明显升高($P<0.05$),而观察组更明显($P<0.05$)。顾燕琴等将 104 例急性心肌梗死(AMI)患者平分两组,对照组予常规护理,观察组采用中西医结合护理(心理护理、卧床休息、生命体征监护、溶栓护理、饮食护理及中医辨证施护),2 周后观察组平均步行距离较对照组明显增大、并发症发生率较对照组低、平均住院时间较短、患者满意度较高($P<0.05$)。陈少兰等将 90 例急性心肌梗死恢复期患者随机平分两组,对照组予常规护理,中西组采用中西医结合护理(情志、饮食、穴位康复等),比较两组住院 4 周时的临床疗效和护理满意度。结果,中西组和对照组的总有效率分别为 93.3%(42/45)、73.3%(33/45),组间比较,$P<0.05$;AMI 知识知晓率、治疗依从性和护理满意度中西组均高于对照组($P<0.05$)。

(撰稿:董春玲　审阅:张雅丽)

【糖尿病及并发症的护理】

吉庆凤对 62 例糖尿病患者进行辨证施护,分为肺热伤津、胃热炽盛、肾阴亏虚、阴阳两虚 4 型,予饮食、适量运动、用药、中医治疗、情志等对症护理。结果患者病情恢复迅速,且均无明显并发症发生。王芳等将 154 例 2 型糖尿病患者随机平分为

两组,对照组采用常规的临床健康教育路径,试验组则在此基础上,将患者分为肺热伤津、胃热炽盛、肾阴亏虚、阴阳两虚 4 型进行辨证施护,采用一般自我效能感量表和汉密尔顿焦虑量表、抑郁量表作为评价指标。3 个月后两组患者的自我效能感及负性情绪均有所改善,治疗组优于对照组($P<0.05$)。朱彩霞将 86 例糖尿病肾病患者随机平分为两组,均予常规西医护理,治疗组加用中医情志、心理、饮食、运动等多种护理方法。结果治疗组血尿酸、肌酐、尿素氮等生化指标显著下降,并优于对照组($P<0.05$)。夏海萍等将 120 例 2 型糖尿病合并高血压病患者随机平分为两组,对照组予常规护理,观察组实施循证护理(健康教育,心理、用药护理,饮食、运动指导)。3 个月后,观察组在空腹血糖(FPG)、餐后 2 h 血糖(2 hPG)和糖化血红蛋白方面明显低于对照组($P<0.05$),血压控制优于对照组($P<0.05$);在心理领域、生理领域、环境领域和社会关系领域,观察组评分显著高于对照组($P<0.05$)。罗丽萍将 77 例糖尿病周围神经病变患者随机分为两组,均予饮食、血糖控制,对照组 37 例另口服弥可保 0.5 mg/次,3 次/d;治疗组给予运动、饮食、足疗等生活方式干预、心理干预、宣教等针对性护理及中药汤剂(黄芪、炒白术、桃仁、红花、当归、川芎等)口服。30 d 后,治疗组患者的焦虑症状明显改善,且 FPG、2 hPG、血脂总胆固醇、甘油三酯、低密度脂蛋白、高密度脂蛋白的降低程度明显优于对照组($P<0.05$)。何文静等认为中药足浴治疗初级糖尿病足具有控制感染、促进创面愈合等独特的疗效,但治疗糖尿病足没有统一的辨证分型标准,在足浴过程中,应注意时间、水温、用药等。

(撰稿:董春玲　审阅:张雅丽)

【盆腔炎的护理】

王桂琼将 100 例慢性盆腔炎患者随机平分为两组,对照组采用常规护理,观察组按辨证分为脾虚湿困、肝肾亏虚、湿热下注、寒凝气滞 4 型施护。结果,观察组和对照组总有效率分别为 100%(50/50)、90.0%(45/50),组间比较,$P<0.05$。尚政琴等将 90 例慢性盆腔炎患者随机平分为两组,对照组予常规护理,实验组采用中药(乳香、没药、土鳖虫、赤芍药、艾叶、白芷等)溻渍,同时配合红外线治疗。结果,实验组和对照组总有效率分别为 95.6%(43/45)、77.8%(35/45),组间比较,$P<0.05$。杨菊萍将 100 例盆腔炎患者随机平分为两组,对照组予常规抗菌消炎治疗,治疗组采用腹针(取穴神阙、中脘、关元、气穴、护宫、天枢等)配合中药保留灌肠(鸡血藤、蒲公英、败酱草、丹参、赤芍、炒元胡等)治疗。结果,治疗组和对照组总有效率分别为 96.0%(48/50)、86.0%(43/50),组间比较,$P<0.05$。梁丹将 120 例慢性盆腔炎患者随机平分成两组,对照组采取单纯中药内服,实验组采取中药内服+"盆炎 3 号"中药直肠滴注,1 次/d。经治 2 周,实验组和对照组总有效率分别为 100%(60/60)、75.0%(45/60),组间比较,$P<0.05$。王新斌等将 70 例盆腔炎性疾病后遗症患者随机分为两组,均予服中药(红藤、苦参、黄柏、败酱草、土茯苓、白芷等)配合中医护理,治疗组 38 例加用中药(土茯苓、苦参、红藤、蒲公英、败酱草、赤芍药等)灌肠,1 次/d,100 ml/次。经治 15 d 后,总有效率分别为 94.7%(36/38)、75.0%(24/32),组间比较,$P<0.05$。

(撰稿:董春玲　审阅:张雅丽)

【压疮的护理】

压疮的护理主要是研究各种药物外敷对各期压疮的疗效。

卢慧清等将 68 例 Ⅱ～Ⅳ 压疮患者按住院顺序单号分入对照组,双号分入观察组。两组均予常规创面护理,观察组加用京万红软膏联合小牛血去蛋白提取物湿敷,1 次/d。结果,观察组和对照组痊愈率分别为 55.8%(19/34)、32.5%(11/34),有效率分别为 88.4％(30/34)、62.5％(21/34),组间比较,$P<0.05$。观察组创面痊愈、显效时间均短于对照组($P<0.05$)。赵瑞芳将 128 例Ⅲ～Ⅳ压疮患者随机平分为两组。治疗组除使用翻身床垫做好皮肤保洁,实施心理、饮食等常规护理外,给予复方三七愈疮散(党参:三七:重楼＝1:1:1)外用;对照组给予辨证施护,并且压疮处采用碘酊涂擦和红外线灯烤创面。15 d 后,治疗组和对照组有效率分别为 95.3％(61/64)、73.4％(47/64),组间比较,$P<0.05$;治疗组痊愈率明显高于对照组($P<0.05$),愈合时间也明显缩短($P<0.05$)。张国娣等将 60 例Ⅱ期压疮患者随机平分为两组,观察组使用紫草制剂(干紫草、白芷、冰片、麻油)0.4 ml 注射在伤口,透明敷料覆盖 24 h 湿性治疗;对照组使用水胶体敷料(3M 公司生产)24 h 湿性治疗。

14 d 后,两组总有效率无差别,但观察组治疗压疮有效时间、所需费用低于对照组($P<0.05$)。王丽颖等对 40 例Ⅰ～Ⅲ期压疮患者采用一效膏(炉甘石、朱砂、冰片、滑石粉等)换药,设对照组 40 例采用常规换药及护理。结果,治疗组和对照组总有效率分别为 90.0％(36/40)、72.5％(29/40);治疗后压疮平均面积分别为(15.6±7.8)、(38.3±8.5) cm^2,组间比较,$P<0.05$。张旺琼等将 130 例Ⅱ～Ⅳ期压疮患者随机平分为两组。在常规护理的基础上,试验组用自拟三黄汤(黄柏、黄芩、黄连、金银花、苦参、连翘等)湿敷换药护理,对照组用康惠尔溃疡贴常规换药。经治 28 d 后,试验组和对照组总有效率分别为 97.0％(63/65)、77.0％(50/65),组间比较,$P<0.05$。

(撰稿:董春玲　审阅:张雅丽)

[附] 参 考 文 献

C

陈嫚妮,刘丽贞,王彩仁.中医情志护理对 A 型性格带状疱疹患者的效果观察[J].现代医学,2014,42(7):809

陈少兰,徐胜珍.中西医结合护理对急性心肌梗死患者康复效果的影响[J].西部中医药,2014,27(4):129

陈禧,唐青,陶剑芳.中西医结合辨证护理冠心病心绞痛 62 例临床观察[J].中医药导报,2014,20(5):138

D

邓志云,马忠金,王利春,等.护理干预对老年冠心病心绞痛合并抑郁症患者的影响[J].河北中医,2014,36(10):1557

段筱妍,周粉峰,张军.中风病急性期中医护理路径实施观察[J].护理研究,2014,28(6):1976

F

傅贤芳,李丽,曹雪.中西医临床护理路径在 AECOPD 患者护理中的应用研究[J].中国中医急症,2014,23(9):1769

G

顾燕琴,卢佳.急性心肌梗死的中西医结合护理[J].中国中医急症,2014,23(2):218

郭雪梅,郭秀珍.制约中医特色护理发展的原因分析[J].西部中医药,2014,27(4):125

H

何春丽,陆璐,雷渊秀.中医情志护理在中风合并抑郁症护理中的应用[J].中医药导报,2014,20(4):145

何文静,王爱民,华筱娟,等.中药足浴疗法治疗初级糖尿病足的护理进展[J].解放军护理杂志,2014,31(8):37

J

吉庆凤.消渴的辨证施护[J].河北中医,2014,36(11):1736

姜华奋.情志护理对胫骨平台骨折患者术后康复积极性及效果的影响[J].辽宁中医杂志,2014,41(3):553

焦静,刘志娟,相昌娥,等.仲景围绕药物治疗的护理学思想探讨[J].中国中医急症,2014,23(9):1675

金燕.情志护理对系统性红斑狼疮患者抑郁焦虑的影响[J].西部中医药,2014,27(9):135

L

李鞾.舒适护理对手术室患者心理状态及护理满意度的影响[J].西部中医药,2014,27(3):128

李夏莲.眩晕的辨证施护[J].西部中医药,2014,27(12):110

梁彩英,陈沛英,梁翠葵.穴位敷贴神阙穴治疗产后褥汗的护理[J].中医药导报,2014,20(8):142

梁丹.中药直肠滴注治疗慢性盆腔炎的护理体会[J].中国医药指南,2014,12(7):247

林小婷.耳穴贴压在耳眩晕护理中的应用观察[J].中医药导报,2014,20(8):140

刘嫚.从44例慢性心力衰竭辨证施护看内经护理的实践性[J].中国中医基础医学杂志,2014,20(1):77

刘雅清,邓燕萍,邱山东.中医情志护理在乳腺癌患者术前焦虑中的应用[J].福建中医药,2014,45(4):60

刘燕兰,叶钊.中药穴位敷贴合并中药保留灌肠治疗慢性肾功能衰竭患者的临床观察和护理[J].解放军护理杂志,2014,31(18):51

卢慧清,谭锋慧,钟少碧.京万红软膏联合小牛血去蛋白提取物治疗压疮疗效观察[J].新中医,2014,46(6):223

罗丽萍.中药内服联合针对性护理干预对糖尿病周围神经病变患者焦虑症状、FPG、2 hPG及血脂水平影响[J].辽宁中医药大学学报,2014,16(8):204

吕文格.舒适护理对骨转移癌患者疼痛控制及睡眠质量的影响.河北中医,2014,36(9):1408

M

马嫦梅,李洪燕,张颖.中医临床护理路径在腹腔镜胆囊摘除术后患者中的应用[J].中医药导报,2014,20(6):136

马海利.情志护理对消化道肿瘤化疗患者情绪及生活质量的影响[J].中医药导报,2014,20(5):142

毛云霞.急诊护理路径对中西医结合治疗脑梗死患者预后的影响[J].辽宁中医杂志,2014,41(5):1022

S

尚政琴,刘辉.中药渍渍配合红外线治疗慢性盆腔炎的疗效观察及护理[J].河北中医,2014,36(3):451

W

王芳,张敏,都冬梅,等.辨证施护对2型糖尿病患者自我效能感及负性情绪的影响[J].河南中医,2014,34(1):184

王桂琼.慢性盆腔炎中医辨证施护效果观察[J].中国卫生标准管理,2014,5(5):94

王津,王祝珺.中药低温喷雾疗法治疗过敏性紫癜的临床应用及护理[J].中国中医急症,2014,23(3):555

王丽颖,李华峰,金丽娜.一效膏治疗压疮护理体会[J].辽宁中医药大学学报,2014,16(3):199

王新斌,马睿玲.盆腔炎性疾病后遗症的中医综合治疗与护理[J].河南中医,2014,34(1):186

韦爱群,欧慧云,潘小川.中医辨证施护干预对颈椎病疗效的影响[J].贵阳中医学院学报,2014,36(6):111

X

夏海萍,黄琴清,李志英,等.循证护理应用于2型糖尿病合并高血压病患者中的效果观察[J].西部中医药,2014,27(10):140

肖丽娜,陈代芬,周静,等.中药热敷及中医护理对KOA患者血清IL-1、IL-6及TNF-α水平影响的相关研究[J].时珍国医国药,2014,25(5):1132

Y

鄢琼,曹利民,裴静波.中医临床护理路径在特发性面神经麻痹患者中的应用[J].中国医药导报,2014,11(8):124

杨菊萍.腹针配合中药灌肠治疗慢性盆腔炎50例疗效观察及护理[J].云南中医中药杂志,2014,35(3):75

杨小辉,印丽华,胡林萍,等.九华膏在肛瘘挂线术后的应用和优质护理体会[J].四川中医,2014,32(2):164

于翔,罗俊超.中医辨证施护对急性脑梗死患者神经功能缺损和日常生活能力的影响[J].中西医结合心脑血管病杂志,2014,12(2):247

余彩云.中医辨证施护在小儿肺炎治疗中的应用[J].海南医学,2014,25(15):2339

Z

张国娣,沈国珍,王丽娟,等.紫草制剂联合透明伤口敷料湿性治疗II期压疮的效果观察[J].护理学报,2014,21(18):60

张红丽,刘海荣,王媛,等.综合护理对老年冠心病心绞痛患者生活质量的影响[J].西部中医药,2014,27(10)：143

张敬.舒适护理干预对脑出血意识障碍患者神经功能生活质量的影响[J].河北中医,2014,36(4)：611

张旺琼,周首邦,黄芳,等.自拟中药三黄汤治疗Ⅱ～Ⅳ期压疮的护理配合[J].中国中医急症,2014,23(2)：362

张晓琳."望闻问切"在护理工作中应用[J].辽宁中医药大学学报,2014,16(3)：207

赵瑞芳.复方三七愈疮散结合辨证施护治疗压疮64例[J].环球中医药,2014,7(8)：640

郑娟.辨证施护产后缺乳70例[J].河南中医,2014,34(9)：1855

朱彩霞.糖尿病肾病患者中西医结合护理临床观察[J].四川中医,2014,32(9)：175

三、中　药

（一）中 药 资 源

【概　述】

2014 年,药用植物分子生物学及生理生态学等高新技术及基础理论的研究仍是中药资源研究的重点。在分子生物学方面,生物遗传多样性的研究有所减少,功能基因的克隆及生物信息学的分析研究有所增加。在栽培方面,连作障碍成为研究的热点之一。

1. 中药资源的分子生物学研究

（1）分子生物学技术分析生物遗传多样性　沈亮等采用 AFLP 技术分析了我国西北地区 5 省 14 地 103 份肉苁蓉寄主体梭梭的遗传多样性,表明梭梭群体总的多态位点百分率为 94.13%,平均 Nei's 基因多样性指数（H）为 0.308 0,Shannon's 多态性信息指数(I)为 0.467 6,种群内遗传多样性较高,区域间的遗传分化较小。陈茵等的研究表明,灯盏花转录组中 SSR 位点出现频率高,类型丰富。王森等发现半夏转录组 SSR 位点达 14 468 个,分布于 12 000 条 unigene 中,频率为 16.24%,密度为 1/4.33 kb,多态性潜能较高。朱田田等对甘肃省 11 个居群的中麻黄样本研究表明,甘肃中麻黄种群遗传变异主要存在于居群内,水平较高,且与地理分布相关。徐护朝等利用 RSAP 标记技术分析了 120 份不同产地的麦冬种质资源,多态性比率为 97.55%,多态性含量 PIC 平均 0.92,其中浙麦冬遗传多样性最高,聚类结果与形态分类基本

一致。肖承鸿等综合运用表型差异分析与 SCoT 分子标记方法分析了贵州栽培的 40 份杜仲样本,表型多样性指数最高的是新生小枝上芽数,为 2.063 8,最低的是新生小枝上叶片数,为 1.708 4。10 条 SCoT 引物扩增出 76 条带,遗传分化主要存在于种群内,种群间基因交流频繁,遗传多样性差异较小。种群间表型差异聚类和 SCoT 聚类结果相似,与地理位置有一定的相关性。

（2）功能基因的克隆及生物信息学分析　谢腾等从新疆紫草转录组分离出 27 个 ERF 转录因子家族基因,以紫草 ERF 基因 gi261363612 为参考,该家族存在 3 个保守域,高级结构以无规则卷曲为主,聚为 CBF/DREB 和 ERF 2 个亚族。赵爽等利用 SMART 技术成功构建了滇重楼全长 cDNA 文库,可以满足滇重楼功能基因的鉴定、筛选及表达调控研究。强玮等构建了托品烷类生物碱合成途径中 9 个结构基因,为解决该途径中不清晰的合成步骤和相关转录调控因子提供有力的帮助。李聪等根据 Ty1 - copia 类反转录转座子 RT 的通用引物,从浙江临安铁皮石斛和云南广南种质中扩增得到 43 条具有较高的异质性 Ty1 - copia 类反转录转座子 RT 序列,其氨基酸序列可分为 6 类,并且与小麦、荸荠等单子叶植物的同源性较高,它们间可能存在着反转录转座子的横向传递。化文平等从药用植物秦艽中克隆了萜类成分合成途径的关键酶——5 - 磷酸脱氧木酮糖还原异构酶基因,基因包含 1 个完整的 1 428 bp 的 ORF 框,编码 475 个氨基酸,与萝芙木、番茄等植物 DXR 蛋白同

源性较高(≥85%),该基因主要在秦艽的叶中表达,并且受到茉莉酸甲酯的诱导。刘建福等对姜黄苯丙氨酸解氨酶基因进行研究,该酶全长 cDNA 为 1 293 bp,含有 1 个 927 bp 的完整开放阅读框,编码 308 个氨基酸。罗静等克隆了椪柑(橘核)的柠檬苦素-UDP-葡萄糖基转移酶基因,该基因序列全长为 1 530 bp,具有 1 509 bp 的完整开放阅读框,编码 502 个氨基酸。陶韵文等研究了北柴胡中 2 个糖基转移酶基因 BcUGT3 和 BcUGT6,BcUGT6 的转录受茉莉酸甲酯(MeJA)影响较小,BcUGT3 转录水平受 MeJA 影响较大,随 MeJA 处理时间的延长不断增加,4 d 时达 7 倍左右,并获得了 2 个基因的原核表达纯化蛋白。刘娟等克隆了白木香乙酰辅酶 A 酰基转移酶基因,开放阅读框 1 236 bp,编码 411 个氨基酸残基。该基因表达量不受物理伤害(切割)影响,但 MeJA 处理后 4 h 表达量升高了 5.5 倍。梁良等克隆了肉桂酸-4-羟基化酶基因(C4H)基因,编码区开放阅读框长为 1 515 bp,编码 514 个氨基酸,该基因受不同伤害处理的诱导。胡雅婷等采用 RACE 方法克隆类贝壳杉烯氧化酶(Sm KOL)全长 cDNA,并进行生物信息学分析。秦双双等研究有关绿原酸和木犀草素生物合成基因在叶和花中的表达水平,推测华南忍冬苯丙氨酸解氨酶 3 和 4-香豆酸辅酶 A 连接酶 2 基因可能与绿原酸成分积累有关;丙氨酸解氨酶 1、查耳酮合酶 1、苯基丙乙烯酮异构酶 3、HQT2 同源基因在华南忍冬花蕾和叶中的表达模式与忍冬不同,这为进一步研究忍冬与华南忍冬活性成分差异的遗传机制提供了理论依据。此外,王鹏飞等研究发现,吲哚乙酸、激动素、脱落酸、乙烯、茉莉酸、芸薹内酯在拉线期和块根膨大前期的合成和响应基因的上调与赤霉素合成基因的下调能促进块根的发育,油脂细胞可能与地黄药用成分的合成与储存有密切关系。这些研究为今后阐明药效物质的生物合成机制提供了依据。

2. 中药资源的生理生态学研究

(1)生态胁迫 梁尧等发现人参叶片光合作用与根部次生代谢对 Pb 胁迫的响应规律是反向的,高浓度 Pb 胁迫将抑制人参叶片的光合能力,但能够促进人参根部的次生代谢过程。孔四新等研究发现,Pb^{2+} 在 135 mg/L 以上,随着浓度的升高,种子发芽率、发芽势和发芽指数呈递减趋势,发芽率比对照低 23.97%~55.37%,胚根长、胚芽长、生物量、生长活力指数均显著降低。周丽等研究发现 0.4% 以上 NaCl 对银柴胡生长有显著的抑制作用,SOD、CAT 和过氧化物酶(POD)活性均随胁迫程度的增加呈现先增加后显著下降的趋势,丙二醛(MDA)量和脯氨酸(Pro)量呈现增加的趋势,膜透性和蛋白质量呈现降低的趋势。陈娟等测得光合作用的各项指标,随盐胁迫程度的增加,除气孔限制值外,各光合指标均下降,SOD、CAT 和 POD 均先升后降,MDA 和 Pro 含量呈上升趋势。杨卫星等喷施 Ca^{2+} 明显提高了半夏叶绿素含量和叶绿素 a/b;6 mmol/L 的 Ca^{2+} 处理显著提高了叶片的净光合速率,说明 Ca^{2+} 可缓解高温对半夏叶片光合作用的抑制以及对 PSII 系统的损伤。孙亚昕等研究发现,黑三棱随着 PEG-6 000 处理浓度的增加,MDA、Pro、可溶性蛋白、SOD 和 CAT 活性随之变化的规律,在 4 个产地中江苏与浙江种质的黑三棱均表现出较强的抗旱耐旱能力。

(2)光生态 张永刚等研究表明,光合有效辐射和土壤含水量是影响黄芩光合作用的重要环境因子,土壤含水量、土壤相对持水量和 Ca^{2+} 是影响黄芩苷含量重要环境因子,光合有效辐射、大气压和气温是影响黄芩素含量的重要环境因子。曹伍林等采用春、秋季节适时全光照并增施水杨酸(实验组)与正常遮阴(对照组)相比,人参叶片 SOD、CAT 和 POD 分别升高 27.52%、41.96% 和 37.70%,MDA 含量降低了 11.23%,叶绿素 a 无明显变化,但叶绿素 b 略低于对照组,认为适时撤去遮阴棚,增加光照强度不会对人参造成伤害。罗美佳研究认为,红光有利于三七的株高生长,青、黄、紫、蓝光均有利于三七地下部分生物量的积累,蓝、黄光有利三七光合作用,青光有利于人参皂苷Rd的积累,黄、青光有利于单株三七有效成分总量的增加。

(3)代谢调节 阎岩等研究证明,密旋链霉菌Act12诱导丹参毛状根后活性氧含量可上升,上调HMGR基因表达32.4倍和DXR基因表达4.8倍,丹参酮积累增加10.2倍。温鹏飞等在MS培养基中添加不同浓度的天冬氨酸、异亮氨酸、半胱氨酸和精氨酸,不同氨基酸使雷公藤不定根生长量有所下降,但次生代谢产物含量大幅度增加。韩晓敏研究发现,可可毛色二孢菌 Lasiodiplodia theobromae 能够诱导白木香愈伤产生 α-愈创木烯、δ-愈创木烯、α-蛇麻烯等3种沉香倍半萜,其机制可能与茉莉酸类物质有关。

(4)生长调节剂 李先恩等使用壮根灵使分根繁殖的丹参显著增产,使用多效唑使种苗繁殖的丹参显著增产,二者可以极显著的降低丹参的抗氧化活性,但对丹参有效成分含量的影响不显著。李阳等用125 μmol/L的 Me JA 处理红景天,4 d时红景天苷和多糖的含量及产量最高,SOD 和 POD活性达最大;浓度超过 125 μmol/L 时愈伤组织生物量明显减少,浓度在 225～275 μmol/L 时 SOD和 POD 活性最高,红景天苷和多糖的积累量最大,明显高于野生植株。宋新等使用植物生长调节剂氯吡脲(CPPU)叶面微肥,促进了五味子果穗横径生长,抑制了果穗纵径生长,可提高五味子的产量和质量。朱丽芳等探索噻苯隆(TDZ)和 α-萘乙酸(NAA)诱导老鸦瓣外植体直接成芽的方法,建立老鸦瓣器官途径丛生芽组培体系。邓耀辉等以80 mg/L 浓度乙烯利处理郁金,显著提高了广西莪术和桂郁金的鲜重、折干率及其姜黄素含量,增加了桂郁金的结薯数。

(5)内生菌 字肖萌等分离得到能有效地促进兜唇石斛和齿瓣石斛种子的萌发及幼苗建成的两个内生真菌:胶膜菌属 Tulasnella FDaI7 菌株及瘤菌根菌属 Epulorhiza FDd1 菌株,它们与石斛专一共生,为2种石斛的栽培奠定了理论基础。王雪等对连作丹参单独接种丛枝菌根真菌以及丛枝菌根真菌与哈茨木霉菌,使丹参根部病害的发生率降低,其中丛枝菌根真菌与哈茨木霉菌合用效果更佳,比 CK 组降低了 61.50%,并提高丹参根中丹酚酸 B 的含量($P<0.05$)、丹参酮 I 和丹参酮 II A 的含量($P<0.05$)。侯晓强等研究了 7 属 8 株内生真菌铁皮石斛,发现其对铁皮石斛苗有促生长作用,并均能在铁皮石斛根的根被、外皮层、皮层中以菌丝或菌丝团的形式存在,与有害真菌不同,不侵染内皮层和中柱。汪学军等从博落回根部共分离筛选得到内生放线菌 15 株,有 6 株放线菌对供试菌株表现出抑菌活性,占总分离菌株的 40%,其中茂原链霉菌菌株 BL7 对金黄色葡萄球菌与枯草芽孢杆菌的拮抗作用明显。高晓霞等研究发现,镰刀菌可诱导结香后韧皮部内生真菌菌丝相对丰度,明显增大菌群落构成。结香后刺盘孢菌取代茎点霉成为优势种群,刺盘孢菌是未结香和已结香白木香唯一共有内生真菌,且丰度差异较大。

此外,袁小凤等研究宁波、磐安和南通三个浙贝母种源根际真菌,发现宁波种根际真菌 Shannon指数高于南通和磐安种源,3 个种源根际大部分真菌种类相同,但每个种源均有特异性真菌。磐安本地种真菌多样性高于宁波和南通等外地种,根际真菌多样性及组成是由浙贝母种源和产区的土壤类型共同决定。刘翔等调查发现不同区域的桃儿七与所在群落中 20 个优势种的总体关联性不显著,在群落中独立性较强。

3. 中药生产技术研究

(1)育种 邵清松等对金线莲 9 个性状进行相关、通径和主成分分析,不同种源金线莲形态学性状变异系数为 2.96%～12.59%,形态学性状分为"高产型形态决定因子"和"产量的叶部决定因子",可指导育种。夏燕莉等从附子种质资源中选育获得7个附子新品系,并筛选出中附1号、中附2号两个高产新品种。夏琴报道,经过三轮系统选育获得高产、优质、抗性强的蓬莪术新品种"川蓬1号",根茎增产32.9%,块根增产22.7%,根茎浸出物及挥发油含量分别高于对照品系15.60%和9.30%。王耀辉等经过四轮选育获得丰产、优质、抗病的山茱萸新品种"秦丰",该品种丰产稳定、有效成分含量高、抗病性强,果实鲜红色、较大、圆柱形,平均单株累计产量较对照品种高87.69%。

(2)连作 李勇等研究证明,人参自毒物质降解菌可显著缓解苯甲酸、邻苯二甲酸二异丁酯、丁二酸二异丁酯和2,2-(4-羟基苯基)丙烷降解液对人参种子生长的毒害作用,使用后显著降低人参SOD、POD、CAT酶活性,表明微生物降解是缓解自毒物质抑制人参种子萌发的有效途径。梁雪娟等研究证明慈利、略阳和遵义3个产地杜仲皮的优势种群不同,内生真菌的组成结构上存在差异,慈利和略阳产地杜仲皮内生真菌种群多样性较高,分布较均匀。袁小凤等研究证明,随着栽培杭白芍年份的增加,土壤酸性持续下降,有机质含量降低,根际细菌多样性上升。芍药苷含量与土壤pH、细菌多样性呈显著正相关,与有机质呈显著负相关。彭三妹等基于16S rDNA的末端标记限制性片段长度多态性技术分析,证明连作导致杭白菊内生细菌多样性降低,而轮作和菌肥可增加内生细菌多样性,缓解连作障碍。茹瑞红等研究表明,不同菌渣提取液可降解酚酸,其中杏鲍菇菌渣提取液对5种酚酸(对羟基苯甲酸、香草酸、丁香酸、香草醛和阿魏酸)的总降解率达75.3%,使重茬地黄植株生长状况接近头茬地黄水平,块根质量鲜重和干重分别提高2.70和3.66倍,单株梓醇总量提高2.25倍,同时提高了地黄根际土壤中细菌、真菌和放线菌的数量,也提高了地黄根际土壤中蔗糖酶、纤维素酶、脲酶、磷酸酶和过氧化氢酶的活性。李阳波等将黄

连须根浸提液加入土壤中,微生物碳氮量显著降低,细菌和放线菌比对照降低约60%,自生固氮菌、磷细菌、钾细菌、硝化细菌和氨化细菌均显著减少,土壤固(供)氮、溶磷、解钾、促生等功能受到抑制,妨碍了土壤生物化学反应的有序进行,同时真菌增加了3倍左右。因此,在黄连生长过程中,根系分泌的化感物质可能改变土壤微生物种群结构,造成连作障碍。

(3)土壤 杨新杰等研究发现,珠子参质量与无机元素含量之间存在一定相关性,珠子参无机元素含量存在地域性差异,Ca、Fe、Zn含量可以作为珠子参品质的评价指标之一。顾志荣等采用ICP-MS及AAS测定13个当归主产县共103批15种土壤矿质元素含量,土壤中Mg的含量与海拔呈极显著正相关,Cd与海拔呈显著负相关,Pb、Cd、As、Cu、Cr及Ni等6种有害重金属元素与海拔呈负相关。宁梓君等施用不同剂量的生石灰改良栽培川芎的酸性土壤,提高了土壤pH值,显著降低川芎根茎中镉的含量。刘大会等、杨野等认为连作可造成三七种植土壤磷素的相对富集和钾素的相对亏缺,进而造成的土壤氮、磷、钾比例失衡以及土壤中微量元素养分比例失衡,导致连作障碍。肖春萍等发现随人参栽培年限增加,根际土壤微生物的呼吸作用、纤维素分解作用和硝化作用均被显著抑制,所导致的根际微生物种类、数量与活性变化及根际土壤微生态失衡是人参连作障碍的主导因素。

(4)种子处理 朱再标等采用66 mg/kgGA$_3$处理白花蛇舌草种子1 h,显著促进种子萌发,提高干旱条件下种子的发芽率、发芽指数、活力指数并促进幼苗的生长;3.0%KNO$_3$虽促进种子萌发,但对幼苗期的抗旱性没有显著影响。李志飞等研究了温度、光照、激素等多种因素与柴胡种子发芽和出苗的关系,并发现光照、温度与激素处理三者存在显著互作效应。侯茜等研究发现不同产地的秦艽种子发芽率有较大的差异,栽培秦艽种子的发芽率高于野生秦艽种子。余马等对4省产地收获的

中柴 1～3 号种子进行了研究,发现其中北京收获的种子累积发芽率和发芽指数都远高于其他产地收获的种子。杨斌等确定了川续断种子萌发的适宜条件为 20℃的光照环境。

(5)施肥 郭培俊等研究表明,氮素显著影响甘草根系呼吸速率和根系生物量积累,生长呼吸速率的抑制与生物量的提高呈负相关,并在 8 mmol/L 氮浓度处理时有最佳的效果。张朋等研究发现,氮素形态及配比对杭白菊的光合作用、碳氮代谢、产量品质影响显著,NH_4^+与 NO_3 为 1:3 时较利于杭白菊的生长及品质提升。杨娟娟等研究发现,钾肥使干旱菘蓝的 SOD、CAT、POD 活性显著增大,可溶性糖和脯氨酸含量升高,显著缓解干旱胁迫对菘蓝幼苗的伤害,生物量增加 89.13%。郑冬梅等研究发现,氯化钾和硫酸钾及两者配施均能显著提高三七生物量和产量,且氯化钾对三七增产和皂苷成分含量提高效果略优于硫酸钾。安冉等研究表明,鸡血藤施用不同农家肥、复合肥和微肥,醇溶性浸出物和总黄酮含量有较大变化,特别是原儿茶酸、儿茶素、表儿茶素含量变化更大,其中适量硼砂的农家肥较有利于鸡血藤内有效成分的形成与积累。马生军等采用 18.1 mg/L 锰处理甘草叶片,叶绿素和类胡萝卜素含量有所提高,SOD、POD 和 CAT 三种抗氧化酶活性均显著增加,净光合速率、气孔导度、蒸腾速率达到最大值,而胞间 CO_2 浓度也最高。

(6)病害防治 刘敏等从人参根中分离到嗜根寡养单胞菌 ge15 菌株,对人参黑斑病菌、人参疫病菌和人参锈腐病菌的抑菌效果明显,经 ge15 菌株处理的人参出苗率和存苗率与传统农药多菌灵相当。陈长卿研究表明,内生细菌 NJ13 菌株在人参根、茎、叶部均可定殖,而且定殖量与接种浓度呈正相关。该菌对人参黑斑病具有较好的防治作用,其中 $0.76×10^8$ cfu/mL 发酵液防效达 75.62%,高于对照药剂 0.67 mg/L50%嘧菌环胺 WG 的防效(73.06%)。

另外,对某些药材的栽培密度、遮光、摘蕾等栽培技术方面也有报道。

(撰稿:王喜军 审阅:俞桂新)

【中药废弃物资源化利用途径】

中药及天然药用生物资源种植面积达 240 多万公顷,可利用部位产量约 540 万吨,废弃组织器官产量在 1 100～1 600 万吨,加上在中药资源生产及其利用过程中产生的废弃物,将是一个数目庞大的可再生资源。而目前对其的综合利用技术尚处于初级阶段,致使资源性化学成分、物质的利用价值或潜在利用价值未能得到有效挖掘和充分利用。遵循资源循环经济理论和中药资源最大化利用理念,探讨中药废弃物的概念、产生、资源转化利用途径、转化增效模式及其集成技术的应用,对引导和推进中药废弃综合利用具有现实意义。

1. 中药废弃物概念

中药废弃物是指在药材、饮片加工、饮片配方颗粒、提取物、制剂生产制备过程,以及消耗中药及天然药用生物资源为特征的资源性产品制造过程中产生的未被开发利用的中药资源生物体废弃组织器官、未被利用的可利用物质和中药废渣、废水、废气等。

2. 中药废弃物的产生

中药废弃物的产生源于药材原料生产、药材初加工与饮片加工、中药制剂以及含中药的健康产品等资源性产品制造过程,主要包括:① 药材栽培(养殖)生产过程产生的传统"非药用部位"。② 药材产地加工与饮片炮制加工过程产生的下脚料及破碎组织、碎屑粉渣等。③ 在中药制药等资源性产品制造过程中产生的废渣、废水、废气等。④ 以中药为主体的资源性产品制造过程中,由于提取和精制过程资源性物质的转化与利用效率偏低而造成部分可利用物质重新回到自然环境。⑤ 对中药多元功效物质基础的科学认知和精细化利用水平滞后,中药资源的利用大多尚处于"总提取物"、"部位(群)"等粗放式利用状态,致使资源性化学成分的利用价值或潜在利用价值未能得到有效挖掘和充分利用等。

3. 中药废弃物的资源化途径

中药废弃物主体为可再生物质,尤其是废弃的植物组织器官、废渣、废水等是一类可转化利用的生物质原料。如雷公藤的根,广泛用作免疫治疗药物和生物杀虫剂。沙秀秀等通过分析提出了雷公藤属植物资源产业化过程废弃物的转化利用与资源化途径。雷公藤废弃的根皮及茎、叶、花、果实等中含有类似的资源性成分,其中有效成分雷公藤内酯醇在叶中含量几乎是根的3倍。

中药废弃物资源化利用主要通过化学转化、生物转化和物理转化三大转化技术实现。段金廒等构建了中药废弃物的转化增效资源化途经与集成技术体系,分类简述了中药废弃物化学、生物、物理转化利用途径的相关技术及其可能生成的资源化物质。

4. 中药废弃物转化技术的应用

(1)化学转化 应用各种化学技术将中药废弃物中大分子物质解聚转化为低聚类或小分子化学物质,或通过转化提升资源性化学物质的利用价值或潜在利用价值。中药废弃生物质原料经酸预水解后,得到的纤维素和木质素组成的固体物质可用做制浆造纸的原料,或经进一步发酵生产获得乳酸或乙醇等。

(2)生物转化 与化学反应相比,生物转化具有高度的立体结构选择性、高效、安全无毒、节能减排、设备简单、成本较低等优点,其产生的纤维素酶、木质素酶、淀粉酶等多种多样的酶系,能够催化一些化学合成难以进行的反应。由于反应通常在室温条件下,能有效地保护中药中的热敏性活性成分免遭破坏。江曙等探讨了提升中药废弃物微生物转化的资源性物质的利用效率和价值。认为通过中药废弃物的微生物转化可以提高资源性物质的回收利用效率,实现生物质能源化、优质蛋白饲料化和生物基质化。真菌转化和酶转化是最常选择的方法,可提高资源化物质的利用率。Paddon CJ等以酵母菌发酵产生的青蒿酸为原料,以 P_{450} 酶系合成青蒿素,可大大降低青蒿素生产成本。

此外,中药材废渣是一种理想的可再生能源,具有可再生性和低污染性特点。米铁等以中药材提取过程中产生的中药材废渣为利用对象,进行资源化、减量化和无害化处理,实现了中药材废渣的资源化利用。节煤效益按年处理1 000吨的中药材废渣气化供热项目,可节约标准煤 500 吨,按同期煤价 900 元/吨计算,年收益为 45 万元。CO_2 减排收益按煤 65% 的含碳量,可减排 CO_2 1 190 吨左右。

中药废弃物资源化过程是一项复杂的系统工程,既涉及中医药领域,又与农牧渔业、林业及林产化工、生物工程、化工技术等行业密切相关。中药废弃物资源化利用过程体现了资源的综合利用和多途径、多层次的利用方式,将有助于中药产业向着资源节约型、环境友好型、低碳型循环经济发展。

(撰稿:陈建伟 李祥 审阅:王峥涛)

【药用植物的遗传多样性研究】

1. SSR分析(微卫星标记)

王东等分析了党参转录组文库 EST 序列简单重复序列 SSR 位点。从 45 511 条 Unigenes 中共搜到 727 个 SSR 位点,分布在 6 017 条 Unigenes 序列中,发生频率为 12.22%,共有 415 种重复基元,平均每 4 520 bp 含 1 个 SSR 位点,二核苷酸重复占主要地位,AG/CT 出现频率最高,共获得

4 329条SSR引物。结果显示，大规模的SSR分子标记开发将有助于党参遗传多样性与分子育种研究。

陈茵等对灯盏花转录组中SSR位点信息及其多态性进行了分析。搜索到3 639个SSR位点，分布于3 260条unigenes上，出现频率是6.99%。二核苷酸重复是主要的类型，以AT/AT和AC/GT为优势重复基元。随机选取36对引物进行PCR扩增，其中34对扩增出清晰、可重复的条带，19对表现出多态性差异。结果显示，灯盏花转录组中SSR位点可为其遗传多样性分析和遗传图谱构建提供丰富的候选分子标记。

李翠婷等对野三七转录组中SSR位点信息进行分析及其多态性研究。共搜索到21 320个SSR位点，分布于17 780条unigenes，出现频率为16.82%。二核苷酸重复是主要类型，AG/CT和AT/AT是优势重复基元类型。随机选择30对引物进行PCR扩增，其中29对扩增出清晰、可重复的条带，15对扩增条带表现出多态性。提示野三七转录组中SSR位点丰富，可为其遗传多样性分析提供丰富的候选分子标记。

2. SRAP分析（相关序列扩增多态性）

Liu等应用SRAP技术对16个国家29份批次刀豆的遗传多样性进行研究，共得到274条条带，其中多态性条带144条。PIC值从0.10到0.43，平均值为0.27。AMOVA分析揭示，92%的显著性差异存在于不同样品间，8%存在于同一批次样品内。Cluster及PCoA分析结果相似，可将所有样品分为5类，每一类都含有不同表型特征的样品。

柴锟等利用SRAP分子标记技术对7个不同生态区域天麻的种质资源进行遗传多样性研究。33对引物扩增出637条多态性条带，多态性百分率达73.16%。结果提示，天麻变型内变异大于变型间变异，天麻各变型间有很大的遗传分化，人工栽培对遗传分化有影响，但不显著；红杆天麻的遗传性状较为稳定，与其他变型间缺乏基因交流，遗传多样性匮乏。

3. ISSR分析（简单重复序列间标记）

魏艺聪等采用ISSR标记分析草珊瑚的DNA指纹图谱与其品质相关性。通过筛选出的23个ISSR引物对18份草珊瑚样品进行扩增，共获得198条谱带，其中多态性谱带184条。遴选出位点组合，分别建立受试草珊瑚样品基因组的DNA指纹图谱，提示ISSR分子标记可以有效辨别18份受试草珊瑚样品的DNA指纹图谱，并筛选获得一条与其品质有一定相关性的特征条带。

肖承鸿等采用ISSR分子标记分析了太子参12个栽培种源的遗传多样性，并同时测定各种源药材中太子参环肽B的量。用10条ISSR引物扩增出82条带，其中多态性条带73条。12个种源间及种源内个体中的太子参环肽B量差异明显。结果提示，栽培太子参各产地间的换种及其生物学特性是其遗传多样性水平丰富的主要原因，可综合考虑遗传多样性水平和太子参环肽B的量，筛选出优良种质。

4. AFLP分析（扩增片段长度多态性）

张宏意等运用AFLP技术，对12个当归居群117个个体进行遗传多样性研究。从64对引物中筛选得到8对AFLP引物组合，共扩增出815个条带，多态性条带为812个，野生种质和栽培种质当归以及不同表型当归在系统树中各自聚类。提示当归遗传多样性比较丰富，不同种群分化较大，紫茎和绿茎两种表型当归可能具不同基因型。

5. DALP分析（直接扩增长度多态性）

杨春勇等采用DALP分子标记技术，对多个产地的野生福建金线莲及近似种的18个居群进行多样性检测。筛选出6个引物组合，扩增得到355

个多态性位点,其中 14 个福建金线莲居群多态百分率为 95.77％。结果表明,不同福建金线莲居群之间存在较高的遗传分化且基因交流较小,地理隔离和资源锐减可能是造成福建金线莲居群间基因流动受到限制的原因。

6. SCoT 分析(目标起始密码子多态性)

肖承鸿等综合运用表型差异分析与 SCoT 分子标记方法对贵州栽培的 40 份杜仲进行遗传多样性分析。10 条 SCoT 引物扩增出 76 条带,其中多态性条带 50 条,结果提示,贵州栽培杜仲不同种群的遗传多样性差异较小,种群间存在一定的遗传分化,但遗传分化主要存在于种群内,种群间表型差异聚类和 SCoT 聚类结果相似,均与地理位置有一定的相关性。

陈大霞等利用 SCoT 分子标记分析国内外 8 个黄花蒿品种(品系)群体的遗传结构及遗传多样性。20 条引物共检测到 145 个扩增位点,其中多态位点 122 个,结果提示,大部分遗传变异存在于品种(品系)内,品种(品系)间存在基因流障碍;8 个品种(品系)聚为 2 个大类,具有相同或相似遗传背景的品种(品系)具有聚为一类的倾向。

(撰稿:倪梁红　审阅:王峥涛)

【不同采收期中药材有效成分的动态变化】

掌握不同采收期中药材有效成分的动态变化,对确定合理的采收期,保证药材质量具有重要价值。

1. 根及根茎类

(1) 川芎　刘金亮等分析了都江堰产区 10 个采收期川芎中的阿魏酸、洋川芎内酯 I、洋川芎内酯 H、洋川芎内酯 A 和藁本内酯共 5 种成分的含量,发现采收期对 5 种成分均有显著影响,随着采收期

的推迟,5 种药效成分的含量均呈现先增后减的趋势,其含量与采收期均呈二次或三次函数关系。综合考虑确定最佳采收期为 260～265 d。

(2) 板蓝根　徐小飞等测定了不同采收期板蓝根中核苷类及(R,S)-告依春的含量。结果表明,板蓝根中核苷类的含量呈峰谷状变化,其中 9 月 15 日采集的样品为最高,(R,S)-告依春含量以 10 月 5 日采集的样品含量最高。综合比较板蓝根的采收期以 10 月初最佳。

(3) 黄芩　郭晓艳等通过比较承德隆化黄芩规范化种植基地不同采收期黄芩根中黄芩苷含量,发现 2012 年 6 月 10 日采收的黄芩的根中黄芩苷含量最高,达 21.25％,6～10 月黄芩苷含量总体呈下降趋势,但每月第 10 日的黄芩苷含量会升高。郝婷等通过对承德产不同采收期黄芩的茎叶中野黄芩苷含量的比较,发现 2012 年 6 月 20 日采收的含量最高,达 2.68％,6～10 月含量总体呈下降趋势,而茎中含量在 6～10 月间基本平稳,但与叶相比明显偏低,9 月 20 日茎中含量最高,达 0.74％。不同采收期的黄芩中野黄芩苷的含量存在差异并有消长规律。吕维红等采用聚丙烯酰胺凝胶电泳法研究表明,不同采收期黄芩根的同工酶种类和数量不同,其中过氧化物同工酶的含量最高,且变化最大,酯酶同工酶和淀粉酶同工酶的差异较小。探讨不同采收期黄芩根的同工酶变化,能为同工酶与内在化学成分的变化及采收期的确定提供依据。

(4) 柴胡　叶方等测定了鄂西北地区竹叶柴胡不同采收期可溶性多糖和粗多糖的含量。结果表明,竹叶柴胡中柴胡多糖含量为 9.642％～15.479％,水溶性多糖含量呈持续上升趋势,粗多糖在 7 月底含量下降,随后又明显上升,直到 11 月种子完全成熟,总多糖含量达最高。从柴胡多糖的角度,种植基地竹叶柴胡最佳采收期是在种子成熟以后,即每年 11 月底。

(5) 红景天　何宝佳等测定了不同采收期高山红景天中总多糖的含量,结果显示,采收高山红

景天的适宜时间为 7～9 月,尤以 9 月左右为宜。

(6)姜黄　宋玉丹等测定了不同采收期姜黄中姜黄素、去甲氧基姜黄素、双去甲氧基姜黄素的含量。结果显示,姜黄中姜黄素类成分在 12 月下旬含量最高,故最佳采收期应为 12 月下旬。

2. 茎木类

(1)毛钩藤　唐才林等测定了不同采收期毛钩藤中总生物碱和多糖的含量。结果发现,毛钩藤中总生物碱在全年通常气温相对较高的 5～10 月时段含量相对较低,多糖含量也保持相对较低的状态,而在当年 11 月到次年 4 月份总生物碱多糖含量相对较高,说明毛钩藤中总生物碱和多糖的含量变化与当地气温密切相关。为保证贵州开阳县翁昭村毛钩藤种植基地种植的毛钩藤质量相对较好,采收期应选择在每年的深秋至次年的春末。

(2)库页悬钩子　王宝珍等发现不同采收期库页悬钩子中总皂苷和齐墩果酸含量发生明显变化,总皂苷在 6～9 月含量逐渐升高,9 月含量最高,10 月逐渐下降,齐墩果酸含量从 8 月开始逐渐升高,9 月达最大值,10 月下降。根据主要化学成分含量测定的结果分析,9 月份应为库页悬钩子的最佳采收期。

3. 叶类

大花紫薇叶　王燕等对采自福建的大花紫薇叶在花期和果期内鞣花酸的含量进行了分析。结果显示,鞣花酸含量在开花期含量逐渐上升,在结果期即 8 月下旬达最大值,而在成长期含量开始逐渐降低,到果实成熟期含量达最低值。因此可确定大花紫薇叶 8 月中下旬为最佳采收期。

4. 花类

金银花　仇劲等研究表明,随着生长期的延长,金银花中绿原酸、3,5-二咖啡酰奎宁酸和 4,5-二咖啡酰奎宁酸的含量均呈现下降趋势,同一采收期花中的含量高于叶中的含量。叶中木犀草苷含量呈现缓慢升高趋势。综合考虑花的最佳采收期在二白期。郭新苗等测定了不同采摘期金银花中水解氨基酸的含量,18 种氨基酸的总量、药用氨基酸合计和增味氨基酸合计都是幼蕾期最高,二白期次之。由于幼蕾期金银花的产量较低且采摘极为困难,以二白期的金银花中氨基酸含量较高,适合作为采摘期。

5. 果实、种子类

(1)连翘　雷敬卫等测定了不同采收期连翘中连翘苷、连翘酯苷 A、醇浸出物含量及百果干重,并建立了不同采收期连翘的 HPLC 指纹图谱。结果表明,不同采收期连翘的指纹图谱色谱行为基本一致,但主要化学成分含量差别较大。青翘的最佳采收时间为 9 月下旬,老翘应在果实成熟后于 11 月之前采收。

(2)栀子　陈阳等测定了不同采收期栀子药材中西红花苷和栀子苷的含量。结果表明,西红花总苷含量从 8 月中旬的 0.009% 增加到 11 月中旬的 1.32%,而栀子苷则从 8 月中旬的 6.01% 降低到 12 月中旬的 2.86%。

(3)枸杞　明鹤等测定了不同采收时间枸杞子中枸杞多糖和甜菜碱的含量。结果表明,不同采收时间枸杞子中两种成分含量差异显著,但呈相同的变化趋势,随采收时间的推迟而降低,以 7 月下旬含量最高,分别为 2.50% 和 1.02%;10 月上旬含量最低,分别为 2.06% 和 0.76%。

6. 全草类

(1)垂盆草、佛甲草和凹叶景天　Wang L 等研究了不同采收期 3 种景天属植物垂盆草、佛甲草和凹叶景天中槲皮素和山奈酚的含量。结果表明 3 种植物的最佳采收期为 4 月底与 5 月初之间。

(2)白花蛇舌草　曹广尚等发现异高山黄芩素在白花蛇舌草中的积累呈现明显的规律,相同采收期叶和花中异高山黄芩素含量比茎中的含量高3～4倍。通过不同采收期的数据对比显示,自6月后植物体内异高山黄芩素含量逐渐增加,至8～9月植物体内含量最高。白花蛇舌草采集的最佳时节应为8～9月。

(3)铁苋菜　魏学军等研究了不同采收期内黔产铁苋菜中没食子酸和总黄酮的含量,以7月中旬的最高,没食子酸含量以8月底的最低,总黄酮含量以8月中旬的最低。综合考虑活性成分含量及药材产量,建议铁苋菜在7月份采收为宜。

(4)金线莲　蒋元斌等研究了福建金线莲和台湾金线莲不同培养阶段多糖的含量变化。结果显示,两种金线莲从培养室生根壮苗培养阶段到大棚移栽培植阶段的多糖含量呈"双峰曲线"的变化趋势;生根壮苗培养阶段,两种金线莲培养5个月的多糖含量均达最大值;大棚移栽培植阶段,两种金线莲前3个月的多糖含量均呈下降趋势,3个月后多糖含量开始增长。可见,生产上若不考虑大棚移栽,应在生根壮苗培养5个月时采收;若需移栽,培植时间应多于3个月。

(5)牻牛儿苗　尹海波等测定不同采收时期牻牛儿苗中活性成分没食子酸、原儿茶酸、柯里拉京及鞣花酸的含量。结果显示,没食子酸及原儿茶酸的含量在5月末达最大值,柯里拉京及鞣花酸的含量在6月末达最大值,4种酚酸活性成分总量在6月末达最高,确定从花期到果实近成熟为最佳采收期。

(6)广东紫珠　陈颖等研究发现,广东紫珠中连翘酯苷B和金石蚕苷含量在4～6月间均较低且变化不大;7、8月份连翘酯苷B有明显波动,金石蚕苷仍含量较低;9月份开始至11月中旬,连翘酯苷B和金石蚕苷含量均逐渐增大到峰值,然后开始降低,所以7月份和11月份为广东紫珠的最佳采收期。

(7)鹅不食草　杨艳芳等研究了不同采收时间鹅不食草中山金车内酯C和短叶老鹳草素的含

量。结果表明,不同生长月份药材中两种成分有明显差异,8月份药材中含量最高,为最佳采收期。

(撰稿:刘学湘　陈建伟　审阅:王峥涛)

【不同加工方法对中药材有效成分的影响】

1. 根及根茎类药材

(1)大黄　付绍智等以7种蒽醌类及酚酸类成分为指标,通过主成分分析,对10种大黄药材不同初加工方法进行了含量测定与评价。结果表明,奉节产大黄烘干大块干货的评分最高,支根总蒽醌和酚酸均比主根含量高,水润过程具有提高蒽醌类物质含量及降低酚酸类物质含量的作用。

(2)何首乌　郭盛等研究了6种干燥加工方法对何首乌药材中二苯乙烯苷类和蒽醌类活性成分转化的影响。二苯乙烯苷的含量依次为晒干、远红外干燥、冷冻干燥、阴干、烘干、微波干燥;阴干法和烘干法更适宜于结合型蒽醌类成分转化为游离型蒽醌类成分;采用远红外干燥的样品,其结合型蒽醌的含量最高。主成分分析评价结果表明,经远红外干燥法制备的何首乌药材其综合评价指数明显高于其他干燥方式。

(3)白芍药　许源等探讨了8种加工方法对白芍药中单萜苷类及多羟基化合物含量的影响。结果发现,鲜白芍药经蒸制或水煮后切片干燥处理,其单萜苷类及多羟基化合物的含量增加,苯甲酸的含量降低;鲜白芍药经蒸制和水煮高温处理后,干燥温度变化对其成分变化的影响不大。白芍药初加工过程中,采用水煮处理后切片干燥再去皮的加工方法,可得到较好品质的白芍药加工品,考虑到操作的方便,建议采用去皮切片后再干燥的方法。徐建中等通过测定样品折干率、水浸提物和芍药苷含量来衡量不同的一体化加工工艺的利弊,探索了杭白芍药产地加工与炮制结合的一体化加工技术。结果发现,以"去皮100℃烘20 min半干切片"和"不去皮水蒸半干切片"两种加工方法的杭白芍中芍药苷含量最高;水热浸提取物的量也以"去皮100℃烘20 min半干切片"的工艺方法最高,而传统加工炮制和硫黄熏蒸两种工艺方法最低。

(4)太子参 侯娅等通过UPLC-Triple-MS-MS技术对不同加工方法的20批太子参进行测定,并通过载荷图筛选出差异显著的11种标志物。表明pseudostellarin E、pseudostellarin G、heterophyllin B、未知物2及未知物3的含量在晒干或晒搓的样品中相对较高,而与3种不同温度(40、50、60℃)烘干的太子参区别较大。结合民间实际加工方法,建议太子参加工以晒干或晒搓较为适宜。

(5)黄芪 季琳等比较了硫熏前后的黄芪有效成分含量差异以及二氧化硫残留量差异。结果表明,在三倍量硫黄熏蒸组中黄芪甲苷的含量最高,而在十成干硫熏组中最低;毛蕊异黄酮葡萄糖苷在阴干组中含量最高,在3次硫熏组中含量最低;二氧化硫残留量在各硫黄熏蒸组中均严重超标,其中以3次硫熏组最高。

(6)白芷 刘培等探索不同干燥方法对杭白芷中香豆素及挥发油类化学成分的影响及其变化规律,通过UHPLC-PAD同时测定不同加工方法获得的24批样品中香豆素类化学成分含量,GC-MS测定其挥发油类化学成分含量,经主成分分析,不同干燥方法处理的杭白芷药材中,香豆素和挥发油类成分含量的综合评分,以传统带皮石灰掩埋干燥处理最高,带皮热风(100℃)干燥方法次之。

(7)丹参 赵志刚等采用晒干、阴干、不同温度烘干及"发汗"处理加工,考察不同加工干燥方法对山东产丹参药材中迷迭香酸、丹酚酸B、隐丹参酮和丹参酮ⅡA的含量变化。结果表明,阴干及低温烘干(40~60℃)对几种成分含量无明显影响,有利于丹参中活性成分的保留;晒干对隐丹参酮、丹参酮ⅡA及迷迭香酸损失明显;烘干对丹参中水溶性成分影响较大,高温(80~100℃)易造成迷迭香酸和丹酚酸B的大量损失;丹参经"发汗"后,迷迭

香酸含量降低,丹酚酸B无明显变化,而隐丹参酮和丹参酮ⅡA含量显著升高。张卓能等通过考察不同加工方式(鲜切、半干切、干切和全根)对丹参储存过程中成分变化的影响,确定鲜丹参适宜的加工方法。结果发现,鲜丹参切段晒干后储存能有效减少丹参药效成分的损耗及分解,且晒干后9个月前使用最佳。

(8)天麻 宁子琬等比较了煮制、蒸制及硫黄熏蒸的加工方法对天麻中腺苷、天麻素、对羟基苯甲醇、对羟基苯甲醛、巴利森苷等五种化学成分的影响。发现与蒸制所得天麻药材相比,各成分含量均有不同程度的降低;且经硫黄熏蒸后的天麻药材中二氧化硫残留量均超过400 mg/kg。徐顶巧等通过单因素及正交试验的方法探索干制过程中放置时间、蒸煮时间及烘干温度对天麻中天麻素含量的影响,发现鲜天麻采收后不宜放置超过24 h,蒸煮25 min后切片,105℃烘干,可使天麻素的含量达0.532%,较传统加工法提高了43%。

2. 花类药材

(1)金银花 王萌等检测了杀青、微波、烘干和阴干等不同方法加工后金银花中绿原酸和木犀草苷的含量,发现烘干法和微波法所得的药材质量较好。郝江波等探讨了不同产地和加工方法对金银花中有机酸和黄酮两类成分含量的影响。结果发现,加工方法对金银花的品质影响大于产地;加工方法中杀青、烘干等现代加工方法更有利于保证药材品质。王永香等以绿原酸、木犀草苷含量及液相指纹图谱相似度为评价指标,考察自然晒干、烘房烘干、微波杀青烘干、滚筒杀青烘干、硫黄熏蒸阴干5种不同产地加工方法对江苏东海县金银花药材种植基地金银花质量的影响,结果发现金银花最佳加工方法为烘房烘干法。

(2)野菊花 吴明侠等考察野菊花不同产地的加工方法对野菊花中蒙花苷、绿原酸和3,5-二咖啡酰奎尼酸3种成分的影响,发现不同加工方法

对药材中绿原酸含量影响不大,但对蒙花苷和 3,5 -二咖啡酰奎尼酸含量有较大影响。40℃烘干加工时,蒙花苷和绿原酸的含量均最低。

3. 叶类药材

番泻叶 肖娟等以番泻苷 A、B,异鼠李素 - 3 - O - β - 2 -龙胆二糖苷及外观为评价指标,建立综合评分方法,比较晒制、阴干、微波制、炒制等 6 种初加工方式对番泻叶品质的影响。发现番泻叶的最佳初加工方式为微波制、火力中等、2 min。

4. 果实类药材

瓜蒌子 刘金娜等以瓜蒌子中 3,29 -二苯甲

酰基栝楼仁三醇的含量为考察指标,比较不同果实成熟度(青果、中果、熟果)及加工方式对瓜蒌子质量的影响,发现完全成熟的瓜蒌子质量优于未成熟的瓜蒌子,60℃下烘干的瓜蒌子质量最优。

5. 全草类药材

铁苋菜 魏学军等发现不同加工方法对铁苋菜中没食子酸和总黄酮的影响显著,趁鲜切段后80℃烘干效果最佳,全草阴干效果最差,趁鲜切段后晒干与趁鲜切段后 80℃烘干的差异不明显。相同贮藏时间内,全草晒干比趁鲜切段晒干的没食子酸和总黄酮量含量高。

(撰稿:白钢钢 陈建伟 审阅:王峥涛)

[附] 参 考 文 献

A

安冉,刘军民.不同肥料对鸡血藤药材质量的影响[J].中药材,2014,37(11):1932

C

曹广尚,杨培民,王新凤,等. HPLC 测定白花蛇舌草不同采收期及不同部位中异高山黄芩素含量[J].中国实验方剂学杂志,2014,20(17):49

曹伍林,宋琦,孟祥才,等.增加光照强度对人参叶片生理生化的影响[J].中药材,2014,37(9):1522

柴锟,刘红昌,李金玲,等. 基于 SRAP 分子标记的天麻遗传多样性研究[J]. 中草药,2014,45(20):2974

陈大霞,崔广林,张雪,等. 黄花蒿品种(品系)群体遗传结构及遗传多样性的 SCoT 分析[J]. 中国中药杂志,2014,39(17):3254

陈娟,谷巍,段金廒,等.穿心莲生理特性及盐胁迫对其影响研究[J].中药材,2014,37(8):1720

陈阳,张浩,蔡乐,等.不同采收期栀子药材中有效成分的含量与清除自由基活性的相关性研究[J].华西药学杂志,2014,29(4):405

陈茵,李翠婷,姜倪皓,等.灯盏花转录组中 SSR 位点信息分析及其多态性研究[J].中国中药杂志,2014,39(7):1220

陈颖,许敏,凌嘉伟,等.不同采收期广东紫珠中两种抗炎活性成分的动态变化[J].中医药学报,2014,42(1):29

陈长卿,李桐,李欣莲,等.人参内生细菌 NJ13 在宿主体内定殖特性及对人参黑斑病的防治效果[J].中国中药杂志,2014,39(10):1782

D

邓耀辉,卢声仙,黄关慧,等.乙烯利对广西莪术及桂郁金产量和品质形成的影响[J].中药材,2014,37(6):942

段金廒,宿树兰,郭盛,等.中药废弃物的转化增效资源化模式及其研究与实践[J].中国中药杂志,2013,38(23):3991

段金廒,宿树兰,郭盛,等.中药资源产业化过程废弃物的产生及其利用策略与资源化模式[J].中草药,2013,44(20):2787

段金廒.中药废弃物的资源化利用[M].北京:化学工业出版社,2013:19

F

付绍智,王婷婷,高文远,等. 基于主成分分析的不同初加工方法大黄的蒽醌及酚酸类成分比较研究[J]. 中国中药杂志,2014,39(5):833

G

高晓霞,周伟平,王磊,等. 镰刀菌诱导结香对白木香叶内生真菌分布和群落构成的影响研究[J]. 中国中药杂志,2014,39(2):197

顾志荣,丁军霞,梁馨月,等. 当归产区土壤中矿质元素的分布及其与海拔、土壤类型的关系研究[J]. 中药材,2014,37(11):1919

郭培俊,吴国锋,刘文兰,等. 氮素供给对甘草根系呼吸动态及生物量积累的影响研究[J]. 中国中药杂志,2014,39(9):1584

郭盛,段金廒,吴达维,等. 干燥方法对何首乌块根中多元功效物质转化的影响[J]. 中草药,2014,45(4):498

郭晓艳,郝婷,赵桂琴,等. 承德产道地药材黄芩不同采收期的根中黄芩苷的含量测定[J]. 时珍国医国药,2014,25(4):940

郭新苗,郭庆梅,周凤琴. 不同采摘期金银花中氨基酸含量的 PITC 柱前衍生 HPLC 法测定[J]. 时珍国医国药,2014,25(10):2501

H

韩晓敏,梁良,张争,等. 可可毛色二孢菌对白木香产生倍半萜诱导作用[J]. 中国中药杂志,2014,39(2):192

郝江波,李卫东,莫愁,等. 产地和加工方法对金银花中有机酸类和黄酮类成分的影响[J]. 中医药信息,2014,31(3):1

郝婷,王小青,郭晓艳,等. 承德产黄芩不同采收期茎、叶中野黄芩苷的含量测定[J]. 时珍国医国药,2014,25(7):1732

何宝佳,魏蔚. 不同产地、不同生长期红景天中总多糖的含量分析[J]. 赤峰学院学报(自然科学版),2014,30(2):39

侯茜,胡锋,张帆,等. 不同种质资源和贮藏条件对秦艽种子发芽率的影响[J]. 中药材,2014,37(11):1936

侯晓强,郭顺星. 铁皮石斛促生长内生真菌的筛选与鉴定[J]. 中国中药杂志,2014,39(17):3232

侯娅,马阳,邹立思,等. 基于 UPLC - Triple TOF - MS - MS 技术分析不同加工方法对太子参化学成分的影响[J]. 中草药,2014,45(19):285

胡雅婷,高伟,刘雨佳,等. 丹参类贝壳杉烯氧化酶(SmKOL)基因全长克隆及其生物信息学分析[J]. 中国中药杂志,2014,39(21):4174

J

季琳,毛春芹,陆兔林,等. 不同加工方法对黄芪有效成分含量及二氧化硫残留量的影响[J]. 中国中药杂志,2014,39(15):2819

江曙,刘培,段金廒,等. 基于微生物转化的中药废弃物利用价值提升策略探讨[J]. 世界科学技术(中医药现代化),2014,16(6):1210

蒋元斌,李健,马玉芳,等. 福建金线莲和台湾金线莲不同采收期多糖的变化[J]. 福建农林大学学报(自然科学版),2014,43(2):124

K

孔四新,苏贺,詹延廷,等. Pb^{2+} 胁迫对冬凌草种子萌发和幼苗生长的影响[J]. 中国中药杂志,2014,39(21):4216

L

Liu MQ,Ding MM,Chen LJ,et al. Genetic diversity and relationships among *Canavalia ensiformis* (L.) DC. Accessions as revealed by sequence-related amplified polymorphism markers [J]. Biochemical Systematics and Ecology,2014,57:242.

雷敬卫,张强,谢彩侠,等. 不同采收期连翘的含量测定及 HPLC 指纹图谱[J]. 中国医药工业杂志,2014,45(12):1181

李聪,斯金平,高燕会,等. 铁皮石斛 Ty1 - copia 类反转录转座子反转录酶(RT)序列的克隆与分析[J]. 中国中药杂志,2014,39(2):209

李翠婷,张广辉,马春花,等. 野三七转录组中 SSR 位点信息分析及其多态性研究[J]. 中草药,2014,45(10):1468

李先恩,张晓阳. 植物生长调节剂对丹参药材产量和品质的影响[J]. 中国中药杂志,2014,39(11):1992

李阳,廉美兰,邵春绘,等. 茉莉酸甲酯对高山红景天愈伤组织中红景天苷和多糖积累的影响[J]. 中国中药杂志,

2014,39(21)：4252

李阳波,何林卫,张薇,等. 黄连须根浸提液对土壤微生物及酶活性的影响[J]. 中国中药杂志,2014,39(21)：4205

李勇,龙期良,丁万隆,等. 微生物降解对人参自毒作用的缓解效应[J]. 中国中药杂志,2014,39(15)：2868

李志飞,陈兴福,徐进,等. 激素处理、光照、温度对北柴胡出苗特性的影响[J]. 中国中药杂志,2014,39(8)：1401

梁良,韩晓敏,张争,等. 白木香肉桂酸-4-羟基化酶(C4H)基因的克隆及表达分析[J]. 中国中药杂志,2014,39(10)：1767

梁雪娟,张水寒,张平,等. 不同产地杜仲皮内生真菌种群结构的比较分析[J]. 中国中药杂志,2014,39(2)：204

梁尧,姜晓莉,杨粉团,等. 重金属铅胁迫对人参光合特征与皂苷含量的影响[J]. 中国中药杂志,2014,39(16)：3054

刘大会,王丽,崔秀明,等. 三七不同间隔年限种植土壤氮、磷、钾含量动态变化规律研究[J]. 中国中药杂志,2014,39(4)：572

刘建福,钟书淳,王明元,等. 姜黄苯丙氨酸解氨酶基因的克隆与序列分析[J]. 中草药,2014,45(21)：3141

刘金亮,范巧佳,郑顺林,等. HPLC测定不同采收期川芎药材中5种药效成分的含量[J]. 中国中药杂志,2014,39(9)：1650

刘金娜,谢晓亮,杨太新,等. 果实熟度及加工方式对瓜蒌子中3,29-二苯甲酰基栝楼仁三醇的影响[J]. 中药材,2014,37(4)：581

刘娟,徐艳红,杨勇,等. 白木香乙酰乙酰基辅酶A硫解酶基因(AsAACT)的克隆与表达分析[J]. 中国中药杂志,2014,39(6)：972

刘敏,丁万隆,高原,等. ge15菌株的鉴定及其对人参病害的防治效果[J]. 中国中药杂志,2014,39(24)：4754

刘培,陈京,周冰,等. 不同干燥加工方法及其条件对杭白芷中香豆素及挥发油类化学成分的影响[J]. 中国中药杂志,2014,39(14)：2653

刘翔,赵纪峰,王昌华,等. 四川康定折多山濒危药用植物桃儿七群落主要种间联结性研究[J]. 中国中药杂志,2014,39(13)：2473

罗静,裴瑾,康亚兰,等. 椪柑柠檬苦素-UDP-葡萄糖基转移酶基因的克隆、分析及表达[J]. 中草药,2014,45(18)：2691

罗美佳,夏鹏国,齐志鸿,等. 光质对三七生长、光合特性

及有效成分积累的影响[J]. 中国中药杂志,2014,39(4)：610

吕维红,张文岭,李岩. 不同采收期黄芩根的四种同工酶电泳研究[J]. 河北中医药学报,2014,29(4)：42

M

马生军,程新宇,谢景,等. 锰营养对甘草光合特性和抗氧化酶活性的影响[J]. 现代中药研究与实践,2014,28(6)：7

米铁,胡叶立,余新明,等. 中药材废渣的资源化利用的研究[J]. 工业安全与环保,2013,39(8)：26

明鹤,杨太新,杜艳华. 不同采收时间枸杞子中枸杞多糖和甜菜碱含量的分析[J]. 时珍国医国药,2014,25(4)：945

N

宁子琬,毛春芹,陆兔林,等. 不同加工方法对天麻有效成分及 SO_2 残留量的影响[J]. 中国中药杂志,2014,39(15)：2814

宁梓君,李彬,李青苗,等. 改良酸性土壤对土壤活性态镉及川芎镉含量影响的研究[J]. 中药材,2014,37(11)：1925

P

Paddon CJ, Westfall PJ, Pitera DJ, et al. High-level semi-synthetic production of the potent antimalarial artemisinin[J]. Nature,2013,496(7446)：528

彭三妹,王博林,徐建中,等. 不同条件下连作杭白菊内生菌群的T-RFLP分析[J]. 中国中药杂志,2014,39(24)：4763

Q

强玮,王亚雄,张巧卓,等. 颠茄托品烷生物碱合成途径基因表达分析与生物碱积累研究[J]. 中国中药杂志,2014,39(1)：5

秦双双,黄璐琦,袁媛,等. 华南忍冬绿原酸和木犀草素生物合成关键酶基因表达分析[J]. 中国中药杂志,2014,39(13)：2469

R

茹瑞红,李烜桢,黄晓书,等. 食用菌菌渣缓解地黄连作障碍的研究[J]. 中国中药杂志,2014,39(16)：3016

S

沙秀秀,宿树兰,段金廒,等. 我国雷公藤属植物资源产

业化过程废弃物的转化利用与资源化途径[J].中国现代中药,2014,16(7):517

邵清松,黄瑜秋,胡润淮,等.金线莲形态学性状与产量形成关系的多重分析[J].中国中药杂志,2014,39(13):2456

沈亮,徐荣,陈君,等.我国肉苁蓉寄主梭梭种质资源多样性的 AFLP 分析[J].中国中药杂志,2014,39(6):959

宋新,丁璞,李先宽,等.氯吡脲对五味子果实形态和木脂素的影响[J].中国中药杂志,2014,39(9):1579

宋玉丹,王书林,余弦.犍为姜黄不同采收期姜黄素类成分差异探析[J].亚太传统医药,2014,10(18):6

孙亚昕,巢建国,谷巍,等.干旱胁迫对不同产地黑三棱生理生化的影响[J].中药材,2014,37(3):376

T

唐才林,高言明,杨春,等.毛钩藤不同采收期总生物碱与多糖含量变化研究[J].江西中医药,2014,45(381):66

陶韵文,徐洁森,孙晶,等.北柴胡糖基转移酶基因BcUGT3,BcUGT6 的表达分析及其原核表达[J].中国中药杂志,2014,39(2):185

W

Wang L, Mei Q, Wan D. Simultaneous determination by HPLC of quercetin and kaempferol in three Sedum medicinal plants harvested in different seasons [J]. Journal of Chromatographic Science, 2014,52(4):334

汪学军,闵长莉,殷智超,等.博落回内生放线菌的分离及活性菌株的鉴定[J].中药材,2014,37(11):1947

王宝珍,解红霞.不同采收期蒙药库页悬钩子中总皂苷和齐墩果酸的含量测定[J].中国实验方剂学杂志,2014,20(12):77

王东,曹玲亚,高建平.党参转录组中 SSR 位点信息分析[J].中草药,2014,45(16):2390

王萌,王建成,刘钧宁,等.HPLC 法测定不同加工方法金银花中绿原酸和木犀草苷的含量[J].药学研究,2014,33(5):261

王鹏飞,李鑫宇,李明杰,等.地黄块根膨大发生和驱动的组织观察及激素相关基因的调控分析[J].中国中药杂志,2014,39(17):3245

王森,张震,姜倪皓,等.半夏转录组中的 SSR 位点信息分析[J].中药材,2014,37(9):1566

王雪,陈美兰,杨光,等.丛枝菌根真菌与哈茨木霉菌合用对连作丹参生长及质量的影响[J].中国中药杂志,2014,39(9):1574

王燕.HPLC 法测定不同产地及不同采收时间大花紫薇叶中鞣花酸含量[J].亚太传统医药,2014,10(11):25

王耀辉,唐杰芳,强毅,等.山茱萸丰产型新品种秦丰的选育[J].中药材,2014,37(1):15

王永香,罗勇,沈娟,等.不同产地加工方法对江苏省东海县种植基地金银花质量影响的研究[J].中国中药杂志,2014,39(14):2665

魏学军,林先燕,李雪营,等.不同采收期和部位的黔产铁苋菜中没食子酸和总黄酮的含量[J].华西药学杂志,2014,29(5):580

魏学军,林先燕,李雪营,等.铁苋菜适宜产地加工方法研究[J].中成药,2014,36(5):1030

魏艺聪,林培玲,陈莹,等.采用 ISSR 标记分析草珊瑚的 DNA 指纹图谱与其品质相关性[J].中草药,2014,45(11):1620

温鹏飞,雷嘉敏,李群,等.不同氨基酸对雷公藤不定根生长及次生代谢产物含量的影响[J].中国中药杂志,2014,39(12):2267

吴明侠,崔永霞,许闽.不同产地加工方法对野菊花中三种活性成分含量的影响[J].中国医药工业杂志,2014,45(5):428

X

夏琴,杨昭武,李敏,等.川产道地药材技术、郁金新品种"川蓬 1 号"的选育研究[J].中药材,2014,37(11):1909

夏燕莉,舒光明,胡平,等.附子新品种中附 1 号、中附 2 号多点品比试验研究[J].中药材,2014,37(8):1330

肖娟.不同生境白簕种子形态、品质特征和种子萌发特性的研究[J].中药材,2014,37(5):731

肖承鸿,周涛,江维克,等.贵州栽培杜仲表型性状与SCoT 分子标记的遗传多样性分析[J].中药材,2014,37(8):1342

肖承鸿,周涛,江维克,等.栽培太子参的遗传多样性与质量分析[J].中草药,2014,45(9):1319

肖春萍,杨利民,马锋敏.栽培年限对人参根际土壤微生物活性及微生物量的影响[J].中国中药杂志,2014,39(24):4740

肖娟，刘婵，万丹，等.综合评分法优选番泻叶的初加工方式[J].中国现代中药，2014，16(6)：469

谢腾，王升，黄蕾，等.基于转录组的新疆紫草 ERF 转录因子家族生物信息学分析[J].中国中药杂志，2014，39(24)：4732

徐顶巧，周建军.鲜天麻干制过程中最佳加工条件的探索[J].中药材，2014，37(2)：215

徐护朝，张君毅，司灿.麦冬不同种群遗传多样性的 RSAP 分析[J].中国中药杂志，2014，39(20)：3922

徐建中，孙乙铭，俞旭平，等.杭白芍产地加工炮制一体化技术研究[J].中国中药杂志，2014，39(13)：2504

徐小飞，张慧晔，邓乔华，等.不同采收期板蓝根核苷类及(R,S)-告依春含量变化研究[J].现代中药研究与实践，2014，28(2)：19

许源，刘培，严辉，等.白芍初加工过程中单萜苷类及多羟基化合物的变化分析[J].中药材，2014，37(5)：775

Y

阎岩，赵欣，张顺仓，等.活性氧在密旋链霉菌 Act12 诱导丹参毛状根中丹参酮积累中的作用[J].中国中药杂志，2014，39(11)：1985

杨斌，李佳，严世武，等.川续断种子适宜萌发条件的研究[J].中药材，2014，37(12)：2145

杨春勇，李戈，王艳芳，等.福建金线莲 DALP 遗传多样性分析[J].中草药，2014，45(19)：2824

杨娟娟，郭巧生，陈苏丹，等.钾肥和水分对菘蓝幼苗生长和生理特性的影响[J].中国中药杂志，2014，39(10)：1772

杨卫星，黑刚刚，李姣姣，等.外源 Ca^{2+} 对高温胁迫下半夏光合参数及有效成分积累的影响[J].中国中药杂志，2014，39(14)：2614

杨新杰，王薇，刘超，等.珠子参药材无机元素特征及与道地性的关系[J].中药材，2014，37(11)：1951

杨艳芳，朱艳平，张炳武，等.不同采收时间鹅不食草中 2 种倍半萜内酯的含量测定[J].时珍国医国药，2014，25(5)：1209

杨野，王丽，郭兰萍，等.三七不同间隔年限种植土壤中、微量元素动态变化规律研究[J].中国中药杂志，2014，39(4)：580

叶方，杨光义，杜士明，等.鄂西北地区不同采收期竹叶柴胡中柴胡多糖含量变化[J].医药导报，2014，33(9)：1219

尹海波，赵晓雨，涂秀文，等.不同采收时期牻牛儿苗中 4 种酚酸类活性成分的动态分析[J].中国实验方剂学杂志，2014，20(13)：121

余马，舒晓燕，杨兴旺，等.产地及基因型对北柴胡种子萌发的影响研究[J].中药材，2014，37(10)：1736

袁小凤，彭三妹，王博林，等.利用 DGGE 和 454 测序研究不同浙贝母种源对根际土壤真菌群落的影响[J].中国中药杂志，2014，39(22)：4304

袁小凤，彭三妹，王博林，等.种植年限对杭白芍根际细菌群落及芍药苷含量的影响[J].中国中药杂志，2014，39(15)：2886

Z

张宏意，廖文波.当归种质资源遗传多样性的 AFLP 分析[J].中药材，2014，37(4)：572

张朋，王康才，成明超，等.氮素形态对杭白菊生长及品质的影响[J].中国中药杂志，2014，39(17)：3263

张永刚，韩梅，姜雪，等.环境因子对黄芩光合生理和黄酮成分影响研究[J].中国中药杂志，2014，39(10)：1761

张卓能，黄勇，邓乔华，等.不同加工方式的丹参药材在不同储存期的质量研究[J].现代中药研究与实践，2014，28(4)：6

仇劲，王建华，房信胜，等.不同采收期忍冬花和叶中四种多酚成分的动态变化研究[J].时珍国医国药，2014，25(8)：1985

赵爽，董栩，马腾.滇重楼全长 cDNA 文库的构建及初步分析[J].中药材，2014，37(1)：22

赵志刚，郜舒蕊，侯俊玲，等.不同产地加工方法对山东丹参药材质量的影响[J].中国中药杂志，2014，39(8)：1396

郑冬梅，欧小宏，米艳华，等.不同钾肥品种及配施对三七产量和品质的影响[J].中国中药杂志，2014，39(4)：588

周丽，郎多勇，张文晋，等.NaCl 胁迫对银柴胡生长及生理生化特性的影响[J].中草药，2014，45(19)：2829

朱丽芳，徐超，朱再标，等.TDZ 和 NAA 对老鸦瓣不定芽诱导和丛生芽增殖的影响[J].中国中药杂志，2014，39(16)：3010

朱田田，晋玲，杜弢，等.基于 ISSR 的甘肃中麻黄遗传多样性研究[J].中草药，2014，45(12)：1764

朱再标，卢魏魏，郭巧生，等.引发条件对干旱胁迫下白花蛇舌草种子萌发及幼苗生长的影响[J].中国中药杂志，2014，39(8)：1391

字肖萌，高江云.不同真菌对 2 种药用石斛种子共生萌发的效应[J].中国中药杂志，2014，39(17)：3238

（二）中药质量评价

【概　述】

2014 年，有关中药质量评价方面发表的论文有 3 000 篇。内容主要包括：中药真伪优劣的鉴别，中药品种的考证，中药药效物质基础研究、分析方法研究、质量标准研究等。在现代分析手段不断提升的条件下，中药质量标准和评价水平日趋提高，这是中药走向现代化、国际化的重要途径。

1. 基于药效物质基础的中药质量评价

（1）石斛　《中国药典》(2010 年版)收载的石斛品种有铁皮石斛、金钗石斛、鼓槌石斛、流苏石斛等。石斛多糖为其主要活性成分，是石斛发挥主要药效的重要物质基础。甘小娜等对《中国药典》(2010 年版)石斛多糖含量测定繁琐方法进行了改进，采用索氏提取方法去除杂质，将残渣加水回流提取，最后取少量的水提取液用于测定多糖含量，其余可用于测定甘露糖含量。优化后的方法简化了步骤，提高实验效率，而且重复性好，更有利于铁皮石斛质量标准的提高和进行质量控制。并用该方法比较了铁皮石斛与齿瓣石斛的多糖含量，显示齿瓣石斛甘露糖的含量略高于铁皮石斛。

（2）栀子　其主要化学成分是环烯醚萜类和西红花苷两类成分。付小梅等认为《中国药典》(2010 年版)以单一成分栀子苷作为栀子质量标准的指标性成分，无法全面反映药材的内在质量，从而建立了 HPLC - DAD 梯度洗脱的含量测定方法，同时测定了栀子类药材中 7 个主要环烯醚萜类成分及 3 个主要西红花苷类成分。结果表明，京尼平苷是主要存在的环烯醚萜类成分，西红花苷 - 1

是主要存在的西红花类成分。为此，付氏等以京尼平苷和西红花苷 - 1 为指标性成分，建立了栀子的 HPLC 含量测定方法，为完善栀子质量评价标准提供了依据。

（3）萹草　在《中国药典》(2010 年版)一部只收录萹草基本内容，无其他质量控制项，其黄酮类成分为其利水消肿、保护血管等药理作用的主要物质基础。谢凡等在系统研究了萹草的生药学基础上，以木犀草苷和大波斯菊苷为指标成分建立了 TLC 定性鉴别及 HPLC 含量测定方法，为萹草药材及其制剂的质量控制提供了科学依据。

（4）秦艽　为龙胆科龙胆属秦艽、麻花秦艽、粗茎秦艽或小秦艽的干燥根。目前这 4 种秦艽野生资源均处于濒危状态。吴靳荣等建立了马钱苷酸、龙胆苦苷等 5 个秦艽主要活性成分环烯醚萜类的含量测定方法，并对这 4 种秦艽和同属 4 种近缘种（粗壮秦艽、长梗秦艽、全萼秦艽、西藏秦艽）的含量进行了比较，为寻找秦艽合适的替代品奠定了良好的基础。

（5）骆驼蓬子　具有坚固经脉、助阳暖阴等作用，其主要活性成分是 β-咔啉类和喹唑啉类生物碱类。杨雅迪等在系统生药学研究的基础上，建立了骆驼蓬子的显微、薄层色谱鉴别方法，并以去氢骆驼蓬碱和骆驼蓬碱为指标性成分建立了定量分析方法。程娟娟等在此质量标准基础上，建立了复方木尼孜其颗粒中骆驼蓬子的质量控制方法，实现了药材与制剂质量控制方法的统一。

（6）蓝红胶囊　是在蒙古族民间治疗骨伤科疾病传统验方基础上开发的新制剂，由蓝刺头、三七、杜仲、红花和珍珠 5 味药组成，临床上用于治疗骨伤。花晓薇等采用 TLC 及 HPLC - ELSD 的方法对蓝红胶囊中三七的多种有效成分进行了定性鉴别和定量测定。李岩等对蓝红胶囊的主药蓝刺头进行质量研究,以具有抗炎作用的黄酮类成分芹菜素-7-O-葡萄糖苷为指标性成分,建立了含量测定方法。

（7）全蝎 主要活性成分为蛋白质与核酸,梁琨等建立了以异硫氰酸苯酯(PITC)柱前衍生化HPLC法测定全蝎中16种氨基酸含量的方法,可用于全蝎水解氨基酸的含量测定。

（8）鸡内金 主要含有蛋白质、氨基酸等成分,《中国药典》(2010年版)仅停留在醇溶性浸出物和灰分的测定,没有指标成分的含量测定。梁琨等利用PITC柱前衍生化方法针对中药鸡内金中16种氨基酸类成分进行了测定。

2. DNA分子标记法在中药鉴定中的应用

受生长周期、贮存条件和生长环境等多方面的因素影响,同一药材的性状特征和化学成分含量会有明显变化,再加上植物药存在较多的近缘种,仅靠形态特征和化学特征的分析已经不足以对某些植物药材进行准确的鉴定。DNA是一种相当稳定的生物大分子,不受样品组织部位的影响,仅需少量的材料就可对中药提供可靠的鉴别。

冬虫夏草为麦角菌科真菌冬虫夏草菌寄生在蝙蝠蛾科昆虫幼虫上的子座和幼虫尸体的干燥复合体。徐红等在性状鉴别的基础上,描述了冬虫夏草的横切面结构与粉末特征,并将冬虫夏草特异性的RAPD扩增片段转化为SCAR标记,在优化PCR的鉴别条件下可以快速将冬虫夏草与混淆品区分。

目前石斛类药材种类丰富,品种混乱和加工干燥成"黄草"和"枫斗",相似度极大,鉴别难度大。叶子等采用改良CTAB法,从石斛类药材中提取可用于PCR扩增的基因组DNA,基于ITS序列分析和积累的石斛属植物ITS序列资料以及Genbank序列数据库进行比对分析,对石斛类药材

的基原进行鉴别,弥补了传统生药学鉴定方法在石斛药材鉴别方面的不足。

石林春等构建了800余种动物药材和大量动物药材混伪品及密切相关物种的DNA条形码数据库,这对动物药材鉴定、资源的可持续利用和濒危物种保护均有重要意义。

3. 中药的安全性评价

中药成分复杂,部分中药含有一些毒性成分,有的甚至有效成分本身也具有毒性,很大程度上限制了此类中药的临床应用。因此,有必要建立"有毒"中药中毒性成分的定性、定量分析方法和含量限度标准。

Chen ZY等对丁公藤中的生物碱进行了安全性考察,发现包公藤A和包公藤C是其中毒性最强的两种生物碱,对肝和肾有明显的毒性。Xiong AZ等对千里光中吡咯里西啶生物碱造成的肝毒性进行胆汁酸代谢轮廓分析,在胆汁酸水平上对千里光的肝毒性进行了评价,这对其他可能含有肝毒性的中药有指导性意义。Fang LX等针对菊三七内含吡咯烷生物碱成分可致明显的肝毒性作用,建立了以质谱导向分离6对顺反异构吡咯里西啶生物碱方法,这为肝毒性的深入研究奠定了基础。

硫黄熏蒸是中药材产地加工贮藏过程中,进行干燥防霉防腐杀虫的简便常用方法。甘肃定西和陇西地区是中药黄芪产量最大的区域,当地的药农和药商储藏前大多用硫黄熏蒸药材。翟宇瑶等采用当地硫黄熏蒸方法,研究黄芪中黄酮类和皂苷类成分的变化,发现熏硫加工后,黄酮苷成分有所降低。

4. 核磁共振技术在中药定量和代谢组学中的应用

定量核磁共振技术(qNMR)已经成为一种日益成熟的仪器分析方法,具有对样品无选择性、无破坏性、实验过程不需要绘制标准曲线、样品制备

简单和仪器检测快速的特点,已在中药、药学领域广泛应用,包括药品质量控制、候选药物纯度测定及药物体内代谢物研究等方面。如 Li ZY 等利用 qNMR 方法,对 6 个人参达玛烷型皂苷化合物进行纯度测定,并且用 HPLC/UV 方法验证了该方法的可靠、稳定。Li ZY 等利用 qHNMR 方法,对 5 个环烯醚萜类和裂环烯醚萜类进行了纯度测定,同样也用 HPLC/UV 方法验证了该方法可靠稳定。

核磁共振技术(NMR)既可用于混合体系的定性分析,又可以用于其定量分析。核磁共振定量分析技术已成为定量代谢组学研究中的重要手段,如 Li F 等采用核磁代谢组学和多元统计分析的方法,从大鼠血清中检测到 35 个代谢产物,包括碳水化合物、氨基酸、有机酸等,并发现急性心肌缺血主要会导致氨基酸代谢紊乱,而薤白有抑制心肌缺血损伤和维持代谢平衡作用,可能是通过抑制能量代谢的变化及调节氨基酸代谢实现的。

(撰稿:胡海军　李佳　王峥涛　审阅:俞桂新)

【中药品种与性效的考证研究】

1. 品种考证

(1)金银花　张卫等报道,传统中医使用的金银花具有缠绕藤本;茎微紫色,有被毛;叶对生,卵状心形,两面皆有被毛;一蒂双花,单花唇形,花冠长 3.2 cm 左右,花蕊长,花开先白后黄,总花梗单生于小枝叶腋且总苞片叶状卵形,花期 3 月中旬到 5 月中旬等特征,在忍冬科各种植物中仅忍冬 *Lonicera japonica* Thunb. 一个品种符合传统药用金银花的植物学特征,可作为正品使用。

(2)铁皮石斛　姜武等报道,本草古籍中提及的石斛是包括铁皮石斛在内的多种石斛属药材的统称。民国时期铁皮石斛 *Dendrobium officinale* Kimura et Migo 是作为独立命名的药材流通,其道地产区遍及长江以南各省区。目前,野生铁皮石斛资源濒临灭绝,现今人工种植地域和古籍记载产区

基本一致。

(3)桃金娘　戴卫波等报道桃金娘在本草古籍中又名都念子、多南子、倒捻子、倒黏子、冬年、刀年、逃军粮等,皆为桃金娘方言音讹而致。《花镜》将金丝桃和都念子分作二物,经考皆为桃金娘 *Rhodomyrtus tomentosa*(Ait.)Hassk.。《植物名实图考》中"金丝桃"与"石都念子",据文字描述考证,也均为桃金娘 *R. tomentosa*(Ait.)Hassk.,书中"金丝桃"附图可能为藤黄科金丝桃 *Hypericum monogynum* L.,石都念子附图与桃金娘 *R. tomentosa*(Ait.)Hassk. 存在差异,具体为何物有待考证。同时发现将都念子(桃金娘)考证为藤黄科的莽吉柿(山竹)*Garcinia mangostana* L. 存在错误。

(4)叶下珠　戴卫波等报道叶下珠最早记载于《生草药性备要》,而以叶下珠为正名最早出现在《植物名实图考》。在《生草药性备要》《本草求原》《岭南采药录》《山草药指南》所载的十字珍珠草均为叶下珠 *Phyllanthus urinaria* L.,《本草求原》误将自消容作为十字珍珠草(即叶下珠),《中华本草》将十字珍珠草作为自消容异名易造成混淆,应改为"叶下珠"异名。

(5)藤梨　邸学等报道,藤梨最早记载于《食疗本草》中,名称因产地而异,有木子、阳桃、白毛桃、毛梨子、大零核等名。根据最早记载其叶圆有毛,其形如鸡卵大,其皮褐色,经霜始甘美可食,皮甚作纸等形态描述,可判断通常所用的品种为中华猕猴桃 *Actinidia chinensis* Planch.,藤梨根为软枣猕猴桃 *Actinidia arguta*(Sieb. & Zucc.)Planch. ex Miq. 的根。

(6)水杨梅　曾聪彦等考证认为,水杨梅始见于《本草纲目》,但非现今所述水杨梅,与当今《中华本草》中记载的蔷薇科植物柔毛路边青 *Geum japonicum* Thunb. var. *chinense* F. Bolle 极为相似;茜草科植物水杨梅 *Adina rubella* Hance 入药始载于《植物名实图考》,其药用部位为根和地上部

分,味苦、辛,性凉,有清热解毒燥湿的功效。

（7）益母草 钟恋等报道,益母草古代品种混乱,包括细叶益母草 *Leonurus sibiricus* L. 和錾菜 L. *pseudomacranthus* Kitag. 等益母草属植物以及夏至草、白龙穿彩等唇形科植物。今用益母草为唇形科植物益母草 *Leonurus japonicus* Houtt. 的新鲜或干燥地上部分。

（8）枸杞 张秀云等报道,古代本草中枸杞又名枸忌、羊乳、象柴、仙人杖、却老、天精、地仙、枸棘、狗地芽、枸杞子、甜菜子等,但古今文献记为正名者仍为枸杞或枸杞子。古本草中所记载的枸杞原植物既包括宁夏枸杞,也包括了其他产地枸杞属植物,这与《中国药典》(2010 年版)记载"枸杞为茄科植物宁夏枸杞 *Lycium bararum* L. 的干燥成熟果实"不一致。由于宁夏的独特光照及土壤环境,当地生产的枸杞子品质较佳。

2. 性效考证

（1）葶苈子 冯志毅等报道,自宋代以来葶苈子就包括甜葶苈和苦葶苈,医家普遍认为北葶苈作用强,南葶苈作用相对缓和,但现今临床使用未作严格区分。

（2）知母 许静报道,知母在唐代以前以清热除烦、滋阴润燥作用为主,唐宋以后以滋阴泻火、止嗽除蒸作用为主,临床用于肺热咳嗽、阴虚潮热和消渴等症的治疗。

（3）蕲蛇 梅丽君报道,蕲蛇药用历史悠久,具有祛风、通络、止痉功效,现临床多用于治疗皮肤疾患、肿瘤、风湿免疫病、脑血管和神经疾病等。

（4）蛞蝓 侯仙明等报道,蛞蝓又名蛞蜒、转丸、弄丸、大将军等,始载于《神农本草经》,虽被列于下品,但《伤寒杂病论》及历代主要本草著作对其均有记述,而《中国药典》未有收录。综合古今文献,蛞蝓入肝、胃、大肠经,主治前阴病症、无名肿毒、局部肿胀、慢性痹痛类病证。

（撰稿:陈仁寿 朱新瑜 审阅:俞桂新）

【基于 DNA 条形码技术的中药材分子鉴定研究】

DNA 条形码鉴定是利用基因组中一段标准的 DNA 片段,对物种进行快速、准确地识别和鉴定的有效手段。近年来,中国学者将 DNA 条形码技术广泛应用于中药材混乱品种的真伪鉴定,针对中药材存在 DNA 降解的问题,通过大量的筛选实验,建立了中药材 DNA 条形码鉴定系统(http://www.tcmbarcode.cn/china/)。植物类药材样品鉴定,选取核基因组 ITS2 序列为通用 DNA 条形码和以 psbA - trnH 序列为辅的 DNA 条形码鉴定体系;动物药药材样品的鉴定,选取线粒体 COI 基因序列为通用条形码序列;菌物虫草类药材样品的鉴定,选取寄生真菌的 ITS 序列及寄主昆虫的 *COI* 序列分别作为虫草的 DNA 条形码。

1. 基于 ITS2 条形码序列植物类药材的分子鉴定

（1）川牛膝 陈诗晴等比较了 11 株川牛膝与 5 株常见伪品麻牛膝之间的 ITS 序列差异及规律。发现同种的川牛膝 ITS 序列中 5.8S nrDNA 序列高度保守,未发现有突变位点。不同种牛膝间,其 ITS1 及 ITS2 序列在 42 位、50 位、88 位、90 位等 30 多处位点有明显的碱基替换、缺失、插入等差异。ITS 序列可以用于川牛膝与麻牛膝药材的鉴定、鉴别。

（2）金铁锁 宋明等利用 ITS2 序列对苗药金铁锁及其混伪品进行 DNA 分子鉴定。结果表明,金铁锁药材的 ITS2 序列长度为 229 bp,其 ITS2 序列种内最大 K2P 遗传距离小于与混伪品的最小种间 K2P 遗传距离。

（3）两头尖 任伟超等利用 ITS2 序列对两头尖 9 份样品及其 6 个物种 27 份混伪品进行 DNA 条形码鉴定。结果,两头尖药材的 ITS2 序列长度为 216 bp,种内最大 K2P 距离为 0.014,种间的最小 K2P 距离为 0.021,两头尖与其混伪品可明显区分。

(4)升麻 任伟超等对升麻及其混伪品的 ITS2 核基因片段进行扩增并双向测序,经 CodonCode Aligner V3.7.1 拼接后,利用 MEGA 5.0 软件对相关数据分析,构建邻接(NJ)系统聚类树进行鉴定分析。结果表明,升麻药材的 3 个基原物种,大三叶升麻、升麻、兴安升麻的 ITS2 序列长度分别为 217、219、219 bp,3 个基原物种 ITS2 序列与混伪品的种间平均 K2P 距离大于其种内平均 K2P 距离,ITS2 序列能够有效准确地鉴别中药材升麻及其混伪品。

(5)柴胡 于俊林等对 48 份柴胡、大叶柴胡药材扩增的 ITS2 序列进行序列拼接,分析遗传距离,构建 NJ 系统聚类树。结果显示,柴胡与大叶柴胡种间最小 K2P 距离为 0.049,远远大于柴胡种内最大 K2P 距离 0.013。大叶柴胡独自聚为一支,可与柴胡区分。

(6)续断 雷美艳等利用 ITS2 序列对同科 3 个物种 64 份续断药材和叶及其混伪品样品的 DNA 条形码鉴定,发现种内 K2P 遗传距离分布于 0~0.0094,种间 K2P 遗传距离分布于 0.033~0.1882,NJ 树显示续断药材及混伪品可明显区分。

(7)天南星 石林春等对天南星及其混伪品 7 种 58 份样品,通过 DNA 提取和 PCR 扩增,ITS2 序列变异和 NJ 树聚类分析。结果表明,天南星 3 种基原天南星、异叶天南星和东北天南星的种内 K2P 距离均小于其种间 K2P 距离,在 NJ 聚类树上天南星 3 种基原分别聚为独立的支。天南星 3 种基原与天南星混伪品聚为不同的支。

(8)半夏及其混伪品 张雅琴等对半夏及其混伪品共 59 份样品,通过 DNA 提取及 PCR 扩增其 ITS2 序列,并采用 Mega 6.0 软件进行多序列比对,构建 NJ 系统聚类树分析。结果表明,半夏药材的 ITS2 序列长度为 251 bp,种内最大 K2P 距离

小于半夏与混伪品间的最小 K2P 距离,NJ 树显示半夏药材可与其混伪品明显分开。

(9)牡丹皮 魏蒙等应用 ITS2 序列鉴别牡丹皮药材及其混伪品。结果表明,牡丹皮 ITS2 序列长度为 227 bp,种内最大 K2P 距离为 0,它与各混伪品的种间最小 K2P 距离为 0.041,种间平均 K2P 距离为 0.222。由 NJ 树可知,不同产地来源的牡丹皮药材个体聚为一支,呈现明显的单系性,能很好将其与混伪品芍药、川赤芍、白鲜皮、朱砂根区分。

(10)鸡蛋花 师玉华等应用 ITS2 序列对 48 份凉茶药材鸡蛋花及其混伪品的基原植物样本进行 DNA 条形码鉴定。结果发现,鸡蛋花 ITS2 序列长度为 244 bp,种内遗传距离为 0~0.0166,远小于其与混伪物种间的遗传距离 0.3208~0.6504,NJ 树显示鸡蛋花与其混伪品可准确区分。

(11)南北葶苈子 涂媛等基于 ITS2 序列对 46 份葶苈子药材及其混伪品进行了 DNA 鉴定。结果发现,葶苈子的基原植物播娘蒿和独行菜的种内最大 K2P 遗传距离分别为 0.021 和 0.010,均小于其与混伪品之间的种间最小 K2P 遗传距离。

(12)金沸草、旋覆花 郭力城等对 7 个物种 32 个样本金沸草、旋覆花药材及其近缘种混伪品基原的 ITS2 序列比较分析。结果发现,各基原物种 ITS2 序列变异位点稳定,其种内平均 K2P 距离均远小于各自药材以及同属近缘混伪品的种间平均 K2P 距离。

2. 基于 COI 条形码动物类药材的分子鉴定

(1)地龙 马梅等利用线粒体 COI 和 16S rRNA 对 4 种地龙药材及常见 6 种混伪品进行分子鉴定。结果显示,正品来源的地龙药材与其混淆品种间 COI 和 16S rRNA 基因序列均存在较多变异位点,所构建的 NJ 系统聚类树图也显示,所测物种的单系性,可将地龙药材及其混伪品相区别。

(2)蜈蚣 张红印等以 COI 条形码序列为基

础,对少棘巨蜈蚣及其 4 个混伪品物种的 50 份样品进行序列比对和 NJ 树构建。结果发现,蜈蚣药材与其混伪品 *COI* 序列种间平均 K2P 距离为 0.222,种间最小 K2P 距离为 0.190,构建的 NJ 树中少棘巨蜈蚣单独聚为一枝,与多棘蜈蚣、哈式蜈蚣、赤蜈蚣、日本蜈蚣等混伪品可以相互区分。

(3)蛤蚧 张红印等利用 *COI* 序列对蛤蚧药材及其 10 种常见混伪品进行 DNA 条形码鉴定。结果,所有实验样品均可以获得 *COI* 序列,蛤蚧 *COI* 序列种内平均 K2P 距离为 0.005,种内最大 K2P 距离为 0.013,基于 *COI* 序列构建的 NJ 树中蛤蚧单独聚为一支,与壁虎、多疣壁虎、红瘰疣螈、东方蝾螈、喜山鬣蜥、山溪鲵、青海沙蜥、变色树蜥等混伪品可以相互区分。

(4)蛇蜕 石林春等以 *COI* 序列作为 DNA 条形码,对 13 个物种 68 份样品的蛇蜕药材及其易混伪品进行分子鉴定。显示蛇蜕 3 种基原具有 DNA Barcoding Gap,在 NJ 系统聚类树上分别聚为独立一枝。以 *COI* 作为 DNA 条形码,不仅可以鉴定中药材蛇蜕的 3 种基原,而且与其易混伪品灰鼠蛇、滑鼠蛇、赤链蛇、玉斑锦蛇、红点锦蛇、五步蛇、银环蛇、白条锦蛇、短尾腹蛇、滑蛇、锦蛇、黑眉锦蛇、乌梢蛇等相区分。

(5)鹿茸 刘冬等对鹿茸、鹿角、鹿鞭、鹿筋、鹿尾、鹿胎分别进行 DNA 提取、*COI* 序列扩增和序列测定,构建了鹿类药材 *COI* 序列数据库,包含驼鹿、驯鹿、狍(子)、麋鹿、白唇鹿、黇鹿、水鹿等 8 个物种 101 份样品。对市售鹿类药材调查分析表明,所有鹿类药材均可以使用 *COI* 通用引物进行 PCR 扩增和测序;鹿类药材 *COI* 序列数据库,物种之间相互区分明显,可用于市售鹿类药材的鉴定、鉴别。

(6)紫河车 陈俊等利用 *COI* 序列对 6 个种 41 份紫河车及其常见混伪品进行 DNA 条形码分子鉴定。结果发现,紫河车 *COI* 序列种内平均 K2P 距离为 0.001,种内最大 K2P 距离为 0.008,

紫河车的正品来源人与其混伪品种间存在较多变异位点,所构建的 NJ 树显示紫河车与其混伪品可明显区分。

3. 基于 ITS 序列及 *COI* 序列菌物类药材的分子鉴定

凉山虫草 陈抒云等结合 ITS 基因和 *COI* 基因对《四川省中药材标准》收录的凉山虫草和近缘物种及当地市场上出现的混伪品进行 DNA 分子鉴定。结果表明,28 份凉山虫草和近缘物种及混伪品样品寄生真菌的 ITS 序列种间最小 K2P 距离大于各物种种内最大 K2P 距离;种内变异小,种间差异较大,基于 ITS 序列的 NJ 树能将凉山虫草与其他近缘物种及其混伪品很好地归属;凉山虫草和近缘物种及其混伪品寄主昆虫的 *COI* 序列种间最小 K2P 距离大于各物种种内最大 K2P 距离,种内变异小,种间差异较大。结合 ITS 序列和 *COI* 序列的 DNA 条形码技术可以很好地鉴定、鉴别凉山虫草与其近缘物种及其混伪品。

(撰稿:陈建伟 审阅:俞桂新)

【物理分析技术在矿物类药材鉴定中的应用】

矿物类药材包括原矿物、矿物加工品、古代动物化石等,是中药重要的组成部分。近年来,矿物药研究越来越得到重视,一些物理分析技术也逐步被应用到矿物类药材的鉴定中,如差热分析法、近红外光谱法、X-射线衍射法、电子探针技术等。

1. 差热分析法

差热分析法是在程序控制温度下测定物质和参比物之间的温度差与温度关系的技术,属于热分析法。如杨丽等采用差热分析法对钟乳石、花蕊石、龙骨等碳酸钙类药材进行了热谱扫描分析。结果表明,各药材的差热谱图均具各自的特点,故可利用差热分析法,根据差热谱图的差异对不同的碳酸钙类矿物药进行快速鉴别和区分。

2. 近红外光谱法

红外光谱是反应分子内各类型键的振动和转动能级变化的吸收光谱,又称为振-转光谱,其中近红外光谱技术是近年来迅猛发展的一种"绿色"新兴的分析技术,具有应用范围广、测量方便、无污染、无破坏等诸多优点。

雷咪等通过测定石膏、芒硝等 7 种含硫酸盐类矿物药样品在 $12\,000 \sim 4\,000$ cm^{-1} 区段范围内的近红外光谱,采用不同方法对图谱信号进行预处理,继而筛选不同的特征谱段提取有效信息,通过聚类分析方法进行定性鉴别,从而建立石膏、芒硝等 7 种含硫酸盐类矿物药的近红外光谱鉴别法。结果表明,所建立的方法将 20 批次硫酸盐类矿物药分为 7 类,分析结果与传统性状鉴定结果基本保持一致。袁明洋等应用 OPUS 软件中的聚类分析法建立了寒水石、炉甘石等 8 种含碳酸盐类矿物药的近红外定性分析模型,并以偏最小二乘法对其中 7 种矿物药的主成分碳酸钙的含量建立了近红外定量分析模型(以 EDTA 滴定法的测定值为参照,当碳酸钙的含量在 $47.61\% \sim 99.17\%$ 时,预测结果的平均相对偏差为 0.24%,平均回收率为 100.3%)。结果表明,所建分析模型可以快速准确地鉴别寒水石、炉甘石等 8 种含碳酸盐类矿物药,也可以对其中 7 种矿物类中药中碳酸钙的含量进行快速、准确测定。

黄必胜等采用近红外光谱法对真伪龙齿进行化学成分分析,成功建立了龙齿近红外光谱聚类分析模型,通过将验证集的 11 批样品 110 张光谱带入到已建的真伪龙齿定性模型中,对所有图谱的正确识别率为 72%,假阳性率为 19%,若以每一批样品 10 张图谱中的 6 张或以上被正确识别,则认为对这一批样品鉴别正确,模型的识别率为 82%。据此认为该模型基本能快速准确地鉴别真伪龙齿。

黄必胜等还利用近红外特征谱段相关系数法鉴别真伪龙齿,即选定 $5\,000 \sim 4\,200$ cm^{-1} 谱段为特征谱段,计算训练集样品中真伪龙齿的相关系数,设定阈值为 92.67%,用 10 批验证集样品对模型进行验证,预测正确率为 90%。由于龙骨、龙齿、石燕、石蟹在物态形成、结构及化学组分上均极为相似,仅依靠常规的理化鉴别很难将其区分开来,根据 X-射线衍射分析,龙骨主要组分是磷灰石和方解石,龙齿是磷灰石,石蟹、石燕是方解石和石英,但比例不同,此外还夹有 X 射线衍射不能检出的粘土矿。刘义梅等采用近红外光谱建模,实现了对龙骨、龙齿、石燕、石蟹等化石类矿物药的快速、准确鉴别。

3. X-射线衍射法及电子探针技术

X-射线衍射分为单晶 X-射线衍射和粉末 X-射线衍射。单晶 X-射线衍射主要用于分析固态样品的空间结构。粉末 X-射线衍射可以用于单一物质及混合样品的定性物相分析、物质存在状态鉴别、化合物晶型鉴别等,也可以根据不同需要对待测物进行定量分析。杨欢等利用粉末 X-射线衍射技术对禹余粮矿物组成进行鉴别,并建立了禹余粮药材的 XRD Fourier 指纹图谱分析方法。结果表明,禹余粮的主要成分为针铁矿和石英,且大多数样品中均含有高岭土;所分析样品的 XRD Fourier 指纹图谱相对峰强(I/I_0)的相似度均在 $0.9771 \sim 0.9995$ 之间,部分样品 XRD Fourier 图谱的峰数目和峰强存在一定的差异。故可利用 XRD Fourier 指纹图谱分析法对禹余粮药材进行鉴定与分析。

电子探针技术是微区原位分析技术中比较成熟的分析技术,具有微区微量、元素分析范围宽、分析准确度高、不破坏样品、简便快捷等优点。应用该技术结合 X-射线衍射可以有效地对某些矿物药进行鉴定以及质量评价。汪寅夫等首先通过偏光显微镜下薄片初步鉴定雄黄样品的主要成分和伴生矿物,然后结合 X-射线粉晶衍射及电子探针技术对雄黄的主要成分、伴生矿物进行半定量分析,

学术进展

最后利用电子探针技术对雄黄中 As、S、O 等元素的赋存状态进行了研究。通过各种技术的综合,科学、有效地对雄黄进行质量评价,避免了常规分析方法分析过程复杂、试剂消耗量大、破坏样品,不能直接对矿物结构进行判定的缺点。

(撰稿:刘圣金　陈建伟　审阅:俞桂新)

［附］　参　考　文　献

C

Chen ZY, Wang L, Liao LP, et al. Toxicology and the chemical foundation of plants of Erycibe［J］. Regulatory Toxicology and Pharmacology,2014,70(1):349

陈俊,贾静,徐晓兰,等. 基于 *COI* 序列的紫河车药材及其混伪品的 DNA 条形码鉴定研究［J］. 中国中药杂志,2014,39(12):2204

陈诗晴,蒲沁琳,陈小军,等. 基于 ITS 序列分析技术鉴定川牛膝与常见伪品麻牛膝［J］. 中药与临床,2014,5(4):4

陈抒云,曹树萍,袁航,等. 基于 DNA 条形码对凉山虫草及近缘物种和其混伪品的分子鉴定［J］. 世界科学技术(中医药现代化),2014,16(6):1336

程娟娟,穆丹丹,田芳,等. 复方木尼孜其颗粒中骆驼蓬子质量控制方法研究［J］. 上海中医药杂志,2014,48(11):91

D

戴卫波,梅全喜,曾聪彦. 桃金娘的本草考证［J］. 中药材,2014,37(3):520

戴卫波,梅全喜. 叶下珠的本草考证［J］. 中药材,2014,37(9):1688

邸学,王海波,张建逵,等. 藤梨根本草考证［J］. 辽宁中医药大学学报,2014,16(5):132

F

Fang LX, Xiong AZ, Yang X, et al. Mass-spectrometry-directed analysis and purification of pyrrolizidine alkaloid cis/trans isomers in *Gynura japonica*［J］. Journal of Separation Science,2014,37(15):2032

冯志毅,王小兰,郑晓珂. 葶苈子的本草考证［J］. 世界科学技术(中医药现代化),2014,16(9):1938

付小梅,彭水梅,刘婧,等. HPLC 法同时测定栀子类药材中 10 个主要有效成分的含量［J］. 药物分析杂志,2014,34(4):615

付小梅,吴建华,刘婧,等. 关于 2010 年版《中国药典》栀子药材含量测定指标选择的商榷［J］. 中国实验方剂学杂志,2014,20(24):94

G

甘小娜,徐英,徐红,等. 铁皮石斛中多糖和甘露糖含量测定方法的改进及与齿瓣石斛的比较研究［J］. 中国药品标准,2014,15(4):276

郭力城,胡志刚,涂媛,等. 基于 ITS2 序列鉴定中药材金沸草、旋覆花及其近缘混伪品［J］. 世界科学技术(中医药现代化),2014,16(2):307

H

侯仙明,张书金,贾云芳,等. 蜣螂古今应用研究［J］. 河北中医药学报,2014,29(2):42

花晓薇,李岩,程雪梅,等. 蓝红胶囊中三七的质量控制方法［J］. 中成药,2014,36(7):1497

黄必胜,袁明洋,余驰,等. 基于近红外特征谱段相关系数法鉴别真伪龙齿［J］. 中国药师,2014,17(4):619

黄必胜,袁明洋,余驰,等. 红外及近红外光谱法对真伪龙齿的快速鉴别［J］. 中国现代中药,2013,15(12):1046

J

姜武,吴志刚,陶正明. 铁皮石斛的本草考证［J］. 中药材,2014,37(4):697

L

Li F, Xu Q, Zheng T, et al. Metabonomic analysis of *Allium macrostemon* Bunge as a treatment for acute myocardial ischemia in rats［J］. Journal of Pharmaceutical Biomedical Analysis,2014,88(88C):225

Li ZY，Welbeck E，Wang RF，et al. A universal quantitative ^{1}H nuclear magnetic resonance（qNMR）method for assessing the purity of dammarane-type ginsenosides[J]. Phytochemical Analysis，2015，26(1)：8

Li ZY，Welbeck E，Yang L，et al. A quantitative ^{1}H nuclear magnetic resonance（qHNMR）method for assessing the purity of iridoids and secoiridoids[J]. Fitoterapia，2015，100：187

雷美艳，陈晓辰，马晓冲，等. 基于ITS2条形码序列鉴定中药材续断及其混伪品[J]. 四川农业大学学报，1994，32(3)：265

雷咪，陈龙，黄必胜，等.7种硫酸盐类矿物药的近红外光谱鉴别方法研究[J]. 世界科学技术（中医药现代化），2014，16(11)：2385

李岩，花晓薇，程雪梅，等. 蓝刺头及蓝红胶囊中芹菜素-7-O-葡萄糖苷的测定[J]. 中成药，2014，36(9)：1882

梁琨，安叡，尤丽莎，等. 柱前衍生化RP-HPLC法测定中药全蝎中16种氨基酸含量[J]. 中国新药杂志，2014，23(6)：716

梁琨，张丹，史辑，等. 柱前衍生化RP-HPLC测定鸡内金中16种氨基酸的含量[J]. 中国中药杂志，2014，39(8)：1463

刘冬，钱齐妮，张红印，等. 基于COI条形码的鹿类中药材DNA条形码分子鉴定[J]世界科学技术（中医药现代化），2014，16(2)：274

刘义梅，袁明洋，黄必胜，等. 近红外漫反射光谱法快速鉴别两组化石类中药材[J]. 世界科学技术（中医药现代化），2013，15(7)：1538

M

马梅，李薇，龚玲，等. 基于COI和16SrRNA基因的地龙药材及其混淆品的DNA条形码鉴定[J]. 中药新药与临床药理，2014，25(5)：595

梅丽君. 蕲蛇效用古今比对及机理初探[J]. 新中医，2014，46(4)：208

R

任伟超，马伟，安超，等. 基于ITS2条形码序列鉴定中药材两头尖及其混伪品[J]. 世界科学技术（中医药现代化），2014，16(2)：301

任伟超，马孝熙，于俊林，等. 基于ITS2序列鉴定中药材升麻及其混伪品[J]. 中国中药杂志，2014，39(12)：2184

S

师玉华，孙伟，方广宏，等. 凉茶药材鸡蛋花及其混伪品的DNA条形码鉴定[J]. 中国中药杂志，2014，39(12)：2199

石林春，陈俊，刘冬，等. 基于COI条形码的中药材蛇蜕及其易混伪品的DNA分子鉴定[J]. 世界科学技术（中医药现代化），2014，16(2)：284

石林春，陈俊，向丽，等. 基于ITS2条形码的中药材天南星及其混伪品DNA分子鉴定[J]. 中国中药杂志，2014，39(12)：2176

石林春，姚辉，谢丽芳，等. 中国动物药材DNA条形码数据库[J]. 中国中药杂志，2014，39(12)：2155

宋明，张婉冰，张雅琴，等. 基于ITS2序列鉴定苗药金铁锁及其混伪品[J]. 世界科学技术（中医药现代化），2014，16(8)：1730

T

涂媛，赵博，温放，等. 基于ITS2序列鉴定南北葶苈子药材及其混伪品[J]. 世界科学技术（中医药现代化），2014，16(2)：288

W

汪寅夫，李清，刘琦，等. X射线衍射和电子探针技术在矿物药雄黄鉴定及质量评价中的应用[J]. 岩矿测试，2014，33(5)：706

魏蒙，邬兰，涂媛，等. 基于ITS2序列鉴别牡丹皮药材及其混伪品[J]. 中国中药杂志，2014，39(12)：2180

吴靳荣，吴立宏，赵志礼，等. 中药秦艽和习用品中5种环烯醚萜类成分的HPLC含量测定[J]. 中国中药杂志，2014，39(4)：715

X

Xiong AZ，Fang LX，Yang X，et al. An application of target profiling analyses in the hepatotoxicity assessment of herbal medicines：comparative characteristic fingerprint and bile acid profiling of *Senecio vulgaris* L. and *Senecio scandens* Buch.-Ham［J］. Analytical and Bioanalytical Chemistry，2014，406(29)：7715

三、中药

谢凡,吴迎春,李医明,等.葎草药材的质量标准研究[J].中国中药杂志,2014,39(20):3986

徐红,董婷霞,赵奎君,等.中药冬虫夏草的鉴别研究[J].中国药学杂志,2014,49(4):283

许静.知母的效用与临床应用分析[J].上海中医药杂志,2014,48(1):67

Y

杨欢,刘圣金,吴德康,等.矿物药禹余粮X射线衍射Fourier指纹图谱研究[J].药物分析杂志,2014,34(12):2171

杨丽,李雪莲,赵梓辰,等.差热分析法鉴别碳酸钙类矿物药的研究[J].时珍国医国药,2014,25(10):2412

杨雅迪,程雪梅,王长虹,等.维药骆驼蓬子药材质量标准研究[J].中国药学杂志,2014,49(2):106

叶子,卢叶,王峥涛,等.基于ITS序列鉴别石斛类药材[J].中国中药杂志,2014,39(20):3928

于俊林,赵莎,任明波,等.基于ITS2条形码鉴定柴胡与大叶柴胡[J].中国中药杂志,2014,39(12):2160

袁明洋,黄必胜,余驰,等.8种含碳酸盐的矿物类中药近红外定性定量模型的建立[J].中国中药杂志,2014,39(2):267

Z

曾聪彦,梅全喜,戴卫波,等.水杨梅本草考证[J].中药材,2014,37(10):1887

翟宇瑶,胡明勋,陈安家,等.硫磺熏蒸对黄芪中黄酮类和皂苷类成分的影响[J].现代药物与临床,2014,29(5):489

张红印,陈俊,贾静,等.中药材蜈蚣及其混伪品DNA条形码鉴别研究[J].中国中药杂志,2014,39(12):2208

张红印,石林春,刘冬,等.基于COI条形码序列的蛤蚧及其混伪品的DNA分子鉴定[J].世界科学技术(中医药现代化),2014,16(2):269

张卫,黄璐琦,李超霞,等.金银花品种的本草考证[J].中国中药杂志,2014,39(12):2239

张秀云,崔利锐,周凤琴.枸杞子本草考证[J].山东中医药大学学报,2014,38(2):124

张雅琴,宋明,孙伟,等.中药材半夏及其混伪品的DNA条形码鉴定研究[J].世界科学技术(中医药现代化),2014,16(8):1725

钟恋,汪云伟,杜丹,等.益母草的本草考证[J].中药与临床,2014,5(1):37

（三）中 药 化 学

【概　述】

2014 年,中国学者从近 500 种中草药中发现了约 2 636 种新化合物,其结构类型主要有萜类(包括单萜、倍半萜、二萜及三萜)、生物碱、黄酮、苯丙素、木脂素以及酚类等。其中,萜类数量最多,约 1 232 种,占新化合物 46.7%(三萜为 20.6%);其次为生物碱,约 303 种,占新化合物 11.5%。

从中草药基原而言,研究最多的为大戟科、菊科及唇形科等科属。有关中草药中的新成分研究报道,主要查阅以下期刊:Organic Letters、Journal of Natural Products、Phytochemistry、Planta Medica、Natural Product Research、Tetrahedron、Fitoterapia、Journal of Asian Natural Products Research、Helvetica Chimica Acta、Chemistry of Natural Compounds 以及 Chinese Chemical Letters。具体内容可参阅附表(见光盘)。

1. 常用中药的化学成分研究

从牡丹皮等 60 种常用中药中发现 300 多种新化合物,对发现的新化合物进行了抗肿瘤等多方面的生物活性筛选,进一步明确了中药的药效物质基础。

(1) 新化学成分　① 单萜:Song WH 等从牡丹皮 *Paeonia suffruticosa* 中分得 suffrupaeoniflorin A、suffrupaeoniflorin B、4 - *O* - methylsuffrupaeoniflorin B、suffrupaeonidanin D、suffrupaeonidanin E 及 suffrupaeonidanin F 6 种单萜类成分;Zhu X 等又从该药中发现了 paeoniside A、paeoniside B 2 种单萜。② 倍半萜:Shi YS 等从苍耳 *Xanthium sibiricum* 中分得 2 种具有新骨架的倍半萜类对映体(＋)－ sibiricumin A 及(－)－ sibiricumin A。Zhou CC 等从山楂 *Crataegus pinnatifida* 中分得 1 种倍半萜(1α,4aβ,8aα) - 1 - isopropanol - 4α - methyl -8 - methylenedecahy - dronaphthalene。Qin ZB 等从款冬 *Tussilago farfara* 中分得 tussfararins A～F 6 种倍半萜类化合物。Yin GP 等从温郁金 *Curcuma wenyujin* 中分得 wenyujinins A～K 11 种倍半萜。③ 二萜:Lou H 等从夏枯草 *Prunella vulgaris* 中分得 1 种具有新骨架的二萜化合物 vulgarisin A,该化合物具有少见的 5/6/4/5 环骨架。Zeng J 等从肉桂 *Cinnamomum cassia* 中分得 cinncassiols F、cinncassiols G、16 - *O* - β - D - glucopyranosyl - 19 - deoxycinncassiol G、18 - hydroxyperseanol 等二萜类成分。④ 三萜:Zhu GY 等从川楝子 *Melia toosendan* 中分得 1 - decinnamoyl - 1 -(20 - methylacryloyl) nimbolinin C 等 8 种三萜类成分。Mi J 等从白蔹 *Ampelopsis japonica* 中分得 3α - trans - feruloyloxy - 2α - O -acetylurs - 12 - en - 28 - oic acid 及 methyl 3α - trans - feruloyloxy - 2α - hydroxyurs - 12 - en - 28 -oate 2 种三萜。Yang JL 等从人参 *Panax ginseng* 中分得 6α,20(S)- dihydroxydammar - 3,12 - dione - 24 - ene、6α,20(S),24(S) - trihydroxydammar - 3,12 - dione - 25 - ene、6α,20 (S),25 - trihydroxy - dammar - 3,12 - dione -23 - ene 等 3 种三萜。Ye M 等从益母草 *Leonurus japonicus* 中分得 leonurusoleanolides E - J 等 6 种三萜。Huang YW 等从补骨脂 *Psoralea corylifolia* 中分得 13 - methoxyisobakuchiol 等 6 种杂萜类化合物。Tang SA 等从旋覆花 *Inula japonica* 中分得

1β - hydroxy - 8β - acetoxy - 3 - oxo - eudesma - 4 (5)，11(13) - dien - 12 - oic acid methyl ester 等 5 种萜类化合物。⑤ 生物碱：Yan YM 等从九香虫 *Aspongopus chinensis* 中分得 1 种具有新骨架的生物碱 aspongamide A。⑥ 黄酮：He J 等从红花 *Carthamus tinctorius* 中分得 2 种具有新骨架的黄酮类化合物 saffloflavonesides A 及 saffloflavonesides B。Park JH 从桑白皮 *Morus alba* 中分得 1 种黄酮(2R,3S) - guibourtinidol - 3 - O - α - D - apiofuranosyl - (1→6) - O - β - D - glucopyranoside。Zhao H 等从苏木 *Caesalpinia sappan* 中分得 1 种黄酮30,4 - di - O - methylepisappanol。Chen LX 等从穿心莲 *Andrographis paniculata* 中分得 1 种黄酮 7,8 - dimethoxy - 20 - hydroxy - 5 - O - β - D - glucopyranosyloxyflavon。⑦ 苯丙素：Zhou CC 等从山楂 *Crataegus pinnatifida* 中分得 1 种苯丙素 threo - 2 - (4 - hydroxy - 3,5 - dimethoxyphenyl) - 3 - (4 - hydroxy - 3 - methoxyphenyl) - 3 - ethoxypropan - 1 - ol。⑧ 木脂素：Hu D 等从五味子 *Schisandra chinensis* 中分得 schisanchinins A - D 4 种木脂素。Huang XX 等从山楂 *Crataegus pinnatifida* 中分得 pinnatifidaninsides A - D 4 种木脂素。⑨ 酚类：Jin M 等从木贼 *Equisetum hyemale* 中分离得到 1 种新的多酚类 2 - (sophorosyl) - 1 - (4 - hydroxyphenyl) ethanone。Feng ZJ 等从北沙参 *Glehnia littoralis* 中分得 1 种酚类 vanillic acid 1 - O - [β - D - apiofuranosyl - (1→6) - β - D - glucopyranoside] ester。⑩ 其他类：Yan SL 等从何首乌 *Polygonum multiflorum* 中分得 polygonumosides A～D 4 种二苯乙烯类。Liu X 等从羌活 *Notopterygium incisum* 中分得 notoethers A - H,notoincisols A～C 等 11 种聚乙炔类成分。Liu J 等从蒲公英 *Taraxacum mongolicum* 中分得 4,5,6 - tri - O - p - hydroxyphenylacetyl-chiroinositol 一个糖类。Jiao P 等从苍术 *Atractylodes lancea* 中分得 1 种聚乙炔类 syn -

(5E, 11E) - 3 - acetoxy - 4 - O - (3 - methylbutanoyl) - 1,5,11 - tridecatriene - 7,9 - diyne - 3,4 - diol。

在动物药方面，Gao J 等从全蝎 *Buthus martensii* 中分得 1 种甾体 3β - acetoxyl,2,14,22 - trihydroxy,19 - hydroxymethy-l,9α,5β,14β - card - 20(22)enolide。

(2) 化合物的生物活性 ① 细胞毒活性：Ye M 等从益母草 *Leonurus japonicus* 中分得的三萜 leonurusoleanolides J 对 BGC - 823、KE - 97、Huh - 7 及 MCF - 7 细胞具有较强的细胞毒作用。② 免疫调节活性：Zeng J 等从肉桂 *Cinnamomum cassia* 中分得的二萜类成分 cinncassiols G 可强烈抑制由刀豆蛋白 A 诱导的小鼠 T 细胞的扩散。Song WH 等从牡丹皮 *Paeonia suffruticosa* 中分得的单萜类成分 suffrupaeoniflorin A 在补体级联中可作用于 C1q、C3、C5 及 C9。③ 抗炎活性：Zhu X 等从牡丹皮 *Paeonia suffruticosa* 中得到的单萜 paeoniside A 及 paeoniside B 有抗炎作用。Zhu GY 等从川楝子 *Melia toosendan* 中分得的 1 - decinnamoyl - 1 - (20 - methylacryloyl) nimbolinin C 等三萜类成分可调节 NF - κB 通路。Feng ZJ 等从北沙参 *Glehnia littoralis* 中分得的酚类 vanillic acid 1 - O - [β - D - apiofuranosyl - (1→6) - β - D - glucopyranoside] ester 可抑制 TNF - α 的分泌。Yang JL 等从人参 *Panax ginseng* 中分得的三萜化合物 16α - ethoxy - 17 - hydroxy-ent-kaur - 19 - oic acid 可有效降低 LPS 刺激的外周血单核细胞中 IL - 1β、IL - 8 及 TNF - α 的水平。Shi YS 等从苍耳 *Xanthium sibiricum* 中分得的 2 种具有新骨架的倍半萜类对映体（＋）— sibiricumin A 及（—）— sibiricumin A 对 LPS 诱导的多形核白细胞损伤有一定的保护作用。Hu D 等从五味子 *Schisandra chinensis* 中分得的 4 种木脂素类化合物 schisanchinins A - D 对 LPS 刺激的 BV2 细胞中 NO 的释放有抑制作用。Tang SA 等从旋覆花

Inula japonica 中分得的萜类化合物 1β - hydroxy - 3 - oxo - 11αH-eudesma - 4（5）-en - 12,8β - olide。Qin ZB 等从款冬 *Tussilago farfara* 中分得的倍半萜类化合物 tussfararins A、tussfararin C、tussfararinF 和 Yin GP 等从温郁金 *Curcuma wenyujin* 中分得的单萜化合物 wenyujinin L、wenyujinins G 均可抑制 LPS 诱导的 RAW 264.7 细胞中 NO 的生成。④ 抗菌活性：Gao J 等从全蝎 *Buthus martensii* 中分得的甾体化合物 3β - acetoxyl,2,14,22 - trihydroxy,19 - hydroxymethy - 1,9α,5β,14β - card - 20（22）enolide 对细菌 *Bacillus subtilis* 有抗性。Huang YW 等从补骨脂 *Psoralea corylifolia* 中分得的 13 -methoxyisobakuchiol 等 6 种萜类化合物对真菌 *Pyricularia oryzae* 有抗菌活性。⑤ 抗氧化活性：Huang XX 等从山楂 *Crataegus pinnatifida* 中分得的 pinnatifidaninsides A～D 等 4 种木脂素有抗氧化及抗酪氨酸酶的作用。Yang JL 等从人参 *Panax ginseng* 中分得的三萜化合物 6α,20（S），25 - trihydroxydammar - 3,12 - dione - 23 - ene 可作为 SIRT1 的潜在激活剂。⑥ 抗凝血活性：Zhou CC 等从山楂 *Crataegus pinnatifida* 中得到的倍半萜化合物（1α,4aβ,8aα）- 1 - isopropanol - 4α - methyl - 8 - methylenedecahy - dronaphthalene 具有抗血小板凝集的作用。⑦ 其他生物活性：He J 等从红花 *Carthamus tinctorius* 中分得的新骨架黄酮类化合物 saffloflavonesides A 及 saffloflavonesides B 对鱼藤酮诱导的 PC12 细胞损伤有很强的保护作用。Yan YM 等从九香虫 *Aspongopus chinensis* 中分得的新骨架生物碱 aspongamide A 可抑制由 TGF - β1 引起的大鼠肾近曲小管细胞 Smad3 的磷酸化。Liu X 等从羌活 *Notopterygium incisum* 中分得的聚乙炔类化合物 notoethers A - C、notoincisol A 及 notoincisol B 对 PPARγ 有竞争作用。

2. 常用民族、民间药的化学成分研究

从云南九节等约 150 种民族、民间药中共分得约 2 000 种新化合物，尤其对龙胆科獐牙菜属（*Swertia*）、大戟科大戟属（*Euphorbia*）以及唇形科香茶菜属（*Isodon*）植物进行了深入的研究，并从一些植物中发现了不同类型的二萜类新骨架。

通过不同的筛选模型，新发现的化合物中也有表现出较好的生物活性。如 Huang B 等从刚毛香茶菜 *Isodon hispida* 中分得的二萜新骨架 hispidanin B 对 SGC7901、SMMC7721 及 K562 细胞有明显的抑制作用。Tian Y 等从甘青大戟 *Euphorbia micractina* 中分得的二萜新骨架化合物 euphorbactin 对 HIV - 1 病毒有一定的抑制作用。

（1）新化学成分 ① 倍半萜：Lu Q 等从云南九节 *Psychotria yunnanensis* 中得到 1 种倍半萜 psycacoraone A。Nie XP 等从白英 *olanum lyratum* 中发现 1 种倍半萜 3 - keto-eudesm - 9β,11 - diol。② 二萜：Geng CA 等从蒙自獐牙菜 *Swertia leducii* 中发现 2 种二萜内酯类新骨架（＋）－swerledugenin A 及（－）－swerledugenin A。Liang WJ 等从川赤芍 *Paeonia veitchii* 中分得两个二萜新骨架（＋）－paeoveitol 及（－）－paeoveitol。Zhou ZH 等从南方红豆杉 *Taxus chinensis* var. mairei 中分得 1 种二萜 taxadiene。Jiang ZY 等从云南青牛胆 *Tinospora sagittata* 中分得 sagittatayunnanosides A～D 等 4 种二萜。Sun L 等从越南巴豆 *Croton kongensis* 中分得 14b -hydroxy - 3 - oxo-ent-kaur - 16 - ene 等 2 种二萜。Zhou SZ 等从羊踯躅 *Rhododendron molle* 中分得 seco-rhodomollone 等 8 种二萜。Tanaka N 等又从毛叶香茶菜 *Isodon japonicus* 中分得 hikiokoshins A - I 等 9 种二萜。③ 三萜：Chen JY 等从升麻 *Cimicifuga foetida* 中分得 cimifoetidanol A 等 10 种三萜。Pan ZH 等从毛果巴豆 *Croton lachnocarpus* 中分得 1 种三萜 3 - O - β - D - xylopyranosyl spathodic acid。Wang Y 等从广西鹅掌柴 *Schefflera kwangsiensis* 中分得 schekwangsiensides A～G 及 schekwangsienin

等 8 种三萜。④ 生物碱：Yin TP 等从宾川乌头 *Aconitum duclouxii* 中分得 1 种生物碱 ducloudine F。Guo ZJ 等从太白乌头 *Aconitum taipaicum* 中分得 taipeinines A～C 等 3 种生物碱。Cheng GG 等从金鸡纳 *Cinchona succirubra* 中分得 cinchonanines A～G 等 7 种生物碱。Long Z 等从山莨菪 *Scopolia tangutica* 中分得 scotanamines A～D 等 4 种生物碱。⑤ 黄酮：Jin Q 等从朝鲜淫羊藿 *Epimedium koreanum* 中分得 epimedonin A～D 等 4 种黄酮类。Zhang H 等从山木瓜 *Garcinia esculenta* 中分得一种黄酮 garciesculenxanthone A。Zhu LL 等又从山木瓜 *Garcinia esculenta* 中分得 garcinaxanthone J、(±) esculentin A 等 3 种屾酮。Yue YD 等从獐牙菜 *Swertia bimaculata* 中发现了 1 - O - [βD - xylopyranosyl - (1 → 6) - βD - glucopyranosyl] - 8 - hydroxy - 2，3，4，5 - tetramethoxyxanthone 等 7 种屾酮。Luo CT 等从川西獐牙菜 *Swertia mussotii* 中分得 1，8 - dihydroxy - 3 - methoxy-xanthone - 7 - O - [α - L - rhamnopyranosyl(1→2) - β - D - glucopyranoside] 等 2 种屾酮。Sun J 等从齿瓣石斛 *Dendrobium devonianum* 中发现了 1 种黄酮 5 - hydroxy - 3 - methoxy-flavone - 7 - O - [β - D - apiosyl - (1→ 6)] - β - D - glucoside。⑥ 酚类：Zhang H 等从山木瓜 *Garcinia esculenta* 中分得 garciesculentones A～E 等 5 种藤黄酚类。⑦ 香豆素：Lin TT 等从飞龙掌血 *Toddalia asiatica* 中分得 toddalin A 等 6 种香豆素。⑧ 木脂素：Cheng ZB 等从云南榧树 *Torreya yunnanensis* 中分得(±) - torreyunlignans A - D(1a/1b - 4a/4b) 等 8 种木脂素类。Sun L 等从越南巴豆 *Croton kongensis* 中分得 8S -(2) - 8 - (4 - hydroxy - 3 - methoxybenzoyl)-dihydrofuran - 8(8′H) - one 等 2 种木脂素。⑨ 其他类：Cheng W 等从铁筷子 *Helleborus thibetanus* 中分得 14β - hydroxy - 3β - (β - D - glucopyranosyloxy) - 5α - bufa - 20，22 - dienolide 及 3β - (β - D -

glucopyranosyloxy) - 5α，14β - bufa - 20，22 - dienolide 等 2 种蟾蜍二烯羟酸内酯类。

(2) 新化合物的生物活性 ① 细胞毒活性：Cheng W 等从铁筷子 *Helleborus thibetanus* 中分得的蟾蜍二烯羟酸内酯 14β - hydroxy - 3β - (β - D - glucopyranosyloxy) - 5α - bufa - 20，22 - dienolide 对前列腺癌细胞有细胞毒。Zhang H 等从山木瓜 *Garcinia esculenta* 中分得的黄酮 garciesculenxanthone A 对 HepG2、MCF - 7、MDA -MB - 231 细胞有一定的细胞毒。Jiang ZY 等从云南青牛胆 *Tinospora sagittata* 中分得的 sagittatayunnanosides A - D 等二萜化合物对 HeLa、K562、HL60 及 HepG2 细胞有细胞毒。Cheng GG 等从金鸡纳 *Cinchona succirubra* 中分得的生物碱 cinchonanines B 对 HL - 60、SMMC - 7721、A - 549、MCF - 7 及 SW480 细胞有细胞毒。Nie XP 等从白英 *Solanum lyratum* 中发现的倍半萜 3 - keto-eudesm - 9β,11 - diol 对 P - 388、HONE - 1 及 HT - 29 细胞有细胞毒。Chen JY 等从升麻 *Cimicifuga foetida* 中分得的三萜 cimifoetidanol A 对 HL - 60、SMMC - 7721、H460、MCF - 7 及 HeLa 细胞有细胞毒。② 抗菌活性：Yin TP 等从宾川乌头 *Aconitum duclouxii* 中分得的生物碱 ducloudine F 有抗菌活性。Tanaka N 等从毛叶香茶菜 *Isodon japonicus* 中分得的二萜 hikiokoshins A，B 也具有抗菌活性。③ 抗病毒活性：Geng CA 等从蒙自獐牙菜 *Swertia leducii* 中发现的 2 种二萜内酯类新骨架 (＋) － sweriledugenin A 及 (－)－sweriledugenin A 可抑制 HepG 2.2.15 细胞中乙肝病毒 DNA 的复制。④ 抗炎活性：Zhang H 等从山木瓜 *Garcinia esculenta* 中分得的黄酮 garciesculenxanthone A 可降低 LPS 诱导的 RAW264.7 细胞中 NO 的产生。⑤ 降糖活性：Yue YD 等从獐牙菜 *Swertia bimaculata* 中发现的屾酮 1 - O—[βD - xylopyranosyl—(1→6)—β - D - glucopyranosyl] - 8 - hydroxy - 2，3，4，5 -

tetramethoxyxanthone 及 Luo CT 等从川西獐牙菜 *Swertia mussotii* 中分得的呫酮 1,8 - dihydroxy - 3 - methoxy-xanthone - 7 - *O* - [*α* - L - rhamnopyranosyl (1→2)- *β* - D - glucopyranoside] 对 *α* 糖苷酶均有抑制作用。Sun J 等从齿瓣石斛 *Dendrobium devonianum* 中发现的黄酮 5 - hydroxy - 3 - methoxy-flavone - 7 - *O* - [*β* - D - apiosyl -(1→6)]- *β* - D - glucoside 对 *α* -糖苷酶也有抑制作用。⑥ 镇痛活性：Long Z 等从山莨菪 *Scopolia tangutica* 中分得的生物碱 scotanamines B 具有镇痛作用。⑦ 其他活性：Cheng ZB 等从云南榧树 *Torreya yunnanensis* 中分得的木脂素类化合物(±)- torreyunlignans A - D(1a/1b - 4a/4b) 对 PDE9A 有抑制作用。Zhu LL 等从山木瓜 *Garcinia esculenta* 中分得的呫酮 garcinaxanthone J,(±)esculentin A 对黄嘌呤氧化酶有抑制作用。Lin TT 等从飞龙掌血 *Toddalia asiatica* 中分得的香豆素 toddalin A 具有抗 PDE4 的活性。Wang Y 等从广西鹅掌柴 *Schefflera kwangsiensis* 中分得的三萜 schekwangsiensides A 及 schekwangsienin 对 D -氨基半乳糖诱导的 HL - 7702 细胞损伤有保护作用。

（撰稿：杨抒雨　张成刚　俞桂新　审阅：王峥涛）

【54 种中草药中挥发油成分的研究】

1. 根及根茎类

（1）柴胡　闫婕等采用自动质谱退卷积定性系统（AMDIS）和保留指数方法，分析比较地方习用品马尔康柴胡地上、地下部分与《中国药典》（2010 年版）收载北柴胡挥发油 GC - MS 的总离子流图谱。结果表明，两者挥发油成分种类有一定相似性，均有较高含量的抗炎镇痛活性成分氧化石竹烯。王砚等利用 SPME 技术提取竹叶柴胡和北柴胡的挥发性成分，采用 GC - MS 进行分离和鉴定。共鉴定出竹叶柴胡 48 种成分，北柴胡 21 种成分，其中有 10 种化合物为共有峰，相对质量分数最高的均为 *n*-十六烷酸。

（2）七叶一枝花　刘志雄等采用 GC - MS 对 SFE - CO$_2$ 提取的七叶一枝花挥发油进行成分分析，鉴定了 75 种化合物，所鉴定成分占挥发油色谱总峰面积的 98.46%，其主要成分为，邻苯二甲酸-异丁基 - 3 -戊烯基酯（24.71%）、9,12 -十八碳—二烯酸（13.91%）、八氢 - 4*α* -甲基 - 7 -异丙基 - 2 - (1*H*)-萘酮（7.77%）、甘油（6.03%）、油酸甲酯（5.72%）等。

（3）高良姜　袁源等通过 GC - MS 对广东徐闻广泛种植的两种高良姜挥发油成分进行分离鉴定，并采用保留指数法（RI）验证辅助定性，采用峰面积归一化法确定各组分的相对含量。结果，两种高良姜挥发油成分组成相似，均含有 *α* -蒎烯、莰烯、*β* -蒎烯、柠檬烯、1,8 -桉叶素等主要成分，但组分比例差异显著，指标性成分 1,8 -桉叶素和蜂窝姜含量高于牛姜。

（4）桂郁金　刘喜华等采用水蒸气蒸馏法（SD）分别提取表面粗糙型块根、表面光滑型块根及条状型根 3 种不同形态桂郁金的挥发油成分，并通过 GC - MS 进行分析。从表面粗糙型桂郁金中鉴定出 29 种成分（80.93%）、从表面光滑型桂郁金中鉴定出 27 种成分（80.08%）、从桂郁金条状型根中鉴定出 19 种成分（72.04%）。表面粗糙型桂郁金中的含有效抗癌成分（52.66%）、表面光滑型桂郁金中的亦含有效抗癌成分（42.75%）。

（5）川乌　王加等从索氏提取法生川乌提取物中鉴别了 3 种化合物，制川乌提取物中鉴别了 4 种化合物；挥发油提取器法生川乌提取物中鉴别了 14 种化合物，制川乌提取物中鉴别了 15 种化合物；SD 法生川乌提取物中鉴别了 47 种化合物，制川乌提取物中鉴别了 44 种化合物。生品中富含棕榈酸和硬脂酰酸，炮制后主要成分为肉豆蔻酸，硬脂酸；挥发油提取器法中生品主要成分为正十五酸和硬脂酰酸,占色谱总流出峰面积的 84.39%,炮制后富含棕榈酸;索氏提取器法中,炮制前后脂肪酸成分变化不大,硬脂酸和棕榈酸为主要成分。

（6）山豆根　杜莹等采用 SD 法提取山豆根中的挥发油,通过 GC - MS 鉴定出 20 种挥发性化合物,占挥发油总量的 83.09%。主要有己醛（26.46%）、月桂烯（12.74%）、2（10）-蒎烯（8.47%）、(2E,4E)- 2,4 -癸二烯醛（3.79%）、麝香草酚（3.85%）。

（7）川芎　李艳清等采用单因素及正交试验法优化川芎中挥发油的提取工艺,并以 GC - MS 对挥发油中化学成分进行分离鉴定。在最佳工艺条件下挥发油的提取率可达 0.955%。经 GC - MS 分析,共分离出 31 种组分,其中藁本内酯为川芎挥发油的主要化学成分。

2. 枝条

槐枝　张艳焱等采用 SD 法分别提取新鲜和干燥槐枝中的挥发油,用 GC - MS 分析、鉴定其化学成分。新鲜槐枝挥发油中分离出 60 种成分,鉴定出 58 种,占挥发油总量的 97.73%;干燥槐枝挥发油中分离出 56 种,鉴定出 46 种成分,占挥发油总量的 92.86%。新鲜和干燥槐枝挥发油的主要成分均为棕榈酸、亚油酸和油酸,其相对含量在新鲜槐枝中分别为 39.53%、16.04% 和 6.98%,在干燥槐枝中分别为 33.74%、7.59% 和 4.48%。

3. 地上部分

（1）白花草木犀　孟祥平等采用 SD 法提取百花草木犀的地上部分的挥发油,用 GC - MS 鉴定出其中的 35 种成分,占挥发油总量的 92.90%。主要成分为莰酮（15.62%）、(—)松油醇（11.92%）、桉油精（11.32%）、龙脑（10.31%）、萜品醇（3.66%）等。

（2）荆芥　杜成智等采用 SD 法提取不同产地荆芥的挥发油,用 GC - MS 法鉴定其化学成分。

不同产地荆芥药材挥发油中均含有薄荷酮、异薄荷酮、胡薄荷酮、丁香烯、棕榈酸等 13 种成分,其共有成分占挥发油总量的 81.02%～87.67%,但各种成分比例存在一定差异。

（3）野葛藤　仰玲玲等采用 SD -乙醚萃取法对茅山地区野葛藤进行提取,用 GC - MS 对其挥发成分进行初步分析,共鉴定 64 种成分,其中主要以烷酸和烯酸类化合物为主。

4. 叶类

（1）构橘叶　黄国华等利用 SD 法提取构橘叶挥发油,收率为 0.78%,结合 GC - MC 分析了 65 种化合物,鉴定出 51 种,占总成分的 91.25%。主要成分为芳樟醇氧化物（11.93%）、蓝桉醇（10.18%）、喇叭茶萜醇（8.92%）、邻苯二甲酸二异丁酯（7.25%）、石竹烯（7.16%）等。

（2）朱桔叶　冯自立等采用 SD 法提取朱桔叶中的挥发油,以 GC - MS 分离 41 种化合物,鉴定出 36 种。主要成分为 r-榄香烯（30.691%）、β-石竹烯（18.895%）、水芹烯（10.814%）、2 -异丙基-甲苯（7.977%）、α-石竹烯（5.260%）等。

（3）山楂叶　崔凤侠等采用 SD 法从山楂叶中提取挥发油,用 GC - MS 分离、鉴定了 93 种化合物,占挥发油总量的 78.78%。主要成分是 2,7（14）, 10 - bisabolatrien - 1 - ol - 4 - one（18.42%）、nezukol（6.25%）、反 - 水合桧烯（4.11%）、丙酸香茅酯（2.8%）、(5E,9E)-法呢基丙酮（2.5%）等。

（4）香露兜叶　陈小凯等采用 GC - MS 分离、鉴定了香露兜叶挥发油 95 种化学成分,占挥发油总量的 97.75%。主要成分是叶绿醇（42.15%）、角鲨烯（16.81%）、正十五碳醛（6.17%）等。首次从香露兜叶挥发油中鉴定出 3,7,11,15 -四甲基己烯-1 -醇（6.37%）、正十五碳醛（6.17%）、正十五烷酸（4.49%）、植酮（2.05%）等 78 种成分。

（5）重阳木　刘路等采用 SD 法提取重阳木树

皮和叶片的挥发油,经 GC-MS 分析、鉴定。从重阳木树皮挥发油中鉴定出 18 种化合物,主要为丁香酚(12.45%)、糠醛(10.43%)、十五酸(9.46%)、十七酸乙酯(8.98%)、2-甲氧基-4-乙烯基苯酚(7.51%)等;从重阳木新鲜叶片挥发油中鉴定出 14 种化合物,其中主要成分为 1-己醇(26.94%)、十五酸(10.8%)、环己酮(10.63%)、十七酸乙酯(10.2%)、月桂酸(6.11%)等。

(6) 柠檬叶 周丽珠等采用 SD 法从柠檬叶中提取挥发油中的油相成分,进一步以乙醚为溶剂从蒸馏馏出液中萃取挥发油中的水溶性物质,利用 GC-MS 研究了二者的化学成分。结果,柠檬叶挥发油油相成分得率为 0.33%(以鲜叶计),确定了其中的 30 种成分,占油相成分总量的 96.35%,其主要成分为 d-柠檬烯(29.91%)、β-蒎烯(20.37%)、香茅醛(18.52%)、桧烯(5.74%)等。柠檬叶蒸馏液中水溶性成分得率为 0.03%(以鲜叶计),确定了其中的 30 种成分,占水相成分总量的 97.94%,其主要成分为 d-柠檬烯(30.33%)、香茅醛(21.88%)、β-蒎烯(19.83%)、桧烯(6.49%)等。

(7) 山莓叶 程恰等以 SD 法提取山莓叶挥发油,GC-MS 法鉴定了其中 88 种成分。主要成分为二十一烷(15.7%)、植物醇(12.3%)、(+)-香橙烯(7.98%)。

(8) 铁皮石斛 邵进明等采用固相微萃取技术提取铁皮石斛茎及叶中的挥发油,运用 GC-MS 分别鉴定出 73 种、36 种化学成分。铁皮石斛茎和叶具有相同的挥发性化学成分 27 种,其主要成分均含有柠檬油精、壬醛、顺-3-己烯醇等。

(9) 祁连圆柏叶 刘喜梅等采用 SD 法提取 5 个不同海拔高度的祁连圆柏叶挥发油,运用 GC-MS 进行分析,从 5 种挥发油中共鉴定出 50 种化合物。挥发油中单萜及其含氧化合物质量分数随海拔高度的升高而降低,倍半萜及其含氧衍生物的质量分数随海拔高度的上升而呈升高趋势。5 种挥发油化学组成各有异同,共有成分 7 种,分别为 α-蒎烯、1-甲基-4-异丙基-1,4-环己二烯、(R)-(-)-4-萜品醇、大根香叶烯、(+)-δ-杜松烯、榄香醇和柏木脑。

(10) 翁布嫩枝叶 曾阳等采用 SD 法从藏药翁布嫩枝叶中提取挥发油,用 GC-MS 分析、鉴定出 90 种化合物。主要成分为十八烷(7.69%)、1,6,7-三甲基萘(5.43%)、正十四烯(4.61%)等。

(11) 海南桃金娘叶 陈丽珍等采用 SD 法提取海南桃金娘叶的挥发油,并用 GC-MS 鉴定出 50 种化合物,占挥发油总量的 99.98%,且以萜类为主。主要有石竹烯(13.96%)、石竹烯氧化物(13.15%)、2,4,5 三甲基苯甲醛(9.15%)、2-十二烯醛醇(8.55%)、1,1,4,8-四甲基-4,7,10-环十一三烯(5.05%)等。

(12) 赤雹茎叶 崔凤侠等采用 SD 法从赤雹茎叶中提取挥发油,用 GC-MS 联用技术及克瓦兹指数对挥发油化学成分进行分析。共分离 106 个色谱峰,鉴定了其中 67 种化合物,占挥发油总量的 87.31%。主要成分是 3,7,11,15-四甲基-2-十六碳烯-1-醇(25.62%)、2,7(14),10-bisabolatrien-1-ol-4-one(23.05%)及系列烷烃(13.31%)等。

(13) 赤苍藤叶 冯旭等采用 SD 法提取赤苍藤叶挥发油,利用 GC-MS 鉴定出 36 种化合物,占挥发油总量的 81.74%。主要成分是二十七烷(10.54%)、1-辛烯-3-醇(10.20%)、环己二烯(6.29%)、叶绿醇(7.02%)、二十五烷(7.41%)等。

(14) 金钱松叶 胡文杰等采用 SD 法提取金钱松叶片挥发油,利用 GC-MS 检测出 49 种化合物,占挥发油总量的 93.35%。主要成分是(+)-α-蒎烯(31.72%)、石竹烯(18.57%)、β-瑟林烯(6.16%)、α-衣兰油烯(5.71%)、β-榄香烯(5.64%)等。

(15) 龙脑樟叶 张宇思等采用 SD 法提取 4 个产地龙脑樟叶挥发油,运用 GC-MS 进行分析。

江西吉安产龙脑樟叶挥发油共鉴定出 44 种成分，占总含量的 99.16%，其中右旋龙脑占 53.17%；湖南新晃产龙脑樟叶挥发油共鉴定出 33 种成分，占总含量的 97.84%，其中右旋龙脑占 32.71%；浙江淳安产龙脑樟叶挥发油共鉴定出 34 种占总含量的 98.1%，其中右旋龙脑占 41.89%；福建厦门产龙脑樟叶挥发油共鉴定出 25 种成分，占总含量的 99.58%，其中右旋龙脑占 60.74%。

（16）乌墨叶　刘艳清等采用 SD 和超声波萃取分别提取乌墨叶挥发油，运用 GC-MS 结合计算机检索进行分析，分别鉴定出 34 种和 37 种化合物。2 种挥发油化学组成各有异同，其主要成分为 α-蒎烯、β-杜松烯、α-古芸烯、丁香烯、α-蛇麻烯等。

5. 花类

（1）南天竹花　章甫等采用 SD 法提取南天竹花挥发油，利用 GC-MS 分析、鉴定出 60 种化合物，占挥发油总量的 76.98%。主要成分为棕榈酸（20.62%）、棕榈醛（12.02%）、十八烷醛（6.51%）、3,7-二甲基-1,5,7-辛三烯-3-醇（4.05%）、1-十六烯（3.98%）等。

（2）金银花　管仁伟等采用 SD 法提取金银花鲜花及干花的挥发油，运用 GC-MS 从鲜花中鉴定了 44 种化学物，从干花中鉴定了 49 种化合物，二者共有成分 24 种。鲜花中主要成分为芳樟醇（5.21%）、金合欢醇（2.60%）等烯醇类及抗坏血酸二棕榈酸酯（9.49%）、正二十九烷（17.38%）等中低沸点化合物；干花主要成分为棕榈酸甲酯（13.99%）、亚麻酸甲酯（9.20%）等酯及烷烃类中高沸点化合物。

（3）菖草　彭小冰等采用固相微萃取技术和 GC-MS 法对菖草鲜品中雌花、雄花、叶和茎中挥发油的化学成分进行提取和鉴定。在菖草的雌花、雄花、叶和茎中分别鉴定出 41 种（97.034%）、55 种（96.432%）、56 种（78.753%）和 20 种（53.187%）成

分；4 个部位含有相同的挥发性成分 12 种，主要为 β-石竹烯、(E)-β-金合欢烯、δ-杜松烯、环氧石竹烯等。

（4）蓬花　钱超等采用 SD 法提取不同季节一年蓬花的挥发油，用 GC-MS 对其化学成分进行鉴定。从春季和秋季一年蓬花挥发油中分别鉴定出 51 种、32 种组分，分别占其挥发油总量的 80.66%、90.85%。春季和秋季一年蓬花挥发油以萜类化合物为主，2 种挥发油中含量高于 2.00% 的化学成分均为 1-乙烯基-1-甲基-2,4-双(1-甲基乙烯基)-环己烷、1-石竹烯、α-香柑油烯、反式-β-金合欢烯、大根香叶烯 D、大根香叶烯 B、δ-异丙烯基-1,5-二甲基-环癸-1,5-二烯、δ-杜松烯，这 8 个组分分别占挥发油总量的 66.09% 和 83.90%。

（5）火棘花　葛丽娜等采用 SD 法提取火棘花挥发油，利用 GC-MS 鉴定了 77 种化合物，占挥发油总量的 83.77%，其中以萜类及其含氧衍生物（50.31%）、烷烃（18.52%）、醛（5.54%）为主。

（6）千日红　黄良勤等采用正交试验法优化千日红挥发油提取工艺，通过 GC-MS 对其进行分析，挥发油提取率达 1.34%，并鉴定了 33 种成分，占挥发油总成分的 98.19%。含量较高的有棕榈酸（16.39%）、14-甲基三十二烷（5.85%）、二十七烷（5.82%）。

（7）罗汉果花　梁志远等采用 SD 法、超临界 CO_2 流体萃取和顶空固相微萃取提取罗汉果花挥发油，用 GC-MS 鉴定出 86 种成分，只有 α-法呢烯 1 种为共有成分，各自独有成分分别有 27、11、21 种，各占其相对含量的 22.16%、12.09% 和 49.65%。

（8）剑麻花　方洁等采用 SD 法提取剑麻花瓣和花蕊挥发油，利用 GC-MS 分别鉴定出 25 种和 17 种化合物，占挥发油总量的 84.94% 和 73.16%。剑麻花瓣和花蕊挥发油均以烯烃和烷烃成分为主，两者化学成分相似。

（9）云雾龙胆　杨红澎等采用 GC-MS 和

NIST 质谱库对青海省海南自治州地区的云雾龙胆挥发油的化学成分进行分析和鉴定。共分离出 76 种成分，鉴定出棕榈酸（12.623%）、呋喃醛（11.078%）、5-甲基-2-呋喃醛（7.259%）、苯甲酸（6.495%）、正二十三烷（5.435%）等 71 种成分。

6. 果实类

（1）无籽刺梨　吴小琼等采用 SFE-CO$_2$ 萃取法提取无籽刺梨挥发油，并通过 GC-MS 分离出 39 种组分，鉴定了其中 33 种化合物，占挥发油总量的 91.48%，主要为 β-谷甾醇（14.49%）、三十一烷（13.82%）、二十八烷（7.57%）、己酸（6.80%）、11-（戊烷-3-基）二十一烷（6.75%）等，另外还发现了少量的具有多种生物活性的角鲨烯（3.19%）和羽扇豆醇（1.18%）。

（2）小叶女贞　朱玉等首次采用 GC-MS 分析小叶女贞果实挥发油化学成分，共鉴定出 67 种化合物，占挥发油总量的 76.50%。主要成分有大根香叶烯 D（8.57%）、顺式-2-反式-6-金合欢醇（6.38%）、α-荜澄茄烯（5.24%）、2-己烯醛（3.80%）、芳樟醇（3.78%）等。

（3）佛手　罗朵生等采用 SD 法提取生佛手和制佛手中的挥发油，运用 GC-MS 对挥发油进行分析。两种佛手挥发油提取率分别为 0.68% 和 0.35%，共鉴定出 23 种化合物。生佛手以 2,3-丁二醇（8.69%）、柠檬烯（12.23%）、γ-松油烯（6.15%）、α-松油醇（1.87%）、橙花醇（8.53%）等不饱和化合物为主；制佛手中 2,3-丁二醇的含量增加（12.06%），但柠檬烯（2.05%）、γ-松油烯（0.21%）、α-松油醇（0.79%）、橙花醇（2.64%）等的含量降低。

（4）绿壳砂仁　叶强等采用 GC-MS 结合 NIST08 数据库对 7 种绿壳砂仁挥发油进行分析鉴定。7 种绿壳砂仁挥发油化学组成及含量各不相同，其中共有成分 6 种，分别为乙酸龙脑酯、樟脑、右旋萜二烯、芳樟醇、Bicyclo[2.2.1]heptan-2-ol,1,7,7-trimethyl-、d-cadinene、邻苯二甲酸单（2-乙基己基）酯。绿壳砂仁挥发油中的特征性成分为乙酸龙脑酯和樟脑，7 个产地样品中均有检出，其中西双版纳产绿壳砂仁中乙酸龙脑酯的含量最高。

（5）阳春砂仁　陈璐等采用 SD 法提取阳春砂仁完整果实、果皮和种子团 3 个部位挥发油，采用 GC-MS 进行分析。分别从阳春砂仁果实、种子团和果皮挥发油中鉴定出 29 种、20 种、31 种化合物，占各部位挥发油总量的 94.82%、93.99%、87.39%。三者共鉴定出化合物 40 种，其中共有成分 13 种。

（6）白豆蔻　王芳等用非极性溶剂微波萃取-GC-MS 法测定白豆蔻中的挥发油成分，共鉴定出 60 种挥发性化学成分，主要化合物为桉油精（70.34%）、β-蒎烯（6.81%）、α-松油醇（3.36%）和 α-蒎烯（2.54%）等。

（7）益智仁　余辉等采用 SD 法提取益智仁挥发油，用 GC-MS 分析挥发油成分。共分离出 122 种化学成分，主要成分中 1,2,4,5-四甲苯含量最高（42.96%），其次为桃金娘烯醛（4.66%）、芳樟醇（4.34%）、（—）-4-萜品醇（2.96%）、萜品烯（2.21%）等。

7. 种子类

（1）南葶苈子　弓建红等采用 SD 法提取南葶苈子挥发油，用 GC-MS 检测出 33 个组分，鉴定了其中 28 种成分，占总检出化合物的 99.91%。其中含量较高的组分为 3-亚甲基-壬烷（68.14%），其次为嘧啶（29.32%）、2-庚烯醛（0.58%）、哌啶-3-甲酸甲酯（0.43%）、4-氧代丁腈（0.31%）、8-氯新异长叶烯（0.25%）等。

（2）枇杷核　李长虹采用 SD 法提取枇杷核挥发油，用 GC-MS 分析鉴定出 20 种化合物，占挥发油总量的 89.69%，其中以苯甲醛（65.31%）和苯甲酸（20.42%）为主。

8. 果皮

花椒　樊丹青采用SD法提取挥发油,用GC-MS和自动质谱退卷积定性系统结合Kováts保留指数对不同产地的花椒化学成分进行检测分析。8批样品共鉴定出86种化合物,其中2批四川产花椒含量最高的化合物为芳樟醇,其含量分别为36.25%、30.91%;2批陕西产花椒含量最高的化合物为柠檬烯,其含量分别为15.63%、17.23%;4批竹叶花椒含量最高的化合物均为芳樟醇,其含量在71.74%～75.03%。

9. 全草

(1) 鸡矢藤　方正等采用SD法提取新鲜鸡矢藤全草挥发油,采用GC-MS鉴定了25种化学成分,主要有(E)-3-己烯-1-醇(31.95%)、(Z)-3-己烯-1-醇(21.35%)、β-芳樟醇(16.66%)、n-正己醇(11.34%)、3-(Z)-己烯-1-(醇)乙酸酯(5.58%)等。

(2) 仙鹤草　杜成智等从浙江省产仙鹤草挥发油中分离出41个色谱峰,鉴定了27种化学成分;从湖南省产仙鹤草挥发油中分离出47个色谱峰,鉴定了27种化学成分;从广西壮族自治区产仙鹤草挥发油中分离出22个色谱峰,鉴定了13种化学成分。浙江省产的仙鹤草与湖南省产的仙鹤草挥发油主要种类及含量比较接近,各自又有独特的成分,这2个产地的仙鹤草与广西壮族自治区产的仙鹤草挥发油所含成分种类及含量差异较大。

(3) 九头狮子草　蒋小华等采用SD法提取九头狮子草挥发油,利用GC-MS进行分析鉴定。主要成分为植酮(19.82%)、丁香油酚甲醚(3.96%)、β-石竹烯(3.75%)、肉豆蔻醚(3.08%)、3-甲基-2-(3,7,11-三甲基十二烷基)呋喃(3.64%)等。

(4) 西南风铃草　赵晨星等采用GC-MS分析了西南风铃草挥发油的成分,检出76个峰,鉴定

了其中57种成分,占其总量的79.48%。主要是脂肪酸酯(21.78%)、脂肪酸(19.38%)。

(5) 宽叶金粟兰　许海棠采用SD法提取宽叶金粟兰挥发油,运用GC-MS分析鉴定了21种化合物,占总量的82.30%。主要成分为乙酸冰片酯(45.43%)、3-亚甲基-2-降冰片酮(12.36%)、莰烯(8.74%)等。

(6) 蛇莓　王苗等采用SD法从蛇莓中提取挥发油,用GC-MS对其化学成分进行鉴定,共得到39个化学组分峰,并确定了24种化学成分,占挥发油总量的95.36%。主要是棕榈酸(61.32%)、植酮(14.50%)、油酸(4.31%)。

10. 树脂

(1) 枫香　李建明等采用SD法提取新鲜枫香阴干前后枫香脂挥发油,并对所得挥发油进行GC-MS分析。枫香脂饮片挥发油含量仅为2.46%,而未进行阴干处理的新鲜枫香脂其挥发油含量可以达到23.12%。新鲜枫香脂共含有34种成分,而阴干后成分减少至32种。二者主要成分都为2,6,6-三甲基双环[3.1.1]庚-2-烯、蒎烯和莰烯,但其相对含有量相差很大,新鲜枫香脂中3种组分的含有量分别为21.48%、11.35%和13.75%,阴干处理后含量下降为11.97%、6.70%和9.47%。

(2) 新疆阿魏　郭亭亭等采用SD法提取新疆阿魏挥发油,通过GC-MS鉴别出35种成分。从民间习用炮制品、清炒炮制品、醋炙炮制品、水煮炮制品中分别鉴别出34种、34种、32种、35种成分,新疆阿魏经炮制后挥发油的得率显著降低,挥发油中1,2-二硫戊烷的含量明显增加,2-乙硫基丁烷的含量明显减少。新增成分有丙烯基硫醚、α-萜品烯、乙基-1-甲基丙基二硫化物、3-丁硫基丙酸甲酯;减少成分有醋炙法炮制品中α-榄香烯、1-1-丙烯基-2-2-硫基-3-二硫化物等。

(撰稿：谭红胜　审阅：俞桂新)

【中国产藤黄属植物化学成分及生物活性研究】

藤黄属植物具有广泛的药用价值,是天然酮类、苯甲酮类等化合物的主要资源之一。中国产藤黄属植物约 20 种,其化学成分具有新颖多变的结构特点和显著的生物活性,其在抗肿瘤方面的作用,成为近年来天然产物研究的热点之一。

1. 新化合物成分

（1）岭南山竹子　Zhang H 等从岭南山竹子叶中分离并鉴定了 12 种新化合物为 oblongifolins J~U。通过 Mosher 酯反应和 ECD 计算,确定了绝对构型。其中新化合物 oblongifolin J 和 oblongifolin M 具有抗 EV－71 病毒的活性,IC$_{50}$ 值分别为 31.1 μM 和 16.1 μM。Feng SX 等从岭南山竹子皮的乙酸乙酯提取物中分离鉴定了 1 种新化合物 garciobioxanthone。

（2）多花山竹子　Ting CW 等从多花山竹子果实中分离出 1 种新化合物 garcimultiflorone G,该化合物具有抑制超氧负离子和弹性蛋白酶的活性,IC$_{50}$ 值分别为 6.9 μM±1.56 μM 和 11.70 μM± 1.58 μM。Jiang G 等从多花山竹子叶子中分离并鉴定了 2 种新化合物 garcinianin A 和 garcinianin B。

（3）云树　Auranwiwat C 等从云树果实中分离并鉴定了 2 种新化合物为 garcicowanones A 和 B。且 garcicowanones A 对蜡状芽孢杆菌具有抑制作用,IC$_{50}$ 值为 0.25 μg/ml。Sriyatep T 等从云树果实中分离并鉴定了 2 种新化合物为 cowabenzophenones A 和 B,其结构母核为 tetracyclo［7.3.3.3(3,11).0 (3,7)］tetradecane－2,12,14－trione,是第一次从藤黄属植物中发现并报道。

（4）山木瓜　Zhang H 等从山木瓜枝条中分离并鉴定了 5 种新化合物为 garciesculentones A~ E,并通过 Mosher 酯反应和 ECD 计算,确定了绝对构型。Zhu LL 等从山木瓜枝条中分离并鉴定了 2 种新化合物 garcinaxanthone J 和（±）esculentin A,并通过 Mosher 酯反应,确定了（±）esculentin A 的绝对构型。

（5）大叶藤黄　Trisuwan K 等从大叶藤黄枝中分离出 3 种新化合物 xanthochymones A~C,其中 xanthochymone C 显示有抗金黄色葡萄球菌的活性。

（6）大苞藤黄　Niu DY 等从大苞藤黄的茎干中分离出两个新化合物 bracflavones A 和 B,活性检测表明,bracflavones A 对人肿瘤细胞 A549 和 PC3 有细胞毒活性,bracflavones B 对人肿瘤细胞 NB4、A549、SH－SY5Y、PC3、MCF7 有细胞毒活性。

（7）莽吉柿　Fei X 等从莽吉柿的各种部位提取得到化合物 α－mangostin,并以其为基础合成系列新型黄酮衍生物,经 5 种人体细胞株筛选发现其有抗肿瘤活性,其中的一些相似物有中等程度的抑制活性。构效关系显示,苯酚基团上的 C3 及 C6 对抗增殖有很重要的作用,C4 的修饰能够增加抗癌活性及类药性。

（8）单花山竹子　Ye YQ 等从单花山竹子茎中分离出一个新化合物 methyl 6－(2－acetoxyethyl)－4,8－dihydroxy－9－oxo－9H－xanthene－1－carboxylate,通过对 5 种人肿瘤细胞（NB4、A549、SHSY5Y、PC3、MCF7）的细胞毒测试,显示对 NB4、PC3、MCF7 的 IC$_{50}$ 值分别为 6.2、3.8、5.4 μM。

2. 已知化合物成分

（1）藤黄　赵丽丽等采用正相、反相硅胶柱色谱法和半制备型高效液相色谱法对中药藤黄中的三萜类化合物进行了分离和纯化,通过 NMR 鉴定得到 10 种化学成分是:① 白桦脂酸 ② α－香树精 ③ 羽扇豆醇 ④ β－香树素 ⑤ 麦珠子酸 ⑥ 蒲公英甾醇 ⑦ 鲍尔烯醇 ⑧ 丁酰鲸鱼醇 ⑨ 3－O－α－L－

吡喃阿拉伯糖齐墩果酸和⑩山楂酸。其中，化合物③和④为首次从该植物中得到，化合物⑤～⑩为首次从该属植物中分离得到。

（2）岭南山竹子 Zhang H 等从岭南山竹子叶中分离并鉴定了 5 种已知化合物是 euxanthone、oblongifolin C、garcihombronone C、oblongixanthone B、dulxanthone B。其中 euxanthone 具有抗 EV－71 病毒的活性，其 IC_{50} 值为 12.2 μM。Feng C 等对岭南山竹子皮中分离鉴定出的 20 种化合物进行筛选，发现 oblongifolins F、oblongifolins G、1，3，5－trihydroxy－13，13－dimethyl－2H－pyran[7，6－b]－ xanthone、nigrolineaxanthone T、garcicowin B 这 5 种化合物具有诱导宫颈癌细胞凋亡的活性，IC_{50} 值为 10 μM。Feng SX 等从岭南山竹子皮的乙酸乙酯提取物中分离鉴定了 11 种已知化合物是 naringenin、genistein、isoprunetin、isoxanthochymol、dulxanthone、nigrolineaxanthone T、syringic acid、glycerol 1－ hexadecanoate、daidzein、garcinone E、griffipavixanthone。Shi JM 等从岭南山竹子中分离得到一个化合物 griffipavixanthone，能够呈时间及剂量依赖性地抑制非小细胞肺癌 H520 细胞的增殖。

（3）山木瓜 Zhang H 等从山木瓜枝条中分离出 15 已知个化合物是 garciniagifolone A、Garcimultiflorone E、cambogin、guttiferone F、5，8－dihydroxy－2，2－dimethyl－2H，6H－pyrano[3，2－b]－ xanthen－6－one、γ－mangostin、garcicowin C、GDPHH－2、1，3，7－trihydroxy－2－（3－methylbut－2－enyl）－ xanthone、griffipavixanthone、1，3，5，7－tetrahydroxy－8－isoprenylxanthone、1，3，6，7－tetrahydroxyxanthone、hyperxanthone E、toxyloxanthone B、3，5，8－trihydroxy－2，2－dimethyl－3，4，4－trihydro－2H，6H－pyrano[3，2－b]－xanthen－6－one。其中 garcimultiflorone E、cambogin、guttiferone F、5，8－dihydroxy－2，2－dimethyl－2H，6H－pyrano[3，2－b]－ xanthen－6－one、γ－mangostin、garcicowin

C 对于两种人乳腺癌细胞（MCF－7、MDA－MB－231）以及肝癌细胞（HepG2）显示有活性，IC_{50} 值小于 10 μM。在脂多糖诱导的 RAW264.7 细胞一氧化氮模型中，化合物 cambogin、hyperxanthone E 和 1，3，5，7－tetrahydroxy－8－isoprenylxanthone 具有抗炎活性，其 IC_{50} 值小于 10 μM。Zhu LL 等从山木瓜枝条中分离鉴定了 6 个已知化合物有 1，3，6，7－tetrahydroxyxanthone、（－）－syringaresinol、2，6－dihydroxy－4－methoxybenzophenone、（－）－GB1a、（＋）－volkensiflavone、griffipavixanthone。体外抗黄嘌呤氧化酶活性测试显示，1，3，6，7－tetrahydroxyxanthone 和 griffipavixanthone 具有活性，IC_{50} 值分别是 1.2 μM、6.3 μM，而阳性对照药别嘌呤醇的活性是 5.3 μM。

（4）云南藤黄 Lao YZ 等对从云南藤黄中分离出的化合物 oblongifolin C（OC）进行研究。利用 GFP－LC3 稳定表达的细胞株筛选出 OC 诱导 GFP－LC3 颗粒增多，提示其可调控自噬，使处于饥饿状态下的肿瘤细胞更容易进入细胞凋亡。另外，OC 在动物体内也显示了很好的抗肿瘤效果。

（5）大叶藤黄 Trisuwan K 等从大叶藤黄的枝中分离并鉴定得到 6 种已知化合物，是 garcinexanthone A、1，4，6－trihydroxy－5－methoxy－7－prenylxanthone、（＋）－volkensiflavone、（＋）－morelloflavone、amentoflavone、angelicoin B。Lyles JT 等从大叶藤黄中分离鉴定了 guttiferone E、isoxanthochymol 和 guttiferone H，活性检测显示均具有抗疟原虫活性，IC_{50} 值在 4.71～11.40 μM，而阳性对照药青蒿素及氯喹的 IC_{50} 值在 0.01～0.24 μM。

（6）云树 Auranwiwat C 等从云树果实中分离并鉴定得到 8 个已知化合物，是 9－hydroxycalabaxanthone、β－mangostin、fuscaxanthone A、cowaxanthone D、cowanin、α－mangostin、cowagarcinone E、rubraxanthone。其中 β－mangostin 对蜡状芽孢杆菌具有抑制作用，IC_{50} 值

是 0.25 μM。

（7）多花山竹子　Jiang G 等从多花山竹子叶子中分离并鉴定了两个已知化合物是 3,30,5,50,7 - pentahydroxyflavan 和 mahuannin A。

（8）莽吉柿　Lyles JT 等从莽吉柿中发现了化合物 α - mangostin、β - mangostin 和 3 - isomangostin，均显示出具有抗疟原虫活性，IC_{50} 值在 4.71～11.40 μM，阳性对照药青蒿素及氯喹的 IC_{50} 值在 0.01～0.24 μM。

（9）大苞藤黄　Shen T 等从大苞藤黄中发现了已知化合物 isobractatin，其具有抑制人肺腺癌 A549 细胞、人乳腺癌 MCF - 7 细胞及人前列腺癌 PC3 细胞的活性，IC_{50} 值在 2.90～4.15 μM。

3. 活性成分藤黄酸（GA）

黎金海等以 GA 为原料，分别与 HBr 和有机胺反应，合成了 9 个新型的藤黄酸衍生物，其结构经 ^{1}HNMR，MS 和 HR - MS 表征。采用 MTT 法测定了 9 个化合物对人结肠腺癌细胞、人肝癌细胞和人卵巢腺癌细胞的体外抗肿瘤活性。藤黄酸（N -丙基对甲苯磺酰胺）酯、藤黄酸（N -丙基苯丙酰胺）酯和 N -色胺藤黄酰胺的抗肿瘤活性显著高于藤黄酸，33 -羟基转位藤黄酸的抗肿瘤活性则大大降低。

陈转鹏等用不同浓度的 GA 作用体外生长的人结肠癌 LOVO、SW480 细胞，证明 GA 能够显著抑制人结肠癌 LOVO、SW480 细胞的增殖。梁文龙等通过建立人结肠癌 SW480 细胞裸鼠皮下移植瘤模型，表明 GA 能够抑制人结肠癌 SW480 细胞裸鼠移植瘤的生长，能抑制结肠癌移植瘤内新生血管内皮细胞的生长，其机制可能与抑制 VEGFR2 的表达有关。

4. 活性成分新藤黄酸（GNA）

程卉等发现 GNA 对黑色素瘤细胞 B16 生长和增殖有明显的抑制作用，并随着 GNA 浓度的增加和作用时间的延长细胞活力明显下降。谈永进等发现 GNA 在一定浓度下对黑色素瘤 B16 细胞的增殖有明显抑制作用，并呈一定的时效和量效关系。王训翠等证明 GNA 可诱导人胃癌 MGC - 803 细胞的凋亡，其机制可能与促进 P^{53} 介导的线粒体途径依赖的细胞凋亡相关。戴婷婷等证实 GNA 能抑制人结肠癌细胞 HCT 116 增殖，诱导细胞凋亡，其诱导细胞凋亡的作用可能与内质网应激途径有关。

（撰稿：谭红胜　审阅：俞桂新）

［附］参考文献

A

Abbas GM, Abdel Bar FM, Baraka HN. A new antioxidant stilbene and other constituents from the stem bark of *Morus nigra* L[J]. Natural Product Research, 2014, 28(13)：952

Agnihotri VK, Thakur S, Pathania V, et al. A new dihomosesquiterpene, termioic acid A, from *Curcuma aromatica*[J]. Chemistry of Natural Compounds, 2014, 50 (4)：665

Ahn JH, Kim SB, Kim ES, et al. A new flavolignan from *Nelumbo nucifera* leaves ［J］. Chemistry of Natural Compounds, 2014, 50(6)：998

Auranwiwat C, Trisuwan K, Saiai A, et al. Antibacterial tetraoxygenated xanthones from the immature fruits of *Garcinia cowa*[J]. Fitoterapia, 2014, 98：179

B

Bendaikha S, Gadaut M, Harakat D, et al. Acylated flavonol glycosides from the flower of *Elaeagnus* angustifolia L〔J〕. Phytochemistry,2014,103:129

Bian MQ, Kang J, Wang HQ, et al. Three new norsesquiterpenoids from the seeds of *Alpinia galanga*〔J〕. Journal of Asian Natural Products Research, 2014, 16(5):459

C

Cai JY, Chen DZ, Luo SH, et al. Limonoids from *Aphanamixis polystachya* and their antifeedant activity〔J〕. Journal of Natural Products,2014,77(3):472

Chen C, Gao W, OuYang DW, et al. Three new flavonoids, hippophins K – M, from the seed residue of *Hippophae rhamnoides* subsp. *sinensis*〔J〕. Natural Product Research,2014,28(1):24

Chen CJ, Jiang R, Wang G, et al. Oligostilbenoids with acetylcholinesterase inhibitory activity from *Dipterocarpus alatus*〔J〕. Planta Medica,2014,80(17):1641

Chen HQ, Wang H, Yang B, et al. Diterpenes inhibiting NO production from *Euphorbia helioscopia*〔J〕. Fitoterapia, 2014,95:133

Chen JY, Li PL, Tang XL, et al. Cycloartane triterpenoids and their glycosides from the rhizomes of *Cimicifuga foetida*〔J〕. Journal of Natural Products,2014, 77(9):1997

Chen L, Zhang JX, Wang B, et al. Triterpenoids with anti-tobacco mosaic virus activities from *Melia Toosendan*〔J〕. Fitoterapia,2014,97:204

Chen LX, He H, Xia GY, et al. A new flavonoid from the aerial parts of *Andrographis paniculata*〔J〕. Natural Product Research,2014,28(3):138

Chen QB, Xin XL, Yang Y, et al. Highly conjugated norditerpenoid and pyrroloquinoline alkaloids with potent PTP1B inhibitory activity from *Nigella glandulifera*〔J〕. Journal of Natural Products,2014,77(4):807

Cheng GG, Cai XH, Zhang BH, et al. Cinchona alkaloids from *Cinchona succirubra* and *Cinchona ledgeriana*〔J〕. Planta Medica,2014,80(2-3):223

Cheng W, Tan YF, Tian HY, et al. Two new bufadienolides from the rhizomes of *Helleborus thibetanus* with inhibitory activities against prostate cancer cells〔J〕.

Natural Product Research,2014,28(12):901

Cheng ZB, Lu X, Bao JM, et al. (±)- Torreyunlignans A – D, rare 8 – 9' linked neolignan enantiomers as phosphodiesterase-9A inhibitors from *Torreya yunnanensis*〔J〕. Journal of Natural Products,2014,77(12):2651

Chiou CT, Hsu RY, Lin LC. Isolation and cytotoxic effect of anthraquinones from *Morinda umbellata*〔J〕. Planta Medica,2014,80(13):1113

陈丽珍,任芯,李娟,等. 海南桃金娘叶挥发油化学成分GC－MS分析〔J〕. 中国实验方剂学杂志,2014,20(13):89

陈璐,敖慧,叶强,等. 阳春砂仁不同部位挥发油成分的GC－MS分析〔J〕. 中国实验方剂学杂志,2014,20(14):80

陈小凯,葛发欢. 香露兜叶挥发油化学成分研究〔J〕. 中药材,2014,37(4):616

陈转鹏,曹杰,廖述文,等. 藤黄酸对人结肠癌LOVO、SW480细胞端粒酶的抑制作用〔J〕. 时珍国医国药,2014,25(11):2571

程卉,张璇,苏婧婧,等. 新藤黄酸通过调控PI3K/Akt/mTOR信号通路诱导黑色素瘤B16细胞凋亡的研究〔J〕. 中国中药杂志,2014,39(9):1666

程恰,程天印. 山莓叶挥发油化学成分的分析〔J〕. 天然产物研究与开发,2014,26(4):558

崔凤侠,杜晓鹃,高大昕,等. 赤雹茎叶挥发油化学成分的GC－MS分析〔J〕. 中国医院药学杂志,2014,34(6):453

崔凤侠,杜义龙,杜晓鹃,等. 山楂叶挥发油成分的GC－MS分析〔J〕. 沈阳药科大学学报,2014,31(7):542

D

Dai YQ, Liu L, Xie GY, et al. Four new eudesmane-type sesquiterpenes from the basal leaves of *Salvia plebeia* R. Br.〔J〕. Fitoterapia,2014,94:142

Deguchi J, Hasegawa Y, Takagi A, et al. Four new ginkgolic acids from *Ginkgo biloba*〔J〕. Tetrahedron Letters, 2014,55(28):3788

Deng HD, Mei ML, Wang H, et al. Carbazole alkaloids from the peels of *Clausena lansium*〔J〕. Journal of Asian Natural Products Research,2014,16(10):1024

Deng HD, Mei WL, Guo ZK, et al. Monoterpenoid coumarins from the peels of *Clausena lansium*〔J〕. Planta Medica,2014,80(11):955

Ding JY, Yuan CM, Cao MM, et al. Antimicrobial constituents of the mature carpels of *Manglietiastrum sinicum*[J]. Journal of Natural Products, 2014, 77(8): 1800

Ding MM, Yan FL, Tan J, et al. Two new dammarane-type glycosides from *Phlomis umbrosa*[J]. Natural Product Research, 2014, 28(1): 18

戴婷婷, 程卉, 苏婧婧, 等. 新藤黄酸通过内质网应激诱导人结肠癌 HCT 116 细胞凋亡的研究[J]. 安徽中医药大学学报, 2014, 33(1): 63

杜成智, 覃洁萍, 陈玉萍, 等. 不同产地荆芥挥发油化学成分的 GC - MS 分析[J]. 湖北农业科学, 2014, 53(1): 188

杜成智, 王卉, 冯旭, 等. 不同产地仙鹤草挥发油成分的 GC - MS 分析[J]. 江苏农业科学, 2014, 42(4): 253

杜莹, 赵欧, 张永航, 等. 桂林山豆根挥发油的 GC - MS 分析[J]. 湖北农业科学, 2014, 53(6): 1409

F

Fan BY, Gu YC, He Y, et al. Cytotoxic resin glycosides from *Ipomoea aquatica* and their effects on intracellular Ca^{2+} concentrations[J]. Journal of Natural Products, 2014, 77(10): 2264

Fei X, Jo M, Lee B, et al. Synthesis of xanthone derivatives based on alpha-mangostin and their biological evaluation for anti-cancer agents[J]. Bioorganic & Medicinal Chemistry Letters, 2014, 24(9): 2062

Feng C, Huang SX, Gao XM, et al. Characterization of proapoptotic compounds from the bark of *Garcinia oblongifolia*[J]. Journal of Natural Products, 2014, 77(5): 1111

Feng SX, Jiang YY, Li J, et al. A new bixanthone derivative from the bark of Garcinia oblongifolia[J]. Natural Product Research, 2014, 28(2): 81

Feng ZJ, Zhang X H, Zhang J P, et al. A new aromatic glycoside from *Glehnia littoralis*[J]. Natural Product Research, 2014, 28(8): 551

Fu YH, Di YT, He HP, et al. Angustifonines A and B, cytotoxic bisindole alkaloids from *Bousigonia angustifolia*[J]. Journal of Natural Products, 2014, 77(1): 57

樊丹青, 陈鸿平, 刘荣, 等. GC - MS - AMDIS 结合保留指数分析花椒、竹叶花椒挥发油的组成成分[J]. 中国实验方剂学杂志, 2014, 20(8): 63

方洁, 沈朝升, 汪孝亮, 等. 剑麻花瓣和花蕊挥发油化学成分的 GC - MS 分析[J]. 湖北农业科学, 2014, 53(18): 4414

方正, 郭守军, 林海雄, 等. 粤东鸡矢藤挥发油的 GC - MS 及抑菌性分析[J]. 湖北农业科学, 2014, 53(4): 912

冯旭, 李耀华, 梁臣艳, 等. 赤苍藤叶挥发油化学成分分析[J]. 时珍国医国药, 2014, 25(6): 1338

冯自立, 李志刚, 敖义俊, 等. 朱桔叶挥发油化学成分及抑菌活性研究[J]. 中国实验方剂学杂志, 2014, 20(5): 102

G

Gao J, Yin W, Gao T, et al. Two bioactive compounds from the Chinese scorpion *Buthus martensii Karsch*[J]. Natural Product Research, 2014, 28(10): 698

Gao LL, Xu XD, Yang JS. A New phenylbutanone derivatives from the roots of *Rheum tanguticum*[J]. Chemistry of Natural Compounds, 2014, 50(2): 217

Gao X, Shao LD, Dong LB, et al. Vibsatins A and B, two new tetranorvibsane-type diterpenoids from *Viburnum tinus* cv. *variegatus*[J]. Organic Letters, 2014, 16(3): 980

Gao Y, Wang J, Zhang CF, et al. Seven new alkaloids from the roots of *Stemona tuberosa*[J]. Tetrahedron, 2014, 70(4): 967

Geng CA, Chen XL, Zhou NJ, et al. LC - MS guided isolation of (+/−) − sweriledugenin A, a pair of enantiomeric lactones, from *Swertia leducii*[J]. Organic Letters, 2014, 16(2): 370

Giang PM, Binh NT, Matsunami K, et al. Three new eudesmanes from *Artemisia japonica*[J]. Natural Product Research, 2014, 28(9): 631

Gu W, Zhang Y, Hao XJ, et al. Indole alkaloid glycosides from the aerial parts of *Strobilanthes cusia*[J]. Journal of Natural Products, 2014, 77(12): 2590

Guo S, Duan JA, Tang YP, et al. A new cerebroside from the fruit of *Ziziphus jujuba* var. *Spinosa*[J]. Chemistry of Natural Compounds, 2014, 50(1): 109

Guo ZJ, Xu Y, Zhang H, et al. New alkaloids from *Aconitum taipaicum* and their cytotoxic activities[J]. Natural Product Research, 2014, 28(3): 164

葛丽娜,韩雪,任珂珂,等.火棘花挥发油化学成分的GC－MS分析及抗氧化活性研究[J].植物研究,2014,34(2):276

弓建红,张艳丽,冯卫生,等.GC－MS分析南葶苈子挥发油成分的研究[J].世界科学技术(中医药现代化),2014,16(9):1942

管仁伟,王亮,曲永胜,等."九丰一号"金银花挥发性成分的GC－MS分析[J].中成药,2014,36(11):2367

郭亭亭,姜林,卢军,等.新疆阿魏及其不同炮制品挥发油成分GC－MS分析[J].中成药,2014,36(7):1551

H

He J, Yang Y N, Jiang J S, et al. Saffloflavonesides A and B, two rearranged derivatives of flavonoid C–glycosides with a furan-tetrahydrofuran ring from *Carthamus tinctorius* [J]. Organic letters, 2014, 16(21): 5714

He W, Yang C, Wang M, et al. A novel phenolic acid from the fruits of *Rosa soulieana* [J]. Natural Product Research, 2014, 28(15): 1127

Hu D, Yang Z, Yao X, et al. Dibenzocyclooctadiene lignans from *Schisandra chinensis* and their inhibitory activity on NO production in lipopolysaccharide-activated microglia cells[J]. Phytochemistry, 2014, 104: 72

Hu QF, Meng YL, Yao JH, et al. Flavonoids from *Garcinia paucinervis* and their biological activities [J]. Chemistry of Natural Compounds, 2014, 50(6): 994

Hua J, Qi J, Yu BY, et al. Iridoid and phenylpropanoid glycosides from *Scrophularia ningpoensis* Hemsl. and their α–Glucosidase inhibitory activities [J]. Fitoterapia, 2014, 93: 67

Huang B, Xiao CJ, Huang ZY, et al. Hispidanins A–D: four new asymmetric dimeric diterpenoids from the rhizomes of *Isodon hispida*[J]. Organic Letters, 2014, 16(13): 3552

Huang J, Wang HQ, Zhang C, et al. A new tetrahydrofuran-type lignan with anti-inflammatory activity from *Asarum heterotropoides* Fr. Schmidt var. *mandshuricum*[J]. Journal of Asian Natural Products Research, 2014, 16(4): 387

Huang W, Zhang WJ, Cheng YQ, et al. Cytotoxic and antimicrobial flavonoids from *Cryptocarya concinna* [J]. Planta Medica, 2014, 80(11): 925

Huang XX, Liu QB, Wu J, et al. Antioxidant and tyrosinase inhibitory effects of neolignan glycosides from *Crataegus pinnatifida* seeds[J]. Planta Medica, 2014, 80(18): 1732

Huang YW, Liu XY, Wu YC, et al. Meroterpenes from *Psoralea corylifolia* against Pyricularia oryzae[J]. Planta Medica, 2014, 80(15): 1298

胡文杰,高捍东.金钱松叶片挥发油成分的GC－MS分析[J].浙江农林大学学报,2014,31(4):654

黄国华,张大帅,宋鑫明,等.构橘叶挥发油的化学成分及活性研究[J].中国实验方剂学杂志,2014,20(5):97

黄良勤,王刚.千日红挥发油提取工艺优化及其化学成分分析[J].湖北农业科学,2014,53(5):1156

J

Jia JF, Zhang Y, Huang XJ, et al. New monoterpenoid alkaloids from the aerial parts of *Uncaria hirsuta*[J]. Natural Product Research, 2014, 28(13): 971

Jia SH, Lv F, Dai RJ, et al. C–21 steroidal glycosides from *Dregea sinensis*[J]. Journal of Asian Natural Products Research, 2014, 16(8): 836

Jiang G, Du F, Fang G. Two new proanthocyanidins from the leaves of *Garciniamultiflora*[J]. Natural Product Research, 2014, 28(7): 449

Jiang ZB, Jiang BY, Zhu CG, et al. Aromatic acid derivatives from the lateral roots of *Aconitum carmichaelii*[J]. Journal of Asian Natural Products Research, 2014, 16(9): 891

Jiang ZY, Li WJ, Jiao LX, et al. New clerodane diterpenes from *Tinospora sagittata* var. *yunnanensis*.[J]. Planta Medica, 2014, 80(5): 419

Jiao P, Tseng-Crank J, Corneliusen B, et al. Lipase inhibition and antiobesity effect of *Atractylodes lancea*[J]. Planta Medica, 2014, 80(7): 577

Jin M, Zhang C, Zheng T, et al. A new phenyl glycoside from the aerial parts of *Equisetum hyemale*[J]. Natural Product Research, 2014, 28(21): 1813

Jin Q, Lee C, Lee JW, et al. 2–Phenoxychromones and prenylflavonoids from *Epimedium koreanum* and their inhibitory effects on LPS-induced nitric oxide and

学术进展

interleukin－1beta production［J］. Journal of Natural Products,2014,77(7):1724

蒋小华,谢运昌,宾祝芳.GC－MS分析九头狮子草挥发油的化学成分[J].广西植物,2014,34(2):170

K

Khang PV, Zhang ZG, Meng YH, et al. Cardenolides from the bark of *Calotropis gigantea*［J］. Natural Product Research,2014,28(15):1191

Kim HH, Oh MH, Park KJ, et al. Anti-inflammatory activity of sulfate-containing phenolic compounds isolated from the leaves of *Myrica rubra*［J］. Fitoterapia,2014, 92:188

Kowalczyk M, Masullo M, Thiem B, et al. Three new triterpene saponins from roots of *Eryngium planum*［J］. Natural Product Research,2014,28(9):653

Kwon J, Hiep NT, Kim DW, et al. Neuroprotective Xanthones from the root bark of *Cudrania tricuspidata*［J］. Journal of Natural Products,2014,77(8):1893

L

Lai WC, Wu YC, Danko B, et al. Bioactive constituents of *Cirsium japonicum* var. *australe*［J］. Journal of Natural Products,2014,77(7):1624

Lao YZ, Wan G, Liu ZY, et al. The natural compound oblongifolin C inhibits autophagic flux and enhances antitumor efficacy of nutrient deprivation［J］. Autophagy, 2014,10(5):1

Li B, Liu H, Zhang D, et al. Three new bioactive phenolic glycosides from *Liparis odorata*［J］. Natural Product Research,2014,28(8):522

Li DY, Wei JX, Hua HM, et al. Antimicrobial constituents from the flowers of *Trollius chinensis*［J］. Journal of Asian Natural Products Research, 2014, 16 (10):1018

Li GS, Yao F, Zhang L, et al. New sesquiterpenoid derivatives from *Solanum lyratum* and their cytotoxicities ［J］. Journal of Asian Natural Products Research, 2014, 16 (2):129

Li GZ, Li XJ, Cao L, et al. Steroidal esters from *Ferula*

sinkiangensis[J]. Fitoterapia,2014,97:247

Li H, Li MM, Su XQ, et al. Anti-inflammatory labdane diterpenoids from *Lagopsis supina*［J］. Journal of Natural Products,2014,77(4):1047

Li MM, Su XQ, Sun J, et al. Anti-inflammatory ursane- and oleanane-type triterpenoids from *Vitex negundo* var. *cannabifolia*［J］. Journal of Natural Products, 2014, 77 (10):2248

Li P, Zhang ZM, Li T, et al. Monoterpene derivatives from the roots of *Paeonia lactiflora* and their anti-proliferative activity［J］. Fitoterapia,2014,98:124

Li W, Zhou SP, Jin YP, et al. Salvianolic acidsT and U: A pair of atropisomeric trimeric caffeic acids derivatives from root of *Salvia miltiorrhiza*［J］. Fitoterapia,2014,98:248

Li X, Zhao J, Peng C, et al. Cytotoxic triterpenoid glycosides from the roots of *Camellia oleifera*［J］. Planta Medica,2014,80(7):590

Li XN, Chu C, Cheng DP, et al. Two alkaloids from *Asparagus cochinchinensis*［J］. Chemistry of Natural Compounds,2014,50(2):326

Li Y, Yang XW. New eudesmane-type sesquiterpenoids from the processed rhizomes of *Atractylodes macrocephala* ［J］. Journal of Asian Natural Products Research, 2014, 16 (2):123

Li YH, He J, Li Y, et al. Evollionines A － C, three new alkaloids isolated from the fruits of *Evodia rutaecarpa*［J］. Helvetica Chimica Acta,2014,97(11):1481

Li YR, Xu L, Li C, et al. Two new compounds from *Aconitum tanguticum*［J］. Journal of Asian Natural Products Research,2014,16(7):730

Liang WJ, Geng CA, Zhang XM, et al. (±)－ Paeoveitol, a pair of new norditerpene enantiomers from *Paeonia veitchii*［J］. Organic Letters,2014,16(2):424

Lin TT, Huang YY, Tang GH, et al. Prenylated coumarins: natural phosphodiesterase － 4 inhibitors from *Toddalia asiatica*［J］. Journal of Natural Products,2014,77 (4):955

Liu C, Liao ZX, Liu SJ, et al. A new pregnane glycoside from *Rubus phoenicolasius* and its antiproliferative activity ［J］. Natural Product Research,2014,28(21):1843

Liu CP, Xu JB, Han YS, et al. Trichiconins A – C, limonoids with new carbon skeletons from *Trichilia connaroides*[J]. Organic Letters, 2014, 16(20): 5478

Liu D, Liu YW, Guan FQ, et al. New cytotoxic diarylheptanoids from the rhizomes of *Alpinia officinarum* Hance[J]. Fitoterapia, 2014, 96: 76

Liu J, Zhang N, Liu M. A new inositol triester from *Taraxacum mongolicum*[J]. Natural Product Research, 2014, 28(7): 420

Liu Q, Hu HJ, Li PF, et al. Diterpenoids and phenylethanoid glycosides from the roots of *Clerodendrum bungei* and their inhibitory effects against angiotensin converting enzyme and alpha-glucosidase[J]. Phytochemistry, 2014, 103: 196

Liu Q, Yang QM, Hu HJ, et al. Bioactive diterpenoids and flavonoids from the aerial parts of *Scoparia dulcis*[J]. Journal of Natural Products, 2014, 77(7): 1594

Liu T, Wu H, Wang W, et al. A new illicinolide from leaves of *Illicium micranthum* Dunn[J]. Natural Product Research, 2014, 28(19): 1598

Liu X, Kunert O, Blunder M, et al. Polyyne hybrid compounds from *Notopterygium incisum* with peroxisome proliferator-activated receptor gamma agonistic effects[J]. Journal of Natural Products, 2014, 77(11): 2513

Liu X, Luo HB, Huang YY, et al. Selaginpulvilins A – D, new phosphodiesterase – 4 inhibitors with an unprecedented skeleton from *Selaginella pulvinata*[J]. Organic Letters, 2014, 16(1): 282

Liu Y, Meng LZ, Xie SX, et al. Studies on chemical constituents of *Ophiopogon japonicus*[J]. Journal of Asian Natural Products Research, 2014, 16(10): 982

Liu YF, Liang D, Luo H, et al. Ionone glycosides from the roots of *Rehmannia glutinosa*[J]. Journal of Asian Natural Products Research, 2014, 16(1): 11

Liu ZK, Wu DR, Shi YM, et al. Three new diterpenoids from Leonurus japonicus[J]. Chinese Chemical Letters, 2014, 25(5): 677

Long Z, Zhang Y, Guo Z, et al. Amide alkaloids from *Scopolia tangutica*[J]. Planta Medica, 2014, 80(13): 1124

Lou H, Zheng S, Li T, et al. Vulgarisin A, a new diterpenoid with a rare 5/6/4/5 ring skeleton from the Chinese medicinal plant *Prunella vulgaris*[J]. Organic Letters, 2014, 16(10): 2696

Lou ZH, Li HM, Gao LH, et al. Antioxidant lignans from the seeds of *Vitex negundo* var. *cannabifolia*[J]. Journal of Asian Natural Products Research, 2014, 16(9): 963

Lu Q, Wang J, Luo J, et al. A new acorane sesquiterpene from the aerial parts of *Psychotria yunnanensis*[J]. Natural Product Research, 2014, 28(20): 1659

Lu RL, Hu FL, Bao GH. A new fatty acid from the leaves and stems of *Clerodendron trichotomum*[J]. Chemistry of Natural Compounds, 2014, 50(1): 65

Luo CT, Zheng HH, Mao SS, et al. Xanthones from *Swertia mussotii* and their alpha-glycosidase inhibitory activities[J]. Planta Medica, 2014, 80(2 – 3): 201

Luo JG, Yin H, Kong LY, et al. Monoterpenes from the fruits of *Amomum kravanh*[J]. Journal of Asian Natural Products Research, 2014, 16(5): 471

Lv F, Jia SH, Dai RJ, et al. A New Steroid From *Dregea sinensis*[J]. Chemistry of Natural Compounds, 2014, 50(5): 862

Lv H, Luo J, Kong L. A new neo-clerodane diterpene from *Ajuga decumbens*[J]. Natural Product Research, 2014, 28(3): 196

Lv HW, Zhu MD, Luo JG, et al. Antihyperglycemic glucosylated coumaroyltyramine derivatives from *Teucrium viscidum*[J]. Journal of Natural Products, 2014, 77(2): 200

Lyles JT, Negrin A, Khan SI, et al. In vitro antiplasmodial activity of benzophenones and xanthones from edible fruits of garcinia species[J]. Planta medica, 2014, 80(8 – 9): 676

黎金海,黄雁,谭茵,等. 新型藤黄酸衍生物的合成及其抗肿瘤活性[J]. 合成化学, 2014, 22(6): 753

李建明,宋清宏,耿洪亚,等. 阴干对枫香脂中挥发油成分的影响[J]. 中成药, 2014, 36(4): 813

李艳清,高文超,王蓉,等. 川芎挥发油提取及 GC – MS 分析[J]. 江苏农业科学, 2014, 42(8): 276

李长虹,秦小梅,张璐璐,等. 枇杷核挥发油化学成分及体外抗氧化活性研究[J]. 华中师范大学学报(自然科学版),

2014,48(1)：58

李志峰，王亚威，王琦，等．天麻的化学成分研究（Ⅱ）[J]．中草药，2014,45(14)：1976

梁文龙，曹杰，杨平，等．藤黄酸对人结肠癌 SW480 细胞裸鼠移植瘤生长及血管生成的影响[J]．广东医学，2014,35(16)：2498

梁志远，甘秀海，干正洋，等．不同提取方法对罗汉果花挥发油成分的影响[J]．时珍国医国药，2014,25(7)：1602

刘路，周琼，陈春燕，等．重阳木树皮和叶片挥发油化学成分的 GC - MS 分析[J]．湖南师范大学（自然科学学报），2014,37(5)：21

刘喜华，赵应学，黄敏琪，等．不同形态桂郁金挥发性成分 GC - MS 分析[J]．中药材，2014,37(5)：819

刘喜梅，李海朝．不同海拔高度祁连圆柏叶中挥发性成分的比较[J]．北京林业大学学报，2014,36(1)：126

刘彦飞，梁东，罗桓，等．地黄的化学成分研究[J]．中草药，2014,45(1)：16

刘艳清，汪洪武，蔡璇．不同方法提取乌墨叶挥发油化学成分的研究[J]．成都药，2014,36(5)：1091

刘志雄，刘祝祥，田启建．七叶一枝花挥发油成分及其抑菌活性分析[J]．中药材，2014,37(4)：612

罗朵生，李勇，周修腾，等．生佛手与制佛手挥发油化学成分的 GC - MS 分析比较[J]．中华中医药杂志，2014,29(3)：916

M

Ma GX，Wu HF，Yuan JQ，et al. Further diterpenes from the seeds of *Caesalpinia minax* HANCE［J］. Helvetica Chimica Acta,2014,97(4)：581

Ma K，Ren J，Han J，et al. Ganoboninketals A – C, Antiplasmodial 3，4 – seco – 27 – Norlanostane Triterpenes from *Ganoderma boninense* Pat［J］. Journal of Natural Products,2014,77(8)：1847

Ma K，Wang JS，Luo J，et al. Tabercarpamines A – J, apoptosis-inducing indole alkaloids from the leaves of *Tabernaemontana corymbosa*［J］. Journal of Natural Products,2014,77(5)：1156

Ma RJ，Hu JM，Yang XY，et al. Three new cassane-type diterpenes from *Caesalpinia minax*［J］. Helvetica Chimica Acta,2014,97(7)：1009

Mi J，Wu C，Li C，et al. Two new triterpenoids from *Ampelopsis japonica*（Thunb.）*Makino*[J]. Natural Product Research,2014,28(1)：52

Morikawa T，Ninomiya K，Imura K，et al. Hepatoprotective triterpenes from traditional Tibetan medicine *Potentilla anserina*[J]. Phytochemistry,2014,102：169

孟祥平，杨建英，王瑶，等．白花草木犀地上部分挥发油的化学成分[J]．植物资源与环境学报，2014,23(2)：117

N

Nie XP，Yao F，Yue XD，et al. New eudesmane-type sesquiterpenoid from *Solanum lyratum* with cytotoxic activity[J]. Natural Product Research,2014,28(9)：641

Niu DY，Wang SJ，Qin YH，et al. New flavones from *Garcinia bracteata* and their biological activities ［J］. Chemistry of Natural Compounds,2014,50(6)：985

P

Pan ZH，Ning DS，Liu JL，et al. A new triterpenoid saponin from the root of *Croton lachnocarpus* Benth［J］. Natural Product Research,2014,28(1)：48

Park J H，Jung Y J，Jung J W，et al. A new flavonoid glycoside from the root bark of *Morus alba* L［J］. Natural Product Research,2014,28(21)：1859

Park JE，Woo KW，Choi SU，et al. Two new cytotoxic spirostane-steroidal saponins from the roots of *Bletilla striata*[J]. Helvetica Chimica Acta,2014,97(1)：56

Park S，Son MJ，Yook CS，et al. Chemical constituents from aerial parts of *Caryopteris incana* and cytoprotective effects in human HepG2 cells[J]. Phytochemistry,2014,101：83

Peng CY，Liu JQ，Zhang R，et al. A new alkaloid from the fruit of *Nandina domestica* Thunb[J]. Natural Product Research,2014,28(15)：1159

Peng XR，Liu JQ，Wan LS，et al. Four new polycyclic meroterpenoids from *Ganoderma cochlear*［J］. Organic letters,2014,16(20)：5262

Peng XR，Liu JQ，Wang CF，et al. Hepatoprotective effects of triterpenoids from *Ganoderma cochlear*[J]. Journal of Natural Products,2014,77(4)：737

彭小冰,邵进明,刘炳新,等.藿草鲜品不同部位的挥发油成分及含量[J].贵州农业科学,2014,42(4):178

Q

Qi W,Yue SJ,Sun JH,et al. Alkaloids from the hook-bearing branch of *Uncaria rhynchophylla* and their neuroprotective effects against glutamate-induced HT22 cell death[J]. Journal of Asian Natural Products Research,2014,16(8):876

Qin ZB,Zhang J,Wu XD,et al. Sesquiterpenoids from *Tussilago farfara* and their inhibitory effects on nitric oxide production[J]. Planta Medica,2014,80(8-9):703

Qiu L,Jiao Y,Huang GK,et al. New dammarane-type saponins from the roots of *Panax notoginseng*[J]. Helvetica Chimica Acta,2014,97(1):102

钱超,魏利,周婷婷,等.不同季节一年蓬花挥发油的GC-MS分析[J].中国实验方剂学杂志,2014,20(2):86

R

Ren FX,Ren FZ,Yang Y,et al. Tigliane diterpene esters from the leaves of *Croton tiglium*[J]. Helvetica Chimica Acta,2014,97(7):1014

Rivière C,Krisa S,Péchamat L,et al. Polyphenols from the stems of *Morus alba* and their inhibitory activity against nitric oxide production by lipopolysaccharide-activated microglia[J]. Fitoterapia,2014,97:253

S

Shan XQ,Peng SL,Shi HL,et al. Panthogenins A and B,two novel norergostanol steroids from *Dioscorea panthaica*[J]. Chinese Chemical Letters,2014,25(9):1256

Shang HJ,Li DY,Wang WJ,et al. Three new diterpenoids from the resin of *Liquidambar formosana*[J]. Natural Product Research,2014,28(1):1

Shao LW,Wang CH,Li GQ,et al. A new lignan from the roots of *Syringa pinnatifolia*[J]. Natural Product Research,2014,28(21):1894

Sharma S,Chattopadhyay SK,Singh M,et al. Novel chemical constituents with anti-inflammatory activity from the leaves of *Sesbania aculeata*[J]. Phytochemistry,2014,100:132

Shen DY,Chan YY,Hwang TL,et al. Constituents of the roots of *Clausena lansium* and their potential anti-inflammatory activity[J]. Journal of Natural Products,2014,77(5):1215

Shen T,Li W,Wang YY,et al. Antiproliferative activities of Garcinia bracteataextract and its active ingredient,isobractatin,against human tumor cell lines[J]. Archives of Pharmacal Research,2014,37(3):412

Shi JM,Huang HJ,Qiu SX,et al. Griffipavixanthone from *Garcinia oblongifolia* champ induces cell apoptosis in human non-small-cell lung cancer H520 cells in vitro[J]. Molecules,2014,19(2):1422

Shi L,Tan DH,Liu YE,et al. Two new dammarane-type triterpenoid saponins from *Gynostemma pentaphyllum*[J]. Helvetica Chimica Acta,2014,97(10):1333

Shi Y,Liu Y,Li Y,et al. Chiral resolution and absolute configuration of a pair of rare racemic spirodienone sesquineolignans from *Xanthium sibiricum*[J]. Organic Letters,2014,16(20):5406

Shi YM,Wang LY,Zou XS,et al. Nortriterpenoids from *Schisandra chinensis* and their absolute configurational assignments by electronic circular dichroism study[J]. Tetrahedron,2014,70(4):859

Shi YM,Yang J,Xu L,et al. Structural characterization and antioxidative activity of lancifonins:unique nortriterpenoids from *Schisandra lancifolia*[J]. Organic Letters,2014,16(5):1370

Shi YS,Liu YB,Ma SG,et al. Four new minor alkaloids from the seeds of *Strychnos nuxvomica*[J]. Tetrahedron Letters,2014,55(48):6538

Shim SH. A new diterpenoid from aerial parts of *Scutellaria barbata*[J]. Chemistry of Natural Compounds,2014,50(2):291

Sichaem J,Jirasirichote A,Sapasuntikul K,et al. New furoquinoline alkaloids from the leaves of *Evodia lepta*[J]. Fitoterapia,2014,92:270

Siva B,Poornima B,Venkanna A,et al. Methyl angolensate and mexicanolide-type limonoids from the seeds of *Cipadessa baccifera*[J]. Phytochemistry,2014,98:174

Song C，Li YQ，Yan YM，et al. A new noreolignan from the leaves of the traditional Chinese medicine *Artemisia argyi*［J］. Chemistry of Natural Compounds，2014，50（3）：414

Song WH，Cheng ZH，Chen DF. Anticomplement monoterpenoid glucosides from the root bark of *Paeonia suffruticosa*［J］. Journal of Natural Products，2014，77（1）：42

Sriyatep T，Maneerat W，Sripisut T，et al. Cowabenzophenones A and B，two new tetracyclo［7333（3，11）0（3，7）］tetradecane - 2，12，14 - trione derivatives，from ripe fruits of *Garcinia cowa*［J］. Fitoterapia，2014，92：285

Su W，Zhao JP，Hu J，et al. Two new bicyclic sesquiterpenes from the stems of *Kadsura heteroclita*［J］. Natural Product Research，2014，28（15）：1197

Suman A，Ali M，Rais I，et al. Phytochemical investigation of the rhizomes of *Acorus calamus*［J］. Chemistry of Natural Compounds，2014，50（2）：293

Sun J，Zhang F，Yang M，et al. Isolation of alpha-glucosidase inhibitors including a new flavonol glycoside from *Dendrobium devonianum*［J］. Natural Product Research，2014，28（21）：1900

Sun L，Meng Z，Li Z，et al. Two new natural products from *Croton kongensis* Gagnep［J］. Natural Product Research，2014，28（8）：563

Sun ZC，Ma GX，Yuan JQ，et al. Two new degradative cassane-type diterpenes isolated from *Caesalpinia minax*［J］. Journal of Asian Natural Products Research，2014，16（2）：187

邵进明，王道平，张永萍，等. 铁皮石斛茎叶中挥发油成分的 GC - MS 分析［J］.贵州农业科学，2014，42（4）：190

T

Tan DP，Chou GX，Wang ZT. Three new alkaloids from *Senecio scandens*［J］. Chemistry of Natural Compounds，2014，50（2）：329

Tanaka N，Tsuji E，Sakai K，et al. Hikiokoshins A - I，diterpenes from the leaves of *Isodon japonicus*［J］. Phytochemistry，2014，102：205

Tang BQ，Wang WJ，Huang XJ，et al. Iboga-type alkaloids from *Ervatamia officinalis*［J］. Journal of Natural Products，2014，77（8）：1839

Tang SA，Zhu H，Qin N，et al. Anti-inflammatory terpenes from flowers of *Inula japonica*［J］. Planta Medica，2014，80（7）：583

Tang Y，Cao JQ，Li W，et al. Three new triterpene saponins from *Bolbostemma paniculatum*［J］. Helvetica Chimica Acta，2014，97（2）：268

Thao DT，Phuong DT，Hanh TTH，et al. Two new neoclerodane diterpenoids from *Scutellaria barbata* D. Don growing in Vietnam［J］. Journal of Asian Natural Products Research，2014，16（4）：364

Tian JL，Liang X，Gao PY，et al. Two new alkaloids from *Portulaca oleracea* and their cytotoxic activities［J］. Journal of Asian Natural Products Research，2014，16（3）：259

Tian WJ，Qiu YQ，Yao XJ，et al. Dioxasampsones A and B，two polycyclic polyprenylated acylphloroglucinols with unusual epoxy-ring-fused skeleton from *Hypericum sampsonii*［J］. Organic Letters，2014，16（24）：6346

Tian WJ，Yu Y，Yao XJ，et al. Norsampsones A - D，four new decarbonyl polycyclic polyprenylated acylphloroglucinols from *Hypericum sampsonii*［J］. Organic Letters，2014，16（13）：3448

Tian Y，Guo Q，Xu W，et al. A minor diterpenoid with a new 6/5/7/3 fused-ring skeleton from *Euphorbia micractina*［J］. Organic Letters，2014，16（15）：3950

Ting CW，Hwang TL，Chen IS，et al. Garcimultiflorone G，a novel benzoylphloroglucinol derivative from *Garcinia multiflora* with inhibitory activity on neutrophil pro-inflammatory responses［J］. Chemistry & Biodiversity，2014，11（5）：819

Ting YC，Ko HH，Wang HC，et al. Biological evaluation of secondary metabolites from the roots of *Myrica adenophora*［J］. Phytochemistry，2014，103：89

Trisuwan K，Boonyaketgoson S，Rukachaisirikul V，et al. Oxygenated xanthones and biflavanoids from the twigs of *Garcinia xanthochymus*［J］. Tetrahedron Letters，2014，55（26）：3600

Tsai WJ，Shen CC，Tsai TH，et al. Lignans from the aerial parts of *Saururus chinensis*：isolation，structural characterization, and their effects on platelet aggregation[J]. Journal of Natural Products, 2014, 77(1): 125

Turak A, Shi SP, Jiang Y, et al. Dimeric guaianolides from *Artemisia absinthium* [J]. Phytochemistry, 2014, 105: 109

谈永进, 张璇, 程卉, 等. GNA 诱导黑色素瘤 B16 细胞凋亡的研究[J]. 中药材, 2014, 37(3): 469

U

Uddin MN, Sharma G, Yang JL, et al. Oleanane triterpenes as protein tyrosine phosphatase 1B (PTP1B) inhibitors from *Camellia japonica* [J]. Phytochemistry, 2014, 103: 99

V

Venkanna A, Siva B, Poornima B, et al. Phytochemical investigation of sesquiterpenes from the fruits of *Schisandra chinensis* and their cytotoxic activity[J]. Fitoterapia, 2014, 95: 102

W

Wang H, Dong WH, Zuo WJ, et al. Five new sesquiterpenoids from *Dalbergia odorifera* [J]. Fitoterapia, 2014, 95: 16

Wang H, Dong WH, Zuo WJ, et al. Three new phenolic compounds from *Dalbergia odorifera* [J]. Journal of Asian Natural Products Research, 2014, 16(12): 1109

Wang HM, Liu QF, Zhao YW, et al. Four new triterpenoids isolated from the resin of *Garcinia hanburyi* [J]. Journal of Asian Natural Products Research, 2014, 16(1): 20

Wang KB, Di YT, Bao Y, et al. Peganumine A, a beta-carboline dimer with a new octacyclic scaffold from *Peganum harmala*[J]. Organic Letters, 2014, 16(15): 4028

Wang L, Li F, Yang CY, et al. Neolignans, lignans and glycoside from the fruits of *Melia toosendan* [J]. Fitoterapia, 2014, 99: 92

Wang L, Wu XD, He J, et al. A new quinolizidine alkaloid from *Sophora flavescens*[J]. Chemistry of Natural Compounds, 2014, 50(5): 876

Wang M, Jiang Y, Liu HL, et al. A new flavanone from the aerial parts of *Penthorum chinense* [J]. Natural Product Research, 2014, 28(2): 70

Wang WL, Zhou X, Liu YL, et al. Two new 20α(H)-ursane-typetriterpenoids from *Ilex cornuta* and their cytotoxic activities[J]. Journal of Asian Natural Products Research, 2014, 16(2): 175

Wang X, Kang J, Wang HQ, et al. Three new alkaloids from the fruits of *Morus alba*[J]. Journal of Asian Natural Products Research, 2014, 16(5): 453

Wang Y, Zhang CL, Liu YF, et al. Hepatoprotective triterpenoids and saponins of *Schefflera kwangsiensis*[J]. Planta Medica, 2014, 80(2-3): 215

Wang Z, Sun JB, Qu W, et al. Caesappin A and B, two novel protosappanins from *Caesalpinia sappan* L. [J]. Fitoterapia, 2014, 92: 280

Wei H, Ma GX, Peng Y, et al. Chemical constituents of the roots of *Dolomiaea souliei* [J]. Chemistry of Natural Compounds, 2014, 50(3): 455

Wei JH, Zheng YF, Li CY, et al. Bioactive constituents of oleanane-type triterpene saponins from the roots of *Glycyrrhiza glabra* [J]. Journal of Asian Natural Products Research, 2014, 16(11): 1044

Wei LM, Wu YC, Chen C C, et al. Tupichinins B-D, three new spirostanol saponins from *Tupistra chinensis* rhizomes[J]. Natural Product Research, 2014, 28(2): 74

Wu HF, Hong JY, Sun ZH, et al. Novel dinorcassane- and cassane-type diterpenes from the seeds of *Caesalpinia minax*[J]. Fitoterapia, 2014, 94: 172

Wu JM, Chen G, Xu XT, et al. Seven new cassane furanoditerpenes from the seeds of *Caesalpinia minax*[J]. Fitoterapia, 2014, 92: 168

Wu YB, Yang Y, Dong M, et al. A new taraxastane-type triterpene from the flowers of *Inula cappa*[J]. Chemistry of Natural Compounds, 2014, 50(5): 850

Wu ZY, Zhang YB, Zhu KK, et al. Anti-inflammatory diterpenoids from the root bark of *Acanthopanax gracilistylus* [J]. Journal of Natural Products, 2014, 77(11): 2342

王芳, 聂晶, 李祖光, 等. 非极性溶剂微波萃取-GC-

MS法测定白豆蔻中挥发油成分[J].理化检验(化学分册),2014,50(7):837

王加,王淼,翁琰,等.GC－MS法分析川乌炮制前后挥发性成分[J].沈阳药科大学学报,2014,31(8):622

王苗,刘爱玲,李心悦,等.蛇莓挥发油化学成分的GC－MS联用法分析[J].时珍国医国药,2014,25(7):1553

王训翠,朱国旗,程卉,等.新藤黄酸诱导人胃癌MGC－803细胞线粒体途径凋亡的实验研究[J].中药材,2014,37(1):95

王砚,王书林.SPME－GC－MS法研究竹叶柴胡和北柴胡挥发性成分差异[J].中国实验方剂学杂志,2014,20(14):104

吴小琼,罗会,金吉林,等.超临界CO_2萃取无籽刺梨挥发油及GC－MS分析[J].中国实验方剂学杂志,2014,20(10):98

X

Xia HM,Li CJ,Yang JZ,et al. A,D－seco-limonoids from the stems of *Clausena emarginata*[J]. Journal of Natural Products,2014,77(4):784

Xiao CJ,Zhang Y,Qiu L,et al. Schistosomicidal and antioxidant flavonoids from *Astragalus englerianus*[J]. Planta Medica,2014,80(18):1727

Xiao HH,Dai Y,Wong MS,et al. New lignans from the bioactive fraction of *Sambucus williamsii* Hance and proliferation activities on osteoblastic-like UMR106 cells[J]. Fitoterapia,2014,94:29

Xiao SJ,Chen F,Ding LS,et al. Two new eupodienone lignans from Gymnotheca chinensis[J]. Chinese Chemical Letters,2014,25(3):463

Xiao SJ,He DH,Fang DM,et al. Further biphenyl lignans with a tetrahydrofuran moiety from *Gymnotheca chinensis*[J]. Helvetica Chimica Acta,2014,97(4):499

Xiao SJ,Lei XX,Xia B,et al. Two novel norlignans from *Gymnotheca chinensis*[J]. Tetrahedron Letters,2014,55(17):2869

Xu B,Xue JH,Tan JJ,et al. Two new alkaloids from the roots of *Aconitum sinomontanum* NAKAI[J]. Helvetica Chimica Acta,2014,97(5):727

Xu J,Feng S,Wang Q,et al. A new flavonoid glycoside from the rhizomes and roots of *Smilax scobinicaulis*[J]. Natural Product Research,2014,28(8):517

Xu YH,Huang H,Zhang N,et al. Studies on the flavone glycosides from *Fructus Kochiae*[J]. Journal of Asian Natural Products Research,2014,16(2):141

Xu ZS,Chou GX,Wang ZT. A new luteolin triglycoside from *Ficus ischnopoda* leaves[J]. Natural Product Research,2014,28(14):1052

许海棠,陈其锋,龙寒,等.宽叶金粟兰挥发油的化学成分及抗氧化活性[J].中国实验方剂学杂志,2014,20(20):67

Y

Yan HJ,Wang JS,Kong LY. Cytotoxic dammarane-type triterpenoids from the stem bark of *Dysoxylum binecteriferum*[J]. Journal of Natural Products,2014,77(2):234

Yan RY,Liu HL,Zhang JY,et al. Phenolic glycosides and other constituents from the bark of *Magnolia officinalis*[J]. Journal of Asian Natural Products Research,2014,16(4):400

Yan SL,Su YF,Chen L,et al. Polygonumosides A－D, stilbene derivatives from processed roots of *Polygonum multiflorum*[J]. Journal of Natural Products,2014,77(2):397

Yan Y,Zhang JX,Liu KX,et al. Seco-pregnane steroidal glycosides from the roots of *Cynanchum atratum* and their anti－TMV activity[J]. Fitoterapia,2014,97:50

Yan YM,Ai J,Shi YN,et al.(＋/－)- Aspongamide A, an N-acetyldopamine trimer isolated from the insect *Aspongopus chinensis*,is an inhibitor of p－Smad3[J]. Organic Letters,2014,16(2):532

Yan Z,Liu J,Lu D,et al. Two new ceramides from the fruit pulp of *Acanthopanax senticosus*(Rupr.et Maxim)Harms[J]. Natural Product Research,2014,28(3):144

Yang B,Wang YQ,Cheng RB,et al. A new cytotoxic iridoid from the rhizomes and roots of *Patrinia heterophylla*[J]. Chemistry of Natural Compounds,2014,50(4):661

Yang J L,Ha T K,Dhodary B,et al.Dammarane triterpenes as potential SIRT1 activators from the leaves of *Panax ginseng*[J]. Journal of Natural Products,2014,77

（7）：1615

Yang JB, Wang AG, Wei Q, et al. New dimeric phthalides from *Ligusticum sinense* Oliv cv. *Chaxiong*［J］. Journal of Asian Natural Products Research，2014，16（7）：747

Yang JH ，Liu WY，Li SC，et al. Coumarinolignans isolated from the seeds of *Brucea javanica*［J］. Helvetica Chimica Acta，2014，97（2）：278

Yang LG，Wang G，Wang M，et al. Indole alkaloids from the roots of *Isatis indigotica* and their inhibitory effects on nitric oxide production［J］. Fitoterapia，2014，95：175

Yang S，Shen T，Zhao LJ，et al. Chemical constituents of *Lobelia chinensis*［J］. Fitoterapia，2014，93：168

Yang TC，Chao HF，Shi LS，et al. Alkaloids from *Coptis chinensis* root promote glucose uptake in C2C12 myotubes［J］. Fitoterapia，2014，93：239

Yang XL，Yuan YL，Zhang DM，et al. Shinjulactone O，a new quassinoid from the root bark of *Ailanthus altissima*［J］. Natural Product Research，2014，28（18）：1432

Yang XW，Ding Y，Zhang JJ，et al. New acylphloroglucinol derivatives with diverse architectures from *Hypericum henryi*［J］. Organic Letters，2014，16（9）：2434

Yang XW，Li SM，Li YL，et al. Chemical constituents of *Abies delavayi*［J］. Phytochemistry，2014，105：164

Yang YX，Shan L，Liu QX，et al. Carpedilactones A－D，four new isomeric sesquiterpene lactone dimers with potent cytotoxicity from *Carpesium faberi*［J］. Organic Letters，2014，16（16）：4216

Yang YY，Yang XD，Xu B，et al. Chemical constituents of *Morus alba* L. and their inhibitory effect on 3T3－L1 preadipocyte proliferation and differentiation［J］. Fitoterapia，2014，98：222

Yao D，Jin M，Zhang C，et al. A new phenolic glycoside from *Juglans mandshurica*［J］. Natural Product Research，2014，28（13）：998

Yao S，To KK，Wang YZ，et al. Polyoxypregnane steroids from the stems of *Marsdenia tenacissima*［J］. Journal of Natural Products，2014，77（9）：2044

Ye M，Xiong J，Zhu JJ，et al. Leonurusoleanolides E－J，minor spirocyclic triterpenoids from *Leonurus japonicus*

fruits［J］. Journal of Natural Products，2014，77（1）：178

Ye YQ，Xia CF，Li XL，et al. A new xanthone from Garcinia oligantha and itscytotoxicity［J］. Asian Journal of Chemistry，2014，26（7）：1957

Yin GP，Li LC，Zhang QZ，et al. iNOS inhibitory activity of sesquiterpenoids and a monoterpenoid from the rhizomes of *Curcuma wenyujin*［J］. Journal of Natural Products，2014，77（10）：2161

Yin JL，Fang X，Liu ED，et al. Phragmalin limonoids from the stem barks of *Chukrasia tabularis* var. *velutina*［J］. Planta Medica，2014，80（15）：1304

Yin TP，Cai L，Zhou H，et al. A new C（1）（9）－diterpenoid alkaloid from the roots of *Aconitum duclouxii*［J］. Natural Product Research，2014，28（19）：1649

Yu HY，Chen ZY，Sun B，et al. Lignans from the fruit of *Schisandra glaucescens* with antioxidant and neuroprotective properties［J］. Journal of Natural Products，2014，77（6）：1311

Yu S，Ye X，Xin W，et al. Fatsioside A，a rare baccharane-type glycoside inhibiting the growth of glioma cells from the fruits of *Fatsia japonica*［J］. Planta Medica，2014，80（4）：315

Yuan JC，Zhang J，Wang FX，et al. New steroidal glycosides from the rhizome of *Anemarrhena asphodeloides*［J］. Journal of Asian Natural Products Research，2014，16（9）：901

Yue YD，Zhang YT，Liu ZX，et al. Xanthone glycosides from *Swertia bimaculata* with alpha-glucosidase inhibitory activity［J］. Planta Medica，2014，80（6）：502

闫婕,卫莹芳,古锐. 应用自动质谱退卷积定性系统（AMDIS）和保留指数分析马尔康柴胡地上、地下部分与北柴胡挥发油的成分差异［J］. 中国中药杂志，2014，39（6）：1048

杨红澎,确生,黄海东,等. 藏药云雾龙胆挥发油化学成分分析［J］. 中国实验方剂学杂志，2014，20（19）：68

仰玲玲,吴向阳,仰榴青. 野葛藤地上部分挥发油成分分析和抗氧化活性研究［J］. 江苏农业科学，2014，42（2）：268

叶强,李生茂,敖慧,等. 不同产地绿壳砂仁挥发油组分比较［J］. 中成药，2014，36（5）：1033

余辉,张淼,秦昆明,等. 益智仁中挥发油成分的GC－

MS[J]. 中国实验方剂学杂志,2014,20(10):83

袁源,林丽静,李积华,等. 两种徐闻高良姜挥发油成分对比分析[J].中药材,2014,37(9):1614

Z

Zeng J, Xue Y, Shu P, et al. Diterpenoids with Immunosuppressive Activities from *Cinnamomum cassia*[J]. Journal of Natural Products,2014,77(8):1948

Zeng WZ,Sheng Q,Zhang QY,et al. Two new oplopane sesquiterpenes from *Artemisia gmelinii* Web. ex Stechm.[J]. Chinese Chemical Letters,2014,25(8):1153

Zhang BJ, Bao MF, Zeng CX, et al. Dimeric erythrina alkaloids from the flower of *Erythrina variegata*[J]. Organic Letters,2014,16(24):6400

Zhang CL, Wang Y, Liu YF, et al. Iridal-type triterpenoids with neuroprotective activities from *Iris tectorum*[J]. Journal of Natural Products,2014,77(2):411

Zhang H, Tao L, Fu WW, et al. Prenylated benzoylphloroglucinols and xanthones from the leaves of *Garcinia oblongifolia* with antienteroviral activity [J]. Journal of Natural Products,2014,77(4):1037

Zhang H,Zhang DD,Lao YZ,et al. Cytotoxic and anti-inflammatory prenylated benzoylphloroglucinols and xanthones from the twigs of *Garcinia esculenta*[J]. Journal of Natural Products,2014,77(7):1700

Zhang WJ,You CX,Wang CF,et al. One new alkaloid from *Chelidonium majus* L[J]. Natural Product Research,2014,28(21):1873

Zhang WY, Wang HF, Chen G, et al. Two new bisabolane sesquiterpenoids from *Curcuma longa*[J]. Journal of Asian Natural Products Research,2014,16(3):271

Zhang XM,Yang DP,Xie ZY,et al. A new triterpenoid saponin and an oligosaccharide isolated from the fruits of *Sapindus mukorossi*[J]. Natural Product Research,2014,28(14):1058

Zhang YB, Yang WZ, Yao CL, et al. New triterpenic acids from *Uncaria rhynchophylla*:chemistry, NO-inhibitory activity, and tandem mass spectrometric analysis[J]. Fitoterapia,2014,96:39

Zhang YL, Luo JG, Wan CX, et al. Geranylated 2-

arylbenzofurans from *Morus alba* var. *tatarica* and their α-glucosidase and protein tyrosine phosphatase 1B inhibitory activities[J]. Fitoterapia,2014,92:116

Zhao CG, Yao MJ, Yang JW, et al. A new benzopyran derivative from *Pseuduvaria indochinensis* Merr[J]. Natural Product Research,2014,28(3):169

Zhao H, Wang X, Li W, et al. A new minor homoisoflavonoid from *Caesalpinia sappan* [J]. Natural Product Research,2014,28(2):102

Zhao J, Xu F, Ji TF, et al. A new spermidine from the fruits of *Lycium ruthenicum* [J]. Chemistry of Natural Compounds,2014,50(5):880

Zhao M,Ma N,Qiu F,et al. Triterpenoid saponins from the roots of *Clematis argentilucida* and their cytotoxic activity[J]. Planta Medica,2014,80(11):942

Zhao Y, Geng CA, Sun CL, et al. Polyacetylenes and anti-hepatitis B virus active constituents from *Artemisia capillaris*[J]. Fitoterapia,2014,95:187

Zheng CJ, Zhang XW, Han T, et al. Anti-inflammatory and anti-osteoporotic lignans from *Vitex negundo* seeds[J]. Fitoterapia,2014,93:31

Zheng KYZ, Zhang ZX, Zhou WL, et al. New phenanthrene glycosides from *Dioscorea opposita*[J]. Journal of Asian Natural Products Research,2014,16(2):148

Zhong M, Ma YX, Liu JX, et al. A new quaternary protoberberine alkaloid isolated from *Dicranostigma leptopodum* (Maxim) Fedde[J]. Natural Product Research,2014,28(8):507

Zhong M,Wu H,Zhang X,et al. A new diterpene from *Clinopodium chinense*[J]. Natural Product Research,2014,28(7):467

Zhou CC, Huang XX, Gao PY, et al. Two new compounds from *Crataegus pinnatifida* and their antithrombotic activities [J]. Journal of Asian Natural Products Research,2014,16(2):169

Zhou J,Li CJ,Yang JZ,et al. Lupane triterpenoids from the stems of *Euonymus carnosus* [J]. Journal of Natural Products,2014,77(2):276

Zhou SZ,Yao S,Tang C,et al. Diterpenoids from the flowers of *Rhododendron molle* [J]. Journal of Natural

Products,2014,77(5):1185

Zhou WB,Zeng GZ,Xu HM,et al. Astershionones A – F, six new anti-HBV shionane-type triterpenes from *Aster tataricus*[J]. Fitoterapia,2014,93:98

Zhou Z, Luo J, Pan K, et al. A new alkaloid glycoside from the rhizomes of *Aristolochia fordiana* [J]. Natural Product Research,2014,28(14):1065

Zhou ZH, Qu W, Liu MZ, et al. A new taxane diterpenoid from *Taxus chinensis* var. *mairei* [J]. Natural Product Research,2014,28(8):530

Zhu GY,Bai LP,Liu L,et al. Limonoids from the fruits of *Melia toosendan* and their NF – kappaB modulating activities[J]. Phytochemistry,2014,107:175

Zhu H, Chen C, Yang J, et al. Bioactive acylphloroglucinols with adamantyl skeleton from *Hypericum sampsonii* [J]. Organic Letters, 2014, 16 (24):6322

Zhu LJ,Qiao C,Shen XY,et al. Iridoid glycosides from the roots of *Scrophularia ningpoensis* Hemsl [J]. Chinese Chemical Letters,2014,25(10):1354

Zhu LL,Fu WW,Watanabe S,et al. Xanthine oxidase inhibitors from *Garcinia esculenta* twigs[J]. Planta Medica, 2014,80(18):1721

Zhu TF,Yang ZF,Yang YJ,et al. Two new secoiridoid glycosides from the roots of *Picrorhiza scrophulariiflora* [J]. Chemistry of Natural Compounds,2014,50(2):281

Zhu X,Fang ZH. New monoterpene glycosides from the root cortex of *Paeonia suffruticosa* and their potential anti-inflammatory activity[J]. Natural Product Research,2014, 28(5):301

曾阳,陈睿,马祥忠,等. 藏药翁布挥发油化学成分GC-MS分析[J].天然产物研究与开发,2014,26(5):691

张彦龙,李建平,李国玉. 香鳞毛蕨中的两个新化合物[J]. 中药材,2014,37(4):4

张艳焱,王祥培,廖海浪,等. 鲜干槐枝中挥发油化学成分的比较[J].贵州农业科学,2014,42(2):186

张宇思,王成章,周昊,等. 不同产地龙脑樟叶挥发油成分的GC-MS分析[J].中国实验方剂学杂志,2014,20(10):57

章甫,申子好,尤倩倩,等. 南天竹花挥发油化学成分的GC-MS分析及体外抗氧化活性[J].化学研究与应用,2014,26(7):1084

赵晨星,张籹,向诚,等. 西南风铃草挥发油的化学成分分析[J].植物资源与环境学报,2014,23(4):99

赵峰,马丽,孙居锋,等. 红大戟中的1个新降碳三萜[J].中草药,2014,45(1):28

赵丽丽,柳文媛,王磊,等. 藤黄中三萜成分的研究[J].中国药科大学学报,2014,45(3):293

周丽珠,李军集,梁忠云,等. 柠檬叶挥发性成分的提取及分析[J].林业科技开发,2014,28(4):99.

朱玉,文飞龙,齐应才,等. 小叶女贞果实挥发油的GC-MS分析及其抗氧化活性[J].天然产物研究与开发,2014,26(4):553

（四）中 药 药 剂

【概　述】

2014 年，中药药剂学领域的研究重点，依然主要涉及中药制药技术、中药新制剂与中药新剂型。

1. 中药制药技术的研究

（1）微粉粉碎　向孙敏等通过 Box - Behnken 响应面法研究表明，川芎的最佳超微粉碎工艺为，投料量 1.3 kg，含水量 4%，粉碎时间 19 min，平均粒径 19.187 μm。王艳萍等研究三七的超微粉碎技术，结果超微粉碎 2 h 的药材粉末粒径均一，达到了细胞级粉碎，中粒直径约为 9.599 μm。岳宝森等探讨超微粉碎工艺对和肝理脾丸溶出度的影响，结果表明普通粉碎和超微粉碎技术的制剂间溶出度差异极显著，采用超微粉碎技术可以提高和肝理脾丸的体外溶出度。窦霞等优化党参的超微粉碎工艺为，加入药粉量 1 000 g，原粉末粒度 65 目，粉碎时间 40 min，党参炔苷平均提取量 3.95 mg/g，超微粉溶出液比普通粉溶出液中党参炔苷含量明显提高。任桂林等采用高速中药粉碎机将地龙粉碎至均匀粒度，利用振动式低温超微粉碎机对地龙粉末进行再次粉碎，考察地龙低温超微粉碎的工艺参数及粉体学性质。结果随粉碎时间的增加，粒径先逐渐减小，而后粒子开始团聚使粒径增加。表明振动式超微粉碎可将地龙粉碎至微米级，低温粉碎可保证地龙有效成分不发生变化，且达适宜粉碎粒径后不容易聚集。李娟等优化铁皮石斛的超微粉碎工艺为，入磨粒径 80 目，投料水分 4%~6%，入磨量 250 g，粉碎温度 0~10℃，粉碎时间 25 min；平均得粉率 96.1%，粒径 <75 μm 的平均得率

96.8%，平均细胞破壁率 98.3%，总多糖平均质量分数 42.2%。严红梅等考察分析微粉化对黄芩苷粉体学性质的影响，结果黄芩苷在微粉化之后，化学成分没有改变并且具有良好的可压性，改善溶出效果明显。

（2）超声波提取　揭晶等在单因素试验基础上，通过 Box - Behnken 响应面法优选芦笋总皂苷的超声提取工艺为，加 15 倍量 74% 乙醇于 50℃ 超声提取 54 min，总皂苷平均质量分数 13.059%。郭涛等采用超声波辅助丙醇-硫酸铵双水相体系提取竹叶椒总生物碱，并通过响应面试验优选其最佳工艺为，提取时间 40 min，醇水质量比 0.5∶1，盐用量 7.79 g，总生物碱提取率 1.704%，纯度 19.8%。超声波辅助双水相体系法提取总生物碱具有效率高纯度高的特点，可避免不稳定或易变性的生物活性分子变性。于兆慧等采用超声辅助酶解人参总皂苷以制备人参稀有皂苷 Compound K，并应用响应面法优化制备最佳工艺为，超声功率 250 W，超声时间 15 min，酶解 pH5.5，酶解温度 50℃，酶解时间 36 h，酶用量∶底物 ＝4∶5，底物质量浓度 1.0 g/L；反应产物相对分子质量 622.4，核磁图谱证实产物为人参稀有皂苷 Compound K。覃学谦等采用正交试验优化超声提取广山楂总黄酮的优化工艺为，加入 16 倍量 70% 乙醇超声提取 3 次，每次提取时间 40 min，采用该工艺广山楂总黄酮提取量可达 3.49%。张静等通过正交试验优选女贞子的连续超声逆流提取工艺为，加 15 倍量 80% 乙醇，于 30k Hz 提取，齐墩果酸和熊果酸平均总质量分数 5.66%。谢郁峰等采用响应面设计优化番石榴叶中总黄酮的超声辅助提取最佳工艺为，75% 乙醇，液料比 60∶1（ml∶g），超声功率 150 W，

提取时间 30 min,提取温度 50℃,提取 2 次。在此条件下,番石榴叶总黄酮的提取率为 0.497%。朱锡龙等采用响应面设计优选雷公藤中雷公藤甲素的超声提取工艺为,料液比 1∶12,乙醇体积分数 70%,提取温度 35℃,提取时间 30 min;雷公藤甲素得率达 0.037 9 mg/g。王玲丽等运用 Box - Behnken 中心组合设计优化细叶远志皂苷的超声提取工艺为,乙醇浓度 84%,超声时间 41 min,料液比 1∶22,超声功率 450 W,细叶远志皂苷得率是 3.071 3%。姚瑾等采用正交试验优选复方黑骨藤药材的最佳超声提取工艺为,提取 2 次,提取时间为 30 min,料液比为 1∶15,提取温度为 60℃,功率为 800 W,超声间隙时间为 5 s/3 s,药材粒度为过 24 目筛。以最佳工艺提取得到的提取物能有效抑制二甲苯引发的小鼠耳郭肿胀度。

(3)超临界萃取　邱婧然等采用单因素试验优选白芷中香豆素的超临界 CO_2 萃取工艺为,以 40% 的乙醇为夹带剂,夹带剂流量为 0.10 ml/min,萃取温度为 55℃,萃取压力为 20 MPa,药材粒径为 20~80 目,CO_2 流量为 2.0 L/min,萃取时间为 1.5 h。谢松等通过正交试验优选川西老鹳草中鞣质的超临界 CO_2 萃取工艺为,萃取压力 25 MPa,萃取温度 50℃,萃取 1.5 h 提取物中鞣质质量分数为 12.91 mg/g,浸膏产率为 3.67%。祁伟等采用正交试验优化超临界 CO_2 方法提取芹菜籽挥发油的工艺条件为,萃取压力 25 MPa,萃取温度 45℃,萃取时间 2.0 h,CO_2 流量 15 L/h。王慧等采用正交试验优化五味保肝丸中五味子超临界提取工艺为,提取温度 50℃,提取压力 20 MPa,提取时间 90 min。

(4)酶法提取　胡建楣等采用响应面法优化复合酶法铁皮石斛中多糖的提取工艺为,复合酶量为 3.5 mg/ml,酶解温度为 53℃,酶解时间为 70 min,按该工艺进行处理所得铁皮石斛多糖提取率为 16.11%。薛璇玑等研究半仿生酶法从拐枣七中提取总生物碱的最佳工艺为,料液比 1∶18,水浴温度 70℃,提取时间 1.5 h。结果表明,半仿生酶法在拐枣七的总生物碱提取中得到的浸膏重量和提取的生物碱含量都最高。赵岩等运用单因素试验及正交试验确定复合酶作用的最佳工艺。结果,无酶条件下人参根中总皂苷的提取率为 3.22%,复合酶辅助法提取人参根总皂苷的最佳工艺为,中温淀粉酶 5%,中性蛋白酶 1%,时间 2 h,温度 60℃,提取率为 5.44%;无酶条件下人参茎叶中总皂苷的提取率为 5.85%,复合酶辅助法提取人参茎叶总皂苷的最佳工艺为,漆酶 5%,纤维素酶 5%,甘露聚糖酶 1%,时间 2 h,温度 40℃,提取率为 11.93%。复合酶辅助提取法能够显著提高人参总皂苷提取率。南楠等采用正交试验优选金芪降糖片中生物碱的酶解辅助提取工艺为,加入相当于药材质量 0.6% 的纤维素酶,在 pH4.5、35℃ 条件下酶解 3 h,可将小檗碱提取率提高 29.98%,黄连总生物碱提取率提高 30.17%。杨轶舜等研究双相体系中固定 β-葡萄糖苷酶水解黄芩苷制备黄芩素的最佳工艺为,pH5.0 的醋酸缓冲液和三氯甲烷组成的双相体系,反应温度 50℃,反应时间 10 h,黄芩素产率为 85.28%。与单相反应体系相比,双相反应体系中反应速度和产率均有所提高。程轩轩等研究酶法提取广金钱草多糖的最佳工艺为,料液比 1∶40,pH5.5,酶解温度 49.94℃,酶解时间 1.53 h,酶添加量为 2.00%。主要因素对提取效果的影响程度为:酶解时间＞酶解温度＞酶用量,各因素之间存在交互作用。

(5)微波提取　杨赛飞等应用响应面法优化离子液体微波辅助提取虎杖中芦荟大黄素、大黄酸、大黄素、大黄酚和大黄素甲醚的工艺为,加入 40 倍 0.6 mol/L 1-辛基-3-甲基咪唑溴化盐,微波提取功率 200 W,提取温度 31℃,提取时间 8 min。按此工艺操作,5 种蒽醌类成分总提取率为 11.69 mg/g。赵美荣等利用 Box - Behnken 的中心组合设计原理及响应面法,研究确定微波辅助提取西藏独活蛇床子素的最佳工艺为,料液比

20：1(ml/g)，时间 1 h，温度 35℃，功率 330 W。黄鹤等进行 Box－Behnken 中心组合设计，采用响应曲面法优化伸筋草总生物碱的微波辅助提取工艺为，加 17 倍量的甲醇：水：盐酸(85：15：1)，于 72℃提取 8 min；总生物碱提取率 4.092 mg/g。李克等优化微波辅助提取忍冬藤中绿原酸和咖啡酸的工艺为，功率 700 W，24 倍水，微波提取 3 次，每次 4 min。吴珊等采用单因素试验与正交试验相结合的方法，优化微波辅助提取山香圆叶中总黄酮的提取工艺为，乙醇浓度 70％，时间 6 min，功率 600w，料液比为 1：40(g/ml)。

(6)闪式提取 陈海莉等在单因素试验基础上，通过正交试验优选杜仲叶中有效成分的闪式提取工艺为，加 25 倍量 70％乙醇提取 3 次，每次 6 min；绿原酸、京尼平苷酸提取率分别为 1.82％、0.47％。王玥等研究闪式提取黄芩中黄芩苷的最佳工艺为，将黄芩置于 100℃沸水中浸泡 10 min，过滤加入 65％乙醇 20 倍量，闪式提取 2 min，将浸泡液及提取液合并。杨炳川等采用正交设计研究马尾松松针中总黄酮的闪式提取最佳工艺为，松针烘干后，制成粗粉(20 目)，提取溶剂为 70％乙醇，液料比 12.5：1(v/m)，提取时间 110 s。许代福等采用 Box－Behnken 实验设计结合响应面法，优选大叶当归中阿魏酸的闪式提取工艺为，用 13 倍(m/v)64％乙醇，提取时间 100 s。

(7)其他提取方法 谢瑞芳等结合 Box－Behnken 设计响应面法优化大承气汤煎煮工艺为，药材浸泡 40 min，煎煮 3 次，煎煮时间 40 min，大黄后下 5 min，加水量与药材倍数为 9：7：7，药液浓缩量比为 8：1。伍振峰等优选丹参药材中丹酚酸 B 的减压提取工艺为，提取之前避光浸泡 12 h，提取时间 89 min，提取 1 次，料液比 1：11，提取温度 80℃。黄凤婷等采用正交试验优选南板蓝叶渗漉提取工艺为，南板蓝叶粉碎过 20 目筛，12 倍量 80％乙醇为溶媒，浸泡 36 h 后，以 20 ml/min 的速度进行渗漉，所得南板蓝叶浸膏中靛玉红总量较

高。鲁劲松等优化藿香正气水中陈皮渗漉工艺为，陈皮装罐时要平铺均匀，适当压实，装罐前不需浸润；浸泡时间 24 h 与 48 h 无差别；陈皮在渗漉时，浸泡溶剂 60％乙醇为最佳；渗漉速度以初漉液渗速约 1 ml·min^{-1}·kg^{-1}，续漉液渗速约 2 ml·min^{-1}·kg^{-1}为最优。李钦青等采用均匀设计法，以天麻素、钩藤总碱、芍药苷、阿魏酸的提取量及干浸膏得率为综合评判指标，优选复方天麻钩藤口腔崩解片半仿生提取的最佳工艺为，两次提取用水的 pH 分别为 2.0、8.5，加水倍量为 12 倍，提取时间为 2 h。朱丽等采用正交试验探讨强制循环动态提取工艺对六味地黄丸复方的提取效果。结果最佳动态提取工艺为，加 3 倍量水提取 2 次，每次 1 h；马钱苷的平均提取量为 1.068 mg/g，平均干膏率 25.75％。任桂玲等采用正交试验探讨逆向连续循环低温提取金莲花的工艺为，提取温度 90℃，提取时间 2 h，药材粒径 10 目，加水倍数 20 倍。于莲等采用星点设计-响应面法优化山药多糖的冷水提取工艺为，液料比 10.30：1，提取时间 12.26 h，提取 3 次。王东东等采用正交试验设计优选七白凝胶膏剂的醇提工艺为，15 倍量 50％乙醇加热回流提取 2 次，每次 2 h。

(8)纯化工艺 孙启文等筛选富集雪荔组方总黄酮的最优树脂，并通过单因素考察该树脂纯化雪荔组方总黄酮的最佳工艺。结果，用 D101 树脂纯化雪荔组方总黄酮的最佳工艺为，上样质量浓度 1 g/ml(折算成生药材)，树脂：提取液比例为 1：1，上样体积流量 1 BV/h，分别用 4 BV 水除杂，40％乙醇洗脱，体积流量 1 BV/h，洗脱液收集 6 BV。优选工艺得到的总黄酮量达到(79.21±1.13)％。孙晓雪等优选玉米总多糖的 DEAE 纤维素纯化工艺为，上样量 0.75 BV，分别用 10 BV 水和 15 BV 的 0.1 mol/L NaCl 溶液洗脱，可较充分地将中性总多糖和酸性总多糖洗脱；中性多糖和酸性多糖分别占总多糖的 30.43％和 58.88％，纯度分别提高了约 2～2.5 倍。赵惠茹等应用单因素

分析和正交试验的方法,优化山茱萸总皂苷分离的最佳工艺为,上样溶液质量浓度为 0.5 g/ml,树脂柱径高比为 1:7,吸附体积流量为 2 BV/h,每克干树脂的最大吸附量为 1.125 g 生药,吸附饱和后,先用 3 BV 蒸馏水洗脱去除水溶性杂质,再用 3.5 BV 50% 乙醇进行解吸附。董刚等优选 ZTC1+1-Ⅱ型澄清剂处理黄瑞香叶水提液的工艺为,药液生药质量浓度 0.1 g/ml,温度 80℃,搅拌速度 100 r/min,水浴保温时间 10 min。戴兵等优选远志总皂苷提取液的澄清工艺为,提取液浓缩至 0.125 g/ml,保温搅拌,保温时间 20 min,搅拌速度 90 r/min,搅拌时间 10 min。常桂娟等优选参精口服液的最佳澄清方法为絮凝澄清-高速离心-微滤法,该方法处理后,提取液有效成分保留率高。高伟城等筛选大孔吸附树脂分离纯化绿衣枳壳总黄酮的最佳工艺为,上样药液总黄酮浓度为 0.2 g/ml 生药用水稀释 3 倍,调药液 pH 值为 3~4,上样量为药材量:树脂量=3:1,吸附速率为 3 BV/h 吸附,干膏得率为 4.8%。施晓伟等优选葛根芩连提取液的超滤工艺参数为,料液温度 40℃,超滤压力 0.025 MPa,溶剂用量 2 倍。周光姣等优选鸡血藤总黄酮的聚酰胺树脂纯化工艺为,上样量 9.076 mg/g,上样液质量浓度 1.261 g/L,吸附洗脱速度 2 BV/h,总黄酮纯度达 81.5%,转移率 77.5%。冯思欣等考察阳离子交换树脂应用于板蓝根粗多糖脱色的最佳工艺条件为,采用 D152 型阳离子交换树脂能有效纯化板蓝根粗多糖脱色率达 60.7%,多糖保留率 95.2%。彭艳梅等探讨膜分离技术应用于喉咽清口服液制备。结果表明,通过中试放大,选择型号为 24126 号膜单元和 22557 号膜单元组合,具有较好的膜分离效果。高帅等用正交试验优选壳聚糖絮凝纯化最佳工艺为,总皂苷质量浓度为 0.6 mg/ml,每 100 ml 总皂苷水溶液加入壳聚糖溶液 30 ml,絮凝温度 60℃,絮凝时间 4 h;总皂苷中间体水溶液澄清率为 47.81%,总皂苷损失率为 9.53%,与传统除鞣质工艺相比,壳聚糖絮凝纯化

工艺能有效保留有效成分。孔辉等优化远志总皂苷大孔树脂纯化工艺为,上样液细叶远志皂苷的质量浓度为 0.5 g/ml,以蒸馏水 3 BV,30% 乙醇和 70% 乙醇各 4 BV,以 1 BV/h 速度依次洗脱,收集 70% 乙醇洗脱部位。

2. 中药新制剂的研究

（1）配方颗粒与颗粒剂 周滢等采用正交试验优化蜜黄芪配方颗粒的提取工艺为,加 14 倍量水,浸泡 0.5 h,煎煮 1 h,提取 3 次。赵庆大等优选牛膝配方颗粒的提取工艺为,牛膝饮片加入 8 倍量水,煎煮提取 3 次,每次 0.5 h。关志宇等优选胆胃通颗粒最佳制备工艺为,加水量为 10 倍,提取时间 1.5 h,提取 2 次;喷雾制粒工艺为浸膏相对密度 1.15（80℃）,进风温度 120℃,蠕动泵转速为 60 r/min。戴一等采用正交试验优化二子菊花饮泡腾颗粒的制备工艺为,柠檬酸与碳酸氢钠的配比为 0.65:1,PEG6000 用量为 10%,乳糖用量为 40%。在此条件下制备泡腾颗粒,测定其总黄酮含量平均为 1.33%。金永新等对水提、醇提两种工艺按不同制粒配方制备反流安无糖型混悬颗粒。结果最佳制备工艺为,柴胡、枳实、白芍、甘草加 12 倍量 80% 乙醇浸泡 30 min,提取 2 次,合并 3 次滤液,按浓浸膏:木糖醇:糊精=1:1:3 进行制粒。朱裕林等优选骨疏灵颗粒剂防潮辅料,并通过吸湿率优选辅料的种类配比及成型工艺。结果最佳防潮混合辅料为,乳糖:甘露醇（4:1）,药辅比 1:2;85% 乙醇制粒,颗粒大小均匀,成型性较好。李婷等通过单因素试验优选治郁颗粒的成型工艺为,药材提取物:甜菊糖苷:糊精（10:1:1）,加入 65% 乙醇制软材,干燥温度 55℃。

（2）巴布剂 江国荣等采用正交试验优化藏止痛巴布剂的最佳提取工艺为,70% 乙醇溶液 10 倍用量,回流 2 h,提取 2 次,巴布剂中三七皂苷 R_1 和丹皮酚含量及总固体收得率最高。优选基质配比结果是卡波姆 940:聚丙烯酸钠:聚乙烯醇

（PVA）：明胶：甘油/丙二醇：氧化锌/高岭土＝0.30：2.6：1.2：2.0：4/1.0：2.4，基质炼合15 min。富志军等比较挥发油分别经 β-环糊精（β-CD）和羟丙基-β-环糊精（HP-β-CD）包合前后的情况。结果，挥发油经 HP-β-CD 包合后，有较好的黏性和外观，挥发油保留率最高；相对于不包合挥发油，12 h 的累积释放（渗透）量和释放（渗透）速率均略微下降但累积渗透百分率有提高，挥发油经包合可提高温脐巴布剂膏中挥发油的稳定性，降低对皮肤的刺激性，并促进其透皮渗透。王昕等采用均匀设计优选三黄巴布剂基质的最佳配比为，甘油：PVA：氧化锌：明胶：氮酮＝60.85：19.01：6.85：9.89：3.41。樊轻亚等采用正交试验法，以粘着性能的检查等作为评价指标，优选制备马钱子巴布剂的处方为，马钱子浸膏 10%、薄荷脑 2%、甘油 20%、高岭土 25%、西黄蓍胶 10%，其余为卡波姆和聚丙烯酸钠（10：1）。葛新春等采用正交实验优选三黄膏巴布剂的基质配方为，甘油 1.2 ml、聚丙烯酸钠 0.5 g、羧甲基纤维素钠（CMC-Na）0.2 g、明胶 0.2 g。王文忠等采用正交设计优选紫榆烧伤巴布剂的基质处方为，明胶：阿拉伯胶：PVA：CMC-Na：聚维酮：甘油：1,2-丙二醇：药粉＝6：4：7：2：1.5：26：19.6：33.05（质量比）。

（3）注射剂　张鑫等研究波棱素（HPT）脂质体冻干粉针剂的制备方法。表明质量分数 5%乳糖＋5%蔗糖为最佳冻干保护剂，脂质体冻干粉针复水后不会引起溶血和红细胞聚集反应，静脉注射对血管亦无明显影响；HPT 脂质体对 CCl_4 所致急性肝损伤模型小鼠的治疗效果明显，且优于 HPT 原药。胥勤等考察参麦注射液稳定性的影响因素（光照、高温、低温、冻融）、25℃长期稳定性及 40℃加速稳定性。结果表明，不同增溶剂制备的参麦注射液外观形状、不溶性微粒及可见异物均符合规定，人参皂苷类成分含量无明显差异。15-羟基硬脂酸聚乙二醇酯与聚山梨酯 80 具备等同增溶效

果，制备的参麦注射液稳定性良好。张坚等通过正交试验考察聚砜膜孔径、温度、压力对生脉注射液超滤工艺的影响。结果最佳超滤工艺为，聚砜膜孔径 50 000，温度 45℃；人参皂苷 Rg_1、Rb_1、Re、五味子醇甲的透过率分别为 80.26%、85.02%、50.69%、94.99%。超滤工艺对生脉注射液中有效成分的透过率存在一定影响。黄和清等采用单因素试验考察丹参醇沉调碱和水沉调酸过程中药液温度和 pH 对有效成分和总固体含量的影响，优化丹参注射液的提取工艺为，醇沉调碱过程控制药液温度 25～30℃，pH8.0～8.5，水沉调酸过程控制药液温度 20～30℃，pH2.0～2.2。陈伟伟等采用超滤技术优化消癌平注射液的生产工艺。结果表明，与原工艺相比，采用截留相对分子质量 30 kDa 和 5 kDa 的超滤膜进行二级超滤时，指标性成分无明显损失，但可最大程度提高成品澄明度合格率，并能有效去除药液中细菌内毒素，保证注射剂的安全性及生产效率。张亚非等应用近红外光谱分析技术，建立热毒宁注射液产业化生产中萃取液浓缩过程绿原酸含量及含固量的快速定量分析方法，实时反映浓缩过程的状态，实现萃取液浓缩过程质量控制。闫家福等研究苦豆子总生物碱注射用冻干粉针的成型工艺为，选取 80 g/L 甘露醇为填充剂，冻干前药液中苦豆子总生物碱质量浓度为 25 g/L，pH6.5～7.5，冻干效果最好，复溶速度快。苦豆子总碱注射用冻干粉针高、中剂量（120、60 mg/kg）组对小鼠肝癌 H22 移植性肿瘤的平均抑瘤率分别为 56.08%、35.49%。石召华等采用单因素试验和正交试验，优化七叶皂苷钠冻干粉针的最佳冻干工艺为，药液浓度 10 mg/ml，装量为 1.0 ml，预冻温度为零下 35℃，6.5 h，压力 20Pa，升华干燥时间 7 h；解析干燥温度 35℃，5.5 h，其冻干工艺周期缩短3 h。李紫薇等选择合适的微乳剂组分及配比，制备七叶皂苷钠油/水型微乳注射剂。结果，选用中链甘油三酸酯为油相，大豆磷脂和 HS15（1：2）为乳化剂，甘油为助乳化剂，固定乳化剂与助乳化剂

比例 Km 值在 2.00～3.75 之间可获得较为理想的三相图,形成稳定微乳。李舸远等对去乙酰毛花苷注射液的稳定性进行考察。结果,去乙酰毛花苷注射液在酸、碱、氧化、光照、121℃灭菌条件破坏下均不稳定,有关物质均明显增加;去乙酰毛花苷注射液需要严格控制灭菌温度与时间,贮藏宜采用遮光密封低温的条件,并确定合理的有效期。

(4)其他普通制剂 王嵩等采用正交试验优化艾纳香挥发油的提取工艺、优化栓剂基质,多指标考察艾纳香挥发油栓的最佳制备工艺为,药材加 6 倍量的水和 2.5％氯化钠,提取 8 h,栓剂最佳成型温度 60～65℃。刘涛等按《中国药典》(2010 年版)中穿心莲片项下的规定制备穿心莲提取物;单因素考察软胶囊内容物处方及囊壳材料,并建立穿心莲软胶囊的生产工艺。曲园等研究儿茶青黛口腔溃疡复合膜的制备工艺,优选复合膜最佳配方为,每 200 cm² 为标准,0.8 g 儿茶,0.8 g 青黛,1.5 g PVA－1750,1.2 g CMC－Na,3.2 ml 甘油为最佳配方。姜梦丽等优选芳冰鼻吸剂的处方工艺为,冰片 0.15 g,芳樟醇 0.4 ml,薄荷脑 0.070 9 g,90％药用乙醇 0.1 ml。朱孟夏等优化复方鸦胆子油软胶囊的制备工艺和处方为,以 PEG400 为分散介质,8％蜂蜡及 2％大豆卵磷脂作为助悬剂,制备鸦胆子油和冷冻干燥蟾皮超微粉混悬液;胶皮组成为,丙三醇:水:明胶＝1:3:3,加入明胶量的 0.16％对羟基苯甲酸甲酯和 0.04％羟基苯甲酸丙酯作为防腐剂,胶皮厚度控制在 0.7 mm 左右;制得的软胶囊放置在转笼里转 8 h,30～40℃,干燥 8～10 h。文谨等优选葛根煮散最佳煎煮工艺为,葛根煮散粒度优选为小于 2 mm 大于 0.18 mm 的颗粒在总颗粒中所占比例不得小于 80％;最佳煎煮工艺为,加 20 倍水,煎煮 1 次,煎煮 20 min。苏海萍等采用正交试验设计筛选金黄涂膜剂的最优处方和制备方法为,以邻苯二甲酸二乙酯、PVA 1788、PVA 缩甲乙醛按比例 1:2:5 制得的制剂成膜性和稳定性均较好。李超等优选葡萄籽软胶

囊的制备工艺为,以通过 150 目筛的原料提取物,加入总量 30％的大豆油,3.5％的蜂蜡为佳;囊皮配方中明胶:甘油:水的比例为 1:0.5:1。刘言振等用白及葡甘聚糖胶加入消炎止痛药物摊涂成药膜,在药膜上涂以 PVA、CMC－Na 等高分子材料做成的保护膜,制成双层贴膜。结果表明,制成的膜剂具有良好的黏性和柔韧性,体外释放成线性,在口腔中的溶解时间长,具有缓释效果。范凌云等比较新老工艺制备水溶性基质。结果,新工艺三黄栓较传统油脂性基质三黄栓的体外溶出度显著提高。三黄微粉栓(PEG6000)的药物溶出 20％所用时间、药物溶出 50％所用时间、药物溶出 63.2％所用时间分别为 3.84、11.34、16.09 min。基质及药材粉碎度对三黄栓体外溶出度均具有显著影响,水溶性基质三黄微粉栓释药迅速而充分,传统油脂性基质三黄栓中药物难以充分释放。石永坚等采用正交设计优选复方苦黄涂膜剂的基质组成为,PVA－124 8 g,甘油 6 ml,95％乙醇 30 ml。葛新春等优选肿痛消颗粒的最佳成型工艺为,辅料蔗糖粉:糊精以 2:1 为最好;浸膏与辅料的混匀比例为 1:1,润湿剂体积分数为 60％,干燥温度为 60℃,此处方与工艺制得的颗粒流动性好。

3. 中药新剂型的研究

王章姐等采用 Box－Behnken 设计-效应面法优化柚皮素自微乳给药系统处方为,选择油酸乙酯为油相、聚山梨酯 80 为乳化剂、PEG400 为助乳化剂,比例为 14.02:44.36:30,最佳处方中载药量为 347.167 mg/g,粒径为 38.21 nm。谷珊珊等优选葛根素磷脂复合物自微乳制备的最佳处方为,油酸乙酯:复合表面活性剂(吐温 80:聚氧乙烯蓖麻油 EL＝1:2):无水乙醇＝20:40:40。经测定空白自微乳的最大载药量为 238 mg/g(相当于葛根素 100 mg/g)。贾永艳研究姜黄素自微乳化释药系统(Cur－SMEDDS)的体外释放特性与稳定性。结果表明,反相透析法可以更好模拟药物在体

内的释放情况,转速和释放介质对 Cur 体外释放均有影响,Cur-SMEDDS 在含 15% 乙醇的人工胃液和人工肠液中 8 h 内累积释放率可达 93% 和 85.1%,其释药曲线符合一级动力学方程;Cur-SMEDDS 在胃肠道经稀释后,可以保持稳定性。叶蕾等通过考察葛根素在不同介质中的平衡溶解度以及伪三元相图的绘制,筛选出影响较大的因素并确定其范围,采用星点设计优化得到制备葛根素自微乳处方为,蓖麻油 9%,聚氧乙烯氢化蓖麻油 46%,1,2-丙二醇 38%,药物 7%。葛根素自微乳的粒径为 20.37 nm,乳化时间为 42 s,满足自微乳的要求。宋煜等依据盐酸小檗碱在各种辅料中的溶解度及不同配伍自微乳情况,选取油相、乳化剂与助乳化剂,通过绘制伪三元相图,结合成乳后的粒径为指标筛选出最佳 Km 值及载药自微乳处方为,盐酸小檗碱:IPM:EL-35/吐温 80(1:1):甘油=7:10:30:60,微乳平均粒径为 43.8 nm。

刘楠等采用星点设计法优化靛玉红自乳化处方为,油酸聚乙二醇甘油酯:聚氧乙烯蓖麻油:二乙二醇单乙基醚质量比为 25:80:15.41,载药量为 324.3μg/g,自乳化时间 6.19 min,与原料药相比,自乳化对靛玉红溶解度提高至少 4 000 倍。靛玉红自乳化释药系统显著提高了靛玉红的溶解度和体外溶出度,其增溶效果与其质量浓度具有相关性。阮越勇等研究姜黄素自乳化释药系统处方,制备姜黄素自乳化软胶囊,并对制剂溶出度进行评价。结果,以 Lauroglycol FCC 为油相,Cremophor EL35 为非离子表面活性剂,Transcutol P 为助表面活性剂,其最佳比例为 40:34:26。姜黄素自乳化软胶囊在 40 min 内溶出达到 85%,平均粒径 (146.7±13.34)nm,载药量达 47.2 mg/g。陈伶俐等以穿心莲内酯体外释放度 T63.2 为指标,采用均匀设计法考察聚乙二醇、大豆油、吐温-80 等辅料对穿心莲内酯自乳化固体分散体体外释放的影响并优选最佳工艺为,吐温-80 是 18%,大豆油是 10.8%,PEG6000 是 61.2%,穿心莲内酯是 10%。

自乳化技术与固体分散技术相结合能显著提高穿心莲内酯的体外溶出度。

吕漫等采用复凝聚法制备杜香油微囊,并用正交设计试验优化微囊制备工艺为,明胶、阿拉伯胶质量浓度为 5.0%,芯材比为 1:2,成囊时 pH4.0,戊二醛的量 1 ml,制得杜香油微囊的平均包封率为 79.62%。李琼等采用复凝聚法制备姜黄素微囊,用 Box-Behnken 效应面法优化处方为,胶药比为 4.5:1,胶液浓度为 30 g/L,转速为 400 r/min,测得姜黄素微囊的载药量为 9.64%,囊径在 25 μm 左右,具有一定的缓释作用。阮心明等采用微囊制粒机制备了青蒿油-壳聚糖缓释微囊,并测定载药量和包封率。结果,成品的载药量为 34.22%,包封率为 39.20%,微囊大小均匀而圆整,不黏连,成形度好、表面无药物结晶吸附,干燥后的粒径在 250 μm 左右。舒予等以壳聚糖为载体,采用喷雾干燥法制备五味子多糖微囊工艺为,壳聚糖质量分数 2.0%,五味子多糖与壳聚糖质量比 1:3,进风温度 160℃,进液速度 5 ml/min,空气流速 600 L/h;制备的微囊表面光滑圆整、无黏连,载药量 22.71%,收率 62.04%,包封率 83.27%,平均粒径 13.47 μm,1、8 h 累积释药率分别为 47.86%、84.19%,具有一定缓释性能和突释效应。

凌霄等采用丙烯酸树脂(Eudragit)S100 和 Eudragit L100-55 双层包衣制备 pH 依赖型黄连总生物碱结肠靶向微丸。以盐酸小檗碱为指标进行了体外释放度和大鼠体内释放的初步评价。体外释放度试验表明盐酸小檗碱在人工胃液中 2 h 累计释放度<0.1%,在人工小肠液中 4 h 累计释放度<10%,在人工结肠液中 3 h 累计释放度>90%;体内试验表明在大鼠体内包衣微丸大部分能完整到达盲肠或结肠部,并在上述部位开始崩解释放。胡昊等采用离心造粒法制备桔梗总皂苷微丸,优化处方和工艺为,药粉与微晶纤维素比例为 3:1,黏合剂为 3% 羟丙基甲基纤维素,主机转速为 200 r/min,鼓风流量为 15~20 r/min,喷气流量为 15 r/min,喷气压力为 0.5 Mp,喷浆泵转速为 5~25 r/min,供粉机转速为 5~25 r/min。在优化条件下采用离心造粒法可制得表面较为光滑、圆整度较高的桔梗皂苷微丸。黄竹琚等采用挤出滚圆法制备山楂叶总黄酮微丸的最优处方为,25%山楂叶提取物,59%微晶纤维素,15%乳糖,1%十二烷基硫酸钠;最佳制备工艺为,挤出频率 30 Hz、滚圆频率 40 Hz、滚圆时间 6 min。张雪峰等应用挤出滚圆法制备天山雪莲提取物骨架微丸,用单因素考察和正交设计,优选微丸制备的最佳处方和工艺条件,并考察微丸的粉体学性质及累积释放度。结果,制得微丸圆整度、均匀度、流动性及堆密度均较好,成品收率高,且 30 min 内体外释放度均>80%。钦富华等通过正交试验优化处方工艺,用乙基纤维素进行缓释包衣,采用挤出制粒滚圆法制备银杏叶提取物-蒺藜总皂苷缓释微丸。结果,缓释包衣微丸在 1 h 释放量约为 20%,无明显突释现象;4 h 释放量约为 55%,8 h 可达 80%以上,基本符合《中国药典》(2010 年版)对缓释制剂的要求。

张梦等采用 SPG 膜乳化法制备丹参酮ⅡA-聚乳酸-羟基乙酸(PLGA)微球。结果最佳处方为,PLGA 质量浓度 44.29 g/L,流动相流速 825.68 r/min,PVA 质量浓度 2.5 g/L,油水相体积比 1:7.86;制备的丹参酮ⅡA-PLGA 微球表面光滑圆整且粒径均一,平均粒径 2.338 μm,多分散系数指数 0.328,载药量 1.20%,包封率 89.57%。张晓冲等以乙基纤维素(黏度 45)为载体材料,采用液中干燥法制备姜黄胃内漂浮微球,在单因素考察的基础上,结合响应面法优化微球制备工艺,乙基纤维素:羟丙基-β-环糊精(质量比)为 7.6:1,温度 44.3℃,转速 801 r/min,油相和药物所在有机相体积比为 2:1,乳化剂用量为 0.03 g/ml,乙基纤维素的浓度为 0.02 g/ml。制得的姜黄素微球在人工胃液中有良好的漂浮性;漂浮微球体外释药符合一级动力学方程,呈现明显的缓释性。曹力凡等采用盐析法,通过三聚磷酸钠交联制备小檗碱壳聚糖纳米载药微球。结果,小檗碱颗粒粒径分布于 400~500 nm,经壳聚糖包裹的小檗碱纳米颗粒形状规则,具有核-壳结构,平均粒径约 500 nm,包封率约 70%。

严航等制备葛根黄酮脂质体,并研究其透皮吸收情况。结果最佳制备工艺为,卵磷脂:胆固醇为 10:1,葛根黄酮:磷脂为 1:12,磷脂在脂质体中的质量分数为 1.5%。表明脂质体作为葛根黄酮的皮肤给药载体,能增加葛根黄酮的皮肤滞留量,延长作用时间,起到缓释效果。胡鹏翼等通过比较 pH 梯度法、逆向蒸发法、pH 梯度结合逆向法 3 种制备方法,研究确定槐定碱热敏脂质体最佳处方及制备工艺为,3 种制备方法中 pH 梯度结合逆向法制备的槐定碱热敏脂质体包封率较高;载药温度 35℃,载药时间 1 h,药脂比小于 1:10 时,脂质体的包封率达到 75%以上;中心优化设计考察得最佳处方工艺为,脂药比为 17.80,制得的脂质体在 37℃时释药达到 4.30%,43℃释药 79.03%。李明媛等制备硫酸长春新碱热敏脂质体,测定其粒径、脂质体含量、包封率及体外释药热敏特性。结果,长春新碱热敏脂质体的平均粒径为(86±6)nm,37℃几乎不释放,42℃ 30 min 内释放约 90%;3 批样品包封率均高于 95%,含量为 1.92 mg/ml。

喻樊等以丁二酸酐为连接臂连接 β-谷甾醇与 PEG2000 合成 PEG-Sito;以鞘磷脂和 PEG-Sito 为膜材采用乙醇注入法制备绞股蓝总皂苷长循环脂质体。结果,采用乙醇注入法用 PEG-Sito 为材料制备长循环脂质体的包封率为 74.3%,粒径 288.1 nm,电位-20.25 mV,电镜下呈规则圆形。陈宇潮等优选多烯紫杉醇长循环脂质体(DPL)的处方与制备工艺并考察其体外释药性能。结果最佳处方为,药物:类脂为 1:5,蛋黄卵磷脂:胆固醇为 4:1,PEG2000-二硬脂酰磷脂酰乙醇胺加入量 4%;高压均质条件为 50 MPa,循环数 3 次;DPL 包封率为(97.44±1.33)%,平均粒径为(162.17±2.63)nm,平均 Zeta 电位为(-14.54±1.82)mV;

DPL 在 48 h 内仅释放 65%，体外药物释放符合 Weibull 方程。

邓瑾等以 Eudragit S100 水分散体为结肠靶向材料制备黄芪多糖结肠定位释放喷雾干燥粉。结果，药物与 Eudragit S100 比例为 1：10 时所制备的喷雾干燥粉在模拟人工胃液中基本不释药，在模拟人工肠液中，药物 4 h 的累积溶出率小于 30.0%，在模拟人工结肠液中，1 h 的体外累积溶出率达 90.0% 以上。张勇钢等以羧甲基魔芋胶为主要载体材料，制备酶敏感丸芯，再以丙烯酸树脂 Ⅱ、Ⅲ 包衣，制成苦参碱双敏感结肠定位小丸，并研究影响其质量的因素和评价其结肠定位释药的效果。结果优化的制备工艺为，$FeCl_3$ 质量浓度为 4.0 g/L，壳聚糖质量浓度为 3.0 g/L，羧甲基魔芋胶质量浓度为 20 g/L，混合胶浆 pH3，包衣增重为 7%；在模拟全消化道介质中，苦参碱累积释放接近 100%，所制苦参碱双敏感结肠定位小丸在体外具有良好的结肠定位效果。

陈新梅采用两步法制备 W/O/W 人参总皂苷复乳，筛选最佳处方为，乳化剂 Ⅰ 用量 8%，明胶溶液的质量分数 0.25%，乳化剂 Ⅱ 用量 8%，反应温度 70℃，人参总皂苷包裹率 71.8%，表面张力 32.2 mN/m，电导率 453 $\mu s/cm$。余丹妮等采用乙醇注入法制备白桦脂酸醇质体，通过正交试验优化处方工艺为，磷脂与白桦脂酸的质量比为 19：1，磷酸盐缓冲液 pH7.4，乙醇体积分数 30%；醇质体粒径 94.3 nm，包封率 86.3%；白桦脂酸醇质体 12 h 的累积经皮渗透量为（108.33 ± 10.26）$\mu g/cm^2$，分别是脂质体和 10% 异丙醇饱和溶液 2.12 倍和 5.98 倍。杨晓宁等研究丁桂儿脐贴的体外透皮特性。结果，丁香酚桂皮醛及胡椒碱的透皮时滞分别为 0.07、0.41、2.36 h，透皮速率依次为 49.91、2.65、0.40 $\mu g \cdot cm^{-2} \cdot h^{-1}$，24 h 累积透皮量分别为（1204.28 ± 103.74）、（63.01 ± 10.95）、（8.82 ± 1.19）$\mu g/cm^2$。丁桂儿脐贴的体外经皮渗透符合零级动力学过程。崔殿波等建立儿黄缓释双层栓体外释放度的测定方法，以小檗碱和儿茶素为指标分别测定黄连生物碱（小檗巴马汀、表小檗碱和黄连碱）和儿茶多酚（儿茶素和表儿茶素）的累计释放量，并对数据进行方程拟合。结果，黄连生物碱在 4 h 内累积释放 100%；儿茶多酚在 12 h 内释放完全，各成分体外释药行为均符合零级方程。刘芸等采用高压均质法结合单因素试验，制备得到的槲皮素亚微乳为白色不透明乳状液体，载药量为 0.8 mg/ml，平均粒径为（353.35 ± 21.73）nm，zeta 电位为（38.46 ± 4.13）mV，pH 为（5.56 ± 0.13），黏度为（2.84 ± 0.16）MPa·s。蒋艳荣等采用溶剂法制备黄芩苷壳寡糖复合物，运用差示扫描量热法、扫描电镜法、X-射线粉末衍射法和红外振动光谱分析方法对其结构和理化性质进行了分析。结果显示，黄芩苷以非晶形态存在，黄芩苷-壳寡糖摩尔比制备的复合物能显著提高黄芩苷的溶出度。严红梅等采用溶剂法制备黄芩苷-Eudragit S100 固体分散体，并对其体外释放性能进行考察。结果显示，黄芩苷以非晶体形式分散在固体分散体中，黄芩苷与 Eudragit S100 之间可能存在非共价键作用。体外释放度测定表明，黄芩苷-Eudragit S100 比例达到 1：6 时，药物在 pH1.2 的稀盐酸溶液 2 h 中基本不释放；在 pH6.8 的磷酸缓冲液中，4 h 累积溶出率小于 15%；在 pH7.6 的磷酸缓冲液中，1 h 累积溶出度达到 90% 以上。黄芩苷-Eudragit S100 固体分散体能够达到结肠定位和快速释药的目的，并提高结肠部位黄芩苷的浓度。戴东波等采用乳化溶剂挥发法制备姜黄素聚乙二醇-聚乳酸嵌段共聚物纳米粒（Cur-mPEG-PLA-NPs），通过正交设计优化处方工艺。结果，根据优化处方工艺制备的 Cur-mPEG-PLA-NPs 外观呈圆形或类圆形，平均粒径为（129.24 ± 1.45）nm，包封率和载药量分别为（82.15 ± 1.07）% 和（4.03 ± 0.11）%；体外释药符合 Weibull 方程；与原料药 Cur 比较，Cur-mPEG-PLA-NPs 对 SMMC-7721 细胞具有更强的抑制作用（$P < 0.05$）。李思阳等以高分

子多聚物聚乳酸为材料,以 W/O/W 型乳化溶剂挥发法制备载羟基喜树碱超声微泡。结果,扫描电子显微镜观察载 10-羟基喜树碱超声微泡具有明显的球状结构;粒度分布在 0.45～5.12 μm 之间;采用荧光分光光度法测定其载药量和包封率分别为 $(4.10\pm1.29)\%$ 和 $(67.44\pm2.55)\%$;体外释放可持续 48 h,累积释放率达到 60%。史磊等通过单因素考察筛选蟾酥透皮贴剂的交联剂与助溶剂的组成,采用正交试验设计对蟾酥透皮贴剂基质优选配比为,甘油-丙二醇(2∶1)∶PVP-PVA(3∶1)∶CMC-Na∶丙烯酸酯压敏胶=0.3∶0.3∶1∶2。

(撰稿:陶建生 孙晓燕 审阅:俞桂新)

【中药片剂制备的研究】

目前,除传统中药片剂的制备与应用外,更加关注的是新型中药片剂的研究,已成为中药药剂学领域新剂型研究的重点与热点。

邓迪等采用 Box-Behnken 响应面设计法优化橄榄泡腾片制剂处方为,原料药 35.1%,甘露醇 27.9%,酒石酸 19.5%,碳酸氢钠 15.6%,乙醇 1.6%,聚乙二醇 6000(PEG 6000)0.4%,每片(0.38 g)含酚类物质 54.09 mg,其清除 DPPH 自由基能力优于维生素 C。魏宝霞等以冻干赋形技术制备鲜鹿茸全成分口腔崩解片,采用单因素试验法优选最佳处方及制备工艺为,鲜鹿茸冻存温度为零下 40℃,以醋酸缓冲液为稀释液,按 1∶2 的比例与鲜鹿茸细粉混匀,10% 海藻糖为冻干保护剂,低温匀浆时间为 10 min,匀浆分装后按优选工艺进行真空冷冻干燥制备鲜鹿茸全成分口腔崩解片。石庆平等以微晶纤维素(MCC)、甘露醇和低取代羟丙基纤维素(L-HPC)的用量和配比为因变量,以崩解时间为自变量,利用星点设计-效应面法优化薯蓣总皂苷口腔崩解片处方为,MCC 52 mg,甘露醇 50 mg,L-HPC 13 mg,优化后薯蓣总皂苷口腔崩解片的平均崩解时间为 42.1 s。

夏忠玉等选择交联聚乙烯吡咯烷酮(PPVP)+羧甲基淀粉钠(CMS-Na)内外加法为崩解剂,磷酸氢钙、蔗糖、CMS-Na 为填充剂,含 5% 羟丙基甲基纤维素(HPMC)的 60% 乙醇溶液为黏合剂,MCC 为助流剂,滑石粉为润滑剂,制备颠茄分散片,并进行溶出度测定。结果颠茄分散片在 2、5、10、15、30、45 min 的溶出度分别为 0%、15.29%、25.74%、40.40%、67.42%、73.30%,市售颠茄片 45 min 的溶出度仅为 23.22%。张芳等采用单因素法,以崩解时间为评价指标,优化黄心分散片的制备工艺为,黄芩苷 50%,穿心莲内酯 12.5%,MCC22.5%,L-HPC10%,微粉硅胶 5%。崩解时间为 $(75\pm4)s$。黄心分散片中黄芩苷与穿心莲内酯的溶出速度与程度均高于黄心胶囊。赵永恒等以崩解时限为指标,采用星点设计-效应面法优选龙须藤分散片的最佳处方工艺为,MCC、L-HPC、PVPP 及硬脂酸镁用量分别为 58%、9.2%、9.8%、1.0%,龙须藤分散片崩解时间 40 s,30 min 内溶出度已达 90%。刘喜纲等以崩解时限和分散均匀度为指标,单因素筛选清宁分散片的处方工艺为,大黄蒽醌与一定比例的辅料用 Eudragit S100 制粒,其他药材的提取物与辅料加牛乳和 HPMC 水溶液制粒,挥发油喷于颗粒中,2 种颗粒混匀后加入滑石粉,压片。清宁分散片的崩解时限小于 1 min,大黄蒽醌可在结肠部分释放。张芳等以崩解时间为考察指标,分别采用单因素试验及混料设计试验,对感咳双清分散片进行处方筛选及溶出度测定。结果处方组成为,黄芩苷 50%,穿心莲内酯 12.5%,硫酸钙 23.5%,微粉硅胶 4.1%,L-HPC 11.3%,崩解时间为 $(47\pm1)s$。

孙宗喜等选用不同规格的 HPMC 作为骨架材料,以总黄酮体外累积释放率为评价指标,寻找合适的乳糖用量及黏合剂浓度,制备黄芩总黄酮缓释片。结果最佳处方为,HPMC-K4M 用量占片重为 9%,乳糖为 20%,3.5% 聚乙烯吡咯烷酮(PVP)乙醇为黏合剂,2 h 的累积释药量约为 30%,6 h 的累积释药量约为 60%,12 h 累积释药量超过 90%。李小芳等采用亲水性高分子材料 HPMC 为骨架材料制备穿心莲总内酯缓释片,采用正交试验设计,以药物体外释药百分率为指标,优选制剂处方为,20%HPMC K15M 作为骨架材料,乳糖和淀粉比例为 3:1,3%PVP 作为致孔剂。所制备的缓释片药物体外释放符合零级模型,具有较理想的缓释作用。张锴等采用熔融法制备山楂叶总黄酮生物溶蚀性骨架型缓释片,以累积释放量为指标优选处方为,山楂叶总黄酮 100.0 g,硬脂醇 26.0 g,HPMC 10.0 g,乳糖 60.0 g,硬脂酸镁 4.0 g,预胶化淀粉 60.0 g。所制备的缓释片累积释放百分率 2 h 为 23.3%,5 h 为 55.2%,8 h 为 78.4%,12 h 为 92.2%,在 12 h 内呈现良好的缓释特征。山楂叶总黄酮生物溶蚀性骨架型缓释片释放行为符合一级动力学方程,释放机制为扩散和溶蚀双重机制。

王红月等采用湿法制粒压片法制备芍药苷胃漂浮片,以漂浮性能和体外释放度为评价指标,通过单因素和正交试验确定漂浮片的最佳处方工艺为,芍药苷 80.00 mg,HPMC K15M 45.00 mg,NaHCO3 45.00 mg,PVP 20.00 mg,十八醇 30.00 mg,MCC 135.00 mg。起漂时间<1 min,持漂时间>12 h,体外释放行为符合药典规定。采用最佳工艺制备的芍药苷胃漂浮片具有优良的漂浮能力和释药行为,芍药苷在胃内的滞留时间延长,生物利用度提高。姬海婷等在单因素试验基础上,以羟丙基甲基纤维素 K4M(HPMC K4M)和乳糖用量为考察因素,灯盏花素在第 2、6、10 h 释放度的综合评分为评价指标,通过星点试验优选灯盏花素胃漂浮片的最优处方为,灯盏花素 10 mg,HPMC K4M(亲水凝胶骨架)20 mg,乳糖(致孔剂)10 mg,碳酸氢钠(起泡剂)15 mg,十八醇(助漂剂)10 mg,MCC(填充剂)35 mg,HPMC K4M 和乳糖用量分别为 20%、10%。灯盏花素胃漂浮片在第 2、6、10 h 的释放度分别为 19.2%、39.7%、81.5%,能在 5 s 内起漂,持续漂浮>10 h。付英杰等通过考察不同处方的

休止角、片剂的体外释放度和体外漂浮性,优化弥罗松酚胃漂浮片处方为,弥罗松酚(纯度 95.7%)20 g,Eudragit II 200 g,HPMC 400 g,MCC 126 g,硬脂酸 250 g,硬脂酸镁 4 g,用直接粉末压片法制备弥罗松酚胃漂浮片。王群等采用 HPLC 法同时测定戊己胃漂浮缓释片中盐酸小檗碱、吴茱萸碱、吴茱萸次碱及芍药苷的含量,并以多个有效成分为指标,运用经典恒温法预测其有效期。结果,盐酸小檗碱、吴茱萸碱、吴茱萸次碱及芍药苷的量随时间变化属一级降解反应,以有效期时间最短的吴茱萸次碱为指标,制剂有效期为 2.5 年。

吴超等分别制备人参皂苷 Rg3 固体分散体增溶型单层渗透泵片和双层渗透泵片,并优化其处方工艺和对比两种制剂的释药方式。结果,制备的人参皂苷 Rg3 固体分散体单层渗透泵片和双层渗透泵片均符合零级释放,人参皂苷 Rg3 双层渗透泵片比单层渗透泵片释药更加完全,但制备工艺比单层渗透泵片复杂。李江等以累积释放率为指标,应用星点设计-效应面法筛选银杏叶总黄酮双层渗透泵控释片的最佳处方为,包衣增重为 7.58%,致孔剂用量为 3.41 g,2 h 内无突释,14 h 内的累积释放率满足要求,1～12 h 内药物呈零级释放,实现了 1 次/d 的银杏叶总黄酮双层渗透泵控释片的制备。刘辉等选择含药层聚氧乙烯 N750 含量、含药层氯化钠含量和包衣增重为因素,以 12 h 累积释放度和药物释放曲线拟合度为考察指标,采用 Box-Behnken 设计-效应面法优化元胡止痛双层渗透泵片的处方为,含药层聚氧乙烯 N750 含量 88 mg/片,氯化钠含量 27 mg/片,包衣增重 7.7%。3 批优化处方中延胡索乙素 12 h 平均累积释放度分别为 78.68%、79.01%、78.93%。孙彩霞等制备水蛭蚓总黄酮固体分散体微孔渗透泵控释片,考察片芯及包衣处方对其体外释药行为的影响,优选最佳片芯及包衣处方为,促渗透剂为氯化钠 100 mg,PEG400 150%,邻苯二甲酸二丁酯 20%,包衣膜增重率为 2%。按最佳处方制得的水蛭蚓

总黄酮固体分散体微孔渗透泵控释片,在 12 h 内可稳定释药且累积释药率大于 90%,其体外释药行为符合零级释放规律。

姬海婷等应用星点设计-效应面法优化盐酸青藤碱结肠定位片的处方。以肠溶层包衣增质量分数、尤特奇 S100 和 L100 质量比为考察因素,以药物在第 6、8、12 h 累积释放度的综合评分值作为评价指标,结果最佳处方为,肠溶层包衣增质量分数为 4.5%,S100 和 L100 的质量比为 3:1,对优选处方进行验证,结果均符合结肠定位释药要求。

(撰稿:陶建生 孙晓燕 审阅:俞桂新)

【中药滴丸剂制备的研究】

中药滴丸剂是中药提取物与基质混合均匀后,用滴制法或采用固体分散技术制成的丸剂,具有溶出吸收快、生物利用度高、生产周期短、服用携带方便等特点。中药滴丸剂是中药新剂型研究开发的热点之一。

吉国辉等采用正交试验法对基质组成、药物与基质配比、冷凝剂温度和滴距等进行优选,研究参芎滴丸的最佳成型工艺为,基质为聚乙二醇 4000 (PEG4000):PEG6000=2:1,药物与基质质量比为 1:3,冷凝剂为液体石蜡,冷凝剂温度为 8~10℃,滴距为 8 cm。翟春梅等采用正交试验法优选刺五加总黄酮滴丸制备的最佳工艺为,冷却剂为黏度 200 mPa/s 的二甲基硅油,基质为 PEG4000:PEG6000=2:3,药物与基质比例 1:2,料液温度 80℃,滴速 35 滴/min,冷却剂温度为零下 10℃,滴距 80 mm。顾泉琳等采用单因素试验优选乌参醒脑滴丸的制备工艺为,二甲基硅油:液体石蜡=2:3,PEG4000:PEG6000=1:1,药液温度为 72℃,冷凝液温度为 5℃,滴距为 13 cm,药物:基质=1:2。李颖等采用超临界 CO_2 萃取法提取鲜鱼腥草中的挥发油,在单因素试验基础上采用四因

素五水平星点试验优选鱼腥草挥发油滴丸的制备工艺为,滴管口径 2 mm,滴速 50 滴/min,基质 PEG4000:PEG6000=1:1,冷凝液为二甲基硅油,滴距 6.2 cm,基质:挥发油=3.7:1,药液温度 87.4℃,冷凝液上部温度为 7.9℃,外观评分、崩解时限、甲基正壬酮质量分数平均值分别为 82 分、16.4 min、1.83 $\mu g/g$。张丽军等采用正交试验法优选妇痛宁滴丸的最佳制备工艺为,以 PEG6000 为基质,基质药物 9:1 配比,滴制温度为 70℃,滴制压力为 0.01 Mpa。毛柳珺等以 PEG6000-共聚维酮(PVPS630)为基质制备黄芩苷滴丸,正交试验优化制备工艺为,黄芩苷、PEG6000、PVPS630 质量比为 1:9:1,滴制时药料温度 80~90℃,滴距 6 cm,滴速 30 滴/min,二甲基硅油为冷却剂,冷却温度为 10~15℃,制备的滴丸在 40 min 的平均溶出度为 86.54%。韩媛媛等采用自然滴制法制备熊果酸滴丸,正交试验优选最佳制备工艺为,载药量为 20%,药液滴制温度为 70~75℃,Poloxamer188 用量 4%,冷却剂为二甲基硅油-350。杨浩等采用正交试验优选大黄苷元滴丸成型的最佳制备工艺为,大黄苷元:基质=1:3,滴制温度为 75℃,滴速 40 滴/min,滴距 3 cm 时,滴丸成型性最好。李忠文等通过正交试验研究七归滴丸的最佳成型工艺为,以 PEG4000 为基质,药物:基质=1:2,料温 85℃,滴速 45 滴/min,滴距 9 cm,冷却柱长 110 cm,冷凝剂为液状石蜡,冷凝剂温度 12℃,丸重差异<10%,溶散时限 5.02 min。郭嘉俊等通过单因素考察和正交试验优选山葛的最佳制备工艺为,药物含量 35%,基质比例 PEG6000:PEG4000=2:1,药液温度 80℃,滴速 20 滴/min,二甲基硅油冷凝剂,冷凝温度 14℃,滴距 5 cm,山葛降脂滴丸中总黄酮含量(以芦丁计)为 48.72 mg/g。盛望鹏采用正交实验研究万通炎康滴丸制备工艺为,PEG4000:PEG6000=7:2,药物:基质=1:4,物料温度 90℃,冷却液温度 5℃,滴距 10 cm,滴速 30 滴/min。宋凤兰等采用正交试验优选葛

根总黄酮滴丸的制备工艺为,药物:基质=1:3,滴速 20 滴/min,药液温度 80℃,管口温度 50℃,滴距 6 cm,制冷温度 10℃,制得滴丸中葛根素5.542 mg/g,滴丸在 20 min 内累积溶出率达到98.81%。赵万里按新药稳定性试验对 3 批中试泽泻滴丸样品在温度(40±2)℃和相对湿度(75±5)%的条件下进行 6 个月的加速试验。结果表明,泽泻滴丸的稳定性良好,各项指标符合新药加速试验的要求。李卿等采用单因素试验筛选温心舒滴丸的包衣工艺为,包衣材料新型欧巴代Ⅱ型,包衣液中用量为 18%,包衣增重 15%。该滴丸包衣后稳定性有了很大提高,生产出颜色均匀、稳定的包衣滴丸。孟戎茜等以硬脂酸为缓释基质,PEG6000为速释基质,采用熔融法制备穿心莲内酯缓释滴丸,并采用正交试验法优选穿心莲内酯缓释滴丸的最佳制备工艺。结果最佳工艺为,药物:基质=1:3.5,基质配比硬脂酸:PEG6000=1:4,滴距为 12 cm,冷凝温度为 8℃,料液温度为 90℃;缓释滴丸在体外释放达 12 h,符合一级动力学模型。王锦旋等制备山楂叶总黄酮自微乳化膜控释包衣滴丸的处方为,山楂叶总黄酮 0.25 g,肉豆蔻酸异丙酯 0.25 g,PEG 400 为 0.375 g,cremophor RH40为 0.375 g,PEG6000 为 2 g;包衣优化处方,乙基纤维素 20 为 4 g,PEG 400 为0.64 g,邻苯二甲酸二乙酯 1.8 g,包衣增重 3.5%。山楂叶总黄酮自微乳化膜控释包衣滴丸在体外释放及大鼠体内药动学参数,符合 12 h 缓控释制剂的设计,而且缓控释滴丸的生物利用度是速释滴丸的 2.47 倍。林世源等研究舒胸脉冲控释滴丸的释药机制及释药特点。结果,释放介质的 pH 对脉冲控释滴丸释药的影响最明显。前 2 h 介质为0.1 mol/L 的盐酸溶液,2 h后采用磷酸钠溶液将介质调至 pH6.8,转速 100 r/min,恒温(37±0.5)℃,脉冲控释滴丸释药良好。舒胸脉冲控释滴丸时滞后符合一级释药动力学模型,具备优良控释制剂的特征。

(撰稿:陶建生 孙晓燕 审阅:俞桂新)

【中药凝胶剂制备的研究】

中药凝胶剂是指中药或中药提取物与能形成凝胶的辅料制成溶液、混悬或乳状液型的稠厚液体或半固体制剂。中药凝胶剂具有载药量较大、生物相容性好、局部给药后易于吸收,可提高药物的生物利用度、延长药物的作用时间等特点,制备工艺方法也简单易行,已成为中药制剂特别是外用制剂(皮肤及体腔如鼻腔、阴道和直肠等给药制剂)研究开发和广泛选用的一种剂型。

林媛媛等采用 Box - Behnken 试验设计优化宝泻灵凝胶膏剂的处方,并采用改良的 Franz 扩散池,通过体外透皮试验研究其体外透皮吸收行为。结果优选的配方,聚丙烯酸钠 NP800 -甘羟铝-填充剂(0.82:0.02:1.56),填充剂和交联剂甘羟铝的用量是最主要影响因素,体外透皮行为符合零级动力学过程。黄庆德等以 pH6.8 的磷酸盐缓冲溶液为释放介质,分别采用正向透析扩散法和反向透析扩散法,考察灯盏花素微乳凝胶剂体外释放度。结果表明,采用反向透析扩散法测得的药物释放速率显著高于正向透析扩散法,灯盏花素微乳凝胶剂在 2 h 内的累积释放量>60%,10 h 的累积释放量>90%,其体外释药符合一级动力学方程。宋艳丽等采用微乳液法制备甘草次酸固体脂质纳米粒,以研和法制备固体脂质纳米粒凝胶,并采用改良 Franz 立式扩散池法进行体外透皮实验。结果表明,甘草次酸固体脂质纳米粒外观为圆球形或椭球形,包封率为(64.75±1.36)%,粒径范围(46.13±20.10)nm,电位分布范围为(-53.4±7.11)mV。于娟等采用 Franz 扩散池实验考察活血止痛凝胶体外释放和经皮渗透规律。结果表明,活血止痛凝胶中丹皮酚的释药规律符合 Weibull 方程,8 h 内丹皮酚的累积释放率为 85.18%,释放速率为2.827 $\mu g \cdot cm^{-2} \cdot h^{-1}$;丹皮酚的累积经皮渗透率以零级模型拟合好,给药 8 h 后丹皮酚的累积经皮渗透率为 54.85%，渗透速率为 $1.820\mu g \cdot cm^{-2} \cdot h^{-1}$；活血止痛凝胶具有良好的释放透皮性能。严国鸿等选择聚丙烯酸钠 NP700 为骨架材料，高岭土为填充剂，卡波姆 940、聚乙烯醇（PVA - 124）和羧甲基纤维素钠（CMC - Na）为增黏剂，甘油为保湿剂，甘羟铝为交联剂，柠檬酸为交联调节剂，蓖麻油为软化剂，采用均匀设计优选双藤痹痛凝胶膏剂的基质处方。结果最佳基质处方为，NP700：卡波姆 940：PVA - 124：CMC - Na：高岭土：甘油：甘羟铝：柠檬酸：蓖麻油 = 1.68：0.43：0.1：0.33：1.08：12.0：0.09：0.14：0.05（质量比），初黏力 12.1 mm，剥离强度 34.56 s，综合感官得分27.7。徐和等采用正交试验优选苦参碱凝胶剂的处方工艺为，卡波姆 - 940、苦参碱和氮酮用量分别为 1.0、2.0、0.5 g，pH 调节至 6.8。苦参碱凝胶剂在 1、5、10 h 内的体外累计释放率分别为（10.17±0.35）%、（74.90±0.70）%、（94.53±0.74）%。优选的处方工艺稳定可行，制备的苦参碱凝胶剂具有缓释特性。沈成英等采用高压均质法制备灵芝三萜纳米混悬剂（GT - NS），然后进一步制成凝胶剂（GT - NS - gel），通过效应面法优化 GT - NS - gel 的处方为，5 mg/g 卡波姆 940、30 mg/g GT、47.2 mg/g 卵磷脂。制得的 GT - NS - gel 在 24 h 时的体外累积释放率为（56.28±2.16）%，24 h 皮肤滞留量为（472.89±8.74）$\mu g/cm^2$，理论预测值与实测值接近；GT - NS - gel 24 h 药物累积渗透量和皮肤滞留量分别为（50.73±4.97）和（475.89±10.74）$\mu g/cm^2$，明显高于 GT - gel 的（14.79±3.45）和（101.32±7.02）$\mu g/cm^2$。将灵芝三萜制成纳米混悬凝胶剂，能够增加药物的皮肤滞留量，提高药物在皮肤局部的生物利用度。王超君等优选铁扇癣痒平凝胶剂的最佳处方工艺为，卡波姆 - 940 为 1.4%，蓖麻油 8%，吐温 - 80 为 3%，三乙醇胺 2%，甘油 10%，乙醇 20%，浸膏粉 3%。制得凝胶剂的均匀性、黏稠度和稳定性良好，对局部皮肤无刺激性。

刘宇灵等以泊洛沙姆为材料制备丹葛眼用温敏即型凝胶，以卡波姆为材料制备其普通凝胶。应用动态流变实验评价丹葛眼用即型凝胶及其普通凝胶的流变学特性。结果表明，丹葛眼用即型凝胶在低温条件下以流体性质为主，为牛顿流体；温度升至室温以上可快速发生相转变，形成凝胶状态，呈假塑性流体，有剪切变稀的性质。而丹葛普通凝胶以网状结构存在，在一定温度范围内，凝胶结构稳定，不随温度的变化而改变。付庆霞采用单因素试验优选清开灵眼用即型凝胶基质。结果采用 16% 泊洛沙姆 407 与 0.1% 透明质酸钠的混合液作为凝胶基质时较好，清开灵注射液在 9.9 min 即流失完毕，而眼用即型凝胶剂的滞留时间可达30.6 min，眼部滞留能力明显延长。吴艳丽等以丙二醇为柔软剂，采用薄膜分散法制备葛根素柔性脂质体。以泊洛沙姆 407 和泊自洛沙姆 188 为凝胶基质，以胶凝温度为考察对象，采用星点 - 效应面法优化处方，采用无膜溶出法和 HPLC 法测定柔性脂质体温敏凝胶在模拟泪液中的释放特性和溶蚀特性。结果，凝胶基质组成为 22.5% 泊洛沙姆 407 和 3.0% 泊自洛沙姆 188 时，经泪液稀释后胶凝温度从 26.2℃ 升至 33.0℃，在兔眼中的滞留时间是葛根素滴眼液的 5.3 倍。所制葛根素柔性脂质体温敏凝胶能够均匀释放，具有温敏特性和缓释作用，对眼无刺激性反应。卢浩扬等利用星点设计 - 效应面法优化泊洛沙姆温敏凝胶基质处方，制备芷芎散鼻用温敏凝胶，经 Franz 扩散池法考察体外释放机制及其离体家兔鼻黏膜渗透特性。结果最优处方为，20% 泊洛沙姆 407、6.5% 泊洛沙姆 188，凝胶中欧前胡素接近零级释放模型，阿魏酸接近 Higuchi 模型，处方对欧前胡素和阿魏酸的透过鼻黏膜均具有促进作用。张朵朵等以泊洛沙姆 407 和泊洛沙姆 188 为凝胶基质，以凝胶的胶凝温度为考察指标优选荆芥油 - 苦参素（OMT）阴道用脂质体温敏凝胶处方，复乳法制备 OMT 脂质体，冷溶法制备荆芥油 - OMT 阴道用脂质体温敏凝胶。结果温敏凝胶基质最佳处方为,18%泊洛沙姆407、5%泊洛沙姆188和0.2%羟丙基甲基纤维素,所制备的荆芥油-OMT阴道用脂质体温敏凝胶胶凝温度为(36.8±0.2)℃。体外释放24 h内累积释放率为(58.89±0.34)%,48 h内累积释放率为(66.38±0.12)%,具有明显的缓释作用。朱邦胜等运用星点设计-效应面优选注射用新藤黄酸温敏原位凝胶剂的最佳处方为,0.2%新藤黄酸＋18.26%泊洛沙姆407＋7.4%泊洛沙姆188＋0.5%苯甲醇,胶凝温度为35.4℃。新藤黄酸温敏原位凝胶的体外释放符合零级释药。

（撰稿：陶建生　孙晓燕　审阅：俞桂新）

［附］　参 考 文 献

C

曹力凡,周纲,杨建设,等.盐析法制备小檗碱壳聚糖纳米载药微球[J].中国实验方剂学杂志,2014,20(1)：5

常桂娟,白雪媛,孙立霞,等.参精口服液的澄清工艺考察[J].中华中医药杂志,2014,29(9)：2792

陈海莉,张峰,徐婧,等.杜仲叶中有效成分的闪式提取工艺优选[J].中国实验方剂学杂志,2014,20(19)：19

陈伶俐,易少凌,王振华.均匀设计法优选穿心莲内酯自乳化固体分散体[J].中药新药与临床药理,2014,25(4)：498

陈伟伟,李存玉,黄萍,等.基于超滤技术的消癌平注射液工艺改进[J].中国实验方剂学杂志,2014,20(5)：45

陈新梅.W/O/W型人参总皂苷复乳的制备与表征[J].中国实验方剂学杂志,2014,20(3)：32

陈宇潮,程怡,仝一丹,等.多烯紫杉醇长循环脂质体的制备工艺优选及体外释放性能考察[J].中国实验方剂学杂志,2014,20(12)：6

程轩轩,郭楚楚,邹凤汝,等.响应面法优化广金钱草多糖的酶法提取工艺[J].中国现代应用药学,2014,31(5)：544

崔殿波,赵永伟,姜继宗,等.儿黄缓释双层栓的体外释药特性研究[J].中成药,2014,36(8)：1619

D

戴兵,李梅,高鹏,等.ZTC1＋1-Ⅱ型澄清剂对远志总皂苷提取液纯化效果的影响[J].中国实验方剂学杂志,2014,20(4)：12

戴东波,尤佳,何雯洁,等.姜黄素聚乙二醇-聚乳酸嵌段共聚物纳米粒的制备及其质量评价[J].中草药,2014,45

(2)：194

戴一,金欢欢,张兴法.二子菊花饮泡腾颗粒制备工艺及总黄酮含量测定[J].时珍国医国药,2014,25(1)：92

邓迪,翁梓聪,谢丽瑜,等.响应面设计法优化橄榄泡腾片的制备及其抗氧化作用的研究[J].北京中医药大学学报,2014,37(2)：126

邓瑾,郑立发,张振海,等.黄芪多糖-EudragitS100结肠定位释放喷雾干燥粉的制备和体外溶出评价[J].中草药,2014,45(6)：778

董刚,刘海燕,韩柳,等.ZTC1＋1-Ⅱ型澄清剂处理黄瑞香叶水提液的工艺优选[J].中国实验方剂学杂志,2014,20(7)：23

窦霞,靳子明,狄留庆.党参超微粉碎工艺优选及溶出度考察[J].中国实验方剂学杂志,2014,20(9)：23

F

樊轻亚,张红霞,游国叶.马钱子巴布剂制备工艺的研究[J].现代中药研究与实践,2014,28(5)：51

范凌云,余琰,魏舒畅,等.新工艺三黄栓体外释药特性考察与比较[J].中国实验方剂学杂志,2014,20(12)：37

冯思欣,吕竹芬,陈燕忠,等.离子交换树脂法脱除板蓝根粗多糖中色素的研究[J].广东药学院学报,2014,30(2)：160

付庆霞.清开灵眼用即型凝胶的制备及质量评价[J].中国实验方剂学杂志,2014,20(20)：6

付英杰,王建安,侯林,等.弥罗松酚胃漂浮片的制备[J].中成药,2014,36(8)：1644

富志军,祝星,陈笑.挥发油包合对温脐巴布剂质量的影响[J].中成药,2014,36(10)：2083

G

高帅,李凌军,栾明,等.细梗香草总皂苷壳聚糖絮凝纯化工艺研究[J].中国药学杂志,2014,49(13):1113

高伟城,谢秋情,蓝晓庆,等.大孔吸附树脂纯化绿衣枳壳总黄酮工艺的研究[J].福建中医药大学学报,2014,24(4):49

葛新春,徐玉娥,焦正花,等.三黄膏巴布剂的基质配方工艺研究[J].西部中医药,2014,27(5):22

葛新春,张宏武,徐玉娥,等.正交实验法优选肿痛消颗粒的成型工艺[J].西部中医药,2014,27(7):19

谷珊珊,李津明,赵金凤,等.葛根素磷脂复合物固体自微乳的研制及体外评价[J].中成药,2014,36(5):946

顾泉琳,张会宁,贝伟剑.乌参醒脑滴丸制备工艺研究[J].广东药学院学报,2014,30(2):132

关志宇,罗晓健,黄潇,等.胆胃通颗粒剂制备工艺研究[J].中成药,2014,36(1):185

郭嘉俊,冯月兴,宋凤兰.山葛降脂滴丸的制备工艺及其含量测定[J].海峡药学,2014,26(9):9

郭涛,孙莉,黄艳,等.超声波辅助双水相体系提取竹叶椒总生物碱的工艺优选[J].中国实验方剂学杂志,2014,20(13):8

H

韩媛媛,生立嵩,闫雪生,等.正交试验设计优选熊果酸滴丸成型工艺研究[J].中南药学,2014,12(7):634

胡昊,金丽萍,李海龙,等.采用离心造粒法制备桔梗总皂苷微丸[J].黑龙江中医药,2014,43(3):57

胡建楣,李静玲,冯鹏,等.Box-Behnken设计优化铁皮石斛中多糖复合酶法提取工艺[J].中药材,2014,37(1):130

胡鹏翼,吴清,郑琴,等.槐定碱热敏脂质体的制备工艺研究[J].中草药,2014,45(3):349

黄凤婷,马永良,曾翠梅,等.南板蓝叶渗漉提取工艺参数优选研究[J].中药材,2014,37(6):1075

黄和清,郑斯骥,赵凤生.丹参注射液提取工艺研究[J].中成药,2014,36(3):526

黄鹤,刘有平,王鑫,等.响应曲面法优化伸筋草总生物碱的微波辅助提取工艺[J].中国实验方剂学杂志,2014,20(18):34

黄庆德,姚娜,胡建萍,等.灯盏花素微乳凝胶剂的体外释放度考察[J].中国现代应用药学,2014,31(10):1212

黄竹珺,蒲雪兵,周英,等.挤出滚圆法制备山楂叶总黄酮微丸[J].中成药,2014,36(1):188

J

姬海婷,郝秀华,刘银燕,等.星点设计-效应面法优化灯盏花素胃漂浮片的处方[J].中国实验方剂学杂志,2014,20(15):8

姬海婷,郝秀华,张纯海.星点设计-效应面法优化盐酸青藤碱结肠定位片处方[J].沈阳药科大学学报,2014,31(7):513

吉国辉,李勇,朱家校,等.参芍滴丸制备工艺及有效成分含量测定方法的研究[J].广东药学院学报,2014,30(4):395

贾永艳,张玉琼,关延彬,等.姜黄素自微乳释药系统的体外释放度与稳定性研究[J].中药材,2014,37(9):1676

江国荣,陈卫民,罗德祥,等.化癥止痛巴布剂的制剂研究[J].中医临床研究,2014,6(12):133

姜梦丽,杨真真,李孝栋.芳冰鼻吸剂的处方工艺优选[J].中国实验方剂学杂志,2014,20(14):23

揭晶,赵越,王皓.Box-Behnken响应面法优化芦笋总皂苷超声提取工艺[J].中国实验方剂学杂志,2014,20(8):8

金永新,邰丽华,顾雪艳,等.反流安无糖型混悬颗粒不同制备工艺制剂质量研究[J].中国中医药信息杂志,2014,21(5):86

K

孔辉,郑德,周洪雷,等.远志总皂苷大孔吸附树脂纯化工艺研究[J].辽宁中医杂志,2014,41(10):2196

L

李超,蔡萍,胡薏冰,等.葡萄籽软胶囊制备工艺的研究[J].湖南中医药大学学报,2014,34(8):29

李舸远,陈东亚,陈民辉.去乙酰毛花苷注射液稳定性研究[J].药物分析杂志,2014,34(3):453

李江,杨星钢,荆恒攀,等.星点设计-效应面法优化银杏叶总黄酮双层渗透泵控释片处方[J].中草药,2014,45(12):1702

李娟,麻晓雪,李顺祥,等.铁皮石斛超微粉碎破壁工艺的优化[J].中国实验方剂学杂志,2014,20(7):30

李克,吴龙琴,汤淏,等.正交实验优化微波辅助提取忍冬藤中绿原酸和咖啡酸工艺研究[J].中成药,2014,36(4):864

李明媛,张慧,杨臻博,等.硫酸长春新碱热敏脂质体的制备和质量评价[J].中国药学杂志,2014,49(18):1615

李钦青,郭蕾,柴金苗,等.均匀设计法优选复方天麻钩藤口腔崩解片的半仿生提取工艺[J].中成药,2014,36(2):291

李卿,宋国红,周兴,等.温心舒滴丸薄膜包衣工艺及其稳定性的研究[J].中成药,2014,36(7):1548

李琼,李溯,杨帆,等.姜黄素微囊的制备和体外评价[J].中药材,2014,37(6):1073

李思阳,孔庆新,王洋.载10-羟基喜树碱超声微泡的制备、表征及其体外超声成像特性[J].中成药,2014,36(10):2060

李婷,叶豆丹,鲍慧玮,等.治至颗粒的成型工艺及质量控制[J].中国实验方剂学杂志,2014,20(6):19

李小芳,舒予,刘玲,等.穿心莲总内酯骨架缓释片的制备及释放度测定[J].中成药,2014,36(3):634

李颖,纪莎,倪立坚,等.星点设计-效应面法优化鱼腥草挥发油滴丸的制备工艺[J].中国实验方剂学杂志,2014,20(17):14

李忠文,袁超,葛淑兰.七归滴丸成型工艺考察[J].中国实验方剂学杂志,2014,20(20):39

李紫薇,黄华,覃瑶,等.七叶皂苷钠微乳注射剂的制备及质量评价[J].四川大学学报(医学版),2014,45(1):147

林世源,陈卉,陈燕忠,等.舒胸脉冲控释滴丸的体外释药特性考察[J].中国实验方剂学杂志,2014,20(9):29

林媛媛,刘静,王冬梅,等.Box-Behnken试验设计法优化宝泻灵凝胶膏剂处方及其体外透皮特性研究[J].中草药,2014,45(9):1238

凌霄,胡元利,陈飞龙,等.pH依赖型黄连总生物碱结肠靶向微丸的制备及其体内外释放性能评价[J].中国实验方剂学杂志,2014,20(21):24

刘辉,张婧,张芸,等.Box-Behnken设计-效应面法优化元胡止痛双层渗透泵片的处方[J].中国药学杂志,2014,49(16):1420

刘楠,王云红,张传辉,等.靛玉红自乳化释药系统的制备[J].中成药,2014,36(4):734

刘涛,戴德雄,林海波.穿心莲软胶囊的生产工艺及其质量控制研究[J].中草药,2014,45(12):1722

刘喜纲,张彩霞,刘翠哲,等.清宁分散片的制备[J].中成药,2014,36(3):640

刘言振,林鲁霞,刘峰,等.双层复方白芨口腔贴膜的制备与临床应用[J].中医临床研究,2014,6(10):17

刘宇灵,张晓莉,王艳萍,等.丹葛眼用即型凝胶及其普通凝胶的流变学特性评价[J].中草药,2014,45(10):1388

刘芸,赵鹏,张丽华,等.槲皮素亚微乳的制备及特性表征研究[J].中成药,2014,36(5):1077

卢浩扬,林媛媛,车俊秀,等.星点设计-效应面法优化芷芎散温敏凝胶的处方及其鼻黏膜渗透特性研究[J].中草药,2014,45(13):1845

鲁劲松,王红芬,李云霞.藿香正气水中陈皮渗漉工艺的优化[J].中草药,2014,45(8):1096

吕漫,尹寿玉.杜香油微囊的制备及其质量评价[J].中药材,2014,37(4):675

M

毛柳珺,陈薇,廖曾珍,等.黄芩苷滴丸的制备工艺优选[J].海峡药学,2014,26(7):24

孟戎茜,刘晓燕,付玉佳.穿心莲内酯缓释滴丸的制备及其体外释放度[J].中成药,2014,36(4):742

N

南楠,宁娜,孟利娜,等.酶解辅助提取金芪降糖片中生物碱的工艺研究[J].中成药,2014,36(1):192

P

彭艳梅,李跃辉,谢谊,等.膜分离技术应用于喉咽清口服液纯化工艺的研究[J].中成药,2014,36(9):1991

Q

祁伟,董岩.基于正交实验和超临界CO_2法研究芹菜籽挥发油的提取工艺[J].中成药,2014,36(2):412

覃学谦,陈洪涛,刘源焕,等.广山楂总黄酮超声提取工艺条件研究[J].广西中医药大学学报,2014,17(1):68

钦富华,黄孝闻,夏晓静,等.银杏叶提取物-蒺藜总皂苷缓释微丸的制备研究[J].中国现代应用药学,2014,31(2):178

邱婧然,王志祥,戈振凯,等.超临界CO_2萃取白芷中香

豆素类成分工艺研究[J].辽宁中医药大学学报,2014,16(2):59

曲园,张振秋,张杰.儿茶青黛口腔溃疡复合膜制备工艺研究[J].辽宁中医杂志,2014,41(3):527

R

任桂林,韩丽,王小平,等.地龙低温超微粉碎特性考察[J].中国实验方剂学杂志,2014,20(3):6

任桂玲,李沈明,郭艳玲,等.逆向连续循环低温提取金莲花口服液工艺研究[J].中草药,2014,45(14):2022

阮心明,范春雷.青蒿油-壳聚糖缓释微囊的制备与质量评价[J].浙江中医药大学学报,2014,38(9):1098

阮越勇,牟晓鋈,高缘,等.姜黄素自乳化释药系统处方研究及体外溶出评价[J].海峡药学,2014,26(5):54

S

沈成英,申宝德,徐平华,等.灵芝三萜纳米混悬凝胶剂的制备及其体外透皮研究[J].中草药,2014,45(19):2770

盛望鹏.万通炎康滴丸制备工艺及含量测定[J].中国生化药物杂志,2014,34(3):174

施晓伟,刘文,陈大业,等.葛根芩连提取液超滤工艺优选[J].中国实验方剂学杂志,2014,20(7):19

石庆平,张志涛,丁峰,等.星点设计-效应面法优化薯蓣总皂苷口腔崩解片处[J].中成药,2014,36(12):2508

石永坚,程艳芹,李明春,等.正交设计法优选复方苦黄涂膜剂的基质组成[J].解放军药学学报,2014,30(2):122

石召华,陈立军,黄文芳,等.七叶皂苷钠冻干粉针的工艺优化研究[J].中药材,2014,37(7):1265

史磊,李峰,林桂涛,等.正交试验法优选蟾酥透皮贴剂基质配比[J].中国中医药科技,2014,21(4):398

舒予,李小芳,刘玲,等.五味子多糖微囊的制备及其体外释药特性考察[J].中国实验方剂学杂志,2014,20(5):27

宋凤兰,潘育方,侯冬枝,等.葛根总黄酮滴丸的制备与溶出度研究[J].中草药,2014,45(9):1252

宋艳丽,徐坤,韩腾飞,等.甘草次酸固体脂质纳米凝胶的制备及体外透皮效应[J].中成药,2014,36(5):952

宋煜,李孝栋,张华.盐酸小檗碱自微乳制剂的处方优选[J].福建中医药大学学报,2014,24(4):45

苏海萍,韩越.金黄涂膜剂的制备工艺研究[J].现代药物与临床,2014,29(2):151

孙彩霞,赵俊霞,苏建春,等.水蜈蚣总黄酮固体分散体微孔渗透泵控释片的处方优化研究[J].中草药,2014,45(19):2782

孙启文,吴松,方芸.D101大孔树脂纯化雪荔组方总黄酮工艺[J].中成药,2014,36(10):2208

孙晓雪,康杰,王昶,等.DEAE纤维素纯化玉米须总多糖的工艺优选[J].中国实验方剂学杂志,2014,20(15):28

孙宗喜,吕晓慧,乔建卫,等.黄芩总黄酮缓释片的制备[J].中成药,2014,36(6):1191

W

王超君,张尊祥,石镇东,等.铁扇癣痒平凝胶的制备及质量评价[J].解放军药学学报,2014,30(3):224

王东东,周光,刘爱玲.正交试验法优选七白凝胶膏剂醇提工艺的研究[J].现代中药研究与实践,2014,28(1):45

王红月,侯铁强,商立新,等.芍药苷胃漂浮片处方工艺优选[J].中医药学报,2014,42(4):31

王慧,曹嘉,王蕾,等.五味保肝丸中五味子超临界提取工艺优化研究[J].中国中医药科技,2014,21(4):408

王锦旋,黄鸿章,李宁,等.山楂叶总黄酮自微乳化膜控释滴丸的研究[J].中国中药杂志,2014,39(5):821

王玲丽,滕红梅,郭艳茹,等.响应面分析法优化超声提取细叶远志皂苷工艺研究[J].中药材,2014,37(4):679

王群,刘文,陈中芬,等.多指标经典恒温法预测戊己胃漂浮缓释片有效期[J].中华中医药杂志,2014,29(7):2370

王嵩,赵永恒,周毅生,等.艾纳香挥发油栓的制备工艺及体外溶出度研究[J].中国中药杂志,2014,39(10):1805

王文忠,穆亚琦,郑平.紫榆烧伤巴布剂基质处方的优化研究[J].中药材,2014,37(1):143

王昕,顾秀琰,徐玉娥,等.均匀设计法优化三黄巴布剂基质配方[J].西部中医药,2014,27(3):43

王艳萍,刘宇灵,杨立新,等.超微粉碎技术对三七药材粉碎效果及有效成分含量的影响[J].中国中药杂志,2014,39(8):1430

王玥,杜守颖,吴清,等.黄芩中黄芩苷的闪式提取工艺研究[J].北京中医药大学学报,2014,37(4):269

王章姐,胡容峰,王国凯,等.Box-Behnken设计-效应面法优化柚皮素自微乳给药系统[J].中草药,2014,45(17):2461

魏宝霞,戴俊东,麻迪,等.鲜鹿茸全成分口腔崩解片制

备工艺研究[J].中草药,2014,45(12):1709

文瑾,刘起华,孙玉雯,等.葛根煮散工艺研究[J].世界中医药,2014,9(1):22

吴超,赵宗哲,鲁明明,等.人参皂苷 Rg₃ 固体分散体渗透泵片的研制及体外释放度考察[J].中草药,2014,45(11):1561

吴珊,李小芳,舒予,等.正交优化-微波辅助提取山香圆叶总黄酮的工艺研究[J].成都中医药大学学报,2014,37(2):15

吴艳丽,张朵朵,危红华,等.眼用葛根素柔性脂质体温敏凝胶剂的制备及其性质考察[J].中成药,2014,36(7):1418

伍振峰,陈伟良,王雅琪,等.丹参减压提取工艺优化及技术适宜性研究[J].中草药,2014,45(6):795

X

夏忠玉,何庆,孙国兵.颠茄分散片的制备及溶出度测定[J].中国实验方剂学杂志,2014,20(13):29

向孙敏,杨安东,朱宁,等.Box－Behnken 响应面法优选川芎超微粉碎工艺[J].中国实验方剂学杂志,2014,20(8):15

谢瑞芳,石志娜,李毅民,等.大承气汤传统煎煮工艺的优化[J].中成药,2014,36(7):1407

谢松,童志平,谭睿,等.超临界 CO_2 萃取川西老鹳草中鞣质工艺优选[J].中国中药杂志,2014,39(15):2912

谢郁峰,陈日佳,严春艳.响应面法优化番石榴叶总黄酮的超声提取工艺[J].广东药学院学报,2014,30(4):417

胥勤,余建军,熊晓明,等.不同增溶剂的参麦注射液稳定性考察[J].中国实验方剂学杂志,2014,20(14):30

徐和,戴领,沈成英,等.苦参碱凝胶剂的制备及体外释药特性考察[J].中国实验方剂学杂志,2014,20(1):8

许代福,方应权.实验设计-响应面法优化大叶当归中阿魏酸的闪式提取工艺[J].中成药,2014,36(2):422

薛璇玑,郭增军,戴柳江,等.半仿生酶法提取拐枣七总生物碱工艺研究[J].现代中药研究与实践,2014,28(3):48

Y

闫家福,仝燕,蒲纯,等.苦豆子总生物碱冻干粉针的制备及其抑瘤作用考察[J].中国中药杂志,2014,39(7):1234

严国鸿,潘旭东,李煌,等.均匀设计法优选双藤痹痛凝

胶膏剂的基质处方[J].中国实验方剂学杂志,2014,20(15):11

严航,杨晶,唐婷,等.葛根黄酮脂质体的制备及体外透皮实验研究[J].中成药,2014,36(3):623

严红梅,丁冬梅,孙娥,等.微粉化对黄芩苷粉体学性质的影响[J].中国中药杂志,2014,39(4):653

严红梅,张振海,蒋艳荣,等.黄芩苷结肠定位固体分散体的制备及其体外释放度评价[J].中国中药杂志,2014,39(1):71

杨炳川,方应权.马尾松松针总黄酮的闪式提取研究[J].中成药,2014,36(6):1309

杨浩,林捷欣,张文瑞,等.大黄苷元滴丸成型工艺的研究[J].中国中医药现代远程教育,2014,12(3):153

杨赛飞,孙印石,王建华.响应面法优化离子液体微波提取虎杖中 5 种蒽醌类成分[J].中药材,2014,37(5):871

杨晓宁,禹玉洪,郝东方,等.丁桂儿脐贴体外透皮特性考察[J].中国实验方剂学杂志,2014,20(9):9

杨轶舜,程涛,杨骏,等.双相体系中固定化酶水解黄芩苷制备黄芩素的研究[J].中国中药杂志,2014,39(4):669

姚瑾,黎霞,罗岚,等.正交试验优选复方黑骨藤超声法提取工艺[J].中药材,2014,37(7):1272

叶蕾,胡容峰,王晓华,等.星点设计-效应面法优化葛根素自微乳工艺[J].中成药,2014,36(3):514

于娟,杜茂波,刘淑芝,等.活血止痛凝胶体外释放和经皮渗透性研究[J].中国中药杂志,2014,39(24):4778

于莲,张海燕,郭宇,等.星点设计优化山药多糖冷浸提取工艺[J].辽宁中医杂志,2014,41(11):2433

于兆慧,刘其媛,崔莉,等.超声辅助酶解人参总皂苷制备人参稀有皂苷 Compound K 的研究[J].中国中药杂志,2014,39(16):3079

余丹妮,李霞,张骥,等.白桦脂酸醇质体的制备及其体外经皮渗透试验[J].中国实验方剂学杂志,2014,20(17):1

喻樊,杨锦明,李金娟.PEG 修饰 β-谷甾醇制备新型绞股蓝总皂苷长循环脂质体的研究[J].中国中药杂志,2014,39(6):997

岳宝森,王显著.超微粉碎技术提高和肝理脾丸溶出度的研究[J].陕西中医学院学报,2014,37(4):107

Z

翟春梅,孟永海,冯飞飞,等.刺五加总黄酮滴丸制备工

艺研究［J］.中医药信息,2014,31(1):26

张朵朵,吴艳丽,危红华,等.荆芥油-苦参素阴道用脂质体温敏凝胶的制备及其性质考察［J］.中草药,2014,45(7):929

张芳,韩丽,张定堃,等.黄心分散片的处方工艺研究［J］.辽宁中医杂志,2014,41(11):2422

张芳,韩丽,张定堃,等.混料设计优化感咳双清分散片的制备工艺［J］.中药材,2014,37(3):499

张坚,唐海涛,刘汉清,等.超滤工艺对生脉注射液中有效成分透过率的影响［J］.中国实验方剂学杂志,2014,20(5):31

张静,陈红专,董立彬,等.女贞子连续超声逆流提取工艺优选［J］.中国实验方剂学杂志,2014,20(13):16

张锴,陈思思,邬琳,等.山楂叶总黄酮生物溶蚀性骨架型缓释片的制备［J］.中成药,2014,36(8):1640

张丽军,吴建华,田少库,等.妇痛宁滴丸制备工艺研究［J］.内蒙古中医药,2014,33(25):94

张梦,潘林梅,朱华旭,等.SPG膜乳化法制备丹参酮ⅡA聚乳酸-羟基乙酸微球的工艺优化［J］.中国实验方剂学杂志,2014,20(5):6

张晓冲,廖启元,翟光喜.姜黄素包合物胃内漂浮微球的研制［J］.现代中药研究与实践,2014,28(1):56

张雪峰,欧燕.挤出滚圆法制备天山雪莲提取物骨架微丸［J］.中南药学,2014,12(1):18

张亚非,左翔云,毕宇安,等.近红外光谱技术在热毒宁注射液萃取液浓缩过程中的应用研究［J］.中国中药杂志,2014,39(16):3069

张勇钢,揭晶.苦参碱双敏感结肠定位小丸的制备及体外释放研究［J］.中国中药杂志,2014,39(9):1603

赵惠茹,龙静,杨黎彬,等.HPD-300大孔吸附树脂对山茱萸总皂苷分离工艺的优化［J］.中成药,2014,36(2):416

赵美荣,李雪虎,姚海潮,等.响应面法优化微波辅助提取独活蛇床子素工艺的研究［J］.时珍国医国药,2014,25(5):1117

赵庆大,周文斌,刘洁,等.正交试验法优选牛膝配方颗粒的提取工艺［J］.北京中医药,2014,33(4):290

赵万里,丘建芳,洪海棉,等.泽泻滴丸的加速稳定性试验［J］.福建中医药大学学报,2014,24(1):30

赵岩,于婷,金达明,等.复合酶法提取人参总皂苷［J］.上海中医药杂志,2014,48(6):103

赵永恒,周毅生,王嵩,等.龙须藤分散片的处方优化及质量控制［J］.中国实验方剂学杂志,2014,20(1):35

周光姣,孙宜坤,王超群.鸡血藤中总黄酮的聚酰胺树脂纯化工艺优选［J］.中国实验方剂学杂志,2014,20(12):34

周滢,周萍.正交试验法优化蜜黄芪配方颗粒提取工艺及定性鉴别研究［J］.时珍国医国药,2014,25(10):2405

朱邦胜,胡容峰,徐亚静,等.新藤黄酸温敏原位凝胶剂的设计与研究［J］.安徽中医药大学学报,2014,33(3):87

朱丽,颜冬兰,谷陟欣,等.六味地黄丸动态提取工艺优选［J］.中国实验方剂学杂志,2014,20(2):19

朱孟夏,赵丹丹,王坚,等.复方鸦胆子油软胶囊制备工艺研究［J］.中华中医药杂志,2014,29(8):2654

朱锡龙,王兵,杨光毅,等.响应面法优化雷公藤中雷公藤甲素的超声提取工艺［J］.中国实验方剂学杂志,2014,20(7):8

朱裕林,张兰,彭祥雪,等.骨疏灵颗粒防潮辅料优选［J］.中草药,2014,45(14):2005

（五）中 药 炮 制

【概　述】

2014 年，在中药炮制研究方面发表的论文有 400 余篇，其中除炮制历史沿革、饮片鉴别、贮存和临床应用外，实验研究论文有 300 余篇。主要有优化炮制工艺研究、炮制前后成分含量的比较研究、炮制前后毒性药效比较研究和饮片质量标准研究，采用仪器分析鉴定炮制前后成分的变化，用电子鼻、机器视觉技术等辨别不同炮制品等。

1. 炮制工艺的研究

（1）简单比较法　徐建中等以折干率、水浸提物和芍药苷含量为指标，筛选出杭白芍"去皮 100℃烘 20 min 半干切片"的产地加工炮制一体化加工工艺，该法较传统的炮制工艺有减少成分流失的优越性。吴慧等研究表明，以外观性状和苍术酮、白术内酯Ⅰ、白术内酯Ⅱ、白术内酯Ⅲ含量为指标，麦麸粒径＞40 目，含水量＜10％，经蜜制后作为麸炒辅料炮制白术的质量较好。韩燕全等通过 16 个不同工艺炮制品水提取部位的 UPLC 指纹图谱和毒性成分羧基苍术苷、苍术苷的含量比较，优选苍耳子炒制的最佳工艺为 160℃砂烫 6 min。张向阳等以性状、鞣质含量和对小鼠凝血时间为指标，确定 280℃烘制 4.5 min 为地榆烘制最佳工艺。徐晓青等采用 UPLC 法对 180～220℃砂炒不同时间的 15 份炮姜中姜酮含量进行测定，结果 200℃砂炒 6 min 的炮姜饮片中姜酮含量最高。

（2）正交试验法　黄新宇等以醇浸出物和挥发油的含量为指标，优选浙产莪术润药工艺。结果采用真空蒸气润药软化后的莪术含水率低，软化效

果好。许甜甜等以马钱苷、莫诺苷、熊果酸、齐墩果酸的质量分数为指标，优选加压酒制山茱萸的最佳工艺为，加酒量为药材量的 25％，闷制 30 min，115℃蒸制 60 min。陈新梅以 MnO_2 含量为指标，优选无名异煅淬的最佳工艺为，700℃煅制 40 min，米醋用量 20％。煅淬后在偏光显微镜下可观察到有色晶体的数量增加。

（3）均匀设计法　范刚等以 3T3 - L1 前脂肪细胞胰岛素抵抗模型的葡萄糖利用变化率及 3 种生物碱（盐酸非洲防己碱、盐酸表小檗碱和盐酸小檗碱）总量为指标，确定酒蒸黄连的最佳炮制工艺为，黄酒用量 20％，闷润 2 h，蒸制 8 h。

（4）响应面试验　沈建涛等通过响应面法-中心复合试验优选土炒白芍的工艺参数。结果最佳工艺为，200℃炒制 11 min，饮片与灶心土用量比 10∶3。崔春利等以没食子酸、大黄酚 - 8 - O - β - D 葡萄糖苷、芦荟大黄素等 7 种成分为指标，优选熟大黄的最佳炮制条件为，每 100 g 药材加酒量 35 ml，闷润 2 h，蒸制 11 h。

2. 炮制前后化学成分的比较研究

（1）定性比较　孙晓丽等采用 HRMS 直接测定黄芩水提取液的质谱信号，分析得到 2 个独立组分，结果表明，独立组分所对应的苷元类化合物和苷类化合物，在炮制过程中发生了明显变化。潘新等分别建立补骨脂、肉豆蔻生品和炮制品组方的二神丸 HPLC 指纹图谱，结果均标记出 32 个共有峰，其中有 4 种成分在炮制药物的组方中含量明显降低，9 种成分含量明显增高。景海漪等采用 HPLC - CAD 法研究巴戟天炮制前后寡糖类成分的指纹图谱变化。结果生品、巴戟肉、盐巴戟和制

巴戟天指纹图谱有差异,巴戟天炮制后寡糖含量明显增加。张丹等采用中药特征指纹图谱相似度评价与样品聚类分析方法,发现车前子生品、炒黄、酒炙、盐炙等不同炮制品特征指纹图谱共有峰特征明显,化学成分的质和量均发生了变化。王增绘等采用 UPLC-Q-TOF/MS 技术检测补骨脂炮制前后成分变化,结果补骨脂盐炙前后成分差异显著,盐炙品中补骨脂素、异补骨脂素、补骨脂二氢黄酮、补骨脂异黄酮、异补骨脂查尔酮、补骨脂查尔酮含量明显升高,补骨脂色酚酮、补骨脂酚含量明显下降。任伟光等采用 UPLC-Q-TOF/MS 研究表明,豨莶草酒炙前后化学成分差异显著;酒炙后其主要活性成分奇壬醇、豨莶酸、豨莶酮、槲皮素的量均明显升高。闵宇航等采用 HPLC-ESI-MS/MS 测定柴胡及醋柴胡饮片中柴胡皂苷 c、a、b₂、d 的含量,发现两种饮片的含 5%氨水+80%甲醇提取液、5%氨水水煎液和纯水水煎液中的柴胡皂苷的类型和含量差异较大。王加等采用 GC-MS 比较不同方法提取的川乌炮制前后的挥发性成分变化。结果水蒸气蒸馏法中,生品富含棕榈酸和硬脂酰酸,炮制后主要成分为肉豆蔻酸、硬脂酸;挥发油提取器法中,生品主要成分为正十五酸和硬脂酰酸,炮制后富含棕榈酸;索氏提取器法中,炮制前后脂肪酸成分变化不大,硬脂酸和棕榈酸为主要成分。

(2)化学成分定量比较 朱锡龙等采用 HPLC 法比较雷公藤饮片炮制前后雷公藤甲素、雷公藤红素的含量。结果各炮制品中雷公藤甲素含量按降序依次为:清炒品、酒炙品、醋炙品、蒸制品、莱菔子汁煮品、水煮品、甘草汁煮品;雷公藤红素含量按升序依次为:水煮品、莱菔子汁煮品、甘草汁煮品、清炒品、蒸制品、酒炙品、醋炙品。景海漪等研究表明,巴戟天不同炮制品中寡糖类成分总质量分数顺序为:盐巴戟天、巴戟肉、制巴戟天、生巴戟天;水晶兰苷含量排序为:盐巴戟天、生巴戟天、制巴戟天、巴戟肉。孟祥龙等研究表明,苍术经

炮制后苍术素含量由高到低依次为:焦苍术、麸苍术、米泔水制苍术、生苍术,温度于 220℃以上时,辅料对苍术热解特性产生影响。瞿燕等研究表明,大菟丝子盐制后新绿原酸、隐绿原酸、3,4-二咖啡酰奎宁酸、4,5-二咖啡酰奎宁酸呈倍数增长,而绿原酸、咖啡酸、3,5-二咖啡酰奎宁酸呈倍数下降的趋势。姜秋等采用 HPLC 同时测定女贞子生品及酒蒸不同时间(4、8、12、16、20、24 h)炮制品中松果菊苷、毛蕊花糖苷、红景天苷、酪醇及羟基酪醇的含量。结果在 24 h 内,随着酒蒸时间的延长,松果菊苷含量逐渐降低,红景天苷含量逐渐增加,酪醇和羟基酪醇含量均先逐渐升高后达到稳定状态,而毛蕊花糖苷含量呈先升后降的趋势,以红景天苷含量变化最为显著。周倩等研究表明,没食子酸和鞣花酸的含量在石榴皮炒炭过程中呈现先升后降的变化规律,在炮制程度适中时含量最高。耿媛媛等采用 HPLC 法测定二神丸中补骨脂和肉豆蔻炮制前后补骨脂素、异补骨脂素和去氢二异丁香酚的含量。结果炮制品二神丸中,3 种成分含量均降低。耿氏等采用 GC-MS 分析二神丸中补骨脂和肉豆蔻炮制前后共 4 种组合挥发性成分的影响。结果盐补骨脂+煨肉豆蔻中补骨脂酚和黄樟醚的量最低,挥发性成分的总量减少。刘秋雨等研究发现,乌头碱经鞣酸浸泡法进行模拟炮制后乌头碱含量降低了 7%,水泡乌头碱样品中乌头碱含量降低了 60%;煎煮后,乌头碱继续水解,鞣酸炮制品和水泡品中乌头碱含量分别水解了 68%和 98%;鞣酸炮制品水煎液中可检出苯甲酰乌头原碱,水泡品水煎液中可检出苯甲酸。表明鞣酸可以抑制双酯型生物碱在炮制及煎煮过程中的水解,该抑制作用对一级水解和二级水解均有效。

(3)基于感官技术的比较 杨添钧等采用电子鼻、机器视觉技术进行炮制鉴别研究,表明不同山楂炮制品气味特征存在显著差异,颜色值 H、S、V 的变化规律与人眼所观察的颜色特征变化规律相同;依据颜色信息建立的 PCA、DFA 和 Fisher-

LDA 模型均可区分山楂不同炮制品。黎量等采用电子鼻感官技术获取气味传感器响应值,统计质量控制法研究结果表明,SQC 模型显示山楂炒制过程气味变化呈一定的规律性,5-羟甲基糠醛(5-HMF)含量先升后降,相关性分析表明山楂炮制过程气味变化与 5-HMF 含量呈显著性相关。

(4)其他 刘建群等采用黄泥包裹雷公藤药材,微波加热煨制。HPLC 检测结果表明,雷公藤 3 个成分含量基本不发生变化,4 个成分含量下降,1 个成分含量增加,产生 1 个新成分;肝功能检测结果表明,雷公藤低功率微波炮制后肝毒性有所增加,但高功率微波炮制后毒性比生药组低。匡海学等按照传统工艺的温度和湿度发酵制备西瓜霜。结果西瓜霜炮制发酵中共分离鉴定出 6 种真菌,分别为镰孢霉属 Fusarium 的 WF-1,青霉属 Penicillium 的 WF-2,毛霉属 Mucor 的 WF-3,交链孢霉属 Alternaria 的 WF-4、WF-5、WF-6。

3. 炮制前后药理作用的比较研究

李卫先等比较白术和山药的生品、土炒品和麸炒品组方的参苓白术散对小鼠小肠推进率、腹泻指数、脾虚指数和红细胞 c_3b 受体花环率及红细胞免疫复合物花环率的影响。结果表明,参苓白术散用于脾虚泄泻引起的腹泻便溏、纳呆,组方时白术和山药应用土炒品;用于脾胃不和,食少胀满,运化失常时,白术和山药应用麸炒品;用于提高机体免疫力时,白术和山药应用生品。张兴珍等研究表明,炮制前后的牡丹皮水提物对心肌缺血再灌注损伤大鼠的心电图有一定的改善作用,且能明显改善心功能,但两者之间差异无统计学意义,说明炮制后的牡丹皮虽然外观较好,但是药效并未增强。单鸣秋等研究表明,茜草能够显著改善不同切变率下血瘀模型大鼠的全血黏度及血浆黏度,在止血方面体现了一定的双向调节,对由腺苷二磷酸诱导的血小板聚集率表现出一定的影响,但弱于茜草炭。万晓青等研究表明,熟三七(蒸三七、油炸三七)在提高

面温、肛温、促进造血作用方面优于生三七,生三七止血作用明显。刘振等研究表明,不同炮制温度(120、100℃)的人参酸性多糖均具有降低糖尿病小鼠血糖、改善糖尿病症状的作用,且在一定范围内,作用效果随炮制温度的升高而增强。胡同童等研究表明,生晒参与鲜人参具有改善糖尿病大鼠血糖和血脂紊乱的作用,其中鲜人参比生晒参效果更好。赵清等研究表明,采用单纯加热方式炮制的僵蚕(清蒸品和微波品),其抗氧化活性与对酪氨酸酶抑制能力与麸炒僵蚕较为接近且均低于生品;但经甘草汁炮制后的僵蚕,其抗氧化活性与对酪氨酸酶的抑制能力均强于生品和其他炮制品。王培卿等研究表明,丹参生品及炮制品均有不同程度的抗氧化活性,其中,丹参炭的整体抗氧化活性相对较强。王晓崴等对比樟帮尿泡马钱子与醋泡马钱子的抗炎镇痛作用,发现醋泡马钱子与尿泡马钱子均有效但无显著性差异,该结果为醋泡马钱子代替传统樟帮尿泡马钱子提供了依据。徐钢等比较了生狗脊、酒狗脊、盐狗脊、砂烫狗脊和蒸狗脊的水煎液抗维甲酸致雄性大鼠骨质疏松症。结果酒狗脊和砂烫狗脊效果较好,而蒸狗脊、盐狗脊和生狗脊作用次之。在炮制方法的选择方面,加热方式中干热的砂烫法优于湿热的水蒸法,辅料上黄酒炮制优于食盐炮制。张丹等研究表明,煨葛根的止泻作用强于生葛根,其机理可能是通过调节炎性因子来避免肠道的损伤,同时调节胃肠激素分泌使肠道功能趋于正常。

4. 炮制前后毒性的比较研究

王浩等用半夏茯苓汤进行半夏不同炮制品对生殖毒性的实验研究,结果生半夏组的致畸胎率、致死胎率均高于姜半夏组、法半夏组。李志勇等研究发现,头顶一颗珠水煎剂的 LD_{50} 值为 110.4 g/kg,头顶一颗珠超微粉的最大耐受量 MTD>9 g/kg;头顶一颗珠醋炙品水煎液的 LD_{50} 为 131.0 g/kg,天珠散水煎液的 MTD>112.5 g/kg,天珠散超

微粉的 MTD>9 g/kg,说明炮制可使药对的毒性降低。

5. 炮制品质量控制的研究

（1）特征指纹图谱的研究 曹建军等以 HPLC-DAD 色谱图为基础建立地黄多波长指纹图谱,结果表明,205、284 nm 下地黄多波长指纹图谱可获得 18 个共有峰。生地黄在蒸制 25 h 后与熟地黄对照指纹图谱相似性最大,是熟地黄蒸制的最佳时间。杨冰月等建立了半夏及其炮制品姜半夏不同部位的 HPLC 特征指纹图谱共有模式。结果半夏的共有模式图中共指认了肌苷、鸟苷、腺苷、琥珀酸和盐酸麻黄碱 5 个特征峰;姜半夏的共有模式图中,在保留时间 18.3、73.5 min 附近新增 2 个峰(其中一个成分是 6-姜辣素)。罗妮妮等采用 GC-MS 联用法建立了蓬莪术生品和醋品的指纹图谱共有模式,结果 10 批蓬莪术生品共检识 18 个共有峰,10 批醋品共检识 19 个共有峰。醋制后,化学成分的种类和质量分数有变化;在保留时间为 19.87、26.2 min 处有新的化合物产生,在 5.238 min 处有化合物消失;4 号莪术烯和 15 号莪术二酮醋制后质量分数增加,可能是"醋制增效"的物质基础。房方等通过对 10 批钟乳石生品和炮制品与同种化学试剂碳酸钙和氧化钙、其他含钙矿物药生品和炮制品之间进行 FT-IR 光谱比较分析,发现 10 批钟乳石生品、炮制品的 FT-IR 光谱共有峰明显,可用于生、煅钟乳石的质量控制。

（2）质量控制方法的研究 陈斌等采用 UPLC 法测定蒸制三七中人参皂苷 Rg6 等 10 种皂苷类活性成分的含量。结果表明,该方法快速、准确、重复性好、分离度高,可用于检测三七的质量。姚蓝等比较栀子及炒焦、炒炭品的色素吸附力、鞣质含量、pH 与电导率的变化。认为栀子及其炒制品的吸附率及其鞣质含量的变化可以作为研究炒焦、炒炭品的指标,pH 可以作为栀子焦品与炭品的区别指标。纪鹏等建立 FTIR 快速无损鉴别当归及其不同炮制品(酒当归、土当归、油当归、当归炭)所含多糖并运用离散小波新方法对其进行分解。结果表明,基于 FTIR 离散小波特征提取及 BP 神经网络分类法识别当归及其不同炮制品多糖,具有可行性。

（3）市售饮片质量比较研究 庞晶瑶等采用指标成分定量测定、化学指纹图谱和肝细胞毒性评价方法,对网络销售的制何首乌质量进行考察。结果发现,供试样品的质量参差不齐,相当部分炮制减毒不充分,增加了何首乌肝中毒的风险,建议加强何首乌炮制工艺规范化研究;何首乌高压清蒸法的炮制减毒效果较好、时间短,建议推广。杨勇帮等研究表明,10 批不同产地(来源)白芍饮片鉴别及含量测定结果出现显著差异,芍药苷含量高低不一,饮片炮制不规范和违法使用硫磺熏蒸是影响芍药苷含量的主要原因。沈丽琴等采用 HPLC-ELSD 分析川楝子中柠檬苦素类成分的指纹谱,并测定 1-去乙酰基尼泊里宁 B 的含量,结果表明尼泊里宁型化合物是川楝子中的主要成分,不同市售饮片所含成分的差异较大。

6. 炮制机理的研究

马俊楠等采用热重分析法研究表明,祖师麻甘草炙法中伴随甘草汁固体的加入,在降低有毒副作用的石油醚和氯仿部位的同时,还可促进有效的乙酸乙酯和正丁醇部位的保留,该结果佐证本品甘草炙炮制的科学性。李刚等研究表明,淡豆豉炮制至"黄衣上遍"的过程是多菌种混合发酵的过程,其种类、数量随着发酵时间不同发生了明显变化。李杰等研究表明,羊脂油促进了淫羊藿活性黄酮自组装胶束的形成,为进一步研究其作为淫羊藿炮制辅料的增效作用,促进淫羊藿活性黄酮的吸收奠定了基础。周元征等以药效学指标比较生仙茅与酒炙仙茅的热性,探索酒炙对仙茅"热者益热"的炮制机制。结果表明,仙茅酒炙后热性增强。热性增强是由增强机体物质能量代谢、提高中枢神经递质和交感-肾上腺轴、环核苷酸水平及垂体-靶腺轴功能所致。

（撰稿：谭鹏 李飞 审阅：陶建生）

【17 种中药炮制工艺的研究】

1. 白芍

徐志伟等采用正交试验和多指标综合加权评分法，以白芍中芍药苷、氧化芍药苷、芍药内酯苷、没食子酸 4 个成分质量分数和浸出物得率为考察指标，优选白芍的麸炒工艺为，在白芍药材中加入其质量的 10% 的麸皮，在 200℃ 下炒制 8 min。

2. 参薯

周函钰等采用正交试验法和多指标综合加权评分法，以参薯多糖含量和饮片性状为指标，对影响浙产山药（参薯）炒制过程的因素进行考察。结果综合评分的影响因素大小依次为：炒制温度＞炒制时间＞蜜麸量＞滚筒转速，最佳炮制工艺为，温度 155℃，炒 11 min，蜜麸量为 10%，转速为 20 r/min。

3. 淡豆豉

李刚等按《中国药典》（2010 年版）制法结合古法炮制，以总异黄酮及大豆苷元和染料木素质量分数为考察指标，结合成品性状（色泽、气味、皱缩程度、断面和硬度）为感官指标，优化淡豆豉的炮制工艺。结果最佳工艺为，黑大豆在吸尽药液（桑叶、青蒿煎煮液）后蒸煮 1.5 h，(30±2)℃ 条件下发酵 6～8 d 至黄衣上遍，洗去黄衣后，置于容器内，用水密封，进入再闷过程；置于温度为 (30±2)℃ 的培养箱内再闷 12～15 d。再闷期间每 3 d 倒出，翻动，稍晾干，反复 4～5 次，最后略蒸，干燥。

4. 当归

魏文龙等选取黄酒量、闷润时间、微波功率、微波处理时间作为考察因素，采用正交试验法筛选当归的酒炙工艺。结果最优工艺为，每 1 g 当归加黄酒 0.5 g，闷润时间 5 h，微波功率 750 W，微波处理时间 3 min。

5. 地黄

张浩等比较先切片再蒸制与先蒸制再切片工艺对熟地黄质量的影响，筛选熟地黄较优炮制工艺。结果熟地黄先切片再蒸制的样品中毛蕊花糖苷、梓醇和浸出物量较熟地黄先蒸制再切片的样品略高；筛选出熟地黄先切片再蒸制的炮制工艺条件为，浸润水量 0.2 L/kg，浸润时间 2 h，蒸制时间 7 h。

6. 防风

刘婵等以升麻素苷和 5-O-甲基维斯阿米醇苷含量、浸膏得率、水分的综合评分为指标，采用 Box-Behnken 设计-效应面法优选防风饮片的炮制工艺为，切片厚度 3～4 mm，干燥温度 60℃，干燥时间 2 h。升麻素苷和 5-O-甲基维斯阿米醇苷的质量分数分别为 0.917%、0.054%，水分 5.110%，浸膏得率 20.45%。

7. 葛根

钟凌云等采用 $L_9(3^4)$ 正交试验法，以麦麸煨制葛根外观性状、葛根素含量和对番泻叶所致小鼠腹泻的止泻作用为考察指标，用综合加权评分法优选葛根麦麸的煨制工艺为，每 100 g 葛根用麦麸 30 g，160℃ 炮制 2 min。

8. 狗脊

赵敏杰等以原儿茶酸、原儿茶醛含量为指标，比较鲜药材蒸后切片、切片烘干润蒸、蒸制、放置氧化后蒸制等工艺，确定合理的炮制方法为，生狗脊片室温浸润 1 h，武火蒸制 4 h，停火闷润 4 h。原儿茶酸、原儿茶醛质量分数分别为 1.561、0.107 mg/g。

9. 黄精

张婕等以外观性状和黄精多糖为指标,采用正交试验法考察蒸制时间、蒸制温度、加酒量、蒸制次数 4 个因素,优选黄精的炮制工艺。结果蒸制时间和蒸制温度对实验结果有显著性影响,黄精加压酒蒸最佳工艺为,黄精 100 g,10％黄酒闷润,120℃高压蒸 60 min,取出,切 3 mm 厚片,干燥。

10. 黄连

万丹等以小檗碱等 4 种生物碱含量之和、醇浸膏得率、外观性状为指标,采用 Box－Behnken 设计-效应面法优选酒黄连的炮制工艺为,黄酒用量 12 g(药材与黄酒用量比为 1：12),闷润时间 75 min,炒制温度 100℃,炒制时间 7 min。

11. 江边一碗水

邓旭坤等以鬼臼毒素含量为指标,通过正交试验考察闷润时间、醋用量、炒制时间、炒制温度对江边一碗水醋炙工艺的影响。结果最佳炮制工艺为,醋用量 30％、闷润时间 2 h、炒制温度 150℃、炒制时间 4 min。醋用量、炒制时间对醋炙工艺的影响具有显著性意义,鬼臼毒素质量分数达 5.48％。

12. 橘核

王晓清等以醇溶性浸出物和柠檬苦素、诺米林的含量为指标,对炮制温度、闷润时间进行考察,采用正交试验综合评分法优选橘核的盐制工艺。结果表明,炮制温度对试验结果有显著影响,闷润时间无明显影响。优选的盐制工艺为,取净橘核,加入食盐水(水：盐＝10：1)拌匀,闷润 30 min,在 100℃下炒至微黄色(2 kg 盐/100 kg 橘核)。

13. 南五味子

崔春利等以皂苷类、木脂素类及多糖类成分含量为因变量,运用 Box－Behnken 试验考察加酒量、闷润时间、蒸制时间对酒蒸南五味子炮制工艺的影响。结果最佳酒蒸工艺为,每 100 g 药材加酒量 11 g,闷润时间 1 h,蒸制时间 6.5 h,皂苷类、木脂素类及多糖类成分的质量分数平均值分别为 6.386％、12.297％、4.59％。

14. 牛膝

罗懿妮等采用正交试验设计,以总皂苷、齐墩果酸和 β-脱皮甾酮的含量为评价指标,优选牛膝的最佳微波炮制工艺。结果表明,影响牛膝微波炮制质量的工艺因素依次为：微波强度＞炮制时间＞闷润时间＞酒的用量。最佳炮制工艺为,20％黄酒闷润 60 min,60％微波 3 min。

15. 枳壳

宁希鲜等以柚皮苷、橙皮苷、新橙皮苷及醇溶性浸出物含量为指标,通过正交试验考察蜜糠枳壳的炮制工艺。结果表明,温度对炮制质量具有显著性影响,最佳枳壳蜜糠的炒制工艺为,炮制时间 80 s,加蜜糠量 0.10 g/g,炮制温度 240℃。

16. 紫硇砂

毛春芹等以小鼠耳肿胀抑制率、半数致死量和氯化钠质量分数作为指标,选择加水量、醋用量、粒度及析晶时间 4 个因素,用 $L_9(3^4)$ 正交设计法,对紫硇砂醋制工艺进行优选。结果最佳炮制工艺为,选择过 40 目筛的紫硇砂,加 5 倍量水,加饮片总量 50％的醋,控制析晶时间为 60 min。

17. 铁屑

何那拉等采用 $L_9(3^4)$ 正交试验设计,以硫酸铁铵为标准品,在紫外-分光光度计 508 nm 处检测制铁屑中 Fe^{2+} 含量。结果表明,铁屑粒度对 Fe^{2+} 含量有显著性差异($P<0.05$),其他因素对 Fe^{2+} 含量无差异。诃子汤浸泡铁屑的最佳炮制工艺为,铁

屑过 40 目筛,诃子汤用量为药材的 15 倍,浸泡时间 7 d,烘干温度 50℃。

(撰稿:孙晓燕　审阅:陶建生)

【15 种中药炮制前后化学成分的比较】

1. 巴戟天

崔妮等以 HPLC 法建立了巴戟天不同炮制品的蒽醌类成分指纹图谱。巴戟天、巴戟肉、盐巴戟、制巴戟均按照《全国中药炮制规范》(1988 版)规定的方法进行炮制。结果巴戟天不同炮制品间蒽醌类成分差异不大,但其量有变化。制巴戟天与其他炮制品相似度差异较大,新增了成分甘草素,主要是由于炮制过程中使用了辅料甘草和水。景海涟等将巴戟天、巴戟肉、盐巴戟、制巴戟按《中国药典》(2010 年版)"巴戟天"项下方法制备。HPLC-CAD 法建立的指纹图谱显示巴戟天炮制前后其主要峰群有一定的相似性,表明巴戟天炮制后,其主要成分无明显变化。但炮制品 HPLC图谱共有峰果糖、葡萄糖、蔗糖、蔗果三糖、耐斯糖、蔗果五糖峰面积增大,其中盐巴戟天中寡糖类成分量增加幅度最大,制巴戟天寡糖量较生品明显增加,巴戟肉中寡糖类成分含量亦高于生品,说明炮制时除去木心具有实验依据。刘艳红等以HPLC 法比较不同炮制去心方法对巴戟天水晶兰苷含量的影响。表明各去心炮制品中水晶兰苷含量以润法最高,其他依次为煮法、泡后蒸法、泡法、清蒸法、盐蒸法。

2. 苍耳子

孙艳华等测定不同炮制时间和温度下苍耳子中绿原酸,3,5-二咖啡酰奎宁酸的含量变化。结果表明,炒制后绿原酸和 3,5-二咖啡酰奎宁酸均较生品有所下降,随着炮制温度的增加,2 种成分的总含量下降趋势更明显;但同一炮制温度下,炒制时间与成分含量降低未呈现明显相关性,推测可能炒制时间稍长,可以促进有效成分的溶出。

3. 大蓟

刘兆华等采用微波消解样品,结合电感耦合等离子体发射光谱法,考察大蓟不同炮制品中微量元素含量的变化。结果大蓟不同炮制品中,Ca、K、Fe、Mg 的含量明显大于 Na、Mn、Cu、Zn 含量,其中以 Ca、K 含量最为显著;大蓟经炒制后,微量元素含量均比大蓟生品含量高;Ca、K、Mn、Zn、Na 在不同炮制品中的变化范围较大。大蓟炒炭后微量元素有较大变化与其炒炭后止血药效增强有一定的关联。

4. 大黄

李棣华等将大黄原药材置密闭蒸锅内,采用隔水蒸方式将大黄蒸透,进行切片,同时应用 HPLC法对饮片中蒽醌类成分进行测定比较。结果大黄炮制的饮片中总蒽醌含量与传统炮制的饮片基本一致,结合型蒽醌含量显著高于传统炮制饮片。赵楠等利用代谢组学技术研究生熟大黄各类化学成分的变化。炮制大黄非靶向代谢组学研究中,发现与生大黄相比,炮制后有 127 个成分发生显著变化,其中 125 个成分含量降低,2 个成分升高。炮制大黄靶向代谢组学研究发现炮制使芦荟大黄素、大黄酸、大黄素、大黄素甲醚含量降低。

5. 当归

钱晓东等研究加热炮制对不同来源当归药材中多糖和炮制过程中新产生成分 5-羟甲基糠醛(5-HMF)和 5-羟基麦芽粉(DDMP)含量的影响,结果 14 批不同来源当归多糖含量均在 10% 以上,加热炮制后多糖含量均降低,但降低程度不同,并会生成 5-HMF 和 DDMP 两个新的化学成分。14批炮制品中 5-HMF 含量为 $0.382\% \sim 1.153\%$,

并且 5 - HMF 与 DDMP 峰面积比值差异较大。野生当归多糖含量最高,而且炮制后生成的 5 - HMF 含量也最高(1.1525%)。

6. 地黄

尚伟庆等采用 RP - HPLC 法研究地黄中毛蕊花糖苷随炮制时间动态变化的情况。生地黄中毛蕊花糖苷和异毛蕊花糖苷平均含量分别为 0.041% 和 0.0040%,熟地黄中毛蕊花糖苷和异毛蕊花糖苷的平均含量分别为 0.026%、0.0082%。生地黄中毛蕊花糖苷平均含量高于熟地黄,异毛蕊花糖苷平均含量低于熟地黄。生地黄中毛蕊花糖苷在炮制过程中可能部分转化为异毛蕊花糖苷,故将熟地黄中异毛蕊花糖苷和毛蕊花糖苷的含量共同作为评价熟地黄质量的指标更为合理。

7. 附子

梁佳佳等建立同时测定乌头碱等 6 种单酯和双酯型生物碱含量的 HPLC 法,对生附子、黑顺片和白附片及生附子与大黄配伍后生物碱的含量进行测定。结果与生附子相比,白附片和黑顺片中的双酯型生物碱的含量明显降低,这说明炮制减毒的作用非常显著;而毒性较低的单酯型生物碱成分除了黑顺片中苯甲酰次乌头原碱的含量有所增加外,其他成分均有所降低,这说明附子中的双酯型生物碱在炮制过程中可能已水解变成了生物原碱,而单酯型生物碱也发生了部分水解。生附子-大黄药对中 3 种双酯型生物碱的含量测定结果显示乌头碱、次乌头碱及新乌头碱的含量均有显著降低,从定量的角度提示大黄附子配伍有明显的减毒作用。杨昌林等采用 UPLC - MS/MS 方法,多反应监测模式同时测定蒸制和烘制附子中 13 种生物碱成分的含量变化。蒸制过程中附子双酯型生物碱含量迅速降低,单酯型生物碱含量先升后降,于 40 min 时达到最高峰。蒸制过程中乌头原碱、新乌头原碱、次乌头原碱快速增加,附子灵、宋果灵、多根乌头碱

和去甲猪毛菜碱含量相对稳定或略有降低。烘制过程中生物碱成分的动态变化趋势与蒸制过程有明显差异。

8. 荷叶

李慧芬等以 HPLC 法比较生荷叶和荷叶炭炮制前后 4 种黄酮类成分的含量变化。结果表明,不同产地荷叶制炭后槲皮素 - 3 - O - 桑布双糖苷、金丝桃苷和异槲皮苷含量均显著降低,3 种苷类成分总含量降低率在 66.61% ~ 77.77%;而槲皮素含量显著升高,增加率在 304.84% ~ 857.50%。

9. 黄芥子

张青山等采用 HPLC 法探讨炒制方式和炒制时间对黄芥子中主要活性成分芥子苷和芥子碱硫氰酸盐的影响。结果,芥子苷和芥子碱硫氰酸盐的含量随着炒制时间的增加呈现先上升后下降的趋势,表明炒制时间对黄芥子中芥子苷和芥子碱硫氰酸盐的含量影响较大,药材粉碎后芥子苷容易与芥子酶在水溶液中充分接触发生酶解反应。

10. 人参

华国栋等采用 HPLC 法考察红参和大力参炮制过程中人参皂苷含量的变化,采用 GC 法考察红参和大力参炮制过程中农药残留量的变化。结果红参和大力参炮制后,人参皂苷 Rb$_1$ 由 0.13% 分别增加至 1.13%、0.72%,人参皂苷 Re、Rg$_1$ 总量由 0.31% 分别增加至 0.60%、0.95%;炮制前后人参农药残留量没有明显变化。人参经过炮制后人参皂苷含量有所增加,人参不同炮制品之间的皂苷含量差异也较为明显。

11. 三七

黄冬兰等采用红外光谱并结合二维相关红外光谱法对生三七和熟三七进行了研究。结果,三七

炮制前后药效组分的特征差异在二维相关红外谱图上显示得更为明显和直观,从二维相关红外光谱的变化规律表明了三七在炮制的过程中发生的主要变化是黄酮、糖类、皂苷等成分的分解。该方法提示了三七在炮制过程中所发生的物理化学变化过程,从红外光谱的角度解释了三七"生消熟补"的机制。

12. 山萸肉

朱敏等以 HPLC 法研究山萸肉和山萸肉炮制品(酒蒸、酒炖、加压酒蒸)中 4 种环烯醚萜苷类成分的含量变化情况。结果表明,炮制后莫诺苷、獐牙菜苷、马钱苷和山茱萸新苷 4 种成分均有不同程度的下降,其中酒炖萸肉中莫诺苷、獐牙菜苷和马钱苷的含量最低,加压酒蒸萸肉中山茱萸新苷的含量最低。

13. 栀子

李丽等用 HPLC 法比较"先拌姜汁后炒"和"炒中喷姜汁"两种不同方法炮制的姜栀子中二萜色素类成分的变化。结果表明,两种方法炮制的姜栀子与生栀子相比,藏红花糖苷-1 和藏红花糖苷-2 含量显著降低,藏红花糖苷-3 含量无明显变化,藏红花酸含量明显增加。通过对栀子两种姜炙方法的比较可知,姜汁的加入方式主要对藏红花酸糖苷-1 和藏红花糖苷-2 有显著的影响,"先拌姜汁后炒"的姜炙方法对二萜色素苷类成分的影响明显大于"炒中喷姜汁"。

14. 珍珠及珍珠母

任伯颖等初步分析了珍珠及其 150、600、900℃的热炮制品的 HPLC 图。结果表明,热炮制法能够在 150～600℃ 的范围内增加珍珠中寡肽类化学成分的数量,其中 600℃烘烤品的色谱峰数最多;当温度达到 900℃,很多寡肽成分被破坏。张辉等采用 HPLC-DAD-ESI-MS/MS 对珍珠母炮制前后的寡肽类化合物进行结构分析。结果表明,珍珠母生品中含有 4 个寡肽化合物(Op-1、Op-2、Op-3、Op-4),炮制品中不含 Op-1,而含有其他 3 个寡肽(Op-2、Op-3、Op-4)。珍珠母经炮制后易于煎煮并提高疗效,这可能与现代热振荡理论中蛋白、肽类成分中肽键经热振荡发生结构的变化,导致了活性发生相应的改变有关。

15. 钟乳石

房方等研究表明,钟乳石经过炮制后,钙含量明显增加;钟乳石的主要化学成分碳酸钙部分分解成氧化钙;物质的物相、晶质发生了较大变化,而不单纯是成分的改变;钟乳石所含元素的数目和比例发生了改变,均符合《中国药典》(2010 年版)中的限量规定;与钟乳石生品相比,炮制后的钟乳石经灌胃后,血钾、血钠含量均有所降低,并在大鼠血清中检出了元素 Sn。

(撰稿:张永太　审阅:陶建生)

【12 种中药炮制前后药理作用的比较】

1. 侧柏叶

刘晨等考察侧柏叶炮制前后对干酵母致血热复合出血模型大鼠的止血作用。结果,侧柏叶生品及炭品均可明显降低血热复合出血模型大鼠全血低切黏度及血浆黏度;生品组及炭品组均可不同程度降低红细胞计数、血红蛋白的量和红细胞压积;生品组可明显缩短血浆凝血酶时间和活化部分凝血活酶时间,明显降低纤维蛋白原的量;炭品组可显著缩短血浆凝血酶时间和活化部分凝血活酶时间,显著降低纤维蛋白原的量,明显降低大鼠血小板计数、血小板压积、平均血小板体积及血小板分布宽度;生品组及炭品组均可使肺损伤得到明显修复。表明侧柏叶生品和炭品均有一定的止血作用,可不同程度地改善血热复合出血模型大鼠的血液流变学及血小板相关参数,改善肺出血等病理性损伤主要是通过作用于内源性凝血途径改善凝血功能,且炒炭后止血作用增强。

2. 柴胡

戴建业等通过血清代谢组学观测给药后大鼠可能存在的代谢差异,从而评价和探讨醋炙柴胡与生柴胡对于机体代谢的影响。结果表明,在血清代谢层面,醋炙柴胡与生柴胡有显著的生物学效应差别;生柴胡会引起维生素代谢、能量代谢、免疫力调节等方面的代谢通路变化;而醋炙柴胡会引起脂肪代谢、维生素代谢、氧化还原反应等方面的代谢通路变化。

3. 二神丸

潘新等以益气健脾的参苓白术散为阳性药,比较"二神丸"中补骨脂、肉豆蔻两味中药炮制前后对脾肾阳虚泄泻模型大鼠血清中 NO、胃动素(MTL)、胃泌素(GAS)含量的影响。结果模型组血清中 NO、MTL、GAS 水平与正常组相比均有显著增高;给药后,阳性药物组、生品"二神丸"组和炮制品"二神丸"组均能调节三者趋于正常水平,且炮制品"二神丸"组对 NO、MTL 和 GAS 的调节作用比生品"二神丸"组更明显。表明"二神丸"中药物炮制后增强止泻作用可能是通过纠正异常的 NO 水平和消化道激素而达到的。潘氏等又以参苓白术散为阳性药,比较"二神丸"中补骨脂、肉豆蔻两味中药炮制前后对脾肾阳虚泄泻模型大鼠全血 T 淋巴细胞亚群和环磷酸腺苷与环磷酸鸟苷比值(cAMP/cGMP)失衡的调节作用。结果 3 个给药组都能使模型大鼠全血的 CD3$^+$ CD4$^+$、CD3$^+$ CD8$^+$ 的百分含量,血清中 cAMP、cGMP 含量和 cAMP/cGMP 均趋向正常水平恢复,且"二神丸"炮制组大鼠比"二神丸"生品组大鼠的恢复效果更好,说明"二神丸"中的药物补骨脂和肉豆蔻在炮制后对模型大鼠的 CD3$^+$ CD4$^+$,CD3$^+$ CD8$^+$,

cAMP/cGMP 调节作用增强。

4. 大黄

花胜利等通过 Ames 实验探讨不同炮制方法对大黄遗传毒性的减毒效果。结果,醋蒸大黄在代谢非活化条件下呈阳性,清蒸和醋蒸大黄对于菌株 TA97、TA98、TA100、TA102 的致突变性都呈现阴性,而清炒和醋炒大黄的结果仍呈阳性。表明清蒸炮制法与醋蒸炮制法对大黄的减毒作用比较明显,而清炒炮制法与醋炒炮制法对大黄的减毒效果不明显。

5. 地榆

俞浩采用分光光度法测定地榆炒炭前后鞣质的含量和吸附力变化,观察地榆炒炭前后对小鼠出血时间和凝血时间的影响和对大鼠体外血栓形成和凝血参数的影响。结果显示,地榆炒炭后鞣质含量增加,吸附力增强;生地榆和地榆炭均能显著缩短小鼠的出血时间和凝血时间,地榆炭的作用显著强于同等剂量的生地榆;生地榆和地榆炭均能缩短凝血酶原时间(PT),活化部分凝血酶时间和 TT,升高 FIB 水平,地榆炭的作用显著强于同等剂量的生地榆。表明地榆炒炭后止血作用增强。

6. 何首乌

易春霞等初步研究何首乌不同炮制品对 H_2O_2 诱导 PC12 细胞损伤的保护作用。结果表明,何首乌生品、清蒸品、黑豆汁蒸品对正常 PC12 细胞增殖无明显影响,但均可显著刺激 H_2O_2 致 PC12 损伤细胞增殖。机制研究发现黑豆汁蒸品和清蒸品均通过升高超氧化物歧化酶(SOD)活性、减少乳酸脱氢酶(LDH)释放、降低丙二醛(MDA)的量来改善 H_2O_2 致 PC12 细胞氧化应激而对损伤细胞有保护作用。生品虽能升高 SOD 水平,但同时也显著升高 MDA 和 LDH 水平,提示若延长生品作用

PC12 细胞的时间,其对 PC12 细胞不仅没有保护作用甚至会协同 H_2O_2 致细胞损伤。林昶等研究何首乌生品与炮制品中游离蒽醌提取物对高脂血症大鼠肝肾功能的影响及急性毒性。结果给予最大耐受剂量的制(生)首乌游离蒽醌提取物水溶液后,小鼠自主活动次数减少,生首乌提取物减少趋势更加明显;制首乌能降低高脂血症大鼠天冬氨酸氨基转移酶到正常水平,未见明显的肝肾毒性损害,且与生首乌组比较具有统计学意义。

7. 荷叶

刘洋等以正常新西兰大耳白兔为实验对象,观察荷叶生、炭饮片中活性成分对家兔血浆活化部分凝血活酶时间(APTT)、PT 和 FIB 水平的影响。结果表明,荷叶生、炭饮片中总黄酮、金丝桃苷、异槲皮苷、槲皮素均可显著缩短兔血浆 PT 和 APTT,具有较好的凝血活性;荷叶炭总黄酮的凝血作用强于生荷叶总黄酮。

8. 黄连

栗珍研究黄连的炮制方法对不同微生物抑菌效果的影响。结果表明,姜黄连对大肠杆菌的抑菌效果是黄连、酒黄连的 2 倍,酒黄连对沙门氏菌的抑菌作用是黄连、姜黄连、萸黄连的 2 倍,酒黄连和姜黄连对链球菌的抑菌作用分别是黄连和萸黄连的 4 倍和 2 倍。

9. 铁牛七

程涛等采用二甲苯致小鼠耳郭肿胀实验比较铁牛七生品与炮制品的抗炎作用差异,采用冰醋酸致小鼠扭体疼痛反应实验比较铁牛七生品与炮制品的镇痛作用差异。结果,铁牛七生品和炮制品各剂量组均能明显减轻小鼠耳郭肿胀;铁牛七生品组和炮制品组均能明显减少扭体疼痛次数,且其作用在生品组和炮制品组无显著差异。表明铁牛七药材生品和炮制品均具有较好的抗炎镇痛作用,且两者的抗炎镇痛作用无显著差异。

10. 延胡索

李荣等基于张仲景"生熟异用"理论探讨延胡索及其炮制品的药效差异。结果表明,生、醋延胡索对热传导、化学刺激引起的拟痛反应较空白对照组存在显著差异,且生、醋延胡索之间存在显著性差异;生、醋延胡索较空白对照组均能显著抑制二甲苯致耳郭肿胀度,但生、醋延胡索之间无差异;醋延胡索较生延胡索可明显抑制 Wistar 大鼠离体肠平滑肌舒缩活动;生、醋延胡索在抗二磷酸腺苷、胶原诱导的血小板聚集方面无差异。延胡索醋制可增强镇痛和解痉作用,符合中药炮制生熟论的"生效熟增"的原则。

11. 淫羊藿

吴文辉等比较淫羊藿炮制前后对正常和肾阳虚小鼠肾上腺 Vc 水平的影响。结果显示,在淫羊藿生品的各组中,只有在高剂量(3.33 g/kg)作用下对肾阳虚小鼠的肾上腺 Vc 有降低作用,说明淫羊藿其本身应该具有提高肾上腺皮质内固醇合成的功效。表明淫羊藿经过羊脂油炮制后其降低肾上腺 Vc 水平作用不仅起效剂量降低,且作用强于生品。

12. 五味子

高慧等采用小鼠灌胃给予腺嘌呤方法制备肾阳虚模型,以桂附地黄丸为阳性对照,比较五味子、醋五味子、酒五味子水煎液的补肾阳作用。结果表明,五味子、醋五味子、酒五味子对肾阳虚小鼠均有一定的治疗作用,可改善小鼠的激素水平,增加脏器指数,其中酒五味子作用最好。古代"入补药熟用"的理论应该是指酒五味子,与本实验一致。提示在临床上用于治疗肾阳虚时,应首选酒五味子。

(撰稿:张永太　审阅:陶建生)

[附] 参 考 文 献

C

曹建军,梁宗锁,杨东风,等. 地黄 HPLC - DAD 多波长指纹图谱的建立及其在熟地黄炮制中的应用[J]. 中草药,2014,45(2)：265

陈斌,蔡涛,贾晓斌. UPLC 同时测定蒸制三七中的 10 种人参皂苷类活性成分的含量[J]. 中国中药杂志,2014,39(9)：1614

陈新梅. 正交试验优选无名异的炮制工艺[J]. 中国实验方剂学杂志,2014,20(8)：19

程涛,赵国英,张彤,等. 铁牛七生品与炮制品抗炎镇痛作用比较研究[J]. 上海中医药大学学报,2014,28(1)：74

崔春利,寇欢,董媛媛,等. 响应面法优化酒蒸南五味子炮制工艺[J]. 中国实验方剂学杂志,2014,20(18)：9

崔春利,王蓓,邓翀,等. 响应面法优化熟大黄炮制工艺[J]. 中国中医药信息杂志,2014,21(9)：98

D

戴建业,郑宁宁,孙淑军,等. 基于血清代谢组学的柴胡醋炙生物学效应研究[J]. 中华中医药学刊,2014,32(7)：1717

邓旭坤,蒋捷,林亲雄,等. 正交试验优选江边一碗水的醋炙工艺[J]. 中国实验方剂学杂志,2014,20(10)：23

F

范刚,郑海杰,赖先荣,等. 基于改善胰岛素抵抗活性和有效成分含量的酒蒸黄连炮制工艺优选[J]. 中国实验方剂学杂志,2014,20(4)：5

房方,李祥,陈军,等. 钟乳石炮制前后 FT - IR 指纹图谱分析[J]. 药物分析杂志,2014,34(1)：169

G

高慧,佟鑫,裴启洋,等. 五味子"生熟异用"之补肾阳作用[J]. 中草药,2014,45(13)：1889

耿媛媛,胡昌江,潘新,等. GC - MS 分析炮制对二神丸中挥发性成分的影响[J]. 中成药,2014,36(10)：2148

耿媛媛,胡昌江,潘新,等. 二神丸中药物炮制前后化学成分含量变化[J]. 中国实验方剂学杂志,2014,20(13)：117

H

韩燕全,洪燕,夏伦祝,等. UPLC 指纹图谱技术结合毒性成分含量优选苍耳子的炮制工艺[J]. 中国中药杂志,2014,39(7)：1248

何那拉,包明兰,巴根那,等. 诃子汤浸泡铁屑最佳炮制工艺研究[J]. 中国民族医药杂志,2014,20(9)：37

胡同童,陈立,李伟,等. 鲜人参与生晒参对高脂饮食和 STZ 诱导的 2 型糖尿病大鼠的降血糖作用[J]. 人参研究,2014,26(2)：16

花胜利,肖热风,赖怀恩. 不同炮制方法对大黄遗传毒性减毒效果的研究[J]. 亚太传统医药,2014,10(11)：27

黄新宇,李清林. 真空蒸气润药法润制浙产术饮片的工艺研究[J]. 中华中医药学刊,2014,32(6)：1417

J

纪鹏,魏彦明,华永丽,等. 当归及不同炮制品多糖傅里叶变换红外光谱识别[J]. 光谱学与光谱分析,2014,34(5)：1270

姜秋,蒋海强,李慧芬,等. 女贞子酒蒸过程中 5 种苯乙醇类成分的变化规律[J]. 中国实验方剂学杂志,2014,20(16)：60

景海漪,史辑,崔妮,等. 巴戟天炮制前后寡糖类成分 HPLC - CAD 指纹图谱研究[J]. 中草药,2014,45(10)：1412

景海漪,史辑,崔妮,等. 不同炮制方法对巴戟天中寡糖类成分和水晶兰苷含量的影响[J]. 中国实验方剂学杂志,2014,20(17)：20

K

匡海学,李斌,曹琦,等. 西瓜霜发酵菌种的分离及鉴定[J]. 中草药,2014,45(19)：2834

L

黎量,杨诗龙,刘玉杰,等. 基于相关性分析的山楂炮制过程气味变化机制研究[J]. 中国中药杂志,2014,39(17)：3283

李刚,梁永红,龙凯,等.再闷过程影响淡豆豉炮制工艺研究[J].2014,45(8):1083

李刚,龙凯,苏明声,等.淡豆豉炮制至"黄衣上遍"过程中微生物菌群动态变化的初步研究[J].中国实验方剂学杂志,2014,20(11):139

李杰,孙娥,张振海,等.羊脂油对淫羊藿活性黄酮自组装胶束模拟形成的影响[J].中国中药杂志,2014,39(17):3278

李荣,蔡青青,牛彦兵,等.生、熟延胡索饮片药理作用的对比研究[J].中国实验方剂学杂志,2014,20(19):133

李卫先,李福元,李达,等.药物炮制对参苓白术散药效的影响研究[J].中华中医药学刊,2014,32(10):2431

李志勇,毕天,谭鹏,等.土家药头顶一颗珠不同使用条件的急性毒性实验[J].时珍国医国药,2014,25(9):2084

栗珍.黄连的不同炮制方法对不同微生物抑菌效果的影响[J].生物技术世界,2014,(12):151

林昶,杨长福,王和生,等.何首乌游离蒽醌提取物对高脂血症大鼠肝肾功能的影响及急性毒性研究[J].时珍国医国药,2014,25(6):1292

刘婵,张水寒,黄惠勇,等.Box-Behnken 设计-效应面法优选防风炮制工艺[J].中国实验方剂学杂志,2014,20(5):18

刘晨,柳佳,张丽,等.侧柏叶炮制前后对血热复合出血模型大鼠的止血作用比较[J].中草药,2014,45(5):668

刘建群,高俊博,舒积成,等.微波炮制对雷公藤毒性及其化学成分的影响研究[J].时珍国医国药,2014,25(2):344

刘秋雨,林森,刘晓艳,等.鞣酸对草乌中双酯型生物碱水解的影响[J].中华中医药杂志,2014,29(6):1972

刘洋,张学兰,李慧芬,等.荷叶不同饮片黄酮和生物碱类成分对兔体外凝血功能影响的比较[J].中成药,2014,36(4):842

刘振,焦丽丽,李波,等.炮制温度对人参酸性多糖降血糖活性的影响[J].中成药,2014,36(11):2405

罗妮妮,傅超美,甘彦雄,等.川产道地药材蓬莪术醋制前后 GC-MS 指纹图谱对比研究[J].药物分析杂志,2014,34(11):1995

罗懿妮,林华,林丽薇.正交试验优选酒牛膝微波炮制工艺[J].中药材,2014,37(8):1352

M

马俊楠,郭晓慧,孟祥龙,等.基于 TG-DTG 的祖师麻

甘草制的炮制机制研究(续)[J].时珍国医国药,2014,25(2):350

毛春芹,季德,陈强,等.醋制紫硇砂最佳炮制工艺研究[J].中草药,2014,45(1):55

孟祥龙,郭晓慧,章茜茜,等.苍术炮制前后挥发油成分的分析和比较[J].世界科学技术(中医药现代化),2014,16(8):1760

闵宇航,王京辉,范妙璇,等.柴胡饮片皂苷类成分变化及质量控制研究[J].药物分析杂志,2014,34(5):836

N

宁希鲜,陈泣,于欢,等.正交试验法优选蜜糠炒枳壳炮制工艺[J].中国实验方剂学杂志,2014,20(23):28

P

潘新,胡昌江,耿媛媛,等."二神丸"中药物炮制前后对脾肾阳虚泄泻大鼠血清中一氧化氮和胃动素、胃泌素的影响[J].中药与临床,2014,5(5):26

潘新,胡昌江,耿媛媛,等.复方二神丸中的药物炮制后对 T 淋巴细胞亚群及 cAMP/cGMP 的调节作用[J].中国实验方剂学杂志,2014,20(13):138

潘新,胡昌江,耿媛媛,等.复方二神丸中两味药物炮制前后的高效液相指纹图谱比较研究[J].时珍国医国药,2014,25(8):1868

庞晶瑶,王伽伯,马致洁,等.基于化学指纹图谱和生物毒性检测的何首乌质量评控[J].中草药,2014,45(23):3392

Q

瞿燕,李琼,魏文龙,等.大菟丝子生品和盐炙品 HPLC-UV 特征图谱及 7 个有机酸含量变化研究[J].药物分析杂志,2014,34(5):824

R

任伟光,武拉斌,降雪,等.豨莶草及其酒炙品 UPLC-Q-TOF/MS 分析[J].中草药,2014,45(2):181

S

单鸣秋,陈星,李娟,等.茜草与茜草炭对大鼠急性血瘀模型的影响比较研究[J].中国中药杂志,2014,39(3):493

沈建涛,石延榜,张振凌,等.响应面法-中心复合试验

优选白芍土炒工艺［J］.中国实验方剂学杂志,2014,20(4):9

沈丽琴,彭芳,蔡金娜,等.川楝子中柠檬苦素类成分的HPLC－ELSD指纹谱分析［J］.药物分析杂志,2014,34(8):1431

孙晓丽,王艳军,彩倩杰,等.基于高分辨质谱独立成分分析的黄芩炮制过程分析［J］.河南师范大学学报(自然科学版),2014,42(3):70

W

万丹,张水寒,肖娟,等.Box－Behnken设计-效应面法优选酒黄连炮制工艺［J］.药物评价研究,2014,37(4):341

万晓青,陈素红,彭芸崧,等.三七及其炮制品对血虚模型大鼠的补血益气作用比较［J］.中国现代应用药学,2014,31(6):696

王浩,高思华.半夏茯苓汤不同方法炮制半夏对小鼠生殖毒性的作用［J］.吉林中医药,2014,34(6):627

王加,王森,翁琰,等.GC－MS法分析川乌炮制前后挥发性成分［J］.沈阳药科大学学报,2014,31(8):622

王培卿,孔祥密,康文艺.丹参生品及炮制品的抗氧化活性研究［J］.天然产物研究与开发,2014,26(8):1132

王晓清,别甜甜,孙飞,等.多指标正交试验法优选橘核的盐制工艺［J］.中成药,2014,36(9):1933

王晓崴,易炳学,龚千锋,等.对比樟帮尿泡马钱子与醋泡马钱子抗炎镇痛的实验研究［J］.时珍国医国药,2014,25(4):853

王增绘,付娟,武拉斌,等.基于UPLC－Q－TOF/MS技术的补骨脂盐炙前后化学成分变化研究［J］.中国实验方剂学杂志,2014,20(16):51

魏文龙,付娟,李文涛,等.基于UPLC方法的酒当归微波炮制工艺研究［J］.药物评价研究,2014,37(2):150

吴慧,单国顺,赵文龙,等.不同麦麸对白术炮制品质量的影响［J］.中国实验方剂学杂志,2014,20(6):55

吴文辉,胡麟,冯健,等.淫羊藿炮制前后对正常和肾阳虚小鼠肾上腺Vc水平的影响［J］.中成药,2014,36(11):2397

X

徐刚,孙娜,赵敏杰,等.狗脊不同炮制品水煎液抗维甲酸致雄性大鼠骨质疏松症研究［J］.中国中药杂志,2014,39(6):1011

徐建中,孙乙铭,俞旭平,等.杭白芍产地加工炮制一体化技术研究［J］.中国中药杂志,2014,39(13):2504

徐晓青,洪燕,夏伦祝,等.不同炮制温度和时间对炮姜中姜酮含量的影响［J］.安徽中医药大学学报,2014,33(5):86

徐志伟,曹岗,杜伟锋,等.多指标综合评价麸炒白芍的炮制工艺［J］.中草药,2014,45(13):1867

许甜甜,聂松柳,沈炳香,等.正交试验优选加压酒制山茱萸炮制工艺［J］.中草药,2014,45(16):2339

Y

杨冰月,李敏,施佳,等.半夏及其炮制品姜半夏HPLC特征指纹图谱系统性研究［J］.中草药,2014,45(5):652

杨添钧,杨诗龙,黎量,等.基于电子鼻及机器视觉技术的山楂不同炮制品判别研究［J］.时珍国医国药,2014,25(10):2399

杨勇帮,李伟,张海化.影响白芍饮片芍药苷含量因素的探讨研究［J］.云南中医中药杂志,2014,35(10):75

姚蓝,孟江,张村,等.炒制对栀子饮片中鞣质含量及吸附性的影响［J］.中国实验方剂学杂志,2014,20(4):45

易春霞,蔡妮娜,谭娥玉,等.何首乌不同炮制品对H_2O_2致PC12细胞损伤的保护作用［J］.中成药,2014,36(7):1530

俞浩,毛斌斌,刘汉珍.炒炭对地榆中鞣质量及止血效果的影响［J］.中成药,2014,36(6):1317

Z

张丹,朱伟,余昕,等.车前子不同炮制品化学特征指纹图谱模式的比较［J］.中国医院药学杂志,2014,34(6):456

张丹,祝伦伦,徐敏,等.葛根煨制前后的止泻作用及机理［J］.中成药,2014,36(10):2140

张浩,杜伟锋,梅威威,等.熟地黄不同蒸制工艺的比较及其工艺优化研究［J］.中华中医药学刊,2014,32(11):2636

张婕,金传山,吴德玲,等.正交试验法优选黄精加压酒蒸工艺研究［J］.安徽中医药大学学报,2014,33(1):72

张向阳,魏红,韩建国.地榆炭烘法炮制工艺实验研究［J］.河北中医,2014,36(7):1065

张兴珍,周蕾,王明彦,等.炮制前后亳州丹皮对大鼠心肌缺血再灌注损伤血流动力学的影响［J］.时珍国医国药,2014,25(1):87

赵敏杰,徐钢,鞠成国,等.狗脊蒸后切与切后蒸工艺的比较[J].中国实验方剂学杂志,2014,20(19):8

赵清,霍利琴,贾天柱.不同炮制方法对僵蚕体外抗氧化活性及其对酪氨酸酶抑制能力的影响[J].中国实验方剂学杂志,2014,20(3):17

钟凌云,潘亮亮,马冰洁,等.多指标正交试验法优选葛根麦麸煨制工艺[J].中国中医药信息杂志,2014,21(8):89

周函钰,杨培培,华一卉,等.正交试验法优选浙产山药

(参薯)炮制工艺[J].中华中医药学刊,2014,32(7):1597

周倩,戴衍朋,孙立立.石榴皮在炒炭过程中没食子酸和鞣花酸含量变化规律的研究[J].中国中药杂志,2014,39(22):4349

周远征,徐钢,鞠成国,等.酒炙仙茅"热者益热"作用研究[J].中草药,2014,45(10):1434

朱锡龙,李煌,张勋,等.雷公藤不同炮制品中雷公藤甲素与雷公藤红素含量的高效液相色谱法测定[J].时珍国医国药,2014,25(2):341

（六）中药药理

【概　述】

2014 年，中药药理研究呈现以下特点：① 中药（方药）或者有效成分对心血管系统、中枢神经系统及消化系统作用的研究较多。② 中药药理研究渗透到各个相关学科。③ 重视对中药（方药）的有效成分或有效部位作用机制（作用部位）的研究。

1. 对呼吸系统作用的研究

李厚忠等报道，川贝具有显著的抑制哮喘模型小鼠血管生成作用，其机制与抑制血管内皮生长因子（VEGF）和缺氧诱导因子-1α（HIF-1α）的表达有关。王雅娟等报道，川芎嗪可显著改善哮喘大鼠对氨甲酰胆碱诱导的气道高反应性，降低血清 IgE 水平。杨帆等报道，小青龙汤可改善哮喘大鼠气道壁嗜酸性粒细胞浸润及气道平滑肌增生，拮抗气道重塑，其机制与减少转化生长因子（TGF-β₁）和 Smad3 蛋白的表达有关。张志敏等报道，槲皮素可降低矽尘染毒大鼠肺组织中 H_2O_2 及羟脯氨酸的含量，升高过氧化氢酶（CAT）和谷胱甘肽过氧化物酶（GSH-Px）的活性，增加抗氧化蛋白 PrxⅠ和Ⅵ蛋白的表达，表明槲皮素对矽尘所致的肺纤维化有一定的保护作用。彭海兵等报道，槲皮素可以抑制 SiO_2 诱导的大鼠肺纤维化过程，其机制与抑制 P^{38} MAPK 通路，抑制细胞因子 TGF-β₁ 和肿瘤坏死因子-α（TNF-α）的生成有关。孙晓芳等报道，三七总皂苷可降低博莱霉素诱导的肺纤维化小鼠血清中层粘连蛋白和透明质酸的含量，减轻肺泡炎及纤维化程度，其机制可能与上调肺组织蛋白酶 K 的表达有关。

2. 对心血管系统作用的研究

金云晔等报道，丹参酮ⅡA磺酸钠注射液可明显改善缺血再灌注大鼠的心肌功能，降低心肌 VEGF 缺血面积，降低凋亡率，增加信号通路相关蛋白 Akt 的表达水平。荀丽英等报道，瓜蒌薤白半夏汤可降低痰浊壅塞证冠心病大鼠模型心脏梗死率，改善心肌缺血症状，降低血清总胆固醇（TC）、总甘油三酯（TG）、低密度脂蛋白（LDL）的水平，显示出较好的调节血脂及心肌保护作用。蒋娜等报道，大黄素对病毒性心肌炎小鼠心脏有一定的保护作用，其机制可能与抑制白细胞介素-23（IL-23）/IL-17 炎症轴、拮抗 Th17 细胞增殖及减少 CVB3 复制有关。徐庆国等报道，葛花总黄酮能拮抗阿霉素所致的中毒性心肌炎小鼠的心肌损伤，其作用机制与增强心肌 SOD 活力和抗心肌脂质过氧化、降低凋亡基因 Bax 蛋白的表达等有关。郭春风等报道，苏木乙酸乙酯提取物可降低慢性柯萨奇病毒性心肌炎小鼠外周血中 TNF-α 水平，从而发挥抑制慢性病毒性心肌炎免疫损伤、保护心肌细胞作用。梅超南等报道，不同产地附子水提物均能明显减少内毒素攻击所致小鼠死亡数，其中以四川江油附子作用最为明显。刘静等报道，薯蓣皂苷含药血清通过加快激活过程及恢复过程促进钠离子内流，这有别于Ⅰ类抗心律失常药。高原等报道，炙甘草汤浸膏粉溶液体外可引起心室肌细胞 APD_{50}、APD_{90}、APD_{50-90} 延长，V_3 减慢，各项指标的变化趋势均呈浓度依赖性，这可能是其抗心律失常作用的机制之一。田丽娜等报道，钩藤碱对自发性高血压大鼠（SHR）有显著降低收缩压作用，能降低血浆血管紧张素Ⅱ（AngⅡ）、非对称二甲基精氨酸水平，升高血清 NO 和一氧化氮合酶（NOS）水平，有保护血管内皮功能的作用。侯小利等报道，青钱柳总黄酮对 SHR 具有一定的降血压的作用，对肾脏中 Ki-67、VEGF 的阳性表达有明显抑制作用，在某种程度上具有逆转 SHR 靶器官损害的作用。栗源等报道，天麻钩藤饮、地黄饮子、半夏白术天麻汤均具有降压作用，半夏白术天麻汤和天麻钩藤饮对 SHR 肾脏蛋白表达的改善有向正常对照大鼠回归的趋势。王丽丽等报道，白鲜皮水提物对小鼠动脉粥样硬化晚期病变形成具有明显的抑制作用，其作用机制可能与降低血脂水平，抑制平滑肌细胞（VSMCs）的增殖和迁移能力有关。朱晓斐等报道，阿魏酸钠能抑制血管平滑肌的增殖和迁移，同时增加内皮细胞 FoxM1 和 VEGF 的表达，促进内皮细胞的增殖和迁移。沈嫣婧等报道，山核桃叶总黄酮能有效抑制 AngⅡ诱导的 VSMCs 增殖和迁移，白杨素、汉黄芩素、松属素和球松素查尔酮对 AngⅡ诱导的 VSMCs 迁移的抑制作用强于其诱导的 VSMCs 增殖的抑制作用。杨盛春等报道，微毛诃子甲醇提取物和乙醇提取物对家兔离体胸主动脉均有收缩作用，其缩血管作用可能与 M 受体及 α 受体有关，微毛诃子甲醇提取物的收缩作用具有内皮依赖性，可能与其促使血管 VSMCs 外 Ca^{2+} 内流进入细胞有关。谢鑫等报道，镇肝熄风汤对 SHR 大鼠有明显降血脂作用，可以明显升高 Bcl-2 蛋白表达和 Bcl-2 mRNA 表达，抑制细胞凋亡。

3. 对消化系统作用的研究

沈钰明等报道，六棱菊提取物具有较强的体外抗肝细胞损伤作用和抗乙型肝炎病毒（HBV）作用，其抗 HBV 作用可能与所含咖啡酰奎宁酸类活性成分有关。陈芝芸等报道，高脂饮食诱导小鼠非酒精性脂肪性肝炎氧化应激/脂质过氧化增强可能与沉默信息调节因子1/过氧化物酶体增殖活化受体 γ 共激活因子-1α（SIRT1/PGC-1α）信号转导

通路的改变有关，胡柚皮黄酮能通过调节 SIRT1/PGC-1α 信号通路，增强肝组织 SIRT1、PGC-1α、锰超氧化物歧化酶基因和蛋白表达，提高肝脏抗氧化能力，改善肝功能。杜丽娟等报道，川芎嗪抗肝纤维化作用可能与其降低内毒素血症，激活肝内 Nrf2/ARE 抗氧化通路有关。潘陈为等报道，姜黄素可以明显改善大鼠肝纤维化，多位点影响肝组织 TGF-β₁/Smad 通道可能是其阻止肝纤维化进展的机制。周于禄等报道，苦参素能显著抑制 HSC-T6 细胞生长、诱导细胞凋亡、降低端粒酶活性，并抑制端粒酶及其亚单位端粒酶逆转录酶基因表达。熊振芳等报道，蕲艾提取液可显著抑制肝纤维化大鼠肝组织中 TGF-β₁、细胞周期蛋白 D1 mRNA 及其蛋白的表达，抑制细胞增殖与活化，同时下调抗凋亡基因 Bcl-2 的表达，促进肝星状细胞的凋亡，降低细胞外基质合成，从而达到抗纤维化的作用。张晓燕等报道，青蒿琥酯对人源肝星状细胞 LX-2 有明显的抑制作用，降低胶原的生成以及减少 Kruppel 样因子 6 蛋白的表达，进而抑制肝纤维化的发生。毕明等报道，野菊花总黄酮能显著降低肝纤维化大鼠肝组织羟脯氨酸以及血清中丙氨酸氨基转移酶（ALT）、天门冬氨酸氨基转移酶（AST）、透明质酸、层黏蛋白、Ⅲ型前胶原酶和Ⅳ型胶原酶的含量，抑制肝组织中 TGF-β1 的表达，明显改善肝纤维化。叶蕾等报道，银杏叶提取物具有抗肝纤维化作用，下调肝纤维化大鼠肝组织内质网应激通路相关分子 GRP78 和 CHOP 的 mRNA 及蛋白的表达可能是其机制之一。朱凯等报道散血草水提物可减少胃溃疡小鼠溃疡面积，升高血清中生长抑素和血管活性肠肽水平，降低胃动素和 P 物质水平，降低 IL-6、IL-12、TNF-α、γ-干扰素（IFN-γ）水平，减少诱导型一氧化氮合酶（iNOS）、环氧化酶-2（COX-2）基因表达水平，具有明显的抗胃溃疡作用。罗鼎天等报道，怀山药多糖具有良好的胃黏膜保护作用，其机制可能与上调胃溃疡大鼠胃组织 bFGF 水平有关。罗世英等报道，白花蛇舌草总

黄酮有明显的抗小鼠溃疡性结肠炎的作用,其机制可能与抑制核因子-κB(NF-κB)p65激活,从而减少促炎因子 IL-8、TNF-α 的表达和增加抗炎因子 IL-10 的表达有关。朱杭溢等报道,白术水煎液灌胃对结肠炎有改善作用,其机制与下调 IL-6、IL-17 及上调 IL-2 有关。郭艳等报道,Th17 细胞在实验性溃疡性结肠炎大鼠外周血中明显升高,黄芪多糖可能通过调节大鼠血清中 IL-23、TGF-β 的表达来调节 Th17 细胞,明显减轻肠黏膜炎症损伤。张双喜等报道,薏苡附子败酱散能改善溃疡性结肠炎模型大鼠的炎症症状,明显降低结肠组织中 RORγt mRNA 的表达,降低血清 IL-17 的含量,提高 Foxp3 mRNA 的表达,增加 IL-10 的含量。

4. 对泌尿生殖系统作用的研究

汪慧惠等报道,蝉蜕、僵蚕能明显抑制系膜增生性肾小球肾炎模型大鼠肾小球系膜细胞增生,降低其 24 h 尿蛋白,改善脂质代谢,作用机制可能与抑制 TGF-β1 的过度表达有关。刘伟伟等报道,地耳草总黄酮能有效降低 5/6 肾切除慢性肾功能衰竭(CRF)大鼠模型结缔组织生长因子(CTGF)、IL-6 及纤维粘连蛋白的含量,干预 CRF 模型残余肾组织纤维化,延缓慢性肾衰。唐群等报道,六味地黄汤能抑制 5/6 肾切除模型大鼠肾间质纤维化的进展,改善肾功能,其机制与降低 HIF-1α,进而下调纤溶酶原激活物抑制剂-1 的表达有关。顾铜等报道,丹酚酸 A、C 及 A+C 分子药对配伍可一定程度保护肾间质纤维化模型大鼠肾小管功能,减少肾小管间质细胞凋亡的发生,减轻肾间质纤维化程度,其机制与下调肾组织凋亡相关蛋白 caspase-3、GRP78 的表达,抑制内质网应激途径有关。王文文等报道,温莪术油可减轻单侧输尿管梗阻模型大鼠的肾间质纤维化程度,其机制可能与减少 TGF-β1 的表达、抑制 CTGF 的分泌有关。唐英等报道,黄芪、丹参有效单体黄芪甲苷和丹参多酚

酸 A 可能通过抑制肾组织 TGF-β1、CTGF mRNA 的表达,降低血清肌酐、尿素氮水平,从而延缓慢性肾衰竭的恶化。唐维等报道,泽兰与小茴香提取物能显著降低前列腺增生模型大鼠的前列腺指数,其作用机制与降低大鼠血清睾酮、双氢睾酮含量及睾酮/雌二醇值有关。陈江林等报道,葛根素对丙酸睾丸酮所致小鼠前列腺增生具有显著的拮抗作用,其作用机制可能与降低小鼠血清睾丸酮(T)、雌二醇(E2)及 T/E2,抑制雌激素 α 受体的表达有关。李丹等报道,益母草提取物对未孕大鼠正常子宫具有兴奋作用,而对缩宫素所致痉挛子宫具有舒张作用,表明益母草对子宫活动具有双向调节作用,活性物质主要是益母草水提部位和正丁醇部位。王丽梅等报道,苏合香对未孕大鼠在体及离体子宫平滑肌有抑制作用,其机制可能与阻断缩宫素受体和 M 胆碱受体有关。王岩等报道,芍药苷对子宫内膜异位症模型大鼠具有治疗作用,其机制与降低血清免疫因子 IL-18、VEGF 和肿瘤坏死因子的水平,降低异位子宫内膜组织中骨桥蛋白 mRNA 的表达相关。潘朝旺报道,九龙虫可以提高卵巢指数和子宫指数,提高血清雌二醇、孕酮含量,增加卵巢初级卵泡、次级卵泡、成熟卵泡的数量,改善自然衰老雌性大鼠的生殖系统。

5. 对血液系统作用的研究

董玉红等报道,丹皮酚通过上调内皮型一氧化氮合酶(eNOS)基因的表达,增强 eNOS 酶的活力,促进 NO 的产生和释放,改变血管内皮功能,抑制动脉粥样硬化的形成,从而对高脂血症大鼠的血管产生保护作用。喻良文等报道,岗梅根总皂苷对高血脂大鼠有降血脂作用,还可降低 C-反应蛋白、IL-6 及血清瘦素等炎症因子,升高脂联素这一抗炎因子,通过维持炎症因子与抗炎因子之间的平衡而影响抗动脉粥样硬化作用。刘宝山等报道,穿龙薯蓣皂苷能下调再生障碍性贫血小鼠 p-mTOR、p-S6基因及蛋白的表达,从而抑制 T 淋巴细胞的

异常激活,改善骨髓造血功能。朱映黎等报道,白芍、赤芍对环磷酰胺致血虚小鼠均可改善外周血象,升高胸腺与脾脏指数,白芍对环磷酰胺模型的补血作用略优于赤芍,白芍的补血机制可能是通过对 IL-3、TNF-α 的共同影响,而赤芍的补血机制仅通过影响 IL-3 而促进造血。刘铭超等报道,大黄素具有促进大鼠骨髓间充质干细胞(BMSCs)增殖作用,并且可能通过对细胞周期与细胞凋亡造成影响达到增殖作用,并能促使 BMSCs 中造血因子血小板生成素表达的升高。袁绍鹏等报道,天山雪莲细胞培养物多糖给予免疫介导的再生障碍性贫血小鼠模型后,红细胞计数、血红蛋白含量有显著的提高,CD34$^+$ 造血细胞在整体细胞中所占比率增加,并可不同程度减轻骨髓造血功能病理学改变。吴立洁等报道,地榆、槐花、三七、茜草、白及、仙鹤草、艾叶、炮姜 8 种止血类中药中普遍含有比较丰富的 Zn、Ca、Fe 元素,且微量元素的含量与止血类中药的性味存在一定关联。董莉等报道,白及多糖能增加大鼠血小板聚集率,缩短凝血酶原时间(PT)、部分凝血活酶时间(APTT)和凝血酶时间(TT),显著增加纤维蛋白原、血栓素 B2 含量,降低6-酮-前列腺素 F$_{1\alpha}$ 含量,而发挥止血功能。曲艳玲等报道,鸡冠花正丁醇提取物具有良好的止血作用,其作用机制可能与缩短 APTT、PT 值,抑制纤溶酶原激活物活性,提高纤溶酶原激活物抑制物活性有关。宋芹等报道,见血清(羊耳兰)可激活内源性和外源性凝血系统,提高血浆中血管性假性血友病因子、纤溶酶原激活物抑制因子-1 的含量,降低血浆组织型纤维溶酶激活剂、组织因子途径抑制物活性,促进血小板的聚集和黏附而止血,其中正丁醇部位既具有止血作用也具有活血作用。

6. 对中枢神经系统作用的研究

姜恩平等报道,北五味子总木脂素能缩小局灶性脑缺血损伤大鼠脑梗死面积,促进抗凋亡蛋白 Bcl-2 的表达,抑制促凋亡蛋白 Bax 表达,同时促进 p-AKT 的表达,对大鼠脑缺血性损伤具有一定的保护作用。陈当等报道,蝙蝠葛酚性碱能明显改善局灶性脑缺血-再灌注损伤大鼠模型的神经症状,降低缺血-再灌注损伤皮层和海马的钙蛋白酶活性,且具有剂量依赖性,这可能是其减轻脑缺血损伤所致神经细胞凋亡或死亡的机制之一。姬斌等报道,姜黄素预先给药可以改善大鼠全脑缺血再灌注后空间工作记忆,作用机制与抑制脑缺血后海马神经细胞的凋亡,抑制血清皮质酮水平的增高,增加海马脑源性神经营养因子(BDNF)的表达有关。张利军等报道,三七三醇皂苷可以增加局灶性脑缺血再灌注后大鼠胶质纤维酸性蛋白(GFAP)mRNA 的表达,加速神经干细胞的增殖,并能使增殖的神经干细胞更多向胶质细胞分化。饶梦琳等报道,芍药苷可以显著改善局灶性脑缺血再灌注大鼠神经功能缺损症状,缩小梗死体积,增加缺血侧大脑局部血流量,抑制 COX-2 表达,降低血栓素 A$_2$(TXA$_2$)含量,提高 PGI$_2$ 含量及 PGI$_2$/TXA$_2$ 比值。黄小平等报道,黄芪甲苷和三七的主要有效成分人参皂苷 Rg$_1$、人参皂苷 Rb$_1$、三七皂苷 R$_1$ 的配伍,能升高脑组织 ATP、ADP、AMP 的含量及能荷值,增强脑组织葡萄糖转运蛋白 3 基因和蛋白的表达,且配伍后具有协同或相加作用,说明相关配伍可改善脑缺血再灌注损伤后脑组织能量代谢,促进缺血脑组织对能量物质的利用。张建等报道,黄连解毒汤水提物及其有效部位(总生物碱、总黄酮、总环烯醚萜)可增加脑缺血大鼠缺血半暗带区神经元数目,抑制星形胶质细胞的过度活化,降低缺血半暗带区 GFAP 及 Cx43 基因、蛋白的表达,这可能是其治疗缺血性脑病的机制之一。叶莉莎等报道,姜黄素能够改善阿尔茨海默病(AD)大鼠的学习记忆能力,其机制可能与抑制海马高迁移率族框蛋白 1 的胞浆、胞外释放及 c-Jun 氨基末端激酶的表达有关。陈伟荣等报道,远志总皂苷可以显著升高 AD 模型大鼠海马 CA1 区 BDNF 及其特异性受体酪氨酸蛋白激酶 B 的表达水平,且具有剂量依赖性,这可能是其改善认知功能的机制之一。杨吉平等报道,小檗碱对 AD 细胞模型具有一定神经保护作用,可提高其生存率,其作用机制可能与降低 Caspase-3 表达,抑制 $A\beta_{25\sim35}$ 诱导的细胞凋亡有关。郑丽等报道,莘荑总生物碱能明显改善帕金森病(PD)大鼠的行为异常,增加黑质区酪氨酸羟化酶(TH)阳性细胞数及纹状体 TH 阳性纤维密度,提高组织内 SOD、GSH-Px、CAT 的活力,降低 NOS 的活力,降低丙二醛(MDA)和 NO 的含量,提高还原型谷胱甘肽(GSH)的含量,对黑质细胞具有保护作用,其机制可能与抗氧化活性有关。王茜等报道,人参皂苷 Rg_1 可降低 PD 模型小鼠黑质区凋亡信号蛋白 Fas 死亡结构域蛋白(FADD)、FADD 样 IL-1-转化酶样抑制蛋白及 Caspase-3 表达,从而对多巴胺(DA)能神经元起到一定的保护作用。张万鑫等报道,管花肉苁蓉所含的松果菊苷对 PD 大鼠纹状体及海马细胞外液中的单胺类神经递质的含量减少具有改善作用,对于 PD 具有一定的治疗作用。殷盛明等报道,蝎毒耐热肽(SVHRP)可以升高 PD 大鼠 DA 能神经元的光密度,减轻中脑神经元线粒体超微结构的损伤,提高 SOD 活性,降低单胺氧化酶 B 活性,提示 SVHRP 通过减轻早期 PD 的异常氧化应激和超微结构的损伤来发挥神经保护作用。任蕾等报道,远志及其提取物对抑郁症小鼠模型均有抗抑郁的作用,远志水煎剂抗抑郁的作用优于远志多糖。冯波等报道,石菖蒲挥发油和水煎液在小鼠高架十字迷宫模型和明暗箱模型上均表现出抗焦虑作用,其作用机制可能与提高中枢 γ-氨基丁酸的含量,降低谷氨酸和 5-羟色胺的含量有关。李贵云等报道,灯心草中菲类成分为抗焦虑作用的主要有效成分。龚磊等报道,石菖蒲挥发油能缓解锂-匹罗卡品所致的癫痫发作,其作用机制可能与降低脑内 c-fos 基因表达的水平有关。姜珊等报道,丹参酮 $Ⅱ_A$ 可显著改善癫痫大鼠认知功能障碍,该作用与其减轻癫痫大鼠海马 CA1 区长时程增强抑制有关。张义伟等

报道,枸杞多糖可干预大鼠癫痫发作后海马齿状回颗粒层 Brd U 阳性细胞数的异常增生,具有明显的神经保护作用。周海云等报道,丙戊酸钠联合黄连解毒汤能减少氯化锂-匹罗卡品致癫痫大鼠的癫痫行为,拮抗癫痫大鼠服用丙戊酸钠导致的 ALT、AST 活性升高、GSH-Px 活性下降和肝组织病理改变,并同时降低丙戊酸钠血药浓度,具有减毒增效作用。

7. 抗炎和对免疫系统作用的研究

叶华等报道,半边旗有效成分 5F 可以抑制脂多糖(LPS)诱导的 RAW264.7 细胞炎症反应,抑制巴豆油和花生四烯酸诱导的耳肿胀,其抗炎作用与抑制 iNOS 和 COX-2 表达,减少炎症因子 TNF-α,IL-1β,IL-6,NO 和前列腺素 E_2(PGE$_2$)含量有关。马帅等报道,赤雹根总皂苷对大鼠佐剂型关节炎(AA)具有显著的治疗作用,其抑制 TNF-α、IL-1β 和 IL-6 mRNA 的表达可能是其治疗 AA 的机制之一。车萍等报道,独活寄生汤对大鼠佐剂性关节炎足跖肿胀度具有良好的抑制作用,对热痛阈具有良好的延长作用,其作用机制可能与降低 5-羟色氨酸和 5-羟吲哚乙酸有关。孙爱静等报道,七叶莲花乙醇粗提物有显著抗炎镇痛作用,作用机制可能与降低血清 PGE$_2$、MDA、NO 及相关细胞因子的水平有关。胡淑平等报道,黄连解毒汤的抗炎作用可能与其主要成分黄连素和汉黄芩素抑制 TNF-α、IL-6 等炎症因子及下调 COX-2 的表达有关。赵兴洪等报道,川明参多糖与伴刀豆球蛋白 A(ConA)对小鼠脾淋巴细胞具有协同增殖作用,硫酸化川明参多糖能活化淋巴细胞促进其显著增殖,与 ConA 和 LPS 具有协同增殖作用,并有一定的量效关系。刘国玲等报道,川芎嗪可抑制胶原性关节炎大鼠 T 和 B 淋巴细胞的增殖反应,降低脾组织中 IL-1β、TNF-α 和 IL-12 和血清中抗 CⅡ 抗体水平,改善大鼠足爪组织病理变化,对Ⅱ型胶原诱导的关节炎具有治疗作用。

金钟大等报道,含白花蛇舌草血清可抑制淋巴细胞和混合培养淋巴细胞增殖,其作用机制可能与抑制淋巴细胞分泌 IL－2、IFN－γ 有关。孙成宏等报道,牛蒡子苷元可有效抑制 PMA/Ion 刺激的淋巴细胞 CD69、CD25 的表达和 TNF－α、IFN－γ、IL－2、IL－4、IL－6、IL－10 的释放,抑制 PMA/Ion 活化的淋巴细胞增殖,并将细胞周期阻滞在 G_0/G_1 期,通过抑制淋巴细胞活化、细胞因子释放和细胞增殖发挥抗炎效应。

8. 抗肿瘤作用的研究

喻昕等报道,艾叶多糖能明显抑制肝癌细胞的增殖,提高 TNF 对靶细胞的活性,增强 NK 细胞对靶细胞的杀伤力。孟凡瑞等报道,白果提取物的正丁醇和水相组分能够抑制肝癌 BEL7402 细胞和胰腺癌 PANC－1 细胞的生长,而多糖组分和乙酸乙酯组分有较弱的促进两种细胞生长的作用。袁带秀等报道,杜仲总黄酮对小鼠 H_{22} 皮下移植瘤具有明显的抑制作用,其作用机制可能与清除自由基和下调 Bcl－2 蛋白的表达水平、上调 Bax 蛋白的表达水平有关。薛瑞等报道,华蟾素既可抑制对人乳腺癌移植瘤裸鼠肿瘤的生长,也可提高其免疫功能。荆雪宁等报道,黄芪多糖可在体外诱导成熟的树突状细胞成熟,并促进其抗原递呈能力,有效活化细胞毒性 T 淋巴细胞,增强机体抗肿瘤作用。白勇等报道,沙苑子总黄酮和百草酸对 S_{180} 肉瘤小鼠均有抑制作用,百草酸的抑制作用更加明显。百草酸中所含的熊果酸对人结肠癌细胞 SW620 有明显的抑制作用,并且上调促凋亡基因 P53 和 Bax 的表达,下调抑凋亡基因 Bcl－2 的表达。兰明等应用小鼠全基因组基因芯片考察蜘蛛香总黄酮对肝癌 H_{22} 小鼠的作用,发现蜘蛛香总黄酮具有一定的抗肝癌活性。

9. 抗病原微生物作用的研究

李维宏等报道,白叶蒿总提取物、乙酸乙酯部位和正丁醇部位对金黄色葡萄球菌、大肠埃希菌、肺炎杆菌、绿脓杆菌、肠球菌 5 种临床分离株细菌均显示出一定的抗菌活性,正丁醇部分抗菌效果最好,采用最低抑菌浓度的白叶蒿正丁醇部分与 β－内酰胺类抗生素联合使用时对不同细菌均表现出一定的协同增敏作用,对金黄色葡萄球菌增效作用最强。刘瑜新等报道,花蓼乙醇提取物体外抗多重耐药金黄色葡萄球菌作用优于没食子酸,可能花蓼中除没食子酸外还存在其他抗菌成分。王丽等报道,黄芩苷可通过调节 TLR_3/TRIF 介导的磷酸化 NF－κB 的活性而减轻肺组织炎性病理损伤及增强机体的抗病毒能力。吴巧凤等报道,香薷单味药、黄连-厚朴药对和黄连香薷饮全方均具有显著的抗甲型流感病毒的作用。何立巍等报道,板蓝根提取物可延长甲型流感病毒感染小鼠存活天数和降低死亡率,具有一定的抗甲型流感病毒的作用。黄筱钧等报道,桑叶体外对呼吸道合胞病毒(RSV)有明显的抑制作用,既能抑制 RSV 的吸附和生物合成,又能直接杀死病毒。王旭等报道,夏至草醇总提取物具有体外抗 Ⅰ 型单纯疱疹病毒(HSV-1)的作用。马书太等报道,紫萁贯众水提物体外具有显著的抗肠道病毒 71 型效果,丙酮提取物体外具有良好的抗乙型肝炎病毒的作用。

10. 中药药代动力学的研究

张聪聪等报道,用 HPLC 测定大鼠尾静脉注射姜黄素后的血药浓度,药动学行为符合三室模型,吸收半衰期 $t_{1/2\alpha}$ 为 0.14 h,消除半衰期 $t_{1/2\beta}$ 为 0.25 h。于斌等报道,建立以卡马西平为内标的 LC－MS 法检测氧化白藜芦醇在大鼠胆汁中的代谢,给药后 0.5～1 h 胆汁中的药物排泄量最高,12 h 基本排泄完。冯彬彬等报道,阿魏酸、川芎嗪可以显著增加延胡索乙素在大鼠体内的吸收,并显著延长延胡索乙素在大鼠体内的作用时间。肖日平等报道,比格犬口服附子煎液后,应用 UPLC－MS/MS 方法检测,乌头碱、新乌头碱、次乌头碱、苯甲酰乌头原碱、苯甲酰次乌头原碱、苯甲酰新乌头原碱的药动学曲线均符合口服给药的一室模型。杨丽丽等报道,给大鼠灌胃原儿茶酸后,其主要分布于胃、肾、心脏,其次分布于肝、肌肉和脾,脑和肺分布较少。詹淑玉等报道,人参皂苷 Rg_1 和 Rb_1 在大鼠体内的药动学过程均符合二房室开放模型,人参皂苷 Rg_1 在体内表现出快消除的特点,人参皂苷 Rb_1 表现出慢消除的特点,生脉注射液诱导大鼠体内 NO 释放效应滞后于人参皂苷 Rg_1 和 Rb_1 的血药浓度。

11. 中药毒理学的研究

周倩等报道,大剂量商陆皂苷甲可明显升高小鼠血清中的 AST 和 ALT 水平,使肝脏出现肝细胞多发灶性坏死及肝细胞再生现象,表明大剂量的商陆皂苷甲对肝脏具有一定的毒性作用。刘卫等报道,在降压有效剂量下,长期给予钩藤总碱可以降低自发性高血压大鼠体重,引起肝功能异常,给药 12w～20w 出现死亡现象,说明钩藤总碱长期应用具有一定的肝毒性。郭新慧等报道,石榴皮醇提物可降低小鼠体重、肝重、肝体比,升高 ALT、乳酸脱氢酶(LDH)、MDA,说明石榴皮醇提物可引起小鼠肝脏的急性损伤,具有一定的肝毒性。廖文强等报道,吴茱萸致肝毒性分子机制可能与 $ERK_{1/2}$、CDK8、CK1e 表达上调,Stat3、Src 表达下调相关。曹雨诞等报道,与京大戟生品组相比,连续给予小鼠不同剂量的京大戟醋品细胞毒性部位后,肝功能损伤指标 ALT、AST、LDH 明显降低,氧化损伤指标 MDA 降低,SOD、GSH 升高,提示醋制可明显降低京大戟肝毒性,其机制可能与降低京大戟对肝细胞膜通透性的影响及减轻氧化损伤有关。姚晓敏等报道,黄芪多糖和总黄酮对四环素所致小鼠肝毒性具有明显的保护作用,多糖作用明显强于总黄酮,其机制可能与抗氧化作用相关。

(撰稿:王欣　王树荣　审阅:陈仁寿)

【中药防治慢性阻塞性肺疾病的机制研究】

慢性阻塞性肺疾病(COPD)属于中医学"喘病"、"久咳"、"肺胀"等范畴,中医药在 COPD 的治疗中发挥了一定的作用。

1. 抗炎及免疫调节作用

气道炎症是 COPD 发病的中心环节。董克州等采用熏烟加气道内注入脂多糖制备大鼠 COPD 模型。结果表明,复方河车虫草胶囊通过降低肿瘤坏死因子-α(TNF-α)蛋白的表达,对气道炎症起到一定的抑制作用。黄纯美等研究表明,喘可治注射液可能通过影响 STAT4 和 STAT6 蛋白的表达,干扰 IL-12/STAT4、IL-4/STAT6 信号通路对 Th1 和 Th2 细胞基因的表达,抑制 Th1 极化,进而调节 Th1/Th2 细胞分化失衡,减轻 T 细胞介导的肺部炎症和病理损害作用,从而达到防治 COPD 的作用。姜辉等研究表明,芪白平肺胶囊对 COPD 大鼠具有一定的保护作用,其机制可能与下调促炎因子 IL-8、TNF-α、细胞间黏附分子,减轻气道炎症有关。王成阳等研究表明,六味补气胶囊通过调控 JAK/STAT 信号转导,纠正基质金属蛋白酶-9/基质金属蛋白酶组织抑制因子-1(MMP-9/TIMP-1)平衡状态,上调 IL-4,下调 γ 干扰素抑制机体炎症反应,从而改善 COPD 症状。刘颖等研究表明,固本止咳中药通过调节 γδT 细胞的生物活性,减少 IL-17 的分泌,从而减轻气道炎症,减少气道壁损伤-修复过程的发生,改善了呼吸道黏膜免疫功能。李逊研究表明,加减补肺汤(黄芪、党参、补骨脂、百部、桑白皮、丹参)可显著增加 COPD "肺气虚证"大鼠胸腺、脾脏和肝脏系数,增加血清 $CD4^+$、$CD8^+$ 和 $CD4^+/CD8^+$,增加其免疫功能。

2. 抗氧化应激作用

氧化应激是 COPD 发生发展过程的重要机

学术进展

制。田燕歌等采用香烟暴露联合肺炎克雷伯杆菌感染的方法建立 COPD 稳定期大鼠模型。研究表明,COPD 存在氧化-抗氧化失衡的病理表现,前列腺素 E_2（PGE_2）、超氧化物歧化酶 3（SOD3）及过氧化物酶体增殖物激活受体 γ（PPARγ）均与 COPD 的严重程度密切相关。补肺健脾方、补肺益肾方、益气滋肾方及氨茶碱均能降低 PGE_2、升高 SOD3 和 PPARγ 的表达,不同程度改善其氧化应激状态,其中 3 个中药方疗效优于氨茶碱,以补肺益肾方疗效最为显著。

3. 对血管新生与重构的调节作用

王传博等研究表明,芪白平肺胶囊可降低 COPD 痰瘀阻肺证模型大鼠海马、肺组织中 NF-κB 的表达,改善慢性阻塞性肺疾病肺血管重构,延缓慢性阻塞性肺疾病病程进展。李亚等研究表明,补肺健脾方、补肺益肾方和益气滋肾方均可显著降低 COPD 大鼠肺组织 MMP-2、MMP-9 和 TIMP-1 mRNA 表达。表明调补肺肾 3 种方药可通过调节 MMPs/TIMPs 平衡而调节细胞外基质代谢,减轻气道壁、肺血管重塑等肺实质病理损伤,延缓 COPD 进展。

4. 改善血液流变学

肺循环具有低阻、低压及高血流的特点,并对血流动力学的改变较敏感。李逊研究表明,加减补肺汤可以降低 COPD"肺气虚证"大鼠红细胞压积和全血黏度,加减补肺汤高剂量可降低血浆黏度,改善血液流变学,从而治疗 COPD。

5. 其他

张天宇等研究表明,"通利大肠"中药(生大黄)或在治肺方药(生石膏、苦杏仁、瓜蒌皮)基础上增加"通利大肠"中药,均能增强抑制 COPD 模型大鼠肺组织 SP 分泌、增加 VIP 分泌作用,从而进一步改善气道通气障碍,表明神经肽分泌调节可能是 COPD 从肠论治效应产生的作用环节之一。傅慧婷等研究表明,泽漆化痰方较高剂量具有抑制气道黏液高分泌的作用,且影响部位以大气道为主。高振等研究表明,止嗽散加减方可以不同程度地延缓 COPD 西北寒燥证大鼠肺功能下降的速度。

（撰稿：庄先飞　柴程芝

寇俊萍　余伯阳　审阅：王树荣）

【中药改善肺纤维化的机制研究】

肺纤维化(PF)是由多种弥漫性肺间质疾病引起的肺组织病理改变,近年来多种中药复方针对肺纤维化动物模型呈现出显著的治疗效果。

1. 对免疫炎症反应的调节作用

张伟等研究表明,培土益金方对肺脾两虚型特发性肺纤维化大鼠模型有显著疗效,其机制主要是通过影响白细胞介素-8(IL-8)、肿瘤坏死因子-α(TNF-α)等炎性因子的表达,改善或延缓肺泡炎症发展起到抑制炎症及肺纤维化的作用。张伟等研究亦表明,清金益肺汤可以延缓痰热蕴肺型特发性肺纤维化大鼠肺纤维化的进展,其机制可能与其抑制肺组织 IL-8、TNF-α 和转化生长因子-β1(TGF-β1)的表达有关。郭芳等研究表明,益气化痰通络组方(黄芪、白术、川芎、丹参、半夏)对模型大鼠肺纤维化具有干预作用,且其作用机制可能是降低血清中 TGF-β1、TNF-α 的表达。渠景连等研究表明,养肺活血方(黄芪、沙参、丹参、川芎)能够通过上调肺纤维化大鼠肺组织中水通道蛋白 AQP1 和 AQP5 表达,抑制细胞间黏附分子-1 和血管细胞黏附分子-1 表达,从而减轻肺部炎症。

2. 对血管新生的抑制作用

张伟等研究表明,益气类中药(党参、黄芪)能降低肺纤维化模型大鼠血管内皮生长因子

(VEGF)mRNA 表达,抑制肺组织血管重塑,延缓肺纤维化的发生和发展。辛绛等研究表明,清益合剂对肺纤维化过程中血管新生及相关因子有干预作用,这可能是其对抗肺纤维化的作用机制之一。张玮等研究表明,清金益肺汤可能是通过抑制 VEGF mRNA 及肺组织血小板衍生因子的表达,改善痰热蕴肺型特发性肺纤维化大鼠模型的血管重塑,延缓或纠正肺纤维化进程。刘哲等研究表明,肺纤方可以显著下调 VEGF 及血管内皮细胞生长因子受体 1(VEGFR1)、VEGFR2 基因表达的水平,显示肺纤方通过减少肺泡炎时的异常血管新生而具有抗肺间质纤维化作用。舍雅莉等研究表明,红芪黄酮具有抑制肺纤维化大鼠微血管新生的作用。李娟等研究表明,红芪黄酮抗纤维化的机制可能是抑制微血管新生相关促进因子(VEGF 和 VEGFR2),进而抑制了病理性微血管的生成有关。

3. 对细胞外基质异常沉积的改善作用

杨光等研究表明,补阳还五汤加减而成的纤克颗粒能降低肺组织中结缔组织生长因子(CTGF)和整合素连接激酶的表达,改善细胞外基质的异常沉积,从而发挥对肺纤维化的治疗作用。Xu L 等研究表明,玉屏风总多糖通过抑制 TGF-β_1 介导的肌成纤维细胞活化的增加,促进 I 型胶原的沉积,从而起到抗肺纤维化的作用。孙丽等研究表明,贝丹益肺胶囊主要通过抑制 TGF-β_1 和 Smad4 的 mRNA 表达,从而抑制 TGF-β_1/Smad4 信号通路对靶基因的激活,防止胶原纤维在肺内的过度沉积,有效地减轻肺纤维化大鼠肺组织的纤维化程度。伍婷等研究表明,参麦开肺散通过降低相关纤维化基因(如 CTGF、Fn1、Sparc、TGF-β_1)的表达,有效减少胶原的生成,改善细胞外基质的异常沉积,缓解纤维化进程。张毅等研究表明,红芪黄酮可明显改善肺纤维化大鼠的病理损伤、减少细胞外基质沉积,可能与抑制 TGF-β_1 的表达有关。

4. 抗氧化作用

肺纤维化的发生发展与氧自由基所致损伤有关。张伟等研究表明,痰热蕴肺型特发性肺纤维化大鼠肺内存在氧化应激,清金益肺汤可明显增加肺内超氧化物歧化酶(SOD)和谷胱甘肽等抗氧化剂的含量,从而纠正肺纤维化的氧化-抗氧化失衡。王璐璐研究表明,黄芪注射液可通过增强 SOD 活力,减低丙二醛水平,提高机体抗氧化能力,抑制肺纤维化的发展。

5. 其他

赵敏等研究表明,加味参附汤可以通过抑制 caspase-3 的表达,增加 Bcl-2 的表达,减少肺内凋亡细胞的数目,减轻肺内炎性病变和肺纤维化的程度。

(撰稿:俞苏岚　寇俊萍　审阅:王树荣)

【中药防治动脉血栓的机制研究】

1. 调节体内脂质代谢作用

丁姗姗等研究表明,二陈汤能显著降低高脂饮食模型大鼠血清中及肝脏中的甘油三酯(TG)含量,其机制可能与调控细胞质膜上的小窝蛋白 Cav-1 有关。尹震花等研究表明,黑莓籽石油醚部位、正丁醇部位及黑莓籽油均具有一定程度的降低高脂血症小鼠血清中 TG、总胆固醇(TC)、低密度脂蛋白胆固醇(LDL-C)含量和升高高密度脂蛋白胆固醇(HDL-C)含量的作用,调节脂质代谢,抗脂质过氧化,改善脂质在小鼠肝脏和脾脏中的蓄积,减少氧化应激。叶振南等研究表明,青钱柳多糖可显著降低高脂血症大鼠血清中 TG、TC、LDL-C 及丙二醛(MDA)的含量,提高 HDL-C 的含量。此外,青钱柳多糖还可显著提高大鼠血清中的超氧化物歧化酶、谷胱甘肽过氧化物酶、过氧化氢酶（CAT）及总抗氧化能力的活性。胡耀红等研究表明，脉血康胶囊可明显降低动脉粥样硬化模型大鼠血清中的 TC、TG、LDL－C 及同型半胱氨酸（HCY）的水平，升高 HDL－C 和 CAT 的水平，调节脂质代谢，减轻氧化损伤；降低血清中氧化低密度脂蛋白水平，下调其特异性受体 LOX－1 的表达，抑制自噬的过度激活，阻止内皮细胞自噬性死亡，保护血管内皮和抗动脉粥样硬化。

2. 抑制炎性反应作用

马晓娟等研究表明，活血及活血解毒配伍中药（芎芍胶囊，芎芍胶囊＋黄连胶囊）均可显著降低急性心肌梗死模型大鼠血清中肿瘤坏死因子（TNF－α）的含量及心肌组织中的 TNF－α mRNA 的表达，活血解毒配伍中药在抑制炎症方面具有明显的优势。

3. 改善血液流变学作用

乔秋杰等研究表明，钩藤碱可显著降低新西兰兔颈动脉电流损伤致动脉血栓模型的红细胞压积、任何层流速度血液的全血比黏度、血浆比黏度和纤维蛋白原，表明其具有改善血液流变学的作用。王红英等研究表明，通脑溶栓胶囊中、高剂量组可明显降低大鼠颈总动脉血栓模型的全血低、中、高切变率及血浆黏度，对血液流变学指标具有明显的改善作用。赵玲等复制热结血瘀模型大鼠，灌胃给药不同剂量的生熟大黄及生、熟大黄组成的下瘀血汤。结果，熟大黄各剂量组与等剂量的生大黄相比，其血液流变学的各项指标检测值均有所改变，其中熟大黄高剂量组全血黏度、红细胞刚性指数与变形指数与生大黄相比，差异显著；生、熟大黄复方组与等剂量生大黄复方组比较，其血液流变学的各项指标也有明显改变，表明大黄炮制后其活血化瘀作用显著增强。

4. 抑制血小板聚集作用

胡琨等研究表明，一个新合成的新木脂素类衍生物 W007B 在多种动脉血栓形成模型上都有较强的抗血栓作用，对多种诱导剂诱导的血小板聚集均有抑制作用，其中对花生四烯酸诱导的血小板聚集抑制作用最强。聂勇胜等研究表明，复方血栓通胶囊能够显著降低大鼠急性血瘀模型的血小板聚集能力，从而起到抗血栓的作用。王国文等研究表明，复方降脂胶囊可抑制血小板聚集，延长凝血时间和延长高脂血症模型大鼠颈总动脉血栓形成时间。

5. 增强纤溶系统活性作用

金晶等报道，毛冬青的活性成分三萜皂苷可明显减少三氯化铁诱导的大鼠腹主动脉血栓的形成量，其机制可能与增强大鼠体内纤溶系统和抗凝系统的活性有关。刘泰等研究表明，疏通血脉胶囊可显著减轻三氯化铁致大鼠颈总动脉血栓模型的血栓形成，血浆中 D－二聚体及纤维蛋白降解产物含量明显下降，推测其抗动脉血栓机制与增强机体纤溶活性相关。

（撰稿：李龙　寇俊萍　审阅：王树荣）

【中药防治非酒精性脂肪肝的机制研究】

非酒精性脂肪肝（NAFLD）是一种常见的慢性肝病，其发病机制尚未完全阐明。中药防治NAFLD 的作用机制涉及多方面。

1. 调节脂质代谢

李广阔等研究表明，川续断皂苷 Ⅵ 可显著改善非酒精性脂肪肝小鼠血脂的异常改变，有效减少肝组织和肝细胞内异常聚集的脂滴，可较好防治NAFLD。伍娟等研究表明，粗叶悬钩子总生物碱通过降低乙酰辅酶 A 羧化酶和脂肪酸合成酶的表达，抑制脂肪酸的合成，减少脂质在肝脏的合成并减轻脂质在肝脏的沉积，而对甘油三酯脂酶的表达无明显影响,但调节脂质代谢紊乱是粗叶悬钩子总生物碱治疗 NAFLD 的作用机制之一。陈艳芬等研究表明,复方贞术调脂胶囊能明显防治肝脂肪变性,显著降低 NAFLD 大鼠空腹血糖、胰岛素、胰岛素抵抗指数,减轻肝脏脂质沉积,对 NAFLD 有明显的防治作用,其机制可能与其下调肝组织脂质代谢调控因子 LXR-α 和 SREBP-1c mRNA 的表达以及改善胰岛素抵抗有关。尚红霞等研究表明,红芪多糖能有效改善 NAFLD 大鼠脂代谢紊乱状况和肝细胞损害,其作用机制与上调硬脂酰辅酶 A 去饱和酶 1(SCD-1)基因表达水平、改善脂质酯化障碍而降低脂毒性作用有关。Zhang ZF 等研究表明,曲克芦丁可以上调 NAFLD 小鼠烟酰胺磷酸核糖转移酶的蛋白表达,下调聚腺苷二磷酸-核糖多聚酶 1 的蛋白表达和活性,显著抑制氧化应激,恢复 NAD+ 损耗介导的脂质 1 信号转导紊乱。表明曲克芦丁可以促进脂肪酸氧化和甘油三酯的分泌,抑制高脂肪饮食小鼠肝脏中脂肪的生成,有利于 NAFLD 小鼠体内肝脏脂肪的动态平衡。郑琳颖等报道,白芍总苷能改善 NAFLD 大鼠糖脂代谢异常,拮抗胰岛素抵抗,改善肝功能,其作用机制与白芍总苷下调肝脏组织磷酸化细胞外信号调节激酶-1/2、Toll 样受体-4(TLR4)、TLR9 蛋白表达的作用有关。

2. 抗氧化

武俊紫等研究表明,富硒灵芝可通过抑制 NAFLD 大鼠的肝脏组织 ACCα 蛋白的表达,同时减弱第二次打击对肝脏的进一步伤害,以降低肝脏的氧化能力,提高抗氧化能力,从而降低肝异常指数,达到治疗 NAFLD 的目的,但富硒灵芝治疗 NAFLD 需长期服用。王世姣等研究表明,何首乌蒽醌类有效成分能够通过降血脂、提高 ATP 酶的活力,调节细胞内外离子平衡和维持细胞正常生理活动,而达到抗氧化、抗自由基及保肝护肝的效用。张声生等研究表明,三七总皂苷可以明显改善高脂诱导脂肪肝大鼠模型肝湿重、减轻肝细胞脂肪沉积、明显改善胰岛素水平,三七总皂苷的抗氧化应激效应及改善 IR 效应是其对非酒精性脂肪肝疗效的部分机制。肖丽萍等研究表明,赶黄草提取物能使血清 ALT、总胆红素、胆固醇、甘油三酯(TG)不同程度下降,HDL-C 有一定上升,肝组织中 TG、游离脂肪酸含量也明显下降,能明显升高谷胱甘肽过氧化酶活力,使大鼠肝组织脂肪变程度减轻。表明赶黄草具有治疗非酒精性脂肪肝作用,机制可能与调节脂质代谢、抗氧化损伤有关。

3. 调节炎性因子

闫蕾等研究表明,丹参注射液可通过降低血清中白细胞介素-6(IL-6)、肿瘤坏死因子-α(TNF-α)水平,调节体内炎性因子变化,从而抑制肝细胞炎症反应,减轻肝组织损伤,达到治疗 NAFLD 的目的。王静等研究表明,涤痰散结活血软坚中药可以显著降低 NAFLD 大鼠血清 IL-6 浓度,减轻炎性反应,减少其诱导的细胞凋亡和胰岛素抵抗,保护肝细胞;可以明显升高血清 SOD 活性,减少不稳定的超氧化离子等的产生,减轻肝细胞氧化应激反应。林秋香等研究表明,银杏黄酮可减少 NAFLD 小鼠的 NF-κB、TNF-α、TG 的产生,起到抗炎降脂作用,对 NAFLD 有治疗作用。

4. 抑制细胞凋亡

王迎春等报道,丹酚酸 B 可通过调节 Bcl-2、P53、Bax mRNA 的表达,降低肝组织细胞色素 C 及 caspase-3 蛋白的表达,抑制肝细胞凋亡,对 NAFLD 大鼠起治疗作用。

5. 其他

白纪红等研究表明,槲皮素可以降低抵抗素水平,改善 IR、缓解炎症因子失衡,对 NAFLD 有治疗作用。王凤杰等研究表明,富硒绿茶对高脂饮食诱导的大鼠 NAFLD 具有干预作用。Li LK 等研究表明,白藜芦醇可以改善 NAFLD 小鼠的肝脏组织学、胰岛素抵抗、糖耐量和氧化应激及炎性,白藜芦醇还可改善 NAFLD 导致的肝脏损伤。Yin JJ 等研究表明,护肝清脂片含药血清对肝性脂肪变性具有预防作用,其机制可能与激活腺苷酸活化蛋白激酶和过氧化物酶增殖体激活受体通路有关。

(撰稿:孙晓燕 审阅:王树荣)

【中药改善缺血性脑损伤血脑屏障通透性的研究】

1. 对基质金属蛋白酶的抑制作用

基质金属蛋白酶(MMPs)的活化是缺血性脑损伤破坏血脑屏障的关键步骤。祝美珍等、饶晓等、徐露等报道,清热化瘀Ⅱ号方、补阳还五汤和麝香酮联合灯盏花素均可抑制 MMP-2、MMP-9 的活性,进而改善血脑屏障,发挥脑保护作用。Wang SX 等报道丹红注射液可抑制大鼠脑缺血后 MMP-9 表达的上调,保护血脑屏障,但对 MMP-2 的表达没有影响。周震等报道,化痰通络方可通过调控 MMP-9 上游基因转录途径中的 AP-1 与 NF-κB 基因的表达,部分抑制其活化程度,改善自身栓子法诱导大脑中动脉栓塞模型大鼠的血脑屏障通透性。Fang WR 等报道,银杏内酯 B 的类似物 10-O-(N,N-二甲氨基乙基)-银杏内酯 B 甲烷磺酸盐能够下调 MMP-9 的表达,改善血脑屏障通透性。Fu SP 等报道,毛蕊异黄酮-7-O-β-D-葡萄糖苷能够清除 NO,抑制 MMP-2 和 MMP-9 的活性,降低脑缺血再灌注大鼠的血脑屏障通透性。

2. 对紧密连接的保护作用

脑血管内皮细胞之间的紧密连接是血脑屏障结构中的核心组成部分,ZO、occludin 和 claudin 蛋白家族都是紧密连接的重要结构成分。周天梅等报道,续命汤能减少脑缺血造成的 ZO-1 的损失,维持紧密连接复合体结构的完整性,进而实现保护血脑屏障的作用。庞晓斌等报道,脉络宁对脑缺血再灌注后血脑屏障的破坏有保护作用,其机制可能与上调 ZO-1 和 occludin 蛋白的表达有关。张玉莲等、Cai J 等报道,化痰通络方、黄芪与川芎嗪联用能够调控 occludin、claudin-1 和 ZO-1 等的表达,进而保护血脑屏障。高永红等报道,清开灵注射液能通过调节紧密连接蛋白 claudin-5 的表达,改善血脑屏障通透性。

3. 对神经炎症反应的抑制作用

武丽斐等报道,解毒通络注射液对大鼠脑缺血再灌注引起的脑水肿和血脑屏障损伤有保护作用,其机制与降低模型大鼠脑组织细胞间黏附分子-1、血管细胞间黏附分子-1、E-选择素的表达有关。Chern CM 等报道,虎杖的主要活性成分 2-甲氧基-6-乙酰基-7-甲基胡桃酮通过 NF-κB 信号通路抑制炎症反应,保护血脑屏障完整性。Zhang N 等报道,大黄酚可以抑制 NALP3 炎症体活性,从而保护血脑屏障。李文君等报道,天麻素可以抑制中枢炎症反应,降低血脑屏障的通透性。

4. 清除自由基和抗氧化作用

Chen ZW 等报道,蛇床子素能够通过上调 Nfr2 和血红素氧合酶-1 的水平,改善短暂性全脑缺血小鼠氧化应激损伤并降低其血脑屏障通透性,发挥脑保护作用。徐丽星等、陈春苗等报道,心脑欣胶囊和银杏二萜内酯葡胺注射液对脑缺血小鼠具有保护作用,改善血脑屏障损伤,其机制可能与抗缺氧、改善氧化应激、抗自由基损伤有关。

(撰稿:叶心怡 寇俊萍 审阅:王树荣)

【中药改善阿尔茨海默病的机制研究】

中药在阿尔茨海默病(AD)的治疗中有较好的

效果,能有效改善阿尔茨海默病导致的学习认知功能障碍。

1. 抑制 β 淀粉样蛋白(Aβ)的产生

Liu XP 等使用能够平稳表达突变型淀粉样前体蛋白(APP)的 N_{2a} 细胞作为研究对象,发现甜菜碱可以降低 N_{2a} 细胞中 Aβ 的产生,其机制是增加 α-分泌酶活性、抑制 β-分泌酶活性。费洪新等研究表明,补阳还五汤可通过抑制 APP 蛋白水平改善模型小鼠的学习记忆功能。Qiu J 等研究表明,人参皂苷 Rh_2 也可以增加 APP 的非淀粉样切割,并通过降低胆固醇和脂筏水平来抑制 APP 内吞,从而减少 Aβ 的生成,改善 tg2576 AD 模型小鼠的学习记忆功能。Huang XT 等研究表明,石杉碱 A 可以降低可溶及不可溶解的 β 淀粉酶水平,减少淀粉样蛋白斑的形成,抑制低聚 Aβ 和淀粉样前体蛋白的水平。然而这些作用可被高铁饮食所抵消,同时长期使用石杉碱 A 治疗可以有效减少高铁饮食的 AD 小鼠海马皮层中铁离子含量,提示石杉碱 A 对 AD 的治疗作用与铁离子相关。

2. 减少微管结合蛋白(Tau)的过度磷酸化

曹雪姣等研究表明,沙棘油对高脂小鼠海马内 Tau 蛋白表达有抑制作用,而对脑源性神经营养因子表达有促进作用,有益于营养神经细胞,预防 AD 的发生。刘利娟等研究表明,复方丹参片 2 倍剂量 48 h 时能显著减少 AD 转基因细胞模型 Tau 蛋白表达以抑制 Tau 蛋白的过度磷酸化。

3. 保护神经元和神经纤维

Hou Y 等研究表明,聪明汤可改善 AD 小鼠脑中胶质细胞增生和神经元缺失,其中发挥神经保护作用的中药为石菖蒲和茯神。Wu CR 等研究表明,肉苁蓉水提液可逆转乙酰胆碱水平的降低和单胺氧化酶 A 活性的增加,从而改善 AD 大鼠的认知障碍。仇淑君等研究表明,丹参能有效降低 $AlCl_3$ 致 AD 模型小鼠脑内及血清中乙酰胆碱酯酶(AchE)活性,明显改善 AD 模型小鼠的学习记忆功能。左月明等研究表明,栀子 70% 乙醇提取物对异质性及多因性阿尔茨海默病模型大鼠的空间学习记忆有明显的改善作用,其机制可能与增强过氧化氢酶的活力和降低 AchE 的含量有关。Chu SH 等研究表明,人参皂苷 Rg_5 能够显著降低链脲霉素诱导记忆损伤模型大鼠活性,降低 AChE 活性而显著增加胆碱乙酰转移酶活性。Yu HM 等研究表明,丹参提取物可通过抑制凋亡来对抗 $Aβ_{25-35}$ 诱导的神经毒性。

4. 调节炎症反应及细胞因子

Wang SL 等研究表明,冬凌草素可以降低 AD 模型大鼠海马内炎性细胞因子的释放,抑制核因子-κB(NF-κB)通路和 $Aβ_{1-42}$ 诱导凋亡,改善 AD 大鼠的记忆损伤。韩海红等研究表明,鹰嘴豆异黄酮提取物对 AD 模型大鼠的学习记忆能力有明显的改善作用,其作用机制可能与抑制模型大鼠海马组织内 TNF-α 和 IL-6 的表达有关,进而抑制海马神经元的炎症反应。刘长安等研究表明,川芎嗪通过对 AD 大鼠海马神经元 RAGE-ERK1/2-p38-NF-κB 信号通路的下调作用,有效抑制神经元活性氧的生成,降低 Aβ 的神经毒性,改善 AD 大鼠脑组织炎症,发挥其抗 AD 作用。王梅玲研究表明,淫羊藿苷对脂多糖侧脑室注射所致 AD 炎症模型大鼠海马超微结构有保护作用。

5. 抗氧化应激

Liu AJ 等研究表明,益智提取物 5-羟甲基糠醛能够增加 SOD 和谷胱甘肽过氧化物酶活性,降低 MDA 的表达,以改善 AD 小鼠的记忆和认知性能。邱昕等研究表明,逍遥散能够提高 AD 模型小鼠慢性束缚应激刺激后 SOD 的活力,降低 MDA 的含量,减轻自由基损害。杨植媛等研究表明,当归含药血清可以显著降低 AD 细胞模型培养液中

LDH 的活力、MDA 的含量,提高 T - SOD 的活力,对 AD 模型细胞具有保护作用。马玉红等研究表明,原花青素可改善 D - 半乳糖联合 $AlCl_3$ 诱导 AD 模型海马病变,其机制可能与提高海马 SOD 的活性有关。Li XL 等研究表明,五味子酯甲改善 AD 模型学习记忆障碍的作用是与调节氧化应激有关。

6. 其他途径

Yan SJ 等研究表明,三七皂苷 R_1 通过降低动作电位阈值来提高神经元兴奋性,从而改善 AD 小鼠的学习认知能力。Chen PZ 等研究表明,天麻素对 AD 导致的内嗅皮层神经元自发放电现象有显著改善作用。Teng J 等研究表明,益智通玄汤可以提高 AD 大鼠模型中 Gaq/11 的表达和脑组织中 $Na^+ - K^+ - ATP$ 酶活性。王康锋等研究表明,抵当汤可提高 AD 大鼠脑组织端粒酶活性。张会凯等研究表明,参归益智方改善 AD 大鼠行为学障碍的作用与其提高海马区血管内皮生长因子表达,降低及磷酸化 P38 丝裂原活化蛋白激酶表达有关。Wan WB 等研究表明,银杏叶提取物可以改善 Aβ 诱导的内皮细胞损伤,其机制与改善血脑屏障通透性,提高紧密连接蛋白 ZO - 1、Claudin - 5 和 Occludin 的表达有关。

(撰稿:姜楠　寇俊萍　审阅:王树荣)

【中药调控缺氧诱导因子-1α 的研究】

缺氧诱导因子-1(HIF - 1)是机体维持氧自稳平衡的核心调控因子。HIF - 1α 作为 HIF - 1 的调节亚基和功能亚基在缺氧应激中介导应答反应,是 HIF - 1 调节作用的开关。

1. 神经保护作用

Zhong XY 等研究表明,红景天苷能提高氯化钴诱导化学缺氧 PC12 细胞的细胞活力,显著降低活性氧的增加,并抑制 HIF - 1α 的表达和 mTOR 信号通路的激活。红景天苷可能通过抑制 HIF - 1α 的表达以及 mTOR 信号通路的转导而发挥保护脑神经元缺氧损伤的作用。马慧萍等研究表明,大苞雪莲石油醚部位可减轻缺氧脑组织的病理损伤,其机制可能与抑制 HIF - 1α 的表达,增强促红细胞生成素(EPO)和血红素加氧酶 mRNA 的表达,抑制天冬氨酸特异性半胱氨酸蛋白酶 3 mRNA 的表达有关。Zhang QC 等研究表明,在大鼠脑动脉栓塞模型实验中,黄连解毒汤可降低脑梗死面积和脑含水量,改善神经行为学评分,并促进神经元的凋亡和增殖;在原代神经元氧糖剥夺模型实验中,黄连解毒汤可增强 HIF - 1α、EPO 和血管内皮生长因子(VEGF)的表达并激活 PI3K/Akt 信号通路。黄连解毒汤可能通过 HIF - 1α 和 PI3K/Akt 信号通路发挥保护神经元缺氧缺血性损伤的作用。

2. 心血管保护作用

胡倩等研究表明,川芎嗪可以改善在高氧条件下肺泡的发育,增加高氧暴露下肺组织血小板内皮细胞黏附分子 - 1、HIF - 1α 及 VEGF 蛋白和 mRNA 的表达,其机制可能与川芎嗪激活 HIF - 1α - VEGF 通路,改善肺泡和肺微血管发育有关。朱凌倜等研究表明,芪苈强心胶囊(黄芪、人参、附子、丹参等 11 味中药)提取物能够通过促进缺氧状态下心肌微血管内皮细胞 HIF - 1α 诱导的 VEGF 表达,发挥抗心力衰竭作用。杨文军等研究表明,黄连解毒汤通过控制血糖、抑制 HIF - 1α 蛋白表达来调节内皮细胞功能。尹婷婷等研究表明,芪白平肺胶囊可改善慢性阻塞性肺疾病肺血管收缩大鼠肺功能,降低内皮素水平 - 1、HIF - 1α 的含量,从而达到治疗慢性阻塞性肺疾病肺血管收缩的作用。万贵平等研究表明,桂枝茯苓丸能显著抑制模型大鼠子宫内膜异位症的血管生成,其作用机制与抑制 VEGF 和 HIF - 1α 的表达有关。

3. 抗肝纤维化作用

Zhao YL 等研究表明,芍药苷能显著抑制 HIF-1α 的表达及 mTOR 的磷酸化,这可能是其改善肺纤维化作用的机制。Zhao YL 等研究表明,姜黄素也能改善肝纤维化,其作用机制可能与通过 ERK 信号通路抑制 HIF-1α 的表达有关。Zhou YN 等研究表明,血府逐瘀汤可抑制肝纤维化,显著降低脯氨酸含量,推迟肝组织炎症反应和纤维化进程,抑制 α-平滑肌肌动蛋白、Ⅰ型胶原、血小板-内皮细胞粘附分子、VEGF、血管内皮细胞生长因子受体 2、HIF-1α 和精氨酸的表达以及促进精氨酸水解酶 1 的表达。

4. 抗肿瘤效应

HIF-1α 是肿瘤低氧应答的关键因子,与肿瘤血管生成、恶性演变及侵袭转移等密切相关。刘丽璇等研究表明,丹参酮ⅡA 可抑制 HepG2 肝癌细胞增殖,促进细胞凋亡。其机制可能与丹参酮ⅡA 通过蛋白酶体途径使低氧诱导的 HepG2 细胞中 HIF-1α 降解和失活,继而下调 HIF-1α 下游基因 VEGF 的表达有关。Zhao RP 等研究表明,短葶山麦冬皂苷 DT-1 其能抑制 MDA-MB-435 细胞的增殖,黏附和迁移,减少 VEGF,趋化因子 CCR5 和 HIF-1α 的表达。Chen HG 等研究表明,片仔癀能抑制 HCT-8 人结肠癌细胞的侵袭与转移,其抗肿瘤活性与抑制缺氧诱导的上皮间质转化以及 HIF-1α 的表达有关。另外,人参皂苷 20(S)-Rg3(Liu T 等报道)和藤黄酸(Wang F 等报道)均具有明显的抗肿瘤作用,其机制可能与抑制 HIF-1α 的表达有关。

5. 其他

李彦玲等研究表明,葛根素可有效降低子痫前期样大鼠收缩压、尿蛋白浓度,增高血浆 NO 浓度并降低胎盘中 HIF-1α。葛根素可能是通过抑制胎盘组织中 HIF-1α 的表达对妊娠高血压大鼠起保护作用。彭程飞等研究表明,人参皂苷 Rg₁ 是一个调控 HIF-1 的因子,其促进血管新生主要是通过促进血 VEGF 旁分泌而实现的。

（撰稿：唐友梅　寇俊萍　审阅：王树荣）

［附］ 参 考 文 献

B

白纪红,梁志清,赵日红,等. 槲皮素对非酒精性脂肪肝大鼠抵抗素和胰岛素抵抗的影响[J]. 中药药理与临床,2014,30(3):33

白勇,孙安盛,吴芹. 沙苑子总黄酮和百草酸的体内外抗肿瘤作用[J]. 中成药,2014,36(4):684

毕明,居靖,吴繁荣,等. 野菊花总黄酮对肝纤维化大鼠治疗作用及机制探讨[J]. 中国药学杂志,2014,49(5):367

C

Cai J, Pan RH, Jia X, et al. The combination of astragalus membranaceus and ligustrazine ameliorates micro-

haemorrhage by maintaining blood-brain barrier integrity in cerebrally ischaemic rats[J]. Journal of ethnopharmacology,2014,158:301

Chen HG, Shen A, Zhang YC, et al. Pien Tze Huang inhibits hypoxia-induced epithelial-mesenchymal transition in human colon carcinoma cells through suppression of the HIF-1 pathway[J]. Experimental and therapeutic medicine,2014,7(5):1237

Chen PZ, Jiang HH, Wen B, et al. Gastrodin suppresses the amyloid β-induced increase of spontaneous discharge in the entorhinal cortex of rats [J]. Neural plasticity,2014:320937

Chen ZW, Mao XX, Liu AM, et al. Osthole, a Natural

coumarin improves cognitive impairments and BBB dysfunction after transient global brain ischemia in C57 BL/6J mice: involvement of Nrf2 pathway [J]. Neurochemical research,2014,40(1):186

Chern CM, Wang YH, Liou KT, et al. 2 - Methoxystypandrone ameliorates brain function through preserving BBB integrity and promoting neurogenesis in mice with acute ischemic stroke [J]. Biochemical pharmacology, 2014,87(3):502

Chu SH, Gu JF, Feng L, et al. Ginsenoside Rg$_5$ improves cognitive dysfunction and beta-amyloid deposition in STZ - induced memory impaired rats via attenuating neuroinflammatory responses [J]. International immunopharmacology,2014,19(2):317

曹雪姣,黄涛,李新莉,等. 沙棘油对高脂小鼠诱发阿尔兹海默症的预防作用[J]. 现代生物医学进展,2014,14(25):4819

曹雨诞,陈海鹰,张丽,等. 醋制降低京大戟细胞毒性部位对小鼠肝脏氧化损伤机制研究[J]. 中国药理学通报,2014,30(2):295

车萍,季旭明,梁粟,等. 独活寄生汤对佐剂性关节炎大鼠的抗炎镇痛作用及血清中5 - HTP,5 - HIAA 的影响[J]. 中国实验方剂学杂志,2014,20(19):170

陈春苗,周军,陈健,等. 银杏二萜内酯葡胺注射液对大鼠急性脑缺血再灌注损伤的影响[J]. 中国实验方剂学杂志,2014,20(17):133

陈当,周梅,孙铁,等. 蝙蝠葛酚性碱对大鼠局灶性脑缺血再灌注损伤时皮层和海马钙蛋白酶活性的影响[J]. 中国医院药学杂志,2014,34(8):616

陈江林,熊丽娇,江丽霞,等. 葛根素对性激素及前列腺增生组织中雌激素受体表达的影响[J]. 时珍国医国药,2014,25(8):1820

陈伟荣,燕毅男,崔红丽,等. 远志总皂苷对阿尔茨海默病模型大鼠海马脑源性神经营养因子及酪氨酸蛋白激酶B表达的影响[J]. 中国现代神经疾病杂志,2014,14(5):421

陈艳芬,郭姣,姚红霞,等. 复方贞术调脂胶囊对非酒精性脂肪肝 LXR - α 和 SREBP - 1c 表达的影响[J]. 广东药学院学报,2014,30(4):467

陈芝芸,李剑霜,蒋剑平,等. 胡柚皮黄酮对非酒精性脂肪性肝炎小鼠肝组织 SIRT1/PGC - 1α 通路的影响[J]. 中国中药杂志,2014,39(1):100

D

丁姗姗,张凌媛,康洁,等. 二陈汤对高脂饮食大鼠脂质代谢和 Caveolin - 1 表达的影响[J]. 时珍国医国药,2014,25(9):2060

董克州,朱益敏. 河车虫草胶囊对慢性阻塞性肺疾病大鼠肿瘤坏死因子-α蛋白表达的影响[J]. 中国中西医结合杂志,2014,34(11):1342

董莉,董永喜,刘星星,等. 白芨多糖对大鼠血小板聚集、凝血功能及 TXB$_2$、6 - keto - PGF$_{1α}$ 表达的影响[J]. 贵阳医学院学报,2014,39(4):459

董玉红,张淑芹,董世超,等. 丹皮酚对高脂血症大鼠降血脂及血管保护作用的实验研究[J]. 临床和实验医学杂志,2014,13(14):1132

杜丽娟,徐军全,宋彬妤,等. 川芎嗪对 CCl$_4$ 诱导的肝纤维化大鼠肝组织 Nrf2/ARE 信号通路的影响[J]. 中国实用医药,2014,9(9):7

F

Fang WR, Sha L, Kodithuwakku ND, et al. Attenuated blood-brain barrier dysfunction by XQ - 1H following ischemic stroke in hyperlipidemic rats [J]. Molecular Neurobiology,2014,52(1):162

Fu SP, Gu Y, Jiang JQ, et al. Calycosin - 7 - O - β - D - glucoside regulates nitric oxide/caveolin - 1/matrix metalloproteinases pathway and protects blood-brain barrier integrity in experimental cerebral ischemia reperfusion injury [J]. Journal of ethnopharmacology,2014,155(1):692

费洪新,周忠光,姜波,等. 补阳还五汤对阿尔茨海默病小鼠学习记忆及海马β淀粉样前体蛋白的影响[J]. 中国实验方剂学杂志,2014,20(20):125

冯彬彬,张建海,徐晓玉. 川芎嗪、阿魏酸对延胡索乙素大鼠体内药动学的影响[J]. 中草药,2014,45(18):2664

冯波,靖慧军,郭敏娟,等. 石菖蒲挥发油和水煎液的抗焦虑作用[J]. 中国实验方剂学杂志,2014,20(9):207

傅慧婷,窦丹波,杨军,等. 基于"肺主通调水道"理论研究泽漆化痰方对COPD大鼠气道黏液高分泌的影响[J]. 中国中医急症,2014,23(3):391

G

高永红，朱海燕，娄利霞，等．清开灵注射液对小鼠脑微血管内皮细胞缺氧模型紧密连接蛋白 claudin－5 的影响[J]．中西医结合心脑血管病杂志，2014，12(11)：1363

高原，朱明军，朱初麟，等．炙甘草汤浸膏粉溶液对豚鼠心室肌细胞动作电位的影响[J]．中华中医药杂志，2014，29(4)：1248

高振，李风森，王晶，等．止嗽散加减方对慢性阻塞性肺疾病西北寒燥证大鼠模型肺功能的影响[J]．中国中西医结合杂志，2014，34(5)：556

龚磊，许洁，龚其海，等．石菖蒲挥发油对锂-匹罗卡品诱发癫痫大鼠 c－fos 表达的影响[J]．现代医药卫生，2014，30(13)：1921

顾铜，李均，付旭，等．丹酚酸 A、C 分子药对配伍干预肾纤维化组织凋亡相关蛋白 caspase－3、GRP78 的实验研究[J]．上海中医药杂志，2014，48(10)：79

郭春风，周亚滨，陈会君，等．苏木乙酸乙酯提取物对慢性柯萨奇病毒性心肌炎小鼠外周血中 TNF－α 的影响[J]．中医药学报，2014，42(5)：18

郭芳，于文成，林存智，等．益气化痰通络法对大鼠肺纤维化的干预作用及其机制的研究[J]．中国中医急症，2014，23(11)：1984

郭新慧，李园利，刘晓晓，等．石榴皮醇提物的急性肝毒性研究[J]．中国现代应用药学，2014，31(6)：654

郭艳，石定，万橱根，等．实验性溃疡性结肠炎大鼠外周血 Th17 细胞的变化及黄芪多糖对其的影响[J]．中华中医药学刊，2014，32(9)：2265

H

Hou YJ, Wang Y, Zhao J, et al. Smart Soup, a Traditional Chinese Medicine Formula, ameliorates amyloid pathology and related cognitive deficits[J]. PLoS one, 2014, 9(11): e111215

Huang XT, Qian ZM, He X, et al. Reducing iron in the brain: a novel pharmacologic mechanism of huperzine A in the treatment of Alzheimer's disease [J]. Neurobiology of aging, 2014, 35(5): 1045

韩海红，马剑茵．鹰嘴豆异黄酮提取物对阿尔茨海默病模型大鼠学习记忆能力及其海马内 TNF－α、IL－6 表达的影响[J]．中国现代应用药学，2014，31(6)：689

何立巍，吴晓培，杨婧妍，等．板蓝根总生物碱的提取纯化工艺及其抗病毒药理作用研究[J]．中成药，2014，36(12)：2611

侯小利，刘晓霞，王硕，等．青钱柳叶总黄酮对自发性高血压大鼠的影响[J]．中药药理与临床，2014，30(2)：62

胡琨，刘晓岩，朱元军，等．一个新合成的新木脂素类化合物 W007B 的抗血栓作用[J]．中国药学，2014，23(11)：760

胡倩，刘晓红，周高枫，等．川芎嗪对支气管肺发育不良新生大鼠缺氧诱导因子通路表达的影响[J]．儿科药学杂志，2014，2(2)：1

胡淑平，王怡，于平野，等．黄连解毒汤主要成分的体外抗炎作用研究[J]．中国现代应用药学，2014，31(10)：1171

胡耀红，杨乔，高丽娟．脉血康胶囊对早期 AS 大鼠脂代谢及血管壁 LOX－1 表达的影响[J]．中国实验方剂学杂志，2014，20(6)：157

黄纯美，张蓓，许仕杰，等．喘可治注射液对慢性阻塞性肺疾病大鼠肺组织 STAT4、STAT6 蛋白表达的影响[J]．广州中医药大学学报，2014，31(4)：587

黄小平，王蓓，邱咏园，等．黄芪甲苷和三七的主要有效成分配伍对小鼠脑缺血再灌注后脑组织能量代谢的影响[J]．中草药，2014，45(2)：220

黄筱钧．桑叶乙醇提取物体外对呼吸道合胞病毒的抑制作用[J]．中国实验方剂学杂志，2014，20(22)：169

J

姬斌，刘绪华，杨芳骅，等．姜黄素通过抗应激作用改善脑缺血再灌注大鼠工作记忆[J]．中国临床药理学与治疗学，2014，19(12)：1321

姜恩平，王帅群，王卓，等．北五味子总木脂素对脑缺血模型大鼠神经细胞凋亡及 p－AKT 表达的影响[J]．中国中药杂志，2014，39(9)：1680

姜辉，李泽庚，高家荣，等．芪白平肺胶囊对慢性阻塞性肺疾病大鼠细胞因子的影响[J]．中国现代应用药学，2014，31(4)：397

姜珊，陆西萍，高华，等．丹参酮ⅡA 对癫痫大鼠认知功能障碍的治疗作用[J]．神经解剖学杂志，2014，30(4)：452

蒋娜，廖雯婷，匡希斌．大黄素对病毒性心肌炎小鼠 IL－23/IL－17 炎症轴、Th17 细胞及病毒复制的影响[J]．南方医科大学学报，2014，34(3)：373

金晶,秦聪怡,周园,等.毛冬青中三萜皂苷 ilexoside O 的制备及抗血栓活性研究[J].中草药,2014,45(13):1834

金云晔,翟昌林,沈震,等.丹参酮ⅡA磺酸钠对大鼠缺血再灌注心肌细胞凋亡的影响[J].中华中医药学刊,2014,32(6):1414

金钟大,陈江华.含白花蛇舌草血清对大鼠淋巴细胞和混合培养淋巴细胞增殖影响的实验研究[J].新中医,2014,46(7):186

荆雪宁,邱波,王金凤,等.黄芪多糖诱导成熟的树突状细胞肿瘤疫苗体外抗肿瘤作用的实验研究[J].中国中西医结合杂志,2014,34(9):1103

L

Li LK, Hai JH, Li ZQ, et al. Resveratrol modulates autophagy and NF-κB activity in a murine model for treating non-alcoholic fatty liver disease[J]. Food and chemical toxicology,2014,63:166

Li XL, Zhao X, Xu X, et al. Schisantherin A recovers Aβ-induced neurodegeneration with cognitive decline in mice[J]. Physiology & behavior,2014,132:10

Liu AJ, Zhao X, Li H, et al. 5-Hydroxymethylfurfural, an antioxidant agent from Alpinia oxyphylla Miq. improves cognitive impairment in Aβ$_{1-42}$ mouse model of Alzheimer's disease[J]. International immunopharmacology,2014,23(2):719

Liu T, Zhao L, Zhang Y, et al. Ginsenoside 20(S)-Rg$_3$ targets HIF-1α to block hypoxia-induced epithelial-mesenchymal transition in ovarian cancer cells[J]. PLoS one,2014,9(9):e103887

Liu XP, Qian X, Xie Y, et al. Betaine suppressed Aβ generation by altering amyloid precursor protein processing[J]. Neurological Sciences,2014,35(7):1009

兰明,林玉,张瑞桐,等.蜘蛛香总黄酮对肝癌 H$_{22}$ 小鼠抗肿瘤作用及对 pathways in cancer 的影响[J].中华中医药学刊,2014,32(5):1066

李丹,谢晓芳,彭成,等.益母草不同提取物调经作用研究[J].中药与临床,2014,5(3):24

李厚忠,任公平,张羽飞.中药川贝对哮喘模型小鼠 VEGF 和 HIF-1α 表达的影响[J].中医药信息,2014,31(4):23

李娟,苏韫,张毅,等.红芪黄酮在不同时间点对肺间质纤维化模型大鼠微血管新生指标的影响[J].中国实验方剂学杂志,2014,20(3):129

李广润,宫丽丽,吕亚丽,等.川续断皂苷Ⅵ对非酒精性脂肪肝小鼠的降脂作用研究[J].时珍国医国药,2014,25(8):1800

李彦玲,赵纯.葛根素对子痫前期样大鼠胎盘组织中 HIF-1α 表达的影响[J].中国生化药物杂志,2014,34(7):31

李文君,徐振田,索大琴,等.天麻素对大鼠局灶性脑缺血损伤的保护作用研究[J].中国生化药物杂志,2014,34(5):40

李亚,王英,李建生,等.调补肺肾三法对慢性阻塞性肺疾病大鼠肺组织 MMP-2、MMP-9 和 TIMP-1 mRNA 的影响及远后效应[J].中华中医药杂志,2014,29(1):91

李维宏,彭伟,任传亮,等.白叶蒿提取物抗菌活性及抗菌增效作用[J].遵义医学院学报,2014,37(4):373

李贵云,王小红,杨立华,等.基于成分敲除技术辨识灯心草抗焦虑的主要有效成分[J].中草药,2014,45(6):825

李逊.加减补肺汤对 COPD"肺气虚证"大鼠免疫功能、血液流变学的影响[J].中国中医基础医学杂志,2014,20(9):1211

栗源,可燕,蒋嘉烨,等.三种对证不同高血压证型的中药复方对 SHR 影响的蛋白组学比较分析[J].中药材,2014,37(5):833

廖文强,李波,李莉,等.吴茱萸致小鼠肝毒性分子机制研究[J].中国中药杂志,2014,39(24):4865

林秋香,周冬生,白纪红,等.银杏黄酮对非酒精性脂肪肝病小鼠肝脏 NF-κB p65 和 TNF-α 的影响[J].重庆医学,2014,43(26):3409

刘宝山,纪超伦,杨向东,等.穿龙薯蓣皂苷抑制再生障碍性贫血 p-mTOR/p-S6 的机制研究[J].中国中医基础医学杂志,2014,20(12):1637

刘国玲,芦琨,郭辉,等.川芎嗪对大鼠胶原性关节炎及免疫功能的影响[J].中药药理与临床,2014,30(1):52

刘静,吴红,丛恬甜,等.薯蓣皂苷含药血清对大鼠心室肌细胞钠离子通道的影响[J].中草药,2014,45(16):2370

刘丽璇,吴灵飞,邓巍,等.丹参酮 IIA 对低氧条件下人肝癌 HepG2 细胞增殖、凋亡的影响及与 HIF-1α、VEGF 和野生型 P53 蛋白表达的关系[J].中国病理生理杂志,2014,

30(12)：2155

刘利娟,周德生,肖志杰,等.复方丹参片对阿尔茨海默病转基因细胞模型 Tau 蛋白表达的影响[J].湖南中医药大学学报,2014,34(5)：14

刘铭超,危建安,白俊其,等.大黄素对大鼠骨髓间充质干细胞增殖及造血因子表达的影响[J].南方医科大学学报,2014,34(5)：736

刘泰,周军,段志刚,等.疏血通脉胶囊对颈总动脉血栓大鼠血浆纤维蛋白降解产物及 D-二聚体的影响[J].中医杂志,2014,55(1)：61

刘伟伟,高永翔,赵静,等.地耳草总黄酮对 5/6 肾切除大鼠 CRF 模型肾纤维化相关因子影响研究[J].中药与临床,2014,5(3)：28

刘卫,王中师,张辉,等.口服钩藤总碱对高血压大鼠的肝毒性[J].中国药理学通报,2014,30(6)：883

刘颖,敬岳,郭丽丽,等.固本止咳中药对 COPD 小鼠肺组织 γδT 细胞及 IL-17 的影响[J].中华中医药杂志,2014,29(12)：3981

刘瑜新,宋晓勇,康文艺,等.头花蓼对多重耐药金黄色葡萄球菌抗菌作用研究[J].中成药,2014,36(9)：1817

刘长安,朱洁,蔡标,等.川芎嗪通过抑制 RAGE-ERK1/2-p38-NFκB 信号通路及活性氧生成改善阿尔茨海默病大鼠脑组织炎性[J].中国药学杂志,2014,49(13)：1126

刘哲,张晓梅,秦慧慧,等.肺纤方对肺间质纤维化大鼠 VEGF 及 VEGFR1、VEGFR2 基因表达的影响[J].北京中医药大学学报,2014,37(11)：753

罗鼎天,陆其明,杨志宏,等.怀山药多糖对大鼠胃溃疡的疗效及胃组织碱性成纤维细胞生长因子水平的影响[J].中国中西医结合消化杂志,2014,22(10)：574

罗世英,周乐,吕小画,等.白花蛇舌草总黄酮对实验性溃疡性结肠炎的作用及免疫学机制研究[J].中国中药杂志,2014,39(5)：896

M

马慧萍,姚娟,吴金华,等.大苞雪莲石油醚部位对缺氧大鼠脑组织的保护作用及其机制研究[J].中国中药杂志,2014,39(14)：2710

马书太,李诗标.紫萁贯众提取物体外抗病毒实验研究[J].山东中医杂志,2014,33(8)：663

马帅,刘永平,阎昊,等.赤雹根总皂苷对佐剂型关节炎大鼠的抗炎作用及 TNF-α,IL-1β 和 IL-6 mRNA 表达的影响[J].时珍国医国药,2014,25(4)：816

马晓娟,郭春雨,殷惠军,等.活血及活血解毒配伍中药对急性心肌梗死大鼠模型血小板活化、炎症反应及凝血状态的影响[J].中国中西医结合杂志,2014,34(11)：1329

马玉红,姚海,王欢,等.原花青素对 D-半乳糖联合 AlCl3 诱导的阿尔茨海默病大鼠海马 Aβ、tau 和 SOD 的影响[J].中国临床药理学与治疗学,2014,19(3)：280

梅超南,曾瑾,赵军宁.不同产地附子炮制品抗休克、抗缓慢型心律失常作用的品质评价研究[J].中药药理与临床,2014,30(1)：67

孟凡瑞,刘波,李晓秀,等.白果提取物抗肿瘤作用的研究[J].辽宁大学学报(自然科学版),2014,41(3)：286

N

聂勇胜,文思,刘静,等.复方血栓通胶囊抗血栓作用的实验研究[J].中国实验方剂学杂志,2014,20(8)：178

P

潘朝旺.九龙虫延缓雌性大鼠生殖系统衰老的机制研究[J].中医学报,2014,29(9)：1351

潘陈为,余保平,陈永平,等.姜黄素影响 TGF-β1/smad 信号通路的抗肝纤维化机制研究[J].中华中医药学刊,2014,32(7)：1573

庞晓斌,谢欣梅,王保全,等.脉络宁对脑缺血再灌注大鼠血脑屏障通透性的影响研究[J].中成药,2014,36(7)：1347

彭程飞,王艳春,汪洁,等.人参皂苷 Rg1 通过缺氧诱导因子1α 促进血管内皮生长因子旁分泌[J].现代生物医学进展,2014,14(4)：617

彭海兵,曹福源,王建行,等.槲皮素对硅肺纤维化大鼠肺组织 TGF-β1、磷酸化 P38MAPK 表达及血清 TNF-α 水平的影响[J].郑州大学学报(医学版),2014,49(5)：711

Q

Qiu J,Li W,Feng SH,et al. Ginsenoside Rh2 promotes nonamyloidgenic cleavage of amyloid precursor protein via a cholesterol-dependent pathway[J]. Genetics and molecular research,2014,13(2)：3586

仇淑君,王忠良,李广意,等.丹参对 AD 模型小鼠学习

记忆及脑内和血清内乙酰胆碱酯酶含量的影响[J]. 实验动物科学,2014,31(4)：11

乔秋杰,王玲,张忠,等. 钩藤碱对血栓形成及血液流变学影响的实验研究[J]. 中医学报,2014,29(3)：370

邱昕,吴磊彬,陈国华,等. 逍遥散对慢性应激下拟阿尔茨海默病小鼠行为学和自由基代谢的影响[J]. 卒中与神经疾病,2014,21(4)：212

渠景连,郭海,龚婕宁,等. 养肺活血方对肺纤维化大鼠肺组织水通道蛋白、黏附分子表达的影响[J]. 中药材,2014,37(9)：1657

曲艳玲,张海晶,陈大忠. 鸡冠花中有效部位止血作用机制的初步研究[J]. 时珍国医国药,2014,25(5)：1113

R

饶梦琳,唐蜜,何锦悦,等. 芍药苷对大鼠局灶性脑缺血再灌注脑血流量及 PGI_2/TXA_2 平衡的影响[J]. 药学学报,2014,49(1)：55

饶晓,汤铁波,潘彦舒,等. 补阳还五汤对大鼠局灶性脑缺血损伤后血脑屏障的影响[J]. 中国中医药信息杂志,2014,21(6)：49

任蕾,王金龙,李亚妮,等. 远志及其提取物对抑郁小鼠抗抑郁作用研究[J]. 山西中医学院学报,2014,15(3)：14

S

尚红霞,孙蔚明,程卫东,等. 红芪多糖对非酒精性脂肪肝大鼠脂代谢及硬脂酰辅酶 A 去饱和酶 1 基因表达的影响[J]. 中国中医药信息杂志,2014,21(7)：47

舍雅莉,苏韫,张毅,等. 红芪黄酮对肺间质纤维化模型大鼠微血管密度的影响[J]. 中国中医药信息杂志,2014,21(4)：43

沈嫣婧,朱学鑫,蒋福升,等. 山核桃叶总黄酮及其单体化合物对血管紧张素 Ⅱ 诱导的血管平滑肌细胞增殖和迁移的抑制作用[J]. 中国实验方剂学杂志,2014,20(1)：119

沈钰明,戴灵豪,伍义行,等. 六棱菊提取物体外抗乙型肝炎的作用[J]. 世界华人消化杂志,2014,22(17)：2421

宋芹,刘芳,苟小军,等. 见血清有效部位的止血作用及机制研究[J]. 中药材,2014,37(10)：1849

孙爱静,徐先祥,黄晓东,等. 七叶莲花抗炎镇痛作用及机制研究[J]. 中药材,2014,37(2)：311

孙成宏,赖新强,张丽,等. 牛蒡子苷元对炎性刺激剂 PMA/ionomycin 诱导淋巴细胞活化的抑制作用[J]. 药学学报,2014,49(4)：482

孙丽,冯铁为. 贝丹益肺胶囊对肺纤维化大鼠肺组织 $TGF\beta - Smads$ 表达的影响[J]. 中医药学报,2014,42(4)：76

孙晓芳,杨会慈,段斐,等. 三七总皂苷对肺纤维化小鼠肺组织蛋白酶 K 表达的影响[J]. 时珍国医国药,2014,25(1)：53

T

Teng J, Xu ZX, Zhang J, et al. Effect of yizhitongxuan decoction on learning and memory ability,Gaq/11 expression and $Na^+ - K^+ - ATP$ enzyme activity in rat models of Alzheimer's disease [J]. Journal of Traditional Chinese Medicine,2014,34(4)：470

唐群,张熙,吴华,等. 六味地黄汤对慢性肾衰大鼠肾组织中 $HIF - 1\alpha$ 和 $PAI - 1$ 表达的影响[J]. 中国现代医生,2014,52(36)：9

唐维,代光成,薛波新,等. 泽兰与小茴香提取物抑制大鼠前列腺增生的实验研究[J]. 医学研究生学报,2014,27(12)：1266

唐英,朱祎,王东,等. 黄芪、丹参有效单体对慢性肾功能衰竭大鼠肾组织转化生长因子 β1 和结缔组织生长因子 mRNA 的影响[J]. 中医杂志,2014,55(2)：144

田丽娜,高华武,龙子江,等. 钩藤碱对自发性高血压大鼠的降压作用及其对血管的调节机制探讨[J]. 中草药,2014,45(15)：2210

田燕歌,李亚,李建生,等. 调补肺肾三法对慢性阻塞性肺疾病大鼠肺组织氧化应激的影响和远后效应[J]. 中华中医药杂志,2014,29(2)：621

W

Wan WB, Cao L, Liu LM, et al. EGb761 provides a protective effect against $A\beta_{1-42}$ oligomer-induced cell damage and blood-brain barrier disruption in an in vitro bEnd. 3 endothelial model [J]. PLoS one,2014,9(11)：e113126

Wang F, Zhang W, Guo LT, et al. Gambogic acid suppresses hypoxia-induced hypoxia-inducible factor - 1α/vascular endothelial growth factor expression via inhibiting phosphatidylinositol 3 - kinase/Akt/mammalian target protein of rapamycin pathway in multiple myeloma cells[J].

Cancer science,2014,105(8):1063

Wang SL, Yang H, Yu L, et al. Oridonin attenuates Aβ$_{1-42}$-induced Neuroinflammation and inhibits NF-κB pathway[J]. PLoS one,2014,9(8):e104745

Wang SX, Guo H, Wang XM, et al. Pretreatment with Danhong injection protects the brain against ischemia-reperfusion injury[J]. Neural regeneration research,2014,9(15):1453

Wu CR, Lin HC, Su MH. Reversal by aqueous extracts of Cistanche tubulosa from behavioral deficits in Alzheimer's disease-like rat model: relevance for amyloid deposition and central neurotransmitter function[J]. BMC complementary and alternative medicine,2014,14:202

万贵平,张真真,汤伟伟,等.桂枝茯苓丸抑制大鼠子宫内膜异位症血管生成的作用及机制[J].中国实验方剂学杂志,2014,20(1):161

汪慧惠,包红,于俊生,等.蝉蜕僵蚕对大鼠系膜增生性肾炎作用的实验研究[J].四川中医,2014,32(2):69

王成阳,李泽庚.基于MMPs/TIMPs及Th1/Th2探讨六味补气胶囊改善COPD大鼠肺功能的机制[J].世界科学技术(中医药现代化),2014,16(3):565

王成阳,李泽庚.六味补气胶囊对COPD肺气虚证大鼠JAK/STAT通路、MMPs/TIMP的影响[J].中华中医药杂志,2014,29(5):1384

王传博,王婕琼,李泽庚,等.中药复方对慢性阻塞性肺疾病模型大鼠NF-κB的影响[J].中医药临床杂志,2014,26(1):49

王凤杰,陈显兵,张书毓,等.富硒绿茶对大鼠非酒精性脂肪肝Ca^{2+}-ATPase活性和表达的影响[J].食品科学,2014,35(21):219

王国文,王昊月,贾锐,等.复方降脂胶囊对高脂血模型大鼠血栓形成的作用[J].解放军预防医学杂志,2014,32(4):326

王红英,黄林红,马耀茹,等.通脑溶栓胶囊对大鼠血栓形成和血液流变学的影响[J].西安交通大学学报(医学版),2014,35(1):128

王静,王绪霖,杨强.涤痰散结活血软坚中药对非酒精性脂肪肝大鼠血清白介素-6、超氧化物歧化酶表达的影响[J].天津中医药,2014,31(10):613

王康锋,张立娟,孙西庆,等.抵当汤对阿尔茨海默病大鼠脑组织端粒酶活性的影响[J].中国当代医药,2014,21(11):11

王丽,黄菱,李燕兵,等.黄芩苷对流感病毒性肺炎小鼠肺组织TLR3/TRIF信号通路的作用[J].时珍国医国药,2014,25(10):2354

王丽丽,吕新勇,李琳,等.白鲜皮水提物对ApoE-/-小鼠动脉粥样硬化晚期病变形成的影响[J].中国药理学通报,2014,30(3):360

王丽梅,王建,郑新光,等.苏合香对未孕大鼠在体及离体子宫平滑肌的影响[J].时珍国医国药,2014,25(8):1828

王璐璐.黄芪注射液对博来霉素诱导的大鼠肺纤维化的作用研究[D].吉林大学,2014

王梅玲.淫羊藿苷对阿尔茨海默病炎症模型大鼠神经细胞的保护作用[J].中药药理与临床,2014,30(1):42

王茜,张辉,刘名,等.人参皂苷Rg1对帕金森病模型小鼠黑质区FADD和FLIP表达的影响及其意义[J].吉林大学学报(医学版),2014,40(5):962

王世姣,杨长福,王和生.何首乌蒽醌类有效成分对非酒精性脂肪性肝小鼠血清中超氧化物歧化酶、一氧化氮和肝组织三磷酸腺苷酶的影响[J].贵阳中医学院学报,2014,36(1):19

王文文,程锦国.温莪术对大鼠肾间质纤维化的保护作用及其机制研究[J].中华中医药学刊,2014,32(1):144

王旭,姚梅悦,孔静,等.夏至草体外抗单纯疱疹病毒作用研究[J].山东中医杂志,2014,33(11):928

王雅娟,朱慧志,孔献春,等.川芎嗪改善哮喘大鼠气道高反应性的作用观察[J].中成药,2014,36(4):834

王岩,郑丽萍.芍药苷对子宫内膜异位症模型大鼠免疫调节因子及骨桥蛋白表达的影响[J].浙江中医杂志,2014,49(12):872

王迎春,孔维宗,金青梅,等.丹酚酸B对非酒精性脂肪性肝炎大鼠肝细胞凋亡的影响[J].临床肝胆病杂志,2014,30(12):1325

吴立洁,杨瑶珺,张子龙,等.8种止血类中药无机元素的含量特征与性味功效的关系[J].中华中医药学刊,2014,32(10):2314

吴巧凤,宓嘉琪,吴新新,等.黄连香薷饮抗流感病毒作用的拆方研究[J].中华中医药学刊,2014,32(9):2057

伍娟,钟晓勇,赵锦燕,等.粗叶悬钩子总生物碱对非酒精性脂肪肝大鼠脂代谢关键酶的影响[J].福建中医药大学

学术进展

学报,2014,24(6):37

伍婷,楚海燕,史颖,等.参麦开肺散对降低肺纤维化小鼠胶原生成的影响[J].风湿病与关节炎,2014,3(6):19

武俊紫,贾亚敏,沈平瑞,等.富硒灵芝调控大鼠乙酰辅酶 A 羧化酶 α 表达治疗非酒精性脂肪肝病的研究[J].天然产物研究与开发,2014,26(7):1086

武丽斐,邢月,关亚兰,等.解毒通络注射液对缺血再灌注大鼠脑水肿的防治作用[J].中国中药杂志,2014,39(6):1088

X

Xu L,Li LC,Zhao P,et al. Total polysaccharide of Yupingfeng protects against bleomycin-induced pulmonary fibrosis via inhibiting transforming growth factor - β1 - mediated type I collagen abnormal deposition in rats[J]. Journal of pharmacy and pharmacology,2014,66(12):1786

肖丽萍,宋洋洋,周彦希,等.赶黄草抗非酒精性脂肪肝的实验研究[J].中国实验方剂学杂志,2014,20(10):125

肖日平,赖小平,赵亚,等.附子6种生物碱在比格犬体内药动学研究[J].中药材,2014,37(2):284

谢鑫,陈士玉,张林,等.镇肝熄风汤对自发性高血压大鼠 Bcl - 2 mRNA 和蛋白表达的影响[J].中华中医药学刊,2014,32(4):853

辛绛,杨华.清益合剂对肺纤维化大鼠血管相关因子及微血管生成的影响[J].湖北中医杂志,2014,36(2):19

熊振芳,邢彩珍,胡慧,等.蕲艾提取液对免疫性肝纤维化大鼠细胞增殖和凋亡的影响[J].时珍国医国药,2014,25(7):1069

徐丽星,尹竹君,张国清,等.心脑欣胶囊对小鼠脑缺血的保护作用[J].中国新药杂志,2014,23(15):1801

徐露,苏祖禄.麝香酮联合灯盏花素对大鼠脑缺血再灌注损伤后血脑屏障的保护作用[J].第三军医大学学报,2014,36(13):1390

徐庆国,谈金强,宋希林,等.葛花总黄酮对阿霉素所致中毒性心肌炎的保护作用研究[J].中国生化药物杂志,2014,34(7):27

薛瑞,张青松,张玉洁,等.华蟾素对乳腺癌 MCF - 7 移植瘤裸鼠的抗肿瘤作用及机制研究[J].实用药物与临床,2014,17(7):815

荀丽英,李航,高兆慧,等.瓜蒌薤白半夏汤调节血脂及心肌保护作用的实验研究[J].山东中医药大学学报,2014,38(6):593

Y

Yan SJ,Li Z,Li H,et al. Notoginsenoside R1 increases neuronal excitability and ameliorates synaptic and memory dysfunction following amyloid elevation [J]. Scientific reports,2014,4:6352

Yin JJ,Luo YQ,Deng HL,et al. Hugan Qingzhi medication ameliorates hepatic steatosis by activating AMPK and PPARα pathways in L02 cells and HepG2 cells[J]. Journal of ethnopharmacology,2014,154(1):229

Yu HM,Yao LH,Zhou HZ,et al. Neuroprotection against Aβ$_{25-35}$ - induced apoptosis by Salvia miltiorrhiza extract in SH - SY5Y cells[J]. Neurochemistry international,2014,75:89

闫蕾,张洪宇,郭英君.丹参注射液对非酒精性脂肪肝炎性因子 IL - 6、TNF - a 的影响[J].亚太传统医药,2014,10(24):10

杨帆,易桂生.小青龙汤对哮喘大鼠 TGF - β$_1$/Smad3 信号通路的影响[J].河南中医,2014,34(6):1041

杨光,宫晓燕,李霞,等.纤克颗粒对肺纤维化大鼠 CTGF,ILK 表达的影响[J].中国实验方剂学杂志,2014,20(14):141

杨吉平,费琳,张军峰,等.小檗碱对 Aβ$_{25-35}$ 诱导的阿尔茨海默病细胞模型的保护作用[J].中国老年学杂志,2014,34(20):5794

杨丽丽,汪电雷,陶秀华,等.原儿茶酸在大鼠体内的药动学及组织分布[J].中国医院药学杂志,2014,34(4):263

杨盛春,赖泳,杜月,等.微毛诃子对家兔胸主动脉环的作用及其机制[J].中国实验方剂学杂志,2014,20(13):134

杨文军,赵兴国,蔡欣蕊,等.黄连解毒汤对 2 型糖尿病大鼠血糖、腹主动脉血管内皮形态及缺氧诱导因子-1α 的影响[J].中国中医药信息杂志,2014,21(1):62

杨植媛,吴红彦,李海龙,等.当归含药血清对阿尔兹海默病细胞模型损伤的保护作用[J].辽宁中医杂志,2014,41(1):164

姚晓敏,李越,张小莉,等.黄芪多糖与总黄酮抗小鼠四环素肝毒性的比较研究[J].湖南中医药大学学报,2014,34(10):15

叶华,李立,吴科锋,等.半边旗有效成分5F体内外的抗炎作用[J].中国实验方剂学杂志,2014,20(22):112

叶蕾,李剑霜,陈芝芸,等.银杏叶提取物对肝纤维化大鼠肝组织 GRP78 及 CHOP 表达的影响[J].中国临床药理学与治疗学,2014,19(4):377

叶莉莎,韩园,刘启星,等.姜黄素对阿尔茨海默病大鼠学习记忆及 HMGB1 和 JNK 表达的影响[J].中国病理生理杂志,2014,30(6):1114

叶振南,李楠,盛丹丹,等.青钱柳多糖对高脂血症大鼠血脂及抗脂质过氧化作用的影响[J].现代食品科技,2014,30(4):1

殷盛明,赵丹,于德钦,等.蝎毒耐热肽对6羟多巴早期帕金森病大鼠的神经保护作用[J].生理学报,2014,66(6):658

尹婷婷,李泽庚,王婕琼,等.芪白平肺胶囊对慢性阻塞性肺疾病肺血管收缩大鼠肺功能及内皮素水平-1、缺氧诱导因子-1α的影响[J].长春中医药大学学报,2014,30(5):793

尹震花,张伟,冯发进,等.黑莓籽降血脂有效部位研究[J].中国实验方剂学杂志,2014,20(24):194

于斌,梁芳,黄光玉,等.LC-MS-MS 研究氧化白藜芦醇在大鼠胆汁中的代谢[J].中国实验方剂学杂志,2014,20(21):116

喻良文,张敏敏,张玲玲,等.岗梅根总皂苷对高脂血症大鼠降血脂作用的实验研究[J].新中医,2014,46(7):191

喻昕,尹美珍,王静晖,等.艾叶多糖的直接及免疫协同抗肿瘤作用[J].湖北理工学院学报,2014,30(3):53

袁带秀,舒丽霞,黄荣.杜仲总黄酮对荷瘤小鼠的抗肿瘤作用[J].中国临床药理学与治疗学,2014,19(12):1332

袁绍鹏,陈日道,史记,等.天山雪莲细胞培养物多糖对免疫介导的再生障碍性贫血模型小鼠的治疗作用研究[J].医学研究杂志,2014,43(1):14

Z

Zhang N, Zhang XJ, Liu XX, et al. Chrysophanol inhibits NALP3 inflammasome activation and ameliorates cerebral ischemia/reperfusion in mice [J]. Mediators of inflammation, 2014: 370530

Zhang QC, Bian HM, Li Y, et al. Preconditioning with the traditional chinese medicine Huang-Lian-Jie-Du - Tang initiates HIF - 1α - dependent neuroprotection against cerebral ischemia in rats[J]. Journal of ethnopharmacology, 2014,154(2): 443

Zhang ZF, Fan SH, Zheng YL, et al. Troxerutin improves hepatic lipid homeostasis by restoring NAD$^+$ — depletion-mediated dysfunction of lipin 1 signaling in high-fat diet-treated mice [J]. Biochemical pharmacology, 2014, 91(1): 74

Zhao RP, Lin SS, Yuan ST, et al. DT - 13, a saponin of dwarf lilyturf tuber, exhibits anti-cancer activity by down-regulating C - C chemokine receptor type 5 and vascular endothelial growth factor in MDA - MB - 435 cells[J]. Chinese journal of natural medicine, 2014,12(1): 24

Zhao YL, Ma X, Wang JB, et al. Curcumin protects against CCl4 - induced liver fibrosis in rats by inhibiting HIF - 1α through an ERK - dependent pathway [J]. Molecules, 2014,19(11): 18767

Zhao YL, Ma X, Wang JB, et al. Paeoniflorin alleviates liver fibrosis by inhibiting HIF - 1α through mTOR - dependent pathway[J]. Fitoterapia, 2014,99: 318

Zhong XY, Lin RH, Li ZF, et al. Effects of Salidroside on cobalt chloride-induced hypoxia damage and mTOR signaling repression in PC12 cells [J]. Biological & pharmaceutical bulletin, 2014,37(7): 1199

Zhou YN, Sun MY, Mu YP, et al. Xuefuzhuyu decoction inhibition of angiogenesis attenuates liver fibrosis induced by CCl4 in mice[J]. Journal of ethnopharmacology, 2014, 153(3): 659

周天梅,佟丽妍,徐焕凤.续命汤对局灶性脑缺血中风大鼠紧密连接相关蛋白(Zo-1)和水通道蛋白4(AQP4) mRNA 表达的影响[J].中华中医药学刊,2014,32(8):1983

詹淑玉,邵青,李正,等.生脉注射液中人参皂苷 Rg1、Rb1 在心肌缺血大鼠体内的药动学-药效学结合研究[J].中国中药杂志,2014,39(7):1300

张聪聪,金若敏.HPLC 法测定大鼠血浆中姜黄素的含量及其药动学研究[J].中国新药杂志,2014,23(15):1829

张会凯,刘亚敏,冀绪,等.参归益智方对阿尔茨海默病大鼠海马组织 VEGF、p-p38 MAPK 表达的影响[J].安徽中医药大学学报,2014,33(2):66

张建,龙建飞,邹海艳,等.黄连解毒汤有效部位对脑缺血半暗带区星形胶质细胞活化及 Cx43 表达的影响[J].中草

药,2014,45(13)：1876

张利军,白宇,侯郁青,等．三七三醇皂苷对局灶性脑缺血再灌注大鼠 GFAP mRNA 和蛋白表达的影响[J]．中医药导报,2014,20(6)：8

张声生,吴震宇,陈剑明,等．三七总皂苷改善高脂诱导脂肪肝大鼠模型氧化应激及胰岛素抵抗的研究[J]．中国中西医结合杂志,2014,34(1)：56

张双喜,史仁杰．薏苡附子败酱散对 TNBS 结肠炎模型大鼠 Treg/Th17 的影响[J]．世界华人消化杂志,2014,22(11)：1542

张天宇,张金超,刘妙,等．"通利大肠"对 COPD 模型大鼠肺组织 SP、VIP 含量的影响[J]．世界中医药,2014,9(4)：409

张万鑫,马婧怡,陈虹,等．松果菊苷对帕金森病大鼠纹状体及海马细胞外液中单胺类神经递质的影响[J]．中国药理学通报,2014,30(8)：1131

张伟,王国梁,朱雪,等．培土益金方对肺脾两虚型肺纤维化大鼠模型 IL-8 及 TNF-α 活性表达影响的研究[J]．中医药学报,2014,42(5)：24

张伟,张雪玲,朱雪,等．清金益肺汤对痰热蕴肺型特发性肺纤维化大鼠病理及免疫功能的影响[J]．江苏中医药,2014,46(7)：74

张伟,张雪玲,朱雪,等．清金益肺汤对痰热蕴肺型特发性肺纤维化大鼠发挥抗氧化作用的实验研究[J]．辽宁中医杂志,2014,41(8)：1556

张伟,张雪玲,朱雪,等．清金益肺汤对痰热蕴肺型特发性肺纤维化大鼠血管重塑的干预作用[J]．中国中医药科技,2014,21(4)：374

张伟,张雪玲,朱雪,等．清金益肺汤对痰热蕴肺型特发性肺纤维化大鼠肿瘤坏死因子 α 表达的干预作用[J]．中医药学报,2014,42(4)：82

张伟,郑建,朱雪,等．益气类中药对博莱霉素所致肺纤维化大鼠血管新生机制的影响[J]．中医药信息,2014,31(4)：85

张晓燕,马淑晶,徐亚洁,等．青蒿琥酯对人源肝星状细胞 LX-2 增殖、胶原产生以及 KLF6 表达的影响[J]．天津医科大学学报,2014,20(4)：257

张义伟,马江波,孙金萍,等．枸杞多糖对癫痫大鼠海马神经细胞增殖的影响[J]．神经解剖学杂志,2014,30(6)：693

张毅,李娟,苏韫,等．红芪黄酮对肺纤维化模型大鼠肺

组织转化生长因子-β1 表达及超微结构的影响[J]．中国中医药信息杂志,2014,21(3)：47

张玉莲,周震,刘爽,等．化痰通络方对急性脑梗死大鼠溶栓后脑微血管内皮细胞构成蛋白基因表达的影响[J]．中国实验方剂学杂志,2014,20(2)：157

张志敏,张艳淑,关维俊,等．槲皮素对矽尘致肺纤维化的干预作用及对 Prxs 蛋白的表达影响研究[J]．毒理学杂志,2014,28(6)：443

赵玲,胡昌江,耿媛媛,等．生、熟大黄及其在下瘀血汤中对热结血瘀模型大鼠血液流变学的影响[J]．药物评价研究,2014,37(2)：113

赵敏,周艳艳,陈会敏,等．加味参附汤对肾阳虚肺纤维化大鼠凋亡相关因子 caspase-3 和 Bcl-2 表达的影响[J]．新中医,2014,46(1)：178

赵兴洪,殷中琼,贾仁勇,等．川明参多糖及其硫酸化物对小鼠脾淋巴细胞增殖的影响[J]．中国免疫学杂志,2014,30(2)：213

郑丽,王浩,巴寅颖,等．莕菝总生物碱对 6-羟基多巴胺致帕金森病大鼠多巴胺能神经元损伤的保护作用研究[J]．中国中药杂志,2014,39(9)：1660

郑琳颖,潘竞锵,杨以琳,等．白芍总苷下调果糖-高脂诱导大鼠非酒精性脂肪性肝病 ERK1/2,TLR4 和 TRL9 蛋白表达的作用[J]．中国药学杂志,2014,49(24)：2168

周海云,李品军,王强,等．黄连解毒汤对丙戊酸钠在氯化锂-匹罗卡品致癫痫大鼠体内的减毒增效作用[J]．重庆医学,2014,43(6)：689

周倩,姚广涛,金若敏,等．商陆皂苷甲致肝毒性的研究[J]．中成药,2014,36(1)：14

周于禄,刘小云,刘世坤,等．苦参素对肝星状细胞 HSC-T6 增殖及端粒酶的影响[J]．中草药,2014,45(14)：2051

周震,张玉莲,张琳琳,等．化痰通络方对急性脑梗死大鼠 rt-PA 溶栓后 MMP-9 转录活化途径中 AP-1 与 NF-κB 基因表达的影响[J]．中国实验方剂学杂志,2014,20(15)：122

朱杭溢,裘生梁,陈武,等．白术水煎液对溃疡性结肠炎大鼠 Th 细胞相关因子的影响[J]．中国中医药科技,2014,21(2)：151

朱凯,赵欣,骞宇,等．散血草水提物抗胃溃疡的实验研究[J]．中国中医药信息杂志,2014,21(8)：63

朱凌倜,丁雪峰,付明强,等．芪苈强心提取物对缺氧大

鼠心肌微血管内皮细胞 VEGF 及 HIF‐1α 表达作用的研究[J].中国分子心脏病学杂志,2014,14(2)：887

朱晓斐,李江,王宝,等.阿魏酸钠对人动脉平滑肌细胞和内皮细胞作用的机制研究[J].现代生物医学进展,2014,14(16)：3046

朱映黎,张建军,黄银峰,等.白芍和赤芍对环磷酰胺致血虚小鼠的补血作用及对 IL‐3、TNF‐α 影响的比较研究[J].中华中医药杂志,2014,29(4)：1058

祝美珍,苏春寿,吴志敏,等.清热化瘀Ⅱ号方对大鼠脑缺血再灌注损伤 MMP‐2 及 MMP‐9 表达的影响[J].中华中医药杂志,2014,29(2)：582

左月明,蔡妙婷,张忠立,等.栀子提取物对异质性及多因性阿尔茨海默病模型大鼠空间学习记忆的影响[J].时珍国医国药,2014,25(9)：2055

（七）方 剂 研 究

【概　述】

2014年，有关方剂学的临床应用、实验研究和理论研究又有新的发展和进步，公开发表的论文约800篇。

1. 临床应用

（1）经方应用　张家林等报道了五苓散加味治疗2型糖尿病合并肥胖症的疗效观察。结果，治疗组（二甲双胍＋五苓散加味）和对照组（二甲双胍）总有效率分别为93.3％（28/30）、73.3％（22/30），组间比较，$P<0.01$。胡庆昌等报道了柴胡桂枝干姜汤治疗腹泻型肠易激综合征的疗效观察。结果，治疗组（西医治疗＋柴胡桂枝干姜汤）显效率为52.2％（12/23）、总有效率为95.7％（22/23），对照组（马来酸曲美布汀片＋双歧杆菌）分别为13.0％（3/23）、91.3％（21/23）。陈海涛等报道了柴胡桂枝干姜汤联合孟鲁司特钠片治疗咳嗽变异性哮喘的临床观察。结果，治疗组（孟鲁司特钠片＋柴胡桂枝干姜汤）临床控制率为33.3％（20/60）、显效率为26.7％（16/60）、总有效率为91.7％（55/60），对照组（孟鲁司特钠片）分别为8.3％（5/60）、13.3％（8/60）、53.3％（32/60），组间比较，$P<0.05$。

（2）时方应用　庞声航等报道了益气聪明汤加减治疗老年性痴呆（脾肾两虚型）临床研究。结果，治疗组（益气聪明汤加减）和对照组（盐酸多奈哌齐片）的总有效率分别为86.7％（26/30）、73.3％（22/30），组间比较，$P<0.05$；治疗前后两组评分比较，治疗组各量表评分均优于对照组（$P<0.05$）；表明本方可以改善脾肾两虚型老年痴呆患者的认知和日常生活能力，提高其生活质量。杨少军等报道了平胃胶囊治疗慢性萎缩性胃炎癌前病变（PLGC）的临床研究。结果表明，其能改善PLGC患者的临床症状和病理改变，改善胃黏膜血液循环，使黏膜再生加强并得到修复，同时抑制表皮生长因子和肠道特异性转录因子的表达，使癌前病变得到有效逆转。李丹报道了二仙汤合甘麦大枣汤治疗围绝经期综合征的疗效分析。结果，治疗组的治愈率为63.3％（19/30）、总有效率为86.7％（26/30），对照组（尼尔雌醇、谷维素、维生素 B_1）分别为53.3％（16/30）、73.3％（26/30），组间比较，$P<0.05$。

（3）自拟方应用　秦力等报道用补肾壮骨汤（炙黄芪、当归、川芎、川附子、䗪虫、鸡血藤、牛膝、五灵脂、炙甘草等）治疗强直性脊柱炎患者。结果，治疗组显效率为37.2％（16/43）、总有效率为86.1％（37/43），对照组（磺胺嘧啶）分别为23.3％（10/43）、72.1％（31/43），组间比较，$P<0.05$。张晓金等报道了天癸胶囊（生地黄、麦冬、知母、淫羊藿、黄精、当归、桃仁、石菖蒲等）治疗多囊卵巢综合征110例临床观察，对照组予盐酸二甲双胍。结果，天癸胶囊组改善月经情况的总有效率为74.6％（82/110），对照组为69.8％（44/63），组间比较，$P<0.05$。表明本方能明显改善月经周期、提高排卵率、减轻体重、降低雄激素水平、增强胰岛素敏感性、降低总胆固醇水平。

2. 实验研究

吴修红等报道了桂枝茯苓丸对子宫内膜异位大鼠的影响，结果本方高剂量组能明显降低大鼠腹腔液中白介素-6(IL-6)水平($P<0.05$),高、中剂量组能显著降低大鼠腹腔液中肿瘤坏死因子-α(TNF-α)含量水平($P<0.05$或$P<0.01$)。柴智等报道了逍遥散对雷公藤致急性肝损伤大鼠CD68、TNF-α的影响,结果本方能使大鼠的肝脏指数、血清丙氨酸氨基转移酶、血清门冬氨酸氨基转移酶及CD68、TNF-α含量明显降低($P<0.01$),表明本方对雷公藤所致急性肝损伤的保护作用可能与其下调CD68、TNF-α水平有关。安鹏等报道了升降散对脓毒症小鼠CD4[+]、CD8[+] T细胞的影响,结果本方对脓毒症小鼠6 h、12 h脾细胞中CD4[+]、CD8[+] T细胞与淋巴细胞的比例有不同程度的恢复,与脓毒症组有明显差异,表明本方可能对脓毒症初期小鼠淋巴细胞起到双向调节作用,从而对其细胞免疫紊乱起到免疫调控作用。李聪等报道了柴胡四君汤对肝郁、脾虚、肝郁脾虚模型大鼠性腺轴的影响,研究表明本方对三证均有不同程度的调节性腺轴功能,其中对肝郁脾虚证的性腺轴功能具有较为全面的改善作用,为中医疏肝健脾方与肝郁脾虚证具有较高的关联性得到了实验证据。

3. 理论研究

黄艳霞等从五脏生理功能浅谈方剂配伍及用药规律,指出以五脏生理功能特点进行的方剂配伍与用药,与君臣佐使配伍理论或气味归经配伍理论,有殊途同归之意,同样可以将理、法、方、药融为一体。苏光荣报道了由于方剂阴阳制衡的配伍,使机体的病理状态调节到阴阳平衡,如四逆散、半夏泻心汤、补中益气汤等方剂对胃肠运动具有双向调节作用;逍遥散对海马及杏仁核GAP-43和Nogo-A蛋白表达具有双向调节作用。曾勇等报道,路径分析数学模型显示麻黄和桂枝对于麻黄汤的发汗作用有较大贡献,合用后能增强发汗作用,并且显示出麻黄在全方发汗作用中的核心地位。徐笋晶等报道,方证之间数据量大,复杂度高,传统

的数据挖掘方法面对海量的中医数据显得力不从心。基于属性偏序表示原理的知识,运用属性偏序结构图能够全面地揭示证与证之间、方与方之间、方与证之间的精髓,其独有属性更能清晰地揭示出方证的特征症状。

(撰稿:王道瑞　审阅:王树荣)

【方剂配伍比例变化对药效影响的研究】

1. 对血糖和血脂的影响

王霜等研究表明,葛根:黄连不同比例(10:0、8:3、6:5、3:8、0:10)均能明显降低四氧嘧啶致高血糖小鼠模型和链尿佐菌素(STZ)复合高脂饲料喂养致糖尿病小鼠模型空腹血糖,降低STZ复合高脂饲料致糖尿病小鼠模型血清甘油三酯(TG)、总胆固醇(TC)含量,同时降低正常小鼠空腹血糖,其中降糖和降低TG、TC效果以葛根:黄连为3:8组疗效突出($P<0.01$),黄连单味药次之。陈广陆等研究表明,交泰丸1(黄连:肉桂=4:1)和交泰丸2(黄连:肉桂=2:1)干预组便空腹血糖及空腹胰岛素降低,口服葡萄糖耐量实验和血脂紊乱改善,丙二醛活性下降,超氧化物歧化酶及谷胱甘肽过氧化物酶活性升高,其中交泰丸2组降糖调脂及抗氧化应激效果较优。不同比例黄连配伍肉桂对2型糖尿病大鼠糖脂代谢及抗氧化应激的影响不同,其机制可能与黄连肉桂配伍后影响各自降糖成分的溶出及代谢等有关。

2. 对血管内皮的影响

阴永辉等研究表明,黄芪:当归不同配比(5:1、3:1、3:2)均可显著抑制对糖尿病模型大鼠血清单核细胞趋化蛋白、肿瘤坏死因子-α(TNF-α)、白细胞介素-6(IL-6)的表达($P<0.05$);且存在剂量相关性,其中黄芪:当归(3:2)大剂量组具有最佳保护血管内皮细胞的作用。郭良清等研究表

明,黄芪：当归(3:2)配伍对大鼠血管内皮损伤的保护作用效果更好,其保护机制可能与改善 NO、一氧化氮合酶水平有关。谢予朋等研究表明,络衡方不同配比(安息香:徐长卿=2:1、1:1、1:2)均能通过调节攻膜复合物 C5b-9,降低 TNF-α、IL-8、乳酸脱氢酶的分泌量,修复损伤的内皮细胞,发挥抗动脉粥样硬化的作用,其中和古书记载一样,安息香:徐长卿=1:1 的配比效果最为显著。

3. 对抗炎镇痛作用的影响

刘霞等研究表明,川芎:天麻(1:4)组能降低 NO、NO/内皮素、血栓素 B2/6-酮-前列腺素 F_{1a}(6-Keto-PGF_{1a})比值,升高 6-Keto-PGF_{1a} 含量,效果优于川芎:天麻(4:1、1:1)组,表明川芎:天麻不同配伍比例对肝阳上亢证偏头痛模型有药效学差异,其中以川芎:天麻(1:4)效果较好。周本宏等运用代谢组学方法考察不同配伍比例的天麻:川芎对偏头痛大鼠内源性物质代谢的影响。结果表明,代谢组学提供了反映机体整体状态的检测指标,与天麻:川芎(4:1)组相比,天麻:川芎(1:4)组使偏头痛大鼠内源性代谢表型向正常大鼠回归,其作用机制可能涉及氨基酸代谢及三羧酸循环等代谢过程。朱广伟等研究表明,白芍:炙甘草(1:1)组抗炎作用显著,并有一定的镇痛作用,醋白芍:炙甘草(1:1)组显示出明显的抗炎、镇痛效果,其次是醋白芍:炙甘草(1.5:1)组,而醋白芍:炙甘草(6:1)组仅显示微弱的抗炎作用,未显示出明显的镇痛效果。张雯等观察不同比例甘草配伍祖师麻对大鼠佐剂性关节炎(AA)模型的治疗作用。结果表明,祖师麻组、祖师麻甘草配伍组能够明显抑制 AA 大鼠体质量减轻的趋势,对抗 AA 大鼠足肿胀度及关节炎指数的增加,降低异常升高的血清 TNF-α、IL-1β 水平,改善关节病理组织变化,减少滑膜组织组织血管内皮生长因子、巨噬细胞游走抑制因子的表达,其中以祖师

麻:甘草(3:2)配伍组效果较优。唐迎雪等研究表明,马钱子配伍白芍较单用马钱子对大鼠 AA 模型的关节肿胀度有明显抑制作用,可使大鼠胸腺系数增大,脾系数减小,且可降低 AA 大鼠血清 NO 和丙二醛含量,升高超氧化物歧化酶水平,其中以马钱子:白芍(1:6)较佳。提示马钱子配伍白芍可防治 AA,并对免疫系统有保护作用,其作用机制可能与抑制前炎症细胞因子生成、抗氧化等有关。

4. 对肠道炎症的影响

刘兴隆等研究表明,在不同配伍比例的白术茯苓汤中,白术:茯苓(12:15、15:12、18:9)能显著降低脾气虚克罗恩病模型大鼠 TNF-α 与 IL-6 水平;白术:茯苓(15:12、18:9)能显著降低模型 IL-1β 和 IL-8 水平,说明该方可不同程度减少不同的 Th1 型细胞因子的分泌,从而减轻过度的炎症反应。白术:茯苓(12:15、15:12、18:9)能显著恢复模型 IL-4 水平,说明本方有可能通影响 IL-4 的分泌而恢复 Th1/Th2 分化的平衡。所以白术茯苓汤可调节 Th1/Th2 类细胞因子失衡而调控肠道炎症,白术:茯苓(15:12)剂量配比组作用最佳。

5. 对解热作用的影响

崔艳茹等探讨了麻杏石甘汤配伍对其解热作用的影响。结果表明,各配伍组与模型组比较,均能不同程度地抑制脂多糖诱导的大鼠发热($P<0.01$),血浆前列腺素 E_2 有不同程度的下降,体温反应指数有不同程度的下降。影响 TRI 的因素为,石膏>麻黄>苦杏仁与炙甘草的交互作用;麻黄与体温反应指数为负相关。方中石膏起主要解热作用,最佳配比剂量为,麻黄 0.6 g,杏仁 7.5 g,甘草 7.5 g,石膏 26.4 g。

6. 对子宫肌瘤的影响

三棱:莪术在临床中是相须配伍应用,最常见

配伍比例是 1：1、1：2、2：1。余成浩等研究表明，3 个配伍比例均可改变肌瘤子宫的结构、调节内分泌激素水平、改善病理组织学、降低雌二醇、孕酮的含量和抑制子宫肌层中 c - myc、wnt5b、β - catenin 基因蛋白产物的表达，对实验性大鼠子宫肌瘤病有明显的防治作用。其中以 1：1 的剂量效果较好。

7. 对免疫系统的影响

田昌平等研究表明，在修复血虚证小鼠模型肝、脾、左肾脏器方面，当归补血汤的配伍比例以黄芪：当归为 5：1 时效果最佳，能有效防止脏器继发性萎缩和退行性改变。

（撰稿：陈少丽　陈德兴　审阅：王树荣）

【当归补血汤的药效机制研究】

1. 补血活血功能

唐干益等研究了本方的促进骨髓间充质干细胞（BMSCs）的增殖作用。结果，对细胞作用 48 h 后，能明显促进 BMSCs 细胞周期进入有丝分裂期，抑制细胞的凋亡，并呈现明显的量效关系，表明本方对 BMCSs 增殖作用可能与促进细胞的有丝分裂及抑制细胞的凋亡相关。任德旺等研究表明，本方还能减轻盐酸苯肼介导的小鼠氧化性溶血，提高模型小鼠外周血的红细胞数量和血红蛋白含量。其作用机制可能与促进机体造血机能，增强红细胞抗氧化能力和拮抗氧化剂对红细胞的损伤有关。刘又文等研究表明，本方可有效增加气虚血瘀证模型大鼠 NO 和 6 -酮-前列腺素含量，减少内皮素-1 和血栓素 B_2 含量，这可能是其具有防治深静脉血栓的作用。

2. 修复内皮损伤

秦臻等研究表明，本方可促进人循环内皮祖细胞（EPCs）的增殖、迁移及成小管各项功能并上调细胞 Bcl - 2 mRNA 和 Bcl - 2 蛋白的表达，这将有利于 EPCs 增殖及 EPCs 参与受损内皮修复。

3. 保护心肌

徐厚谦等研究表明，本方含药血清可改善心肌能量代谢障碍，保护心肌细胞，其机制可能与其能够抑制肥大心肌细胞乳酸脱氢酶、琥珀酸脱氢酶活性和线粒体膜电位的病理性升高有关。

4. 调节免疫功能

刘涛等研究表明，本方能够上调脓毒症小鼠脾脏 Treg 细胞比例和 Foxp3 基因表达，不需要小鼠处于免疫被激活状态。本方对 Treg 比例的调节可能是通过直接或间接促进 Treg 的特异性转录因子 Foxp3 基因表达实现的。

5. 保护肝损伤

孙丽霞等研究表明，本方能显著降低免疫性肝损伤模型大鼠血清中丙氨酸转氨酶（ALT）、天门冬氨酸转氨酶（AST）水平，升高 SOD 水平，降低脂质过氧化物丙二醛含量，降低透明质酸、Ⅳ 和 Ⅲ 型胶原水平。提示本方对大鼠免疫性肝损伤有一定的防治作用，其机制可能与提高淋巴细胞亚群增殖能力、抑制脂质过氧化反应以及抗自由基损伤有关。郭涛等研究本方及其拆方影响肝脏血管新生的抗肝纤维化的药效特点。结果表明，本方及其拆方组白蛋白显著提高、AST 显著降低，本方合黄芪组 ALT 显著降低；各用药组肝组织强脯氨酸含量显著降低，血管纹理有不同程度的减少，窗孔数量增加；本方及其拆方组 SOD 活性显著升高，一氧化氮合酶活性显著降低，本方及黄芪组 NO 显著降低。表明本方及其拆方组具有抗肝纤维化及抗血管新生的作用，其机制可能与保护肝窦内皮细胞损伤、抗脂质过氧化有关，黄芪改善炎症、抗脂质过氧化及 NO 释放作用较为突出。

（撰稿：陈德兴　朱靓贤　审阅：王树荣）

【逍遥散的药理作用和临床应用】

1. 实验研究

（1）对急性肝损伤和肝纤维化的作用　李建民等报道，逍遥散能提高超氧化物歧化酶的活性，降低丙氨酸氨基转移酶、天门冬氨酸氨基转移酶水平，减少丙二醛含量，表明本方对 CCl_4 诱导的肝细胞损伤有保护作用。柴智等报道，逍遥散对雷公藤水煎剂导致的大鼠急性肝损伤也有防治作用，预防给药效果最好，其作用机制可能与其下调分化群68、肿瘤坏死因子 α 有关。张宁等通过代谢组学方法研究逍遥散干预肝损伤小鼠内源性代谢物的变化，推测其保护机制可能是清除自由基，抑制脂质过氧化，恢复部分氨基酸代谢、三羧酸循环等代谢通路。陈曦等报道，逍遥散能抑制 CCl_4 导致的大鼠肝纤维化，减轻肝细胞变性、坏死、炎性浸润，其作用机制可能是抑制胶原纤维蛋白的合成与分泌，清除自由基，减少脂质过氧化，促进肝细胞再生，加快肝细胞修复。张宁等运用代谢组学方法检测肝纤维化大鼠血清代谢产物，发现本方具有调节脂肪酸代谢、促进氨基酸生成等多方面作用，这可能是其改善肝纤维化的机制。

（2）抗焦虑和抗抑郁作用　赵宏波等报道，逍遥散具有调节大鼠焦虑样行为的作用，可增加焦虑模型大鼠的体重、自主行为和探索行为，降低大鼠的紧张度和对新环境的恐惧感。何敏等报道，逍遥散灌胃对抑郁模型大鼠有抗抑郁作用，其机制与提高血清单胺类神经递质水平、上调海马与皮质的5-羟色胺（5-HT）1A 受体 mRNA 和蛋白表达有关。

（3）对阿尔茨海默（AD）病的作用　王虎平等报道，逍遥散可改善 AD 模型小鼠的学习记忆能力，提高脑内胆碱乙酰转移酶的活性，降低乙酰胆碱酯酶及单胺氧化酶活性，从而提高神经递质水

平。赵唯贤等报道，逍遥散可使 AD 大鼠海马 CA1 区突触间隙变窄，突触后致密物厚度增加，提高模型大鼠的学习记忆能力。还可以上调 AD 大鼠蛋白磷酸酶-2A 表达并下调糖原合成激酶-3β 表达，抑制 $A\beta_{1-42}$ 诱导的海马 Tau 蛋白过度磷酸化。吴磊彬等报道，逍遥散灌胃后能显著改善模型小鼠的学习记忆能力，提升血清中 5-HT 和去甲肾上腺素的含量。

（4）对肝郁脾虚证模型大鼠的作用　李晓红等报道，慢性束缚应激肝郁脾虚证模型大鼠的结肠组织 P 物质（SP）和血管活性肠肽（VIP）在中枢和外周分布异常，而逍遥散对中枢和外周 SP、VIP 均有调节作用。臧知明等采用实时-荧光定量 PCR 方法检测慢性束缚应激肝郁脾虚证模型大鼠海马、杏仁核、胃、结肠组织脑肠肽酪神经肽（NPY）mRNA 的表达。结果表明，逍遥散对中枢和外周 NPY mRNA 均有调节作用。

（5）抑制骨细胞凋亡的作用　戴七一等以手术方法建立膝关节失稳型模型，驱赶行走 4 周，给药 8 周。结果表明，逍遥散可通过上调 Bcl-2 表达，下调 Bax、Caspase-3 与细胞色素 C 的表达，降低兔膝关节软骨细胞凋亡。

（6）调节内分泌的作用　刘海洋等报道，逍遥散能恢复去卵巢小鼠动情期，增加模型小鼠子宫重量及血清雌二醇水平，减轻子宫萎缩程度，表明逍遥散具有拟雌激素样作用。

（7）对胃肠运动障碍的影响　Li P 报道，C 型利钠肽和利钠肽受体 B 通路可在抑郁模型大鼠直肠组织表达升高，这可能是抑郁症伴有消化功能不良的一种机制，而逍遥散可以部分逆转上述异常。

2. 临床应用

（1）抑郁症　陈艳红等报道，帕金森病伴抑郁症患者在使用抗胆碱药物及左旋多巴类药物的基础上，治疗组加服逍遥散，对照组加服安慰剂。结果，4 周和 8 周后，两组汉密尔顿（HAMD）评分均

较治疗前有显著下降($P<0.05$);治疗组 4 周、8 周的总有效率分别为 48.0%(12/25)、79.2%(19/24),优于对照组的 20.0%(5/25)、32.0%(8/25)。郑春燕报道,以逍遥散加丹皮为基本方加减治疗围绝经期综合征伴抑郁症,对照组用帕罗西汀联合激素替代治疗。治疗 4 周,两组绝经期评分指数总评分较治疗前均明显下降($P<0.01$);总有效率观察组和对照组分别为 96.0%(96/100)、83.0%(83/100);两组 HAMD 评分较治疗前均显著下降($P<0.01$),观察组明显低于对照组($P<0.05$)。Man CF 等报道对 735 例抑郁症患者的治疗,与单用抗抑郁药相比,加用逍遥散可以减少患者的 HAMD 量表评分,而且没有严重的不良反应。表明逍遥散可以作为抑郁症的辅助治疗,并能减轻抗抑郁药物引起的失眠和便秘等不良反应。Tian JS 等应用核磁共振技术,对服用逍遥散的抑郁症患者尿液的内源性代谢产物进行动态分析,结果发现患者服用逍遥散期间,8 种代谢产物的变化与抑郁症状改善一致,因此这些代谢产物可以作为诊断抑郁症或评价药物疗效的生物标记物。Du HG 等也报道,逍遥散治疗围绝经期伴有抑郁症妇女的功能性消化不良亦有良好疗效。

(2)青少年失眠性亚健康 朱立华等对青少年失眠性亚健康患者在进行心理疏导、建立健康的卫生睡眠习惯和认知行为治疗的基础上,给予逍遥散加远志、夜交藤、合欢皮、酸枣仁等组成的方剂随证化裁,对照组不予中药方。28 d 后,实验组和对照组总有效率分别为 93.2%(41/44)、81.0%(34/42)($P<0.05$);停止治疗 14 d 后,两组失眠复发率差异明显($P<0.05$)。表明逍遥散加味在治疗青少年失眠型亚健康方面具有良好效果。

(3)肝郁气滞型乳腺癌 常彦祥等报道,对 48 例肝郁气滞型乳腺癌患者在常规化疗的基础上加用逍遥散,对照组 46 例仅用常规化疗。60 d 后,治疗组较对照组领域躯体功能、角色功能、情绪功能显著改善,恶心呕吐、疼痛等主要症状领域显著下

降;治疗组躯体化、强迫症状、抑郁、焦虑较对照组显著性下降。表明逍遥散有助于改善接受化疗的肝郁气滞型乳腺癌患者的心理状态,并显著提高其生活质量。

(撰稿:李瑞鹏 邓雪阳 瞿融
陈德兴 朱靓贤 审阅:王树荣)

【抗抑郁方剂的作用机制研究】

抑郁症的发病率逐年攀升,中药复方在抑郁症治疗中已经取得较好的临床疗效,并有良好的发展前景。

1. 调节下丘脑-垂体-肾上腺轴(HPA 轴)、下丘脑-垂体-甲状腺轴(HPT 轴)和下丘脑-垂体-性腺轴(HPG 轴)功能

胡霖霖等研究表明,百合逍遥散具有明显抗抑郁作用,其作用机制与调节抑郁模型大鼠的内分泌轴有关。百合逍遥散可以降低促肾上腺皮质激素(ACTH)和皮质醇水平,可以升高三碘甲状腺原氨酸水平和雌二醇水平、降低甲状腺素和促甲状腺激素水平、降低黄体生成素和促卵泡素水平。贾丹等研究表明,百合知母汤有很好的抗抑郁作用,其作用机制可能与调节抑郁症模型大鼠多靶点调节抑郁大鼠体内神经递质(提高血清多巴胺含量、降低 ACTH 含量)、抑制 HPA 轴亢进有关。李聪等研究表明,柴疏四君汤对肝郁脾虚证的性腺轴功能具有较为全面的改善作用。

2. 调节神经递质含量

马占强等研究表明,半夏厚朴汤能明显改善慢性应激所致的大鼠抑郁行为,其机制可能与上调海马内神经递质去甲肾上腺素(NE)、5 - HT 含量,增强机体抗氧化应激能力有关。白洋等研究表明,补阳还五汤能显著提高慢性应激抑郁模型大鼠海马组织中的 NE、多巴胺(DA)、5 - HT、γ-氨基丁

酸的浓度,其抗抑郁的作用机制可能与此相关。陈宝忠等研究表明,归脾汤各组及百优解组能提高抑郁模型大鼠体质量及行为学得分,提高脑内5-HT水平,对慢性应激性刺激大鼠有抗抑郁作用。王巍等研究表明,醒神开郁方能显著提高小鼠脑组织内单胺类神经递质NE、5-HT、DA含量,提示其抗抑郁作用的机制与增加脑内单胺类神经递质的含量,调节NE、5-HT和DA能神经的活性有关。

3. 保护海马神经元

王晓滨等研究表明,柴胡加龙骨牡蛎汤能通过提高慢性应激抑郁模型大鼠海马脑源性神经营养因子的表达而加强海马神经元的修复和再生,从而起到保护海马神经元的作用,减轻海马区病变。王氏等研究表明,坤宁安可以减轻模型大鼠Bcl-2及Bax表达的变化,减轻慢性应激所导致的模型大鼠海马细胞凋亡,这可能是其发挥抗抑郁作用的机制之一。乌吉斯古冷等研究表明,槟榔十三味丸能改善抑郁模型大鼠行为学异常及抑制慢性应激造成的大鼠海马神经元凋亡而发挥抗抑郁作用。陈利平等研究表明,一定剂量舒郁散可以减少慢性不可预见性轻度应激抑郁症(CUMS)大鼠脑组织肿瘤坏死因子-α水平,增强大鼠海马区神经肽表达,具有抗抑郁作用。

4. 调节神经递质受体功能

赵博等研究表明,抗郁散具有改善CUMS大鼠行为学变化的特征,能够下调大脑皮质5-HT$_{2A}$R活性,再平衡中枢5-HT$_{1A}$R、5-HT$_{2A}$R的功能,是其药效靶点之一。李乐军等研究表明,舒郁胶囊具有抗血管性抑郁作用,其作用机制可能与降低大鼠脑内5-HT$_{1A}$R,多巴胺2受体,α肾上腺素2A受体及和载脂蛋白E4表达有关。

5. 降低炎性因子

王椿野等研究表明,醒脾解郁方改善抑郁大鼠学习记忆的作用,可能与其降低抑郁模型大鼠血清、海马内IL-1β、IL-6、TNF-α炎性因子的作用有关。

6. 其他

佟海英等研究表明,对慢性应激抑郁模型大鼠灌胃槟榔十三味丸后,大鼠海马、前额叶皮层中腺苷酸环化酶(AC)活性、环磷酸腺苷(cAMP)和蛋白激酶A(PKA)含量均较模型组显著升高,表明其可以通过上调抑郁模型大鼠海马和前额叶皮层AC-cAMP-PKA信号通路而发挥抗抑郁作用。陈磊等采用代谢组学方法研究表明,CUMS模型大鼠尿液中甘氨酸和丙酮酸含量显著升高,醋酸、琥珀酸、2-氧化戊二酸和柠檬酸含量显著降低,复方柴归方超临界CO_2提取物能够明显调节CUMS程序引起的6种生物标志物的含量变化,使其恢复正常。提示复方柴归方超临界CO_2提取物可能通过调节能量代谢、脂质代谢和氨基酸代谢发挥抗抑郁作用。

(撰稿:陈德兴 朱靓贤 审阅:王树荣)

[附] 参 考 文 献

A

安鹏,钱义明,朱亮,等.升降散对脓毒症小鼠CD4[+]、CD8[+]T细胞的影响[J].上海中医药杂志,2014,48(11):78

B

白洋,王蕾,杨俊.补阳还五汤对慢性应激抑郁模型大鼠的抗抑郁作用[J].浙江中医杂志,2014,49(3):175

C

柴智，樊慧杰，王永辉，等．逍遥散对雷公藤致大鼠急性肝损伤的防治作用研究[J]．世界中西医结合杂志，2014，9(1)：27

柴智，樊慧杰，周文静，等．逍遥散对雷公藤致急性肝损伤大鼠CD68、肿瘤坏死因子-α的影响[J]．中医杂志，2014，55(6)：497

常彦祥，孙利平．逍遥散对肝郁气滞型乳腺癌患者心理状态及生活质量的影响[J]．陕西中医，2014，35(7)：779

陈宝忠，王璐，刘春秋，等．归脾汤对抑郁模型大鼠脑内5-HT及NE含量的影响[J]．中医药信息，2014，31(5)：14

陈广陆，付耳，董慧，等．不同比例黄连配伍肉桂对2型糖尿病大鼠糖脂代谢及氧化应激的影响[J]．中国中医急症，2014，23(10)：1776

陈海涛，刘忠达．柴胡桂枝干姜汤联合孟鲁司特钠片治疗咳嗽变异性哮喘临床观察[J]．新中医，2014，46(12)：54

陈磊，郑晓芬，高晓霞，等．代谢组学研究复方柴归方超临界CO_2提取物抗抑郁作用及其机制[J]．中国中药杂志，2014，39(14)：2744

陈利平，王发渭，孙志高，等．舒郁散对慢性应激抑郁大鼠行为及海马神经肽表达的影响[J]．中国中医药信息杂志，2014，21(4)：46

陈曦，牟璐璐，陈丹丹，等．逍遥散对肝纤维化大鼠模型抗纤维化作用及其机制研究[J]．中药新药与临床药理，2014，25(3)：241

陈艳红，陈敏．逍遥散治疗帕金森病合并抑郁症25例[J]．河南中医，2014，34(8)：1615

崔艳茹，屈飞，徐镜，等．配伍剂量变化对麻杏石甘汤解热作用的影响[J]．中国实验方剂学杂志，2014，20(6)：122

D

Du HG，Ming L，Chen SJ，Li CD．Xiaoyao pill for treatment of functional dyspepsia in perimenopausal women with depression[J]．World journal of Gastroenterology，2014，20(44)：16739

戴七一，黎强，郑铁牛，等．逍遥散对兔膝关节软骨细胞凋亡线粒体通路的影响[J]．中华中医药杂志，2014，29(1)：282

G

郭良清，张丽君，孔畅，等．不同配比黄芪当归对糖尿病大鼠血管内皮损伤的早期干预比较[J]．山东中医药杂志，2014，33(7)：576

郭涛，赵志敏，杨烁慧，等．当归补血汤及其拆方影响肝脏血管新生的药效特点及作用机制[J]．临床肝胆病杂志，2014，30(4)：324

H

何敏，刘金伟，龚锡平，等．逍遥散对嗅球摘除抑郁模型大鼠的抗抑郁作用机制研究[J]．中药药理与临床，2014，30(5)：14

胡霖霖，张永华．百合逍遥散对抑郁模型大鼠行为学及HPA-HPT-HPG轴的影响[J]．中医杂志，2014，55(19)：1676

胡庆昌，张凤敏．柴胡桂枝干姜汤治疗腹泻型肠易激综合征疗效观察[J]．新中医，2014，46(1)：62

黄艳霞，李冀，胡晓阳，等．从五脏生理功能浅谈方剂配伍及用药规律[J]．中医药导报，2014，20(2)：130

J

贾丹，陈迎春，陈丹，等．百合知母汤抗抑郁的药效研究[J]．北方药学，2014，11(8)：4

L

Li P，Tang XD，Cai ZX，et al．CNP signal pathway up-regulated in rectum of depressed rats and the interventional effect of Xiaoyaosan[J]．World journal of gastroenterology，2015，21(5)：1518

李聪，谢鸣，赵荣华，等．柴疏四君汤对肝郁、脾虚和肝郁脾虚模型大鼠性腺轴的影响[J]．中国中西医结合杂志，2014，34(6)：694

李丹．二仙汤合甘麦大枣汤治疗围绝经期综合征60例疗效分析[J]．辽宁中医杂志，2014，41(2)：287

李建民，王业秋，张宁，等．逍遥散保护受损肝细胞和抗肝纤维化的作用机理研究[J]．时珍国医国药，2014，25(3)：565

李乐军，李鑫，黄蓉，等．舒郁胶囊对血管性抑郁模型大鼠脑组织 5 - HT$_{1A}$R,D$_2$R,α$_{2A}$R 及 ApoE4 表达的影响[J].中国实验方剂学杂志,2014,20(13):160

李晓红,梁媛,谢宇晴,等.逍遥散对慢性束缚应激肝郁脾虚证模型大鼠 SP、VIP 基因表达的影响[J].中国中医基础医学杂志,2014,20(7):901

刘海洋,杨新顺,张宁,等.逍遥散对去卵巢模型小鼠雌激素样作用的实验研究[J].中成药,2014,36(10):2193

刘涛,黄瑞峰,王毅.当归补血汤对脓毒症小鼠脾脏 Treg 细胞比例、Foxp3 mRNA 表达的影响[J].山东医药,2014,54(30):26

刘霞,刘明平,毛禹康,等.川芎-天麻不同配伍比例水提物对大鼠肝阳上亢证偏头痛模型的影响[J].中药药理与临床,2014,30(6):93

刘兴隆,贾波,李晓红,等.白术茯苓汤不同配比在脾气虚克罗恩病大鼠模型 Th1/Th2 类细胞因子免疫失衡中的作用[J].时珍国医国药,2014,25(6):1319

刘又文,谭旭仪,陈献韬,等.当归补血汤对气虚血瘀证模型大鼠 TXB$_2$ 及 6 - keto - PGF$_{1α}$ 的影响[J].风湿病与关节炎,2014,3(8):29

刘又文,谭旭仪,高书图,等.当归补血汤对气虚血瘀证模型大鼠 NO、ET - 1 的影响[J].风湿病与关节炎,2014,3(10):10

M

Man CF,Li C,Gong DD,et al. Meta-analysis of Chinese herbal Xiaoyao formula as an adjuvant treatment in relieving depression in Chinese patients[J]. Complementary therapies in medicine,2014,22(2):362

马占强,李瑞鹏,李月碧,等.半夏厚朴汤抗抑郁作用——改善脑内氧化应激水平[J].药学与临床研究,2014,22(3):205

P

庞声航,康宝仁.益气聪明汤加减治疗老年痴呆(脾肾两虚型)临床研究[J].辽宁中医杂志,2014,41(5):967

Q

秦力,吴可沁,刘师良,等.补肾壮骨汤治疗强直性脊柱炎临床疗效及安全性评价[J].辽宁中医杂志,2014,41(9):1898

秦臻,黄水清,韦正新.当归补血汤对循环内皮组细胞功能及 Bcl - 2 表达的影响[J].北京中医药大学学报,2014,37(6):382

R

任德旺,叶淳淳,倪必辉,等.当归补血汤对药物介导小鼠氧化性溶血的疗效及作用机制[J].中国实验方剂学杂志,2014,20(16):135

S

苏光荣.浅论方剂配伍及双向调节作用[J].湖北中医药大学学报,2014,16(5):55

孙丽霞,方南元,周玲玲,等.当归补血汤及拆方对大鼠免疫性肝损伤的作用[J].南京中医药大学学报,2014,30(2):150

T

Tian JS,Peng GJ,Gao XX,et al. Dynamic analysis of the endogenous metabolites in depressed patients treated with TCM formula Xiaoyaosan using urinary 1H NMR - based metabolomics [J]. Journal of ethnopharmacology,2014,158:1

唐干益,詹晓敏,李敏,等.当归补血汤对小鼠骨髓间充质干细胞增殖的影响及作用机制[J].广东药学院学报,2014,30(5):612

唐迎雪,刘烨,梁晓东.马钱子配伍白芍对佐剂性关节炎模型大鼠抗炎免疫影响及其机制分析[J].山东中医杂志,2014,33(8):660

田昌平,陈召洋,赵瑞,等.当归补血汤不同配伍比例对血虚证小鼠脏器系数的影响[J].山东中医杂志,2014,33(10):839

佟海英,乌吉斯古冷,白亮凤,等.槟榔十三味丸对抑郁模型大鼠海马和前额叶皮层 AC - cAMP - PKA 信号通路的影响[J].中国中药杂志,2014,39(10):1946

W

王椿野,郭蓉娟,朱晓晨.醒脾解郁方对抑郁模型大鼠学习记忆行为及炎性因子水平的影响[J].北京中医药,2014,33(7):503

王虎平,邢喜平,张雯娟,等.逍遥散对阿尔茨海默病模

型小鼠学习及神经递质的影响[J].中国老年学杂志,2014,34(9):2468

王霜,赵兴冉,南星梅,等.基于基线等比增减设计法优选葛根-黄连抗消渴最佳配比[J].中国实验方剂学杂志,2014,20(20):128

王巍,王晓华.醒神开郁方抗抑郁作用的实验研究[J].中国药物应用与监测,2014,11(5):279

王晓滨,孔明月,孙荣华,等.柴胡加龙骨牡蛎汤对慢性应激抑郁大鼠行为及海马形态学的影响[J].中医药信息,2014,31(3):50

王晓滨,孙荣华,胡继平,等.柴胡加龙骨牡蛎汤对慢性应激抑郁大鼠海马BDNF表达的影响[J].中医药学报,2014,42(3):143

王晓滨,张玉丽,王秀霞,等.坤宁安对去卵巢抑郁模型大鼠海马Bcl-2和Bax表达的影响[J].中医药学报,2014,42(4):89

乌吉斯古冷,佟海英,斯日古楞,等.槟榔十三味丸(高尤-13)对慢性应激抑郁大鼠行为学及海马神经元凋亡的影响[J].中医学报,2014,29(6):835

吴磊彬,邱昕,陈国华,等.逍遥散对肝郁型拟阿尔茨海默病小鼠的影响[J].神经损伤与功能重建,2014,9(3):203

吴修红,马艳春,何录文.桂枝茯苓丸对子宫内膜异位大鼠腹腔液中IL-6和TNF-α水平的影响[J].中医药学报,2014,42(4):69

X

谢予朋,李秀敏,孙晓迪,等.络衡方不同配比组方对攻膜复合物C5b-9调节作用的研究[J].中医药导报,2014,20(5):1

徐厚谦,孙艳,孙樱丹.当归补血汤含药血清对血管紧张素Ⅱ诱导肥大心肌细胞能量代谢的影响[J].山东中医药大学学报,2014,38(5):472

徐笋晶,李赛美,刘敏,等.基于属性偏序表示原理的经方方证研究[J].燕山大学学报,2014,38(5):460

Y

杨少军,汪龙德,张晶,等.平胃胶囊治疗慢性萎缩性胃炎癌前病变45例临床研究[J].中医杂志,2014,55(20):1745

阴永辉,孔畅,张丽君,等.黄芪当归不同配比对糖尿病模型大鼠MCP-1、TNF-α、IL-6的影响[J].山东中医药大学学报,2014,38(4):375

余成浩,彭腾,杜洁,等."三棱-莪术"组分配伍对大鼠子宫肌瘤的影响[J].中国药理与临床,2014,30(3):104

Z

曾勇,邱一行,李睿,等.基于路径分析数学模型的麻黄汤发汗作用的配伍关系研究[J].时珍国医国药,2014,25(7):1747

臧知明,力强,李晓红.逍遥散对慢性束缚应激肝郁脾虚证模型大鼠NPY mRNA表达的影响[J].中华中医药杂志,2014,29(12):3995

张家林,裴瑞霞.五苓散加味治疗2型糖尿病合并肥胖症30例[J].辽宁中医杂志,2014,41(1):75

张宁,方衡,王雪,等.逍遥散对实验性肝纤维化大鼠模型干预作用的代谢组学研究[J].药物分析杂志,2014,34(4):588

张宁,杨祎楠,刘海洋,等.逍遥散干预肝损伤小鼠的代谢组学研究[J].中成药,2014,36(1):171

张雯,贡磊,周玲玲,等.不同比例甘草配伍祖师麻抗大鼠佐剂性关节炎的实验研究[J].中草药,2014,45(10):1418

张晓金,陈允钦,归绥琪,等.天癸胶囊治疗多囊卵巢综合征110例临床观察[J].中医杂志,2014,55(21):1835

赵博,王应德,吴大梅,等.抗郁散对CUMS大鼠大脑皮质5-HT$_{2A}$R基因表达含量的影响[J].中华中医药杂志,2014,29(10):3103

赵宏波,白晓晖,李晓娟,等.逍遥散治疗慢性束缚应激焦虑模型大鼠行为学评价[J].中华中医药杂志,2014,29(5):1669

赵唯贤,郭珍梅,王保伟,等.逍遥散对阿尔茨海默病模型大鼠海马CA1区及前额叶超微结构的影响[J].中国老年学杂志,2014,34(10):2776

赵唯贤,李高申,王保伟,等.逍遥散对阿尔茨海默病大鼠海马CA3区PP-2A,GSK-3β表达的影响[J].中国免疫学杂志,2014,30(5):623

郑春艳.逍遥散治疗围绝经期综合征伴抑郁的临床观察[J].浙江中医杂志,2014,49(7):490

周本宏,周静,吴丽宁,等.天麻-川芎对偏头痛模型大

鼠尿液内源性物质代谢的影响[J].中国实验方剂学,2014,20(3):104

朱广伟,张责君,汪萌.配伍组分、配伍比例对芍药甘草汤抗炎镇痛作用的影响[J].药学与临床研究,2014,22(4):323

朱立华,樊新荣,朱夜明,等.逍遥散加味治疗44例青少年失眠型亚健康临床疗效观察[J].中国中医基础医学杂志,2014,36(4):1006

四、养生与保健

【概 述】

2014年,有关中医养生与保健方面发表的论文约500篇,主要集中在养生理论、运动情志养生、食疗食养和治未病的研究等。

1. 中医养生理论

传统文化的"生生"思想蕴含着"运动变化,生生不息,万物合一"的理念,"生生"思想在《内经》中体现在"动静相宜,辨证养生;贵在质量,以人为本;天人相应,顺应自然",努力去营造一个稳定和睦、空气清新、食品健康、天人和谐的大环境才是人类得以幸福长寿的基本保障。刘焕兰基于《黄帝内经》"淳德全道"理论提出"全养生"概念。金英子等提出生态文明视角下健康管理的特点,即健康管理不仅关注个人的健康状况,而且综合考虑个人、家庭、社会、环境等因素,使人类健康与环境健康协调发展。

胡伟等介绍了李渔《闲情偶寄》中提出的行乐是养生之要义,养生之要在于"和心","心和则百体皆和","乐不在外而在心,心以为乐,则是境皆乐;心以为苦,则无处不苦。"认为养生需遵循事物变化发展的规律。李渔的养生思想是一种对抗现代焦虑的很好方式。

2. 运动、情志养生

丁娟等对运动养生中的辩证思想进行了研究,认为中医运动养生理论在指导人们进行运动养生时将人体看成是一个有机的统一体,综合人体整体的情况,合理选择运动方法。

中医情志养生理论与道家思想关系密切,古代圣贤常把修身养性作为第一要务,古人怡养心神的养生之道迄今仍值得我们借鉴。

3. 食养、食疗养生

李婉等报道,《黄帝内经》以五行学说为基础,提出食物分类方法,按食物的性味将食物归纳于五行中,并按照五行对应五脏的理论,调和人体阴阳气血,以达到养生食疗的作用。而且独具特色的"食复学说"和"饮食禁忌学说",是《黄帝内经》的两大贡献。王河宝等对清·章穆《调疾饮食辨》进行了研究,章穆擅长日常生活的饮食调理,认为饮食既可以安脏腑又可以祛百病,同时提出饮食的卫生及禁忌。食养强调"五脏兼养,脾胃为主",食治强调"未病先防,既病防变,饮食有节"。

4. 治未病理论的研究

中医治未病理论中的未病先防、既病防变、瘥后防复均是以健康为核心的,启示对疾病防控的主张由单因素向综合因素防控转变,主张在不同阶段,机体需采取具有针对性的预防保健措施,特别是在疾病萌芽初期,要采取防中有治的预防措施。

随着健康观念和医学模式不断发生深刻变革,人们正在回归到治未病传统健康文化的核心理念上来,中医药治未病健康服务产业面临前所未有的发展良机,治未病是最好的健康管理,广大中医人能随着经济社会的发展以及人们健康需求的新变化,发挥优势,不断完善"治未病"理论和方法,丰富其理论和科学内涵。不断创新"治未病"技术和产品研究,适时地将其运用到各类慢性病、疑难病、突发性疾病等的防治,以及社区健康服务之中,满足人们日益增长的需求。

5. 音乐养生

音乐具有中和之道,非常宜于平和身心,协调人与自然的关系;音乐具有调畅气机的作用,音乐能使过度的情绪得以调和。"百病生于气,止于音——通过听觉作用于人体;音乐振动与人体内的生理振动产生生理共振——通过触动觉作用于人体;用乐如用药——辨证施药、辨证施乐、辨证施术。"

音乐被用于治疗领域已有悠久的历史。《黄帝内经》以五音应五脏为核心,阐述了远古时代的音乐治疗思想。五音通过影响情志作用于五脏,从而改善健康。国外学者越来越重视音乐疗疾的研究,中医音乐疗法建立在传统哲学、医学的基础上,与现代音乐治疗学既有区别又有联系,音乐治疗在我国被人们熟知和认可的程度仍有待提高。

(撰稿:李奕祺　审阅:李灿东)

【中医养生理论】

林殷等就当前若干养生热点问题进行了分析,认为养生之热也引出了养生之乱,运用多学科方法,开展正本清源的文献梳理和理论研究,从学术价值、保健意义和适用范围表明:证伪食物相克、熊胆养生之谬误;纠正"足疗"治病、滥食人参和刮痧保健之偏差;辨析以形补形、野味和素食养生以及按季节调整五味养生之迷惑;提出仁智者寿、导引健身、食饮有节和起居有常的正确养生原则。徐飞鹏也对养生热进行反思,指出养生包含养身,养身是必要的,但过度养身则反映出一种病态的生活观念。从某种角度表明,身体第一的价值观贬低了

人的尊严,人们需要塑造全新养生观。

刘思鸿等将养生和旅游相结合,提出中医药养生旅游文化的新思路,认为受人口老龄化、环境恶化、工作压力大等因素的影响,开发养生度假旅游产品,如海南(袁曦报道)、云南(幸岭报道)、武夷山(林爱平报道)等地都在探索针对各自养生旅游文化的模式。

司富春等、申俊龙等、陈小平等、韩颖萍等指出,中医药养生保健体系应当作为"产业"、"行业"来专项运营,顺应市场,尊重规律,充分走市场化道路;应当从中医药医疗体系中分离、析出,明晰医疗和保健的不同属性特征;应当与医疗体系作严格的区分处理,防止保健效用与医疗效果的混淆和滥用,维护行业的信誉发展。

(撰稿:李奕祺　审阅:李灿东)

【治未病理论与应用】

"治未病"是中医药学的重要组成部分,是中华民族独特的健康文化,具有丰富的预防保健理念、内容和方法。在当代疾病医学逐渐向健康医学转变的趋势下,治未病中蕴含的诸多观念、认知、防治技术、生活行为方式等适应了人们的健康新需求。国家中医药管理局颁发的《中医预防保健(治未病)服务科技新纲要(2013～2020)》提出了系统整理和诠释中医"治未病"理论,建立理论框架体系,优化集成一批效果明确经济适用的中医预防保健方法和技术等四大主要任务。

李代翠认为,中医治未病的思想内涵:平素养生,防病于先;欲病救萌,防微杜渐;已病早治,防其传变;瘥后调摄,防其复发。对疾病防控的主张由单因素向综合因素防控转变,主张在不同阶段,机体需采取具有针对性的预防保健措施,特别是在疾病萌芽初期,要采取防中有治的预防措施。在治疗过程中需综合考虑患者多种影响健康的因素,在治疗疾病的同时兼顾到预防保健的作用,从而有效地

提高疾病的防控效率。

余皎莹等认为,应结合"治未病"理念开展健康管理服务。齐红敏等根据代谢综合征的病因病机,即饮食无节、过逸少动、情志失调、起居无常,导致气血阴阳失调,生痰化湿成瘀,通过贯穿于治未病全程的养生调摄法来调摄饮食、情志,适当运动,养成良好的生活规律,从而针对代谢综合征的病因起到防治的基础作用,这与西医提倡的一级预防有相通之处。钟梁等在慢性肺病康复治疗中,主要教育患者形成良好的生活饮食起居习惯,戒烟、饮食清淡、空气清鲜、水源清洁的生活环境是保护肺健康的重要条件。另外,治未病理论在防治溃疡性结肠炎(罗廷威等报道)、肛肠病(杨娜等报道)、肿瘤(董志斌等报道)、动脉粥样硬化(王净等报道)、类风湿性关节炎(袁作武等报道)、糖尿病(田麒等报道)、百合病(王维广等报道)、肛周脓肿(邓泽潭等报道)、更年期(张书河等报道)、认知功能障碍(谭国英等报道)、高血压(廖素梅等报道)、桥本甲状腺炎(崔云竹等报道)等疾病的治疗中都发挥了很好的作用。

申俊龙等通过对中文核心期刊有关"治未病"研究文献的分析与梳理,总结了"治未病"的发展源流、思想内涵、当代临床应用以及管理创新方面的研究现状,并基于文献分析提出了未来研究展望。

(撰稿:李奕祺 审阅:李灿东)

【中医食养食疗养生】

《黄帝内经》以五行学说为基础,结合生活膳食实践创造了"谷果畜菜",首倡中华民族基本的膳食模式。李婉等探讨了膳食宝塔的结构,分析中医食疗学与现代营养学之间的关系。中医食疗历史悠久,内容丰富,应用十分广泛,尽管中医食疗学与现代营养学的理论体系有所不同,但若将二者配合则可以达到优势互补的效果。"中国居民平衡膳食宝塔(2007)"是根据《中国居民膳食指南》的核心内容结合中国居民膳食的实际状况,把平衡膳食的原则转化为各类食物的重量,便于人们在日常生活中实行。张岩等介绍了《黄帝内经》中"五畜为益"的食养原则,对五畜的阴阳、五行属性与五脏、四时五味的对应关系及合理膳食五畜肉类进行了规律性探讨。

陈禹等介绍了《寿亲养老新书》食疗方的特点,例举老人常见疾病16种,对每种疾病进行了辨证分型,给出具体的食治方。针对老年人饮食心理、饮食特点,提出了既可迎合老年人意愿又不伤及其身的食疗方法。梁润英等介绍了《养老奉亲书》食疗方的特点及运用,通过论述老年人的生理功能、心理特点、善恶喜好,提出食疗为重、食胜于药、辨证施膳的思想,并就食疗方的组成、制作、用法、禁忌等进行了具体的论述。

张晓琳等和王旭昀等认为,中医食疗学和现代营养学应该结合双方的优势,为人们的饮食提供更加科学合理的指导方案,进入现代营养学与中医食疗学并用的新时期。传统美食在食物取材上的药食同源;服用上讲究"辨体辨证施食",以达"五味调和",调配上注意谷果畜菜合理搭配,坚持"食饮有节"的原则。

王靖博等对药膳食疗剂型进行了研究,认为要根据病情的需要、药食的性质以及施膳方法将原料药食进行加工制成剂型。正确地使用药膳食疗剂型,有助于更好地发挥乃至增强治疗效果。

(撰稿:李奕祺 审阅:李灿东)

【运动情志养生】

1. 运动养生

运动养生时应将人体看成是一个有机的统一体,综合人体整体的情况,要合理选择运动方法。运动养生要因人、因地、因时而异,并要求动静合一,形神合一,强调精神与躯体生理的辨证统一。

虽然传统运动养生的相关研究起步较晚，但逐渐受到了人们的重视。如代金刚等研究了八段锦导引法对脏腑功能改善的作用，张鹏程等研究"五禽戏"健身功效的作用，安汝杰等以西方现象学基本方法来解读太极拳养生的形躯观和养生观，都阐释了太极拳的养生思想和弘扬了太极拳的养生实践。

运动养生抓住精、气、神"三宝"，调意识以养神；以意领气，调呼吸以练气，以气行推动血运，周流全身；气导形，通过形体、筋骨关节的运动，使周身经脉畅通，营养整个机体。对缓解亚健康状态具有重要意义。黄宗著等介绍了中医运动养生缓解高校教师亚健康状态，潘倩仪报道了中医养生保健操改善体质等。

2. 情志养生

欧阳波等介绍了《内经》情志养生理论与道家思想的关系，认为两者关系密切，道学在情志养生理论形成及发展过程中发挥了重要作用。情志养生理论要求通过自己对外界客观环境或事物情绪反映的自我调节和转变自己错误的思维方式，将心情调节到最佳状态。情志养生理论已逐步发展成为一个专业方向，它的整体性、全面性、实用性等特点决定了情志养生理论将是未来养生所关注的热点之一。白世敬等则介绍了道学对中医情志养生理论形成及发展的影响，认为道家养生追求顺应自然，遵循规律。

3. 音乐养生

周雪认为音乐养生是运用丰富有序的声音组合体来满足人的听觉感性需要与表现内心感受需要，以维持心态平和，配合饮食起居等合理手段来保养生命的方法。中医五行音乐疗法来源于《黄帝内经》之五行理论，用于情志护理具有深厚的理论基础和可操作性。如胡素敏对中医音乐疗法理论和音乐选曲进行了研究，张辉等介绍了五行音乐疗法在中医情志护理中的应用，顾秋鸿介绍了五行音乐疗法在亚健康领域中的广泛应用等。

（撰稿：李奕祺　审阅：李灿东）

［附］　参　考　文　献

A

安汝杰，刘晓燕．太极拳养生的现象学论释——从现象学方法悬置的角度［J］．武夷学院学报，2014，33（2）：90

B

白世敬，李峰，刘燕，等．道学对中医情志养生理论形成及发展的影响［J］．中医杂志，2014，55（8）：642

C

陈小平，孙相如，何清湖．中医养生文化产业发展的瓶颈及对策研究［J］．湖南中医药大学学报，2014，34（4）：62

陈禹，杨勤兵，李晓雯，等．《寿亲养老新书》食疗养生思想探析［J］．辽宁中医药大学学报，2014，16（5）：130

崔云竹．治未病思想在桥本甲状腺炎治疗中的应用［J］．陕西中医，2014，35（9）：1219

D

代金刚，曹洪欣．八段锦导引法对脏腑功能改善作用的研究［J］．中国中医基础医学杂志，2014，20（4）：440

邓泽潭，邓萍萍，嵇娟丽．基于"治未病"理论在防治肛周脓肿中的运用［J］．中医药临床杂志，2014，26（9）：968

丁娟，陈涤平，李文林．试析中医运动养生中的辩证思想［J］．浙江中医药大学学报，2014，38（5）：657

丁娟，李文林，陈涤平．中医运动养生研究进展概述［J］．光明中医，2014，29（2）：415

董一帆，张光霁．论"生生"在《内经》养生思想中的体现及其对现代养生学启示［J］．浙江中医药大学学报，2014，38（4）：389

董志斌,陈玉龙,吕翠田.中医治未病思想与肿瘤疾病的防治应用[J].中医研究,2014,27(9):1

G

顾秋鸿.音乐治疗在都市人心理亚健康领域中应用[J].辽宁中医药大学学报,2014,16(5):135

H

韩颖萍,王明.中医养生保健在我国的发展现状及思考[J].世界中西医结合杂志,2014,(9)9:998

胡素敏,张琼.中医音乐治疗的选曲原则[J].江西中医药大学学报,2014,26(1):25

胡素敏.中医音乐治疗的理论基础探讨[J].中华中医药杂志,2014,29(10):3080

胡伟,刘琴.李渔的养生思想[J].中国民康医学,2014,26(18):97

黄宗著,程茜.浅谈中医运动养生缓解高校教师亚健康状态[J].湖北中医杂志,2014,36(1):71

J

金英子,郑毅,赵红梅,等.生态文明视角下健康管理模式的思考[J].医学与社会,2014,27(12):7

L

李代翠.中医治未病理论对疾病防控的启示和应用价值[J].中医临床研究,2014,6(5):128

李婉,李艾芯.从中医食疗学角度探讨"中国居民平衡膳食宝塔(2007)"[J].内蒙古中医药,2014,33(17):158

梁润英,娄梦,乔帅.《养老奉亲书》食疗方的特点及运用[J].中国中医药现代远程教育,2014,12(19):91

廖素梅,陈燕,晏小艳,等.治未病理念在社区高血压管理中的应用[J].中国中医药现代远程教育,2014,12(19):131

林爱平.武夷山旅游转型选择——养生度假旅游[J].武夷学院学报,2014,33(1):43

林殷,靳琦,闫兴丽,等.当前若干养生热点问题的辨析[J].北京中医药大学学报,2014,37(9):581

刘荣福,刘焕兰.刘焕兰教授"全养生"思想剖析[J].长春中医药大学学报,2014,30(3):435

刘思鸿,李建鹏,安欢,等.中医药养生保健旅游发展探

析[J].国际中医中药杂志,2014,36(5):393

罗廷威,黄瑞凝,陈淑婉."治未病"理论在防治溃疡性结肠炎中的应用探析[J].内蒙古中医药,2014,33(18):134

O

欧阳波,翟双庆.《内经》情志养生理论与道家无为思想[J].新中医,2014,46(10):224

P

潘倩仪.中医养生保健操改善国民体质的效能[J].中国中医药现代远程教育,2014,12(10):144

Q

齐红敏,郭宏敏.中医治未病之养生调摄法在防治代谢综合征中的应用探讨[J].河北中医,2014,36(4):598

S

申俊龙,马洪瑶,徐浩,等.中医"治未病"研究述略与展望[J].时珍国医国药,2014,25(6):1468

申俊龙,彭翔.中医药健康服务业的发展模式与策略探讨[J].卫生经济研究,2014,(8):24

司富春,宋雪杰,高燕.我国民间中医养生保健技术的挖掘与规范[J].中医研究,2014,27(8):4

T

谭国英,国桂云,于向东,等.浅淡中医治未病理论对轻度认知功能障碍的三级预防[J].河北中医,2014,36(5):685

田麒,高爱洁,刘玉伏.中医治未病结合健康管理干预对糖尿病前期人群的影响[J].西部中医药,2014,27(8):5

W

王河宝,曹征.章穆饮食服饵养生研究[J].中国中医基础医学杂志,2014,20(2):156

王净,宋亚妮,李争絮."治未病"在动脉粥样硬化的防治中的应用[J].内蒙古中医药,2014,33(9):141

王靖博,翟烨,田文杨,等.药膳食疗剂型浅议[J].国医论坛,2014,29(1):65

王强."体质"研究必须首先定位[J].陕西中医学院学报,2014,37(4):12

王维广,李成卫,王庆国.基于"治未病"理论的《金匮要

学术进展

略》百合病诊治思路分析[J].环球中医药,2014,7(10):774

王旭昀,张宏,刘铜华.传统美食的养生内涵[J].长春中医药大学学报,2014,30(5):946

X

幸岭.云南省康体养生旅游开发研究[J].楚雄师范学院学报,2014,29(5):102

徐飞鹏.养生热反思[J].体育文化导刊,2014,(3):57

Y

杨娜."治未病"思想在肛肠病中的应用[J].陕西中医,2014,35(2):206

余皎莹,翁丽丽.结合"治未病"理念开展健康管理服务初探[J].内蒙古中医药,2014,33(35):137

袁曦.海南养生旅游文化的开发与推广[J].今日海南,2014,(4):35

袁作武,袁作文."治未病"思想在类风湿性关节炎中的应用[J].中国民间疗法,2014,22(11):5

Z

张辉,张先庚,王红艳,等.五行音乐疗法在中医情志护理的应用[J].中国疗养医学,2014,23(12):1077

张鹏程,兰崴."健身气功·五禽戏"健身功效作用研究述评[J].辽宁中医药大学学报,2014,16(4):103

张书河,郭爱银.基于四柱学理论的更年期多汗病机与治未病研究[J].湖南中医杂志,2014,30(8):6

张晓琳,朱方石,王小宁,等."食饮有节"与现代膳食养生[J].中医杂志,2014,55(22):1913

张岩,张焱.论《黄帝内经》中"五畜为益"的食养原则[J].中国中医基础医学杂志,2014,20(8):1029

钟梁,郑放超,张俊琦,等.中医治未病理论在慢性肺病康复治疗中的应用[J].西南国防医药,2014,24(3):342

周雪.音乐养生本质探究[J].池州学院学报,2014,28(4):112

五、医　史　文　献

（一）古　籍　文　献

【概　述】

2014 年,古籍文献方面发表的论文约 400 余篇,涉及的内容广泛,形式多样,研究深入,尤其在古籍文字训诂、古籍版本源流、古籍临床应用及古籍研究方法等方面取得了一定的进展。

1. 古籍文字训诂

段逸山认为,中医古籍从数量上来说,可谓汗牛充栋;从时间上来说,则上至先秦两汉;从词语的组成来说,不仅多有专业术语,更多普通词语。中医古籍宜为辞书编写者不可或缺、亟待取用的词语库。有鉴于此,并有鉴于《汉语大词典》原版之失察,建议修订时宜多关注古代医籍,从中吸纳必要的营养。

陈竹友认为对"医者意也"之诠释,众说纷纭,见仁见智,主要见解有四种,分别是:深谙其理,临机应变;周察缜思,参合而治;只能意会,不可言传;意乃妄意,不可言医。日·吉益东洞《古书医言》:"医者意也"当源于《子华子》。《子华子》原文为"医者,理也;理者,意也"。这即是"医者意也"的来源。

林乾良对甲骨文中的"疾"字进行了考证、分析,认为今日我们通称疾病,商代只叫疾。从传世文物看来,甲骨文与两周金文均无病字,古陶文中亦无之,古玺文中疾字有 14 见之多,病字只 1 见。到秦汉时,病字已较多应用了,汉印中即有 7 见。字形可见从"篆向隶、楷移形"的情况。因此认为病字为后起的文字。

《说文解字》:"病,疾加也。从疒,丙声。"看来,病字的确属形声字范畴。以后,虽疾病连称,但必先疾而后病,绝无另外的例子,这都表示病为疾加重之意。后来,《玉篇》也释病为"疾甚也"。

2. 古籍版本、源流研究

河南白河书斋晁会元于 2008 年收藏的《本草纲目》金陵版重修本(制锦堂本),于 2010 年入选国家第 3 批珍贵古籍名录。郑金生发现,该书扉页虽题为"江西原板",但绝大多数书叶系金陵本原版重印,仅数十叶系补刻,其中包括增刻的江西本二序及李建元进表等。该本重修年代当在江西本(1603)之后,具体年代有待与另一金陵本重修本(摄元堂本)详细比较后才能论定。

焦振廉认为,中医古典文献的发生与临床需求、学术进步、学术积累、学术授受以及医学教育密切相关。临床需求是医学发展的动力,也是医学文献产生的根本原因。中医学术进步与学术积累是中医古典文献发生的内在动因。学术授受与医学教育的需求是新医学文献产生的重要因素。

杨奕望对明代藩府编刻医籍进行了考证,发现明代藩府刊刻的图书数量众多,品质精良,成为明代刻书的一个显著特色,其中编刻的医学典籍多达 50 余种。明代各地宗藩,或源于自身羸弱,或忧于孝亲疾患,或避难韬光养晦,或心存济世惠民,时常亲自主持编纂医著,或授命府中良医辑录方药,或资助名医刊刻验方。明代藩府所编刻的医籍,校勘精审,刻雕精细,不少已经成为当今的珍本、善本。这对于传统医药文化的传承、发展起到积极的推动和促进作用。

杨东方等认为,在编纂《四库全书·医家类》的过程中,藏书家及藏书楼发挥了极大的作用,他们呈送的典籍占著录、存目医籍的1/4左右。既保证了著录、存目医籍的数量,也保证了著录医籍的质量。而《四库全书》编纂完成后,藏书家又积极传抄、刊刻其中的医籍。藏书家对《四库全书·医家类》的编纂及四库医籍的传播都起了极大的作用。

3. 古籍临床应用

陈陌等对《察病指南》与《人元脉影归指图说》的怪脉图进行了对比研究,指出怪脉是中医脉学的重要组成部分,然而就脉象而言,由于脉诊的主观因素过多,因此对其研究多停留在语言描述阶段,一些古代医家在著书时尝试用二维图形来描绘脉象,使其更为直观化。《察病指南》载有"七死脉"图,《人元脉影归指图说》载有"十六怪脉"图,通过对二者的比较可以找出古人绘制怪脉图的特点:一是数量甚少,二是含义复杂。

刘晓芸等认为,《古今医统大全》对中医之脾的相关理论进行了初步探讨,突出脾作为后天之本、气血生化之源的重要性。根据中医学的辨证论治,临床上脾病均需结合脾的生理特性、生理功能等不同角度进行辨证。脾胃同居中焦,以"平"为安,而脾主升、胃主降,故在脾病的防治过程中需要配合和降胃气等方法以提高临床疗效。

黄运秋等对《本草纲目》治疗脾胃病的学术思想进行了研究,认为《本草纲目》除了在药物学上具有巨大成就外,对临床各科疾病的防治也有很深的造诣。李时珍治疗脾胃病的学术思想主要概括为:病症归纳,影响深远;辨证用药,方简验廉;注重食疗,丰富疗法;阐述经意,启迪后世。

4. 古籍研究方法

赵艳等通过考古发掘相关文献初步分析中医药的起源。通过计算机检索中国知网、维普科技期刊、万方数据库和相关全文数据库中收录的1930年1月至2010年12月间公开发表的考古发掘报告,手工检索1921年起出版发行的《中国二十世纪通鉴》《中国考古学年鉴》《国学季刊》《考古学报》等相关文献,将其中有关新石器时代及夏、商、周时期中医药起源的相关文献建立数据库,对纳入文献的发表时间、涉及地区、涉及遗址所属文化分布进行统计分析,结果发现中医药起源于黄河及长江中下游流域地区,且不晚于新石器时代。

陈玥舟等认为,面对新发疾病,中西医理论体系和病名的差异是中医临床借鉴中医古籍筛选治疗方案的严重障碍。以生物学功能为基础的症状当是联系西医病与中医证之间的纽带。通过建立以生物学功能为基础的中医古籍疾病知识挖掘方法,从文献记录、现代药理学反推以及建立实验模型3方面综合考虑,可解决当今中医临床面对新发疾病和优势病种采用西医病名而不能利用中医古籍疾病诊疗经验的难题。同时,以生物学功能为基础的中医古籍疾病知识挖掘方法将为新药的开发提供从古籍文献到药理研究的平台。

(撰稿:向楠 审阅:王健)

【出土涉医文献研究】

滕杨对老官山出土的医简作了相关报道。老官山汉墓出土920余支竹简和50枚木牍(共约2万字),根据竹简形制、摆放位置、叠压次序和简文内容,可分为9部医书,除《五色脉诊》外皆无书名。出土的竹简内容涉及内、外、伤、妇、五官各科,还有治疗马匹的兽医书。老官山医简成书时间介于马王堆医书和《黄帝内经》之间,医药内容比马王堆医书更加成熟,几乎无巫术成分。周波针对《马王堆汉墓帛书[肆]》释文和注释中所存在的问题提出了一些新的看法。丁媛等从外感六淫、七情内伤、跌打损伤、冻伤烧伤、虫兽所伤、药物中毒、鬼神作祟六个方面,对简帛文献中涉及病因内容的条文进行归纳分类、举例说明、考释分析。程文文等通过分析,发现简帛医籍中记时方式为太阳记时法和十二时记时法;记日方式为干支记日法;记月方式是"数词＋月";记年方式主要包括"数词＋年"和"数词＋岁"。庞境怡等从出土情况、研究现状、学术价值三方面对简帛文献中的外科学、骨伤科学加以综述。赵争对马王堆古脉书出土 40 年来的研究成果进行梳理,发现除了对古脉书进行整理及释读工作外,基于马王堆脉书并结合相关的传世文献,在语言文字、经络理论、古书成书以及其他相关方面开展的研究也取得显著成果。魏一苇等认为马王堆养生理论的研究目前针对《导引图》大致分为体育健康、性养生、起居饮食三条研究主线进行。焦振廉对 20 世纪出土秦汉医书及当时医学状态、早期医书的形成、经整理后的出土医书所反映的文献内容进行讨论,认为春秋战国至西汉,医巫并存是医学的常态,医书内容古朴而简略,医巫混杂,以方药为主,理论简略且单薄;医书形成与古时"采诗"制度和文献整理有关;经整理后的出土秦汉医书反映的文献内容有编纂目录、收集编述、分类归属、规则行文等。

沈澍农认为俄藏敦煌残卷 ДХ11538a 当为《难经》古传本片段。刘英华认为敦煌本藏文医书 S. t. 756 残卷是最早记载唇裂整复术的藏文医书,并考察了藏医唇裂整复术的历史源流,就其与阿尤吠陀和中医古文献中的相关记述做初步比较研究。朱若林等对敦煌文献 S. 202 中 6 条疑难字词进行考释。姚美玲等对敦煌道家医方残卷 P. 4038 进行校补。王凤仪等分析了敦煌医药文献中涉及治疗面上黑的 6 首古医方和以祛风药、芳香药、活血药、润肤药及白色药组成的羊髓面脂肪的组方含义,探讨各方祛斑美容功效之机制。梁松涛认为,《俄藏黑水城文献》ИНВ. NO. 911 所藏西夏文医方为消积冷之"豆冰丹",组方为"硇砂、零香、白椒、附子、青盐、巴豆"。

(撰稿:丁媛　审阅:王健)

【中医药古籍保护与利用研究】

王兴伊基于《眼科正宗原机启微》《医经余论诊家索隐》两部书的校注,对中医药古籍保护与利用的新方法进行了探索,指出应利用现代电子网络新手段、新方法进行系统研究,并运用多种方法对作者的生平、籍贯、著述等内容进行研究和考证。

于本性等对《医学五则》的版本情况进行了调研、总结,并以此探讨了中医药古籍保护和利用的相关问题,指出该项工作应该重视古籍的再生性保护与资源的共享,对于部分图书馆古籍保护的职能应该合并,最后提出古籍的保护和利用还应该进行更大范围的普查。

杨金萍等认为,明周王府《袖珍方》由朱橚主持编撰,曾刊刻过两次,一次是初刻,为洪武二十四年辛未(1391)八月,另一次重刊,为永乐十三年乙未(1415)春。其成书有特殊的历史背景,与朱橚被贬云南有关,在编刊及流传过程中,由于各种著录及版本差异造成撰著者的混乱,其作者被认为是朱橚或李恒,甚而被误认为明代熊宗立或王永辅。

宋建平等认为,清代沈明宗《沈注金匮要略》对《金匮要略》原文顺序进行了调整,按照病证等分门别类排列,注解每段多首先概括原文主要内容,病证注解之末总结《金匮要略》所论,类似小结,对学习《金匮要略》,掌握辨病辨证论治带来很大方便。沈明宗不仅注释《金匮要略》原文词句,而且结合自己的体会加以阐发、引申、校正讹误、补缺存疑;对原书中林亿等在篇末所附之方也进行了注解并移至相应病证的正文之末。

杨鸿等认为,《鸿飞集论眼科》与《眼科龙木论》和《银海精微》有渊源关系,三者都属于早期眼科著作。该书详细地介绍眼病的病因、病机、治法和方药,具有如下特点:以五轮八廓论总属,以五脏为中心阐释病机,图文并茂描述眼疾,内外兼施治疗病症,方剂剂型非常丰富,包括了汤、丸、散、膏、吹药等多种剂型。

鲍晓东指出,杨凤庭《弄丸心法》乃杨氏一生医学理论与临床实践集成之作。该书诊法首重脉诊,力推"七诊大法",治疗伤寒效法孙思邈,且在治疗方法上有所发挥,对于失血病症的治疗,初起重视肝脾,随后重视补阴健中。对于虚劳病症重视心肾脾肝,提出治疗把握时机灵变。总之,该书强调脉理,主张疾病的产生概由患者的正气亏虚所致,故治疗尤其注重补虚,特别擅长失血、虚劳等虚损性疾病的治疗。善于博采各家学说之长,诊治体现行方智圆之旨,颇具临床价值。

程磐基认为,宋代韩祗和今本《伤寒微旨论》之外的佚文,散见于明代刘纯《伤寒治例》、朱橚《普济方》、王肯堂《伤寒证治准绳》、汪机《伤寒选录》、张卿子《张卿子伤寒论》,清代陆懋修《伤寒论阳明病释》、沈金鳌《伤寒论纲目》等医著中。经比较对照,有些确属韩氏佚文,而有些属《伤寒论》原文的注文,难以排除韩祗和或著有除《伤寒微旨论》之外的医著。沈金鳌《伤寒论纲目》所谓的韩氏注文,大多为张冠李戴,需要正本清源,有些文字尚无出处,需进一步考证。

刘娟认为,清代赵濂《内外验方秘传》上下卷完成于清光绪十一年,附卷"霍乱痧症挈要"完成于光绪二十一年,全书初刻于光绪二十一年。上卷内科验方共十四门,下卷外科验方一门,载汤液类、丸散类等验方三百多条,汤液类大多不设方名。赵濂处方重视运气,因病立方,内服药尊王道,外用药尊霸道,药不讲究贵重,主要面向平民。

（撰稿：向楠　审阅：王健）

［附］ 参 考 文 献

B

鲍晓东.杨凤庭的《弄丸心法》及其医学思想[J].中医文献杂志,2014,32(3)：14

C

陈陆,沈澍农.《察病指南》与《人元脉影归指图说》怪脉图对比研究[J].中国中医基础医学杂志,2014,20(6)：712

陈玥舟,朱建平.以生物学功能为基础构建中医古籍疾病知识挖掘方法[J].中华中医药杂志,2014,29(3)：810

陈竹友."医者意也"议[J].中医药文化,2014,9(1)：45

程磐基.韩祗和佚文佚书探讨[J].上海中医药杂志,2014,48(9)：27

程文文,张显成.简帛医籍时间系统探究[J].毕节学院学报,2014,(10)：115

D

丁媛,张如青.论出土简帛文献中的病因思想[J].中华医史杂志,2014,44(2)：67

段逸山.《汉语大词典》失察举隅——兼说辞书编纂宜关注中医古籍[J].中医文献杂志,2014,32(3)：26

H

黄运秋,唐梅文,陈先翰,等.略论《本草纲目》治疗脾胃病的学术思想[J].江苏中医药,2014,46(6)：12

J

焦振廉.论出土秦汉医书与早期文献整理[J].陕西中医学院学报,2014,37(2)：5

焦振廉.论中医古典文献产生的基本原因[J].陕西中医,2014,35(6)：750

L

梁松涛.黑水城出土西夏文古佚医方"豆冰丹"考[J].贵阳中医学院学报,2014,36(2)：5

林乾良.论甲骨文"疾"字[J].中医药文化,2014,9(1)：41

刘娟．赵濂《内外验方秘传》述略［J］.山东中医药杂志，2014,33(10)：857

刘晓芸,张国霞,孟静岩,等．中医之脾与《古今医统大全》脾病证治［J］.吉林中医药,2014,34(10)：1074

刘英华.从敦煌藏文写本看藏医唇裂整复术［J］.中国藏学,2014,(2)：171

P

庞境怡,张如青.简帛医书外科学、骨伤科学研究概述［J］.中医文献杂志,2014,32(4)：55

S

沈澍农．ДХ11538a：俄藏敦煌古抄本《难经》残卷［J］.中华医史杂志,2014,44(4)：223

宋建平,张晓利,杜光明,等．《沈注金匮要略》简介与评价［J］.中国中医基础医学杂志,2014,20(2)：280

T

滕杨.老官山医简价值超过马王堆医书［N］.中国中医药报,2013－12－23(3)

W

王凤仪,赵党生.美容增白之敦煌古医方考析［J］.甘肃中医学院学报,2014,31(6)：68

王兴伊．古医籍校注新探索［J］.中医药文化,2014,9(5)：26

魏一苇,何清湖,刘禹希.马王堆养生理论研究的现状与展望［J］.湖南中医药大学学报,2014,34(9)：62

Y

杨东方,周明鉴．藏书家与《四库全书·医家类》的编纂与流传［J］.中医文献杂志,2014,32(2)：28.

杨鸿,杨华森．中医眼科专著《鸿飞集论眼科》探骊［J］.中医文献杂志,2014,32(3)：1

杨金萍,李绍林,金秀梅,等．明周王府《袖珍方》撰著过程及撰著人考［J］.南京中医药大学学报(社会科学版),2014,15(3)：156

杨奕望．明代藩府编刻医籍考略［J］.世界中西医结合杂志,2014,9(7)：684

姚美玲,沈梦婷.敦煌道家医方残卷伯希和4038校补［J］.中国文字研究,2014,(1)：144

于本性,王树东,苏妆,等．从《医学五则》版本调研情况谈中医古籍的保护与利用［J］.辽宁中医药大学学报,2014,16(10)：96

Z

赵艳,朱建平,袁冰,等．基于考古发掘报告的中医药起源相关文献研究［J］.中医杂志,2014,55(16)：1415

赵争.马王堆汉墓古脉书研究综述［J］.中医文献杂志,2014,32(4)：60

郑金生.《本草纲目》金陵版重修本——制锦堂本初考［J］.中华医史杂志,2014,44(2)：106

周波.马王堆巫医类简帛校读札记［J］.中国文字研究,2014,(2)：93

朱若林,沈澍农.敦煌文献S202疑难字考释［J］.南京中医药大学学报(社会科学版),2014,15(3)：171

（二）医家学派

【概　述】

2014 年，中医学说学派研究方面发表相关学术论文 600 余篇，研究内容主要有仲景学说、温病学说、宋金元医家及学术思想、明清及民国医家和地域性医学流派研究等。

1. 张仲景学说

钱超尘认为，孙思邈本《伤寒论》与赵开美本《伤寒论》源于同一祖本，即南朝梁阮孝绪《七录》著录的《辨伤寒》十卷。《七录》之《辨伤寒》十卷与陈延之《小品方》著录的《辨伤寒》相关。

谭蔡麟等总结出《伤寒论》方药配伍关系中疏表清理、协调升降、温润互济、攻补兼施、寒热并用、动静结合、清上温下、以涩制通、散敛同举、表里敛通并齐的配伍规律，并认为该规律体现了双向调节思想。

刘超男等通过对《伤寒论》所涉方剂名称、组成的概念进行提取和规范化表达，建立《伤寒论》方药知识库，并以知识库中方剂、药物和方剂-药物关系为概念进行形式背景的生成和优化，借用描述事物普遍性和特殊性层次的复杂概念网络生成方法，最终实现《伤寒论》全部方剂、药物和方剂-药物之间关系结构的可视化表示和整体知识发现。

毛欣欣等指出，《伤寒论》认为，脾胃的气化与枢转功能对厥阴中阳气（相火）的生发及阳气出入于阴的枢转运行有着重要的影响；而同时厥阴"阴枢"转阳出阴的疏泄之力及厥阴相火对脾胃中枢的枢转运行及脾胃阳气也起到了支持的作用，有辅助脾胃气机枢转，激发、温煦脾胃阳气的功能；因此脾胃虚弱可致厥阴病发，而厥阴病发又可反作用于脾胃，脾胃更虚则厥阴病更甚，二者互为影响，循环往复。

唐瑛等认为，《金匮要略》阴阳病以病因、发病、疾病传变为分类依据。病因均有外感六淫邪气，发病病位均为狭义形体，故为形体杂病，若外邪侵袭机体，导致形体的元真闭塞不通，体现出病发于外，病久由形体向脏腑传变，则为阳病；若病源发于脏腑内虚，发病之前的传变由脏腑内虚致使形体有损，再感外邪诱发，体现出病发于内，则为阴病。

张久亮发现，《金匮要略·胸痹心痛短气病脉证治篇》"寸口脉沉而迟，关上小紧数"句中，寸、关二部脉象并非是"至数"出现"迟""数"，而是脉搏波在二部的运行速度出现"迟""数"，即快、慢之意，其原因：① 关部脉体与手臂平行线的夹角大于寸部。② 关部脉体明显细于寸部。其所示病机为阴邪偏胜，正气不足，阳郁不宣。

吴梓新等通过细析"病"和"证"的原本概念，分析"辨病"和"辨证"的关系及其在诊治杂病中的意义，认为病是疾病变化的全过程，证是过程中的外在表现，辨病与辨证关系的真实内涵，应是结合对具体疾病规律的认识，透过观察和分析患者的证候表现，从而对疾病发生、发展、变化的过程机理（病机）作出全面和准确的判断。

张晓琳等指出，《伤寒杂病论》中多个方剂被黄庭镜《目经大成》引用，主要集中在该书卷三眼科方剂八阵之中，有 37 方之多，在《目经大成》卷二部分眼科病证及附录的黄氏医案中亦可见仲景方的广泛运用。黄氏主张用药剂量上，不必拘泥于一概重用，当视具体病情而灵活变通使用。

刘巧娟等基于仲景论"烦热"七方证探析了六

经辨证的应用,认为"热病"和"有相对稳定的特征性症状之病"两大体系的不同辨治方法最后落实于方证之辨,方证是辨证的尖端,六经辨证方法体系应用于"热病"辨治,更是对机体抗邪一般规律的辨治;通过对仲景论"烦热"七方证之辨,探讨用六经辨证思维论治"烦热",认为临证时六经辨证有助于方证之辨,于复杂病证举纲则目易张;亦拓宽思维,结合病家体质、自身中毒等方面随证治之。

李楠等认为,《辅行诀脏腑用药法要》中记载治疗外感天行病经方 13 首,皆出自《汤液经法》,通过与张仲景方的比对,发现张仲景除抄录《汤液经法》内容外,更基于临床实践,在方剂名称、组成、应用范围等方面有所创新。

江松平等发现,《伤寒论》有较多"一方二法"的运用,而《金匮要略》则更多"一证二方"的施治。"一方二法"的证治特点在某种程度上反映了张仲景在治疗上不但做到了辨证分型选方用药,而且针对同一病机证型的轻重、兼症等的不同而采取不同剂量或不同服法,以此来达到更精确有效的治疗,而在《金匮要略》杂病方面的"一证二方"运用,除了上述作用之外,还体现了张仲景对水饮、痰气等邪气变动变易病理性质的证治特点的认识。

2. 温病学说

李群等对中医外感热病的古文献进行研究,发现目标文献对外感发热病因的描述以风、热(火)、寒为主,多采用六经、卫气营血、三焦、脏腑辨证,风热犯肺、风热犯表、风寒束表、燥邪袭肺为常见证型,外感热病的病位在肺卫、卫表,病情较重可发展至气分、营分;常用治法初起为辛散清解,继则疏风清肺、润燥养肺或清气凉营,气虚、阴虚者则兼以益气养阴,外感热病的理论与临床实践对当前外感热病学的发展具有一定的指导意义,可为外感热病理论体系的构建奠定基础。

胡研萍等认为,清代马印麟《瘟疫发源》秉《类经》运气学说,探瘟疫发生之由,理、法、方、药俱全,是明清以来较为实用的运气学、温病学著作。

李宇铭认为,"冬伤于寒,春必温病"属外内合邪致病,据《内经》四时疾病发病规律考证,温病的发生属于"外内合邪",是在冬季受寒以后邪气留连,正气受伤,到春季时再感受邪气而发病,其发病必须符合一定条件;实际上,《内经》的温病并非必须发于春季,冬伤于寒未必春成温病,温病亦不一定是伤于寒所致,"外内合邪"理论与后世多种温病学说有所不同,明确温病发生的源头理论,对于温病学理论与临床发展有重要意义。

展照双等以银翘散、白虎汤、清营汤等举例说明《温病条辨》方剂的性味配伍规律为"辛苦咸寒以清热、苦辛寒温以祛湿、酸甘咸寒以滋阴、苦酸甘咸调水火。"

岳冬辉等认为清代医家吴鞠通亦深谙易理,其对温病的辨治思路深受《周易》象思维影响,尤其遣方用药更能体现医易会通的特点,在其处方用药中遵循"三才之道",创制名方三才汤;依据"坎离既济"设计黄连阿胶汤;运用卦象理论构设小定风珠;注重"损刚益柔"援易辨析清宫汤。由此生发,从四方面论述了《温病条辨》中关于《周易》的象思维模式和卦象系统理论及相关的象数义理,对温病方证理论及方药配伍关系的对应进行了解析。

3. 宋金元医家及学术思想

任艳芸等认为,罗天益作为金元时期的著名医家,秉承李东垣之学,博采众方,其在中风论治时首倡中脏腑与中经络之不同,将脏腑病机与六经辨证相结合,突出调和气血的地位,同时对中风进行了分期辨证,针灸药物相辅相成,配合功能锻炼,疗效颇佳。贾玉聪认为,朱丹溪辨治喘病从肺肾亏虚、七情所伤、痰壅于肺、外感风寒等方面探讨喘病的病因病机,将喘病分为肺气阴两虚、肾气虚、肾阴虚、痰浊壅盛、水气犯肺、肺感寒邪等证型进行辨证,对喘病的治疗提出了"未发以扶正气为主,已发用攻邪为主"的治则,具体从治痰、补气、养阴论之。

张再康等认为,张元素未被列入金元四大家有其内在和外部因素,内因为:理论深奥,著作遗佚,传承不足;外因为:文人误导,李东垣遮掩,朱丹溪挑战。因此,建议将现行的传统说法"金元四大家"修定为"金元五大家",还历史原貌。

孙洁等对比李杲和叶桂脾胃观,认为李杲脾胃观重视脾胃元气在人身的主导地位;强调阳气当升,阴火糟粕当降;病因病机重视元气虚损为病;症以倦怠乏力、纳呆食少及阴火上冲诸症为主;治疗要点在于益气升阳,重视脾胃阳气的上升,脾胃多同治。叶桂脾胃观在李氏基础上,重点阐发脾宜升而胃宜降,脾以气为主而胃以阴为要;病因病机着重阐发了脾胃阴阳病证之异同;明确胃阴不足之典型表现为饥而不欲食;治疗要点在于甘凉濡润以养胃阴、降胃气,力主脾胃分治。

宋佳等发现,宋代盛行将中医古方汤液改为煮散,其用药剂量和煎服方法与汉唐时期方剂一致的"大汤剂"仍有继承与应用,尤以庞安时与陈自明二位医家为代表,另有少量散见于其他医籍,汉唐"大汤剂"在宋代主要应用于病势重者,其应用较少与其具有一定的临床风险与医学教育模式的转变有关,而"大汤剂"在盛行煮散的大背景下依然能传承下来,体现了当时医家对"以散代汤"的质疑及中医病证与方药剂型关系的若干思考。

刘敏等发现,钱乙的组方特色为:化裁古方,创制新方,用药务求柔润,力戒呆补峻补,注意升降气机,用药精专以及剂型多变等,认为钱氏制方遣药,精炼轻灵,处处注意到小儿生理病理特点及五脏的虚实寒热,在祛邪务尽的原则下,力求攻不伤正,补不滞邪,或消补兼施,或寒温并投,并从柔润方面下功夫,以扭转世医滥用香燥刚伐药物的偏向,对后世儿科医家的组方用药产生深远影响。

4. 明清及民国医家

夏琰等发现,清代《眼科开光易简秘本》漏缺作者胡梅臣内弟(名佚),在眼病诊治方法的创新、眼科内外障病症名称的增补完善及对传统七十二问内容的补充等方面都较有特色,是清代眼科文献的重要补充。

罗宝珍认为,《尊生要旨》以明·《摄生要义》为蓝本,由蒋学成汇编,许乐善增订,成书于万历二十年(1592)。该书立足明清养生著述、地方史志,辅以书目及相关材料,会通诸家养生经验,指出养生修炼的入门理论与方法,推动了养生学的发展与普及。

武亮周等认为,马兆圣为明代江苏常熟人,其生卒年代大致为1570~1650年,父为马元俊,弟为马兆祯,生有四子:马觉(字伯先)、马察(字仲昭)、马梦桂(字秋卿)、马廷桂(字丹谷),有医著十多种,但多散佚,仅存《医林正印》全本和《谈医管见序》全文。马兆圣为缪希雍的关门弟子,其用药首重炮制修合,临证和著述俱丰。

刘瑞等认为,明清时期气机升降理论盛行,重视的医家甚多,其中张景岳、李宗源、黄元御、周学海等系统阐释气机升降之理,为后世医家辨证论治以及遣方用药提供了理论基础,刘氏从张景岳探究升降之理、李宗源用药升降法度、黄元御中气升降立论、周学海论升降出入最为详尽等4个方面进行论述,旨在阐发4位医家对气机升降理论理解的深刻内涵。

邓洋洋认为,周学海《读医随笔·承制生化论》将承制生化论运用于说明病机、辨证、治法、遣方用药上,相互之间融会贯通以指导临床,周氏的承制生化论思想在继承前人论述的基础上颇有发挥。

沙塔娜提·穆罕默德等通过对比张锡纯、恽铁樵临证处方用药特色,发现二者临证处方中炙甘草、白术、白芍、茯苓、当归居前5位,处方具有气血并补,补中有泻之意,且多以补气阳为主,而恽铁樵偏补阴血;两位医家用药偏寒凉,辛甘,张锡纯与唐容川及陆渊雷相关性显著,相关系数分别为$0.826,0.701(P<0.05)$,与其他医家均不显著(均$P>0.05$),聚类分析显示中西医汇通派医家张锡纯、唐容川、陆渊雷可聚为一类,恽铁樵单独一类。

朱田密认为,《医林改错》自刊行之时即引起广泛关注,不仅因为该书改正古人所记脏腑之错误,还在于其采用了实物观看待人体,观察视角及实践方法有别于传统中医并具有挑战性,与西方近代科学有相似处,说明中医学的方法论与历史环境不可分离,随时代有所改变。

5. 地域性医学流派研究

高日阳等对岭南医学进行了研究(详见专条)。

王键等提出,今后新安王氏医学流派建设可从以下方面展开:① 梳理文献史料,厘清流派发展渊源。② 根植传统文化,开展流派传承研究。③ 立足临床疗效,提炼特色诊疗技术。④ 重视人才培养,构建传承人才梯队。⑤ 加强推广运用,增强辐射影响力。

(撰稿:张丰聪　审阅:朱邦贤)

【《伤寒论》注本及其学术研究】

《伤寒论》注本起于宋代,繁盛于明清时期,是伤寒学术思想发展的集中体现。近年来,有大量注本得到研究重视并被重新挖掘整理。

1. 宋代《伤寒论》注本研究

毕岩等指出,庞安时《伤寒总病论》将温病总论于伤寒之中,但力主寒温分治,提出温毒说和异气说,阐发"天行温病",并活用经方,创表里同治法,提出辟温和瘥后禁忌等,体现了庞氏对《伤寒论》的进一步发挥,也对后世温病学的形成有着重大影响。程磐基对明清医书中所存韩祗和今本《伤寒微旨论》之外的佚文进行了考辨,认为不能排除韩祗和或著有其他医著的可能,而沈金鳌《伤寒论纲目》所谓的韩氏注文,大多张冠李戴,需要正本清源,有些文字尚无出处,需进一步考证。

2. 明清《伤寒论》注本研究

项秀芳等认为,明代汪机《伤寒选录》学术贡献体现在:对伤寒文献进行归纳整理并创新发扬,对温病理论提出六经辨治的原则和措施,系统整理伤寒脉证,对伤寒、温病和杂病方药作系统分析总结。张荣欣等认为,清代沈明宗《伤寒六经辨证治法》为伤寒学派中"三纲编次派"(错简重订派)的代表作,具有以三纲析六经,以风伤卫概括风热之旨,强调临证须脉证合参、据正气虚实用药,四时皆有太阳病、但分风寒火热燥湿之异等观点,拓展了伤寒临证应用的范围。吴远旭等指出,清代郑重光《伤寒论证辨》反映了郑氏治伤寒崇古而不泥古,强调通过脉证合参对伤寒类证进行辨析,临床遣方用药不拘于苦寒,倡导伤寒亦可以议温补的学说,是伤寒学派中辨证施治派的代表。王振亮认为,清代汪琥《伤寒论辨证广注》具有删削疑似篇章、去除杂病内容,遵循六经顺序、采集各归其篇,寒热证候为纲、惟存伤寒原文,独创三例编次、保持原著框架,仲景方论为纲、辅以后世方论等特点。孙鸿昌等认为,《伤寒论直解》主要学术成就包括以《素问》"六经六气学说"通释《伤寒论》,敢于破旧立新,重新阐释传经之说,驳"古方今病不相能"之论,公正评价成无己,著《伤寒附余》以补文意未达之处,具有较高的学术价值和临床实用价值。吴静等提出,清代岭南医家麦乃求《伤寒法眼》传承柯韵伯《伤寒来苏集》的学术观点,主张六经为纲、以方类证、方证对应,认为伤寒包括发热病与不发热病,六经为百病立法之本,处方辨证善治伤寒发热,其法有叶天士遗风,是岭南伤寒辨证论治派的代表。周毅萍指出,清代李缵文《订正仲景伤寒论释义》以《医宗金鉴·订正仲景全书》为蓝本,根据自己临证心得进行注释,具有重视温补、重视脾胃、注重外治法、注重实用性等特点。曲道炜等对晚清名医余景和所著《余注伤寒论翼》和未刊行的《伤寒六经病解》《伤寒启蒙集稿》之间的关系进行了考证,认为后二者为前者后三卷之手稿,其中《伤寒六经病解》为初稿,《伤寒启蒙集稿》为再稿,更具整理价值。尹笑丹等更是对晚明时期"伤寒错简派"的兴起缘由进行了深入考察,认为其受到中国学术思想发展史中"疑古思潮"的启发,从而拓展了《伤寒论》研究的思维方式。

3. 民国《伤寒论》注本研究

史国续等指出,刘世祯《伤寒杂病论义疏》为湘古本《伤寒杂病论》的注释本,并从平脉辨证、见病知源,相体制方、活法一贯,知常达变、见微知著,脏腑交合、意深旨宏,少厥并病、其势更剧,审时度势、把握病情,升降失常、正虚邪填,厥证分阴阳、误判祸即至,释文精当、高屋建瓴九个方面进行具体论述。郑秀丽等阐述了近代著名中医学家包识生所著《伤寒表》《伤寒论章节》《伤寒论讲义》等专著的概貌,认为其对《伤寒论》按章节进行框架梳理的研究方法、方证相关和方证辨析的研究模式、对方证治法和用药规律的全面剖析,对当前《伤寒论》研究仍有启迪,其编写的《伤寒论》教材亦具有重要的参考价值。

(撰稿:张苇航　审阅:朱邦贤)

【岭南医派研究】

高日阳等认为,编写《岭南医籍考》涉及岭南医籍目录编纂收录原则的依据、资料调查的方法、医家医籍考证的方法、编纂形式的选择,并作了介绍与探讨,可作为全面整理历代岭南医籍史料的一部分,为今后岭南医学研究提供了理论与实践的参考。

刘明等认为,岭南疡科作为中医疡科的一个分支,具有鲜明的地域特色。其起源于殷商,萌芽于商周至晋唐,宋元明清得到初步发展,清末民初逐渐成熟。其秉承"正宗派"陈实功"内外并举,外重手术,内重脾胃"的理念,近代名医黄耀燊为其代表人物,追求"内外并举,尤重外治;内治之理,尤重托

法"。当代名医蔡炳勤是岭南疡科的代表性传承人,他承古启今,与时俱进,总结形成了"内外并举,祛邪不伤正为外治之要,邪去更扶正为内治之宗"的治学理念。

清代程圃康《儿科秘要》和民国杨鹤龄《儿科经验要述》经邓铁涛等点校出版,并名为《岭南儿科双璧》,是清代以来岭南中医儿科成就的体现。陈群等通过从望诊启微识病本、纹脉合参详辨证、按触相辅有心悟、识证吉凶经验丰和重视问诊详审证等方面阐述了《岭南儿科双璧》的中医诊法内容,以期反映程氏和杨氏的儿科诊法经验。

吴静等认为,岭南麦乃求为伤寒辨证论治派的医家,其主张以六经为纲、以方类证、方证对应的编排体系来研习仲景《伤寒论》;强调伤寒包括发热病与不发热病,仲景六经为百病立法之本;善治伤寒发热,治热病有叶天士遗风。

清代梁玉瑜承袭祖传医术,尤擅舌诊,著有《舌鉴辨正》及《医学答问》。陈群等认为,梁氏祖传舌诊之法多有特色,如强调舌的脏腑分部以及舌诊对内伤病的意义;对正常舌象、白舌的深入认识;对黑舌的鉴别诊断;苔色取舍判别寒热真假;不拘旧说,披露时弊以及擅用诊舌态、刮舌苔等辅助诊法等。

陈俊榕介绍了清代谢完卿临证特色:强调四诊合参,在脉法上有独到心得;以阵法统方,以用兵论药,军事与医学思想互通;精通妇科,重视调经与养胎,强调妇科与经脏之间的联系等。

(撰稿:张志峰　审阅:朱邦贤)

【秦伯未学术思想研究】

叶笑等认为,秦伯未《妇科学讲义》结构简明,内容以中医为主,融会西医知识,运用近代西医妇科学理论对中医妇科学知识进行研究,互相佐证,为民国时期较为系统和精要的一部中医妇科学教材。

李明等探讨秦伯未等创办"中国医学院"教育

学术进展

思想,指出秦氏感于民国中医衰落,认为中医发展必须重视教育。要改良中华医药,提倡国医教育;衷中参西,育人为本;改革教材,融中西医之见;重视临床实践,创立中国医院附属医院;重视社会宣传,推广中医中药。

杨艳卓等分析了秦伯未《黄帝内经》研究成就,认为秦氏将《内经》涉及病证分类整理,条理清晰,溯临床病证之渊源;撷各家之言,参以个人意见,深入研究经典条文;化繁为简,深入浅出,开《内经》教学之创举。杨氏等对秦伯未学术思想研究进展作评述,至1949年前期秦氏发表400多篇文章,60余部论著,反映其学术思想的演变过程,记载其研究成果和临床经验。近来对于秦伯未学术思想的研究大多涉及其基础理论和临床应用的研究,关于秦

伯未对于中医教育教学的贡献,中西医汇通的发展,其医文诗酒、金石书画的研究较少,有待进一步研究。

任宏丽等就秦伯未《医事导游》治学方法学术特色进行整理研究,并归纳为:治病必求其本、遣方当明君臣、经典重《内》《难》诸经、临床须胆识并重四个方面。

肖梅华等从秦伯未创办中医科普读物观其健康教育思想,认为秦氏健康教育以时代健康需求出发,从擅长之专业入手,提倡临床实效,推广中医理论与知识;注重中医普及读物编撰与发行,读物以简捷实用、内容丰富、文字严谨见长,发行则以社会效益为目标。

(撰稿:胡蓉　审阅:朱邦贤)

［附］参考文献

B

毕岩,岳冬辉,张瑞彬.庞安时《伤寒总病论》温病论治探析[J].中医药临床杂志,2014,26(11):1109

C

陈俊榕.清代岭南医家谢完卿临证诊疗特色探讨[J].江西中医药,2014,45(6):3

陈群,孙玮.清代岭南名医梁玉瑜舌诊学术特点探析[J].广州中医药大学学报,2014,31(2):317

陈群,吴皓萌.《岭南儿科双璧》诊法述要[J].广州中医药大学学报,2014,31(5):464

程磐基.韩祗和佚文佚书探讨[J].上海中医药杂志,2014,48(9):27

D

邓洋洋,郑洪新.从《读医随笔》探究周学海学术思想探究之承制生化论[J].时珍国医国药,2014,25(8):1922

G

高日阳,罗新燕.岭南医籍目录编纂考证的探讨[J].中

医文献杂志,2014,32(1):8

H

胡研萍,蔡永敏.《瘟疫发源》考证[J].中医学报,2014,29(6):931

J

贾玉聪.朱丹溪治喘经验谈[J].中国中医基础医学杂志,2014,20(9):1186

江松平,陈伟杰,张兆和.论张仲景一证二方和一方二法的应用及临床意义[J].中医杂志,2014,55(16):1436

L

李楠,高飞.从《辅行诀》天行病经方管窥张仲景论广汤液[J].中国中医基础医学杂志,2014,20(1):18

李群,刘云涛,何梓阳,等.基于文献计量内容分析法的中医外感热病古代文献研究[J].广州中医药大学学报,2014,31(1):162

李宇铭."冬伤于寒,春必温病"属外内合邪致病(上)[J].辽宁中医杂志,2014,41(10):2080

李宇铭．"冬伤于寒，春必温病"属外内合邪致病（下）[J].辽宁中医杂志，2014,41(11)：2307

刘超男，李赛美，洪文学．基于形式概念分析数学理论研究《伤寒论》方药整体知识[J].中医杂志，2014,55(5)：365

刘敏，闫军堂，刘晓倩，等．"儿科宗师"钱乙的组方规律与用药特色探析[J].浙江中医药大学学报，2014,38(10)：115

刘明，王建春，蔡炳勤．岭南疡科学术流派溯源[J].中医药信息，2014,31(2)：37

刘巧娟，张国骏，徐玲，等．基于仲景论"烦热"七方证探析六经辨证之应用[J].辽宁中医杂志，2014,41(6)：1150

刘瑞，花宝金．明清著名医家对气机升降理论的学术探讨[J].中国中医基础医学杂志，2014,20(10)：1326

罗宝珍，傅建忠．明代养生著作《尊生要旨》考略[J].中国中医基础医学杂志，2014,20(8)：1031

M

毛欣欣，纪立金．《伤寒论》厥阴与脾胃关系之探析[J].中华中医药杂志，2014,29(3)：659

Q

钱超尘．《千金翼方》载录的《辨伤寒》考（上）[J].世界中西医结合杂志，2014,9(4)：333

钱超尘．《千金翼方》载录的《辨伤寒》考（下）[J].世界中西医结合杂志，2014,9(5)：449

曲道炜，艾华．试论《伤寒六经病解》《伤寒启蒙集稿》《余注伤寒论翼》的关系[J].中国中医基础医学杂志，2014,20(5)：565

R

任宏丽，段逸山，刘庆宇，等．秦伯未先生《医事导游》治学方法及学术特色研究[J].中医文献杂志，2014,32(4)：5

任艳芸，杨景锋，文颖娟．罗天益治疗中风思想研究[J].中国中医基础医学杂志，2014,20(3)：299

S

沙塔娜提·穆罕默德，刘佩珍，周铭心．近代中西医汇通派医家张锡纯与恽铁樵临证用药方剂计量学研究[J].山西中医，2014,30(4)：62

史国绩，史玉玲．浅探《伤寒杂病论义疏》的学术思想

（上）[J].国医论坛，2014,29(1)：1

史国绩，史玉玲．浅探《伤寒杂病论义疏》的学术思想（下）[J].国医论坛，2014,29(2)：1

宋佳，傅延龄，丁毅．汉唐时期"大汤剂"在宋代的传承及应用[J].中医杂志，2014,55(4)：279

孙鸿昌，姜建国，崔伟锋，等．《伤寒论直解》及其学术成就[J].中医研究，2014,27(1)：49

孙洁，赵瑞占，张星平．李杲与叶桂脾胃观刍议[J].上海中医药大学学报，2014,28(3)：9

T

谭蔡麟，黄泽林，王秀敏，等．《伤寒论》方药中"双向调节"思想的应用[J].中医杂志，2014,55(6)：458

唐瑛，闫颖，赵庆．《金匮要略》阴阳病内涵新释[J].中医杂志，2014,55(3)：267

W

王键，郜峦，王又闻，等．新安王氏医学流派传承与建设思路[J].中华中医药杂志，2014,29(3)：799

王振，王敬卿．《伤寒论》论治失眠探析[J].中国中医基础医学杂志，2014,20(6)：725

王振亮．《伤寒论辨证广注》及其学术成就[J].光明中医，2014,29(8)：1594

吴静，刘小斌．岭南医家麦乃求《伤寒法眼》学术思想探讨[J].广州中医药大学学报，2014,31(5)：837

吴远旭，蔡永敏，黄兴．《伤寒论证辨》学术思想探讨[J].中医临床研究，2014,6(10)：5

吴梓新，连建伟，姜元安．论《金匮要略》"辨病"与"辨证"的关系[J].浙江中医药大学学报，2014,38(5)：548

武亮周，黄作阵．缪希雍关门弟子马兆圣考[J].浙江中医药大学学报，2014,38(4)：398

X

夏琰，梁海涛，陈群．《眼科开光易简秘本》作者与学术特色考略[J].时珍国医国药，2014,25(2)：414

项秀芳，储全根．汪机《伤寒选录》的学术贡献[J].中医文献杂志，2014,32(3)：33

肖梅华，陈丽云，胡蓉．从秦伯未中医科普读物观其健康教育思想[J].中医药文化，2014,9(2)：20

Y

杨艳卓,陈丽云,胡蓉,等.民国医家秦伯未学术思想研究进展[J].国际中医中药杂志,2014,36(7):670

杨艳卓,陈丽云.秦伯未《黄帝内经》学术思想初探[J].特别健康(下),2014,(5):3

叶笑,朱建平.秦伯未《妇科学讲义》内容与特点.中华医史杂志,2014,44(1):44

尹笑丹,徐昉,康利高阁,等."疑古思潮"与"伤寒错简派"的兴起[J].中华中医药杂志,2014,29(8):2410

岳冬辉,毕岩.吴鞠通运用易理遣方用药特色探析[J].中国中医基础医学杂志,2014,20(8):1038

Z

展照双,王加锋.《温病条辨》药物性味配伍规律探讨[J].上海中医药杂志,2014,48(2):24

张久亮,吴宛蔚.解析《金匮要略》"寸口脉沉而迟,关上小紧数"[J].中华中医药杂志,2014,29(2):351

张荣欣,姜枫,蔡永敏.《伤寒六经辨证治法》述要[J].广州中医药大学学报,2014,31(3):488

张晓琳,汪剑.仲景方在《目经大成》中的运用[J].中医学报,2014,29(12):1745

张再康,张紫微,冯瑞雪.张元素未列入金元四大家原因探讨[J].中医杂志,2014,55(2):172

郑秀丽,江泳.略论包识生对《伤寒论》的学术贡献[J].中国中医基础医学杂志,2014,20(8):1040

周毅萍.《订正仲景伤寒论释义》提要[J].中医药文化,2014,9(1):52

朱田密.试论《医林改错》中的实物观[J].医学与哲学(A),2014,35(5):84

（三）医 史 文 化

【概 述】

2014 年,医学史研究主要涉及本草史、诊疗史、疾病史、医事制度、医学人物、医学文物、医学社会史等方面。

1. 本草史

赵宝林认为,西洋参在清代传入中国后即获得广泛应用和传播的原因是:① 中外交流造就了相应的文化背景。② 药业发展为其创造了商业机会。③ 人参资源的匮乏产生了对代用品的迫切需求。④ 普及性本草著作刊行,加快了西洋参的传播速度。

丁兆平等通过考察汉译俄文文献,发现 19 世纪前,由中国输入俄国的中药材以植物性药物为主,其中以大黄为最重要的贸易品种;其次为药食两用的辛香料如八角茴香、桂皮、胡椒、姜等;还有特殊的药用品种。由俄国输入中国的药材则以动物性药物来源为主,其中尤以麝香在 1854 年的大量输入特别引人注目,其他如鹿茸、羚羊角的贸易,也体现了俄方地域与物产特点。

傅延龄等认为,秦汉时期医多游历,丸、散剂有方便携带、易于储藏、节省药材等优点,并且丸剂有利于发挥持久药效,散剂有利于快速缓解病情,因此丸、散剂在秦汉时期方书的口服剂型中占有重要位置。

郭双燕等认为,福建香药在我国香药发展史上占据着重要的地位。如和云堂香药保存了南宗丹道的绝密传承技艺,集合了何氏历代祖师同各界交流总结的香药内容、宝贵经验及历史人文内容,保存了我国南药及海上丝绸之路各国香药的特殊制作技艺与应用内容。

胡安徽指出,明代药材造假现象相当普遍,归根结底是商品经济的发展和供求关系的紧张,具体表现在政府和民间对药材极大需求量的刺激,以及商品经济发展带来的药材市场扩大和交易中对利润的追逐。

2. 诊疗史

刘鹏认为,古代中医学通过实践观察和大胆合理的推理,并借鉴当时主流传统文化思想,结合中国传统文化独有的思维方式和体悟身体变化的独特方法,将复杂身体结构与纷繁的身体变化有序化和系统化,最终形成以脏腑学说、经络学说等为代表的中医学的身体认识和厘分。

薛梅提出,胞宫首见于宋朱肱《类证活人书》。宋元以前多种称谓并存,宋元明清时代妇产科飞速发展,对古籍颇多发挥,胞宫之名日渐兴盛,为女子之重、治疗之本。

韩素杰等总结民国中医舌诊 9 大特点及创新为:辑录诸家,博采众长;形式多样,内容丰富;图文并茂,绘图精致;设立学科,编写讲义;分门别类,提纲挈领;借助实验,研究舌诊;衷中参西,中西并用;参以己验,知常达变;阐幽发微,勇于创新。

张平提出,古代美容外用面脂膏方汇集补气、养阴、润肌、祛风、活血的药物于一方,药物协同发挥作用,提高疗效。在制作工艺上强调加醋或者酒渍一夜,内脂煎煮三上三下成膏,面脂多酒浸,煎煮后纳入动物脂肪或者蜜和,研细、加酒、再入羊髓研细入膏方。

3. 疾病史

高驰等对古代病证名称进行了考证(详见专条)。

4. 医事制度

李建武考察了明代前期"九边"医疗状况,认为边镇事务的中心是城墙、军备、粮饷,故边镇的医疗资源缺乏,管理机构缺失,医生及药品时常短缺,军队及王府亦是如此。虽然中央不时向各边镇拨发药品,派遣医生,但均属临时性举措。由于医疗资源不足,边镇不得不从内地抽调医生,或是培养本地医生,或是从军队中选取通医者充当医生。

翟文浩等介绍,"值守制度"和"差派制度"可说是清代太医院医官开展诊疗活动的"前奏"。"值守制度"可分为"特简供奉""内直供奉"和"外直供奉"3种,主要为宫廷提供诊疗服务。除为宫廷提供诊疗服务外,太医院还具有为京城内的其他皇室成员、文武大臣、军队、平民百姓、文武会试以及监狱等提供医疗保障的职能,因而形成了"差派制度"。"差派制度"又分为"特派差务""奏派差务"和"咨派差务"3种。

5. 医学与宗教

董琳认为,"明医"一词较早见于南北朝时的佛经中,但不是佛教术语,只是译经者借用本土养生论中"明"医的涵义意译而来的概念。宋至明清,"明医"概念脱离宗教传统,进入儒家评价体系,其内涵也随之变化,由启发人心智、提倡内心修养的圣贤转而指称精研医学经典的专业医家。"儒医"则取代了其在医家统绪中的榜样地位。

薛钦文认为,《作祭献药供牲经》产生于信巫鬼、重淫祀的西南少数民族地区,《山海经》产生于多言怪力乱神的上古时代,二者均包涵巫术和医药内容。二书均用动植物入药且多加入神话、传说或臆想猜测的成分,并没有确切的科学依据和临床经验,以服务于巫师的,或是从巫师的职业知识和经验中获得的,说明此时宗教巫术与医药学未分离。同时,《山海经》中记载医药的目的是或为世间之人远邪避祸、治疗疾病,或为巫师们提供作法的工具,均为阳人所服务的。而在祭场念诵《作祭献药供牲经》首先是为逝去的祖先治病清洁,扫除邪祟,是为阴人服务的。

刘阳等认为,秦汉时期,巫医术被阴阳五行理论改造成为医方术的一部分。其中,巫术鬼神系统被方士鬼神系统取代;祝由术、禁忌法被渗入术数思维;厌劾术基本被符箓术取代。巫医术改造不彻底的残留,亦为秦汉方技家所兼收并用。

6. 医学社会史

董一帆等认为,战争是对文化的一种摧残,对中医学的发展产生了负面的影响,它导致了医书的亡佚,使许多宝贵的医学经验不能够流传于世,阻碍了人类文明的发展。同时,它客观上促进了中医外伤科的发展。古代战争还促进了对兵法的研究,而兵法理论对中医学理论也有借鉴意义,二者相互渗透。

颜隆等认为宋朝医学兴盛的原因有多方面,其外部原因主要有:医药的巨大经济价值刺激了医学的繁荣,激起了全社会对医学的关注;士大夫参与医学,提升了医学的社会地位,打破了相对保守的医学传授传统,促进了医学知识的传播;宋朝政府大力扶持医学,整理刊印历代医学典籍,改进医学教育体制,创办和剂局并编撰《太平惠民和剂局方》。

郝新鸿等认为,在中国科学史研究中,社会建构论框架下的女性主义采用后现代方法,用妇科的产生与发展作为撬开《黄帝内经》身体理论的楔子,通过揭露"性别密码",将中医视为中国历史语境中的编史学"想象",中医理论和知识成为中国封建社会父权制话语下的产物在形式和内容上被刻以性别政治和权威意志的烙印。这种相对主义立场在社会与自然二分的认识论框架下否认了科学的整体性,消解了科学的客观性。女性主义的新近发展摆脱了本质主义的历史解释,关注社会、科学、技术的关系及其物质化过程,为反思和开拓中国科学史研究提供了启发。

7. 医学与文化

罗桂青等从时机观的角度探讨了《周易》哲学对中医理论的影响,认为中医学中的审时知机、按时针刺的针刺理论,子午流注、灵龟八法、飞腾八法等时间针法以及冬病夏治、三伏天灸和冬令进补、三九膏方等方法都是在《周易》时机观的影响下所建构的。《周易》的时机观也是传统中医认识人体生理功能、病理变化和制定治疗法则的理论依据。

兰甲云等对咸卦卦爻辞重新解读:首先,咸卦之名源于巫咸,咸既是古代的砭石或砭针或箴,同时含有阴阳感应之意,且咸也指古代的十大巫师巫咸;其次,咸卦具有三重义蕴,历代易学家之解释只是阐明一种义蕴而忽略了其余义蕴。

孙慧明等认为,齐文化对齐派医学的影响主要体现在理论构建、思维方式、治疗方法、传承教育理念方式。

史正刚等认为,敦煌医学是指始于汉代、盛于隋唐、流传至今的陇上区域性传统医学,深厚的敦煌文化底蕴是其形成发展的基础。其特色主要表现在地域性、开放性、多样性、文学性与艺术性。

阳雀文化起于东夷,东夷人崇拜鸟,以各种鸟命名官职。步瑞兰指出,鸟是父系社会的图腾,鸟类卵生,人亦有卵,而成年男性的生殖器颜色发黑,故生殖崇拜中尤推崇玄色之乌鸦与燕子,而将盛水陶器制成黑色的三足鸟形。鹊鸟同属,与太阳并称灵鸟,而鹊噪兆喜,故将神医称作扁鹊。天空中能像太阳一样飞行的只有鸟,东夷人亦崇拜太阳,三足鸟居日中成为太阳的化身,故羽类属阳。雀与鸡是男性生殖器的代称,亦是最常入药的羽类。雀属阳性淫,故用治寒病起阳道。鸡属阳故用驱阴邪治

水病。而羽类与太阳、阳性、火、南方、夏、徵音、赤色等紧密联系在一起,成为取象比类中的一类,为藏象学说中的心脏之象。阳雀文化所形成的传统思维方式影响着中医的药物理论、藏象理论。

(撰稿:肖梅华　审阅:王健)

【病证名研究】

1. 错讹辨析

刘岩指出,现代中医教材中常常将"乳蛾"与"喉核"混用。"乳蛾红肿疼痛""乳蛾肿大"指腭扁桃体的病变而言。腭扁桃体中医称为喉核,是咽前柱(舌腭弓)和咽后柱(咽腭弓)之间的突出核体,与悬雍垂和舌根等组成喉关。乳蛾是指以咽痛或干灼微痛、痒咳、异物不适感为主要症状,局部喉核红肿或核上有黄白色脓点,或喉核潮红或核上有细白星为主要特征的咽部疾病,把一个病名当作疾病的症状叙述是不妥当的。

2. 常见疾病梳理

梁丙楠等认为,百合病原型本属伤寒,是伤寒不愈所变生,相当于西医学蜱传出血热恢复期。林亿、孙奇等对《金匮玉函要略方》校定后将百合病归入杂病,放于《金匮要略》中。随后百合病被误认作杂病流传至今。痛经亦称"经行腹痛",是指妇女正值经期或行经前后出现周期性小腹疼痛或痛引腰髓,甚则剧痛昏厥的一种疾病。中医学对痛经的认识源远流长,内容颇丰。姜德友等对历代医家关于痛经病名、病因病机以及治疗的论述进行了归纳总结。"头风"在现代医学被定义为慢性、阵发性、易反复发作的一种头痛,相当于偏头痛和部分肌紧性头痛等。但在中医学中被作为具有某种头痛特征的疾病的名称,在不同时期的中医古代文献中,对于"头风"有着不同的理解,并且常与"头痛"一症混杂。吴玉斌等将古代有关"头风"文献按时代、医家进行整理,依据其理论发展梳理出"头风"的源

流。中国传统医学中的"泄泻"一词,随着历史语言的发展,以及人们认识过程的不断深入,有多种称谓方式。在近现代医学标准确立以前,各种不同的名称广泛存在于中国古代医书之中,命名体系的来源也各不相同,高驰通过对古代医学文献的梳理,厘清了"泄泻"一词在不同历史时期的表达特点,以及前人对这一疾病认识的发展脉络与其走向。李超然等对癃闭一证的源流进行了考证,认为该病证之描述最早见于《黄帝内经》,东汉时期张仲景在《伤寒论》《金匮要略》中将"癃"改为"淋",隋代巢元方的《诸病源候论》将"小便不通""小便难"归为癃闭,宋代医家陈无择提出应将"淋"与"癃"同源异名,明清时期众医家对癃闭的见解相对统一,认为两证常合而出现,又可相互转化。历代文献有关"疝"疾的记载可谓名目繁多,包括疝瘕、瘕疝、卒疝、狐疝、盘疝、石疝等。徐世瑜等总结归纳了疝疾的命名规律是根据其病因病机或临床症状进行分类命名,命名特点为组合命名。龚丽萍等认为,根据症状描述,古代文献中干癣、松皮癣、白疕、蛇虱、白壳疮与今之所称白疕类似,而久癣、风癣、癣、顽癣包括了白疕。在病因病机上大多认为白疕的发病是风寒湿侵袭人体,客于人体肌肤腠理,导致人体皮肤失于气血的濡养而干燥脱屑。治疗则以逐风、渗湿、清热、杀虫兼养血润燥为总则。

3. 病证断代研究

中医对疫病的传染性、流行性特征的认识经历了较长的发展时期,晋隋唐时期诸多疫病相关概念逐渐明晰。李董男认为,晋唐时期,疫病概念主要包含在伤寒、温病、时行、天行、疫病等相关论述中。温病概念虽仍涵盖于广义伤寒范围之内,但已有医家从概念、因机、发病、传变、治法等方面对狭义伤寒与温病进行了区分。温病是由伏邪引起,还是感受冬温之气、感而即发,也得到了王叔和、巢元方等的阐发。时行乃感受非时之气、疫病之气等发病,因其流行性或传染性,得到了广泛关注。

占永标通过对两宋时期主要医家及其著作的系统整理及研究,归纳总结两宋在泄泻的病名认识、病因病机分析、治疗特点等方面的发展。张玥等阐述了明清时期医家对臁疮的分类及认识。按照病程分为新久臁疮,新者多以祛邪泻实为主,病久者以扶正为要;按照发病部位分为内外臁疮,多认为内臁疮属阴经,而外臁疮属阳经,并根据归经进行辨治及预后判断。

(撰稿:李丛 审阅:王健)

【中医文化的内涵、应用与传播研究】

1. 传统文化与中医学关系总论

王键等认为中医学与中国传统文化是双向的互动关系。中国传统文化是中医学的母体和活水源头,不断给中医学以营养和动力;同时,中医学理论和实践的发展又推动着中国传统文化的发展。

王育林等认为,中医学继承了中国古代"天人合一"思想,在此基础上形成了对于生命和运动规律的认识;运用中国传统思维方式,以阴阳五行象数理论为认识工具,对于人体生命运动变化规律进行了考察和总结。

李海峰等分析古代东西方国家组织结构、祭祀与国家政权关系及医学理论建构之间的相关性,认为国家社会因素对医学理论形成产生了一定的影响,并进一步探讨了这种影响背后的推动因素——文化和社会思维方式,分析了它们与国家组织与医学理论建构之间的相互影响。

2. 传统文化与中医分论

陈小平等通过研究中医藏象理论中存在的各种学说,并将其与当时主流的文化思想对应参照,阐述了中国传统文化思想对藏象理论的影响力。楼宇烈通过深入辨析中医学与中国传统哲学、文化之间的密切联系,提出中医学"生生之学"内涵,强调中医学不仅是某一个专业的医学理论,更是一个整体文化体系。

范逸品等介绍心象的概念、心象的构成与生成、心象的分类、心象在医学中的应用,阐述心象与中国文化及中医学的关系,并提出今后心象研究的建议。

儒医文化蕴含着丰富的人文精神,顾云湘等提出这些因素对教育当代中医学子追求真理、关爱生命、树立社会责任感、提升个人修养具有重要的启示意义。

不同的地域文化孕育出不同的医学。蔡鸿新认为,闽台医疗卫生类、医家类、药业类、疾病类等资料翔实、具体、生动,对文献史料起到补充、深化和印证的作用,为后人提供了闽台中医药文化发展变迁的历史记述。高静等揭示了哈萨克医学的起源。张璐砾等对广西宾阳炮龙节的医学文化内涵进行了挖掘。

3. 中医文化的发展

李如辉等指出,中医文化作为中国传统文化价值体系的子系统,与中国传统文化价值体系的关系乃特殊与一般的关系。其价值体系的构成,包括了既相互区别,又有着内在有机联系的三大平行的要素序列,即人自身的关系序列、人与自然的关系序列、人与人的关系序列,各序列又统摄于最高范畴的"道"。文化是一个民族薪火相传的根与魂,每一代人都是文化传承体系中不可或缺的链条。

宋欣阳等认为,要以中医药文化作为一个教育载体,来展现文化特色,传承文化智慧,引导文化认同。

苏绪林以三峡中医药文化馆为例,探讨了地方中药文化馆找准定位、紧扣主题、突出主题、立足发展、强化开发管理的概念设计。

李峰等认为,复兴中医文化是实现中医发展的根本策略,优化中医人才培养模式是中医发展的重要途径,注重中医药学术创新是中医发展的重要方向。文化安全对于国家安全具有无可替代的重要作用。国际文化环境、文化力状况、文化安全战略是影响和决定文化安全态势的三个重要变量。赵海滨认为,中医药文化面临诸多问题,必须强化中医药文化安全意识,提升中医药文化创新力和传播力,并优化中医药国际文化环境。

4. 中医文化内涵

陈洪等认为,自然环境赋予了马王堆养生文化的地域特色,民本政治培植了马王堆养生文化的民生内涵,社会思潮孵化了马王堆养生文化的人文色彩。李宁等认为,名医是金石养生文化的重要参与者,他们的行为及著作深深影响了当时及之后的养生观念。

李德杏等指出,无论古人还是现代人,其健康观念都包涵关注人自身形体健康、心理健康、社会关系和谐、道德健康几个方面。王宏利分析了脾的五行属性由木转为土的影响及其转变的历史、文化乃至政治的原因。

中医文化回归民间走向世界,首先或主要是中医文化的基本价值观被世界认识、认同。郑晓红等通过 32 000 份的大样本社会调查(有效问卷28 435份),发现中医文化核心价值观为道法自然(道)、精诚仁和(医)、心身共养(养)、药取天然(药)。李玫姬则提出,中医文化核心价值观对于中医院校社会主义核心价值观教育意义重大。宋歌等提出,中医药核心理念的尊重和保护是中医药非物质文化遗产保护的关键。维护中医对生命疾病认知核心理念的稳定,使中医药依照自身规律传承发展,达到保护与发展的辩证统一,是中医药非物质文化遗产保护的必由之路。

张秀荣等认为,中医具有动态延展性,中医文化融合了中国传统文化的精髓,兼容了儒、释、道三家思想的内核,因此中医文化也有着动态涵盖性。同时,中医体系自身又浑然一体,强调整体观与辨证论治,中医从对疾病的认识到对疾病的诊断、治

5. 中医文化的传播传承

金凌等分析了中医药文化的核心价值在当代历史环境和语境下进行传承传播的困境与机遇,在反思总结的视角下,用反向格义的方法把传统理论、技术用现代话语进行诠释,创新传承传播模式,探索传承传播方式,使中医药文化核心价值发扬光大。

周延松认为,中医文化的海外传播是一项综合性工程,需要发挥多方合力,从而更为有效地传播中医文化。在中医跨文化传播过程中,作为源文化的中医,科学性、先进性是其能够进行跨文化传播的必要前提。

中医在文化上与中国优秀传统文化一脉相承,在医学上又独有建树,以数千年的治病活人历史证实了其科学性与先进性,刘国伟认为这正是中医作为源文化进行跨文化传播的基础与保障。

卢甜等对中医跨文化传播研究涉及的理论构建、中医跨文化传播的实践、在理论与实践相结合基础上的中医跨文化传播策略与方案等进行研究。提出拓宽中医向外传播的渠道,在宏观层面上关系到中医的发展与未来,在微观层面上与人民生命健康息息相关,具有理论价值与现实意义。

张树剑认为,加强中医文化通识教育是中医药文化大众传播的基础。人类发展离不开各民族文化的交流与相互学习,世界医学发展也不例外。在中国医学对西方的翻译传播中,需要充分体现好英语语言方面的良好水准,同时也需要译者客观、正确地传达中国医学文化和科技信息。王继慧借助于一篇海外人士译写的中医网络文献,以若干句子为例,从文化与语言功能的角度对译写文本中的一些句子进行分析,主要观察研究译写中的成功之处,发现该文充分实现了语言方面与文化方面的正面引导功能。指出,海外人士在译写中医方面,在客观对待中国医学文化与医学科学技术方面,值得赞赏;同时,译写作品的语言纯正优美,值得我们研究学习。石少楠也对中医文化对外宣传时的翻译策略进行了探讨。除了翻译问题外,由于中医是我国历史悠久的传统医学,中医的各种理论中有大量常人难于认识和理解的抽象概念,不利于中医文化的传播和普及。苏传琦利用现今高速发展的信息技术以通俗易懂的表现形式诠释和传播中医文化,使大众正确认识中医。

高鹏等分析了新媒体文化冲击下,高等教育院校中医药文化传承工作存在的问题和机遇,认为培养全面发展的高素质中医药人才需要探索新媒体视野下中医药文化传承教育方式。沈澍农则提出医古文是中医药文化传承的重要阵地。鹿云探讨了中医文化传承的发生学逻辑演进及现实启示。

陈小平等认为中医院校应加强中医文化教育,加强中医文化教育不仅可以增强学生的中医兴趣,还有利于学生储备专业知识、提升中医思维,也是加强学生医德教育的重要途径,对于促进中医创新也具有重要意义。关于中医文化教育的结构体系,则可以围绕培养兴趣、积累知识、提升思维、增强医德等方面进行构建。

张稚鲲认为,《见心斋药录》能够反映当时社会背景下的医疗情况、中西医汇通思想的发展、药后护理、医学知识的普及与传播方式等信息,对后世研究晚清药店文化对中医药学知识的传播及贡献具有借鉴价值。

6. 中西医学文化比较

门九章等认为中医学的思维方式属于具象思维,其思维是由"象"到"证"的过程。西医学的思维方式属于抽象思维,其思维过程是由"病"到"因"。中、西医思维方式的差异,决定了中医的学习不能采取简单对号入座的线性思维模式,正确的方法是用中医的思维去认识、理解中医,才可继承好中医,进而开展好中西医结合。仵燕认为,思维模式或思维方式应该源于一个民族文化发展的环境之中,人类除了生活在自然环境中,更重要的是还要生活在自己创造的文化环境之中,而中医药学正是中国文化孕育出的、有很强实践价值的医药学理论体系。

(撰稿:李丛　审阅:王健)

【近代中医药期刊研究】

近代中医药期刊动态地反映这一时期中医药的发展状况,具有较高文献价值、史学价值和医学价值。随着《中国近代中医药期刊汇编》面世,近代中医药期刊的研究渐成显学,受到中医界、文史界、新闻传播学者的广泛关注,为各界学者提供了迥然不同的研究角度。

宏观而言,马祥等参考文献54篇,对近年国内有关近代中医药期刊的研究成果进行综述,倡导更深层次的挖掘。施毅统计分析清末至1949年中医药期刊文献,发现期刊发行种类最多的地区是上海,刊载文献量最大的期刊是《光华医药杂志》,95%文献为单一作者撰写。该时期中医药期刊文献较多关注中医药知识的应用,如经方和验方的研究、食疗保健、疾病治疗、育儿知识等,而中医理论的研究关注较少。段逸山深入研究民国(1911～1949)中医期刊所载中医废存之争的大量资料,提出对当今医学期刊的三方面重要启示:一是刊名具有深刻文化涵义,体现办刊的主旨;二是文字辛辣,语言犀利,驳斥否定中医的西派,批评扼杀中医的当局,揭露中医队伍的弊端;三是强烈的忧患意识,延续了中医的命脉。

具体而言,对于单种期刊的深入研究,概述基本情况,评述主要特点,一直是近代中医药期刊研究的主要方法。如《三三医报》是民国时期影响较大的中医药期刊,付书文等介绍其创办经过、办刊宗旨、栏目内容,分析作者构成,并认为《三三医报》内容丰富,涉及理论探讨、临床经验、医案、卫生杂谈、时事评论、行业倡议等,为研究民国中医发展史

提供了丰富的医史资料。张云等分析民国晚期在南京创办《医潮》的背景、主要内容及撰稿人,突出《医潮》在总结日常生活中的护理经验、专业病的外科治疗方法等方面的特色,阐述其在研究民国中西医之争及公共卫生医疗事业史方面的史料价值。邰若虹等从期刊概况、主编简介、办刊宗旨、风格特点等方面介绍民国时期《国医正言》的情况,认为《国医正言》以复兴中医为己任,在弘扬国粹、振兴中医等方面积极努力,在当时北方中医界具有举足轻重的地位。肖梅华等整理了陈存仁主持的《康健报》及其编撰的部分中医普及性文稿,厘清其编撰思路及其对近代中医健康教育发展的贡献,认为陈氏中医健康教育读物强调趣味与新颖,注重实用与疗效,把握时代,贴近社会,对近代上海中医健康教育的发展有促进作用。

从新闻传播的视野,刘娟以《大公报·医学周刊》为研究样本,考察其传播内容、传播特点、传播策略及传播功能后发现,"卫生"观念在近代中国的传播与推广客观上促进了医学事业的发展与国民生活习惯的改良,重写了以身体为中心的社会结构与权力布控,从另一角度为中国社会的近代化提供了注脚。胡蓉等则以《中医世界》《中医指导录》两种秦伯未先生创办的中医期刊为切入点,考察近代中医药的海外传播,借以了解海外中医药及中医人的发展、生存状况,补充近代中外医药交流的史料。

纪征瀚等以性别史为视角探讨了民国时期女医创办中医药期刊的历程。《光华医药杂志》1934年推出《女医专号》。1939年,钱宝华带领中医界女性借用《国医砥柱杂志》版面,创办《中国女医》。1941年,《中国女医》独立刊行,但发行仅8期,就于同年停刊。民国时期女医创办中医药期刊的七年之路,是女权运动在中医药界由热至冷过程的缩影,反映了女医们从懵懂到自信转而自省的过程。

从中医药品牌形成的角度,宋海坡等基于民国中医药期刊进行分析。近代中医药品牌的形成是

多因素综合作用的结果：一方面传统医药为适应西医西药的竞争，不断奋发图强，改进制作工艺，研发新药，在质量、品质上努力提高；另一方面，近代社会转型，人民生活困苦，老百姓更倾向于相信经过长期实践的质优价廉的中药老字号、传统中成药，再加上战争催生的爱国主义情结等，使得一系列中医药品牌脱颖而出。其中贯穿始终的是"品牌"所体现的医术的精湛、药材的道地和疗效的保证。

对民国医药期刊医易文献内容进行梳理，是一个新颖的学术视角。王彦敏等提出这些医易文献以医易会通为立论依据，内容涉及中医理论的多个层面，阴阳、五行、六气、脏腑气化是探讨的主要论题。诸多医学期刊中，以易理阐发医理的文献数量虽然不多，学术价值却不容忽视。

采取地域分类的方式，对近代中医期刊进行探讨，是多年的研究传统。如陆明等对上海近代西医药期刊进行概述，得益于上海各类医教研机构，受惠于全国各地西医、西药化工专家、海外留学生。上海创办的西医药期刊享有得天独厚的社会条件和人才优势。期刊创办者中，有医学期刊开拓人和医疗技术精湛的医师，以个人及家族财力，苦心经营和维持期刊的出版，才使几近停刊的期刊得以继续，或使停刊的期刊复刊。还有不少外国传教医师，为医学期刊出钱出力。上海近代西医药期刊实现双重使命：一方面，通过西医药期刊向国人传播和普及西医药知识；另一方面，通过医药期刊向国外传播中国医药知识，为世界医学交流做出贡献。民国时期的江苏中医界，同样出版了大量中医药期刊。鲍良红认为，《苏州国医杂志》就是其中的佼佼者，具有很高的知名度和影响力。该刊是苏州国医学社主办发行的综合性中医药期刊，读者定位明确，栏目特色鲜明；名医办刊，名家撰稿，期刊质量上乘；集中选题，策划专刊专号，刊物个性突出；刊书互动，使期刊资源得到最有效利用。《苏州国医杂志》一系列举措为今天的期刊界提供了有益的启示。顾一平则对江苏扬州的医学报刊进行梳理。民国时期，扬州医学界先后创办《医学月刊》《江都国医报》《江都卫生报》等，对于继承和弘扬祖国传统医学、普及卫生常识、报道医学界新生事物、保存医学史料起到积极作用。另外，扬州名医袁桂牛等在镇江发起创办《医学扶轮报》，开创了中国中西医结合报纸之先河。

（撰稿：杨奕望　审阅：王健）

［附］　参　考　文　献

B

鲍良红．从《苏州国医杂志》看民国江苏中医药期刊的办刊特色[J]．江苏中医药，2014，46(11)：75

步瑞兰．阳雀文化与中医[J]．世界中西医结合杂志，2014，9(2)：112

C

蔡鸿新．福建省政协文史资料与闽台中医药文化研究[J]．中国中医药图书情报杂志，2014，38(2)：39

陈洪，何清湖，陈小平．论马王堆养生文化的产生背景[J]．中华中医药杂志，2014，29(10)：3077

陈小平，孙相如，何清湖．中国传统文化思想对中医藏象理论的影响[J]．中医药文化，2014，9(5)：4

陈小平，孙相如，何清湖．中医院校加强中医文化教育的理性思考[J]．湖南中医杂志，2014，30(6)：3

D

邸若虹，熊俊，鲍健欣，等．医林轨范 医潮一柱——陈曾源及其主编的《国医正言》[J]．中医药文化，2014，9(6)：37

丁兆平，王振国．3 部汉译俄文文献记载的中俄药材贸易．中华医史杂志[J]，2014，44(1)：32

董琳．释"明医"[J]．史学集刊．2014,(5)：118

董一帆,林乾良,张光霁．古代战争与中医学的关系初探[J]．中医杂志,2014,55(5)：369

段逸山．民国(1911～1949)中医期刊有关中医废存之争的启示[J]．中国科技期刊研究,2014,25(12)：1457

F

范逸品,王永炎,张志斌．心象与中国文化及中医学关系的初步思考[J]．上海中医药杂志,2014,48(4)：8

付书文,牛亚华．《三三医报》研究[J]．中国中医药图书情报杂志,2014,38(5)：54

傅延龄,杨琳．论秦汉时期多用丸散剂型的原因[J]．中华中医药杂志,2014,29(3)：829

G

高驰．"泄泻"病名源流考[J]．医学与哲学(A),2014,35(2)：82

高静,辛小红,安冬青．哈萨克文化对其医学思想形成的影响探究[J]．中医药导报,2014,20(8)：1

高鹏,陈思．新媒体视野下高校中医药文化传承探讨[J]．广西中医药大学学报,2014,17(S1)：7

龚丽萍,胡初向,朱启婵．历代中医医籍中有关白疕的资料整理分析[J]．广西中医药大学学报,2014,17(2)：161

顾一平．民国时期扬州医学报刊琐谈[J]．中华医史杂志,2014,44(4)：245

顾云湘,李文彦．儒医文化对培育当代中医学子人文素养之思考[J]．上海中医药大学学报,2014,28(5)：84

郭双燕,陈自贤．福建和云堂香药史考[J]．福建中医药大学学报,2014,4(4)：65

H

韩素杰,胡晓峰．从民国时期舌诊著作看中医舌诊学术的发展[J]．中医杂志,2014,55(20)：1719

郝新鸿,闫国疆．历史想象与社会建构——评女性主义对中国科学史的解构与建构[J]．新疆大学学报(哲学人文社会科学版),2014,42(4)：123

胡安徽．明代药材造假原因刍议[J]．中华医史杂志,2014,44(3)：138

胡蓉,杨艳卓,陈丽云．从《中医世界》《中医指导录》看近代中医药的海外影响[J]．中医药文化,2014,9(6)：33

J

纪征瀚,严季澜,祖娜,等．民国时期女医创办中医药期刊之路[J]．中华医史杂志,2014,44(2)：90

姜德友,采江英,郎笑飞．痛经源流考[J]．河南中医,2014,34(6)：1141

金凌,马洪瑶,王中越,等．中医药文化核心价值传承与传播的困境分析及时代机遇[J]．辽宁中医药大学学报,2014,16(6)：120

L

兰甲云,胡不群．论《周易》古经咸卦与古代巫医及针疗[J]．周易研究,2014,125(3)：55

李超然,刘德柱,姜德友．癃闭源流考[J]．江苏中医药,2014,46(8)：69

李德杏,李晓康,王蕾,等．中医健康观的早期文化构建[J]．湖南中医杂志,2014,30(4)：1

李董男．晋隋唐时期中医疫病相关概念辨析[J]．时珍国医国药,2014,25(2)：405

李峰,郭艳幸,何清湖．中国传统文化现状与中医发展策略[J]．中华中医药杂志,2014,29(5)：1499

李海峰,陈正,赵心华．国家、社会与文化对医学理论形成的影响[J]．中国中医基础医学杂志,2014,20(3)：323

李建武．明代前期"九边"医疗状况初探[J]．中华医史杂志,2014,44(1)：11

李玫姬．中医文化核心价值观与中医院校社会主义核心价值观教育[J]．广西中医药大学学报,2014,17(2)：157

李宁,王寅,廖映烨．医史视角下的金石养生文化述略[J]．南京中医药大学学报(社会科学版),2014,15(3)：151

李如辉,王静波,张卓文,等．论中医文化价值体系的概念与构成[J]．中医杂志,2014,55(17)：1444

梁丙楠,付滨,张童燕．"百合病"探源[J]．河南中医,2014,34(4)：573

刘国伟．中医跨文化传播的源文化要素分析[J]．中医临床研究,2014,6(9)：1

刘娟．从《大公报·医学周刊》看民国时期现代卫生观念的传播[J]．新闻与传播研究,2014,21(5)：98

刘鹏．古代中医学对身体的认知和厘分[J]．中医药文化,2014,9(4)：23

刘岩．"喉核"不同于"乳蛾"[J]．国医论坛,2014,29(1)：59

刘阳,柳长华．秦汉时期巫医术的方术化改造[J]．中华医史杂志,2014,44(2)：72

楼宇烈．中国文化的生生之学[J]．中医药文化,2014,9(3)：28

卢甜,刘国伟,刘巨海．中医跨文化传播现状[J]．世界中西医结合杂志,2014,9(10)：1128

陆明,鲍国海．上海近代西医药期刊概述[J]．中华医史杂志,2014,44(4)：239

鹿云．中医文化传承的发生学逻辑演进及现实启示[J]．广西中医药大学学报,2014,17(S1)：8

罗桂青,李磊．易道和医道——试论《周易》时机观对中医理论的影响[J]．北京化工大学学报(社会科学版),2014,85(1)：58

M

马祥,张丰聪,王振国．对近代中医药期刊研究现状的分析[J]．山东中医药大学学报,2014,38(3)：294

门九章,李霞,寇永锋．中西医结合的文化科学思考——浅谈中西医的文化特质与思维差异[J]．世界中西医结合杂志,2014,9(7)：681

S

沈澍农．医古文——中医药文化传承的重要阵地[J]．中医药文化,2014,9(3)：68

施毅．清末至1949年中医药期刊文献的统计分析[J]．中华医学图书情报杂志,2014,23(11)：56

石少楠．中医文化外宣翻译策略探究[J]．世界中西医结合杂志,2014,9(9)：1011

史正刚,李金田,刘喜平,等．敦煌医学及其文化内涵探析[J]．甘肃中医学院学报,2014,31(5)：64

宋歌,柳长华,李君．中医药的非物质文化遗产学分析[J]．中华中医药杂志,2014,29(6)：1761

宋海坡,任宏丽,段逸山．基于民国中医药期刊的近代中医药品牌形成探讨[J]．浙江中医杂志,2014,49(7)：499

宋欣阳,陈丽云,严世芸．关于中医药文化教育的思考[J]．中医杂志,2014,55(19)：1702

苏传琦．利用现代化技术诠释及传播中医文化[J]．内蒙古中医药,2014,33(1)：129

苏绪林．地方中医药文化馆概念设计探讨——以三峡中医药文化馆为例[J]．中医药文化,2014,9(5)：37

孙慧明,张丰聪,王振国．试论齐文化对齐派医学形成的影响[J]．中医杂志,2014,55(6)：535

W

王宏利．中医脾脏五行属性变迁之文化影响因素考[J]．辽宁中医药大学学报,2014,16(6)：186

王继慧．从文化及语言功能角度分析海外译者中医英译佳句[J]．辽宁中医药大学学报,2014,16(10)：138

王键,周亚东．交融渗透 相得益彰——论中医学与中国传统文化的互动关系[J]．中医药文化,2014,9(3)：43

王彦敏,张其成．民国医学期刊医易文献内容概述[J]．吉林中医药,2014,34(1)：98

王育林,樊经洋．试论中医学与中国传统文化的关系[J]．中华中医药杂志,2014,29(6)：1777

吴玉斌,谷峰．论"头风"病源流[J]．辽宁中医药大学学报,2014,16(7)：30

仵燕．中西医学同源殊途的文化渊源初探[J]．中医杂志,2014,55(18)：1535

X

肖梅华,熊俊．陈存仁与近代沪上中医健康教育——基于《康健报》为中心的文献考察[J]．南京中医药大学学报(社会科学版),2014,15(4)：225

徐世瑜,王育林．疝疾病证名考辨[J]．中医学报,2014,29(6)：927

薛梅,张建伟．胞宫源流浅考[J]．江苏中医药,2014,46(3)：71

薛钦文．彝汉巫医文化之比较——以《作祭献药供牲经》与《山海经》为例[J]．民族论坛,2014,08：101-105

Y

颜隆,朱建平．宋代医药兴盛的外部原因初探[J]．中华中医药杂志,2014,29(3)：674

Z

翟文浩,段晓华,沈艺,等．清代太医院值守制度与差派制度浅析．中华医史杂志,2014,44(1)：15

占永标．浅谈两宋医家对泄泻的认识[J]．江西中医药,

2014,45(4)：3

张建伟,李亚军．河洛数理对中医学的影响[J].长春中医药大学学报,2014,30(3)：383

张璐砾,戴铭,刘玉筠．对广西宾阳炮龙节的医学文化内涵[J].广西中医药大学学报,2014,17(1)：159

张平．古代面部美容外用面脂膏方研究[J].河南中医,2014,34(4)：659

张树剑．中医文化通识教育与大众传播的探索与思考[J].中医药文化,2014,9(1)：15

张秀荣,季旭明,刘国伟．中医与中医文化的动态特征[J].西部中医药,2014,27(10)：39

张玥,刘明．明清医家对臁疮的分类及认识刍议[J].环球中医药,2014,7(5)：355

张云,曾莉,李文林．民国时期医学期刊《医潮》的内容分析及史料价值[J].中华医学图书情报杂志,2014,23(2)：72

张稚鲲．《见心斋药录》及其文化传承特色[J].中国中医基础医学杂志,2014,20(10)：1331

赵宝林．西洋参在清代引进和传播的历史条件．中华医史杂志,2014,44(1)：28

赵海滨．从文化安全角度探讨中医药文化的发展[J].湖南中医药大学学报,2014,34(10)：54

郑晓红,王雷,李开颜,等．中医文化核心价值观初探[J].中医杂志,2014,55(15)：1265

周延松．基于孔子学院的中医文化海外传播[J].世界中西医结合杂志,2014,9(5)：545

六、民 族 医 药

【概　述】

2014年，民族医药的研究内容十分丰富，发表论文约1 000篇。从传统的文献整理与理论探讨，到现代的临床报道、品种考证、资源调查、质量标准、化学成分和药理作用等涉及诸多方面。

1. 文献研究

赖先荣等从保存情况、主要内容、纸张来源、文字形式等对古彝文著作《医算书》进行研究。该书发现于四川省凉山彝族自治州，成书于1949年前，主要记述古彝人的医学知识，保留了"原始""本真"的彝族医学特色。书中根据八方位为中心的"生命历"系统来推算患者的病因、预后、发展情况及其衰年出现的周期，根据月相圆缺盈亏推测疾病及其预后情况，将天文历法知识运用于推演生命节律的周期性和防病治病等。江吉村对手抄文献《医学甘露滴》的作者康巴名藏医多吉·德庆郎巴的生平进行考证，并对之进行整理、校勘，探讨其学术价值。刘英华对最早记载及现存年代最古老的写本唇裂整复术的藏文医书"敦煌本藏文医书S.t.756残卷"进行研究，并就此考察藏医唇裂整复术的历史和源流，同时将之与阿尤吠陀和中医古文献中的相关记述进行比较。张传领认为《蒙药正典》是蒙药古籍中对草本类药物论述最全面、最丰富、最具特点的典籍，该书收载药物614种，其中590种附有药图，每种药物名称由蒙、藏、满、汉4种语言纪录。万琦等对贵州省地方志中少数民族医药文献进行整理

和辑录，提出建立相关数据库的可行性，并对地方文献中少数民族医药文献资源的传承以及开发利用模式进行了探讨。扎巴认为藏医古籍十分浩瀚，古籍是藏医理论和医疗实践的唯一载体，对古籍载体形式进行数字化转变，可实现古籍原貌的保存和全文数字化存储，并通过互联网实现真正意义上的资源共享。李启凤从藏医药资源的特点和数字化建设的必要性出发，结合专业特色提出藏医药文化数字化基地建设的基本思路和构想。崔治家等详细介绍了甘肃省中藏药资源数据库系统的设计、系统实现及操作，此系统收录甘肃省1 500余种中藏药资源的文本及图片材料，实现甘肃省中藏药资源数据的有效存储管理和共享利用。

2. 理论探讨

兰科加等以肝病泻热疗法为例研究藏医泻下疗法发展历史，认为藏医泻下疗法出现于公元前6世纪左右，完善和发展于8世纪，兴盛于11～19世纪，研究和应用于20～21世纪。俄见·叶西多杰从《四部医典·后续部》"泻治学"研究藏医泻下疗法，认为泻下法是将体内疾毒尤其是赤巴病、热毒等排出体外的一种疗法，为藏医五种排出法之首。南知周本对藏医火灸疗法的历史、种类、适应症、禁忌症、施灸参数和作用原理方面进行了报道。李彤等从盈亏平衡论、百体相寓论、心主血脉论3个方面对瑶医摸脉诊法进行分析，认为通过常用脉诊方法对临床病证诊断、疗效观测以及预后均具有重要价值。邹光翼等对畲医肚翻痧的诊痧、辨痧、论治

经验及理论进行全面整理,并制定了畲医肚翻痧的诊疗规范。李毛先研究了藏医放血疗法对痛风的作用,认为其具有创伤小、疗效好、恢复快、安全性高等特点,而术前、术中、术后的有效护理能缩短疗程、减轻痛苦。李家权等介绍了苗医"壅塞为病,通达为康"的治疗原则,认为一切疾病均因壅塞不通所致,各种原因的壅塞是造成病痛的主要因素,故有"胃不通则积,肺不通则喘,肝不通则昏,脑不通则乱,肾不通则肿,心不通则憋,身不通则痛"之说。并对苗医弹筋疗法治疗慢性腰肌劳损进行详细分析。叶林峰等报道福建省畲族人群睡眠质量与糖尿病患病的关系,通过 5 358 例问卷调查与相关指标检验,结果表明睡眠质量差的人糖尿病患病率较高。仲格嘉、拉巴次仁等报道藏医药对糖尿病及其视网膜病变的治疗与研究(详见专条)。

3. 临床研究

(1) 药物治疗 多杰措等将 80 例慢性腹泻患者随机平分为两组,分别用藏医油脂烤电、藏药口服治疗。结果治疗组和对照组总有效率分别为 90.0%(36/40)、70.0%(28/40),组间比较,$P<0.05$。白雪峰等以蒙药那如-3 味丸治疗 60 例类风湿性关节炎,并与用甲氨蝶呤+雷公藤多苷联合治疗的 66 例作对照。结果总有效率分别为 91.7%(55/60)、84.8%(56/66),组间比较,$P>0.05$。而治疗组和对照组不良反应率分别为 18.3%、62.1%,组间比较,$P<0.05$。周毛措等将 60 例妇风病患者随机平分为两组,观察组口服藏医蒺藜药酒,对照组口服二十五味鬼臼丸。结果观察组和对照组总有效率分别为 96.6%(58/60)、86.7%(52/60),组间比较,$P<0.05$。万玛等报道藏药喜姆尼阿配伍治疗"郭隆"76 例,总有效率 93.4%(71/76)。万玛报道藏药八味沉香散、布玛拉、五味石榴散、安置精华散、二十五味余甘散、血骚普清散、二十味沉香丸配伍治疗"娘塞"病 50 例,总有效率 90.9%(45/50)。玉珍报道 115 例慢性结直肠炎用

藏药灌肠,同时口服保护肠黏膜西药治疗,总有效率为 90.4%(104/115)。曾炜花报道 68 例滴虫性阴道炎患者用藏药(妇疾宁+二十五味鬼臼丸+十八味沙棘膏丸+十七味大鹏丸)治疗,总有效率为 94.1%(64/68)。多杰才让报道用藏药骨精药酒治疗 578 例骨质增生、华青措报道用藏药二味大黄涂剂治疗 100 例聚合性痤疮、多杰才让用藏药花蜜药酒治疗 46 例老年性皮肤瘙痒症、索南昂秀报道用藏药九味竺黄颗粒治疗 50 例小儿感冒发热,均取得较好疗效。

(2) 特色疗法 余九峰等报道将 120 例中风后遗症患者随机均分三组。对照 1 组采用壮医药线点灸法治疗,对照 2 组采用普通针刺法治疗,治疗组采用药线点灸法联合普通针刺法治疗。结果对照 1 组、对照 2 组、治疗组总有效率分别为 92.5%(37/40)、80.0%(32/40)、100%(40/40),治疗组与对照 2 组比较,$P<0.05$。关却多杰等用藏医多秀疗法治疗脑梗塞偏瘫患者,结果 60%患者可恢复步行和生活自理,30%以上肢体功能基本恢复。王春光等报道蒙医沙疗随症配合内服蒙药文冠木-9 味汤、乌兰 13 味汤、清血八味散、阿嘎日三十五味散、那如三味丸粒、嘎日迪十五味丸、驴血二十五味丸等治疗 180 例风湿性多肌痛患者,总有效率为 98.3%(177/180)。那仁满都拉等报道用蒙医萨木疗术和内服腰痛宁治疗 72 例腰间盘突出症患者,并与单用腰痛宁治疗作对照。结果治疗组疗效明显优于单用腰痛宁的对照组($P<0.01$)。莎仁图雅等将 104 例腰椎退行性骨关节病患者随机分为蒙医萨木那胡疗法结合功能锻炼治疗组 49 例、拔罐疗法结合功能锻炼治疗组 34 例、功能锻炼治疗组 21 例,结果有效率分别为 89.8%(44/49)、73.5%(25/34)、23.8%(5/21),三组疗效比较,$P<0.05$。王粤湘等报道用壮医经筋三联疗法治疗腰肌劳损患者,总有效率为 92.0%(1370/1489),治疗前、后的腰部疼痛评分及腰部活动度评分比较差异显著($P<0.05$)。粟春生报道将 60 例

带状疱疹患者随机平分为两组,用壮医药线灸法配合火针;对照组用中药外洗,结果两组痊愈率,以及皮肤修复、结痂及疼痛缓解时间比较均有显著性差异(均$P<0.01$)。热汗古丽·热西提报道用维吾尔医综合治疗 30 例卵巢肿瘤患者,结果出血时间从治疗前的 21.37±0.56 d 缩短到治疗后的 6.43±0.9 d,$P<0.05$。

4. 药学研究

(1)品种资源 彭莲等报道藏药喜马拉雅紫茉莉的古今品种一致,为山紫茉莉属植物。喜马拉雅紫茉莉与紫茉莉的用药部位(根)性状相似,但性味功效区别较大,不得混用。钟世红等报道藏药白花龙胆基原植物大花龙胆 Gentiana szechenyii、岷县龙胆 G. purdomii、高山龙胆 G. algida 的形态特征与古今藏药本草记载较为一致。20 批"白花龙胆"药材的鉴定结果表明,大花龙胆 G. szechenyii 是目前白花龙胆主流药材,其他品种仅在藏医院使用,所调查样品的入药部位均为花枝。成磊等报道藏医药用龙胆科植物共有 8 属 77 种(含变种),但《中国药典》(2010 年版)、《部颁标准·藏药(第 1 册)》和《藏药标准》中收载的基源植物仅 26 种,约占 33%。有关药材的藏文名称、音译汉文名称以及基原比较混乱,药材鉴别标准极不完善。

(2)质量标准 杨雅迪等对维药骆驼蓬子药材中水分、总灰分、酸不溶性灰分、体积分数 50% 乙醇浸出物含量进行了研究,并对重金属(铅、镉、砷、汞)、铜骆驼蓬碱、去氢骆驼蓬碱的含量进行了规范。周礼仕等认为藏药康定乌头的显微特征性强,薄层色谱分离度好,斑点清晰,其水分、总灰分、酸不溶性灰分、浸出物、滇乌头碱的含量符合质量要求。纪兆芬等报道 3 批苏斯-7 显微鉴别特征明显,薄层鉴别显色清晰,斑点集中,阴性对照无干扰,检查项目水分、溶散时限均符合《中国药典》(2010 年版)规定。马雯芳等报道瑶药倒丁风的水分、总灰分、酸不溶性灰分、浸出物四大鉴别均具显

著特征,为制定倒丁风药材质量标准提供了实验基础。张亚洲等报道瑶药产自广西、云南的 11 批天钻药材在显微、外观等方面质量相对稳定,但马兜铃酸 A 的含量差异较大。

(3)化学成分 陈静研究表明,藏药白花秦艽花和茎的龙胆苦苷含量分别为 0.515 7、0.150 8 mg/g。杨红澎等报道首次从云雾龙胆挥发油中分离出呋喃醛、5-甲基-2-呋喃醛、苯甲酸、4-乙烯基-2-甲氧基苯酚、棕榈酸、亚油酸、α-亚麻酸、正十八烷酸、正二十三烷等 70 多个成分。李洁等用高效液相色谱对维药睡莲花中没食子酸和烟花苷含量进行了测定,结果没食子酸及烟花苷进样量与峰面积呈良好的线性关系。褚娜等报道了维药祖卡木颗粒中吗啡的含量浓度范围与内线性关系良好,平均回收率为 115.6%,RSD 为 2.6%。邢韶芳等报道首次从壮药国虾薄(绞股蓝)分离获得 20(S)-人参皂苷 Rg3 和 20(R)-人参皂苷 Rg3 两种不同构型的稀有人参皂苷。谢景千等报道广西 10 个产地瑶药"猛老虎"中 14 种微量元素(As、Ba、Cd、Cr、Cu、Hg、Ni、Pb、Se、Sn、Ti、Tl、V、Zn)的含量,并用因子分析和聚类分析方法研究了"猛老虎"样本的元素含量特征。

(4)药理作用 岳丽珺等报道藏药小檗皮对糖尿病大鼠视网膜具有保护作用,其作用机制可能与整体多点调控糖尿病大鼠视网膜的蛋白激酶 C、血管内皮细胞生长因子、低氧诱导因子表达有关。叶耀辉等报道藏药桃儿七减缓原位乳腺癌的生长,对乳腺癌有强烈的抑制作用,高剂量使用还可以抑制乳腺癌的肺转移。姜泅等报道藏药波棱瓜子提取液对四氯化碳所致小鼠急性肝损伤的保护作用,其作用机理与抑制炎性细胞因子的表达等有关。李振等报道藏药莪达夏可显著降低心肌缺血再灌注后血清 CK、LDH 和 MDA 含量,升高血清 SOD 和 GSH-Px 活力($P<0.01$,$P<0.05$),表明藏药莪达夏对缺血-再灌注心肌损伤有抗氧化保护作用。罗慧英等报道藏药蕨麻通过减少自由基的产

生,增强对自由基及其代谢产物的清除能力,从而抑制脂质过氧化,起到对酒精性肝损伤的保护作用。姜华等报道藏药镰形棘豆分离得到的总黄酮苷元对试验所用的病原菌均有较强的抑菌作用,其中对金黄色葡萄球菌的最低抑菌浓度为 MIC＝0.38 mg/ml,其他各菌的 MIC 和 MBC 范围在 0.75～3 mg/ml 之间。李胜华等报道多穗柯、翻白草、显齿蛇葡萄、灰毡毛忍冬、羊耳菊的 5 种侗药植物提取物均对脾脏淋巴细胞具有较强增殖效应,存在免疫调节作用。朴香兰等报道碱水解可使壮药绞股蓝成分发生转化,增强其对肺癌 A549 细胞的抑制活性,为绞股蓝有效成分的转化提供实验依据。

（撰稿：陈仁寿　朱新瑜　审阅：王克勤）

【藏药的质量标准研究】

周礼仕等研究了藏药打箭菊的质量标准,采用显微、薄层色谱法建立其鉴别方法,并参考《中国药典》(2010 年版)测定方法,采用高效液相色谱法测定木犀草素的含量。结果,打箭菊的显微、薄层色谱鉴别特征明显,专属性强。其中,木犀草素含量为 0.036%～0.104%(均值为 0.078%),水分为 9.32%～15.82%(均值为 13.11%),总灰分为 6.65%～8.29%(均值为 7.45%),酸不溶性灰分为 0.23%～0.59%(均值为 0.42%),浸出物为 21.42%～30.15%(均值为 24.86%),其方法操作简单,准确可靠,重复性良好,可用于控制打箭菊的质量。周氏等还研究了藏药康定乌头的质量标准,以滇乌头碱、塔拉萨敏为对照品进行康定乌头的薄层鉴别,采用高效液相色谱法测定康定乌头中滇乌头碱的含量。结果,康定乌头显微特征性强,薄层色谱分离度好,斑点清晰,水分为 10.89%～12.07%(均值 11.48%),总灰分为 4.81%～5.00%(均值 4.83%),酸不溶性灰分为 1.08%～3.27%(均值 1.81%),浸出物为 18.03%～

28.27%(均值 20.46%),滇乌头碱的含量为 0.18%～0.35%(均值 0.23%),该方法操作简单,准确可靠,可用于评价康定乌头的质量。黄宇等研究了藏药杜鹃花的质量标准,按照《中国药典》(2010 年版)测定方法,采用显微、薄层色谱法建立其鉴别方法,采用高效液相色谱法测定金丝桃苷、槲皮苷的含量。确立了杜鹃花的显微鉴别特征,建立了薄层鉴别方法和金丝桃苷、槲皮苷的含量测定方法,其方法操作简单,稳定性和重复性良好,可用于控制杜鹃花的质量。谭荣等研究了藏药风毛菊的质量标准,按照《中国药典》(2010 年版)方法,采用生药鉴别、检查项、薄层色谱法及高效液相色谱法进行研究。结果,风毛菊显微鉴别特征明显,测定其水分、总灰分、酸不溶性灰分和浸出物的平均值分别为 10.46%、9.45%、1.33%、21.17%。薄层色谱法鉴别特征明显,分离度好。高效液相色谱法定量分析中,茵芋苷、东莨菪苷、伞形花内酯线性范围分别为 0.185 0～5.551 2μg(r=1.000 0)、0.060 54～1.816 2 μg(r=0.999 9)、0.032 51～0.975 2 μg(r= 0.999 8),平均加样回收率分别为 99.16%(RSD = 0.41%)、100.26%(RSD = 0.77%)、102.22%(RSD=0.87%)。其方法简便可行,重复性良好,可用于控制风毛菊的质量。

（撰稿：李永亮　审阅：王克勤）

【藏医治疗 2 型糖尿病的研究】

仲格嘉认为 2 型糖尿病属于藏医"吉尼萨克"病的范畴,系水土之性的"培根"与脂肪过盛,未能化为人体所需之精华而被混入尿液并排出体外,从而累及全身多系统多脏腑的综合性疾病。藏医辨证分为培根型、赤巴型和隆型。治疗原则为降培根和脂肪,调理胃、肝、肾、膀胱的功能,恢复体内代谢平衡。药物治疗主张以"十八味诃子利尿丸"和"石榴健胃丸"为主。外治疗法推荐采用藏药浴。拉巴次仁等认为糖尿病并发症属于藏医学的"京尼萨库"病,藏药小檗皮是治疗"京尼萨库"病及眼病的临床要药。现代化学成分与药理研究已明确小檗皮中的主要化学成分有明显的降低糖尿病小鼠模型血糖的作用,能够减轻糖尿病大鼠模型视网膜病变程度,减缓发展进程。从藏医药对糖尿病及其视网膜病变的理论认识、用药经验中,发掘藏药小檗皮对糖尿病视网膜病变的用途,提出了藏药小檗皮防治糖尿病视网膜病变的研究思路。

岳丽珺等研究藏药小檗皮对糖尿病大鼠视网膜 PKC - β、VEGF 和 HIF - 1α 的影响。以 SD 大鼠采用链脲佐菌素一次性腹腔内注射的方法造模,小檗皮低剂量组、中剂量组、高剂量组分别按成人剂量的 5、10、20 倍给药,二甲双胍组和小檗碱组按成人剂量的 10 倍给药,模型组和对照组予灌服蒸馏水。结果,与正常组比较,糖尿病大鼠视网膜中 PKC - β、VEGF、HIF - 1α mRNA 和蛋白表达显著升高($P < 0.01$);与模型组比较,小檗皮高、中剂量组视网膜 PKC - β、VEGF 和 HIF - 1α mRNA 表达显著降低($P < 0.01$),PKC - β、VEGF 和 HIF - 1α 蛋白表达水平明显降低($P < 0.05$),小檗皮低剂量组大鼠 PKC、VEGF 和 HIF - 1α 表达明显降低($P < 0.05$)。

韩金潭等以正交设计试验获得藏药绿萝花水萃取干膏制剂为研究材料,将实验动物分为空白组,高、中、低剂量绿萝花组和阳性药物组,研究不同剂量绿萝花对正常小鼠糖耐量影响。结果,灌胃后 30 min,高剂量绿萝花血糖值(11.72 mmol/L)与中剂量绿萝花组血糖值(11.41 mmol/L)显著低于空白组($P < 0.05$);3 个剂量绿萝花组的糖耐量曲线下面积无显著差异($P > 0.05$),但均低于空白对照组的糖耐量曲线下面积,尤以中、高剂量绿萝花和盐酸二甲双胍片效果明显。表明绿萝花在连续服用 5 d 后具有抑制机体对葡萄糖吸收的能力,并增强机体对糖耐受的能力。

(撰稿:王兴伊　审阅:王克勤)

【蒙医整骨术及萨木那胡疗法研究】

照那木拉等利用现代生理心理、生物力学原理及方法,并基于蒙医整骨术蕴含肢体与全身一体、躯体与功能统一、人与自然和谐"天人合一"生命自然观,探讨了蒙医整骨术骨折固定的理念、属性、准则:它在自我与自然固定整体观认识和骨结构连续与功能完整固定局部观认识下,形成了骨折自然、封闭与开放、自我、无遮挡固定理念、结构与受力、运动与功能、生理与心理"动"稳定固定准则,更符合当今骨折固定方法的整体、动态、功能化的发展方向。巴虎山等将 80 例肱骨近端骨折的患者随机平分为两组,对照组用切开复位肱骨近端加压锁定板固定,观察组采用蒙医传统整骨喷酒疗法整复、超肩夹板固定结合患肢垂直牵引甩肩。结果,观察组骨折复位情况优于对照组($P < 0.05$);骨折愈合时间比对照组短($P < 0.05$)。王阿日亚等选取 200 例腰椎间盘突出症患者随机平分为实验组(蒙药"哈如拉齐"熏蒸法结合康复还纳技术治疗组)和对照组(传统治疗方法组),对两组患者治疗 3 周后的临床疗效及随访 1 年后的复发率进行分析。结果,实验组治疗 3 周后的有效率高于对照组,远期的复发率明显低于对照组,功能恢复时间短于对照组(均 $P < 0.05$)。

莎仁图雅等将 104 例腰椎退行性骨关节病患者随机分为蒙医萨木那胡疗法结合功能锻炼治疗组(A 组)、拔罐疗法结合功能锻炼治疗组(B 组)、功能锻炼治疗组(C 组)治疗,结果 A 组、B 组、C 组总有效率分别为 89.8%(44/49)、73.5%(25/34)、23.8%(5/21),三组 VAS 评分比较,均 $P < 0.05$。那仁满都拉将 103 例肩周炎患者随机分为两组,均服用布洛芬缓释胶囊,治疗组(51 例)加用蒙医萨木疗术。经治 15 d,两组总有效率分别为 100.0%(51/51)、71.2%(37/52),组间比较,$P < 0.05$;治

疗组肩关节疼痛指数下降值明显低于对照组，$P<0.05$；治疗组肩关节活动评分变化率明显高于对照组，$P<0.05$。那仁满都拉等将 72 例腰椎间盘突出症患者随机平分为两组，均予服用腰痛宁胶囊，治疗组加用蒙医萨木疗术，经治 7 d 后，两组患者症状、体征的改善均明显好转（$P<0.01$），而治疗组更著，且复发率明显低于对照组。

（撰稿：王兴伊　审阅：王克勤）

【维医药对异常黑胆质的研究】

维医体液论认为黑胆质的失衡或正常体液的过度燃烧都会导致异常黑胆质，这是身体对某些疾病易感性增加的主要原因。巴吐尔·买买提明等研究了维医异常黑胆质证与肿瘤患者血浆脂肪酸含量变化的相关性，选取肿瘤病异常黑胆质证患者 122 例（食管癌 25 例、肠癌 20 例、肺癌 33 例、乳腺癌 20 例、胃癌 24 例）；另选 35 例健康志愿者为对照组。采用气相色谱法对患者血浆进行 10 种脂肪酸的定量检测，将患者与健康对照组之间的不同脂肪酸含量的差异性采用 SPSS 16.0 软件进行独立样本的 t 检验。结果，所有患者体内的肉豆蔻酸含量均明显升高；食管癌异常黑胆质证患者体内棕油酸、油酸、花生酸和 DHA 含量明显升高，而亚油酸、花生四烯酸含量明显降低；肠癌异常黑胆质证患者体内棕榈酸和油酸含量明显升高；肺癌异常黑胆质证患者体内棕油酸、棕榈酸、油酸和花生酸含量明显升高，而亚油酸含量明显降低；乳腺癌异常黑胆质证患者体内棕油酸、棕榈酸、油酸、花生酸和 EPA 含量明显升高，而硬脂酸和花生四烯酸含量明显降低；胃癌异常黑胆质证患者体内的棕油酸和 DHA 含量明显升高，而亚油酸、EPA 和花生四烯酸含量明显降低。表明不同病种肿瘤异常黑胆质证患者血浆脂肪酸代谢特点有共性，也有明显的差异性。

米热古丽·艾乃都等选用雌性 Wistar 大鼠 60 只，随机平分为正常对照组、模型组、三苯氧胺对照组、异常黑胆质成熟剂高、中、低剂量组，除正常对照组外其余各组均采用大鼠右下肢肌肉注射雌、孕激素建立乳腺增生病模型，进行药物干预（三苯氧胺 1.8 mg/kg，胆质成熟剂高、中、低剂量分别为 3.75、7.5、15 g/kg）。观察维药异常黑胆质成熟剂对实验性乳腺增生症大鼠乳腺形态学的影响。结果表明，异常黑胆质成熟剂能减轻上皮细胞、间质纤维组织增生程度，改善模型大鼠乳腺组织病理形态学改变，调节血清激素水平，降低血清雌二醇、黄体生成素，升高孕酮、睾酮、催乳素及卵泡刺激素水平，与模型组比较具有统计学差异（$P<0.01$ 或 $P<0.05$）。阿布都乃比·麦麦提艾力等将 72 只异常黑胆质模型大鼠和 24 只健康雄性 SD 大鼠，随机分为正常假手术组、模型假手术组、正常缺血再灌注组、模型缺血再灌注组、成熟剂干预组（低、中、高剂量组）、阿托伐他汀干预组，共 8 组各 12 只。采用酶联免疫法检测各组大鼠血清心肌酶及肌钙蛋白的水平，不同组别大鼠心肌组织及超微结构的变化。结果，成熟剂干预组大鼠心肌酶及肌钙蛋白水平明显低于模型缺血再灌注组，其中中剂量组最低；心肌组织变化显示，成熟剂干预组大鼠心肌水肿、肌纤维增殖较模型组明显；中剂量组大鼠心肌组织损伤最轻。中到高剂量的异常黑胆质成熟剂对缺血再灌注损伤的保护作用可能优于阿托伐他汀。

努斯来提·乃吉木观察维医治疗异常赛危达合立体（异常黑胆质）引起的痔疮患者，服用蒙孜吉、木斯合力同时，体内外使用镇痛、止痒、消肿、通便功能的药物治疗。结果 27 例患者中痊愈 13 例，效果显著 8 例。

（撰稿：王兴伊　审阅：王克勤）

【壮医药线点灸疗法的临床应用】

李晶晶等报道了壮医药线点灸对带状疱疹后

遗神经痛（PHN）患者血清 IL－1β 和 IL－10 的影响，并探讨壮医药线治疗 PHN 的作用机理。药线组 40 例给予壮医药线点灸（合谷、手三里、内关、三阴交、足三里、太冲等穴位）治疗，火针组 39 例给予火针治疗，共治疗 3 个疗程，观察两组患者治疗前、后血清细胞因子 IL－1β，IL－10 水平及 VAS 评分。结果药线组与火针组 IL－10 水平上升（$P<0.01$），VAS 评分降低（$P<0.01$），IL－1β 无影响（$P>0.05$），药线组血清 IL－10 水平上升优于火针组（$P<0.05$）。表明壮医药线具有温经通络止痛、消炎退热、强壮补益等功效，治疗 PHN 的机理在于通过刺激抗炎因子 IL－10 的分泌，减少神经损伤部位痛觉过敏以达到缓解疼痛的目的，而无抑制前炎性细胞因子 IL－1β 分泌的作用。

吴红斌等将 120 例原发性痛经患者平分为两组，治疗组采用壮医药线点灸，对照组采用温经颗粒口服，并对患者治疗前后及 30 例无痛经的正常组行经期血清前列腺素 $F_{2\alpha}$（$PGF_{2\alpha}$）、前列腺素 E_2（PGE_2）含量检测。结果临床疗效治疗组和对照组分别为 90.0%（54/60）、80.0%（48/60）（$P<0.01$）；治疗组痛经缓解症状优于对照组（$P<0.01$）。两组患者治疗后 PGE_2 含量增高，$PGF_{2\alpha}$ 及 $PGF_{2\alpha}/PGE_2$ 下降（$P<0.01$）。表明壮医药线点灸具有散寒逐瘀，行气活血，通经止痛的作用，其作用机制可能与调节患者异常的 $PGF_{2\alpha}$ 和 PGE_2 水平，降低 PGF_2/PGE_2 有关。

郑仿等以壮医药线点灸肾俞、会阳、次髎等穴位治疗 20 例膀胱过度活动症患者，连续记录治疗前后 72 h 内平均 24 h 排尿次数，平均每次排尿量，24 h 尿量，平均 24 h 尿失禁次数，最大尿流率，并进行前列腺症状评分表和生活质量评分表评分及安全性评估，观察壮医药线点灸对经尿道前列腺电切术后膀胱过度活动症的疗效。结果治疗组与口服酒石酸托特罗定片组比较无统计学意义。表明壮医药线点灸治疗经尿道前列腺电切术后膀胱过度活动症与口服酒石酸托特罗定片的疗效相当，且副作用少，具有安全、有效、廉价的优点。

（撰稿：李永亮　审阅：王克勤）

［附］参考文献

A

阿布都乃比·麦麦提艾力，木拉提·阿布都热合曼，艾斯卡尔·沙比提，等．维药异常黑胆质成熟剂对异常黑胆质大鼠心肌缺血再灌注损伤的影响［J］.科技导报，2014，32（23）：62

B

巴虎山，金鸿宾，金爱华，等．蒙医传统整骨喷酒疗法治疗 NeerⅡ型肱骨近端骨折疗效观察［J］.中国民族医药杂志，2014，20（8）：5

巴吐尔·买买提明，孙凤，阿里木江·克里木，等．维医异常黑胆质证与肿瘤患者血浆脂肪酸含量变化的相关性［J］.科技导报，2014，32（18）：62

白雪峰，结小．蒙药那如-3 味丸治疗类风湿性关节炎疗效观察［J］.北方药学，2014，11（2）：36

C

陈静．HPLC 法测定藏药白花秦艽不同部位中龙胆苦苷的含量［J］.中国民族医药杂志，2014，20（3）：59

成磊，张亚梅，杜小浪，等．藏医学药用龙胆科植物药材品种与标准的现状分析［J］.中药新药与临床药理，2014，25（5）：647

褚娜，那微，张清波．HPLC 法测定维药祖卡木颗粒中吗啡的含量［J］.黑龙江科技信息，2014，（21）：47

崔治家，晋玲，吴迪，等．甘肃省中藏药资源数据库管理系统的构建［J］.甘肃中医学院学报，2014，31（5）：68

D

多杰才让．藏药骨精药酒治疗骨质增生临床观察［J］.

中国民族民间医药,2014,23(8):12

多杰才让.藏药花蜜药酒治疗老年性皮肤瘙痒症46例[J].中国民族医药杂志,2014,20(3):28

多杰措,杨桑加.藏医油脂烤电治疗慢性腹泻40例疗效观察[J].中国民族医药杂志,2014,20(4):16

E

俄见·叶西多杰.藏医泻下疗法简介[J].中国民族医药杂志,2014,20(6):35

G

关却多杰,索南卓玛.藏药多秀疗法治疗偏瘫的临床观察[J].中国民族医药杂志,2014,20(7):23

H

韩金潭,刘群,王赛,等.藏药绿萝花对正常小鼠糖耐量影响的试验研究[J].西南民族大学学报(自然科学版),2014,40(4):518

华青措.藏药二味大黄涂剂治疗聚合性痤疮100例[J].中国民族医药杂志,2014,20(2):21

黄宇,殷苹,江道峰,等.藏药杜鹃花的质量标准研究[J].世界科学技术(中医药现代化),2014,16(1):151

J

纪兆芬,朱振红.蒙药苏斯-7质量控制方法研究[J].北方药学,2014,11(9):16

江吉村.藏医药古籍文献《医学甘露滴》学术价值浅析[J].中国民族民间医药,2014,23(7):8

姜华,胡君茹,程晓华,等.藏药镰形棘豆总黄酮苷元抑菌活性的研究(英文)[J].天然产物研究与开发,2014,26(3):407

姜泗,李家奎.藏药波棱瓜子提取液对四氯化碳致小鼠急性肝损伤保护机理的研究[J].湖北农业科学,2014,53(4):856

L

拉巴次仁,叶凡,范刚,等.藏药小檗皮防治糖尿病视网膜病变的研究思路探讨[J].中外医疗,2014,(13):192

赖先荣,张丹,俞佳,等.彝族《医算书》文献价值与医学价值初探[J].环球中医药,2014,7(7):527

兰科加,却张.藏医泻下疗法的历史渊源新探[J].内蒙古医科大学学报,2014,36(4):363

李家权,袁德培,杨进岗.浅析苗医弹筋疗法治疗慢性腰肌劳损[J].实用中医药杂志,2014,30(2):161

李洁,张雪佳,李柯翱,等.HPLC测定维药睡莲花中没食子酸和烟花苷含量[J].中国中医药信息杂志,2014,21(8):92

李晶晶,林辰,方刚,等.壮医药线点灸对带状疱疹后遗神经痛患者血清细胞因子IL-1β和IL-10的影响[J].中国皮肤性病学杂志,2014,28(6):628

李毛先.藏医放血疗法治疗痛风的观察与护理[J].青海医药杂志,2014,44(4):61

李启凤.藏医药文化数字化基地建设构想[J].西藏教育,2014,(9):59

李胜华,李洪波,伍贤进,等.五种侗药植物提取物对大鼠脾脏淋巴细胞增殖的影响[J].环球中医药,2014,7(S2):13

李彤,宋宁,冯秋瑜.瑶医摸脉诊法简述[J].黔南民族医专学报,2014,27(2):103

李振,刘明成,李福安,等.藏药羌达夏醇提物对大鼠心肌缺血-再灌注损伤的保护作用[J].天然产物研究与开发,2014,26(3):423

刘英华.从敦煌藏文写本看藏医唇裂整复术[J].中国藏学,2014,(2):171

罗慧英,黄亚红,朱丽娟,等.藏药蕨麻对实验性酒精肝损伤小鼠的保护作用研究[J].中国临床药理学与治疗学,2014,19(10):1107

M

马雯芳,谢凤凤,曾锦燕,等.瑶药倒丁风质量标准初步研究[J].时珍国医国药,2014,25(10):2420

米热古丽·艾乃都,阿依先木·他西,哈里旦木·吾加不都,等.维药异常黑胆质成熟剂对乳腺增生模型大鼠乳腺组织病理形态及血清性激素水平的影响[J].科技导报,2014,32(26):79

N

那仁满都拉,董秋梅.蒙医萨木疗术法治疗腰间盘突出症的临床研究[J].世界科学技术(中医药现代化),2014,16(2):406

那仁满都拉．蒙医萨木疗术法治疗肩周炎的临床研究[J]．世界科学技术(中医药现代化)，2014，16(4)：900

南知周本．藏医火灸疗法简述[J]．中国民族医药杂志，2014，20(8)：15

努斯来提·乃吉木．维吾尔医治疗27例异常黑胆质引起的痔疮临床报告[J]．中国民族医药杂志，2014，20(3)：21

P

彭莲，邹慧琴，李佳慧，等．藏药喜马拉雅紫茉莉的本草考证及种属问题探讨[J]．世界中医药，2014，9(7)：951

朴香兰，陈道金，刘慧敏，等．壮药"国虾薄"(绞股蓝)碱水解产物对A549细胞的抑制活性[J]．中央民族大学学报(自然科学版)，2014，(1)：60

R

热汗古丽·热西提．维吾尔医治疗良性卵巢上皮性肿瘤对月经周期改变的观察[J]．中国民族医药杂志，2014，20(7)：11

S

莎仁图雅，道日娜．蒙医萨木那胡疗法结合功能锻炼治疗腰椎退行性骨关节病[J]．中国民族医药杂志，2014，20(2)：17

粟春生．壮医药线点灸配合火针治疗带状疱疹60例[J]．中国民族医药杂志，2014，20(5)：2

索南昂秀．藏药九味竺黄颗粒治疗小儿感冒发热50例[J]．中国民族医药杂志，2014，20(5)：12

T

谭荣，王毓杰，张艺藏，等．药风毛菊质量标准研究[J]．世界科学技术(中医药现代化)，2014，16(1)：141

W

万玛，索南卓玛．藏医治疗郭隆病76例临床观察[J]．中国民族医药杂志，2014，20(7)：19

万玛．藏医治疗娘塞病50例的临床观察[J]．中国民族医药杂志，2014，20(8)：4

万琦，邹顺，王华南．贵州省方志中少数民族医药文献整理与辑录实践[J]．中国民族民间医药，2014，23(7)：1

王阿日亚，郝金奇，余艳琴．蒙药"哈如拉齐"熏蒸法结合康复还纳技术治疗腰椎间盘突出症的随机对照试验[J]．中国疗养医学，2014，23(9)：772

王春光，于国锋．蒙医沙疗治疗风湿性多肌痛180例[J]．中国民族医药杂志，2014，20(8)：14

王粤湘，黄贵华，张秀华，等．壮医经筋三联疗法治疗腰肌劳损1 489例临床观察[J]．西部中医药，2014，27(4)：52

吴红斌，秦辛玲，魏鹏飞，等．壮医药线点灸治疗寒湿凝滞型痛经临床疗效及对$PGF_{2\alpha}$、PGE_2的影响[J]．新中医，2014，46(11)：186

X

谢景千，龙海荣，谷筱玉．广西不同产地瑶药"猛老虎"微量元素的因子分析和聚类分析[J]．时珍国医国药，2014，25(8)：1896

邢韶芳，陈道金，刘慧敏，等．壮药"国虾薄"(绞股蓝)热处理产物中人参皂苷Rg3的分离与鉴定[J]．中国实验方剂学杂志，2014，20(9)：120

Y

杨红澎，确生，黄海东，等．藏药云雾龙胆挥发油化学成分分析[J]．中国实验方剂学杂志，2014，20(19)：68

杨雅迪，程雪梅，王长虹，等．维药骆驼蓬子药材质量标准研究[J]．中国药学杂志，2014，49(2)：106

叶林峰，侯俊霞，姚龙腾，等．福建省畲族人群睡眠质量与2型糖尿病的研究[J]．中华临床医师杂志(电子版)，2014，(19)：3469

叶耀辉，马越兴，张恩慧，等．藏药桃儿七干预高转移小鼠乳腺癌的作用研究[J]．时珍国医国药，2014，25(7)：1589

余九峰，黄贵华，李婕，等．壮医药线点灸合普通针刺治疗中风后遗症40例疗效观察[J]．湖南中医杂志，2014，30(2)：69

玉珍．藏药灌肠治疗慢性结肠炎115例临床观察[J]．西藏科技，2014，(8)：52

岳丽珺，孟宪丽，张燕，等．藏药小檗皮对糖尿病大鼠视网膜$PKC-\beta$、$VEGF$、$HIF-1\alpha$表达的影响[J]．世界科学技术(中医药现代化)，2014，16(1)：181

Z

曾炜花．藏药治疗滴虫性阴道炎68例疗效分析[J]．中

国现代药物应用,2014,8(22):119

扎巴.关于藏医古籍资源数字化的思考[J].中国民族医药杂志,2014,20(1):74

张传领.《蒙药正典》中的药用植物多样性研究[J].河北中医,2014,36(10):1551

张亚洲,樊兰兰,覃山丁,等.瑶药天钻的质量标准研究[J].中国药房,2014,25(11):1034

照那木拉,陶乐,王梅.中国蒙医整骨术骨折固定原理探讨[J].中华中医药杂志,2014,29(3):820

郑仿,李峰,伍松合,等.壮医药线点灸治疗经尿道前列腺电切术后膀胱过度活动症的疗效研究[J].中国全科医学,2014,17(13):1558

钟世红,古锐,马羚,等.藏药白花龙胆品种考证与使用现状调查[J].中国中药杂志,2014,39(13):2450

仲格嘉.藏医对 2 型糖尿病的认识和治疗探析[J].中国藏学,2014,(2):152

周礼仕,王毓杰,杜蕾蕾,等.藏药康定乌头质量标准研究[J].中药材,2014,37(6):977

周礼仕,周林,岳清洪,等.藏药打箭菊的质量标准研究[J].世界科学技术(中医药现代化),2014,16(1):136

周毛措,花赛措.藏医蒺藜药酒治疗妇风病的临床观察[J].中国民族医药杂志,2014,20(5):3

邹光翼,徐向东,郑宋明.畲医肚翻痧的诊疗规范及应用研究[J].中华中医药学刊,2014,32(11):2651

六、民族医药

七、港澳台中医药

【香港中医药】

1. 中药实验研究

（1）中药化学及质量控制　Xin GZ 等利用 RAPD 的方法，构建了川贝母的 DNA 指纹图谱，从而为川贝母的药材鉴定提供了新的方法。Yue GG 等从柳叶白前中分离出一个具有平喘作用的化合物 cynatratoside B。Wang H 等创建了利用吸头小柱电喷雾质谱直接分析中药粉末的方法。Xu J 等应用了高速胶体渗透色谱的方法，建立了多种富含多糖类物质的中药质量控制方法，其中包括铁皮石斛等。Liu J 等采用 temperature - correlated mobility 理论，建立了中药复方 Yuye Decoction 中木质素类成分的质量监控方法。Wang Y 等建立了用高效液相色谱联合荧光检测器测定马兜铃酸的方法。Zhang YZ 等利用 HPLC - DAD - ESI - IT - TOF - MS 方法，构建了测定当归补血汤的两组方法。Chan PH 等采用 H - NMR 的方法，构建了白芷和当归补血汤新的质量控制模式。Liang Z 等采用镭射显微切割结合液相色谱联合飞行时间质谱的方法，直接定位了 ginsenoside 在人参药材中的位置。Jaiswal Y 研究中药乌头内的有毒生物碱的分布，利用镭射显微切割结合液相色谱联合飞行时间质谱的方法，发现在不同品种的乌头类植物中三种有毒生物碱有不同的分布，并且特定存在于 *Aconitum carmichaeli* 和 *Aconitum kusnezoffii* 中，其中在 *Aconitum carmichaeli* 的根中有毒成分含量最高。Jaiswal Y 等利用上述方法，比较了中

国和印度的药用芦笋中 protodioscin 的含量，发现中国产药用芦笋的含量高于印度产。Zhan JY 等发现二氧化硫熏蒸能够明显影响当归的化学成分和生物活性，使得其抗凝、增加 NO 表达和雌激素样作用明显减弱，同时增加了其细胞毒性。Zhang WL 等发现了煎煮方法改变能够影响当归补血汤中黄酮类化合物糖基的水解，并优化了该复方的煎煮方法。Kan S 等考察了煎煮对多种中药的共同活性成分绿原酸转化的影响，发现煎煮能够造成成分的改变，但并不影响其抗氧化和肝保护活性。

（2）中药药理研究　①抗病原微生物作用：Ooi VE 等研究 30 种中药对 H_5N_1 病毒的抑制作用，发现其中七叶兰、水仙和玉竹具有很强的抑制病毒作用，并从玉竹中分离出一种具有抑制作用的蛋白。②抗炎及免疫调节作用：Su T 等比较了豨莶草生品及其酒制品的化学成分和抗炎作用，结果发现两种药材均具有抗炎作用，能够抑制炎性细胞 NO 含量，并抑制 iNOS 和 COX - 2 的 mRNA 表达，其中酒制品比生品作用更强。Du CY 等报道玉屏风散能够显著抑制肠道内 iNOS、COX - 2 和 IALP 的表达，该作用与其抑制巨噬细胞和小肠细胞相关蛋白表达相关，并受 NF - κB 通路调控。Chen J 等报道枣的提取物能够抑制脂多糖诱导的巨噬细胞 IL - 1β 和 IL - 6 的表达和分泌，这种作用可能与 NF - κB 有关。Cheng BC 报道由芡实和金银花组成的中药复方能够抑制巨噬细胞 NO、IL - 6 和 TNF - α 的分泌，抑制 iNOS 和 COX - 2 的表达，这种作用可能与其对 JNK、P^{38} 和 NF - κB 的抑制作用有关。Lai PK 等报道黄芪抗炎活性的组分异

黄酮和皂苷类化合物的抗炎作用主要用于巨噬细胞,能够抑制细胞内 COX-2 和 MAPK 调节因子的表达,并抑制 NF-κB 的转录活性,减少前列腺素 E_2、IL-1β 和 TNF-α 的释放。Cheng BH 等报道鱼腥草多糖类成分,能够显著促进 PBMC 中IL-1β、TNF-α、MIP-1α、MIP-1β 和 RANTES 的表达,提示其具有免疫促进作用。③ 心血管系统作用:Zhou X 等报道红花具有促进血管增生的作用,这种作用可能与其促进血管内皮细胞增殖、迁移和微管形成作用有关,并发现红花提取物能够增加斑马鱼体内与促进血管新生的基因(如 IGF1、CTGF、NRP2、VEGFR3、HIF1A、MMP2 等)的表达。Koon CM 等报道灯盏细辛提取物可以促进大动脉扩张,这种作用可能与其对钙离子通道的阻断作用相关,并与钾离子内流增加有关。Maiwulanjiang M 等报道,甘松的挥发油成分具有心肌细胞保护作用,该作用与其抑制活性氧物质的作用有关;甘松挥发油还能够激活心肌细胞 Akt 的活性,促进 ARE 的转录;小分子 Akt 抑制剂能够抑制甘松挥发油诱导的 ARE 转录活性。Chen J 等报道锁阳具有心肌细胞保护作用,并能够抑制氧自由基的产生,稳定心肌细胞线粒体膜电位,从而抑制细胞凋亡,该作用可能与其熊果酸成分有关。Wong HS 等报道,肉苁蓉中的成分 β-谷甾醇对心脏细胞有保护作用,认为该作用可能与抑制氧自由基产生、稳定细胞线粒体膜电位相关。Deng Y 等报道丹参、葛根药对具有血管舒张作用,并发现 7:3 配比的丹参葛根提取物的活性最强,这种作用可能与钾离子 ATP 通道激活和钙离子通道活性抑制有关。④ 神经系统作用:Luo D 等报道杜仲具有神经保护作用可能与其抗炎作用有关。从杜仲中分离出的两个活性化合物京尼平和 4-(1,2-dimethoxyethyl)benzene-1,2-diol 能够抑制 NO 和 TNF-α 的表达,其中 genipin 能够抑制 PI3K/Akt 通路,而后者对 P^{38} MAPK 具有抑制作用。Yang C 等报道从桃仁中分离出一个具有神经保护作用的化合物苦杏仁苷,其作用可能与激活 Erk 通路有关。Chu JM 等报道人参皂苷对糖尿病引起的神经元降解具有保护作用,其中人参皂苷 Rd 和R-Rh2 具有较强的生物活性,对于星形细胞的胰岛素抵抗和凋亡具有抑制作用。黄连解毒汤对阿尔茨海默病具有治疗作用,这种作用可能是通过调节 β 淀粉前体蛋白而起作用。Chen LL 等从钩藤中分离出化合物 corynoxine B 具有诱导自噬的作用,能够抑制 α 淀粉样蛋白在神经元细胞内的沉积,从而保护神经细胞,起到预防和治疗帕金森病的作用。Chen J 等报道大枣的提取物能够促进神经元细胞分化,这种作用可能与 PKA 通路相关。⑤ 抗肿瘤作用:Wang N 等报道,中药成分小檗碱具有显著的抗肝肿瘤作用,这种作用与 P^{53} 表达有关,并通过 miR-23a 形成正向作用环,从而调控 P^{53} 的活性。Xiao Z 等从鸦胆子中分离出一个具有显著的抗肝癌作用的化合物 brucein D,可诱导肝癌细胞凋亡。通过芯片分析,发现该化合物能够影响 39 个 miRNA 的表达。其中 miR-95 可能是其作用靶点,miR-95 相关蛋白 CUGBP2 与 Brucein D 的抗肿瘤作用相关。Yang M 等研究了鸡骨草及其活性物质 abrine 对肿瘤细胞的抑制作用,结果发现鸡骨草提取物能够造成细胞周期阻滞,使肿瘤细胞凋亡。Hu T 等从丹参中发现两个具有 P-gp 蛋白抑制活性的成分 cryptotanshinone 和 dihydrotanshinone,两者均能降低 P-gp 对化疗药物的外排,增强其对肿瘤细胞的毒性,这种作用可能与其降低 P-gp mRNA 和蛋白表达,并抑制其 ATP 酶活性相关。⑥ 组学与药物代谢动力学:Tam JC 等利用组学手段,研究了中药复方 NF3 促进血管新生的作用,结果表明该作用可能与某些关键蛋白相关,包括 myosin regulatory light polypeptide 9,SPAST,tropomyosin(TPM)2 和 Vimentin。Zhang Z 等报道,丹参葛根复方能够增强小肠对华法林的吸收作用,并且对于肝微粒体中 CYP1A1 和 CYP2B1 的表达和活性具有增强作用,从而促进华法林在肝脏的代谢。Dufay S 等报道,香港市售的凉茶具有对 CYP3A4 酶活性的抑制作用,该作用可能引起药物代谢发生变化。Fong SY 等应用固相萃取色谱与质谱联用的方法,对黄芩中 6 种黄酮类化合物在大鼠组织中的分布进行了考察,发现在口服黄芩提取物后,全部化合物可以在大鼠脑组织中检出,提示它们可以通过血脑屏障。Yi T 等采用 UPLC - DAD - QTOF - MS 的方法,研究了雪莲提取物的药代动力学,发现在大鼠血液中可以检出 17 个化合物,在尿液中检出 10 个化合物,而在粪便中有 2 个化合物,其中伞形花内酯和东莨菪素及其代谢物是主要的代谢产物。⑦ 其他作用:Yang C 等研究了补阳还五汤的活性组分 ISF - 1 对骨骼肌细胞 C2C12 中 follistain 的表达的作用,发现该组分中桃仁、地龙和红花均有促进 follistatin 的 mRNA 表达的作用,其中桃仁作用最强,桃仁中的苦杏仁苷是主要的活性成分。Chen J 等研究了枣的造血作用,发现枣的水提取物能够诱导 erythroprotein 的表达,这种作用可能与其增加 HIF - 1α 的 mRNA 和蛋白表达有关。Liu CL 等分离了地黄中的各组分,并应用斑马鱼模型,鉴定出具有促进血管新生作用的成分。Xiao TT 等研究表明,长期和高剂量使用续断可能具有胚胎毒性。Tam JC 等研究了中药复方 NF3 对于糖尿病引起的中风的作用,发现其可以促进中风后患者的血管新生,该作用可能与其促进 VEGF 和 eNOS 表达、促进 MMP 活性有关。Wong KC 等报道二仙汤具有雌激素样的骨保护作用,对于成骨细胞的增殖和分化具有诱导作用,该作用可能与其激活雌激素受体的机制有关。Chan BC 等报道含有淫羊藿、女贞子和补骨脂的中药复方能够明显抑制骨质疏松和肥大细胞聚集,同时能够抑制组胺和 TNF - α 的释放。Dong XL 等报道女贞子和葛根单用能够增加更年期大鼠骨密度,并促进其小肠钙吸收,但合用后效果减弱。

2. 中医临床研究

Zhong LD 等研究将 Standard Protocol Items: Recommendations forInterventional Trials 2013 (SPIRIT 2013 声明)引入到中医药临床研究中,旨在推动临床研究方案公开透明,提高临床研究工作者、杂志编辑、研究评审者及公众对临床研究方案的重视,促进中医药临床研究质量的进一步提升。Bian ZX 等在系统综述的基础上强调中医证候研究的重要性,提出在临床研究中引入中医证候的客观化诊断标准,并且通过临床流行病学的研究验证该标准,用系统生物学的研究方法探讨中医证候的本质。Zhang JY 等观察了密集头针治疗对于中风后抑郁的疗效和安全性。43 名患者随机分为至密集头针加抗抑郁药组(23 人)和模拟头针组加抗抑郁药组(20 人),研究显示密集头针组加抗抑郁药组对于改善 HAMD - 17 和 CGI - S 量表相对于安慰剂组有显著差异。Gadau M 等研究了电针治疗肘关节痛,共纳入 19 个临床研究,治疗组为针灸组,对照组为西医治疗组,结果显示针灸组的疗效优于或者等同于西医治疗组,而电针治疗的疗效与人工操作针灸组的疗效相比有显著性的差异。

(撰稿:王宁 钟丽丹 审阅:陈仁寿)

【台湾中医药】

1. 医史文献研究

(1)医药古籍 周淑媚阐析《内经》中情志致病的病机与治则,并以《内经》情志相胜的理论为径,从文学创造主体和文艺欣赏主体着手,通过文学艺术活动疏泄主体的欲望和情绪,寄托患者的思想和情感,达到感情和理解的协调,从而探讨文学治疗的理论及其可能性。蔡忠志等以明代成化五年(1469)翠严精舍刻本《新刊通真子补注王叔和脉诀》"五脏"相关歌诀内容为对象,重新考证其成书年代、歌诀用韵体例、相对应文献及脏腑内容,并在此基础上论述相关脏腑理论发展的脉络。陈麒方通过对多纪元简注释的《灵枢识》进行研究,认为多纪元简虽然擅长内科,但整理针灸内容时并未将内科与针灸的理论体系混淆；对诸家见解未能肯定，或可并存者，多纪元简则以疑似口吻加以注释；多纪元简自认无力解释整本《灵枢》，则采取综观全书筛选词句作阐述。陈森和认为灸的单位"壮"在河洛语中读音同"粽"，与"戕"通假，作残害解，其字义与健壮无关；出土文献中的"□咀"原作"父且"，"父"为"斧"字省去斤旁而通假，其字义与父亲无关，"且"为"粗"字之省笔通假，"父且"即斧粗之意，其词义与"细切"相反而非关咀嚼；仲景以桂枝入药，而非如真柳诚所论由林亿自桂皮改名。

（2）医药史　林政宪等探讨了恽铁樵的中西医学汇通之路，认为恽氏尝试界定中西医病因学说在致病结构中所扮演的角色，强调人体自身生理条件对于疾病形成与发展的影响，并以伤寒六经理论统领病理发展的常见途径；恽氏还从自身临床经验出发，发现当时西医常用的灌肠通便法所导致的副作用，并从伤寒六经理论出发，提出纠正这种副作用的治疗方法。颜美智等以中医药典籍文献探讨人类学田野调查法，以药签医疗发展的架构为起点，回顾台湾庶民药签医疗经验，以厘清庙宇药签医疗的历史定位及中医学在信仰医疗中的角色与影响。胡展榕等探讨了台湾医家杜聪明对伤寒学说的认识，发现杜氏主张"方证对应"模式，但缺少中医基础理论的架构，这限制了杜氏发展出独特《伤寒论》见解的机会。然而，杜氏却仍能透过西方医学与科学研究的角度，对《伤寒论》进行客观的观察，并赞扬与重视《伤寒论》在临床治疗中体现出的疗效以及逻辑的科学性、精确性。张加升等整理了17世纪荷兰、西班牙占领台湾时期以及明清时期台湾医疗发展事件的记载，以及中医在台湾早期发展的成果。荷兰、西班牙人于17世纪中叶来到台湾进行殖民统治，以医疗作为传教的先导，为当地人治疗疾病，这种医疗随着荷兰人及西班牙人撤出台湾而消失。明清时期，台湾医疗的发展以原始医疗及从大陆传习至台湾的中医体系为主。清代晚期，西方传教士再次来台从事医疗传教，并将西方

医学带入台湾，但一般民众仍以传统医疗为主。日本统治台湾时期，将西方医学教育实行于台湾，从而逐渐提高西方医学在台湾的影响力。陈名婷等以文献学考察为主、人物关系梳理为辅，对台北故宫典藏的安政本《素问》源流进行探讨，认为该版本属于顾从德本系统，目前在日本、大陆多处皆有不同版本，大略可分为安政三年（1856）跋本，以及安政四年刊刻本。

2. 基础理论研究

（1）证型研究　苏奕彰进行了败血症中医证型与免疫功能相关性研究。结果显示，IL-6基因G-572C的GG基因型患者的存活率优于GC及CC型；IL-6基因G-174C的GG基因型患者的存活天数及存活率皆优于GC型；IL-10基因G-1082A的AA基因型患者的存活率优于GA型。女性患者IL-6基因G-174C、G-572C及IL-18基因G-137C皆以携带wild type的G交替基因居多，基因变异多发生在男性患者上（$P<0.05$）。死亡患者出现阳虚证的比例（82%）远较存活组（29%）高（$P<0.0001$）。血虚证患者存活天数较其他证型患者短（$P<0.05$），且血虚证患者IL-6基因G-572C以携带wild type的G交替基因居多，C交替基因变异多发生在其他证型患者上（$P<0.05$）。阴虚证患者AST、ALT及PCO_2皆较其他证型患者低（$P<0.0001$、$P<0.0001$、$P<0.05$），显示阴虚证患者肝功能较差，且TNF-α基因G-308A皆为GG基因型，A交替基因变异仅发生在无阴虚的患者上（$P<0.001$），C交替基因变异仅发生在阴虚证患者上（$P<0.05$）。

（2）体质研究　陈彦融等使用中医体质分类及判定表、Epworth嗜睡量表及SF-36健康量表对101名阻塞性睡眠呼吸中止症患者进行评估。结果，患者的中医体质以痰湿质（79.2%）及气虚质（75.2%）最常见；SF-36健康量表中，具气虚质、气郁质、阳虚质者其生理层面分数较低，具气虚质、

气郁质者其心理层面分数较低;Epworth 嗜睡量表中,具湿热质者其分数较低。叶兼硕等探讨头颈部肿瘤患者体质证型与放射治疗前后对体重变化的关系。结果,痰瘀体质患者在放射治疗后体重下降幅度较其他体质患者大,且具统计学上的意义($P=0.046$);阴虚体质患者相较其他体质患者在治疗前体重明显较低($P=0.008$),随着治疗的过程,阴虚体质证型的患者比例由 17.2% 上升至 64.3%,但治疗前后的体重变化无明显差异($P=0.554$)。陈美如等探讨男性大学生的中医体质与痤疮的关系,结果,男性大学生中医体质类型以阴虚质为主(57%),同时具备 2 或 3 种的复合性体质者占 38%;阴虚体质者罹患痤疮为非阴虚体质者的 4.4 倍($P=0.008$),压力知觉总分每增加 1 分,罹患痤疮的概率增加 11%($P=0.006$)。柯廷谕等尝试以统一的格式表达所有的症状单元,以各种属性囊括所有的症状描述,将部分描述做适当的量化,意义相同的描述统一为相同的标准化症状;然后将症状词汇进行断词、词性标记、分析文法结构树等处理,分析、记录各种症状词汇的描述结构,应用自然语言处理技术自动地将输入的症状转换成其定义的标准化症状。

(3)药性研究　黄信麒等对本草学毒性观念的形成、函括的范畴与合理性等加以探讨,认为毒性理论的记述模式是《神农本草经》系的本草著作形成主流的结果,其形成是在汉代特有的"生生之具"长生观念下的产物,内涵夹杂了药性、毒副作用、药材基原、药材制备及配伍等复杂面相,颇不适合当代以毒副作用作为毒性定义的认知。并建议:① 传统"有故无殒"的药性作用部分,应回归四气及气味厚薄的记述。② 不当的药材基原部分,应统属于药材来源的管控。③ 透过药材制备得以减轻或消除毒副作用的部分,应以制备后为基准来作为毒性分级的基准。④ 属于特殊体质的不良服药反应,不应归属于毒性的记述。⑤ 因剂量不宜或服用方法不当所产生的不良反应,应回归到相关建议的项目之下。⑥ 排除以上条件,凡产生脏性损伤的药物统归有毒药物,仍采毒性分级的概念作分类,分类的标准须有现代毒理的研究为基础,严格限制使用剂量与适用范围。

3. 临床研究

(1)治慢性肾病　林裕峯将慢性肾病患者随机分为中药治疗组 30 人和对照组 15 人,对照组维持原来的西药治疗,中药治疗组加用济生肾气丸或知柏地黄丸 4 个月。结果,中药治疗组肾功能逐渐改善,尿蛋白、血清磷逐渐下降,对照组肾功能逐渐恶化,尿蛋白、血清磷逐渐上升;中药治疗组在第 2、4 个月时,红细胞比容显著高于对照组;中药治疗组在第 4 个月时,甘油三酯明显低于对照组;中药治疗组 CRP、IL－6、TNF－α 有下降趋势,中药治疗组服药后的生理、心理等生活质量均优于服药前及对照组。林氏又将 63 名慢性尿毒症接受血液透析患者随机分为中药治疗组 27 人和对照组 36 人,对照组维持原来的西药治疗,中药治疗组加用济生肾气丸或知柏地黄丸 4 个月。结果,中药治疗组血清白蛋白、血比容及发炎指数的变化优于对照组;中药治疗组服药后的生活品质均优于服药前及对照组。

(2)治痛经　马素华收集 256 位原发性痛经患者,由患者自己决定进入实验组或对照组。实验组(134 人)除接受例行的经痛咨询外,还接受 18 周穴位按压和身心动作的教育课程;对照组(122 人)仅接受例行的经痛咨询。结果,实验组用短式 McGill 疼痛量表测量的疼痛感觉、疼痛情感、疼痛总分、当时疼痛强度、疼痛视觉类比分数及疼痛视觉类比量表在实验期间各时间点上的改变量比对照组进步,两组差异显著($P<0.05$);左、右骨盆垂直差距、左侧骨盆倾斜及猫式动作两组均有显著差异(P 值分别是 0.001、0.001、0.033、0.001)。表明原发性痛经患者可将穴位按压和身心动作,作为减轻疼痛的自我护理或自我控制策略。

（3）急症护理　赖荣年试图建构中医日间留院观察照护模式，于 6 个月内邀请 26 位资深中医师参与 4 场专家共识会议，以问卷方式搜集 40 位专家学者的意见进行分析，运用中医疗法日间留观诊治 34 位急症及亚急性个案，订定 18 种适合中医日间留院观察照护的病种及其中医临床照护指引小册。结果，台湾中医界有能力发展急症医学以快速诊治如急性头痛、腰扭伤、眩晕及痛经等病症；亚急性病症如中风后遗诸症及癌症放、化疗副作用等皆为合适中医日间照护的病种；中医日间照护的模式可提升照护品质，但宜纳入保险范围；台湾中医各医院教学单位若能有效推广，有机会发展出中医的急症及亚急性医学。

4. 中药研究

（1）中药贮藏　周凤英进行中药材辐射灭菌处理技术研究。结果，大枣、芡实、莲子、五味子、山茱萸、茯苓、山药所需的辐射灭菌剂量分别为 10、10、10、8、8、8 及 6 kGy；中药材经灭菌剂量照射前、后的水分含量及色泽无明显改变，指标成分含量无显著差异；贮存后仅一批次大枣的熊果酸含量有明显下降趋势，莲子的脂肪酸组成受贮存的影响比受照射的影响还大。周氏还进行中药材包材评估研究，结果，PP、PE 包材以 10 kGy 照射后其拉力强度、撕裂强度无明显影响；PP 及 PE 袋经 6 个月贮存后其抗拉强度、撕裂强度及蒸发残渣测定值均较贮存前上升，PE 袋的透氧度于贮存后明显上升，PP 袋的透氧度于贮存前、后无显著差异，提示 PP 袋的透氧度稳定性较佳。

（2）中药药剂　张淑贞等进行小柴胡汤与四逆散微（纳）米化技术开发与安全性研究。结果，小柴胡汤纳米粉平均粒径为（145.4±1.81）nm，四逆散纳米粉平均粒径为（148.8±1.88）nm；小柴胡汤、四逆散纳米粉的指标成分比粗粉含量高，纳米粉血中浓度含量比粗粉高且存留时间较长；小柴胡汤和四逆散的纳米粉、粗粉及水萃物对动物没有

急、慢性毒性和细胞毒性。江伯源以模式系统进行中（草）药释控粒子制备及释放速率改善的研究。结果：① 适当提高海藻酸钠浓度能有效增加药物包覆率，借由空气流速调控，能改变胶球粒子大小。② 释放试验部分，以高浓度海藻酸钠及氯化钙制备出胶球，能有效降低释放率，达到药物缓慢释放的效果。③ 利用反应曲面法能建立试验因子（海藻酸钠、氯化钙、固化时间）与品质因子（反应变量）相关性，并寻找出最适凝胶球粒制备条件：海藻酸钠浓度 3.00%、氯化钙浓度 0.28 M、固化时间 1.22 h。制备出指标预估值：包覆率 57.58%、模拟胃释放率 12.58% 及模拟肠道释放率 84.21%。④ 利用几丁聚醣包覆胶球，形成海藻酸钠与氯化钙的外层复合膜，能有效提高载药量；模拟人体胃肠道进行释放试验时，包覆胶球结构在模拟胃道部分受环境影响而较松散，进入模拟肠道后，海藻酸钠与几丁聚醣的复合膜键结更为紧密，能有效减少药物释出率。表明以凝胶造粒法制备胶球，能有效降低药物在模拟胃酸环境中的释出率，而利用几丁聚醣包覆后，更能有效减缓药物释放速率。陈景川进行中药及中药制剂的塑化剂检测研究。结果，中药塑化剂污染以邻苯二甲酸二（2－乙基己基）酯（DEHP）及邻苯二甲酸二丁酯（DBP）为主。30 种中药材中，DEHP 的平均检出浓度为 0.05～1.10 ppm，DBP 的平均检出浓度为 0.05～1.33 ppm，邻苯二甲酸二异壬酯的平均检出浓度为 0.06～0.20 ppm，邻苯二甲酸二乙酯的平均检出浓度为 0.05～1.62 ppm，邻苯二甲酸二异丁酯的平均检出浓度为 0.05～0.63 ppm，其他 4 种塑化剂（邻苯二甲酸丁酯苯甲酯、邻苯二甲酸二辛酯、邻苯二甲酸二甲酯、邻苯二甲酸二异葵酯）均未检出；传统中药制剂塑化剂平均浓度以散剂、丸剂较高，中药浓缩制剂塑化剂平均浓度为：散剂＞丸剂＞液剂。

（3）中药炮制　吴建璋进行中药炮制前后化学成分变化及其抗肝纤维化作用的研究。发现：

① 五味子经炒制后 5 - HMF 及五味子素含量增加,5 - HMF 在持续炒炭后含量降低;五味子炒制后会提升其体外抗肝纤活性。② 决明子炒焦后大黄酚含量增加,炒炭后大黄酚含量减少;决明子炒制后其体外抗肝纤活性无明显变化。③ 槐花芦丁含量随着炒制时间降低,槲皮素含量随着炒制时间增加;槐花炒制后其体外抗肝纤活性无明显变化。

(4) 中药药理　林荣耀以人类肝癌细胞株 HepG2 及 Hep3B 的基因体变化为主轴,研究中草药的成分及其抗癌分子机制。发现:① 小柴胡汤能改变 HepG2 的细胞周期,抑制细胞生长及相关基因(Bcl - 2、CCND1、ErBB2、CDC2 及 TNFSF10)的表达。② 牡丹皮、半枝莲和散肿溃疡汤可抑制 HepG2 和 Hep3B 的生长,使其生长停滞在 G0/G1 期。③ 剑叶凤尾草对 HepG2 和 Hep3B 有抑制效果,抑制 Bcl - 2 的表达,活化 caspase3 和 caspase9;以高效液相色谱法分离其成分为 p - coumaric acid (PCA) 及 kaempferol 3 - O - α - L - rhamnoside - 7 - O- β - D - glucopyranoside(KRG)。④ 鸭胆子、苦参可抑制 HepG2 的移行,抑制基质金属蛋白酶-9(MMP - 9)与 β-链蛋白的表达,抑制 MMP - 9 的活性;鸭胆子、紫苏抑制 Huh7 的移行;瓜蒌根、牡丹皮、散肿溃疡汤及血府逐瘀汤可抑制 Hep3B 的移行。⑤ 夏枯草、黄独在 HepG2 中可抑制血管内皮生长因子(VEGF)的表达。⑥ 黄连解毒汤及柴胡疏肝汤可降低甘油三酯,抑制脂肪酸合成酶(FAS)、乙酰辅酶 A 羧化酶(ACC)的表达且使血清应答因子结合蛋白 1(SRFBP - 1)表达下降。项千芸利用功能性基因体学平台研究中药免疫调控机制。结果:① 将黄柏及其化合物盐酸小檗碱喂食脂多糖(LPS)诱发急性全身性发炎的小鼠后,黄柏可抑制 LPS 所诱发的 NF - κB 冷光讯号,且以抑制下腹部器官的冷光讯号较为明显,其机理是干扰转化生长因子 - β(TGF - β)的信息传导通路。② 将中草药喂食基因转殖鼠后进行中草药与宿主交互作用的分析,发现中草药会影响许多器官冷光

讯号的强弱,且影响的倍率随中草药的种类及器官而异。③ 将中草药的基因表现图谱与疾病、西药或药物代谢的图谱进行对比,发现中草药的基因表现图谱类似代谢性疾病、心血管疾病及抗发炎、抗癌、抗氧化西药的图谱,而且这些中草药会干扰与药物代谢有关的酶基因,因此中西药并用时要留意可能的交互作用。吴永昌等以 MTT 存活试验测试中药对人类肝癌细胞株的毒杀及生长抑制作用,以 LPS 诱导小鼠巨噬细胞株发炎模式测试中药抑制发炎反应的活性。结果,剑叶凤尾蕨、远志和木香具肝癌细胞毒杀活性;其水萃物做化学分层分析,仅木香水萃物的乙酸乙酯萃取物具细胞毒杀活性;剑叶凤尾蕨和木香具抗发炎活性。陈水田的研究发现,牛樟芝精油的主成分为 γ - DDL,在细胞中会自然发生开环反应,形成 4 - hydroxydodecanoic acid;利用 γ - DDL 刺激人脐带血单核细胞与人外周血单核细胞,能有效提升分化抗原簇 69 的表现,且各族群的免疫细胞都会受到刺激而提升免疫活性表现;γ - DDL 可活化自然杀伤细胞,提升对癌细胞的毒杀能力。李宗谚进行茵陈活性成份对瘦体素基因缺陷小鼠脂肪肝的影响。结果,茵陈氯仿层抽提物与活性成分 6,7 -二甲基香豆素可降低过多游离脂肪酸所造成的肝内脂质堆积,改善肝细胞线粒体功能的异常;6,7 -二甲氧基香豆素可改善肥胖小鼠肝细胞排列紊乱、坏死,降低脂泡堆积,降低胆固醇调节元件结合蛋白 1(SREBP - 1)表现量上升的情况,降低其相关基因(SREBP - 1c、FAS、CPT - 1 及 SCD - 1)mRNA 的表现。李志恒研究发现依立基藤的叶部萃取物在 10 μg/ml 以上有明显的 DNA 伤害作用,但不会造成 HepG2 细胞的死亡。吴蓓禹等研究发现,0.1 μm 的丹参酮 ⅡA 能抑制雄激素受体下游蛋白的 mRNA 和蛋白质表现的水平;丹参酮 ⅡA 能抑制雄激素受体的稳定性,但不影响雄激素受体的 mRNA 水平;丹参酮 ⅡA 能抑制雄激素受体依赖性前列腺癌细胞株 LNCaP 细胞的生长。表明丹参酮 ⅡA 在低浓度能有效抑制雄

性素受体的活化、阻断雄性素受体目标基因的表现，进而抑制前列腺癌细胞株 LNCaP 细胞的生长。蔡金川等观察绿豆癀对大鼠的急性毒性与对肝肾及代谢功能的影响，发现单剂量绿豆癀无明显毒性表现，对正常老鼠的血脂、血糖有良性调控作用。杨成湛等观察辛夷的抗气喘作用。以卵白蛋白敏感化的 Brown Norway 大鼠作为气喘动物模型，随机分成 3 组，连续 5 d 喂食低剂量（3 g/kg）、高剂量（10 g/kg）辛夷或蒸馏水；以生理盐水处理的 Brown Norway 大鼠作为对照组。结果，卵白蛋白处理可明显引发 Brown Norway 大鼠呼吸道过度反应、炎细胞浸润作用；服辛夷后会依辛夷浓度降低呼吸道过度反应，且可抑制支气管肺泡冲洗液中部分炎细胞的浸润作用。表明辛夷对卵白蛋白敏感化的气喘模型大鼠具有潜在的治疗作用。

（5）其他　吴金滨进行绿黄花石斛的量产模式研究，发现可用椰壳纤维作为栽培介质，施以有机粒肥，以立体栽种方式来提升单位面积产量。

5. 方剂研究

刘嘉燿观察四物汤对子宫内膜干细胞及卵巢癌干细胞的影响。结果，四物汤水萃物对正常卵巢细胞与子宫肌肉细胞无明显抑制增生作用，但对子宫内膜细胞与子宫内膜干细胞具选择性抑制作用；四物汤水萃物对 SKOV3 卵巢癌干细胞具抑制增生作用；与原始细胞相比，SKOV3 干细胞呈现对紫杉醇的抗药性；四物汤 1.25 mg/ml 可抑制 Nanog 基因和 Oct－4 基因的表达。许准榕在预先喂食大鼠桃红四物汤（0.7 g·kg^{-1}·d^{-1}）2 周后，利用大鼠自体血块引发脑血管梗塞，并在手术后给予血栓溶解剂 rt－PA。研究结果表明，桃红四物汤并用血栓溶解剂 rt－PA（4 mg/kg）可显著减少大脑中动脉阻塞手术所造成的脑部梗塞，且较单独使用 rt－PA 或桃红四物汤具更好的神经保护作用，其作用可能是通过降低 20－羟-二十烷四烯酸来稳定再灌流后的脑血流，抑制缺氧诱导因子 1α 及肿瘤坏死因子－α 的表达进而影响诱导型一氧化氮合酶的产生，同时减少活化半胱氨酸蛋白酶－3 的表达；单独给予 rt－PA（12 mg/kg）会引起明显的颅内出血，但不会引起蛛网膜下腔出血，与桃红四物汤同用可有效减少颅内出血。

（撰稿：黄颖　审阅：陈仁寿）

［附］参考文献

B

Bian ZX, Xu H, Lu AP, et al. Insights of Chinese medicine syndrome study: from current status to future prospects[J]. Chinese Journal of Integrative Medicine, 2014, 20(5): 326

C

Chan BC, Lee HY, Siu WS, et al. Suppression of mast cell activity contributes to the osteoprotective effect of an herbal formula containing Herba Epimedii, Fructus Ligustri Lucidi and Fructus Psoraleae[J]. Journal of Pharmacy and Pharmacology, 2014, 66(3): 437

Chan PH, Zhang WL, Cheung CY, et al. Quality control of Danggui Buxue Tang, a traditional Chinese medicine decoction, by ^{1}H－NMR metabolic profiling[J]. Evidence-Based Complementary and Alternative Medicine, 2014, Article ID 567893

Chan PH, Zhang WL, Lau CH, et al. Metabonomic analysis of water extracts from different angelica roots by (1) H－nuclear magnetic resonance spectroscopy [J]. Molecules, 2014, 19(3): 3460

Chen J, Maiwulanjiang M, Lam KY, et al. A standardized extract of the fruit of Ziziphus jujuba (Jujube) induces neuronal differentiation of cultured PC12 cells：a signaling mediated by protein kinase A［J］. Journal of Agricultural and Food Chemistry,2014,62(8):1890

Chen J,Du CY,Lam KY,et al. The standardized extract of Ziziphus jujuba fruit（jujube）regulates pro-inflammatory cytokine expression in cultured murine macrophages：suppression of lipopolysaccharide-stimulated NF – kappaB activity［J］. Phytotherapy Research,2014,28(10):1527

Chen J,HS Wong,Ko KM. Ursolic Acid-enriched herba cynomorii extract induces mitochondrial uncoupling and glutathione redox cycling through mitochondrial reactive oxygen species generation：protection against menadione cytotoxicity in H9c2 cells［J］. Molecules,2014,19(2):1576

Chen J,Lam CT,Kong AY,et al. The extract of Ziziphus jujuba fruit（jujube）induces expression of erythropoietin via hypoxia-inducible factor – 1alpha in cultured Hep3B cells［J］. Planta Medica,2014,80(17):1622

Chen LL,Song JX,Lu JH,et al. Corynoxine,a natural autophagy enhancer,promotes the clearance of alpha-synuclein via Akt/mTOR pathway［J］. Journal of Neuroimmune Pharmacology,2014,9(3):380

Cheng BC,Ma XQ,Kwan HY,et al. A herbal formula consisting of Rosae Multiflorae Fructus and Lonicerae Japonicae Flos inhibits inflammatory mediators in LPS – stimulated RAW 264.7 macrophages［J］. Journal of Ethnopharmacology,2014,153(3):922

Cheng BH,Chan JY,Chan BC,et al. Structural characterization and immunomodulatory effect of a polysaccharide HCP – 2 from Houttuynia cordata［J］. Carbohydrate Polymers,2014,103:244

Chu JM,Lee DK,Wong DP,et al. Ginsenosides attenuate methylglyoxal-induced impairment of insulin signaling and subsequent apoptosis in primary astrocytes［J］. Neuropharmacology,2014,85:215

蔡金川,张世良,吕明进,等. 绿豆癀（Praeparatum Mungo）对大鼠之急性毒性与对肝肾及代谢功能之影响［J］.台湾中医医学杂志,2013,11(1):13

蔡忠志,郝保华.《王叔和脉诀》重探—以"五脏"歌为研究中心［J］.中医药杂志,2014,特刊(2):213

陈景川. 中药制剂及中药材之塑化剂背景值调查研究［J］.中医药年报,2013,(2):1

陈美如,林睿珊,陈秋媛,等. 男性大学生的中医体质与痤疮之关系［J］.中医药杂志,2014,25(2):189

陈森和. 灸壮与灸戕通假、"□咀"原作"父且"而与斧粗通假,仲景以桂枝入药而非宋臣由桂皮所改名［J］.中医药研究论丛,2014,17(1):41

陈名婷,苏奕彰. 故宫典藏之安政本《素问》源流初探［J］.中医药杂志,2014,特刊(2):321

陈麒方. 多纪元简针灸学术思想研究［J］.中医药研究论丛,2013,16(2):31

陈水田. 牛樟芝精油成分诱发细胞免疫活性之药物表观基因体学、蛋白质体学与系统生物学分析［J］.中医药年报,2013,(2):1

陈彦融,陈泞宏,李宗谚,等. 阻塞性睡眠呼吸中止症患者之中医体质与生活质量相关性分析［J］.中医药杂志,2014,25(2):167

D

Deng Y,Ng ES,Kwan YW,et al. Cerebral vasodilator properties of Danshen and Gegen：a study of their combined efficacy and mechanisms of actions［J］. Phytomedicine,2014,21(4):391

Dong XL,Cao SS,Gao QF,et al. Combination treatment with Fructus Ligustri Lucidi and Puerariae radix offsets their independent actions on bone and mineral metabolism in ovariectomized rats［J］. Menopause,2014,21(3):286

Du CY,Choi RC,Dong TT,et al. Yu Ping Feng San,an ancient Chinese herbal decoction,regulates the expression of inducible nitric oxide synthase and cyclooxygenase – 2 and the activity of intestinal alkaline phosphatase in cultures［J］. PLoS One,2014,9(6):e100382

Dufay S,Worsley A,Monteillier A,et al. Herbal tea extracts inhibit Cytochrome P450 3A4 in vitro［J］. Journal of Pharmacy and Pharmacology,2014,66(10):1478

Durairajan SS,Huang YY,Yuen PY,et al. Effects of Huanglian -Jie-Du – Tang and its modified formula on the modulation of amyloid-beta precursor protein processing in Alzheimer's disease models［J］. PLoS One,2014,9(3):e92954

F

Fong SY, Wong YC, Zuo Z. Development of a SPE – LC/MS/MS method for simultaneous quantification of baicalein, wogonin, oroxylin A and their glucuronides baicalin, wogonoside and oroxyloside in rats and its application to brain uptake and plasma pharmacokinetic studies[J]. Journal of Pharmaceutical and Biomedical Analysis, 2014, 97: 9

G

Gadau M, Yeung WF, Liu H, et al. Acupuncture and moxibustion for lateral elbow pain: a systematic review of randomized controlled trials[J]. BMC Complementary and Alternative Medicine, 2014, 14: 136

H

Hu T, To KK, Wang L, et al. Reversal of P0glycoprotein (P – gp) mediated multidrug resistance in colon cancer cells by cryptotanshinone and dihydrotanshinone of Salvia miltiorrhiza[J]. Phytomedicine, 2014, 21(11): 1264

胡展榕, 林睿珊. 杜聪明的《伤寒论》相关学说内涵探讨[J]. 中医药杂志, 2014, 特刊(2): 295

黄信麒, 蔡忠志. "药"与"毒"——本草学"毒"性观念的历史回顾与记述模式的几点反思[J]. 中医药杂志, 2014, 特刊(2): 259

J

Jaiswal Y, Liang Z, Ho A, et al. A comparative tissue-specific metabolite analysis and determination of protodioscin content in Asparagus species used in traditional Chinese medicine and Ayurveda by use of laser microdissection, UHPLC – QTOF/MS and LC – MS/MS[J]. Phytochemical Analysis, 2014, 25(6): 514

Jaiswal Y, Liang Z, Ho A, et al. Distribution of toxic alkaloids in tissues from three herbal medicine Aconitum species using laser micro-dissection, UHPLC – QTOF MS and LC – MS/MS techniques[J]. Phytochemistry, 2014, 107: 155

江伯源. 以模式系统评估中（草）药释控粒子制备及释放速率改善之研究[J]. 中医药年报, 2013, (2): 1

K

Kan S, Cheung MW, Zhou Y, et al. Effects of boiling on chlorogenic acid and the liver protective effects of its main products against CCl(4) – induced toxicity in vitro[J]. Journal of Food Science, 2014, 79(2): 147

Ko CH, Koon CM, Yu SL, et al. Hypnotic effects of a novel anti-insomnia formula on drosophila insomnia model[J]. Chinese Journal of Integrative Medicine, 2014, 20(8): 26

Koon CM, Fong S, Wat E, et al. Mechanisms of the dilator action of the Erigerontis Herba on rat aorta[J]. Journal of Ethnopharmacology, 2014, 155(3): 1561

柯廷谕, 刘建宏, 陈仁义, 等. 基于症状的属性作为中医症状描述法的研究[J]. 台湾中医临床医学杂志, 2013, 19(1): 39

L

Lai PK, Chan YJ, Wu SB, et al. Anti-inflammatory activities of an active fraction isolated from the root of Astragalus membranaceus in RAW 264.7 macrophages[J]. Phytotherapy Research, 2014, 28(3): 395

Liang Z, Chen Y, Xu L, et al. Localization of ginsenosides in the rhizome and root of Panax ginseng by laser microdissection and liquid chromatography-quadrupole/time of flight-mass spectrometry [J]. Journal of Pharmaceutical and Biomedical Analysis, 2015, 105: 121

Liu CL, Kwok HF, Cheng L, et al. Molecular mechanisms of angiogenesis effect of active sub-fraction from root of Rehmannia glutinosa by zebrafish sprout angiogenesis-guided fractionation [J]. Journal of Ethnopharmacology, 2014, 151(1): 565

Liu J, Petersen NJ, Lee KF, et al. Application of temperature -correlated mobility theory for optimizing the MEKC separation of the main lignans from Schisandra Chinensis Fructus and its prescription Yuye Decoction[J]. Electrophoresis, 2014, 35(20): 2907

Luo D, Or TC, Yang CL, et al. Anti-inflammatory activity of iridoid and catechol derivatives from Eucommia ulmoides Oliver[J]. ACS Chemical Neuroscience, 2014, 5

（9）：855

赖荣年．建构中医日间留院观察照护模式［J］．中医药年报，2013，（2）：1

李志恒．建置台湾中草药毒性资料库及相关毒理研究（2-2）［J］．中医药年报，2013，（2）：1

李宗谚．中药茵陈活性成分对瘦体素基因缺陷小鼠脂肪肝炎病变的蛋白体学研究［J］．中医药年报，2013，（2）：1

林荣耀．人类癌症基因体以验证探讨抗癌中草药—总计划（2-1）［J］．中医药年报，2013，（2）：1

林荣耀．人类癌症基因体以验证探讨抗癌中草药—总计划（2-2）［J］．中医药年报，2013，（2）：1

林裕峯．中西医合治肾病之临床疗效及安全性分析［J］．中医药年报，2013，（2）：1

林政宪，林睿珊．从病名到病理—论恽铁樵的中西医汇通之路［J］．中医药杂志，2014，特刊（2）：233

刘嘉耀．中药四物汤对子宫内膜干细胞及卵巢癌干细胞之研究［J］．中医药年报，2013，（2）：1

M

Maiwulanjiang M，Chen J，Xin G，et al. The volatile oil of Nardostachyos Radix et Rhizoma inhibits the oxidative stress-induced cell injury via reactive oxygen species scavenging and Akt activation in H9c2 cardiomyocyte［J］. Journal of Ethnopharmacology，2014，153（2）：491

Mak S，Luk WW，Cui W，et al. Synergistic inhibition on acetylcholinesterase by the combination of berberine and palmatine originally isolated from Chinese medicinal herbs［J］. Journal of Molecular Neuroscience，2014，53（3）：511

Man SC，Hung BH，Ng RM，et al. A pilot controlled trial of a combination of dense cranial electroacupuncture stimulation and body acupuncture for post-stroke depression［J］. BMC Complementary and Alternative Medicine，2014 Jul 19，14：255

马素华．女性经痛自我照护策略之发展（2-1）［J］．中医药年报，2013，（2）：1

马素华．女性经痛自我照护策略之发展（2-2）［J］．中医药年报，2013，（2）：1

O

Ooi VE，Chiu LC，Sun SS，et al. Antiviral activity of Chinese medicine-derived phytochemicals against avian influenza A（H5N1）virus［J］. Hong Kong Medical Journal，2014，20（4）：37

S

Su T，Yu H，Kwan HY，et al. Comparisons of the chemical profiles, cytotoxicities and anti-inflammatory effects of raw and rice wine-processed Herba Siegesbeckiae［J］. Journal of Ethnopharmacology，2014，156：365

苏奕彰．败血症中医证型与免疫细胞激素之相关性研究（3）［J］．中医药年报，2013，（2）：1

T

Tam JC，Ko CH，Lau KM，et al. A Chinese 2-herb formula（NF3）promotes hindlimb ischemia-induced neovascularization and wound healing of diabetic rats［J］. Journal of Diabetes and its Complications，2014，28（4）：436

Tam JC，Ko CH，Zhang C，et al. Comprehensive proteomic analysis of a Chinese 2-herb formula（Astragali Radix and Rehmanniae Radix）on mature endothelial cells［J］. Proteomics，2014，14（17-18）：2089

W

Wang H，So PK，Yao ZP. Direct analysis of herbal powders by pipette-tip electrospray ionization mass spectrometry［J］. Analytica Chimica Acta，2014，809：109

Wang N，Zhu M，Wang X，et al. Berberine-induced tumor suppressor p53 up-regulation gets involved in the regulatory network of MIR-23a in hepatocellular carcinoma［J］. Biochimica et Biophysica Acta，2014，1839（9）：849

Wang Y，Chan W. Determination of aristolochic acids by high-performance liquid chromatography with fluorescence detection［J］. Journal of Agricultural and Food Chemistry，2014，62（25）：5859

Wong HS，Chen N，Leong PK，et al. beta-Sitosterol enhances cellular glutathione redox cycling by reactive oxygen species generated from mitochondrial respiration：protection against oxidant injury in H9c2 cells and rat hearts［J］. Phytotherapy Research，2014，28（7）：999

Wong KC，Lee KS，Luk HK，et al. Er-xian Decoction

exerts estrogen-like osteoprotective effects in vivo and in vitro[J]. The American Journal of Chinese Medicine,2014,42(2)：409

吴蓓禹，刘俊廷，孙茂峰，等．丹参酮ⅡA藉由阻断雄性素受体的转录活性而抑制LNCaP细胞的生长[J].中医药杂志,2014,25(2)：155

吴建璋．中药材炮制前后化学成分变化对抗肝纤维化疗效研究[J].中医药年报,2013,(2)：1

吴金滨．建立绿黄花石斛之量产模式与最佳采集时间研究[J].中医药年报,2013,(2)：1

吴永昌，张芳荣．基因体探讨抗肝癌及脂肪肝之中草药计划—子计划二：建立鉴定中药有效成分之分析平台及探讨中药启动细胞凋亡之机制治疗肝癌[J].中医药年报,2013,(2)：1

X

Xiao TT, Xu M, Yang XH, et al. The evaluation on embryotoxicity of Dipsaci Radix with mice and embryonic stem cells [J]. Journal of Ethnopharmacology, 2014, 151(1)：114

Xiao Z, Ching CS, Han LC, et al. Role of microRNA-95 in the anticancer activity of Brucein D in hepatocellular carcinoma[J]. European Journal of Pharmacology, 2014, 728：141

Xin GZ, Lam YC, Maiwulanjiang M, et al. Authentication of Bulbus Fritillariae Cirrhosae by RAPD-derived DNA markers [J]. Molecules,2014,19(3)：3450

Xu J, Li SL, Yue RQ, et al. A novel and rapid HPGPC-based strategy for quality control of saccharide-dominant herbal materials：Dendrobium officinale, a case study[J]. Analytical and Bioanalytical Chemistry,2014,406(25)：6409

项千芸．利用功能性基因体学平台为基础进行中药免疫调控之研究(3-3)[J].中医药年报,2013,(2)：1

许准榕．桃红四物汤并用血栓溶解剂(RT-PA)在大鼠自体凝血块引发脑栓塞的实验模式中，两者之交互作用及降低蜘蛛膜下腔出血的影响[J].中医药年报,2013,(2)：1

Y

Yang C, Li X, Rong J. Amygdalin isolated from Semen Persicae（Tao Ren）extracts induces the expression of follistatin in HepG2 and C2C12 cell lines［J］. Chinese Medicine,2014,9：23

Yang C, Zhao J, Cheng Y, et al. Bioactivity-guided fractionation identifies amygdalin as a potent neurotrophic agent from herbal medicine Semen Persicae extract［J］. BioMed Research International,2014,Article ID 306857

Yang M, Al ZM, Chen YS, et al. In vitro antioxidant activities and anti-proliferative properties of the functional herb Abrus cantoniensis and its main alkaloid abrine[J]. Food & Function,2014,5(9)：2268

Yi T, Fan LL, Chen HL, et al. Comparative analysis of diosgenin in Dioscorea species and related medicinal plants by UPLC-DAD-MS[J]. BMC Biochemistry,2014,15：19

Yi T, Zhu L, Tang YN, et al. An integrated strategy based on UPLC-DAD-QTOF-MS for metabolism and pharmacokinetic studies of herbal medicines：Tibetan "Snow Lotus" herb（Saussurea laniceps）,a case study[J]. Journal of Ethnopharmacology,2014,153(3)：701

Yue GG, Chan KM, To MH, et al. Potent airway smooth muscle relaxant effect of cynatratoside B,a steroidal glycoside isolated from Cynanchum stauntonii[J]. Journal of Natural Products,2014,77(4)：1074

Yue GG, Chan KM, To MH, et al. Potent airway smooth muscle relaxant effect of cynatratoside B,a steroidal glycoside isolated from Cynanchum stauntonii[J]. Journal Nat Prod,2014,77(4)：1074

颜美智，苏奕彰．台湾庙宇药签之中医文献初探[J].中医药杂志,2014,特刊(2)：275

杨成湛，赖静蓉．辛夷对于卵白蛋白敏感化Brown Norway大鼠之抗气喘作用[J].中医药研究论丛,2014,17(1)：1

叶兼硕，陈星谕，杨贤鸿，等．头颈部肿瘤患者之体质证型在放射治疗前后对体重变化的影响：前瞻性观察型研究[J].中医药杂志,2014,25(2)：177

Z

Zhan JY, Yao P, Bi CW, et al. The sulfur-fumigation reduces chemical composition and biological properties of Angelicae Sinensis Radix ［J］. Phytomedicine, 2014, 21

（11）：1318

Zhang WL，Chen JP，Lam KY，et al．Hydrolysis of Glycosidic Flavonoids during the Preparation of Danggui Buxue Tang：An Outcome of Moderate Boiling of Chinese Herbal Mixture［J］．Evidence-Based Complementary and Alternative Medicine，2014，608721

Zhang YZ，Xu F，Yi T，et al．Chemical profile analysis and comparison of two versions of the classic TCM formula Danggui Buxue Tang by HPLC－DAD－ESI－IT－TOF－MSn［J］．Molecules，2014，19（5）：5650

Zhang Z，Ge B，Zhou L，et al．Induction of liver cytochrome P450 s by Danshen-Gegen formula is the leading cause for its pharmacokinetic interactions with warfarin［J］．Journal of Ethnopharmacology，2014，154（3）：672

Zhong LD，ChengCW，Wu TX，et al．Increasing Protocol Design is the Cornerstone for Overall Improvement of Clinical Trials［J］．Chinese Journal of Evidence-Based Medicine，2013，13（12）：1500

Zhou X，Siu WS，Fung CH，et al．Pro-angiogenic effects of Carthami Flos whole extract in human microvascular endothelial cells in vitro and in zebrafish in vivo［J］．Phytomedicine，2014，21（11）：1256

张加升，苏奕彰．日治时期前台湾医疗发展之探讨［J］.中医药杂志，2014，特刊（2）：309

张淑贞，林文川，钟景光，等．中药方剂奈米化技术开发及安全性研究（2－1）［J］.中医药年报，2013，（2）：1

张淑贞，林文川，钟景光，等．中药方剂奈米化技术开发及安全性研究（2－2）［J］.中医药年报，2013，（2）：1

周凤英．利用辐射灭菌技术处理中药材之剂量限量标准及其量产之可行性评估［J］.中医药年报，2013，（2）：1

周淑媚．《黄帝内经》情志论述与文学情志疗法研究［J］.中医药杂志，2014，特刊（2）：197

八、国外中医药

【国外的科研教育与交流】

韩国：徐俊报道，在 2014 年受韩国韩医学研究院和韩国国际协力团邀请与资助，来自 8 个国家（越南、缅甸及乌兹别克斯坦等）的 14 名保健医疗专家赴韩研修韩医学。研修内容为：韩医学概论、韩国保健医疗制度与政策、四象体质医学、针灸经络、韩医学科研现状、韩医西医结合现状及韩医学标准化现状等。2014 年韩国政府的各部委，保健医疗领域的预算为 5 836 亿韩元（约合 5.66 亿美元），其中，韩医药仅 132 亿韩元（约合 0.13 亿美元，仅占 2.3%）。其中：① 韩医药技术研发 86 亿韩元（约合 0.08 亿美元）。② 韩医西医结合技术研发 36 亿韩元（约合 0.03 亿美元）。③ 医学研究人员（西医、牙医及韩医）的培养费用 10 亿韩元（约合 0.01 亿美元），含韩医药内容的仅占上述 3 项。韩国国会通过了明年保健福祉部的预算决议，明年预算为 51.9 兆韩元，比今年增加了 10.7%。明年保健福祉部的预算，占政府总支出的 13.8%。明年的预算，将大幅提高对弱势群体的支持力度；其次将加强对老龄化问题的应对能力；第三，加强公共医疗的竞争力及支持保健产业。韩国 Omniherb 株式会社将近代秘传的古籍《家传经验方》《玄珠密语》和《法宫余则》3 本合编一本，取名为《韩医秘传》，并限量出版（500 册）。像《皇极全书》《越人镜》及《医方秘监》这种作者不详的古籍（手写本），Omniherb 株式会社现收集到 300 多卷。韩国韩医学研究院、政府相关部委和相关机构等，向全国的

韩医科大学和韩医医院等机构发放了《医圣许浚著作集》。同时，韩国外交部及国家记录院等机构也向韩医学相关机构发放了《东医宝鉴》（英译版）。目前韩国有 11 所韩医科大学和 1 所韩医学研究生院。

比利时：国家法院批准，比利时中医药联合会 10 月 13 日正式成立，联合会首届理事会就职典礼当晚在布鲁塞尔举行。中国驻比利时大使廖力强在致辞中说："在比利时，中医药，尤其是针灸理疗已有一定基础，但仍然处在起步阶段。中医药在比利时的发展拥有广阔的空间和市场，比利时中医药联合会的成立恰逢其时。"

卢森堡：喻文迪报道，中医药传入欧洲已有数百年的历史，但在卢森堡临床上的应用还是近几年的事情。卢森堡于 2011 年在卢森堡国家公共健康研究中心的支持下成立了首家也是唯一一家中医药团体机构——欧洲中医药文化促进会。促进会主要为会员提供中医药服务，随着其影响的扩大，会员已由当初的数十人发展至数百人，并在快速发展壮大之中。欧洲中医药文化促进会与世界中医药学会联合会建立了密切的合作关系，世界中医药学会联合会根据促进会的需要，已先后从中国宁夏、湖北、河南等地选派了数名中医师赴该会进行学术交流活动，为推动中医药在卢森堡的传播发挥了积极作用。

美国：田书彦报道，美国人对中国的传统疗法，如针灸、中药特别欣赏，尤其针灸，已经被越来越多的医院接受，纳入医疗服务项目。美国的中医学院，提供的是针灸硕士学位，也有中药课程，但没

有单独的中药学位；学生可选择只学针灸或针灸加中药；招收任何有学士学位的人。学生必修西医基础、中医基础、针灸点穴、针灸临床、中药、方剂、内科、妇科、营养等课。美国的中医师基本是全科，内外妇儿病种都看。目前，美国政府对中医药的政策越来越开放，相应的教育手段也加入了中医药的元素，医生和病人也越来越接受中医药并尝试寻找非药物疗法。《侨报》报道，美国中药联商会自 2007年起提出"自律、自强、自我提高专业水准"的口号后，已先后举办了两期三班各为期 7 个多月的"中药进修班"和"高级中药进修班"，为业界培养了100 多位经过专业培训的专业人士。

波黑：波黑创伤管理协会和萨拉热窝医生联合会共同主办的第三届欧亚论坛于 2014 年在波黑首都萨拉热窝举行，本届的主题是"传统医学和西方医学共同为人类健康服务"，来自波黑、中国、俄罗斯、土耳其、乌克兰等十余个国家的专家参加了本届欧亚论坛。

墨西哥：由世界中医药学会联合会与墨西哥埃卡特佩克大学共同举办的"墨西哥首届国际针灸师职称考试"在墨西哥普埃布拉州埃卡特佩克大学举行，有超过 60 名墨西哥籍考生参加了此次考试。本次针灸师考试负责人、世中联国际考试部主任高文柱表示，该组织已经在世界 20 多个国家举办了90 场国际针灸医师考试。

马来西亚：中医师暨针灸联合总会（医总）督促卫生部，尽快承认更多中国中医药大学学位，让学生在大学附属医院临床一年后回国，以及协助中医组织成立中医临床实习基地，克服本地临床实习不足的隐忧。

（撰稿：杨淑静　审阅：黄龙祥）

【中医药在加拿大等国的发展状况】

世界卫生组织 11 月 17 日在香港举行讨论及制定世界卫生组织草药质量控制的指南会议。世界卫生组织草药品质控制第二次咨询会议由香港卫生署提供支持。会议旨在落实世界卫生组织有关草药中选取草本成分作为质量控制的草案指南，以及讨论世界卫生组织另一份关于优良草药炮制规范的指南。

加拿大：《星岛日报》3 月 19 日报道，加拿大联邦政府在新财政预算案中修订《消费税法》，规定牙医和护士等医疗保健从业员一样，在向国民提供服务时，不再收取商品服务税或统一销售税。加拿大国会议员黄陈小萍表示，联邦此举最重要的意义在承认中医和针灸师的专业；联邦政府一直在帮家庭争取医疗方面的各项税务优惠，新的政策犹如一个里程碑，让中医针灸专业得到尊重和认可。近日，加拿大士嘉堡医院整合医疗中心负责统筹医疗工作的谭耀荣医生称，有研究显示 74% 的加拿大人使用中医及替代疗法。促进中西医整合治疗的发展趋势，将对本地医疗界及公众带来长远好处。

马来西亚：《光华日报》报道，马来西亚中医师暨针灸联合总会会长黄保国近日表示，马来西亚政府若对中药材征收消费税，恐会使该国传统中药店面临关闭窘境，或重创传统中医药的发展。

越南：《新科学家》报道称，越南的一项新运动通过告诫消费者犀牛角并没有药用价值，已经成功降低了 38% 的非法相关商品需求。

韩国：徐俊报道，韩国庆熙大学针灸经络科学研究中心的朴熙俊教授的研究小组与美国北卡罗来纳州大学教堂山分校的朴宗辈教授的研究小组通过共同研究，探明了扎针时，皮肤通过生物化学的变化，起到调节中枢痛症的重要作用。徐俊介绍了韩国执行韩药材 GMP 制度。为了导入韩药材 GMP制度，韩国于 2012 年 6 月修订了《药事法》。韩国食品医药品安全处通过对 13 家韩药材企业的考察，估计企业导入 GMP 制度，需花费 1 000 万～5 000 万韩元（约合 1 万～5 万美元）。韩国韩医学研究院蔡圣旭博士的研究小组，通过动物实验发现了豆科植物的一种提取物，能缩小皮肤皱纹长度的 27.6%，能减少皮肤表皮层厚度的 55.6％,能减少诱发皮肤皱纹的基质金属蛋白酶的产生数量的 46.5％。

日本:徐俊报道,日本东北大学高山真副教授研究小组表示,已确认汉方药"柴胡桂枝干姜汤"对创伤后压力心理障碍症(PTSD)有效。"柴胡桂枝干姜汤"由桂皮及甘草等 7 种生药组成。之前常用于改善自主神经失调症及更年期综合症等疾病的症状。日本汉方所需生药的 80％需从中国进口,为此日本近年来加快了汉方药原料国产化步伐,并不断强化生药栽培、种植"履历"(即来源)的管理。2016 年日本国产生药量将争取实现达到 2010 年度的 1.5 倍。2013 年中国与日本中药贸易额为 5 亿美元,同比微降 2.7％。其中,我国对日本中药出口额为 4.5 亿美元,同比下降 4.69％;中药从日本进口额为 4 682.56 万美元,同比增长 21.95％。

中国国家卫生计生委召开的卫生计生科技教育工作进展为主题的例行新闻发布会,中国中医科学院院长张伯礼在会上表示,我国部分中药标准已经列入美国药典,目前,仍有几十种药物由美国药典委员会审查,预计近几年也会陆续被收入。由广西与泰国孔敬大学合作的"中泰药用植物专业数据库的研究与开发"项目通过专家组验收,建立了我国首个中泰高校间传统医药数据库。"中泰药用植物专业数据库的研究与开发"项目由广西中医药大学具体实施,项目开发了集数据采集、共享、信息加工、发布为一体的专业数据库平台,收录 300 种中泰两国常用药用植物研究信息。在云南昆明举行的第 49 届中国新特药品交易会吸引了很多国内以及东南亚药企参会,许多药企都欲借昆明开拓东南亚市场。王俊文报道,群体健康研究所、华盛顿大学、佛蒙特大学医学院和俄勒冈州健康与科学大学的研究人员在《家庭医学年报》上发表:NCCAM 基金资助的一项研究发现,每周做按摩,可缓解慢性颈部疼痛。每周多次,每次 1 h 按摩,对于患有慢性颈部疼痛的患者更有效果,是治疗这个疾病最好的"剂量"。

(撰稿:杨淑静　审阅:黄龙祥)

［附］　参　考　文　献

B

比利时中医药联合会成立,促进欧洲中医药健康发展[J].中医药国际参考,2014,(10):15

波黑第三届欧亚论坛在萨拉热窝举行[J].中医药国际参考,2014,(9):4

D

东南亚对中药需求旺盛,国内药企抢滩泰国[J].中医药国际参考,2014,(9):24

E

2013 年我国与日韩中药贸易情况分析[J].中医药国际参考,2014,(8):18

加拿大一医院拟提供中医服务,发展中西医整合治疗[J].中医药国际参考,2014,(9):16

M

马来西亚拟对中药材征收消费税,传统中医药或受重创[J].中医药国际参考,2014,(10):1

马来西亚医总将与安徽中医药大学合办中医院[J].中医药国际参考,2014,(6):24

美国中药联商会促成海外中药学学士课程[J].中医药国际参考,2014,(8):3

墨西哥举办首届国际针灸师考试[J].中医药国际参考,2014,(9):21

S

世界卫生组织就草药质量控制在香港举行第二次咨询会议[J].中医药国际参考,2014,(11):15

T

田书彦 . 中医药在美国前景看好[N]. 中国中医药报, 2014 – 6 – 18(3)

W

王俊文 . NCCAM 资助的研究所获得的成果和亮点(一)[J]. 中医药国际参考,2014,(7)：16

我国部分中药标准列入美国药典[J]. 中医药国际参考,2014,(8)：16

X

徐俊 . 八国保健医疗专家赴韩研修韩医学[J]. 中医药国际参考,2014,(9)：14

徐俊 . 韩国保健福祉部预算首次突破 50 兆韩元[J]. 中医药国际参考,2014,(9)：1

徐俊 . 韩国出版《韩医秘传》[J]. 中医药国际参考,2014,(7)：21

徐俊 . 韩国发行《医圣许浚著作集》和《东医宝鉴英译版》[J]. 中医药国际参考,2014,(9)：15

徐俊 . 韩国明年开始执行韩药材 GMP 制度[J]. 中医药国际参考,2014,(8)：2

徐俊 . 韩国在豆科植物中发现抗皮肤衰老的天然物质[J]. 中医药国际参考,2014,(9)：15

徐俊 . 韩国政府在研发上对韩医药的投入有待增加[J]. 中医药国际参考,2014,(8)：2

徐俊 . 韩美共同研究探明针灸减缓痛症的现象[J]. 中医药国际参考,2014,(6)：17

徐俊 . 韩医科大学教育现状[J]. 中医药国际参考,2014,(8)：12

徐俊 . 日本加快汉方原料的国产化步伐[J]. 中医药国际参考,2014,(8)：21

徐俊 . 日本确认汉方药对治疗创伤后压力心理障碍症有效[J]. 中医药国际参考,2014,(9)：15

Y

喻文迪 . 卢森堡绽放中医药之花[N]. 中国中医药报, 2014 – 5 – 14(3)

越南发起活动大幅削减犀牛角需求[J]. 中医药国际参考,2014,(10)：2

Z

针灸业免税表明加拿大政府承认中医针灸专业地位[J]. 中医药国际参考,2014,(5)：2

中泰传统医药数据库建成[J]. 中医药国际参考,2014,(7)：5

九、教学与科研

（一）教学研究

【中医基础课程教学方法研究】

刘禹辛等从中医基础理论教学方式、教学手段两方面探讨课程内涵建设途径，认为应以学生为本，优化课程教学方式。具体方法分理论教学、实践教学、自主教学三个层次。理论教学中，采用启发式、导入式、举例法等，将抽象理论与生活中易观察到的现象相联系，从而化繁为简，增强教学趣味性；实践教学采用案例式、讨论法、讲授法等，引导学生运用所学知识分析医学案例，使教学内容更加生动活泼；通过开设讲座、组织试讲、网络学习等自主教学方法，培养学生学习习惯和自主学习能力。在教学手段方面，提出通过变文字为结构图、丰富教学素材、明确制作目的等途径改进多媒体课件，更新教学手段。柏文婕针对中医基础理论教学中面临的问题，如知识点太难学生难以把握、学生缺乏实践能力、对中医兴趣不足等，提出教学中应采取以下创新方法：① 临床病例倒置教学。在讲授术语前，先引入临床案例，启发学生思考。教师再联系名词术语定义，强调难点和重点，帮助学生理解抽象知识。② 提高学生学习中的实践能力。通过学生运用所学知识开展的课外实践及师生在课堂上模拟诊断治疗，提高学生对所学知识点的实践能力。③ 培养学生阅读理论书籍。汪晨等提出中医基础理论教学应从传统文化入手，使中医思维逐步渗透；联系现代医学发展前沿，注重中西医交融；丰富实验教学手段和内容，提高教学质量；灵活运用多媒体、网络等多种教学工具。

吴丽丽等在中医基础理论教学中采用 LBL 和 PBL 相结合模式，通过教师讲授和学生自主学习，加强学生对基本概念、基础知识的理解和掌握，培养学生学习兴趣，帮助转变思维模式、拓宽知识面。为保证 LBL 和 PBL 相结合教学模式顺利开展，教师应不断提高自身业务能力，充实和丰富自身专业知识，学习、掌握新的教学技巧。崔姗姗等将学生分为实验组和对照组，分别调查两组学生学习兴趣。两组同学由同一教师授课，教材统一。对照组采取传统教学方法，实验组进行教学改革。教学改革具体措施：① 建立学生信息卡和师生互动 QQ 群以加强师生互信。设立《走进中医》小栏目，由学生讲述中医相关知识、故事、书籍等，以营造良好学习氛围。② 根据不同教学内容，灵活运用案例教学法、问题式教学法、小品教学法、自讲式教学法、PBL 教学法，多元化的教学方法，充分调动学生学习的积极性和主动性。③ 为了帮助学生牢固掌握知识，编写《中医基础理论知识点表解及学习指导》，促进学生系统学习和反复练习。两组学生通过笔试、口试，综合评价教学效果。结果表明：实验组和对照组学习成绩与学习兴趣呈正相关。实验组随着教学方式改革推进，学习成绩稳步上升，优于对照组。作者认为教学效果提高的相关因素为：注重教学中非智力因素，如 QQ 群师生互动、情感交流等；多种教学法相结合，激发学生学习兴趣；丰富学习经历，培养学习能力；多做练习，巩固中医基础知识。章莹等在《中医基础理论》课程中进行参与式教学模式探索。具体步骤：① 建立学习小组。② 自主选择学习目标。③ 师生合作，完善设计。④ 围绕学习目标展示并讨论问题。⑤ 开展评价。调查问卷显示：大多数学生认为该教学方法有助于加强师生及学生之间的合作，提高学生参与教学活动的积极性，帮助其对知识点的掌握，为学生提供探究和创造的空间。但部分学生认为对知识点的掌握尚有欠缺。作者指出，参与式教学法应和传统教学法有机结合，教师根据反馈，尽可能设计更切合教学目标的问题引导学生讨论。秦建设等借鉴现代工程教育 CDIO 模式（C－构思，D－设计，I－实现，O－运作），将其运用于中医基础理论教学中，具体为：选取两个班级设为实验班和对照班。对照班采用传统授课模式，实验班引入 CDIO 模式，以学生为主体，将教学环节分为课前构思、课堂讨论、实现目标、检测运用等。同时结合案例分析、实验教学等方法。研究表明：实验班学生对中医基础理论知识的掌握和理解程度显著高于对照班；学生满意度也优于对照班。从而认为 CDIO 模式用于中基教学，有利于提高教学效果，培养学生中医思维能力。崔姗姗等在教学实践基础上加以反思，提出 PBL 教学法存在的问题及改进措施。表明其主要问题是：缺乏符合中医基础理论课程特点的优质教案；学生获取知识及信息的能力不强、基础知识不牢固、解决问题能力不强；PBL 可用资源不足；评价体系不完善。针对这些问题，应组织教学及临床经验丰富的教师编写教案；运用多种教学方法将理论讲深讲透，鼓励学生提问，培养学生主动学习能力；教师应加强课堂调控能力，给予学生适度引导，以免提问和讨论偏离主题。针对 PBL 资源不足，可采用改良方法，即一个教室，一位教师，大班分组讨论。

（撰稿：陈慧娟　审阅：崔蒙）

【中医经典课程教学方法研究】

目前中医药院校中，与经典相关的课程主要有《内经》《伤寒论》《金匮要略》《温病学》。经典教学存在的主要问题有：原文生涩难懂，所含医理深奥玄妙难释，"难教、难学、难记、难背"；对传统"灌输式"教育，学生缺乏学习积极性，甚至因畏难而不想学，听完易忘，教学效果不佳；随着扩招和课程增设，中医经典课程的课时缩减；教师资源相对短缺等。为了改善中医经典教学的状况，相关教学研究人员进行了教学改革研究，以期提高教学效果。

1. 案例教学法

"学经典，做临床"是近年国家中医药管理局创新中医临床优秀人才培养方案的战略性举措，也是中医高层次人才，尤其是临床型人才培养的重要途径。"注重经典，突出临床"将成为中医经典课程教学的发展方向和创新思路。案例教学法是中医经典课程中应用最多的教学方法，它是通过一个具体教育情景的描述，引导学生对这些特殊情景进行讨论的一种教学方法。鲁美君等从案例法的概念、作用、教学实施在中医经典课程中的应用、课程实施需要注意的问题等四方面进行了论述，认为案例式教学法在中医临床基础课程中起着非常重要的作用。陈宝国等在教学中以实际临床案例为依托，导入中医经典内容，使案例—经典理论—临床辨证论治等综合为一体，在案例分析中学习经典课程，并使用定量研究指标比较传统教学法和案例教学法两种教学方法之差异。结果显示案例教学法与传统教学法相比，学生参与度高，学习更加主动，课堂教学师生互动性强，所学知识掌握得更加精准，教师教学更具创新性，能较好地反映教师的教学思想。成玉等对《伤寒论》进行了案例式教学方法的探索和实践，取得了较为满意的成效，并总结如下：将原文转化为案例，避免条文内容重复；证同治同，辨证是关键；兼证教学，案例先行；难懂条文，病案辅助；实例教学，共同辨证；网络课堂，师生互动。刘叶等结合《温病学》课程的特点，以 ADDIE 模型为依据，对课堂教学进行设计，促进学生积极临证思考为主,实现温病学课堂由"学生依赖"向"学生主导"的转化。

2. PBL 教学法

PBL 是一种基于问题的学习方法。易亚乔等认为应用 PBL 教学法代替传统的教学方法可以形象地把老师的任务比喻成是从"授之以鱼"到"授之以渔"的教育理念的根本性转变,增强了学生对《金匮要略》条文的横向思考,由此激发学生学习《金匮要略》的兴趣,提高了学生的综合能力和医学素质。而且这种模式对于教师同样要有高水平的要求,恰恰可以弥补传统教学法的不足。但是在这种教学模式的实施中,带来诸多利益的同时也出现了很多问题。比如我国师生比例差距大,师生互动中面对大量的学生,教师不能顾及每个学生,往往显得力不从心,而且我国教学材料编排大部分适用于传统教学,且现在的考核制度也适合传统方法。

3. 多元教学法综合应用

苏颖、聂金娜等报道,长春中医药大学《内经选读》课程自 2006 年被评为国家级精品课程以来,为了使课程建设可持续发展,在教学中运用三段教学、PBL 教学、案例讨论、经典学习小组、考试模式改革、网络平台等多元化手段。课上学习经典、课下讨论医案,跟师出诊、国内调研、中医文献整理、走访名师名医、网络自学等,全方位引导学生自主学习,提高自主学习能力,拓展了学生的视野。郁保生等认为能力的培养需要理论和实践的结合,要在反复学习、训练的过程中逐渐获得和提高。将传统教学法、病案讨论法、归纳比较法、探讨分析法、PBL 教学法等多元化教学方法集中运用到《伤寒论》教学中,形成一个多元化教学模式,通过递进式的学习、训练,实现强化学生辨证论治的思维能力。易亚乔课题组引入 E‐learning 教学法理念,整合网络课程资源,通过分析 LBL、CBL、PBL、TBL、RBL 五种常用的教学方法的利弊和互补关系,根据不同章节授课内容的需要,灵活运用多元化教学方法,形成"以教材为基础,以问题为导向,以病例为补充,以信息资源为依据,以学生为依托"的中医经典多元化教学法;课外辅以专家讲堂,开展中医经典诵读大赛和诵读月活动,成立中医经典学习讨论协会等,堂内、堂外学习有机结合,使中医经典的学习生动有趣,学习内容易理解易掌握,多途径地充分调动学生的主动性、创新能力,从而有效地提高中医经典的教学质量。

4. 分层教学

不同专业和层次的学生对同一门课程的要求是不一样的,若继续采用旧式统一的、传统的教学和考试形式,则脱离了教学现状。分层分专业教学是"因材施教"的灵活运用。易亚乔等根据不同专业对中医经典学习的不同教学目的、要求和侧重点,配合分等级考试,探讨《金匮要略》分层次教育模式的建立及其对人才培养的积极作用。马伯艳等认为,继承是根本,是创新、发扬之基础,因此,要注重培养学生中医思维,构建中医知识结构,进而在实践中加以深化和提高。只有将经典烂熟于心,在临床实际中方可信手拈来,按照中医学本身之规律认识疾病、治疗疾病,提高中医临证能力,将中医传承下去、发扬光大。

孙玲等采取协同教学模式,在《内经》课的教学改革中嵌入信息素养教育,就嵌入的方式和嵌入的实践进行探索和总结,以期为提高中医药文献检索课教学效果提供参考。张静远等认为课程考试作为经典教学的重要环节在创新性人才的培养过程中发挥重要作用,直接影响教学改革目标的实现。通过建立动态考核模式、融生活与考核之中、设个性化考核等方法对考试模式、考试方法的诸多变革,显著提高了学生积极性、学习效率等,由以前被动考试变为自己主动性考试,学生将考核作为属己性的任务,真正内在地、实质性地思考、探索与解决,从而掌握《伤寒论》知识理论与思路,培养自学能力、分析能力、创新思维能力等"带得走"能力,如此才能更好地适应新时期高等医学人才培养的需要。蒋跃文等认为应该从增加经典课程的教学时数、建设完善的临床教学基地、提高经典课程教师的水平等几方面入手,才能培养出具有较高质量的中医合格人才。

（撰稿：赵心华　审阅：崔蒙）

【中医人才培养模式研究】

王萍等指出,影响中医成才的因素很多,但"通人文、重经典、多临床"被认为是中医成才的三个关键环节。应加强中医本科学生临床专业素质的培养目标,设置相应的教学模式、教学内容和教学方法,增加人文类课程、经典课程的比例和预留更多的临床实践时间。具体措施：① 医学专业课程设置的改革。倡导中医类课程不间断性学习,避免穿插西医课程,待中医思维初步形成之后再引入介绍中西医思维对比课程和西医具体课程内容。应以中医课程为主,删减或压缩一些西医课程,有限度地学习一些西医课程。② 人文素质类课程的设置改革。加强中国古代哲学模块、中医文化模块课程内容。③ 经典课程的设置改革。经典课程建议不作选读,应完整学习,适当增加学时数。强调学习的循序渐进,本科阶段偏重于背诵原文,辅助以初步理解,并树立经典对中医水平提高的有用性观念,提出经典学习需反复研读的理念,避免初学者因难学而止步的思想。除课堂学习外,强调在临床各科的学习中进行相关的经典学习,使经典与临床应用紧密结合。④ 加强临床实践的改革。如增加必要课程教学临床实践,增加非目的性临床活动,临床实践活动的多元化等。⑤ 教学模式的配套改革。包括教学内容、教学方式的改革。李建等指出,中医人才的培养在于实践,"早临床,多临床,反复临床"是中医临床型人才培养的关键。以

师承为主的古代中医人才培养模式导致学生的知识结构和认知能力的局限性,不适合于大规模的人才培养。以院校教育为主的高等中医教育实现了中医人才培养规模化、标准化,但因缺乏师承环节,学生缺少在临床实践中的感悟和将中医理论熟练应用于临床实践的能力,造成临床型中医人才的缺乏。因此,将院校教育与师承体系相结合的培养模式将是今后培养中医临床型人才的主要途径。

胡正刚结合当前中医教育存在的主要问题展开讨论,从中医与传统文化之相承关系、老中医成才经验、社会卫生需求、中医自身学科发展特点等方面,提出现代中医教育培养模式存在 3 种亟待解决的问题：一是割裂了中医与传统文化之间的关系；二是忽略了中医学科自身的知识体系构建和培养方式；三是忽略了中医维护人民生命健康服务社会的功能。认为高等中医院校中医人才之培养在结合现代设施和教学方式的基础上,应充分吸收几千年来中医本有的传承经验和成果。黄浏姣等认为中医人才的培养最好的方法就是借鉴古代师承教育理论的内涵,将其运用于现代中医学校教育之中,使学生既能熟悉中医学的基本框架,又通过学习和背诵经典而夯实基本功,从真正意义上使学生所掌握的知识系统化、具体化,临床技能更为娴熟,为今后能成为一名优秀中医人才奠定坚实的基础。

李涛等通过整理、统计文献等方法对国医大师的成才之路进行分析,发现大师们具有品德修养高尚,终身热爱中医,院校师承结合,成长特色鲜明,文化基础扎实,重视经典学习,坚持科研创新,弘扬传承中医等成才因素。认为卓越中医人才培养的基本途径是重视经典学习、强化理论根基；反复临床实践、不断总结提高、院校师承相结合；取长补短,擅于发展中医,重视弘扬创新。具体：① 加强对中医行业的发展趋势和人才需求研究,形成有效机制,协同创新,吸引行业和医疗机构共同参与研究制定与临床实践、社会发展需要

相符合的卓越中医人才培养方案和课程体系,提高人才培养的能力。② 可以通过拓展协同范围,积极探索校-校、校-医院、校-地联合培养卓越中医师的方式、范围和管理体系,建立校际、校院资源共享、教师(人员)互聘、学分互认的管理体系。③ 有效化解协调临床教学基地与医疗单位双重角色冲突,改善临床实践教学的管理水平,提高临床教师带教水平。④ 依托重大科研项目,以项目和实验室为支撑,推动中医学拔尖人才创新能力培养。⑤ 搭建学科竞赛、社会实践、创新课题三位一体的创新工程协同平台,促进卓越中医师培养的个性发展。

郭栋等认为中医临床人才具有全科的特点,中医师承模式是中医全科人才培养的重要途径,应该把师承放到中医教育和学术发展的大背景中。中医师承的核心要素是"根于经典,学有所宗,习在临证",作为领悟中医思维、用活用好中医理论、提升中医临证能力的着力点。围绕中医全科人才培养模式,提出构建中医经典课程教学模式和中医实践教学体系,实现传统中医师承教育与现代高等中医教育的有机融合。杨学等在研究中医人才培养目标与现状的基础上,结合师承制、小班化的特色与优势,探索了一种以经典课程为牵引的、以能力培养为核心的中医人才培养模式,即基于内经的中医基本理论、基本知识与基本技能的培养,基于伤寒论、金匮要略和温病学的中医辨证论治思维与临床技能培养,基于中医各家学说的中医临床视野拓展与临证能力培养。申塈等探索构建了适宜北京区域特点的、符合中医药发展方向的中医药高层次人才培训体系和管理模式,建立健全评估监督机制,提高培训管理效率,并在此基础上,总结中医药高层次人才培养经验,示范、引导其他省市中医药高层次人才培养工作。具体内容包括:培养模式上采取"团队互助、模块教学、跟踪评估",培训内容上以"读经典、拜名师、多临床、重科研"为核心,课程设计上突出"模块学习,因材施教,各有所重",考核形式上融合"模块考核、年度考核、综合考核"。边敏佳等从中医临床人才培养模式的创新性、特色及创新试验取得的成绩与存在的问题两方面入手,探讨以培养"理论宽、临床专、能力强、素质高"的中医临床实用人才为目标,通过优化课程体系和教学内容,加强学生管理及教学质量考评,强化实践和临床技能,进行实验区改革探索,总结经验,探求适用于现代中医院校教育的中医学特色人才培养新模式。

霍莉莉等认为应在分析中医事业可持续发展亟须关注的焦点问题基础上,探索适合中医学发展的人才培养模式。提出建立传统型、现代型、科研型、交流型、教育型 5 种中医人才培养模式,通过高校、医院、教育机构、外事交流、科研院所等部门建立分阶段、系统化的培养链条,完善中医人才培养模式,才能因材施教,提高中医人才的培养质量。胥英明等认为中医人才的培养是一个较为复杂的过程,中医学专业本科生导师制的实施可调动学生学习的积极性和主动性,充分发挥教师在教育过程中的主导作用,为学生提供锻炼和提高自己才能的机会和条件,弥补课堂教学环节中学生基本能力和素质培养方面的不足。中医学专业本科生实行导师制应确立"以学生为中心"的教育理念,明确中医本科导师工作的职责,完善本科导师制管理体系,创建合力式导师模式,建立良好的师生互动机制。

(撰稿:邱若虹　审阅:崔蒙)

[附] 参 考 文 献

B

柏文婕 . 刍议中医基础理论教学与创新[J]. 大家健康，2014,8(11)：313

边敏佳,董正华,陈苏静,等 . 中医临床人才培养模式的创新性探索[J]. 西部中医药,2014,27(9)：40

C

陈宝国,邱丽瑛,叶菁,等 . 中医经典案例教学方法研究[J]. 中医教育,2014,33(6)：64

成玉,徐姗姗 .《伤寒论》案例式教学法探索与实践[J]. 中国中医药信息杂志,2014,21(9)：122

崔姗姗,包海燕,梁鹤,等 . 中医基础理论 PBL 教学实践与反思[J]. 中医药管理杂志,2014,22(5)：683

崔姗姗,梁鹤,李艳坤,等 . 提高中医基础理论教学效果的研究与实践[J]. 中医教育,2014,33(3)：39

G

郭栋,刘更生,张蕾 . 师承教育融入高等中医全科人才培养的探索[J]. 中国中医药现代远程教育,2014,12(20)：86

H

胡正刚 . 国学配合中医经典培养特色中医人才之方向浅谈[J]. 浙江中医药大学学报,2014,38(9)：1120

黄浏姣,洪亚群 . 中医人才培养模式对比研究[J]. 湖北中医杂志,2014,36(4)：71

霍莉莉,宣小平,颜新 . 中医人才培养模式的思索[J]. 江苏中医,2014,46(11)：67

J

蒋跃文,曾江琴 . 对中医经典教学及人才培养的几点思考[J]. 中国中医药现代远程教育,2014,12(4)：71

L

李建,樊惠兰 . 从培养模式改革谈中医临床型人才培养[J]. 中国中医药现代远程教育,2014,12(11)：77

李涛,李勇 . 国医大师成才经验分析及对卓越中医人才

培养的启示[J]. 中国卫生事业管理,2014,31(10)：777

刘叶,吴智兵,曾征伦 . 转变教学思路提高《温病学》课堂教学效果[J]. 西北医学教育,2014,22(6)：1226

刘禹辛,尚晓玲 . 浅析提高《中医基础理论》课程教学内涵建设水平[J]. 光明中医,2014,29(6)：1335

鲁美君,张友堂,孙敏,等 . 案例式教学法在中医经典课程临床思维培养中的应用[J]. 中国医药科学,2014,4(24)：113

M

马伯艳,张福利,王烨燃,等 . 中医经典在中医研究生培养中的作用——从"读经典,做临床"谈起[J]. 中医学报,2014,29(2)：221

N

聂金娜,苏颖,张焱,等 . 以培养中医人才为导向的《内经选读》教学实践与反思[J]. 长春中医药大学学报,2014,30(2)：355

Q

秦建设,贺敏,欧阳霞 . 基于 CDIO 理念的中医基础理论教学研究[J]. 西部中医药,2014,27(3)：75

S

申堃,李献平,李元,等 . 优化人才培养结构探索创新高层次中医药人才培养模式——北京中医药大学"北京市高级中医药人才培养项目"[J]. 继续教育,2014,(7)：13

苏颖,张焱,李霞,等 .《内经选读》课程运用多元化手段提高学生自主学习能力的研究与实践[J]. 长春中医药大学学报,2014,30(1)：167

孙玲,郭岚 . 中医经典课教学中嵌入信息素养教育的实践[J]. 时珍国医国药,2014,25(10)：2514

W

汪晨,杜娟,顾伟,等 .《中医基础理论》教学方法探讨[J]. 高教管理,2014,89(5)：63

王萍,刘英锋,黄利兴,等 . 试论以"通人文、重经典、多

临床"指导中医人才培养模式的改革[J].中国中医药现代远程教育,2014,12(3):3

吴丽丽,严灿.基于LBL和PBL相结合的《中医基础理论》教学实践[J].陕西中医学院学报,2014,37(4):25

X

胥英明,韩波,金淑娟,等.中医学专业本科导师制人才培养模式的改革与实践[J].才智,2014,(18):164

Y

杨学,李霞,潘静娟,等.以经典课程为牵引以能力培养为核心的中医人才培养模式探索[J].中医教育,2014,33(1):15

易亚乔,葛金文,喻嵘,等."PBL"教学法在《金匮要略》教学中的应用[J].教育教学论坛,2014,(29):64

易亚乔,喻嵘,刘惠萍,等.分专业教学,分等级考试——建立《金匮要略》分层次教育初探[J].贵阳中医学院学报,2014,36(5):3

易亚乔,喻嵘,谢雪娇,等.基于E-learning理念探讨多元化教学对中医经典教学的促进作用[J].教育教学论坛,2014,(14):198

郁保生,刘娟,郜文辉,等.多元化教学方法在《伤寒论》教学中的应用[J].教育教学论坛,2014,(2):71

Z

张静远,王兴华,赵鸣芳,等.伤寒论考试改革探索[J].中国高等医学教育,2014,(11):5

章莹,王飞.《中医基础理论》课程参与式教学模式研究与实践[J].中医药导报,2014,20(12):106

（二）科 研 方 法

【信息技术在中医药研究中的应用】

信息工程是建立在超大规模集成电路技术和现代计算机技术基础上，研究信息处理理论、技术和工程实现的专门学科。信息工程是运用信息科学原理解决工农医商等各个行业问题而形成的技术和方法的总称。

2014年，信息工程在中医药研究中比较热门和前沿的应用主要集中在数据挖掘、数据库、临床决策支持系统、电子病历、中医智能设备等方面。

数据挖掘作为一种有效的信息处理技术，通过分析中医个体化诊疗信息特征，挖掘潜在的、有用的知识规则，试图实现中医药经验的有效总结与传承。数据挖掘的应用主要体现在分析用药规律、研究组方配伍、挖掘临床用药经验及针灸选穴等，涉及的挖掘算法有关联规则、聚类分析、分类算法、频数统计、因子分析、属性偏序结构图等。如杨雯晴等采用改进互信息法、复杂系统熵聚类、无监督的熵层次聚类等数据挖掘算法，分析头痛方剂的组方规律。梁妍等通过基于概念格亏值的共轭对方法研究《伤寒论》中的组方规律，通过对象亏值和属性亏值获得原子共轭对，由交运算得到全部共轭对，提出了针对大背景概念格获得全部共轭对的一种新方法。该方法实现了按用户要求对概念格知识进行聚类化简，兼顾药物和方剂两方面，有效地分析药物组配规则。

陈林伟等认为中药指纹图谱数据库的构建将有助于中药质量标准的制定。指出中药是一个复杂的体系，单纯靠一两种检测方法的指纹图谱并不能表达中药的复杂特征，需要将多种指纹图谱数据收集起来，才有利于构建我国自主知识产权的中药质量标准体系。田瑞等认为现有的中医数据库采用不同的元数据标准，无法进行数据共享，容易出现孤岛现象，提出参考国际元数据标准MARC构建中医病案数据库的元数据，解决中医数据库的孤岛现象。杨丽娜等根据"方证相对"原理，采用本体技术和方法，将历代中医文献按照"病-症（证）-理-法-方-药"诸要素及现代中医病历"中西医疾病名双重诊断"等数据库群集合在一个服务平台，并在该系统专家知识规则的支撑下进行数据关系处理和在线实时运行管理。

杨丽等开发了基于案例推理的中医临床诊疗决策支持系统，该系统从中医临床数据仓库中筛选加工形成中医学临床效验案例库，基于案例推理和相似性计算实现类似案例的检索和展示，实现了基于"症-诊断-药"相关分析的案例修正方案。杨氏认为基于案例推理是将以前解决问题的经验以案例形式存储，作为解决新问题的参考。李敬华等开发了嵌入式临床智能决策支持系统与中医临床知识服务平台，系统通过本体表达将中医临床指南、专家经验等知识结合，构建起基于神经网络的知识模型，通过Agent技术将临床思维人工智能化，并通过Agent自主能力的提升，构建具体病种的智能专家决策系统，将本体方法和情景模式的Agent技术结合，并将智能引擎嵌入到EMR系统中，是医学人工智能领域的前瞻性研究。

根据《中国数字医学》杂志的统计，全国已有82%以上的中医院建立了医院信息系统，53%以上建立了电子病历，近95%的中医医院建立了药品管理信息系统。生慧等认为数据共享是实现电子病历跨区域互联互通的基础,数据共享的基础是需要统一的语法和语义标准。语法定义数据交换和消息传输的标准,如 HL7;语义定义数据或者文档格式,如 HL7CDA 标准。生氏提出了基于 HL7CDA 标准的中医电子病历数据共享方案,将中医电子病历数据共享后存储在云端的中医电子病历数据中心或临床数据中心。刘保真等认为电子病历的高效性依赖于其良好的人机交互能力以及临床决策支持模块,如在医疗影像模块中加入了人机交互,提出了一种基于 AdaBoost - SVM 算法的相关反馈机制,解决了图像检索中的语义鸿沟问题,提高了图像检索效率。

李静等运用虚拟现实软件 EON 对中医按摩机械手进行虚拟装配。通过三维建模软件 CATIA 对中医按摩机械手各零件进行建模和整体装配,并在 3 dsmax 中进行轴心调整及渲染、着色等处理。在满足虚拟装配前提下,运用 EON 设计机械手指运动轨迹,最终实现了中医按摩机械手的按摩动作。范丹君等运用基于气敏传感器的电子鼻和基于味敏传感器的电子舌获取中药材药气(气)和药味(味)的整体信息。在药材的气-味融合分析过程中,结合气信息、味信息的非线性特性,采用了新兴的流形算法中的局部线性嵌入方法 LLE 以及基于 Fisher 的线性判别方法完成数据的降维、特征提取以及样品分类,得到各个样本的低维子流形(即嵌入子流形),根据嗅觉和味觉指标成分进行中药质量的检测和控制。

(撰稿:李明　审阅:崔蒙)

【中医临床试验相关问题研究】

1. 临床研究结局指标

临床研究结局指标是否科学合理,直接影响研究结果的价值和实用性。近些年,结局指标问题正逐步受到学界的重视并研究解决办法。通过形成并应用必须报告的、统一的、标准化的最小结局指标集合,即核心结局指标集(COS),可以有效解决相关问题。邢冬梅等认为,制定中医临床研究核心指标集(COS - TCM)对提升中医药临床研究水平和研究结果价值具有重要意义。借鉴 WHO、OMERACT 和 COMET 工作组制定 COS 的方法,结合中医药的特点和临床研究的现状,论述制定 COS - TCM 的基本路径和 8 个关键技术环节,重点关注证候疗效评价指标、患者报告结局、终点事件、生活质量、经济学指标和安全性指标,为相关工作的开展提供方法学支撑。

2. 针刺研究对照设立

王禹毅等分析了目前中国大陆医学期刊发表的针刺随机临床试验的对照设置,并采用临床流行病学的方法评价对照设置的合理性,为提高国内针刺临床试验的质量提供依据。全面检索中国知网、中国科技期刊数据库、中国生物医学文献数据库、万方数据库,纳入所有以针刺为试验措施的随机对照临床试验,采用 EpiData 建立的资料提取表提取对照等相关信息,并用 SPSS 21 对资料进行统计描述。截止到 2012 年 12 月 31 日,共检索到国内中文期刊发表的针刺随机临床试验 7 085 篇,两组平行设计针刺随机对照试验 6 241 篇。其中,空白对照(51;0.7%)、安慰针刺对照(62;0.9%)、其他中医疗法对照(含针刺)(3 261;46.0%)、常规治疗对照(2 794;39.4%)。另有 844 篇针刺随机对照试验采用两组以上对照设计。62 篇采用安慰针刺对照的研究中,仅有 19 篇报告实施盲法。王氏认为国内中文期刊发表的针刺随机临床试验近半数采用中医疗法作为对照,由于设计不合理,难以回答针刺的临床疗效,建议在明确研究目的的基础上采用肯定有效或肯定无效的措施作为对照。

3. 盲法实施

中医临床试验中,由于中药的独特性,盲法实施的质量尤为重要。临床试验中实施盲法的质量直接影响到研究结果的准确性。闫世艳等从盲法实施过程出发,对影响盲法实施质量的关键环节进行深入探讨和分析,并从干预措施特点、安慰剂、药物编盲、人员分工和盲法评价等几方面给出了相应的措施和实施原则。辨证论治是中医诊疗的一个基本特征,基于证型变化随机对照试验的干预措施具有复杂性,给盲法的实施带来一定困难。季聪华等介绍了一种双盲设计方法,在证型变化、改变用药情况下的随机对照试验中,通过两级药物编号、分阶段药物编号的方法,可以嵌入到中央随机系统、数据管理系统等计算机系统中,实现双盲。该方法既保证了研究者和研究对象处于盲态,又可实现患者不同证型条件下的用药变化,且不造成药物的浪费,具有科学性和可操作性。

4. 统计分析计划

统计分析计划是临床试验方案设计中的重要组成部分,是充分利用数据使临床结果合理可靠的必要条件。韩梅等指出,目前中医药临床试验中存在统计分析计划缺失或不完整、统计分析方法缺少或描述不清、统计方法选择不当、比较类型与试验目的不符等诸多问题。针对以上问题,应根据中医药临床研究的特点来制定统计分析计划,如根据试验目的确定比较类型、根据干预的主要和次要结局以及结局评价指标建立假设。此外,统计分析计划应包括临床试验概要的简要说明、样本含量及统计学把握度的设定、确定统计分析方法、统计分析数据集等其他多项内容。

5. 中药新药临床试验的质量控制

药物临床试验质量是评价药物有效性及安全性的前提和基础。质量控制要点包括资料保存、研究进度跟踪、知情同意和知情同意书、方案执行、数据溯源、药物管理、不良事件(AE)和严重不良事件(SAE)的处理和报告等。

临床试验数据的真实可靠是决定临床试验结果科学性的基础,所以必须保证临床试验的质量,确保数据真实。刘萍认为临床试验失真性数据包括主观造假的数据,也包括客观形成的不准确数据,须通过加强研究者及相关人员的科研素质教育、加强数据采集过程的质量控制等手段来防止临床试验失真性数据产生。高恒等指出多中心药物临床试验中各中心必须严格按照同一方案进行试验,最大可能地降低各种操作变异和试验误差。实验室需制定各种操作的SOP、定期校准仪器设备、严格数据记录并及时自查等方法,保障试验数据的真实、及时、准确,且检测数据应具有可溯源性。全婷等指出临床试验项目启动前的充分准备是保障临床试验质量的第一步,试验相关的各个角色应各司其职,共同努力才能确保试验过程规范,数据真实可靠。张田香等指出病例报告表(CRF)中记录的数据必须能在原始文件(患者的门诊或住院病历、检查的报告单以及随访过程中产生的记录受试者信息等其他第一手资料)中溯源到。检查报告单、病历、CRF和总结报告中的数据应保持一致。

王骏等提出申办者向药品审评机构递交的临床试验数据格式或结构千差万别,给审评人员带来巨大的挑战,需要花费大量的时间用于理解递交的数据。同时阐述了CDISC标准对提高审评质量和效率所带来的促进意义。曹红波等提出,随着计算机技术的发展和应用,临床试验的远程数据管理模式逐渐成为趋势,并介绍分析了临床试验当中传统数据管理与远程管理的区别和远程管理模式的架构。彭智才等研究提出,利用信息技术可帮助药物临床试验中心方便、快捷和准确地从临床收集药物试验数据,管理试验数据,对数据进行加工利用,并开发了"药物临床试验数据采集与管理系统"软件。

(撰稿:邱若虹　吕佳康　审阅:崔蒙)

［附］ 参 考 文 献

C

曹红波,刘智,李楠,等 . 药品上市后临床试验远程数据管理模式的架构[J]. 天津中医药,2014,31(12):730

陈林伟,秦昆明,徐雪松,等 . 中药指纹图谱数据库的研究现状及展望[J]. 中草药,2014,45(21):3041

F

范丹君 . 基于多传感器的辛味中药材气-味信息融合研究[D]. 广东工业大学,2014

G

高恒,丁绍红 . 多中心药物临床试验的质量控制[J]. 江苏卫生事业管理,2014,25(5):38

H

韩梅,王禹毅,李青,等 . 中医药临床试验中统计分析计划的制定[J]. 中医杂志,2014,55(15):1280

J

季聪华,曹毅,陈健,等 . 证型变化随机对照试验的盲法技术[J]. 中国中西医结合杂志,2014,34(7):869

L

李敬华,易小烈,杨德利,等 . 面向临床决策支持的中医脾胃病本体知识库构建研究[J]. 辽宁中医杂志,2014,41(1):21

李静,白姗姗,庞在祥,等 . 基于 EON 的中医按摩机械手虚拟装配研究[J]. 制造业自动化,2014,36(5):1

梁妍,吴杰,马垣,沈明钢 . 基于概念格亏值的共轭对方法研究[J]. 计算机工程与设计,2014,36(1):171

刘保真,刘志国 . 电子病历的发展现状和发展趋势[J]. 医疗卫生装备,2014,35(6):105

刘萍 . 药物临床试验数据失真性辨析[J]. 中国中药杂志,2014,39(24):4874

P

彭智才,尚政琴,王玉贵,等 . 药学信息技术在药物临床试验数据管理中的应用[J]. 解放军药学学报,2014,30(4):360

Q

全婷,曾代文,严晓梁 . 临床试验项目启动前的质量管理[J]. 中国新药与临床杂志,2014,33(11):788

S

生慧,金卫,李春娥 . 基于数据共享的中医电子病历研究[J]. 中国数字医学,2014,9(7):78

T

田瑞,马路 . 中医病案数据库元数据方案的设计[J]. 中华医学图书情报杂志,2014,23(10):66

W

王骏,韩景静,黄钦 . 从药品技术审评谈临床试验的数据标准化[J]. 中国新药杂志,2014,23(19):2228

王禹毅,王丽琼,柴倩云,等 . 国内针刺随机临床试验文献中对照类型的分析[J]. 世界中医药,2014,9(10):1264

X

谢琪,江丽杰,刘保延,等 . 开展真实世界中医药效果比较研究的关键问题及对策的探讨[J]. 世界中医药,2014,9(1):28

邢冬梅,张俊华,张伯礼 . 中医临床研究核心结局指标集形成路径[J]. 中华中医药杂志,2014,29(5):1352

Y

闫世艳,何丽云,刘保延 . 如何保持中医盲法临床试验的盲态[J]. 世界科学技术(中医药现代化),2014,16(12):2527

杨丽,周雪忠,毕澜馨,等 . 基于案例推理的中医临床诊疗决策支持系统[J]. 世界科学技术(中医药现代化),2014,16(3):474

杨丽娜,李明,祖亮华,等 . 心风病名初探[J].中华中医药杂志,2014,29(9):2743

杨雯晴,李运伦,丁学义,等 . 基于数据挖掘的治疗头痛方剂药物规律分析[J]. 中国中医基础医学杂志,2014,20(2):231

Z

张田香,陆明莹,陈明伟,等 . 从机构办公室角度谈药物临床试验的质量控制[J]. 中国新药与临床杂志,2014,33(6):429

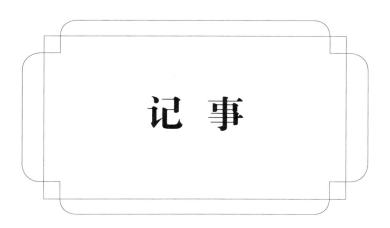

记　事

一、学　术　会　议

▲世界中医药学会联合会中医药传统知识保护研究专业委员会成立大会暨第一届学术年会在北京召开　年会于1月3日召开,由世界中医药学会联合会、中国中医科学院主办,中国中医科学院中国医史文献研究所、国家中医药管理局中医药传统知识保护研究中心、中国中医科学院中医药文化研究中心承办。会议以"保护传统知识、弘扬中医文化、服务人类健康"为主题,秉持在国际上提升对传统医药的尊重和保护,研究行政、法律、技术等措施,防止不当占有和不公平使用,确保传统知识持有者权益,以推动和促进中医药传统知识的可持续发展和合理使用为宗旨,围绕中医药传统知识保护制度研究、传统医药领域传统知识保护方法与技术、传统医药领域传统知识保护现状与经验、传统医药非物质文化遗产保护、中医药文化研究、中医药传统知识挖掘整理应用等问题进行了研讨,交流了国际中医药传统知识保护研究的最新学术成果。

中国中医科学院中国医史文献研究所柳长华、宋歌分别当选为会长、秘书长,国家中医药管理局原副局长李大宁、国家级非物质文化遗产传承人金世元、中国社会科学院法学研究所李顺德、世界针联副主席沈志祥任顾问。

▲世界中医药学会联合会中药鉴定专业委员会成立大会暨第一届学术年会在哈尔滨召开　年会于1月10~12日召开,由世界中医药学会联合会主办,黑龙江中医药大学承办。世界中医药学会联合会会长佘靖、中华中医药学会副会长曹洪欣、黑龙江省中医药管理局局长王学军、黑龙江中医药大学校长匡海学等领导和来自日本、加拿大、俄罗斯、韩国、美国、英国、奥地利、印度等国家以及北京、上海、广东、吉林、辽宁、江苏、香港、台湾等地区的200余名代表参会。黑龙江中医药大学副校长王喜军当选为中药鉴定专业委员会第一届理事会会长。

成立大会结束后,举行了中药鉴定专业委员会第一届学术年会。与会专家、学者围绕年会主题"中药鉴定—传统经验及现代科技",结合各自的研究方向、研究成果,就传统中药鉴定技术的传承保护及创新发展,中药鉴定的新理念、新技术及新方法,中药鉴定学科建设和科学发展,中药标准化,中药材商品市场及其管理机制,以及相关学科基础研究与应用研究进展等进行交流探讨。

▲世界针灸学会联合会董氏针灸专业委员会在北京成立　1月11日,世界针灸学会联合会董氏针灸专业委员会成立大会暨董氏针灸2013年会在北京举行。来自世界各地百余名专家学者与会,董氏针灸第一代入室弟子王全民当选为主任委员,刘毅当选为秘书长。董氏针灸是以"五脏针灸"理论和"董氏奇穴"体系为主要特色的治疗技术,具有用针少、见效快、安全度高的特点。20世纪中叶,董景昌破除不传外姓的家规,将家族五脏针灸密技公开于世并开门授徒,其相关著作的中英文版流传于世,影响甚广。专委会将努力促进世界各国针灸学者之间的交流与合作,传播推广董氏针灸独特的治疗技术。

▲**第十届国际络病学大会在北京召开**　大会于2月21～23日召开,由中国工程院医药卫生学部、中华中医药学会、中国中西医结合学会、世界中医药学会联合会、中国医师学会、中国农村卫生协会联合主办。美国、英国、加拿大、韩国、新加坡等国家和地区的3 000多位专家学者参会。国家卫生和计划生育委员会副主任、国家中医药管理局局长、中华中医药学会会长王国强,国家中医药管理局副局长于文明,中国工程院副院长樊代明及钟南山、陈灏珠、陈可冀、张伯礼、陈凯先等20位两院院士参加学术交流。

王国强在大会开幕式讲话指出,络病学是新时期中医药继承与创新的典型代表。要做好中医药科技创新工作,在坚持中医理论指导、保持中医药特色优势、弘扬中医药文化前提下,通过谋划政策引导机制设置和组织推动,做好顶层设计、建立战略联合体和推动制度创新,促进中医药科技创新。

▲**第六届国际中医药学术论坛在台北举行**
大会于3月15～16日举行,由台湾中医师公会联合会主办,台北市中医师公会承办。大会以"传承、创新、全球化"为主题,台湾地区有关领导人吴敦义、许铭能、何永成以及来自全球13个国家和地区的中医药专家、学者等2 200余人出席了大会。

▲**2014·诺贝尔奖获得者医学峰会暨院士医学论坛在北京举行**　大会于3月23日召开,由中华中医药学会、中国医师协会、中国针灸学会共同主办。全国人大常委会副委员长陈竺,国家卫生和计划生育委员会副主任、国家中医药管理局局长王国强,卫生部原副部长曹荣桂,国家中医药管理局副局长马建中、王志勇,中国医师协会会长张雁灵,中国针灸学会会长、世界针灸学会联合会主席刘保延,北京中医药大学校长徐安龙等领导,以及阿龙·切哈诺沃、理查·罗伯茨、杰克·绍斯塔克、埃里克·马斯金、罗伯特·默顿等5位诺贝尔

奖获得者,美国科学院院士史蒂夫·卡伊,中国科学院院士刘新垣、杨焕明、陈可冀、韩济生,中国工程院院士王辰、韩德民、吴以岭、郑树森等500余名专家学者参会。

王国强发表致辞,提出四点建议和希望:第一,建议中医药领域的专家学者积极主动向与会专家们介绍中医药学的基本情况、特色优势、发展状况,使他们能够对中医药有所了解、有所认识、有所感悟。第二,恳请五位诺贝尔奖获得者能够贡献聪明才智,为中医药更好地维护人类健康出谋划策,提出真知灼见。第三,衷心希望通过深入交流、广泛研讨,探索现代医学与中医药学共融发展的切入点、路径和举措。第四,诚挚希望能与各位国际知名专家学者们在科学研究、信息交流、技术攻关等方面建立长期合作机制,共同推进现代医学与中医药学的共融发展。

陈竺就如何实现现代医学与中医药学共融发展,提出了三点要求:一是要充分发挥中西医的各自优势,互相配合,互为补充;二是要找准现代医学与中医药学共融发展的切入点;三是要加强中西方医学领域的交流与合作。

峰会以"现代医学·中医药学·共融发展"为主题,5位诺贝尔奖获得者以及陈可冀、吴以岭、王辰、刘新垣、史蒂夫·卡伊等多位来自中美两国的医学院士围绕国际生物医学技术的前沿、生物医学技术经济学展望、中医药学现代生物医学技术的应用与中医药学的传承创新、中医药发展的理论创新与产业发展等问题作演讲,并就中医药学与现代医学共融发展进行了深入交流。

▲**人参国际标准座谈会在北京召开**　会议于5月4日召开,由中国中医科学院中药资源中心主办。来自国家中医药管理局政策法规与监督司、国际合作司,中国农业科学院,北京大学,北京理工大学,吉林益盛药业,吉林紫鑫药业等机构的领导、专家和学者出席了座谈会。由中国中医科学院中药

资源中心、中国农业科学院特产研究所、北京理工大学生命学院共同承担制定的中药第 1 个 ISO 国际标准"人参种子种苗国际标准"4 月 22 日正式颁布,人参相关国际标准制定工作进入新阶段。

为促进我国人参产业提高国际竞争力,由中国中医科学院中药资源中心牵头,联合与人参相关的生产企业、科研教育等机构,成立了人参国际标准科技联盟。联盟致力于推动国内人参相关标准的完善,积极推动人参相关国际标准制定,并将建立人参国际标准化基地,跟踪研究国内外人参市场发展和标准技术趋势动态,组织开展中药企业人才技术和有关专业培训。

会上推举李大宁为该联盟理事长,中国中医科学院副院长、中药资源中心主任黄璐琦为常务副理事长。

▲**2014 国际针灸研讨会在北京召开**　研讨会于 5 月 30 日~6 月 1 日举行,由中国针灸学会和美国针刺研究会主办,世界针灸学会联合会和中国中医科学院针灸研究所协办。大会开幕式由美国针刺研究会劳力行主持,中国针灸学会会长刘保延致开幕词,美国针刺研究会会长 Vitaly Napadow 致辞,国家中医药管理局于文明副局长到会并讲话。中国科学院院士韩济生、中国工程院院士石学敏、世界针联前主席邓良月以及来自美国、澳大利亚、意大利、瑞典、挪威、巴西等 20 多个国家和地区的 300 多位针灸专家学者参加了会议。

大会以"针刺对 21 世纪全球医疗的影响"为主题进行了交流和讨论。刘保延首先就真实世界的临床研究技术与平台的构建进行了主题演讲,中外针灸专家学者分别从实际针灸临床治疗范例、针刺的神经影像学进行相关讨论,从针刺多样性的探索(手针和电针研究的启示)、针刺研究与女性健康以及针刺与结缔组织基质等方面分别进行了大会交流与讨论,达成了 3 个方面的共识:一是利用现代科技磁共振技术对针灸作用机制进行探讨;二是对穴位本态进行研究;三是临床研究应构建规范与标准等。

▲**世界针灸学会联合会人类非物质文化遗产中医针灸传承工作委员会在哈尔滨成立**　6 月 15 日,世界针灸学会联合会人类非物质文化遗产中医针灸传承工作委员会传承基地落户黑龙江。中国中医药科学院新当选的工作委员会主任委员吴滨江介绍,今后将以协调和指导人类非物质文化遗产中医针灸传承为工作主线,在各大洲和港澳台地区建立中医针灸传承基地,争取在 5 年内培养出百名亲传和再传弟子,选拔培养各国中医针灸的领军人才,让中医针灸在海内外世代薪传。世界针灸学会联合会主席刘保延指出,中医针灸作为一门实践医学,特别注重跟师学习,传承工作委员会的成立旨在将中医针灸在世界范围内进一步推广应用。

▲**2014 年卷《中国中医药年鉴》(学术卷)编委会暨审稿会议在上海召开**　6 月 29 日~7 月 1 日,国家中医药管理局办公室主任查德忠、上海中医药大学党委书记张智强、校长徐建光、副校长季光,上海辞书出版社副总编童力军,上海市卫生与计划生育委员会中医药传承发展处处长姚伟莉等有关领导,以及《中国中医药年鉴》(学术卷)编委、资深编委、特邀编委、学科编辑约 60 余人参会。

《年鉴》常务副主编季光主持开幕式。主编徐建光致开幕辞,感谢国家中医药管理局的领导及各位编委在百忙之中前来上海参加会议,感谢大家对《年鉴》工作的支持和关心,并表达了上海中医药大学一定有能力和决心把《年鉴》工作做得更好。姚伟莉代表上海市卫生与计划生育委员会向各位领导、专家来上海参加《年鉴》工作会议,表示热烈的欢迎和衷心的感谢。副主编梁尚华就《年鉴》编辑部 2014 年卷编纂情况进行工作汇报。常务副主编童力军就上海辞书出版社 2013 卷《年鉴》出版发行情况进行介绍。常务副主编查德忠代表国家中医药管理局发表了讲话,感谢编委们对《年鉴》付出的汗水和心血,充分肯定了上海中医药大学承办《年鉴》30多年来所付出的努力,同时对《年鉴》工作提出了新的要求。李灿东、陶建生、孟庆云代表《年鉴》新、中、老编委分别作主题发言。

会议期间,编委就《年鉴》的选条设置、组建一支稳定的撰稿队伍、拓宽发行渠道等进行研讨,并提出,近几年中医药研究领域如国家863、973等重大项目资助的课题较多,有必要对其进行动态反映,可考虑设置专条,进行追踪报道,以凸显国家中医科研指导思想及投入方向;设置专项经费培养各学科编辑专业知识水平,如参加各专业学科会议及地方志编撰业务进修等;邀请专业水平及写作能力较强并爱好《年鉴》的专家学者加入撰写人队伍,或由项目负责人、编委组织撰写,把握好科研项目发展动态及其条目的文字风格;定期举行撰写人的培训,以提高撰稿水平和稳定写作队伍。

▲世界中联中药分析专业委员会第五届学术年会暨换届大会在南京召开　大会于7月18~20日召开,由世界中医药学会联合会中药分析专业委员会、中药标准化技术国家工程实验室(中科院上海药物所)、天然药物活性组分与药效国家重点实验室(中国药科大学)主办,安捷伦科技有限公司、南京圣和药业有限公司协办。来自中国大陆、奥地利、德国、美国、荷兰、英国、加拿大、中国香港、中国台湾等国家和地区的300余位专家和代表参加了本次大会。

世界中医药学会联合会副主席李振吉,国家中医药管理局科技司司长曹洪欣,中国工程院院士姚新生、丁健,科技部中国生物技术发展中心副主任肖诗鹰,国家药典委员会处长钱忠直,欧洲药典委主席GerhardFranz,中医药规范研究学会(GP - TCMRA.)会长、奥地利Graz大学Rudolf Bauer,中国药科大学校长来茂德,中国药科大学天然药物国家重点实验室主任李萍,世界中医药学会联合会

学术部主任邹建华,安捷伦公司总经理赵颖等领导及专家出席开幕式。

会议就化学与质量、药理与毒理、临床研究与系统生物学、法规事务与新药开发等,通过主题演讲、学术报告、专题演讲、学术讨论、海报展示等多种形式进行学术探讨与交流。收到学术论文160篇,汇编为《世界中联中药分析专业委员会第五届学术年会大会论文集》。

上届会长果德安继续当选为会长,上海药物所吴婉莹当选为秘书长。

▲中华中医药学会中医诊断学分会第十五次中医诊断学术年会在晋江召开　年会于7月19~21日举行,由中华中医药学会主办,福建中医药大学承办。中华中医药学会副秘书长洪净、学术部主任刘平及来自全国42所高等院校、35家科研院所和医院等相关单位的300余人出席会议。

大会围绕中医诊断的学科、科研、教学建设进行了专题报告和学术交流活动。并选举产生了新一届分会委员,李灿东当选为主任委员,王忆勤、田元祥、李峰、吴承玉、陆小左、陈群、周小青、郑进、郑小伟、黄岑汉、张星平为副主任委员,王天芳为名誉主任委员,甘慧娟为秘书长。

李灿东建议:以中医诊断分会为平台,大力开展学术交流与合作;坚持百花齐放,既要重视现代研究,也要重视传承;加强学科的顶层设计,发挥示范引领作用;加强教学交流,发挥学科在人才培养方面的作用。

▲第二届岐黄论坛在北京召开　论坛于7月26日举行,由中华中医药学会主办,扬子江药业集团协办。全国政协副主席、农工党中央常务副主席刘晓峰,国家卫生和计划生育委员会副主任、国家中医药管理局局长、中华中医药学会会长王国强,中国科协党组成员、书记处书记沈爱民,中华中医药学会副会长、扬子江药业集团董事长徐镜人,全

国人大常委会委员李慎明,中国中医科学院院长、中国工程院院士、中华中医药学会副会长张伯礼,中国科学院院士、中国中西医结合学会会长陈凯先,中国工程院院士、中华中医药学会副会长吴以岭等领导出席会议并作重要讲话。来自全国中医药医疗、保健、教育、科研、管理、文化、产业等领域的1 200多名专家、学者参会。

王国强在开幕式上提出了中医医疗机构未来发展需要探索的5个模式:一是要努力探索建立融医疗、预防、保健、养生、康复于一体、全链条的医院发展模式;二是要努力探索建立涵盖医院、社区、家庭的延伸服务模式;三是要努力探索建立多专业联合诊疗服务模式;四是要努力探索建立多种方法并用的综合治疗模式;五是要努力探索建立体现中医药文化和大医精诚理念的服务模式。

论坛以"彰显特色优势,促进全民健康"为主题,采取特邀报告与分论坛学术研讨相结合的方式进行,设1个主论坛和7个分论坛(风湿病、血液病、肝胆病、皮肤病、中药毒理学与安全性、中药标准化与合理用药、中药大品种培育策略与路径研究)。

▲**人参国际标准科技联盟成立暨中药材标准研讨会在通化召开**　会议于8月9日召开,由中国中医科学院中药资源中心、通化市人民政府主办,吉林紫鑫药业股份有限公司承办。国家中医药管理局原副局长、现代中药资源动态监测信息和技术服务中心理事长李大宁在致辞中指出,人参国际标准科技联盟的成立,标志着政府、行业、企业对人参产业科学发展有了全新的认识,相信在多方的共同努力下,人参产业一定会进入一个新的发展时代。会议宣读了人参联盟筹备工作报告,宣布了人参国际标准科技联盟第一批理事会成员名单。来自中医药科研院所的专家学者们分别围绕中药资源、中药国际标准化、人参若干基础问题、我国人参标准

化发展及存在的问题等内容进行了发言交流,并就中药材标准化工作开展了研讨。

▲**第二十二次中国中西医结合肝病学术会议在南京召开**　会议于8月22~25日召开,由中国中西医结合学会第八届专业委员会主办,江苏省中西医结合学会、江苏省传染病医院、上海中医药大学附属曙光医院承办。来自全国20余个省、市、自治区的近300名代表参会,共收到论文213篇,大会交流论文11篇,内容涉及病毒性肝炎、肝纤维化、肝硬化、肝癌、重型肝炎、肝衰竭脂肪、肝自身免疫性肝炎等多种肝脏疾病的基础与临床的原创性研究进展。

会议还分别邀请了刘平、任红、凌昌全、胡义扬、陈国民等肝病专家就肝病临床研究、方剂研究及治疗模式等进行了交流与讨论。

▲**第四届海峡两岸中医心理学和睡眠医学高峰论坛在台北举行**　会议于10月6日召开,由世界中联中医心理学专委会和睡眠医学专委会联合主办。来自海峡两岸的15名专家学者就中医心理学和睡眠医学的最新研究进展和学科发展的热点以及本学科与其他学科的合作交流作专题演讲。认为目前中医心理学在医疗教学和科研等方面都有长足发展,中医心理治疗方法的特色与优势进一步突显。近年来,中医心理学学者们不断加大对中医心理学的探索、研究与运用,已成为中医药学新世纪发展中的新亮点,成为中医学基本内涵的重要组成部分。

▲**世界中医药学会联合会中药药理专业委员会第七届学术年会及全国中药药理联合会第二届学术年会暨第20届中日健康学术研讨会在广州举行**　大会于12月6~7日举行,由世界中医药学会联合会中药药理专业委员会、全国中药药理联合会主办,广东药学院承办。来自澳大利亚、日本、香港

和海峡两岸 30 多所医药院校和科研机构的 300 余名专家学者参会。

会议主题是"关注慢性疾病和代谢性疾病,弘扬中医药特色优势,推进中医药创新科学发展",通过专家报告、论文交流、学术研讨等形式,展现全球中医药防治慢性疾病研究的新成果、新趋势。广东省中医药建设领导小组组长、原广东省人大副主任钟阳胜,世界中医药学会联合会国际医疗与人才交流合作部主任关涛出席开幕式并致辞,世界中医药学会联合会第七届中药药理专业委员会会长王宁生致开幕辞,广东药学院院长郭姣代表承办单位致欢迎辞。

二、中外交流

▲**国家中医药管理局与匈牙利人力资源部签署中医药领域合作意向书**　2月12日,在国务院总理李克强和匈牙利总理欧尔班的见证下,国家卫生和计划生育委员会副主任、国家中医药管理局局长王国强与匈牙利人力资源部部长佐尔丹·鲍洛格在北京人民大会堂签署了《中华人民共和国国家中医药管理局与匈牙利人力资源部中医药领域合作意向书》。双方将成立专门的中匈联合工作组,促进双方在中医药领域进一步加强合作,包括促进政策与管理信息共享、学术交流、医疗保健、教育培训、科学研究、产业发展、文化交流,以及筹备在匈牙利建立"中东欧中医医疗培训中心",以利于中医药在欧洲中部和东部的推广及应用。

此次适逢中匈建交65周年和建立友好合作伙伴关系10周年,该合作意向书的签署,为今后中匈两国在中医药领域开展广泛交流与合作搭建了政府间合作平台,为推动中医药全面走向匈牙利乃至整个中东欧地区迈出了坚实一步。

▲**中澳中医药国际联合研究中心在北京揭牌**
3月10日,中澳中医药国际联合研究中心揭牌仪式在中国中医科学院举行。国家中医药管理局副局长王志勇出席揭牌仪式,澳大利亚西悉尼大学校长巴尼·格洛夫、中国中医科学院常务副院长刘保延等为中心揭牌。中心由中国中医科学院西苑医院与澳大利亚西悉尼大学合作建立,并于2013年9月被科技部认定为国际科技合作基地。

自2003年起,西苑医院与西悉尼大学辅助医学研究中心建立合作关系以来,双方的合作项目"治疗血管性痴呆中药维脑康的随机双盲安慰剂对照临床研究"获得科技部的资金支持。2009年,双方又启动了在中国、澳大利亚、英国同时进行的合作项目"塞络通胶囊"的国际多中心临床研究。截至目前,该中心先后承担5项国际科技合作课题,获得国内专利2项,国际专利9项,中药新药临床批件1项,联合发表论文5篇,获得中华中医药学会科学技术奖一等奖2项,形成了特有的产学研国际合作模式。科技部、国家中医药管理局、北京市科委以及中国中医科学院西苑医院的领导出席揭牌仪式并就中澳中医药下一步合作进行座谈。

▲**王国强会见吉尔吉斯斯坦卫生部长代表团**
3月18日,吉尔吉斯斯坦卫生部部长萨金巴耶娃·迪娜拉率代表团访问甘肃,国家卫生和计划生育委员会副主任、国家中医药管理局局长王国强与代表团举行了会谈。双方就下一步继续加强合作,推动两国在中医药领域的全方位合作进行了深入交流。

在前期工作基础上,经过友好协商,双方达成六点主要共识。一是一致同意将加快落实2013年9月11日中吉双方在两国元首见证下签署的《中华人民共和国国家中医药管理局与吉尔吉斯共和国卫生部关于中医药领域合作谅解备忘录》进程;二是中国甘肃省卫生计生委将与吉尔吉斯斯坦外事服务局积极开展合作;三是双方将秉持"先易后难、循序推进"的原则,共同稳步推进在吉尔吉斯共和国建设中医医疗机构;四是双方确认了在吉尔吉斯斯坦建立中医医疗机构的合作为商业合作行为,未来该机构提供的中医药产品和服务可以盈利，并以此达到该机构自身可持续发展的目的；五是双方将成立中吉中医药合作领导小组和专门的工作小组，统筹推进中医药各个领域的合作；六是中医药在吉尔吉斯斯坦当地的相关准入标准体系将尽快建立。双方部长级会谈纪要将在完成各自内部程序后签署。

甘肃省卫生和计划生育委员会主任刘维忠主持与吉外交服务局就合作的有关内容逐条进行了磋商，并形成具体工作会谈纪要。国家中医药管理局副局长于文明与吉卫生部长萨金巴耶娃·迪娜拉分别代表双方签署了该工作会谈纪要。

▲土库曼斯坦总统获授北京中医药大学名誉教授 5月13日，国务院副总理刘延东出席了在人民大会堂举行的授予土库曼斯坦总统别尔德穆哈梅多夫北京中医药大学名誉教授称号仪式。

刘延东表示，别尔德穆哈梅多夫总统是中国人民的好朋友，长期关心和推动两国关系发展，为中土友好合作事业作出重要贡献。作为土库曼斯坦国家最高领导人和卓有建树的医学专家，总统先生被授予北京中医药大学名誉教授称号，这充分体现了中国人民对土库曼斯坦人民的深情厚谊。别尔德穆哈梅多夫表示土中具有深厚的友好情谊。土方希望与中方加强医疗、教育等人文领域的交流，增进两国人民福祉，深化双方友谊。

▲王国强会见俄罗斯、捷克、匈牙利等多国卫生部长 在5月19日～22日举行的第67届世界卫生大会期间，国家卫生和计划生育委员会副主任、国家中医药管理局局长王国强在瑞士日内瓦会见了参会的俄罗斯、捷克、匈牙利、英国、加拿大、韩国、新加坡、马来西亚、阿尔及利亚、巴巴多斯等15个国家的卫生部长，就推进中国与各国卫生领域交流与合作，特别是传统医学合作进行了深入探讨。王国强说，中医药是中华民族几千年来维护健康、防治疾病的经验总结，不仅在历史上为民族的繁衍昌盛和文明的发展做出贡献，而且在今天中国的国家卫生体系中发挥着不可替代的作用，成为我国重要的卫生资源，独特的文化资源，具有自主知识产权的科技资源和巨大发展潜力的经济资源，形成了中医药医疗、保健、科技、教育、文化、产业、对外交流与合作"七位一体"的发展格局。以习近平总书记为核心的党中央十分重视中医药的国际合作，习近平在会见世界卫生组织总干事陈冯富珍时特别指出，中国愿促进中西医结合及中医药在海外发展，推动更多中国生产的医药产品进入国际市场。

各国卫生部长对中国的中医药发展表示浓厚的兴趣，韩国、新加坡、加拿大、瑞士等国卫生部部长（副部长）均对已经与中国开展的传统医学领域合作予以高度评价，表示目前与中国的政府间合作交流机制使双方能够在传统医学领域共享经验，促进传统医学与现代医学的互补，为民众提供更好的健康保障。

▲第67届世界卫生大会通过中国提出的传统医学决议 5月24日，世界卫生组织第67届世界卫生大会在瑞士日内瓦闭幕，会议通过了由中国提出的传统医学决议。确认了传统医学和补充医学在维护人类健康方面的作用与潜力，要求世卫组织支持各国制定国家政策、标准和法规，加强能力建设，发展传统医学。敦促各成员国根据本国实际情况，调整、采纳和实施《世卫组织2014～2023年传统医学战略》，并在此基础上制定本国传统医学规划或工作计划。

《世卫组织2014～2023年传统医学战略》确定了3项目标：一是建立传统医学信息库，为制定国家政策提供支持；二是加强监管，保证传统医学产品及服务的质量、安全、适当使用和有效性；三是促进传统医学服务的全民覆盖。并确定了今后10年发展的战略方向和战略行动。

上述决议由中国在今年1月的世卫组织执委

会提出，马来西亚、韩国等国联署，并在本次大会审议过程中得到澳大利亚、加拿大、美国、巴西、尼日利亚、印度等31个国家的发言支持。本次决议成果是在全球传统医学不断发展、各国政府进一步关注和重视的背景下取得的。据世卫组织统计，过去10年中，制定传统医学政策的国家由25个增长为69个，制定草药监管法规的国家由65个增长到119个，制定传统医学服务提供者监管法规的国家已达到65个。

出席本届世界卫生大会的中国代表团团长、国家卫生计生委副主任、国家中医药管理局局长王国强指出，世界卫生大会又一次通过传统医学决议意义重大，表明了未来一个时期各国政府在促进传统医学发展上的共识与行动，并势必推动中医药在国内和国际上的进一步发展。

▲**王国强会见世界卫生组织总干事陈冯富珍**　7月2日，国家卫生和计划生育委员会副主任、国家中医药管理局局长王国强会见了世界卫生组织总干事陈冯富珍一行。

王国强感谢陈冯富珍在世界卫生大会期间对中方的热情接待，希望其本次访华取得圆满成功，并高度评价了在总干事领导下的世卫组织在传统医学方面取得的成绩，特别是今年世卫大会通过的《传统医学决议》，认为这是世卫大会第二次通过有关传统医学的决议，体现了全球日益重视传统医学的发展。王国强表示，将继续加强与世卫组织在传统医学领域的合作，根据《传统医学战略》提出的目标，结合中国的国情，逐步完善中医药的法规建设、促进中医药全民健康覆盖并加强中医药的质量、安全性和创新性工作，做好《传统医学决议》的落实工作。

陈冯富珍感谢中国政府长期以来对传统医学发展的高度重视，并希望中方与世界卫生组织继续加强合作，共同努力推动传统医学在全球范围内的发展。

国家中医药管理局副局长于文明等一同出席了会见。

▲**甘肃在吉尔吉斯斯坦建中医学院**　7月13～22日，甘肃省卫生和计划生育委员会党组书记、主任刘维忠率领中医药合作代表团访问吉尔吉斯斯坦、匈牙利、波兰。此行旨在加强该省与各国在中医药领域、医疗卫生人才培养、医疗技术交流、陇药产品注册推广等方面的务实合作，推动省内中医药服务贸易、中医药文化推广、教育培训、人才培养国际化进程。

为落实此前签订的《中吉中医药合作谅解备忘录》有关内容，代表团与吉尔吉斯斯坦卫生部部长、外交部外事服务局局长和以吉尔吉斯卫生部常务副部长为组长的中吉中医药合作工作小组、吉国立医学继续教育学院等经过多次磋商，决定由甘肃中医学院与吉尔吉斯斯坦医学继续教育学院联合在吉尔吉斯成立岐黄中医学院和岐黄中医科。

代表团与匈牙利绍莫吉州就开展中医药及医药卫生人才培养等合作达成一致，双方将联合在匈建立中医药科室。目前甘肃省卫生和计划生育委员会已与匈牙利绍莫吉州考波什瓦大学、卡波西摩尔总医院签署了三方协议。

▲**中国部分中药标准列入美国药典**　8月7日，国家卫生和计划生育委员会召开以卫生计生科技教育工作进展为主题的例行新闻发布会。中国中医科学院院长张伯礼在会上表示，我国部分中药标准已经列入美国药典，目前仍有几十种药物由美国药典委员会审查，预计近几年也会陆续被收入。

"像丹参这味药材，已经列入了美国药典，这是我国第一个列入美国药典的中药。"张伯礼指出，中国药材的标准纳入了美国药典，为我国更多的药材进入美国提供了基础。

此外，我国科技重大专项也非常关注关于中药新药研发和中药国际化研究工作,特别是支持在欧美国家进行中药新药的注册研究,按照欧美国家的标准进行中药临床评价。"地奥心血康已经完成了注册工作,还有几个药物正在进行中,预计近一两年内也会注册成功。"张伯礼表示,这一批药物在欧美国家注册,提升了中医药的国际影响,同时也让我国学习了欧美国家对于一些药物评审的技术、标准。

目前在美国已有 7 种中药在进行临床研究。其中复方丹参滴丸、血脂康、扶正化瘀胶囊 3 种药物已经完成了临床二期研究,步入临床三期研究及准备开展临床三期研究,桂枝茯苓丸正在进行临床二期研究。

▲国家中医药管理局与马来西亚卫生部召开传统医学双边工作会谈 8 月 14 日,国家卫生和计划生育委员会副主任、国家中医药管理局局长王国强与马来西亚卫生部部长苏布拉马尼亚姆进行会谈,双方就共同落实《中华人民共和国政府和马来西亚政府关于传统医学领域合作的谅解备忘录》,深入开展传统医学合作达成了系列共识。

王国强向马方介绍了中国中医药发展的概况,建议双方在如下领域开展合作:共同落实世界卫生组织《传统医学决议》,加强在中医师认证与注册方面的交流与合作;扩大对中国中医药院校学历的认可范围,探索植物药开发与科研合作,支持中国企业去马来西亚投资建厂。

苏布拉马尼亚姆表示,希望加强双方中医药知识交流,开展药用植物科研合作,特别是中医治疗儿童孤独症、中草药治疗肿瘤和针麻培训等方面得到中方的支持,欢迎中国中药企业在马投资。目前马来西亚已经通过《传统及辅助医药法令》,在实施过程中,希望中方提供技术上的协助与支持。

双方会后将就已达成的共识进行细化并予以执行,适时签署行动计划。

▲中法卫生战略合作研讨会在巴黎召开 会议于 9 月 18 日召开,国务院副总理刘延东,国家卫生和计划生育委员会副主任、国家中医药管理局局长王国强,中国驻法大使翟隽,法国社会事务、卫生和妇女权益部部长杜函娜和副部长德波普、瓦雷,梅里埃基金会主席阿兰·梅里埃等中法双方代表共 80 余人出席。

刘延东在开幕式致辞,高度赞赏了中法在卫生领域开展的交流与合作,特别是在中医药领域,双方建立了中法中医药合作委员会工作机制,开展了丰富、多层次的合作和交流,倡议双方充分发挥现有合作机制的作用,不断扩大合作范围,从而保障两国在中医药医疗保健、科学研究、教育培训、健康产业等方面的合作得到有序、稳步的推进。王国强就中法中医药合作做专题报告中指出,中法以中医药合作委员会为平台,务实推动了上海中医药大学附属曙光医院、江苏省中医院和广东省中医院等知名院校与法国知名医院之间的具体合作项目,初步形成了中法中医药临床医疗、高等教育、科学研究、产业促进、文化推广"五位一体"全面发展的合作格局。希望中法在卫生领域进一步开展全方位战略合作,并在中法高级别人文交流机制下,推动中医药合作实现优势互补、互利共赢,积极推进中法两国各类先进企业建立战略伙伴关系。

会议围绕国家卫生战略、中医药、卫生监督和新发传染病防控等问题进行了探讨。

▲王国强会见德国慕尼黑中医药代表团 9 月 23 日、10 月 8 日,国家卫生和计划生育委员会副主任、国家中医药管理局局长王国强在北京会见由施道丁格先生率领的德国慕尼黑中医药代表团,并举行工作会议。王国强对双方长期的合作表示赞赏,并对施道丁格家族对中华文化和中国人民的深情厚意表示感谢。施道丁格介绍了魁茨汀中医院近期发展的新情况。迪根道夫科技应用大学校长斯派博介绍了该校与中国国家汉办、北京中医药大

学达成初步共识,将共同在迪根道夫科技应用大学开设中医孔子学院。双方还就在今后的合作中继续加强交流,创新模式,扩大规模,为中医药在德国的生根、发展共同努力等议题深入沟通,交换意见。

▲**美国中医科学院在洛杉矶成立** 10月5日,美国中医医师在洛杉矶举行第39届加利福尼亚州针灸立法节暨美国中医科学院成立大会。首任院长美国加州中医工会会长吴宝林表示,美国中医科学院是一所专门致力于中医研究与教学的科研机构,目前以亚健康为主要研究对象,探索亚健康状态的中医诊断和治疗。美国中医科学院依据在美国行医的中医医生的理论和实践水平选出吴宝林、陈炯时、杨文玲等16名医师作为创院院士。上世纪70年代,在时任加州州长杰瑞·布朗的推动下,针灸治疗率先在美国加州成为合法的治疗手段。吴宝林认为中医药在美国正受到越来越多的重视。从2013年起,中医针灸治疗被列为"基本健康福利",纳入医疗保健系统。美国总统奥巴马推动的医疗改革法案中的有关规定有助于消除医疗保险机构歧视和排斥针灸等替代治疗方法的现象,美国现已有超过40个州法定认可中医针灸治疗。

▲**新西兰中医药界代表团访问国家中医药管理局** 10月9日,新西兰中医药科学联合会会长周晓珩、新西兰注册中医师公会副会长崔鹏德一行访问国家中医药管理局,双方就新西兰中医药发展情况和中新中医药合作进行交流。

周晓珩通报了新西兰注册针灸师协会、新西兰针灸标准委员会、新西兰注册中医师协会、新西兰中医药针灸协会这四大中医学会在推动新西兰中医立法方面的工作进展。她希望中国国家中医药管理局能在近期访问新西兰卫生部,交流中国中医药管理等情况。

国家中医药管理局有关负责人重申该局一直致力于推动中医药的海外发展,对新中医立法情况

高度关注并愿意给予必要支持。新西兰中医立法模式将与澳大利亚相似,对中医从业人员进行注册管理。新西兰中医立法后,中医治疗有望纳入国家医疗保险体系。

▲**2014亚太经合组织"中医药防控空气传播传染病的应用"国际研讨会在北京召开** 会议于10月17日召开,由中国中医科学院、中国中医科学院西苑医院主办。国家中医药管理局副局长于文明、世界卫生组织驻华代表施贺德、中国中医科学院院长张伯礼、河北省中西医结合医药研究院吴以岭、北京市中医管理局局长屠志涛、国家中医药管理局国际合作司司长王笑频,以及来自中国、澳大利亚、泰国、中国香港、中国台湾等国家和地区的专家学者等参会。

于文明在开幕式致辞中指出,为共同应对自然灾害、突发公共卫生事件和社会安全事件等,卫生合作已日益成为亚太经合组织(APEC)的重要领域之一。与此同时,中医药在参与SARS、甲流等新发重大传染性疾病及慢性病防治等方面的疗效和作用被逐渐揭示。会议的召开有助于总结中医药在重大突发公共卫生事件中取得的成果,为APEC各经济体共同应对卫生领域的各种困难挑战提供解决思路。建议进一步加强循证医学研究,充分发挥中医药"经济驱动"优势,大力发展中医药健康服务业等。

会议旨在APEC经济体内打造高水平的国际学术交流平台,架起临床与基础、防与控、医与药等多学科参与的桥梁,促进科研成果转化,提升APEC经济体应用中医药防控空气媒介传染病的水平,提高公共卫生安全防控能力。王笑频、张伯礼、吴以岭等专家学者分别作主题报告,围绕"健康亚太2020"倡议,就"中医药防控空气传播传染病的应用"有关重大热点进行研讨。

▲**王国强会见日本汉方生药制剂协会代表团** 10月20日,国家卫生和计划生育委员会副主

任、国家中医药管理局局长王国强在北京会见了来访的日本汉方生药制剂协会代表团。王国强表示，中国政府历来重视推动中日在中医药领域的交流与合作，希望日本汉方生药制剂协会进一步加强与中国中医药行业的合作。

加藤照和会长介绍了日本汉方生药制剂协会的主要职责、人员组成以及日本汉方制剂类的管理制度、生产、使用、国内销售和进出口情况。

日本汉方生药制剂协会来访期间，还与国家中医药管理局副局长于文明进行了业务交流。国家中医药管理局国际合作司司长王笑频、中国中医科学院等有关同志参加了交流活动。

▲**于文明率团访问瑞典** 10 月 29 日，国家中医药管理局副局长于文明率团访问瑞典，参加广东省中医院和瑞典卡罗林斯卡学院（Karolinska Institutet）中医药科研合作工作研讨会，并见证双方签署合作协议。

于文明指出，广东省中医院此次与诺贝尔生理学及医学奖评选机构——卡罗琳斯卡学院开展合作，必将进一步促进中医药研究水平和能力的提升，为中医药走向世界做出贡献。

根据合作协议，双方将在中医药预防治疗感染性及其他疾病研究、高级人才培养、短期进修等方面开展合作。目前已启动三伏天灸治疗慢性过敏性鼻炎随机对照试验、中医药预防治疗慢性肾病患者上呼吸道感染的系统评价等科研合作，并由广东省中医院派出人员在卡罗琳斯卡学院攻读公共卫生学系博士学位。

▲**世界针灸学会联合会针灸与结合医学大会在休斯敦召开** 大会于 11 月 1 日召开，由世界针灸学会联合会、中国中医科学院共同主办，美国华美中医学院承办，美国休斯敦市政府、中国中药协会和中国保健协会协办。来自 40 多个国家和地区的 800 余名代表参会。本届大会联合主席中国中

医科学院院长张伯礼、世界针灸学会联合会主席刘保延、国家中医药管理局国际合作司司长王笑频、美国休斯顿市市长帕克·阿尼斯（Paker Annise）出席了大会开幕式并致辞，原国家中医药管理局副局长、中国中药学会会长房书亭到会祝贺。世界卫生组织卫生系统管理与服务运行司传统医学处主任张奇和美国国会议员、德克萨斯州州长瑞奇·佩利（Rick Perry）发来贺信，休斯敦市旅游局局长佐治·弗兰兹（Jorge Franz）代表前任市长功萨雷斯向大会道贺。

研讨会以"东风西渐、开拓万里医道，古医新研、探讨千年仁术"为主题，收到学术论文 260 余篇。与会专家学者围绕会议主题分别就针灸机理研究、针灸教育标准、针灸立法发展、针灸临床安全性、有效性、针灸新技术新成果、针灸美容、老年医学、预防养生、植物药国际化途径等发表了演讲与交流。

▲**中法中医药合作委员会第六次会议在昆明召开** 会议于 11 月 14 日召开，国家卫生和计划生育委员会副主任、国家中医药管理局局长王国强，云南省副省长高峰出席会议并讲话。国家科技部、国家食品药品监督管理总局、法国工程院、科学院和驻华大使馆等 50 多名代表参加了会议。

会议回顾了双方在中医药领域合作的情况，分享了中国和法国有关中医药的法律法规的经验，听取了两国合作项目的进展情况汇报，讨论了中法中医药合作基础和临床研究现状及今后合作建议。经友好磋商，一致认为，双方在中医药领域开展了丰富、多层次的交流与合作，并取得了积极成果。今后应继续扩大合作领域、增加合作内容，在委员会框架下，建设开放、包容的合作平台。

王国强指出，中法文化都是人类文明的杰出代表，中医药是中国文化的重要载体；双方应在中医药文化领域进行更加深入的交流和沟通。委员会法方主席弗朗索瓦·基诺表示，中医和西医是相互

补充的医学,两国开展中医药领域的交流与合作,将为世界医学事业的发展做出贡献。

▲**中国中医科学院肿瘤研究所国际交流中心、中国中医科学院肿瘤研究所-振东集团美国协作办公室在华盛顿正式启动**　11月3日,中国中医科学院院长张伯礼、国家中医药管理局国际合作司司长王笑频、美国国家癌症研究所补充与替代医学办公室主任怀特等嘉宾出席启动仪式。

同期还举行了国际中医药肿瘤联盟筹委会及学术研讨会,来自中国、美国、澳大利亚、韩国、日本等国的50余名专家参会。为推动中医药肿瘤的国际协作,经中方提议,中美分别由中国中医科学院肿瘤研究所林洪生和美国国家癌症研究所补充与替代医学办公室主任怀特共同牵头筹建国际中医药联盟,成员包括澳大利亚、韩国、加拿大等国。

近年来,传统医学包括中医药领域合作正日益成为中美政府间合作的重要领域。在国家中医药管理局的大力支持下,中国中医科学院广安门医院肿瘤科与美国国立癌症研究所补充与替代医学办公室在中医药治疗肿瘤方面开展了卓有成效的合作,并被列入中美战略与经济对话成果。此次启动国际交流中心与协作办公室以及筹备成立国际中医药肿瘤联盟,标志着双方合作进入了蓬勃发展的新阶段。

▲**王国强会见上海合作组织秘书长**　11月25日,国家卫生和计划生育委员会副主任、国家中医药管理局局长王国强在北京会见了上海合作组织秘书长梅津采夫一行。梅津采夫表示愿意积极推动成立上海合作组织框架下的上合卫生组织;希望与国家中医药管理局开展合作,共同推动在俄联邦伊尔库茨克州建立贝加尔湖中医中心,与中国高校开展中医药专业联合办学等事宜;并邀请王国强适时访问上海合作组织秘书处。王国强对建立上海合作组织框架下的卫生合作组织的提议表示欢迎;支持伊尔库茨克州与中国的友好省市进行中医药合作;在教育领域,王国强建议对方借鉴新加坡做法,对符合要求的中国中医药高校学历予以承认,并欢迎上合组织各成员国与中国中医药高校开展联合办学。

国家中医药管理局副局长于文明、国际合作司副司长吴振斗等陪同会见。

三、动 态 消 息

▲**2013 年世界中医药十大新闻发布** 1 月 9 日,由世界中医药学会联合会主办的世界中医药网评出。

1. 中医药国际传播与发展受到中国政府高度重视。2013 年 8 月 20 日国家主席习近平会见世界卫生组织总干事陈冯富珍时表示,中方将促进中西医结合及中医药在海外发展。2013 年 10 月 14 日,《国务院关于促进健康服务业发展的若干意见》提出:"鼓励和扶持优秀的中医药机构到境外开办中医医院,连锁诊所等,培育国际知名的中医药品牌和服务机构。"

2. 世界卫生组织发布 2014~2023 年传统医学战略。2013 年 10 月 28 日世界卫生组织在澳门发布了 2014~2023 年传统医学战略,提出了未来十年世界卫生组织在传统医药领域的战略目标和战略行动。

3. 中国将建一批中医药服务贸易骨干企业。2013 年 5 月 30 日,商务部、国家中医药管理局联合发布"商务部、国家中医药管理局关于开展中医药服务贸易重点项目、骨干企业机构和重点区域建设工作的通知",提出将在中医药医疗、保健、教育、科研、产业、文化等方面实施一批中医药服务贸易重点项目。

4. 世界中联成立十年来成就显著。2013 年 11 月 30 日,世界中联成立十周年座谈会举行。10 年来,世界中联已发展 61 个国家和地区的 234 个团体会员,建立 61 个专业工作委员会,发布 11 项中医药国际标准。

5. 第五届中医药国际贡献奖颁发。2013 年 6 月 29 日,由世界中联组织评选的第五届中医药国际贡献奖颁奖大会举行。中国国务院副秘书长丁向阳教授、澳大利亚西悉尼大学补充医学研究中心主任阿伦·本树森教授荣获个人奖,中国国家标准化管理委员会国际合作部荣获团体奖。

6. 第十届世界中医药大会在美国硅谷召开。

7. 世界针联召开第八届会员大会。选举产生新一届执委会,中国中医科学院常务副院长刘保延当选为世界针联新一届主席。

8. 中药丹参两个标准被《美国药典》采纳并被认定为典范。

9. 世界中医药网络联盟成立,世界中医药网上线运行。

10. 匈牙利新卫生法案对中医在该国合法行医开绿灯。

▲**全国中医药工作会议在北京召开** 1 月 16 日,国家中医药管理局在北京召开 2014 年全国中医药工作会议。国务院副总理刘延东会前作出重要批示:中医药作为我国独特的卫生资源、潜力巨大的经济资源、具有原创优势的科技资源、优秀的文化资源和重要的生态资源,在经济社会发展的全局中有着重要的意义。

国家卫生和计划生育委员会主任李斌出席会议并强调,要从讲政治的高度、从民族复兴的使命和事业发展的大局出发,全力支持中医药工作。在政策措施上、资金投入上、项目安排上给予倾斜,给中医药"强筋壮骨",使中医药、西医药两条腿同样健壮。

国家卫生和计划生育委员会副主任、国家中医药管理局局长王国强,国家中医药管理局副局长吴刚、于文明、马建中、王志勇,总后卫生部副部长方国恩出席会议。王国强作"全面深化改革 完善政策机制 着力推进中医药事业科学发展"工作报告,2014年全国中医药工作会议的主要任务是:深入贯彻党的十八大、十八届二中、三中全会和中央经济工作会议精神,总结2013年中医药工作,分析中医药改革发展面临的形势和任务,部署2014年中医药重点工作,以改革的精神、创新的思维,牢固树立进取意识、机遇意识、责任意识,求真务实、奋发有为,全面推进中医药事业科学发展。

▲**王国强与房爱卿举行工作会谈** 2月18日,商务部副部长房爱卿一行访问国家中医药管理局,国家卫生和计划生育委员会副主任、国家中医药管理局局长王国强会见了房爱卿一行,双方就密切两部门合作、共同推动中医药服务贸易等相关工作交换了看法。王国强从多个角度分析了当前中医药服务贸易和中医药海外发展遇到的问题和困难,希望能够得到商务部等相关部委的大力支持,有策略地推动中医药服务贸易等相关工作,促进中医药海外发展。房爱卿表示,商务部将继续支持中医药管理局,解决中医药海外发展面临的体制和机制性问题,培育多元化市场主体,在中医药服务贸易人员培训、标准制定、试点示范、统计体系建设等方面给予技术和经费支持。同时,借助"京交会"、多双边经贸机制、驻外经商机构等平台,不断扩大中医药影响力,扶持促进中医药海外发展。

国家中医药管理局副局长于文明、商务部服务贸易和商贸服务业司、国家中医药管理局规划财务司、医政司、科技司及国际合作司等部门负责人陪同会谈。

▲**国家中医药管理局与国家旅游局签署合作协议** 2月21日,国家卫生和计划生育委员会副主任、国家中医药管理局局长王国强与国家旅游局局长邵琪伟在京代表双方签署了《国家旅游局和国家中医药管理局关于推进中医药健康旅游发展的合作协议》。该协议旨在贯彻落实《国务院关于促进健康服务业发展的若干意见》《国务院关于扶持和促进中医药事业发展的若干意见》和《国务院关于加快发展旅游业的意见》,满足人民群众健康养生需求,推动旅游业与中医药事业的融合发展,促进产业结构调整,带动服务业发展,促进我国旅游业发展和中医药传统文化的保护传承。根据协议,两个部门将发挥各自优势,建立合作机制,开展紧密协作,鼓励和支持各地旅游管理部门和中医药管理部门之间、旅游企业与中医机构之间以及有关协会(学会)之间加强合作,推动建立中医药健康旅游发展的有效机制。

国家中医药管理局副局长于文明,及两部门相关业务司主要负责人参加签约仪式。

▲**王国强会见梁智仁一行** 4月21日,国家卫生和计划生育委员会副主任、国家中医药管理局局长王国强会见来访的香港医院管理局主席梁智仁一行。

王国强指出,中医药是中华民族的优秀医疗、文化资源,在治疗疾病、保健养生方面具有独特优势和巨大作用,内地与香港应该相互借鉴学习,充分发挥中医药优势,用中国式办法解决世界性难题。

梁智仁简要介绍了香港中医药"医、教、研"的发展现状及未来规划,此次率团访问国家中医药管理局,旨在加深友谊,巩固合作,并借鉴内地中医医疗机构管理的好经验、好做法,推进香港医疗服务模式的创新发展。

双方重点就香港建设中医医院交换了意见与看法。国家中医药管理局副局长于文明,人事教育司、医政司、科技司和国际合作司等部门负责人陪同会见。

▲《本草纲目》文化工程启动仪式暨两岸四地中医药论坛在香港举行 会议于4月26～27日举行，由香港浸会大学中医药学院主办。卫生部原部长张文康、国家中医药管理局副局长王志勇、香港特区政府食物及卫生局局长高永文、香港特区政府卫生署署长陈汉仪、医院管理局主席梁智仁、台湾中医药研究所所长黄怡超、澳门大学王一涛、香港浸会大学校长陈新滋及该校中医药学院院长吕爱平等嘉宾以及来自中国内地、台湾、香港及澳门的学者、医师和中医药院校的师生400余人参加了会议。启动仪式后的中医药论坛上，来自两岸四地的资深专家学者就中医药文化工程、中药应用及中药品质与国际化产品研发以及多种慢性病的中医药防治作了学术探讨。

在第十一次本草读书会暨纪念谢宗万教授诞辰90周年的分论坛上，两岸四地的药学史专家分别作了怀念谢宗万教授、李时珍与《本草纲目》、岭南医药学与本草、本草研究、中药资源研究及中药产地与质量的关系等专题发言。

李时珍《本草纲目》是中国第一部本草学巨著，2011年被列入联合国科教文组织世界记忆名录。此次策划的《本草纲目》文化工程，包括中医药学院与健康卫视共同制作一部50集、以不同中药为主体的大型文献纪录片《本草纲目》，推出由赵中振主编的《本草的世界丛书》。

▲两岸四地中医药创新与发展论坛在保定市举行 会议于5月11～12日召开，国家卫生和计划生育委员会副主任、国家中医药管理局局长王国强、河北省特邀咨询孙士彬、国家中医药管理局副局长于文明、香港卫生署副署长黎洁廉、世界中医药学会联合会常务副主席兼秘书长李振吉、中国中药协会会长房书亭等领导出席。论坛设院士专题报告会、两岸四地中医药发展政策研讨会及实地考察活动三大版块，吸引了来自两岸四地的近百名中医药知名专家、学者参会。

王国强提出了三点建议：第一，港澳台地区要凭借独特的地域优势和文化特色，依托成熟的医疗卫生服务体系，积极为中医药海外发展探索可复制的中医药服务模式，促进中医药更好地走向海外。第二，在中医药理论指导下加强中药研发和成果转化，发挥多学科创新中药研究的优势，研发中药新药大品种，促进中医药进入国际主流市场。第三，推动中医药向健康服务业发展，建立起独具特色的中医药健康服务产业链，满足民众日益增长的健康需求。

中国工程院院士张伯礼、吴以岭、周宏灏和姚新生为与会的专家学者做了精彩的学术报告，中医药专家学者就两岸四地中医药发展现状、中医药领域最新研究成果和中医药创新发展途径进行了深入的探讨和交流。

▲第八届"中国发明家论坛暨发明创业奖颁奖大会"在北京举行 大会于5月15日举行，全国人大常委会原副委员长路甬祥，中国发明协会理事长朱丽兰，国家知识产权局副局长廖涛等以及全国各地共300多位发明人到会。步长制药创始人赵步长荣获"发明创业奖特等奖"，被授予"当代发明家"荣誉称号。

中国发明创业奖由中国发明协会自2005年起设立，"发明创业奖人物奖"评选活动在科学技术部、中华全国总工会、国家知识产权局等部门的支持和关心下，在全国各省市地方发明协会、职工技协及相关单位积极响应下，现已举办8届，共奖励442人，其中78人授予"当代发明家"称号。

▲第三届中国(北京)国际服务贸易交易会在国家会议中心开幕 5月28日，国家卫生和计划生育委员会副主任、国家中医药管理局局长王国强陪同十二届全国人大常委会副委员长张宝文等领导共同出席高峰会，并参观京交会展场。

京交会是目前全球唯一涵盖服务贸易十二大

领域的国家级、国际性、综合型交易平台。本届京交会展览展示面积约为 5 万平方米,将举办论坛、洽谈交易活动 130 余场,吸引了来自 100 多个国家和地区的客商及代表参会。中医药服务贸易版块作为京交会的重要组成部分,已经成为历届京交会的独特名片。本届京交会中医药服务贸易版块以"传统文化、健康服务"为主题,是唯一一个拥有"特装区"和"标装区"两块展示区域的参展行业版块,其中特展区共有 33 家单位参展,标装区共有 30 家单位参展,全面展示了中医药作为卫生资源、经济资源、科技资源、文化资源和生态资源的五大资源优势。

张宝文、王国强和商务部、北京市政府领导一行对中医药服务贸易版块进行了重点参观,听取了相关主题介绍并进行中医药体验,充分肯定了中医药服务贸易工作近年来取得的成绩。

▲**第三届中国(北京)国际服务贸易交易会中医药主题日启动仪式暨中医药服务贸易投融资大会在京举行** 5 月 30 日,国家中医药管理局副局长于文明、商务部服务贸易和商贸服务业司副司长万连坡等领导出席启动仪式并致辞。

启动仪式上,签署了北京市中医管理局与西班牙加泰罗尼亚政府、中国北京同仁堂(集团)有限责任公司与美国加州中医药大学、内蒙古国际蒙医医院与蒙古人民共和国传统医学科学技术开发研究院等 18 项中医药服务贸易项目合作协议,内容涵盖中医医疗保健服务、人才培训、医疗旅游、境外建立中医医院等领域,充分实现了"创造商机、促进成交"的展会目的。

作为本届中医药主题日活动的一项重要议程,商务部和国家中医药管理局共同发布了首批"中医药服务贸易先行先试重点区域建设名录"和"中医药服务贸易先行先试骨干企业(机构)建设名录",是两部门联手贯彻落实国务院《关于促进健康服务业发展的若干意见》和商务部等十四部门《关于促进中医药服务贸易发展的若干意见》的有力举措,力图以此为抓手,创新体制机制,开展先行先试,探索破解体制机制性问题,培育一批中医药服务贸易机构和服务产品,形成示范效应,带动中医药服务贸易及健康产业的发展。

▲**《中国公民中医养生保健素养》《健康教育中医药基本内容》在北京发布** 6 月 5 日,由国家中医药管理局与国家卫生和计划生育委员会联合召开新闻发布会发布。介绍了公民适宜掌握的中医药基本知识、理念、技能和方法,以发挥好中医药在养生保健方面的特色优势,提高我国公民中医养生保健素养,提升公民健康水平。

《中国公民中医养生保健素养》紧扣中医药特色,围绕中医养生四大基石情志、起居、饮食、运动,分为基本理念和知识、健康生活方式与行为、常用养生保健内容、常用养生保健简易方法 4 个部分(共 42 条)分述,内容既包括中医药理论,也有具体中医养生保健知识,尤其是 10 条保健简易方法,可直接运用,具有很强的操作性,便于大众使用。《健康教育中医药基本内容》主要分成中医药基本知识、中医养生保健的理念和方法、常见疾病的中医药预防和保健、重点人群的中医药养生保健、中医药常识、附篇 6 个部分。

国家中医药管理局办公室主任、新闻发言人查德忠介绍,为进一步规范国家基本公共卫生服务健康教育中医药内容,提升基层中医药服务能力,国家中医药管理局组织制定了《健康教育中医药基本内容》,供基层医疗卫生机构开展健康教育工作,在实施国家基本公共卫生服务健康教育中使用,内容和《中国公民中医养生保健素养》相衔接,便于基层医疗机构向居民宣传普及《中国公民中医养生保健素养》。

▲**民间中医特色诊疗技术整理研究课题在北京启动** 课题于 6 月 11 日启动,由中国中医科学

院民间传统医药研究室牵头。首个"民间中医特色诊疗技术整理研究"课题旨在借助国家级科研力量和平台，深入抢救、发掘、保护、研究中医药民间特色诊疗技术，尽可能地揭示其科学内涵。目前，该项工作在全国 31 个省、市、自治区同时铺开，并下设 6 个分中心，部分中心已对骨干技术人员开展了培训。

▲**第九届海峡两岸中医药发展与合作研讨会在厦门召开**　6 月 15 日，来自海峡两岸的中医药界专家、学者等 400 多人与会共商两岸中医药发展大计。同时，主办方召开"中医中药台湾行"工作协调会，为 7 月在台湾举行的中医药大型科普活动做好前期筹备。

国家卫生和计划生育委员会副主任、国家中医药管理局局长王国强参加会议并发表讲话，希望两岸根据各自特色优势和发展需求，选取优先方向和重点领域，将合作引向深入。中医药是中华民族文化传承的重要载体，是海峡两岸民众的共同财富，也是密切联系两岸同胞的重要纽带。王国强就推动两岸中医药发展，提出了几点建议。一是立足需求，丰富交流合作内容。二是优势互补，突出重点领域合作。三是抓住机遇，大力发展健康服务业。

▲**炎帝神农与中医药文化论坛在湖北神农架举行**　会议于 6 月 25～26 日召开，由国家中医药管理局，湖北省医药管理局及湖北省炎黄文化研究会发起，湖北省神农架林区政府、湖北省农科院等单位联合主办。中华炎黄文化研究会副会长鲁谆、虞音，国家食品药品监督管理局原副局长任德权，湖北省政协原常务副主席、湖北省炎黄文化研究会会长丁凤英，湖北省有关部门领导及来自全国各地的专家学者 100 余人参加了论坛。

论坛吸引了众多专家学者集中探讨了我国中医药文化的资源优势和发展前景，填补了炎帝神农与中医药的空白，形成了一批推动中医药发展的理论知识和实践成果，对传承弘扬炎帝神农无私奉献的民族精神、助推中医药事业的发展具有重要意义。

▲**王国强出席"中医中药台湾行"系列活动**　7 月 12 日～17 日，国家卫生和计划生育委员会副主任、国家中医药管理局局长王国强率中医药代表团出席由国家中医药管理局台港澳中心和台湾中药商业公会全联会共同举办的"中医中药台湾行"大型系列活动。在"中医中药台湾行"高雄站启动仪式上王国强发表讲话，指出"中医中药台湾行，让中医药中药走遍台湾，是为了让台湾民众更多了解中医药、享受中医药、使用中医药，让中医药养生保健知识更好地惠及台湾民众。"

访台期间，王国强与海基会董事长林中森、中国国民党荣誉主席吴伯雄、新党主席郁慕明等高层人士进行工作会谈，就促进两岸中医药合作向纵深发展深入交换意见。访问了长庚纪念医院、长庚养生文化村、秀传医疗体系、振兴医院等医疗机构，力求通过两岸中医药界的交流与分享，推动形成相互学习、相互借鉴、互利共赢的发展局面。

▲**首届中华国医药文化盛典暨中国中药协会国医药文化专业委员会成立大会在昆明召开**　大会于 7 月 23～24 日召开，由中国中药协会主办，国家食品药品监督管理总局、南方医药经济研究所指导，中国中药协会国医药文化专委会、中华国医药文化合作组织中医馆理事会、终端经销商理事会、精品国药工业理事会联合承办。国家中医药管理局副局长吴刚，中国中药协会会长房书亭，中国科学院院士陈可冀，云南省卫生厅副厅长、云南省中医药管理局局长郑进，南方医药经济研究所副所长、《医药经济报》总编陶剑虹，中国中药协会秘书长王桂华等领导以及来自国内的 1 300 多位业界代表参加了盛典。

大会以"光大国医药文化、福祉普天下众生"为主题,旨在凝聚力量,传承和发展国医药传统文化。中国中医科学院中国医史文献研究所所长柳长华当选为专业委员会主任,武汉健民药业集团股份有限公司总经理徐胜当选为秘书长。

▲**中国民族医药学会畲医药学术研讨会暨畲医药分会成立大会在浙江景宁召开** 大会于7月26日召开,由中国民族医药学会、浙江省中医药管理局主办。中国民族医药学会常务副会长、秘书长梁峻,及来自各地从事畲医药研究的100余位代表参会。研讨会以"弘扬民族文化、发展畲医药产业、感受神奇畲乡"为主题,畲医药学从调查整理到科研开发,从临证到理论,都取得了一定的成绩。目前,畲族医药收集诊治病种300多个,秘方偏方1 000多个,畲药1 600多个品种,完成临床验证10多个。

▲**12项传统医药进入第四批非遗名单** 8月4日,文化部公示了第四批国家级非物质文化遗产代表性项目名录推荐名单,其中12项传统医药进入该名单,共涉及48个申报地区或单位。

传统医药有2项新入选项,分别是哈萨克族医药,包括布拉吾药浴熏蒸疗法、卧塔什正骨术、冻伤疗法;布依族医药的益肝草制作技艺。有10项扩展项,分别是中医诊疗法、中药炮制技艺、中医传统制剂方法、杨继洲针灸、中医正骨疗法、藏医药的山南藏医药浴法和藏医放血疗法、蒙医药科尔沁蒙医药浴疗法、回族医药陈氏回族医技十法、彝医药拨云锭制作技艺、维吾尔医药沙疗。

▲**王国强会见香港中医药界访京团** 8月7日,国家卫生和计划生育委员会副主任、国家中医药管理局局长王国强会见由香港注册中医学会会长陈永光担任团长、中联办协调部副部长张强、香港中医中药发展委员会中医组主席冯玖、中药组主席范佐浩担任顾问,以及由香港中医药界最具代表性的18个中医药团体的44名社团负责人组成的香港中医药界访京团。王国强表示,将一如既往支持香港发展中医药,鼓励香港业界更好地依靠内地中医药资源优势,加快发展香港中医药事业,希望香港成为中医药向世界发展的桥头堡。对香港回归后中医药事业的较快发展表示充分肯定,并通报了内地中医药的最新进展与远期规划。

代表团在京期间,先后拜访了中央统战部、国家食品药品监督管理总局、中国中医科学院、中华中医药学会和世界中医药学会联合会等机构。

▲**于文明率团出席国际现代化中医药及健康产品展览会** 8月11～14日,应香港贸易发展局邀请,国家中医药管理局副局长于文明率中医药团访问香港,出席由香港贸易发展局和现代化中医药国际协会联合举办的、国家中医药管理局对台港澳中医药交流合作中心等机构协办的"第十三届国际现代化中医药及健康产品展览会暨会议"。香港食物及卫生局署理局长陈肇始、贸易发展局总裁林天福、现代化中医药国际协会会长周薇薇等出席开幕仪式。于文明在致辞中高度评价了展览会在促进行业内外交流与合作、推广普及中医药使用等方面的重要作用,号召发挥香港优势,加强学术交流,促进创新成果转化,提升中医药服务能力,共同开创两岸四地及国际交流合作新局面。

期间,于文明访问香港卫生署、创新科技署、香港中文大学、东华三院、博爱医院等机构,就拓展内地与香港中医药交流与合作进行研讨。

国家中医药管理局港澳台办公室主任王笑频,对台港澳中医药交流合作中心主任杨金生陪同访问并参加上述活动。

▲**第二届国医大师名单在北京公布** 8月19日,人力资源社会保障部、国家卫生计生委、国家中医药管理局联合发文"关于表彰第二届国医大师的决定",授予干祖望等29位同志"国医大师"荣誉称

号,享受省部级先进工作者和劳动模范待遇;追授巴黑·玉素甫同志"国医大师"荣誉称号。第二届国医大师名单为:干祖望(南京中医药大学附属医院)、王琦(北京中医药大学)、巴黑·玉素甫(维吾尔族,新疆维吾尔自治区维吾尔医医院)、石仰山(上海市黄浦区中心医院)、石学敏(天津中医药大学第一附属医院)、占堆(藏族,西藏自治区藏医院)、阮士怡(天津中医药大学第一附属医院)、孙光荣(北京中医药大学)、刘志明(中国中医科学院)、刘尚义(贵阳中医学院第一附属医院)、刘祖贻(湖南省中医药研究院)、刘柏龄(长春中医药大学附属医院)、吉格木德(蒙古族,内蒙古医科大学)、刘敏如(女,成都中医药大学)、吕景山(山西中医学院第三中医院)、张大宁(天津市中医药研究院)、李士懋(河北中医学院)、李今庸(湖北中医药大学)、陈可冀(中国中医科学院)、金世元(北京卫生职业学院)、郑新(重庆市中医院)、尚德俊(山东中医药大学)、洪广祥(江西中医药大学)、段富津(黑龙江中医药大学)、徐经世(安徽中医药大学第一附属医院)、郭诚杰(陕西中医学院)、唐祖宣(河南省邓州市中医院)、夏桂成(江苏省中医院)、晁恩祥(中日友好医院)、禤国维(广州中医药大学)。

▲台胞健康服务北京中心正式成立

8月28日,经国务院台办和国家中医药管理局批准,台港澳中医药交流合作中心所属的北京广安中医门诊部内设"台胞健康服务北京中心"正式成立。

国家卫生和计划生育委员会、国家中医药管理局局长王国强、国台办交流局副局长王冰、国民党中常委两岸医疗事务召集人廖国栋等台湾友人及北京台资企业协会负责人等出席了成立仪式。王国强指出,解决台胞在大陆就医遇到的问题,使台胞在大陆也能够享受优质医疗服务尤其是中医药特色服务,已经成为两岸共同关心和关注的话题。希望"台胞健康服务北京中心"办出特色,探索模式,做好引领,期待未来在江苏、浙江、山东等台胞聚集地能够建立更多的台胞中医药健康服务中心连锁机构,方便更多台胞就近就医,享受中医药特色服务。

国民党中央委员会两岸医疗事务召集人、台湾中华两岸医疗健康发展协会理事长廖国栋先生表示,通过"台胞健康服务北京中心"这个平台,能为广大的台胞朋友提供优质的中医医疗服务,推动两岸医疗保险制度的对接,意义重大,是为在京的台湾民众做的一件好事、实事。

▲第四届中国中医药发展大会在石家庄举行

大会于8月30~31日召开,由国家中医药管理局指导,中国中医药报社主办,神威药业集团协办。全国政协副主席马飚,国家卫生和计划生育委员会副主任、国家中医药管理局局长王国强出席大会开幕式并发表重要讲话,河北省政府特邀咨询孙士彬、河北省政协副主席段惠军出席。

会议以"国家战略与路径选择"为主题,重点聚焦中医药发展战略规划、中医药政策体系建设总体规划、中医药海外发展战略规划、中医药人才培养、中医药科技创新等主题,开展了深入研讨。

马飚指出,当前中医药正处于能力提升推进期、健康服务拓展期、参与医改攻坚期和政策机制完善期,在此深化改革的关键节点,中医药系统应做好以下三点:一是进一步加强中医药发展的顶层设计和深化改革;二是进一步加快推进中医药的立法进程;三是进一步保持和发挥中医药的特色优势。

王国强在讲话中说,制定中医药发展战略,要深刻认识和把握中医药发展战略面临的形势,深入研判、科学把握中医药发展的机遇与挑战。要从中医药全面整体协调发展的角度出发,将中医药发展融入经济社会发展全局、卫生改革发展大局中去谋划,推动建立中医药发挥作用的机制;既要立足当前,又要体现前瞻性和预见性,突出战略重点、明确行动计划及政策措施。同时还要处理好改革与发展、政府与市场、继承与创新等方面的关系。

▲首届海峡两岸孙思邈中医药合作与发展研讨会在铜川市举行 会议于9月4日召开,由国台办、海协会、国家中医药管理局和陕西省人民政府主办,铜川市人民政府承办。国家卫生和计划生育委员会副主任、国家中医药管理局局长王国强,国台办主任助理龙明彪、陕西省副省长王莉霞、台湾亲民党荣誉主席钟荣吉出席会议并致辞。陕西省卫生和计划生育委员会、台办、商务厅、贸促会有关负责人,中医科学院、陕西中医研究院、陕西中医学院及国内著名学者专家,云南白药、以岭药业、步长制药等企业代表共150余人参会。

会议以"弘扬孙思邈文化思想、促进两岸中医药发展"为主题。王国强在讲话中提出,希望海峡两岸以"三个立足"加强中医药交流合作,一是立足优势,打造两岸中医药交流品牌;二是立足需求,推动可持续发展;三是立足民生,服务两岸基层民众健康福祉,共同把两岸中医药事业做大、做强,为两岸民众健康福祉做出贡献。

▲于文明会见香港东华三院董事局访京代表团 9月17日,国家中医药管理局副局长于文明会见由董事局主席施荣恒率领的香港东华三院代表团,对东华三院以"乐善好施"为宗旨致力为香港市民提供优质中医医疗服务给予高度评价,并赞赏东华三院为推动香港中医药发展所付诸的努力。施荣恒介绍了东华三院近期医疗卫生服务的新情况。双方就香港设立首家中医医院、东华三院参与中成药药品临床试验以及刘敏如当选国医大师后续工作等议题深入交换了意见。

东华三院成立于1870年,是香港历史最悠久、规模最大的慈善服务机构,此次是施荣恒先生担任主席以来首次率董事局成员赴京进行礼节性访问,也是董事局访京团三十周年纪念活动。国家卫生和计划生育委员会港澳台办公室以及国家中医药管理局相关司室负责人陪同会见。

▲首家中医正骨博物馆将在洛阳建成 10月8日,由河南省洛阳正骨医院申报的中医正骨博物馆项目已通过河南省发改委批复。中医正骨博物馆分为中医正骨历史展示馆、中医正骨技艺体验馆、传统特色诊疗馆、养生保健疗养馆,集科学性、环保性、艺术性为一体,既充分体现中医药传统特色,又饱含浓郁的艺术气息,静态展示与现场体验相结合等独有特色。该馆将按照汉魏故城大遗址保护的相关要求,以洛阳正骨文化发展为主线,以历史文物展示、中医药文化体验为主体,综合运用文物陈列和声光电等现代科学技术,通过建设洛阳正骨中医药文化产业示范园,实现汉魏故城大遗址与国家级非物质文化遗产洛阳正骨的双重保护,使洛阳正骨发展规划与汉魏故城总体规划相结合、中医正骨文化与白马寺佛教文化相结合、中医药展示体验与旅游休闲文化相结合。

▲中医药健康旅游工作座谈会在南宁召开 会议于10月14日召开,由国家中医药管理局与国家旅游局共同主办,广西壮族自治区旅游发展委员会、中医药管理局承办。国家中医药管理局副局长于文明、国家旅游局规划财务司司长彭德成、国家中医药管理局国际合作司司长王笑频、广西自治区政府副秘书长黄武海等领导,以及来自12个省(市、区)旅游及中医药主管部门领导、旅游及中医药行业专家学者、相关企业负责人等出席。

会议旨在贯彻落实《国务院关于促进健康服务业发展的若干意见》《国务院关于促进旅游业改革发展的若干意见》《国务院关于扶持和促进中医药事业发展的若干意见》等文件精神,实施《国家旅游局和国家中医药管理局关于推进中医药健康旅游发展的合作协议》。

会议就中医药健康旅游发展前景、模式、措施和政策等问题进行探讨。于文明进行总结讲话,通过一融合(融合了中医药与旅游)、两拓展(拓展了中医药及旅游服务)、三促进三发展(促进了中医药事业、旅游事业、地方经济社会的发展)及一个目标,(为人民身心健康服务)阐明了中医药健康旅游工作的重要意义,提出了"政府引导、市场驱动、突出特色、多元发展"的中医药健康旅游工作指导思想,指出下一步将重点围绕建设示范区、搭建平台、成立专家指导委员会、加强宣传推广等展开工作,希望地方中医药部门积极主动协调旅游部门共同做好落实。

▲**王国强与澳门特区行政长官崔世安进行工作会谈** 11月12日,国家卫生和计划生育委员会副主任、国家中医药管理局局长王国强在澳门与澳门特区行政长官崔世安进行工作会谈,就加强内地与澳门中医药领域合作深入交流。

王国强指出,澳门特区政府在新的发展时期确立了经济适度多元化的发展目标,并明确将包括中医药在内的四大领域确定为重点发展方向。加强内地与澳门在中医药领域的交流与合作,既能为澳门经济适度多元化发展注入新动力,又能为进一步推动中医药海外发展作出贡献。

崔世安表示,感谢王国强副主任长期以来关心和支持澳门发展中医药事业,认为澳门具备与葡语国家联系密切的优势,随着国际社会对中医药文化认同的逐步增长以及对人员培训需求量的逐渐增加,澳门可以发挥更大的平台作用。特区政府将积极推动澳门成立世界卫生组织传统医学合作中心,将其打造成为面向海外的培训基地,推动澳门产业多元发展。

▲**太湖世界文化论坛 2014 年中医药文化发展高级别会议在澳门举行** 11月13日,全国人大常委会副委员长陈竺、柬埔寨副首相贡桑奥、澳门特区行政长官崔世安、国家卫生和计划生育委员会副主任、国家中医药管理局局长王国强等出席开幕式,来自世界近20个国家和地区的传统医学界的专家学者、企业代表等近千人与会。会议以"创新发展传统医学,迈向生态文明新时代"为主题,就传统医学的传承与弘扬、融汇与创新等议题展开高层次研讨。

王国强在开幕式作主题发言,中医药学凝聚着深邃的哲学智慧和中华民族几千年的健康养生理念及实践经验,是中国古代科学的瑰宝,也是打开中华文化宝库的钥匙。当前,健康观念和医学模式正在发生转变,医学目的也在作出调整,中医药注重社会环境、心理因素及生活方式对人体健康状况与疾病发生发展的影响,注重以未病先防、已病防变、愈后防复发的"治未病"理念为核心,与转变了的医学模式相吻合,与调整了的医学目的相一致,完全符合当今医学发展和人类对生命科学探索研究的方向,越来越显示出独特优势和旺盛生命力。并建议,充分发挥中医药作为独特卫生资源的优势,将中医药纳入主流医学体系;充分发挥中医药作为潜力巨大的经济资源的优势,加快中医药健康服务发展;充分发挥中医药作为优秀文化资源的优势,推动中医药海外传播;充分发挥中医药作为重要生态资源的优势,促进生态文明建设。

▲**"一带一路"中医药发展研讨会在乌鲁木齐召开** 12月15日,为配合国家"一带一路"建设构想,深化中医药国际交流与合作,国家中医药管理局在新疆乌鲁木齐举行"一带一路"中医药发展研讨会。国家卫生和计划生育委员会副主任、国家中医药管理局局长王国强和新疆维吾尔自治区党委常委、人民政府副主席艾尔肯·吐尼亚孜出席会议并讲话。外交部、商务部、有关省市自治区卫生和计划生育委员会和中医药管理部门、中医药高校、中国医药保健品进出口商会、海外及澳门中医药专家,以及世界中医药学会联合会、世界针灸学

会联合会等100多名代表参加了会议。

会议传达学习了中央外事工作会议精神和国家"一带一路"战略构想；听取了外交部、国家中医药管理局、海外及澳门中医药等专家的专题报告；交流了与"一带一路"沿线国家开展合作的经验；就中医药服从和服务于国家"一带一路"倡议进行了深入研讨。

▲**中医药海外发展国家战略研讨会在北京举行** 会议于12月29日召开，由国家中医药管理局主持，研判现阶段中医药国际化面临的形势，制订中医药海外发展国家战略。国家卫生和计划生育委员会副主任、国家中医药管理局局长王国强，国家中医药管理局副局长于文明等出席。外交部欧亚司司长张汉晖、商务部援外司副司长刘俊峰、卫生和计划生育委员会国际合作司副司长李明柱，以及文化部、教育部、国家旅游局、国家标准化工作委员会等部委负责人分别从部门角度，就开展中医药国际交流与合作工作作了主题发言，并提出建议。

张汉晖建议，把"中医走出去"作为我国对外开放，影响世界的一种国家战略；成立"中医走出去"的跨部门协调机制，规范海外发展；注重标准化，把好中药的质量监督关。

于文明强调，要以国家长远发展的高度对待中医药海外发展工作，建立由多部门组成的战略协调机制，研究中医药走出去过程中遇到的困难，构建快速反应机制；建立政府支持引导的专项资金；形成市场化企业主导的中医药国际发展基金，发挥市场力量，进一步细化和落实中医药海外发展战略，以及具体战略任务、突破点和保障措施等。

王国强要求，中医药海外发展国家战略研究应做好顶层设计，集思广益，制定措施，目前面临好的机遇，也有严峻挑战，我们要知己知彼，站在更高的高度做好国内的功课。疗效是核心，"疗效、安全、价廉"是中医药走向世界的基础，多部门协同作战创造好的环境，则可事半功倍，推动中医药快速走向海外，提高中国软实力，造福人类健康。

中国中医药年鉴

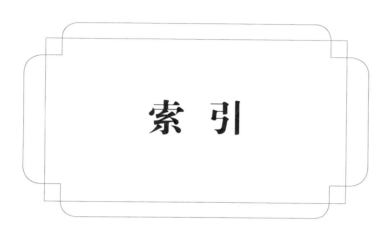

索 引

主题词索引

A 阿癌艾安案

B 巴白百柏版保北苯鼻痹扁变髌病补步

F　方防飞榧肺分酚敷扶釜附复腹

G　甘肝感干刚高葛功古股骨固瓜冠光归归鬼

H　还何荷核黑红呼槲护化槐黄辉活

J　脊加煎减简健江角绞结金经颈九久灸菊橘蠲均

K　抗考科颗咳口款坤

L　冷痢连敛凉灵岭流六龙鹿罗

M　麻盲毛梅酶蒙泌密免明冥膜牡木

N 纳南脑内逆尿凝牛脓

P 炮疱配盆片贫平葡蒲

Q 七期芪麒杞气羌桥芩秦禽青清祛全

主题词索引

R　热人柔肉乳软润

S　三散桑嗓山闪伤芍畲身肾渗升声湿石视手枢疏腧栓四苏

T　台太痰唐糖桃藤体天萜铁通透土推

W　王卫胃温文乌吴五物

X　西滕喜夏仙纤香响象逍消小哮效泻心辛新信醒絮玄旋血循训

Y　压牙亚咽延羊养腰药一医遗乙异抑疫益翼阴茵银淫饮予玉育毓越云运

Z　藏脏泽獐长针珍真正证支栀脂止指枳质治中钟肿仲注滋紫自足

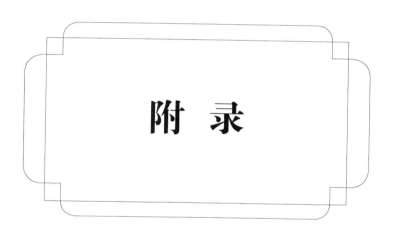

附　录

一、2015 年《中国中医药年鉴》(学术卷) 文献来源前 50 种期刊排名

1. 中国实验方剂学杂志
2. 中国中药杂志
3. 中华中医药杂志
4. 中医杂志
5. 时珍国医国药
6. 中华中医药学刊
7. 中草药
8. 中成药
9. 新中医
10. 中药材
11. 辽宁中医杂志
12. 中国中医基础医学杂志
13. 中医临床研究
14. 上海中医药杂志
15. 中国中医急症
16. 河北医学
17. 中医外治杂志
18. 中国中西医结合杂志
19. 中国针灸
20. 广州中医药大学学报
21. 四川中医
22. 河南中医
23. 世界中医药
24. 世界科学技术(中医药现代化)
25. 中医药导报
26. 辽宁中医药大学学报
27. 中医儿科杂志
28. 中国民族民间医药
29. 陕西中医
30. 中医学报
31. 世界中西医结合杂志
32. 亚太传统医药
33. 中医药学报
34. 中国中医药现代远程教育
35. 中医药年报
36. 西部中医药
37. 实用中医内科杂志
38. 内蒙古中医药
39. 中医药信息
40. 上海针灸杂志
41. 北京中医药大学学报
42. 湖南中医杂志
43. 中国中医眼科杂志
44. 浙江中医杂志
45. 长春中医药大学学报
46. 实用中医药杂志
47. 中医药文化
48. 中国中医药信息杂志
49. 中国中医骨伤科杂志
50. 现代中西医结合杂志

二、2015 年《中国中医药年鉴》(学术卷) 文献来源前 30 个机构排名

1. 北京中医药大学
2. 上海中医药大学
3. 南京中医药大学
4. 成都中医药大学
5. 广州中医药大学
6. 山东中医药大学
7. 中国中医科学院
8. 浙江中医药大学
9. 河南中医药大学
10. 黑龙江中医药大学
11. 广西中医药大学
12. 天津中医药大学
13. 安徽中医药大学
14. 辽宁中医药大学
15. 湖南中医药大学
16. 江西中医药大学
17. 湖北中医药大学
18. 甘肃中医药大学
19. 陕西中医药大学
20. 长春中医药大学
21. 福建中医药大学
22. 中国医学科学院
23. 首都医科大学
24. 贵阳中医学院
25. 新疆医科大学
26. 广东药学院
27. 青海省藏医医院
28. 山西中医药大学
29. 湖北医药学院
30. 天津医科大学

三、2015 年《中国中医药年鉴》
(学术卷)撰稿人名单

姓　名　（以姓氏笔画为序）

丁　媛　上海中医药大学中医文献研究所

于　峥　中国中医科学院中医基础理论研究所

马亚丽*　上海中医药大学肝病研究所

马疆青　上海中医药大学附属龙华医院

王　宁　香港大学中医药学院

王　欣　山东中医药大学基础医学院

王　静　上海中医药大学针灸推拿学院

王小敏　上海中医药大学附属岳阳中西医结合医院

王兴伊　上海中医药大学基础医学院

王　宇*　上海中医药大学针灸经络研究所

王夏菲*　上海中医药大学针灸经络研究所

王树荣　山东中医药大学实验中心

王峥涛　上海中医药大学中药研究所

王俐琼　上海中医药大学附属龙华医院

王喜军　黑龙江中医药大学

王晶晶　上海中医药大学附属龙华医院

王道瑞　首都医科大学燕京医学院

邓宏勇　上海中医药大学中医文献研究所

邓雪阳*　中国药科大学中药学院

叶心怡*　中国药科大学中药学院

叶阳舸　上海中医药大学气功研究所

叶明花　江西中医药大学健康养生研究所

田劭丹　北京中医药大学东直门医院

白钢钢*　南京中医药大学药学院

邢玉瑞　陕西中医药大学图书馆

吕佳康　国家食品药品监督管理局药品审评中心

朱　慧*　上海中医药大学肝病研究所

朱靓贤　上海中医药大学中药学院

朱新瑜*　南京中医药大学中医药文献研究所

向　楠　山东中医药大学基础医学院

邬学群　上海中医药大学附属龙华医院

庄先飞*　中国药科大学中药学院

刘　瑜　南方医科大学附属佛山妇幼保健院

刘　霖　河南省中医药研究院中医药信息研究所

刘一博　上海中医药大学附属龙华医院

刘天君　北京中医药大学针灸推拿学院

刘立公　上海中医药大学针灸经络研究所

刘圣金　南京中医药大学药学院

刘红娣　上海市眼病防治中心

刘学湘　南京中医药大学药学院

刘堂义　上海中医药大学针灸推拿学院

安广青　上海市徐汇区枫林街道社区卫生服务中心

许　吉　上海中医药大学中医文献研究所

许　军　上海中医药大学附属岳阳中西医结合医院

许　鸣*　上海中医药大学附属岳阳中西医结合医院

许金海　上海中医药大学附属龙华医院

纪　军　上海中医药大学针灸经络研究所

巫海旺　广州中医药大学第一临床医学院

李　飞　北京中医药大学中药学院

李　龙*　中国药科大学中药学院

李　丛　《江西中医药》杂志社

李　苏　上海中医药大学附属岳阳中西医结合

医院

李　明	上海中医药大学图书馆
李　佳*	上海中医药大学中药研究所
李　洁	上海中医药大学气功研究所
李　祥	南京中医药大学药学院
李　斌	上海中医药大学附属岳阳中西医结合医院
李可心	上海中医药大学附属岳阳中西医结合医院
李永亮	广西中医药大学人事处
李亚迪	广州中医药大学第一临床医学院
李佩琼	广州中医药大学第一临床医学院
李奕祺	福建中医药大学国医堂
李晨光	上海中医药大学附属龙华医院
李瑞鹏*	中国药科大学中药学院
杨　璐	北京中医药大学东直门医院
杨永清	上海中医药大学学科建设办公室
杨抒雨*	上海中医药大学中药研究所
杨利林	广州中医药大学第一临床医学院
杨周剑	上海市浦东新区中医医院
杨奕望	上海中医药大学基础医学院
杨莎莎*	上海中医药大学针灸经络研究所
杨淑静	上海中医药大学中医文献研究所
时百玲	上海中医药大学附属龙华医院
吴　欢	上海中医药大学附属曙光医院
何立群	上海中医药大学附属曙光医院
余伯阳	中国药科大学中药学院
沈龙柱	上海交通大学医学院附属瑞金医院
宋思宇	广州中医药大学第一临床医学院
张　宇*	北京中医药大学东直门医院
张　玮	上海中医药大学附属龙华医院
张　霆	上海中医药大学附属龙华医院
张丰聪	山东中医药大学基础医学院
张玉柱	上海中医药大学附属龙华医院

张正利	上海中医药大学附属曙光医院
张永太	上海中医药大学中药学院
张成刚*	上海中医药大学中药研究所
张守杰	上海交通大学医学院附属瑞金医院
张志峰	湖北中医药大学基础医学院
张苇航	上海中医药大学基础医学院
张馥琴	上海中医药大学针灸经络研究所
陆　颖	上海中医药大学气功研究所
陈　辰	上海中医药大学附属龙华医院
陈　娜	上海中医药大学附属岳阳中西医结合医院
陈小野	中国中医科学院中医基础理论研究所
陈少丽	上海中医药大学中药学院
陈仁寿	南京中医药大学中医药文献研究所
陈红风	上海中医药大学附属龙华医院
陈建伟	南京中医药大学药学院
陈信义	北京中医药大学东直门医院
陈海琳	上海中医药大学附属岳阳中西医结合医院
陈静静	广州中医药大学第一临床医学院
陈慧娟	上海中医药大学基础医学院
陈德兴	上海中医药大学中药学院
尚妍妍	上海中医药大学气功研究所
周　悦	上海中医药大学附属龙华医院
周永明	上海中医药大学附属岳阳中西医结合医院
郑　洋	首都医科大学北京中医医院
郑丹丹*	上海中医药大学附属岳阳中西医结合医院
屈　岚	中国人民解放军第401医院
孟　畑	上海中医药大学附属龙华医院
赵　玲	上海中医药大学针灸推拿学院
赵　雷	上海中医药大学附属龙华医院
赵心华	上海中医药大学基础医学院

郝晓丽　广州中医药大学第一临床医学院

胡　蓉　上海中医药大学基础医学院

胡海军*　上海中医药大学中药研究所

柏　冬　中国中医科学院中医基础理论研究所

钟丽丹　香港浸会大学中医药学院

郜　洁　广州中医药大学第一临床医学院

侯　丽　北京中医药大学东直门医院

俞苏岚*　中国药科大学中药学院

翁桂新　上海中医药大学中药研究所

施　杞　上海中医药大学附属龙华医院

姜　娜*　上海中医药大学肝病研究所

姜　楠*　中国药科大学中药学院

莫　文　上海中医药大学附属龙华医院

柴程芝　中国药科大学中药学院

柴媛媛　上海中医药大学附属岳阳中西医结合医院

倪梁红　上海中医药大学中药学院

徐　浩　上海中医药大学附属龙华医院

殷玉莲　上海中医药大学附属龙华医院

高飞霞　广州中医药大学第一临床医学院

高修安　南方医科大学附属佛山妇幼保健院

唐友梅*　中国药科大学中药学院

唐占英　上海中医药大学附属龙华医院

陶建生　上海中医药大学中药学院

黄　颖　福建中医药大学信息管理研究所

黄陈招　浙江省台州市玉环县人民医院

戚清权　上海交通大学医学院附属第九人民医院

袭渤人　上海中医药大学附属普陀医院

盛佳钰　上海中医药大学附属龙华医院

寇俊萍　中国药科大学中药学院

董春玲　上海中医药大学附属曙光医院

鲁晏武*　南京中医药大学中医药文献研究所

蔡逸苗　广州中医药大学第一临床医学院

谭　鹏　北京中医药大学中药学院

谭红胜　上海中医药大学中药学院

翟笑枫　第二军医大学附属长海医院

潘望影*　上海中医药大学针灸推拿学院

薛　亮　上海中医药大学附属岳阳中西医结合医院

魏玉龙　北京中医药大学针灸推拿学院

瞿　融　南京中医药大学基础医学院

注：带*者为在读研究生

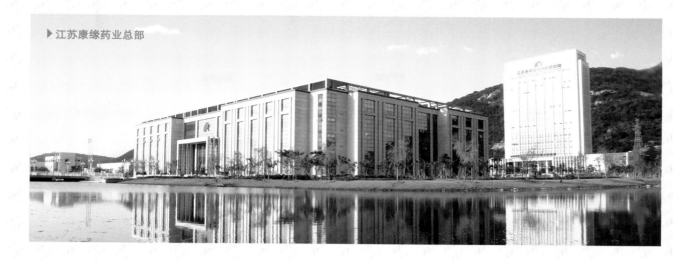

▶江苏康缘药业总部

江苏康缘药业股份有限公司

　　江苏康缘药业股份有限公司，是一家致力于中药现代化、国际化发展的大型中药企业，是国家中药现代化示范企业、国家重点高新技术企业、国家技术创新示范企业企业、国内A股上市公司，是国内同行业中拥有国家级新药证书最多、拥有自主知识产权专利数最多、承担国家级重大科研项目最多以及开展现代中药国际化研究最深入的企业之一。

　　在多年的创新研发实践中，康缘药业聚焦中医优势领域，立足行业技术前沿，以中药经典方剂的深入开发为重点，探寻民族医药产业升级新路径。企业先后建立了中药制药过程新技术国家重点实验室、国家博士后科研工作站、国家认定企业技术中心、企业院士工作站等国内领先的创新平台。

　　公司率先提出应用先进的中药指纹图谱技术，建立从原料、提取物到制剂生产全过程的质量控制体系，确保产

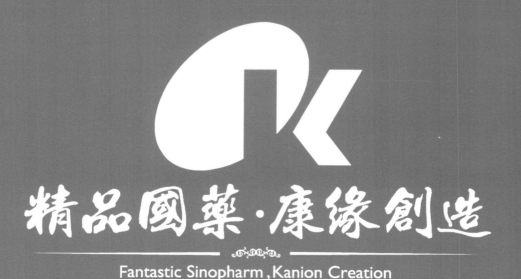

品均一、稳定、可靠；按照"让中药回归药物属性"的理念，以桂枝茯苓胶囊国际化项目研究为示范，深入开展产品效应物质基础研究，建立了国际先进的复方中药口服固体制剂质量控制体系，为推动中药国际化进程做出示范；先后申请国内外发明专利310件，获授权190件。2013年，热毒宁注射液荣获第十五届中国专利金奖，这是中药注射剂首次问鼎中国知识产权最高奖项。

长期以来，康缘围绕中医妇科药、中医骨伤科药、中医心脑血管药、中医抗病毒药、植物抗肿瘤药等五大中药优势领域，积极开展创新新药研究开发，取得了丰硕的成果。主导品种桂枝茯苓胶囊是目前国内妇科血瘀证的首选用药，2000年被国家科技部推荐申报美国FDA认证，是我国第一个在美国开展临床研究的中药品种，目前已进入三期临床研究准备阶段，有望成为我国第一个以药品形式进入欧美主流市场的创新中药。支柱品种热毒宁注射液是目前我国唯一符合国家2007年10月颁布的《中药注射剂技术要求》的复方中药注射剂，也是我国第一家由企业主动开展不良反应监测的品种，2006年被国家卫生部列为预防流感储备用药，2010年被列入国家防治甲流推荐用药、防治手足口病推荐用药，2014年10月被国家卫计委列为治疗登革热推荐用药。

目前，康缘药业正建设以企业为创新主体的"现代中药创新集群与数字制药技术平台"，形成覆盖中药新药创制和精细制造技术链，创制基于药效物质基础研究的"精细中药"，打造安全有效、质量均一的创新中药。

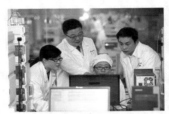
公司董事长萧伟博士在质量控制中心指导工作

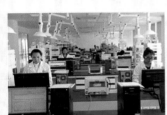
康缘现代中药研究院药物分析实验室

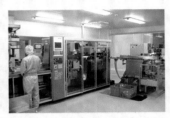
年产20亿粒胶囊的德国进口全自动生产线

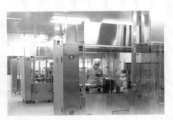
康缘药业注射剂工厂热毒宁注射液生产线

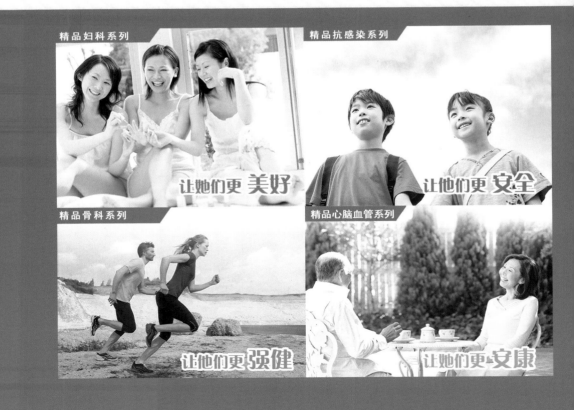

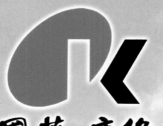

精品國藥·康緣創造

Fantastic Sinopharm, Kanion Creation

康缘：创新中药的领跑者

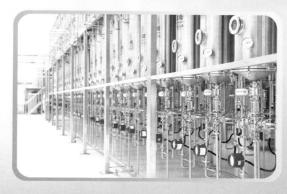

药品质量稳定、均一、可控

来自持续不断的创新研究

来自科学规范的生产管理

来自细致严谨的过程控制

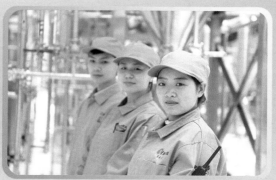

康缘药业以关键技术为核心支撑

精心锻造现代中药全过程质量控制体系

为人类健康构筑安全有效的用药保障

中国中药五十强 ／ 中国制药工业百强企业 ／ 国家重点高新技术企业 ／ 全国质量管理先进企业

国家新医药产业基地重点骨干企业 ／ 中药制药过程新技术国家重点实验室 ／ 工信部2015年智能制造试点示范企业

博思精藝 厚朴遠志

● 博采众长　● 思谋创新　● 精湛技艺　● 厚道朴实　● 远大志向

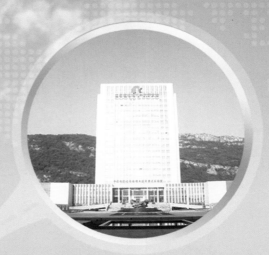

◎ 江苏康缘现代中药研究院

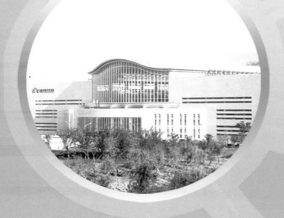

◎ 现代中药数字化提取精制工厂

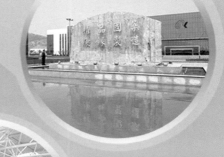

◎ 康缘药业注射剂工厂

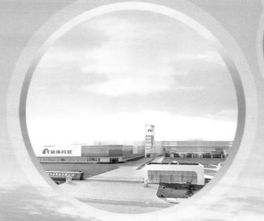

◎ 现代中药数字化提取精制工厂生产线

◎ 康缘药业口服制剂生产基地